Hendrik Terheyden

AUGMENTATIONS-
CHIRURGIE

Hendrik Terheyden

AUGMENTATIONS-CHIRURGIE

Biologische Grundlagen
Operationstechniken
Klinische Herausforderungen

QUINTESSENCE PUBLISHING

Berlin | Chicago | Tokio
Barcelona | London | Mailand | Mexiko Stadt | Moskau | Paris | Prag | Seoul | Warschau
Istanbul | Peking | Sao Paulo | Zagreb

Bibliografische Informationen der Deutschen Nationalbibliothek
Die Deutsche Nationalbibliothek verzeichnet diese Publikation in der Deutschen Nationalbibliografie; detaillierte bibliografische Daten sind im Internet über <http://dnb.ddb.de> abrufbar.

QUINTESSENCE PUBLISHING
DEUTSCHLAND

Postfach 42 04 52; D–12064 Berlin
Ifenpfad 2–4, D–12107 Berlin

Lektorat, Herstellung und Reproduktionen:
Quintessenz Verlags-GmbH, Berlin

ISBN: 978-3-86867-548-1
Printed in Croatia

Vorwort

Die Knochenaugmentation des Alveolarfortsatzes ist für die Medizin etwas Besonderes. Neben den zahnprothetischen Optionen besteht hier die Möglichkeit der echten biologischen Regeneration des Kieferknochens, einer Restitutio ad integrum. Der neue Knochen kann dank der Zahnimplantate langfristig funktionell erhalten werden. Die Knochenaugmentation ist im Grundsatz daher eine funktionell begründete medizinische Rehabilitation, deren ästhetische Aspekte nicht außer Acht gelassen werden dürfen. „Bringst Du die Funktion in Ordnung, dann fällt Dir die Ästhetik in den Schoß", pflegte mein Lehrer Prof. Dr. Dr. Franz Härle dazu zu sagen.

Das Buch richtet sich an zahnärztliche Kolleginnen und Kollegen zur Einführung in das Thema Augmentation und soll erfahrenen Kolleginnen und Kollegen, Oral- und MKG-Chirurginnen und -Chirurgen viele praktisch umsetzbare Hinweise bieten. Es herrscht in den neuen Medien ein relativ breites Informations- und Fortbildungsangebot – man kann sich sogar auf Videoportalen operationstechnisch schulen lassen kann. Es gilt im Wissensmanagement, die Spreu vom Weizen zu trennen, aus der Menge das Relevante zu destillieren. Es bedarf viel Urteilskraft, um aus der Fülle der Neuheiten besser abschätzen zu können, was sich in Zukunft bewähren wird und was daher heute bereits eine Investition in Praxis und Klinik wert ist. Daher besteht auch in der modernen Medienwelt weiterhin Platz für ein klassisches wissenschaftliches Lehrbuch. Dieses Buch soll einen Beitrag zum Wissensmanagement und zur Urteilskraft leisten, vor dem praktischen Hintergrund einer Versorgungsklinik und -praxis.

Das Buch beinhaltet die Themenbereiche biologische Grundlagen, Operationstechniken sowie klinische Herausforderungen und Entscheidungsfindung.

Die *biologischen Grundlagen* werden in dem Ausmaß angesprochen, wie sie klinische Konsequenzen haben. Grundsätzlich war die klassische Zahnheilkunde lange Zeit relativ materialwissenschaftlich basiert, folglich auch die akademische Ausbildung. Dies war konsequent, denn die klassische konservierende und prothetische Zahnheilkunde fand außerhalb der ektodermalen Barriere, also im Prinzip außerhalb des Körpers statt. Durch die Zahnimplantate ist der Zahnarzt heute vermehrt invasiv im Inneren des Körpers tätig, sodass die klassischen Ausbildungsinhalte einer Ergänzung bedürfen. Heute kommen unter anderem die Biologie der Wundheilung, die Reaktion des Körpers auf Antigene und Fremdmaterialien, Antibiotika und Resistenzen, aber auch die ärztliche Führung eines invasiv behandelten Patienten und die Reaktion auf Komplikationen mehr in den Vordergrund.

Die *Operationstechniken* setzen die Chirurgie voraus, es sein denn, man spezialisiert sich auf die prothetische Versorgung von Zahnimplantaten. Aber auch dann ist zur Beratung des Patienten eine Kenntnis der chirurgischen Möglichkeiten hilfreich. Auch wenn man zunächst selber wenig augmentiert, sollte man die Augmentationsmöglichkeiten, aber auch deren Limitationen bei Risikopatienten kennen, um gezielt an spezialisierte Institutionen überweisen zu können. Generell ist eine gewisse Zurückhaltung bei der Vermittlung von chirurgischen Techniken über Zeichnungen und Animationen geboten, denn Papier ist bekanntermaßen geduldig, weshalb dieses Buch mehr auf die Verdeutlichung durch reale klinische Fälle setzt.

Zur Bewältigung *klinischer Herausforderungen und zur Entscheidungsfindung* gehört Erfahrung und die Kenntnis der biologischen Hintergründe, denn Zahnheilkunde ist ein naturwissenschaftlich begründetes Fach. Differenzialindikation bedeutet Nutzen-Risiko-Abwägung, welches Verfahren für welche Situation und welchen Patienten die höchste Sicherheit und den besten Effekt bietet. Dieses Buch versucht diesen

Schritt in Form eines Indikationsschemas für den oder die Kliniker/in zu erleichtern. Es handelt also von der Entscheidungsfindung, möglichst im Konsens mit den Patienten als partizipative Entscheidung.

Ich danke dem Quintessenz Verlag, speziell Herrn Seniorchef Dr. h. c. Horst-Wolfgang Haase für die Aufforderung und Herrn Geschäftsführer Christian Haase für die verlegerische Umsetzung trotz Koinzidenz mit der Corona-Krise. Mit Herrn Dr. rer. hum. biol. Alexander Ammann bin ich unter anderem durch die Arbeit in der Film- und Buchreihe „Visual biology" seit Jahren in engem Kontakt und ihm auch für dieses Buch für zahlreiche intellektuelle Anregungen zu großem Dank verpflichtet. Frau Anita Hattenbach und Frau Viola Lewandowski danke ich für das Lektorat, ebenso meinem Sohn cand. med dent. Hendrik Immo Terheyden. Die Geduld und das Können beim Umsetzen meiner Wünsche in perfekte Zeichnungen sind einen besonderen Dank an Frau Christine Rose wert. Für die Herstellung konnte ich auf Frau Ina Steinbrück vertrauen. Nicht zuletzt danke ich den zahlreichen Kolleginnen und Kollegen im wissenschaftlichen Austausch international und national. Besonders die Teilnehmer an meinen Kursen und Fortbildungen haben mich stets zum Weiterdenken und Praxisbezug in der Knochenaugmentation angeregt, indem sie Fragen gestellt und von den Herausforderungen ihrer Praxistätigkeit berichtet haben. Hier ist besonders das Curriculum Implantologie der Deutschen Gesellschaft für Implantologie und der Akademie für Praxis und Wissenschaft der Deutschen Gesellschaft für Zahn-, Mund- und Kieferheilkunde sowie der Studiengang Master of Science zu nennen. Nicht der letzte Dank gebührt meiner Frau Dr. med. Eva Ulrike Terheyden Niemann für ihre fachlichen Anregungen und Korrekturen und die Unterstützung während des zeitintensiven und nicht sehr familienfreundlichen Unternehmens Buchschreiben. Den letzten Satz möchte ich an Sie, geehrte Leserinnen und Leser, mit der Bitte richten, mit mir in den Austausch zu treten und die Inhalte zu diskutieren – nur so kommt unser Gebiet voran. Herzlichen Dank, dass Sie sich die Zeit nehmen, Ihr

Prof. Dr. Dr. Hendrik Terheyden

Autor

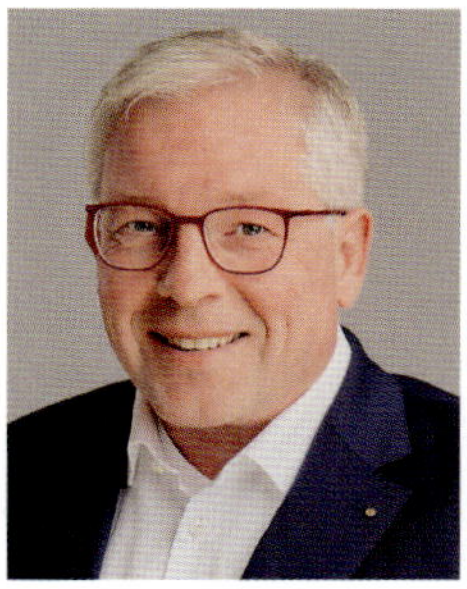

Prof. Dr. med. Dr. med. dent. Hendrik Terheyden ist Chefarzt der Klinik für Mund-, Kiefer- und Gesichtschirurgie der DRK-Kliniken Nordhessen in Kassel.

Hendrik Terheyden absolvierte von 1983–1989 das Zahnmedizinstudium an der Universität Kiel. 1989 war er Stabsarzt der Marine in Flensburg. 1989–1992 studierte er Humanmedizin an der Universität Kiel. 1993 wurde er Fachzahnarzt für Oralchirurgie und 1997 Facharzt für Mund-, Kiefer- und Gesichtschirurgie mit der Zusatzbezeichnung Plastische Operationen (1999). 1999 folgte die Habilitation an der Universität Kiel. Er erhielt den Wassmund-Preis der Deutschen Gesellschaft für Mund-, Kiefer- und Gesichtschirurgie (DGMKG). 2004 wurde er apl. Professor an der Universität Kiel. Von 2009 bis 2012 war er Präsident der Deutschen Gesellschaft für Implantologie und von 2017 bis 2019 erster Vorsitzender der Arbeitsgemeinschaft Oral-und Kieferchirurgie der Deutschen Gesellschaft für Zahn-, Mund- und Kieferheilkunde (DGZMK). Seit 2006 ist Prof. Terheyden Section Editor des International Journal of Oral & Maxillofacial Surgery und seit 2012 Editor in Chief des International Journal of Implant Dentistry. Seit 2021 ist er im Vorstand des Arbeitskreises leitender Krankenhausärzte der Deutschen Gesellschaft für Mund-, Kiefer- und Gesichtschirurgie tätig.

Inhaltsverzeichnis

4 Materialien zur Augmentationschirurgie 55

B OPERATIONSTECHNIKEN 85

5 Patientenführung und Operationsvorbereitung 87

6 Knochentransplantation – Standards und Operationstechnik 107

14 Der atrophierte zahnlose Kiefer 325

15 Reparaturchirurgie und Komplikationsmanagement 367

A

BIOLOGISCHE GRUNDLAGEN

1 Allgemeine Grundlagen der Augmentationschirurgie

Information war nie so umfassend verfügbar wie heute. Dies gilt besonders für die zahnärztliche Implantologie, die viele Jahrzehnte nach ihrer Etablierung immer noch stark im Fluss ist. Im dynamischen Wechselspiel von Produktentwicklern und Klinikern kommen fast täglich neue Biomaterialien und Augmentationsverfahren in die Praxis. Zu allem gibt es zahllose Publikationen und verlockende Fortbildungsangebote. Die Kunst der (Zahn-)Ärztin und des (Zahn-)Arztes ist es, die Menge an Innovationen und Informationen zum Wohle der Patienten richtig einzuordnen. Was ist gut für meine/n Patienten/in und was ist schlecht, riskant und was ist vorhersagbar, was ist effektiv und was ist unnötig, was zahlt sich aus und was kostet nur, was ist Mode und was beständig? Die Basis der Urteilsfähigkeit ist Erfahrung und profundes Wissen.

Die Zahnheilkunde ist traditionell stark durch Materialwissenschaften geprägt, denn sie fand bis vor wenigen Jahren überwiegend außerhalb der Ektodermhülle des Körpers statt. Unter anderem durch die Implantologie hat sich das Behandlungsspektrum in das Innere des Körpers unserer Patienten erweitert. Das erfordert eine zusätzliche theoretische Basis für die Zahnheilkunde, die sich aus Biologie und Medizin speist. Die Leistung des Operateurs und der Operateurin bei Augmentationen ist nicht nur die handwerklich korrekte Ausführung, sondern vor allem die richtige therapeutische Empfehlung unter Abwägen zahlreicher Einflussfaktoren. Dieses Buch soll dem/der Praktiker/in dabei helfen, Selbstbewusstsein und kritische Urteilskraft für gute Entscheidungen aufzubauen und ein wenig Freude auslösen, wenn die Biologie hinter den eigenen klinischen Beobachtungen erkennbar wird und sich ein nachhaltiger Erfolg einstellt.

1.1 Knochen als Erfolgsfaktor in der Implantologie

Die Chance auf eine funktionell und biologisch vollwertige Geweberegeneration ist ein Privileg der Zahnheilkunde im Vergleich zu anderen Sparten der Medizin. Die Knochenregenerationstechniken erlauben heute Zahnärztinnen und Zahnärzten, fast keine Formabweichung des Kieferknochens als gegeben hinnehmen zu müssen, sei sie erworben durch Unfall, Tumor oder durch Atrophie des Alveolarkamms nach Zahnverlust oder angeboren bei Zahnnichtanlagen.

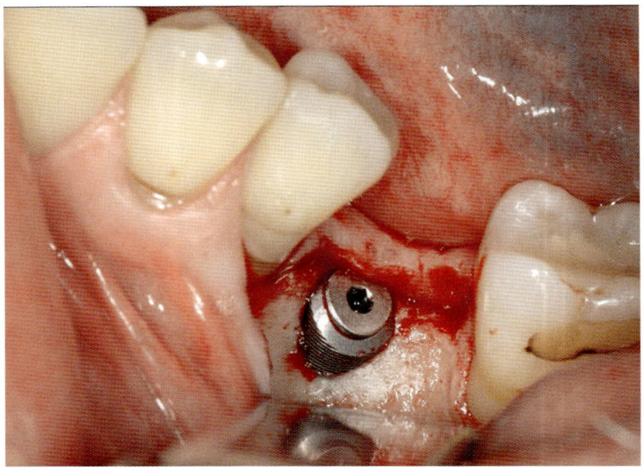

Abb. 1-1 Das Schicksal des Implantats entscheidet sich auf dem ersten Millimeter. Aufgeraute Implantatanteile dürfen nicht in Kontakt mit den Bakterien des Sulkus kommen. Hier besteht Augmentationsbedarf.

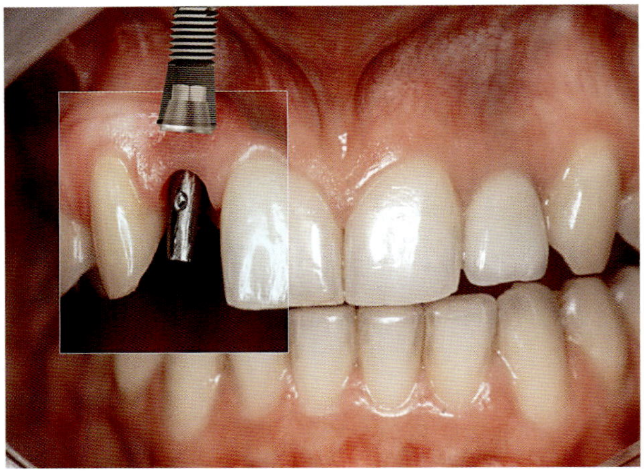

Abb. 1-2 Fotomontage. Ersatz der nicht angelegten Zähne 12 und 22 durch Titanimplantate. Das graue Durchschimmern des Titans sollte durch ausreichend dicken Knochen und Weichgewebe verhindert werden.

Das bezieht sich auch auf Bisslage- und Bisshöhenkorrekturen der Kiefer. Die Grundlagen zu chirurgischen Korrekturmöglichkeiten des Knochens und der bedeckenden Weichgewebe zur Vorbereitung einer Zahnersatzbehandlung wurden zum großen Teil durch die Fachvertreter der präprothetischen Chirurgie in den siebziger und achtziger Jahren gelegt[1]. Knochenaugmentationen sind auch ein langfristig sicheres Verfahren. Zu allen wesentlichen Techniken bestehen heute Daten aus 10-Jahres-Studien.

Das Schicksal des Implantats entscheidet sich auf dem obersten Millimeter[2] (Abb. 1-1). Ein zirkulär vollständiger Ring von Knochen, der allseits alle aufgerauten Anteile des Implantats bedeckt, kann ein Tiefenwachstum des Saumepithels und damit Taschenbildung verhindern[3] und ist eine Voraussetzung für die dauerhafte Implantatgesundheit[4]. Zirkulärer Knochen von mindestens 1 mm, besser 2 mm Dicke ist eine Voraussetzung für eine gute Langzeitprognose und die Basis für einen abdichtenden Weichgewebeanheftungsapparat. Ausreichend dicker Knochen erzeugt eine vitale Gingivafarbe, indem er ein Durchschimmern des dunklen Titans verhindert (Abb. 1-2). Der Knochen ist generell die Basis der Ästhetik, indem er die Höhe der Gingiva definiert (Abb. 1-3) und die Gesichtsweichteile verankert. Der Alveolarfortsatz muss ausreichend breit sein, um einem stabilen Implantat mit ausreichender Materialstärke Platz zu bieten, das sich unter Mastikation nicht verformt oder gar frakturiert. Außerdem muss der Knochen ausreichend hoch sein, damit keine langen Zahnkronen und interdentale Plaqueretention resultieren. Der Knochen sollte in der prothetischen und damit in der funktionellen Belastungsachse der Restauration stehen. Dadurch kann die Prothese zierlicher ausfallen (Abb. 1-4 bis 1-6).

1.2 Ziele der Knochenaugmentation: Funktion – Ästhetik – Prognose

Mit den genannten Vorgaben ergeben sich folgende Ziele der Knochenaugmentation:

- Funktion
- Ästhetik
- Prognose

Die Implantologie hat als oberstes medizinisches Ziel die kaufunktionelle Rehabilitation. Bei einer guten Funktion ergibt sich häufig die Ästhetik automatisch. Zudem rückt die Ästhetik als Therapieziel mehr in den Vordergrund. Die Lage der Knochenschulter bestimmt die Lage der darüber liegenden Weichgewebe und damit die gingivale (rosa) Ästhetik. Diese Zusammenhänge werden in dem englischen Merkspruch zusammengefasst:

The tissue is the issue,
but the bone sets the tone,
and the clue is the screw. (D. Garber, Atlanta)

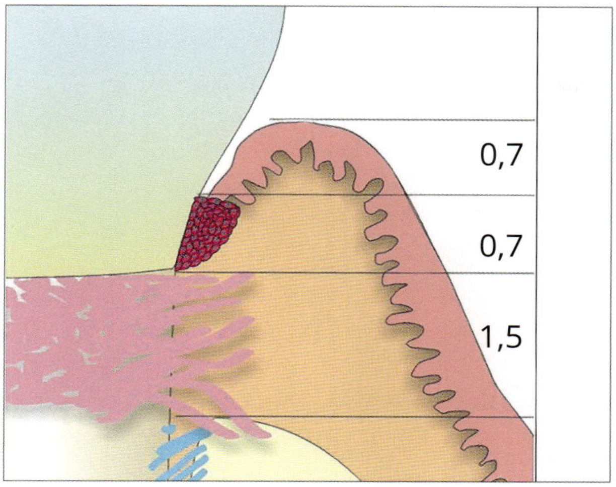

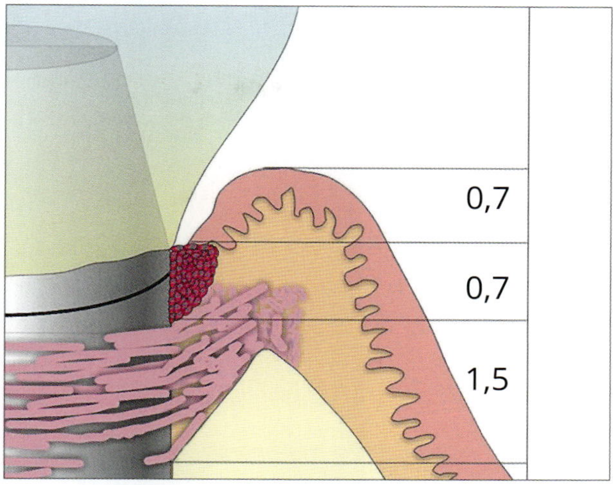

Abb. 1-3 Die Weichgewebehöhe (biologische Breite) ergibt sich aus den Elementen Bindegewebeanheftung, Saumepithel und Sulkustiefe bzw. freie Gingiva. Sie ist bei Zahn und Implantat gleich hoch, im Mittelwert etwa 3 mm. Weil die Höhe konstant ist, kann man durch Augmentation der Knochenhöhe die Weichgewebehöhe vorplanen.

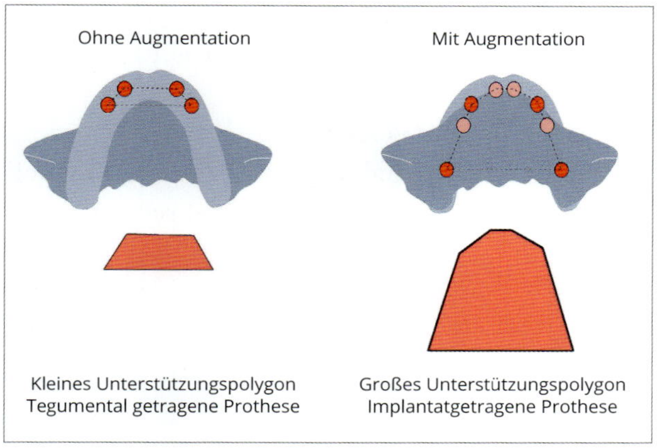

Abb. 1-4 Bei der implantatprothetischen Versorgung des Oberkiefers kann man die Implantate unter Vermeidung der Sinusbodenaugmentation im vorderen Bereich intersinusoidal setzen. Dann muss allerdings die Prothese tegumental gelagert werden (Deckprothese) oder die Prothese muss zur Vermeidung eines Bruches sehr massiv gearbeitet werden. Bei großem Unterstützungspolygon nach Augmentation unter Verwendung von 6 bis 8 Implantaten kann eine abnehmbare Arbeit viel zierlicher gestaltet werden, weil die Bruchgefahr gering ist.

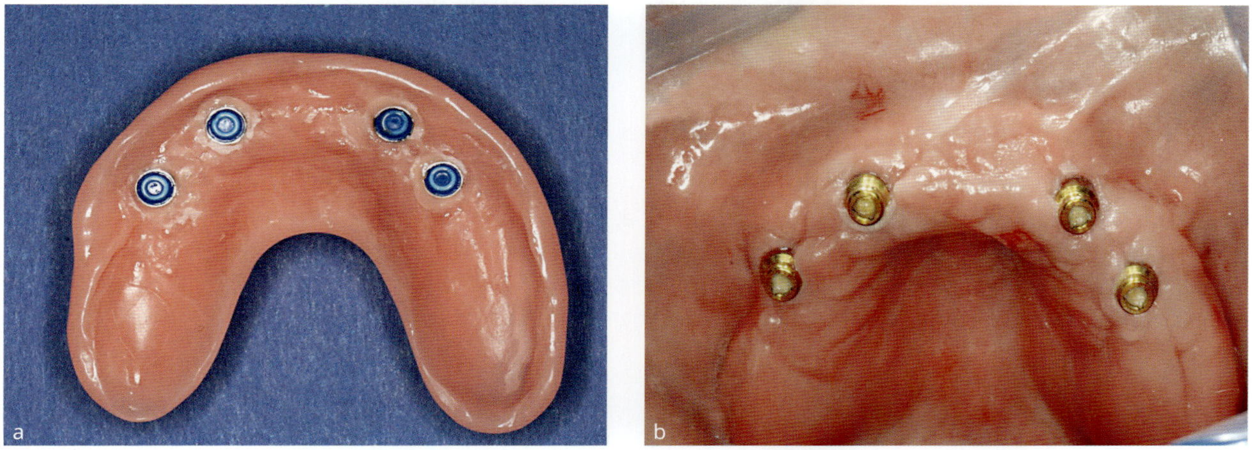

Abb. 1-5 Oberkieferversorgung ohne Augmentation. a. Tegumental gelagerte Deckprothese für den Oberkiefer bei intersinusoidal gesetzten Implantaten unter Augmentationsvermeidung. **b.** Durch mangelnde Unterspülbarkeit der Deckprothese kommt es zu Rötung des Gaumens (Prothesenstomatitis, Candidiasis) und Gingivahyperplasie an den Implantaten mit Pseudotaschenbildung. Die kaufunktionelle Belastbarkeit ist durch die mangelnde Pfeilerspreizung relativ gering.

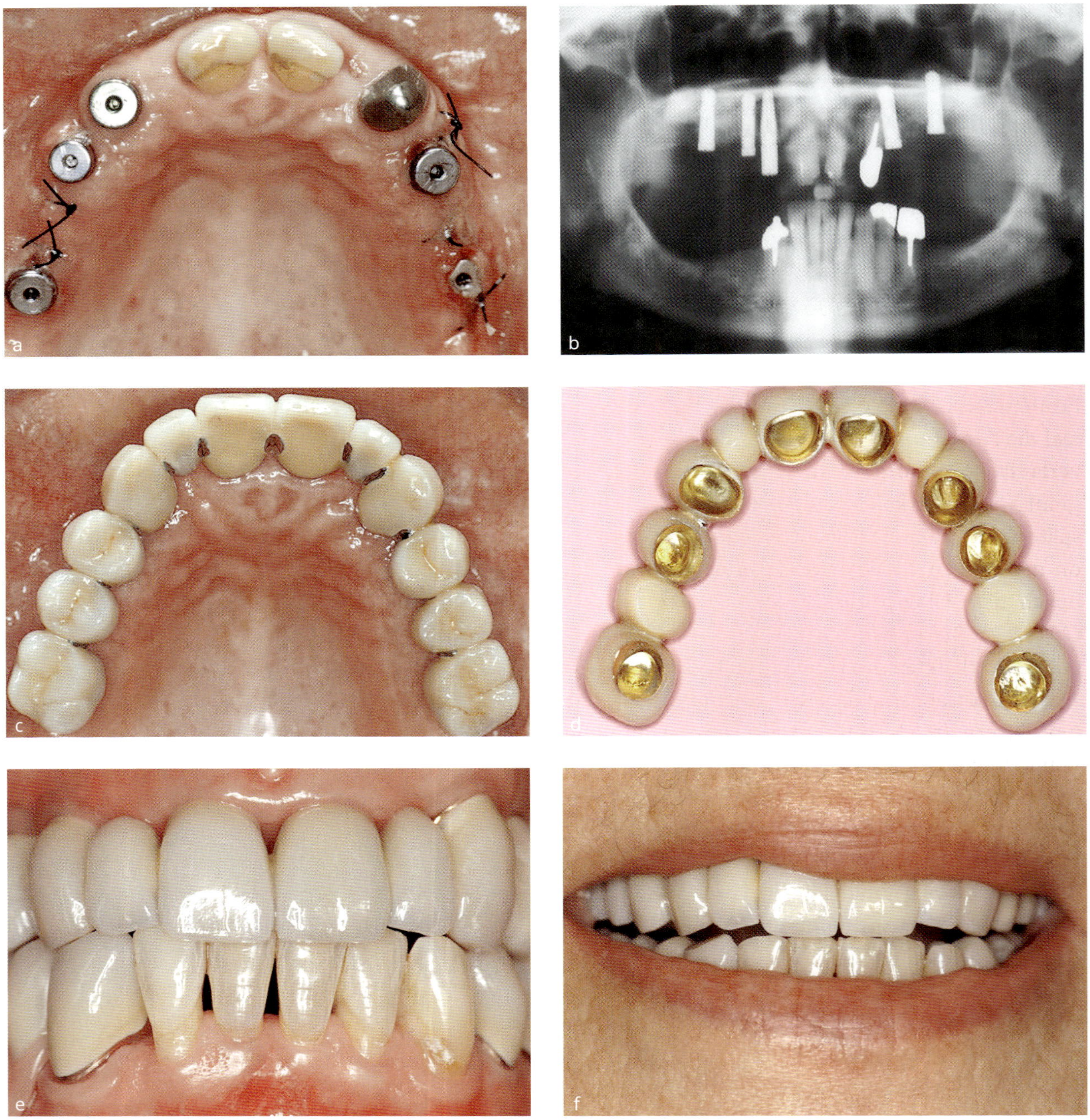

Abb. 1-6 Oberkieferversorgung mit Augmentation. a. Durch Sinusbodenaugmentation konnte eine Pfeilerergänzung vorgenommen werden. **b.** Panoramaschichtaufnahme nach Sinusbodenaugmentation beidseits. **c.** Prothetische Versorgung durch zierlich gearbeitete abnehmbare und unterspülbare Prothese (Prof. M. Kern, Kiel). **d.** Galvanoteleskope. **e.** Interdentale Reinigungsmöglichkeit und Unterspülbarkeit. **f.** Lippenbild mit natürlicher Ästhetik.

1.3 Alveolarfortsatzatrophie

Der Alveolarfortsatz in Ober- und Unterkiefer ist im Gegensatz zur Kieferbasis embryologisch nicht chondral präformiert. Der Alveolarfortsatzknochen wird als desmaler Knochen von den Zähnen im Rahmen ihrer Anlage gebildet und entlang ihres Durchbruchs zur Okklusionsebene mitgenommen. Entsprechend schwindet dieser Knochen nach Verlust der Zähne auch wieder. Die Alveolarkammatrophie ist physiologisch und keine Krankheit, allerdings können die Folgen, der Verlust des Kauorgans und die Prothesenunfähigkeit, eine Krankheit bedeuten, zumal die Atrophie bei einigen Patienten sehr schnell verläuft. Die Resorption des Alveolarknochens beginnt an der bukkalen Knochenlamelle und erfasst später auch die orale Knochenlamelle. Die Resorption der oberen Alveolarfortsatzanteile wird auch durch das Prinzip des Bündelknochens erklärt (Abb. 1-7). Dieser Knochentyp des Körpers besteht aus den verkalkten Insertionen von Ligamenten. Am Alveolarfortsatz sind dies die Insertionen der Sharpey-Fasern (nach William Sharpey, Anatom in London). Nach Zahnextraktion schwindet das Parodontalligament und zwangsläufig auch der Bündelknochen, der die gesamte faziale Lamelle der Zahnfächer ausmachen kann. Der Verlust des Alveolarfortsatzes wird unter anderem beschleunigt durch die marginale Parodontitis, durch traumatische Zahnextraktion, durch instabile tegumental getragene Prothesen und durch eine generalisierte Osteoporose. Besonders starke Atrophien mit Schlotterkamm- und Lappenfibrombildung werden beim Kombinationssyndrom (Abb. 1-8) im anterioren Oberkiefer gesehen, wenn ein hartes unteres Restgebiss oder untere Zahnimplantate gegen eine nur tegumental gelagerte obere Vollprothese beißen. Im Zuge der Atrophie kommt es auch zu einer verminderten Durchblutung der Kiefer, die einen reversen Strom in der Arteria mentalis auslösen kann. Die Frakturgefahr steigt durch die Querschnittsminderung des Unterkiefers.

Da die Zähne und der Alveolarfortsatz im Oberkiefer physiologisch nach bukkal geneigt stehen und eine enge apikale Basis vorliegt, ergibt sich bei Höhenreduktion des Knochens eine Verlagerung der Kieferkammmitte nach innen – die zentripetale Atrophie des Oberkiefers (Abb. 1-9). Bei breiter apikaler Basis im Unterkiefer und nach innen geneigten Zähnen tritt im Unterkiefer das Gegenteil ein. Die Kammmitte wandert mit der Höhenreduktion des Alveolarfortsatzes nach außen – die zentrifugale Atrophie des Unterkiefers. Dieser Effekt kann zu einer Veränderung der Kieferrelation führen und eine Pseudoprogenie und Kreuzbisse im Seitenzahnbereich bedingen. Die Pseudoprogenie wird noch verstärkt, weil der Biss im Laufe des Lebens unter anderem durch Zahnattrition, Abrasion, Zahnextraktionen und durch parodontale Zahnwanderung in der Regel immer weiter absinkt. Dadurch rotiert das Kinn im Kiefergelenk nach vorne.

Durch den Schwund ihrer knöchernen Ansatzstellen am zahntragenden Alveolarfortsatz verlieren die perioralen mimischen Muskeln ihre Vorspannung. Die Lippen rollen sich ein und verschmälern sich. Wegen des Wegfalls der Stütze der Zähne und

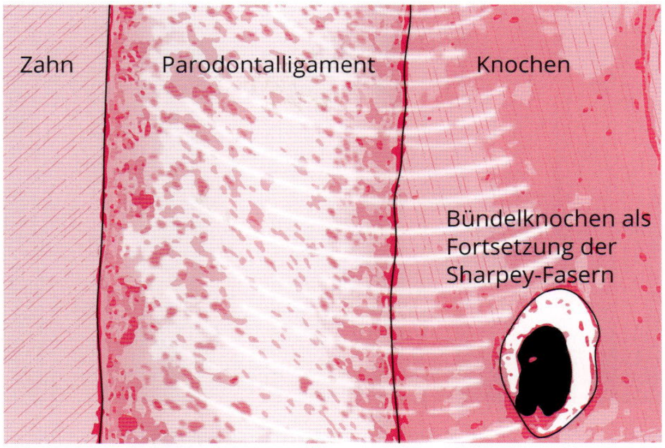

Abb. 1-7 Der Bündelknochen ist die Verankerung von Sehnen und Ligamenten in das Skelett. Der Alveolarfortsatz besteht vor allem im oberen Teil fast durchgehend aus Bündelknochen. Dieser wird von den zur Okklusionsebene durchbrechenden Zähnen mitgenommen. Wenn die Zähne verloren gehen, schwindet auch der Bündelknochen wieder, zunächst bukkal, später lingual beziehungsweise palatinal. Dieser Effekt erklärt den schnellen Volumenverlust von Extraktionsalveolen und die Alveolarkammatrophie als physiologisches und nicht aufzuhaltendes Phänomen, es sei denn, man kann durch Zahnimplantate den Knochen wieder physiologisch belasten (knochenprotektiver Effekt der Zahnimplantate).

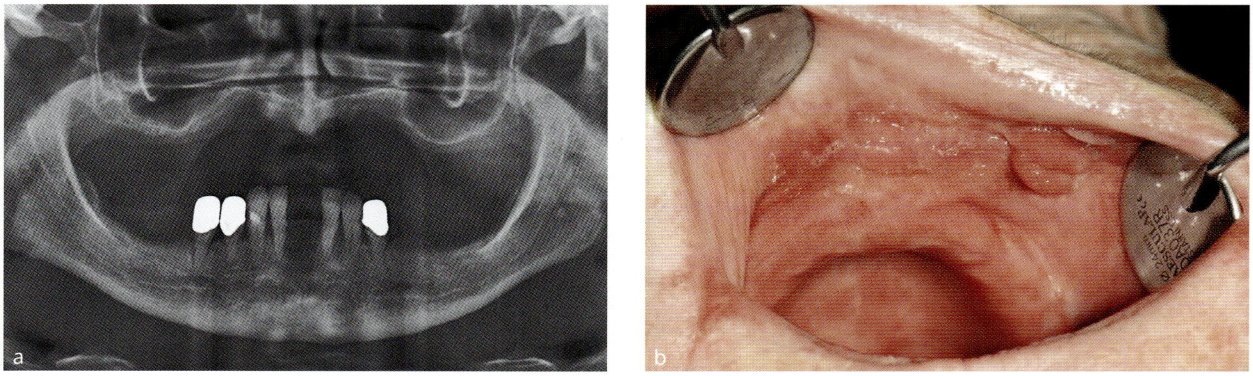

Abb. 1-8 Patient mit Kombinationssyndrom. a. Die Panoramaschichtaufnahme zeigt die isolierte Alveolarkammatrophie im anterioren Oberkiefer. Der harte Aufbiss der unteren Restbezahnung trifft auf die tegumental gelagerte obere Prothese, die insbesondere unter Protrusionskontakten immer wieder nach vorne abkippt und so die physiologische Alveolarkammatrophie lokalisiert beschleunigt. **b.** Lappenfibrome durch schlecht sitzende obere Vollprothesen im anterioren Oberkiefer. Diese pathologischen Reizzustände der Vestibulumschleimhaut ergeben sich insbesondere, wenn Vollprothesen anterior weit über den Kamm vorgebaut sind. Wenn sie durch ein Kombinationssyndrom anterior überlastet werden und die Okklusion nicht balanciert ist, können die Prothesen bei Vorschub vermehrt nach vorn abkippen. Parallel zeigt hier der Mundwinkel eine Perlèche (Candidiasis).

Alveolarfortsätze fallen Wangen und Lippe ein. Infolge der Bissabsenkung entwickelt sich eine negative Mundspaltenrundung (umgekehrter Smiley) und es kann zur Lippeninkontinenz an den Mundwinkeln mit Speicheltröpfeln und Candidabefall kommen. Der Musculus mentalis verliert zunehmend seinen Ansatz am vorderen Alveolarfortsatz und das Kinn kann tropfenartig herunterhängen, das sogenannte Tropfenkinn bildet sich. Insgesamt entsteht so das stigmatisierende typische Untergesicht des zahnlosen Greises. Die nachlassende Kaufähigkeit bedingt häufig eine Nahrungsumstellung auf diabetogene Kost und ist mit dem verfrühten Eintritt von Demenz statistisch korreliert[5], ohne dass ein ursächlicher Zusammenhang bewiesen ist. Die schwere Alveolarkammatrophie ist also keine simple Alterserscheinung, sondern ein pathologischer Zustand mit Folgen für den Gesamtorganismus. Die kaufunktionelle Rehabilitation durch Zahnimplantate verfolgt ein allgemeinmedizinisches Ziel.

1.4 Klassifikationen der Alveolarkammatrophie

Die Atrophie der zahnlosen Kiefer insgesamt wird am besten durch die internationale Klassifikation nach Cawood und Howell (1991) beschrieben[6] (Abb. 1-10).

Das Resorptionsstadium des einzelnen Implantatsitus kann durch die Viertelregel nach Terheyden 2010[7,8] (Abb. 1-11) klassifiziert werden. Diese Klassifikation basiert auf dem typischen Muster der Resorption des Alveolarfortsatzes nach Zahnextraktion und hat den Vorteil, dass den Stadien jeweils passende Behandlungsmethoden zugeordnet werden können (Kapitel 12).

Zunächst atrophiert im Regelfall die faziale Alveolenwand. Wenn deren obere Hälfte geschwunden ist, kann noch ein Implantat primär stabil gesetzt werden, aber es liegt ein vestibulärer Dehiszenzdefekt vor (erstes Viertel). Bei weiterer Atrophie wird die gesamte bukkale Wand resorbiert und es ergibt sich ein Spitzkamm (zweites Viertel) bei noch stehender oraler Wand (entspricht Cawood-Klasse IV). In diesem Stadium reicht der Knochen in der Regel nicht mehr, um ein Implantat zu stabilisieren, sodass man zweizeitig augmentieren muss. Als nächstes Stadium entsteht

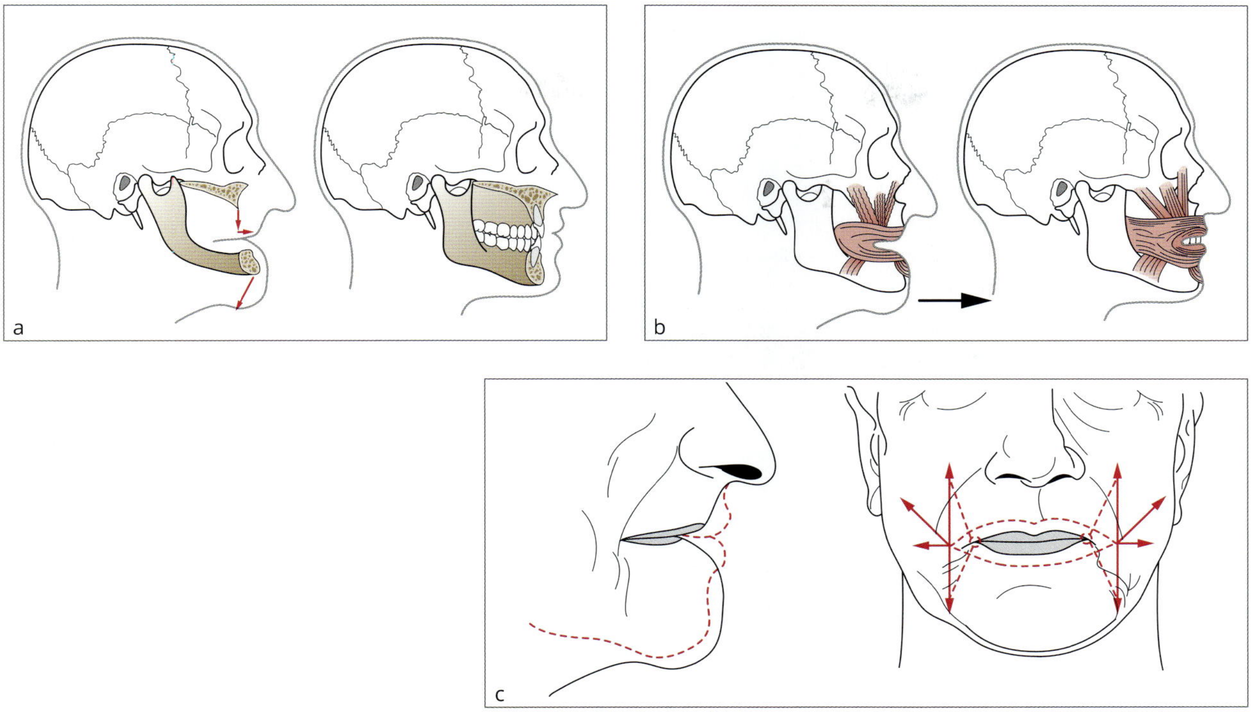

Abb. 1-9 Effekte der Augmentation bei Alveolarkammatrophie. a. Die Alveolarkammatrophie hat aufgrund der Schrägstellung des oberen Alveolarfortsatzes und der engen apikalen Basis des Oberkiefers zu einer Rücklage des Oberkiefers geführt (linkes Bild). Die reduzierte Bisshöhe aufgrund der Alveolarkammatrophie hat zu einer Vorrotation des Unterkiefers gegen den Uhrzeigersinn im Drehpunkt des Kiefergelenks geführt. Das hat eine Pseudoprogenie verursacht. Die Augmentation (z. B. durch Le-Fort-I-Interposition im Oberkiefer und Sandwich-Interposition im Unterkiefer) führt zu einer Bewegung der Alveolarfortsätze in Richtung der roten Pfeile. Das Ziel ist, durch Zahnimplantate wieder den Zustand bei Vollbezahnung (rechts) zu erzeugen. **b.** Durch die Alveolarkammatrophie sind die mimischen Muskeln nicht vorgespannt. Die Lippen rollen sich ein und insbesondere der Musculus mentalis verliert seinen oberen Ansatzpunkt auf Höhe der Wurzeln der unteren Schneidezähne. Dadurch sackt das Kinn herunter, was als Tropfenkinn bezeichnet wird. Passives Unterfüttern der Lippen durch zahnprothetische Mittel verbessert die Muskelansätze und damit die Muskelzugrichtungen nicht. Durch knöcherne Regeneration der Alveolarfortsätze kann wieder ein Zustand wie vor dem Zahnverlust erzeugt werden. **c.** Durch implantatgestützte Zahnprothesen kann im Gegensatz zu konventionellen Vollprothesen eine bessere Vorspannung der mimischen Muskeln erreicht werden, weil diese sich bei Gegenzug der Lippen nicht so leicht lösen wie konventionelle Totalprothesen. Wenn zusätzlich die Alveolarfortsätze durch Augmentation knöchern rekonstruiert werden, bekommen die mimischen Muskeln wieder ihre korrekten Ansatzpunkte. Zusätzlich kann durch Bisshebung eine Streckung des Untergesichts und eine Rücknahme des Kinns erreicht werden, sodass sich die Nasolabial- und Supramentalfalte glättet. Das Ziel ist ein entspannter und jüngerer Gesichtsausdruck als Nebeneffekt einer kaufunktionellen Rehabilitation (modifiziert nach Cawood JI, in: Härle, Atlas of Craniomaxillofacial Osteosynthesesis, Thieme, Stuttgart 1999).

eine Höhenreduktion des Kamms insgesamt, aber die orale Wand steht noch teilweise (drittes Viertel), bis am Ende der Alveolarfortsatz vollständig resorbiert ist (viertes Viertel) (entspricht Cawood-Klasse V).

Diese Betrachtung im Querschnitt des einzelnen Implantatsitus sollte noch durch die Längsbetrachtung des zahnlosen Abschnitts in Form des sogenannten Envelopes (Abb. 1-12) ergänzt werden. Der Begriff des „Alveolar bone envelope" ist ein feststehender Sprachgebrauch ursprünglich aus der kieferorthopädischen und parodontologischen Literatur[9] und beschreibt die bukkale Konturverbindungslinie des

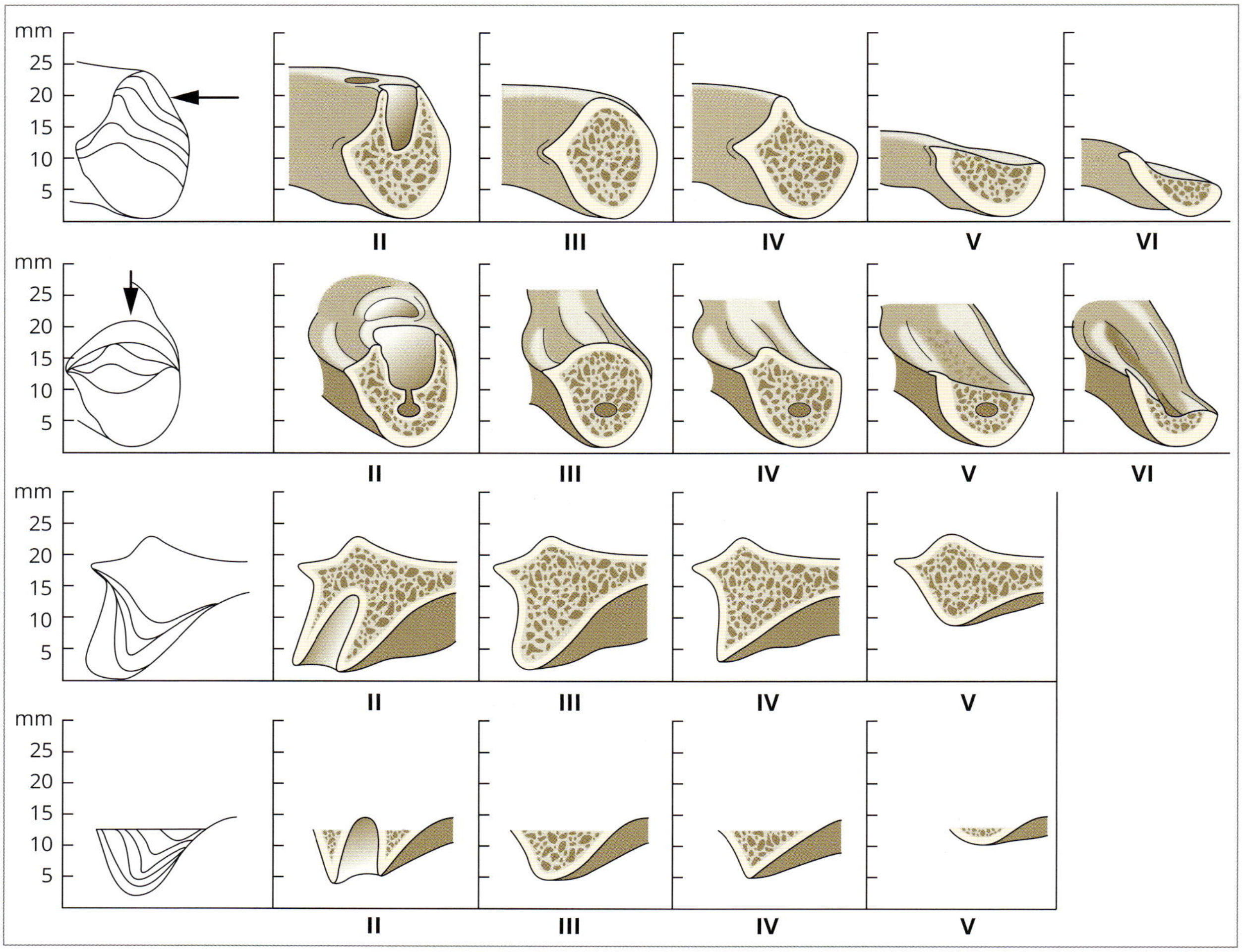

Abb. 1-10 Die Klassifikation der Alveolarfortsatzatrophie des zahnlosen Gesamtkiefers nach Cawood und Howell[6] (modifiziert nach Cawood JI, in: Härle F. Atlas of Craniomaxillofacial Osteosynthesesis, Thieme, Stuttgart 1999).

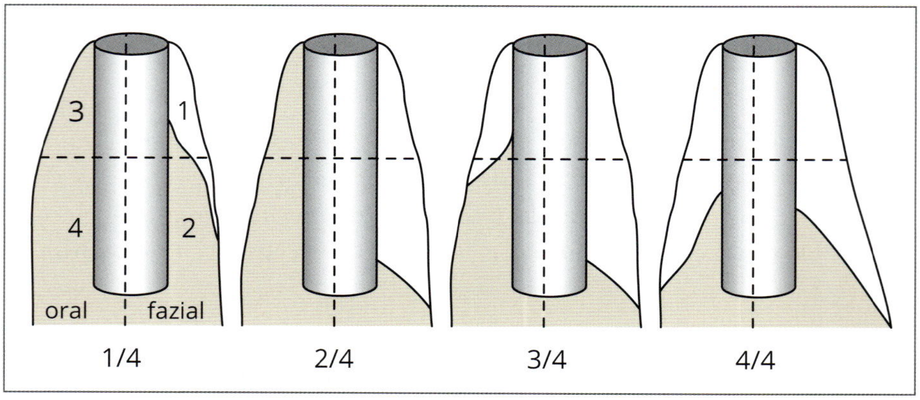

Abb. 1-11 Klassifikation der Resorptionsstadien des Kiefers im Implantatsitus nach Terheyden[7] in Viertelstadien.

Alveolarknochens im Zahnbogen. Wenn in einer Einzelzahnlücke intakte Nachbarparodontien vorliegen spricht man von einem umschlossenen Defekt innerhalb des Envelopes (Einzel- oder Doppelzahnlücke mit intakten Nachbarparodontien). Die Situation wird schwieriger bei längeren Lücken oder Lücken ohne Nachbarparodontien mit schlecht definiertem Envelope oder im zahnlosen Kiefer mit undefiniertem Envelope.

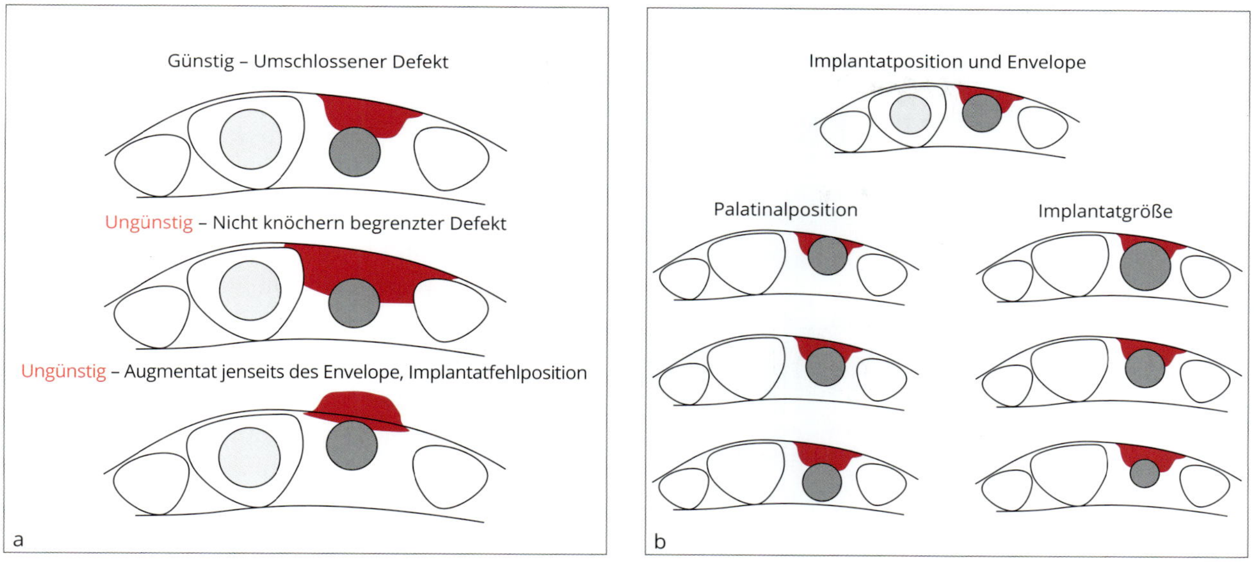

Abb. 1-12 **a.** Für die Erfolgsaussichten einer lokalisierten Augmentation ist die Lage im Envelope wichtig (Konturverbindungslinie des Zahnbogens). Zweitens ist es für den Erfolg günstig, wenn ein Defekt von knöchernen Wänden umschlossen ist (contained defect). **b.** Die Erfolgsaussichten einer lokalisierten Augmentation steigen, wenn das Augmentationsvolumen innerhalb des Envelopes liegt. Daher sollte das Implantat im Regelfall an die palatinale/linguale Wand gesetzt werden und nicht zu groß im Durchmesser gewählt werden.

1.5 Alternativen zur Alveolarkammaugmentation

Augmentationschirurgie hat immer einen Preis, auch in Form von Operationsbelastung, Beschwerden und Kosten für den Patienten, operativer Komplexität für Zahnärzte und ihre Teams sowie durch erhöhte Komplikationsmöglichkeiten. Risiko und Nutzen der Augmentationschirurgie sollten immer gut kommuniziert und abgewogen werden. Es gibt daher viele Bemühungen, die operative Belastung der Knochenaugmentation durch Alternativen und minimalinvasive Techniken zu reduzieren.

Insgesamt zeigt sich in der Implantologie die Entwicklung, gestützt durch neue Materialien, auch ohne augmentative Maßnahmen eine gute Kaufunktion zu erreichen. Besondere Relevanz hat dies für Patienten unter antiresorptiven Therapien, die gar keine Knochenaugmentationschirurgie erlauben. Des Weiteren wird der Therapieerfolg weniger abhängig vom individuellen Können eines Arztes gemacht, was ein genereller Trend in der Medizin ist. Beispiele für die augmentationsfreie Implantatchirurgie sind Zygomaimplantate oder die Renaissance der Subperiostalimplantate bei schwerer Alveolarkammatrophie (siehe Kapitel 14).

1.6 Defektprothetischer versus regenerativer Therapieansatz

Jede Bewegung erzeugt nach Newton eine Gegenbewegung (actio = reactio). Viele Patienten und Zahnärzte sind heute nicht mehr nur mit der Osseointegration eines Implantates an beliebiger Stelle zur reinen Fixierung einer Deckprothese zufrieden, sondern das Implantat wird an der funktionellen und ästhetischen Idealposition erwartet. Ein defektprothetischer Ansatz in der Implantologie kann von einem regenerativen Therapieansatz differenziert werden, wodurch zwei Polarisierungen eines Kontinuums der Optionen beschrieben sind (Abb. 1-13).

Beim defektprothetischen Ansatz wird fehlendes Gewebe und fehlende Funktion durch Fremdmaterial, eine Prothese aus Kunststoff, Keramik und Metall ersetzt, ähnlich wie eine Prothese bei fehlenden Gliedmaßen. Das Zahnimplantat ist bei diesem Therapieansatz ein Halteanker gegen das Herausfallen

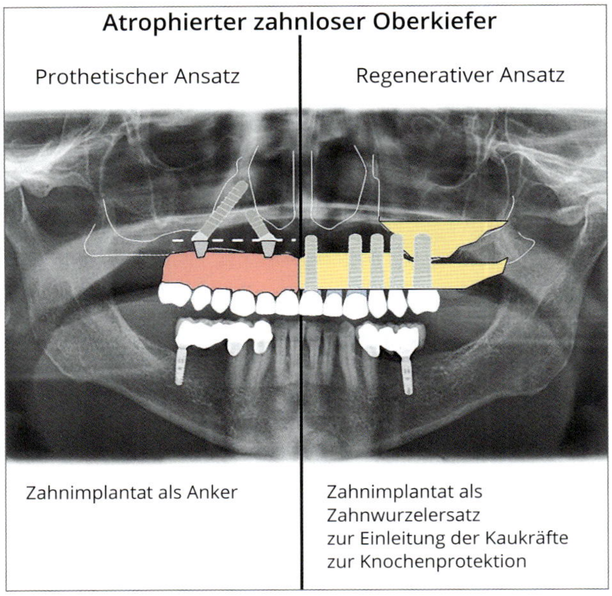

Abb. 1-13 Defektprothetik versus Regeneration.

der Prothese. Weil das Implantat durch die Gefahr biologischer Komplikationen auch ein Risikofaktor für die Gesamtprothese ist, werden konsequenterweise so wenig wie möglich Implantate als potenzielle Störstellen geplant, bis hin zu nur einem einzigen. Der Patient kann sich in dieser Logik in seinen Hygienebemühungen auf einige wenige Pfosten konzentrieren und weniger Implantate werfen weniger Kosten auf.

Der Ersatz fehlender Körperteile durch eine Prothese ist in vielen medizinischen Feldern das herkömmliche Verfahren; im regenerativen Ansatz der Augmentation wird die Zukunft gesehen[10]. Dieser Ansatz verfolgt weitergehende Ziele als den reinen Prothesenhalt, unter anderem eine funktionell und biologisch vollwertige Regeneration des fehlenden Gewebes durch körpereigenes Material und eine langfristige, wenn nicht lebenslange Prognose von Implantaten. Im regenerativen Ersatz hat das Implantat mehr die Funktion einer Zahnwurzel zur Einleitung der Kaukräfte in den Kiefer. Erst die eingeleiteten Kaukräfte setzen den funktionellen Umbau der Gewebe in Gang, der ihren lebenslangen Erhalt sichert. Im Körper wird nur das erhalten, was funktionell definiert ist. Daher besteht bei diesem Ansatz auch eher die Tendenz zu einer höheren Zahl von Zahnimplantaten bis hin zum Einzelzahnersatz. In diesem Konzept geht es um einen zierlichen reduzierten Zahnersatz bis hin zu Einzelkronen mit wenig Metall und anderen Fremdmaterialien, fast ein Ansatz wie in der konservierenden Zahnheilkunde.

In der Praxis relativiert sich diese Diskussion zwischen beiden Therapieansätzen meistens schon durch das Alter der Patienten, indem Jüngere und Gesunde sich eher für den regenerativen und Ältere und Kranke eher für den defektprothetischen Ansatz qualifizieren. Das hängt mit der körperlichen Belastbarkeit, der Nutzungsdauer, der Ausgangslage der Defekte, der Hygienefähigkeit und der gewünschten Kaufunktion zusammen.

1.7 Weichgewebeaugmentation und Weichgewebemanagement

Aus didaktischen Gründen werden die Knochenaugmentation und die Weichgewebeaugmentation häufig in getrennten Vorträgen und Lehrbüchern behandelt. In der klinischen Praxis ist diese Trennung schwer möglich. Dieses Buch möchte einen gemeinsamen Weg gehen, denn für eine gute Implantatprognose wird eine Dicke der befestigten Gingiva von 3 mm[11] und Breite der Keratinisierung von 2 mm[12] benötigt, die den Dimensionen der biologischen Breite entspricht. Auch heilen Knochentransplantate unter dicken Weichgeweben besser als unter dünnen und werden weniger resorbiert. Einen Teil der Ziele der Knochenaugmentation, wie z. B. das Verhindern des grauen Durchschimmerns des Titans (Abb. 1-14), kann man zwar auch durch Weichgewebetransplantate erreichen, aber deren Langzeitstabilität[13] ist mit 1- bis 3-Jahres-Daten nicht so gut wissenschaftlich dokumentiert wie beim Knochen, für den in der gleichen Indikation 10-Jahres-Daten vorliegen[14]. Die Weichgewebe dürfen aber auch nicht zu hoch sein oder überaugmentiert werden, um eine Bildung von Pseudotaschen als Raum für eine pathogene Taschenflora zu vermeiden. Schließlich wird eine Knochenaugmentation nur dann verlustfrei heilen, wenn die Weichgewebewunde darüber zuverlässig abheilt. Ein gutes Weichgewebemanagement ist daher ein un-

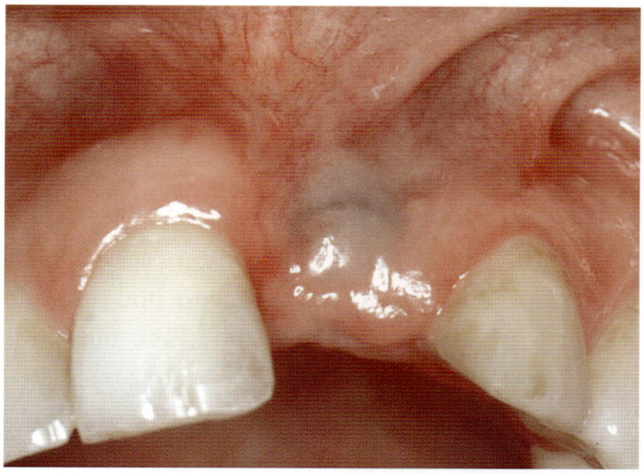

Abb. 1-14 Durchschimmern des Titans.

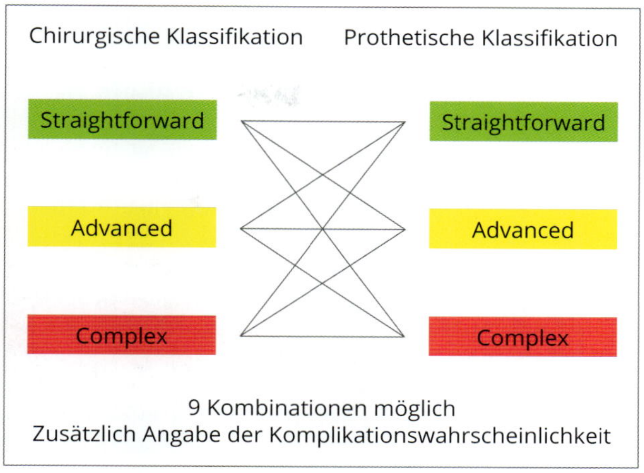

Abb. 1-15 Die SAC-Klassifikation des International Team for Implantology[15] (ITI) für den chirurgischen und prothetischen Teil einer Implantatbehandlung.

trennbarer Teil und Grundvoraussetzung der Augmentationschirurgie (siehe Kapitel 7).

1.8 Risikomanagement SAC-Klassifikation

Augmentationsoperationen haben im Regelfall einen erhöhten Schwierigkeitsgrad gegenüber der einfachen Implantation und gehören in die Gruppen A und C der SAC-Klassifikation[15] (Abb. 1-15). Augmentationsoperationen stellen erhöhte Anforderungen an die Ausbildung und Ausstattung des Operateurs als Implantatoperationen des S-Levels.

- **S**traightforward: Keine Augmentation.
  Dies entspricht einer **S**tandardbehandlung ohne erhöhte anatomische Risiken operationstechnische und/oder prothetische Probleme.
- **A**dvanced: Einzeitige Augmentation. Noch genug Restknochen für eine simultane Implantatinsertion.
  Hier ist eine **a**nspruchsvolle Behandlung mit erhöhtem chirurgischen und/oder prothetischen Risikopotential und entsprechender Ausstattungs- und Ausbildungsanforderung an das Team gemeint.
- **C**omplex: Zweizeitige Augmentation. Nicht genug Knochen für eine gleichzeitige Implantation. Eine **k**omplexe implantologische Behandlung auf Spezialistenniveau mit damit verbundenen Risiken ist erforderlich.

1.9 Teamwork

Wegen der Belastung und der Risiken eines operativen Eingriffs entscheiden sich viele Patienten und Kollegen bei Knochenmangel gegen eine implantologische Behandlung, obwohl vielleicht beide Seiten von einem osseointegrierten Zahnersatz profitieren würden. Durch Zusammenarbeit mit chirurgisch spezialisierten Kollegen mit entsprechender Expertise kann diese Schwelle gesenkt werden. Die mit der Wundheilung verbundenen Unannehmlichkeiten können von einem überweisenden Zahnarzt zeitweise zum Chirurgen ausgegliedert werden. Die anschließende prothetische Behandlung wird wieder in der Heimatpraxis durchgeführt. In so einem Team funktioniert der Hauszahnarzt als Architekt der Gesamtbehandlung, der die einzelnen Gewerke koordiniert und den Patienten danach in seiner Betreuung weiterführt.

1.10 Literatur

1 Härle F. Atlas der präprothetischen Operationen. Hanser: München, 1989.

2 Schwarz F, Sahm N, Becker J. Impact of the outcome of guided bone regeneration in dehiscence-type defects on the long-term stability of peri-implant health: clinical observations at 4 years. Clin Oral Implants Res 2012;23:191–196.

3 Iglhaut G, Schwarz F, Winter RR, Mihatovic I, Stimmelmayr M, Schliephake H. Epithelial attachment and downgrowth on dental implant abutments – a comprehensive review. J Esthet Restor Dent 2014;26:324–331.

4 Schwarz F, Giannobile WV, Jung RE. Groups of the 2nd Osteology Foundation Consensus Meeting. Evidence-based knowledge on the aesthetics and maintenance of peri-implant soft tissues: Osteology Foundation Consensus Report Part 2-Effects of hard tissue augmentation procedures on the maintenance of peri-implant tissues. Clin Oral Implants Res 2018;29 Suppl 15:11–13.

5 Cardoso MG, Diniz-Freitas M, Vázquez P, Cerqueiro S, Diz P, Limeres J. Relationship between functional masticatory units and cognitive impairment in elderly persons. J Oral Rehabil 2019;46:417–423.

6 Cawood JI, Howell RA. Reconstructive preprosthetic surgery. I. Anatomical considerations. Int J Oral Maxillofac Surg 1991;20:75–82.

7 Terheyden H. Knochenaugmentationen in der Implantologie. Dtsch Zahnärztl Z 2010;65:320.

8 Cordaro L, Terheyden H. ITI Treatment Guide 7. Ridge augmentation procedures in implant patients. Berlin: Quintessenz, 2014.

9 Wennström JL, Lindhe J, Sinclair F, Thilander B. Some periodontal tissue reactions to orthodontic tooth movement in monkeys. J Clin Periodontol 1987;14:121–129.

10 Eckert SE. Time to bid adieu to removable dental prostheses. Int J Oral Maxillofac Implants 2014;29:535.

11 Linkevicius T, Puisys A, Steigmann M, Vindasiute E, Linkeviciene L. Influence of Vertical Soft Tissue Thickness on Crestal Bone Changes Around Implants with Platform Switching: A Comparative Clinical Study. Clin Implant Dent Relat Res 2015;17:1228–1236.

12 Giannobile WV, Jung RE, Schwarz F. Groups of the 2nd Osteology Foundation Consensus Meeting. Evidence-based knowledge on the aesthetics and maintenance of peri-implant soft tissues: Osteology Foundation Consensus Report Part 1-Effects of soft tissue augmentation procedures on the maintenance of peri-implant soft tissue health. Clin Oral Implants Res 2018;29 Suppl 15:7–10.

13 Rotundo R, Pagliaro U, Bendinelli E, Esposito M, Buti J. Long-term outcomes of soft tissue augmentation around dental implants on soft and hard tissue stability: a systematic review. Clin Oral Implants Res 2015;26 Suppl 11: 123–138.

14 Chappuis V, Rahman L, Buser R, Janner SFM, Belser UC, Buser D. Effectiveness of Contour Augmentation with Guided Bone Regeneration: 10-Year Results. J Dent Res 2018;97:266–274.

15 Dawson A, Chen S, Buser D, Cordaro L, Martin W, Belser U. Die SAC-Klassifikation in der zahnärztlichen Implantologie. Berlin: Quintessenz, 2011: 19 ff.

2 Biologische Grundlagen der Knochenregeneration und Wundheilung

Der Selbstreparaturmechanismus des Körpers bedarf im Gegensatz zu Maschinen keines raumfordernden Ersatzteillagers, sondern entfaltet sich auf Abruf aus wenigen pluripotenten Stammzellen. Diese liegen platzsparend als Perizyten in den Wänden der Blutgefäße, was praktisch ist, denn eine Neoangiogenese ist aus Gründen der Ernährung ohnehin Voraussetzung für die Geweberegeneration.

2.1 Aufbau des Knochengewebes

Gefäßversorgung und Knochenmark

Knochen besteht aus Weichgewebe und Hartgewebe. Das Weichgewebe umfasst die Knochenzellen, das Mark und die zu ihrer Versorgung notwendigen Gefäße. Kompakter Knochen wird von den Zentralgefäßen der Havers-Systeme ernährt (nach Clopton Havers, Anatom England, 1691) (Abb. 2-1). Nur die äußersten Schichten werden per Diffusion aus den Gefäßen des Periostes ernährt. Nach operativer Ablösung des Periostes wird dieser Teil des Knochens minderversorgt. Dieses Phänomen wird unter anderem als Erklärung herangezogen, wenn man nach Periostablösung eine geringe Oberflächenresorption des Knochens von etwa 0,5 mm feststellt.

Der Oberkiefer weist eine eher spongiöse Struktur und einen peripheren Blutversorgungstyp auf. Der Oberkiefer wird über verschiedene Arterienstromgebiete (A. palatina m., A. alveolaris sup. ant./post., A. nasopalatina) über einen Plexus großenteils von peripher mit periostalen Gefäßen ernährt (Abb. 2-2). Dadurch ist der Oberkieferknochen auch dann noch über das Periost ernährt, wenn Teile der inneren Gefäßversorgung beispielsweise durch Osteotomien oder Knochensegmentbildungen unterbrochen sind.

Der Unterkiefer hingegen weist eine wesentlich empfindlichere Gefäßversorgung vom zentralen Typ auf. Große Teile des horizontalen Astes werden fast ausschließlich vom Zentralgefäß der Arteria alveolaris inferior ernährt. Lediglich der mittlere Anteil des Kinnbogens erhält seine Ernährung durch einige Gefäße aus dem Mundboden. Die Zentralarterie ist insbesondere bei älteren Patienten häufig infolge von Arteriosklerose verschlossen, dann kommt es zur Stromumkehr in der Arteria mentalis[1]. Neben den ernährenden Gefäßen beherbergt der Knochen im Knochenmark das blutbildende Gewebe, das ein zer-

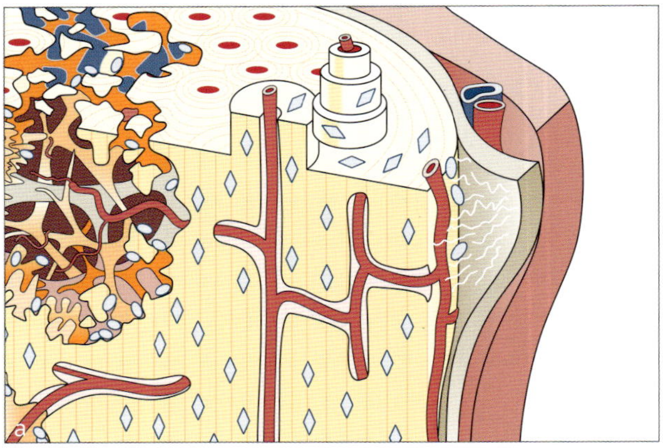

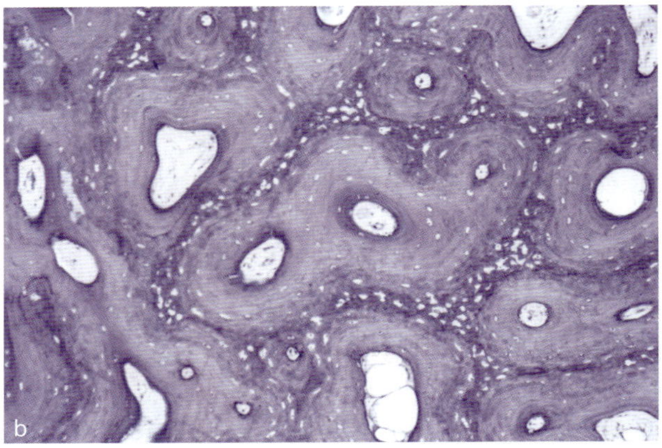

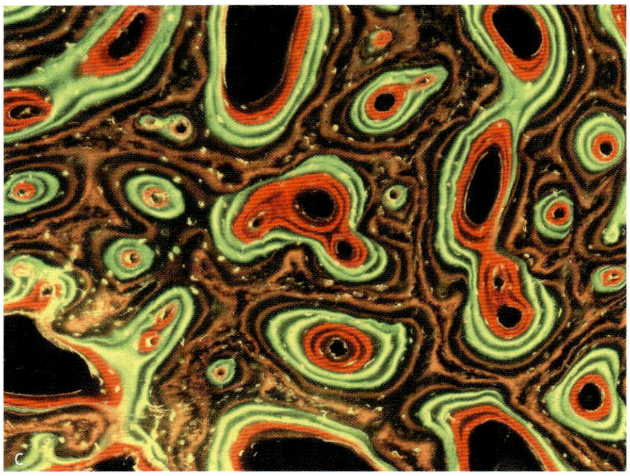

Abb. 2-1 **a.** Knochen gehört zu den stark durchbluteten Gewebearten. Zwischen den Zentralgefäßen der Osteone, zum Periost und ins Knochenmark bestehen Querverbindungen. **b.** In der Toluidinblaufärbung sieht ein Querschnitt durch den kortikalen Knochen recht homogen aus (Labor MKG Kiel, unentkalkter Hartschliff, Schwein, 20fach). **c.** Ein ähnliches Präparat wie 2-1b nach intravitaler Markierung durch Fluoreszenzfarbstoffe wirkt deutlich lebhafter. Es zeigt die Bildung von Osteonen in kompaktem Knochen. Nach Beleuchtung mit UV-Licht erstrahlen die Wachstumsbanden Xylenolorange 2 und 3 Wochen, Calceingrün 4 und 5 Wochen, Alizarinkomplexonrot 6 und 7 Wochen (Labor MKG Kiel, unentkalkter Hartschliff, Schwein, 20fach).

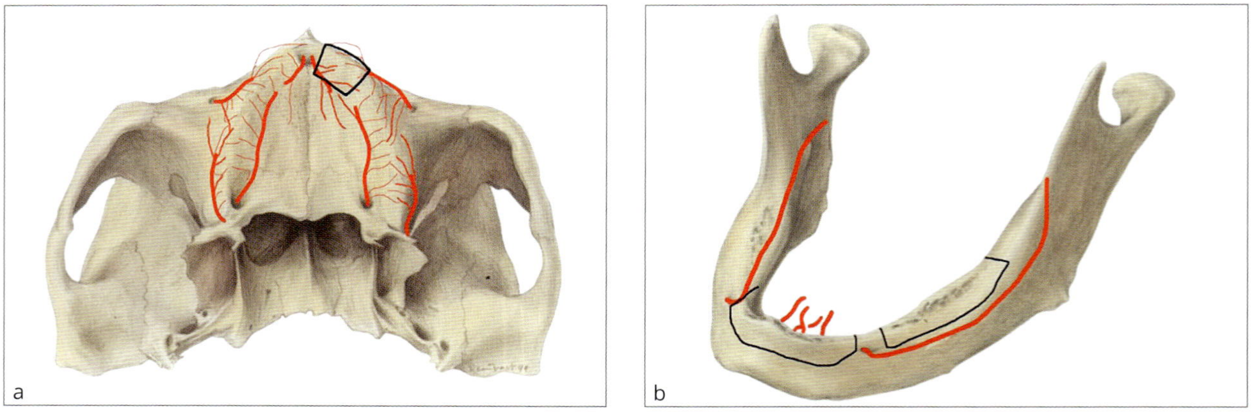

Abb. 2-2 **a.** Peripherer Durchblutungstyp im Oberkiefer über multiple periostale Gefäße. **b.** Zentraler Durchblutungstyp im Unterkiefer über das Zentralgefäß der Arteria alveolaris inferior.

fließliches Gewebe ohne Eigenstabilität ist. Im Inneren des Knochens liegt das Knochenmark im Gegensatz zu anderen Körperorten an einem Ort mechanischer Ruhe und äußerer Stabilität. Hier liegen auch mesenchymale Stammzellen, die der Ursprung der Knochenheilung sind.

Knochenzellen

Die eigentlichen Knochenzellen besitzen Vorläuferzellen (pluripotente mesenchymale Stammzellen, Osteoprogenitorzellen), die eine Regenerationsreserve darstellen. Neben dem Knochenmark weiß man heute, dass die Perizyten oder perivaskulären Zellen der

Blutgefäße die pluripotenten mesenchymalen Stammzellen sind[2]. Das ist praktisch, denn es kann keine größere Knochenregenration ohne Blutversorgung geben. Bei Bedarf differenzieren sich diese Zellen in Osteoprogenitorzellen und schließlich nach Adhärenz an eine Matrix in Osteoblasten, die Osteoid aufbauen und sich danach als Osteozyten in die Matrix einmauern. Einige bedecken als Deckzellen (lining cells) die gesamte Knochenoberfläche zur Markhöhle hin lückenlos. Wenn die Deckzellenschicht Lücken bekommt, z. B. durch chirurgisches Trauma, ist das ein Signal zur Osteoklastenentwicklung. Das erklärt ebenfalls die Oberflächenresorption nach Deperiostierung.

Osteoklastenfunktion

Die Osteoklastenfunktion steht unter dem Einfluss von Osteoblasten. Osteoblasten besitzen Rezeptoren für die verschiedensten Hormone und Botenstoffe und können unter Einfluss von Parathormon RANKL (Receptor activator of nuclear factor kappa beta ligand) produzieren. Zusammen mit M-CSF (Macrophage colony stimulating factor) steuern sie so das Konfluieren von monozytischen Vorläuferzellen zu mehrkernigen Osteoklasten. Osteoklasten sind Immunzellen und stammen wie die Makrophagen von Monozyten des Blutstroms ab, die ihrerseits von hämatopoetischen Stammzellen des Knochenmarks abstammen. An Stellen, wo die Lining cells sich abheben, heften sich Osteoklasten an die freien Knochenstellen an. Die Anheftung erfordert das Protein Osteopontin aus der Knochenmatrix, das sich ringförmig mit Integrinen der Osteoklasten verbindet. So entsteht eine Art Saugnapf der Osteoklasten, innerhalb dessen ein sehr stark saures Milieu durch Protonenpumpen erzeugt werden kann, ohne dass die Säure ins übrige Gewebe austritt. Die Säure entkalkt den Knochen, sodass dessen Proteine nun für den Angriff durch saure Enzyme wie Cathepsin freigelegt werden. Die Howship-Lakune entsteht (John Howship 1781–1841, Chirurg und pathologischer Anatom, London). Durch Endozytose wird alles, was im Spalt in Lösung geht, in das Zellinnere transportiert und hier weiter verdaut. Wenn sich unter diesen Molekülen bakterielles Lipopolysaccharid befindet, kann durch Toll-like-Rezeptoren eine schnelle entzündliche Resorption initiiert werden[3], die meistens sehr schnell zur Zahn- oder Knochenauflösung führt. Die entzündliche Resorption füllt sich im Gegensatz zur Ersatzresorption beim Knochenumbau nicht knöchern auf; sie ist aufgrund des proinflammatorischen Wundmilieus inkompatibel mit einer Knochenbildung. Sie hinterlässt Defekte und Sequester, sodass der Knochenchirurg vorbeugend um eine bakterienarme Wunde bemüht ist.

Knochengrundsubstanz

Das Hartgewebe des Knochens ist ein Verbundwerkstoff aus Fasern und Füllmasse, wobei die Fasern Zugbelastungen und die Füllmasse die Druckbelastungen aufnimmt. Für solche Verbundwerkstoffe gibt es in der Technik viele Beispiele (z. B. Stahlbeton oder glasfaserverstärkter Kunststoff im Bootsbau). Die Knochenmatrix besteht überwiegend aus Kollagen (Fasern) und Mineral in Form von Hydroxylapatitkristallen (Füllstoff). Dieses Mineral ist bei pH 7,4 in Wasser praktisch unlöslich, was sich bei saurem pH schnell ändert (siehe Kariesentstehung). Das Mineral kann technisch durch Säurebehandlung aus dem Knochenverbund ausgelöst werden, um an die Proteine des Knochens zu gelangen. Das Knochenmineral Hydroxylapatit ist Vorbild für die vielen mineralischen Knochenersatzmaterialien, denn der Körper akzeptiert bestimmte technisch hergestellte Materialien als künstliche Knochenmatrix, bzw. können die Knochenvorläuferzellen diese mangels Proteinstrukturen nicht als fremd erkennen.

Nichtlösliche Hartsubstanzproteine

Die nach Auflösen des Minerals zurückbleibenden Proteine werden in lösliche und unlösliche Knochenproteine eingeteilt. Kollagen Typ I ist mengenmäßig der wichtigste Vertreter der unlöslichen Proteine. Die Stabilität von Knochen wird durch seine innere Struktur bestimmt. Diese innere Struktur ergibt sich aus der Verlaufsrichtung der Kollagenfasern, die wie Drähte den Knochen innerlich zugfest machen. Die innere Verlaufsrichtung der Kollagenfasern kann in polarisiertem Licht dargestellt werden. Der Grundbaustein des ausgereiften kortikalen Knochens ist

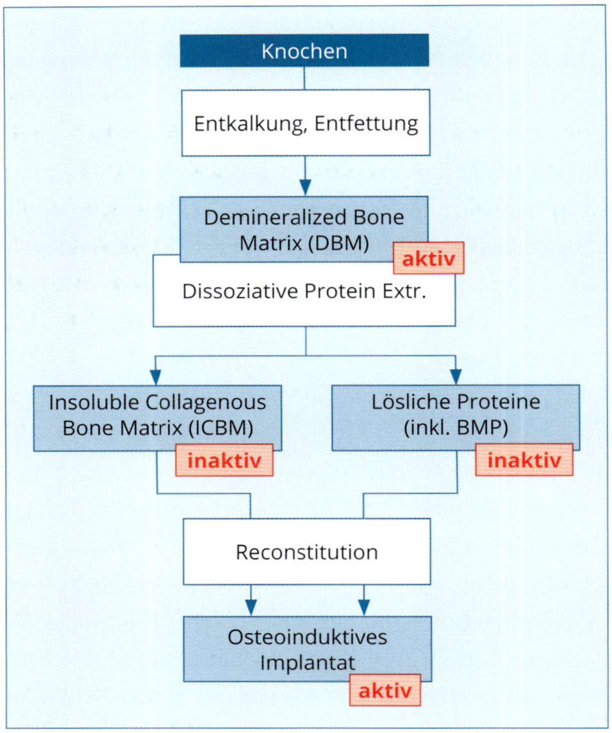

Abb. 2-3 Knochenbestandteile wie sie durch schrittweise Behandlung mit Säuren und Lösungsmitteln extrahiert werden können. Für sich alleingenommen sind BMP oder Knochengrundsubstanz allein inaktiv. Nur, wenn man die einzelnen Bestandteile wieder zusammenführt, entsteht ein osteoinduktives Knochenersatzmaterial. Beispielsweise kann man rekombinantes BMP mit Knochenersatzmaterial kombinieren, um ein aktives Transplantat zu erhalten.

das Osteon mit dem zentralen Havers-Kanal. Die Kollagenfasern sind im lamellären Knochen parallel schraubenartig in Längsrichtung in gegenläufigen Touren wie kreisrundes Sperrholz um das Osteon gewickelt und erklären so die hohe mechanische Stabilität dieses Knochentyps. Der im Gegensatz dazu unreife Geflechtknochen bildet sich bei der Wundheilung zunächst. Im Geflechtknochen sind die Kollagenfasern nicht parallel, sondern geflechtartig angeordnet und können damit Kräfte gleichmäßig aus allen Richtungen aufnehmen.

Lösliche Hartsubstanzproteine

Die löslichen Knochenproteine können aus der entkalkten Knochenmatrix durch das Lösungsmittel Guanidinhydrochlorid in Lösung gebracht werden.

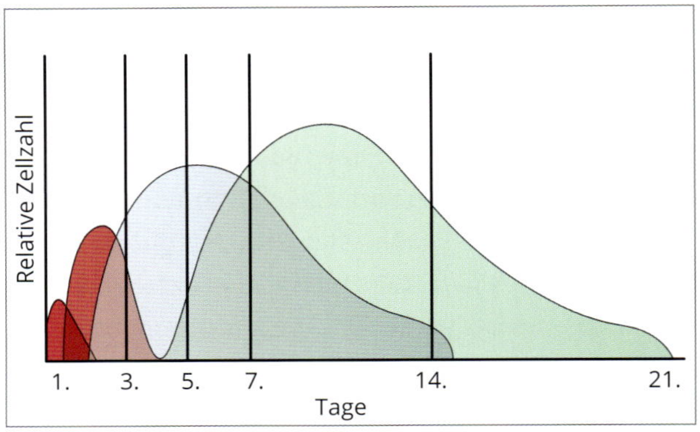

Abb. 2-4 Die vier zeitlich überlappenden Phasen der Wundheilung im Weichgewebe. Die y-Achse bezeichnet die relative Zellmenge.

Es bleibt dann die kollagene Knochenmatrix zurück (Abb. 2-3). Die lösliche Proteinfraktion enthält unter anderem Signalmoleküle (Wachstumsfaktoren und Differenzierungsfaktoren) und etwa 40 bekannte knochenspezifische Proteine, wie Osteopontin, Bone Sialoprotein und Osteocalcin. In der löslichen Fraktion befinden sich auch die BMP = Bone Morpogenetic Proteins (etwa 1 mg pro kg Knochen). Allogene Knochentransplantate werden bei der Herstellung manchmal teilweise entkalkt, sodass die natürlichen BMPs besser in der Wunde verfügbar sind. Das Material wird als DFDBA (Demineralized freeze dried bone allograft) bezeichnet.

2.2 Wundheilung

Die Wundheilung kann gedanklich in vier Phasen eingeteilt werden (Abb. 2-4). Jede Wunde, ob in Knochen oder Weichgewebe, durchläuft diese vier Phasen, die sich zeitlich überlappen.

Exsudative Phase (Koagulum)

Die erste Phase der Wundheilung ist die exsudative Phase, die einige Minuten bis Stunden dauert. Kennzeichen ist die Blutstillung durch Plättchen und die Polymerisation des Fibrins, das eine provisorische Extrazellulärmatrix bildet. Diese ist notwendig zur Speicherung von Wachstumsfaktoren und als Gerüststruktur für das Einwandern der Zellen der Wundheilung. Wenn der Knochen mechanisch durch eine Implantatbohrung verletzt wird, entsteht ein Defekt. In diesen Defekt blutet es aus dem Knochenmark ein. Das Koagulum verklebt mit den Wundrändern und stabilisiert durch Gerinnungs- und andere Proteine, z. B. Fibronektin, bereits in den ersten Stunden die Wunde mechanisch. Zahnärzte sind mit der Wichtigkeit des Blutkoagulums durch das Krankheitsbild der schmerzhaften fibrinolytischen Alveolitis (trockene Alveole, Dolor post extractionem) vertraut.

Entzündliche Phase (Reinigung)

Diese Phase wird durch die Degranulation der Thrombozyten eingeleitet und dauert Stunden bis Tage. Die freigesetzten Signalstoffe, vasoaktive Substanzen wie Bradykinin wirken auf die Blutgefäße im Wundrand. Die Blutgefäße werden durchlässig und ein Ödem entsteht. Die Blutstromgeschwindigkeit verlangsamt sich, sodass Granulozyten leichter an der Gefäßwand adhärent werden können, um letztlich durch feine Lücken zwischen den Endothelzellen in den perivaskulären Raum auszutreten (Diapedese). Hier beginnen sie mit der Zerstörung und Phagozytose von Bakterien, chemotaktisch angelockt von Bakterienprodukten wie Lipopolysacchariden und von Komplementsignalen (Opsonierung = Markierung von Bakterien durch Komplementproteine). Chemotaxis bedeutet das Anlocken mit gezielter Richtungsangabe für einwandernde Zellen durch ein Konzentrationsgefälle. Das zusätzliche Zellvolumen der Entzündungszellen ist klinisch als Schwellung erkennbar. Granulozyten erzeugen durch freie Sauerstoffradikale ein toxisches Wundmilieu, wenn sie in großer Zahl auftreten, weil sie zum Beispiel fortwährend auf neue bakterielle Antigene stoßen. Durch Zerfall setzen Granulozyten gewebeauflösende Enzyme aus ihren Lysosomen frei, bis das Gewebe flüssig ist und sich Eiter bildet. Eiter ist ein physiologischer Reinigungsmechanismus des Körpers in Fortsetzung der Arbeit der Granulozyten.

Den Granulozyten folgen die Makrophagen, die unter den sauerstoffarmen Bedingungen eines Wundrandes trotzdem überleben können, und hier durch Sezernieren von VEGF (Vascular Endothelial Growth Factor) die Gefäßneubildung und damit die nächste Phase initiieren können.

Proliferative Phase (Heilung)

Wenn eine Wunde sauber ist, können Makrophagen Wachstumsfaktoren wie Transforming Growth Factor Beta (TGF-b), Insulin Like Growth Factor (IGF) und Vascular Endothelial Growth Factor (VEGF) sezernieren. Diese Faktoren induzieren die Bildung des Granulationsgewebes, das die provisorische Matrix des Koagulums ersetzt. Die proliferative Phase überlappt mit den angrenzenden Phasen und dauert Tage bis Wochen. Angeregt durch VEGF aus Makrophagen lösen sich perivaskuläre Zellen der angrenzenden Blutgefäße, teilen sich und versammeln sich zu Infiltraten. Sie vereinigen sich und bilden Röhren, die sich an die bestehenden Blutgefäße anschließen. Dann können sie durchströmt werden und so die Sauerstoffversorgung im Defektgebiet verbessern. Den Gefäßen nachfolgend wandern chemotaktisch Fibroblasten ein. Diese stoßen in der Extrazellulärmatrix des Blutkoagulums auf die gespeicherten Wachstumsfaktoren und beginnen mit der Kollagenbildung. Bis hierher ist die Wundheilung weitgehend unspezifisch und gleicht sich in Weichgewebewunden und Kieferknochenwunden. Allerdings laufen die nun folgenden Phasen im Weichgewebe viel schneller als im Knochen ab.

Für den Unterschied der Knochenwunden zu Weichgewebewunden sind die Bone Morphogenetic Proteins (BMP) verantwortlich. Sie sind im Knochen gespeichert und werden bei Verletzungen des Knochens durch Fraktur oder Osteotomie freigesetzt. Eine wichtige Quelle sind auch Knochenchips (z. B. Scraper) oder der Bohrstaub in einer Implantatalveole, die daher tunlichst nicht vor der Implantatinsertion ausgespült werden sollte. Das BMP führt zur Differenzierung von mesenchymalen Stammzellen zu Knochenvorläuferzellen. Die entstehenden Osteoblasten können nur auf einer festen Grundlage existieren und verankern sich, vermittelt durch Integrine und Osteopontin, an Knochenbälkchen in ihrer Umgebung. Wenn diese Verankerungen den Zellen (Mechanorezeptoren) mechanische Ruhe signalisieren, beginnen sie mit der Expression knochenspezifischer Matrixproteine (Osteoid), ausgehend von der verletzten Knochenoberfläche.

Wenn die proliferative Phase ungestört abläuft, mineralisiert die Matrix und es bildet sich jetzt ein

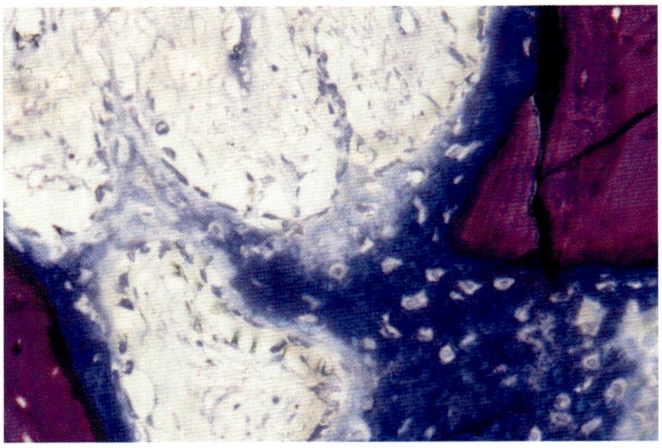

Abb. 2-5 Initiale Geflechtknochenbildung im Rahmen eines Sinuslifts mit Knochenersatzmaterialgemisch nach 6 Wochen. Präosteoblasten verdichten sich, lagern sich um eine Osteoidmatrix, welche in Richtung des rechten Bildrandes bereits zunehmend mineralisiert (Labor MKG Kiel, unentkalkter Hartschliff, Toluidinblau, Schwein, 200fach).

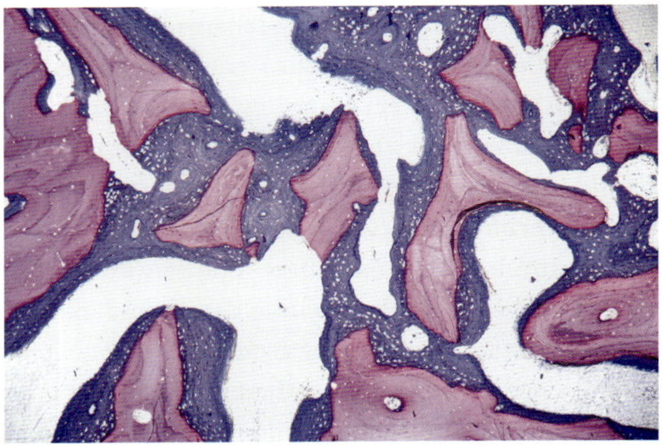

Abb. 2-6 Partikel von xenogenem Knochenersatzmaterial (rosa) werden im Rahmen der Heilung eines Sinuslifts von blauem Geflechtknochen überzogen und untereinander verbunden und in den Knochen integriert. Das Fremdmaterial ist osteokonduktiv, es überdeckt sich mit Fibronektin, auf dem sich Osteoblasten anheften (Labor MKG Kiel, unentkalkter Hartschliff Toluidinblau, Schwein, 200fach).

Geflechtknochen innerhalb einiger Wochen (Abb. 2-5). Die Knochenbildung kann auch auf osteokonduktiven Oberflächen in Reichweite der Osteoblasten verlaufen. Osteokonduktive Oberflächen sind Zahnimplantate oder Knochenersatzmaterialien (Abb. 2-6), wobei diese erst mit einem Proteinfilz überdeckt sein müssen. Das in dieser Schicht enthaltene Fibronektin nutzen die Osteoblasten zur mechanischen Verankerung. Am Kieferknochen herrscht eine desmale Ossifikation vor. Ein Zwischenstadium von Knorpel (enchondrale Ossifikation) wie an den Extremitäten tritt am Kieferknochen, an dem eine desmale Ossifikation vorherrscht, nicht auf.

Remodellierungsphase (Umbau)

Diese Phase dauert im Knochen Wochen bis Jahre. Sie umfasst den lastabhängigen Umbau von unreifem Geflechtknochen (Kollagenfasern ungeordnet in Zufallsrichtung) in reifen lamellären Knochen (Kollagenfasern parallel in Zugrichtung). Ein frei transplantierter Knochen und in Grenzen auch manche Knochenersatzmaterialien werden ebenfalls mit der Zeit ganz abgebaut und durch neuen Knochen ersetzt. Lastabhängig ist dieser Umbau auch daher, weil man beobachtet, dass Knochen an okklusal belasteten Zähnen und Zahnimplantaten erhalten bleibt, wogegen er in unbelasteten Kieferbereichen meistens schnell wieder abgebaut wird

2.3 Wundgleichgewicht – proinflammatorisches und antiinflammatorisches Wundmilieu

Das Bild der Waage (Abb. 2-7) hilft dem Arzt, die Wundheilung als ein quantitatives Problem zu begreifen, zum Beispiel das quantitative Aufbrauchen der Abwehrzellen, wenn die bakterielle Inokulation zu hoch wird oder das quantitative Verbrauchen von Antikörpern, wenn die Antigene überhandnehmen.

Im Wundmilieu ist zwischen einer proinflammatorischen Polarisierung und einer antiinflammatorischen Polarisierung als Ausschlag der Waage zu unterscheiden. Regeneration und Gewebeaufbau entsteht nur im antiinflammatorischen Milieu, während das proinflammatorische Milieu für Abbau der Extrazellulärmatrix des Gewebes sorgt. Die im Gewebe aktuell vorhandene Kollagenmenge steht im Gleichgewicht von ständigem An- und Abbau von Kollagen. Wenn abbauende Enzyme von Granulozyten sezerniert werden, wird das Gleichgewicht Richtung Abbau verschoben, denn die Granulozyten schaffen sich Platz, um besser durchs Gewebe marschieren zu können. Der klinische Effekt ist die Blutungsneigung der entzündeten Gingiva, die deshalb auf Sondierung blutet, weil Kollagen abgebaut wurde.

Zum proinflammatorischen Milieu (Abb. 2-8) gehören Matrix-Metalloproteinasen und andere matrixabbauende Enzyme und demnach ein geringer Gehalt an Extrazellulärmatrix und an Wachstumsfaktoren. Weiterhin sind proinflammatorische Zytokine, freie Radikale und ein saures Milieu zu finden. Säure gehört zur Inflammation und ist Teil des Bakterienabwehrmechanismus der Entzündung. Zum proinflammatorischen Milieu gehört auch der Urokinase-Plasmin-Aktivator uPA, der zur Auflösung des Koagulums führt und eine fibrinolytische Alveolitis (trockene Alveole) auslösen kann. Andere Beispiele für nicht heilende Wunden, die chronisch im proinflammatorischen Modus verharren sind Ulcus cruris oder Magengeschwür. Sezernierende Wunden sind im proinflammatorischen Zustand.

Zum antiinflammatorischen Milieu gehört das Gegenteil, viel Extrazellulärmatrix und viele Wachstumsfaktoren. Wichtige Komponenten der Extrazellulärmatrix sind Fibronektin und Proteoglykane. Zu den wichtigen Wachstumsfaktoren des Gewebes gehören FGF (Fibroblast growth factor), IGF (Insulin like growth factor) und TGF (transforming growth factor). Ein hoher Gehalt an TIMPs (Tissue Metalloproteinase Inhibitor) inaktiviert proteolytische Enzyme. Das antiinflammatorische Milieu ist mit dem natürlichen Gewebe-pH-Wert von 7,4 leicht basisch. Base gehört zur Regeneration. Eine solche Wunde sezerniert nicht mehr und heilt trocken ab.

Die Waage der Wundheilung kann sich also in beide Richtungen neigen (siehe Abb. 2-8). In beiden Milieus spielen Makrophagen die Leitungsfunktion, sie können mit ihrer Polarisierung (M1 oder M2) das weitere Schicksal der Wunde bestimmen. Die M1-Polarisierung fördert durch Sekretion von proinflammatorischen Zytokinen das entzündliche Milieu[4]. Die M2-polarisierten Makrophagen fördern durch Sekretion von Wachstumsfaktoren die Angiogenese, Sauerstoffversorgung und den Aufbau der Extrazellulärmatrix[5].

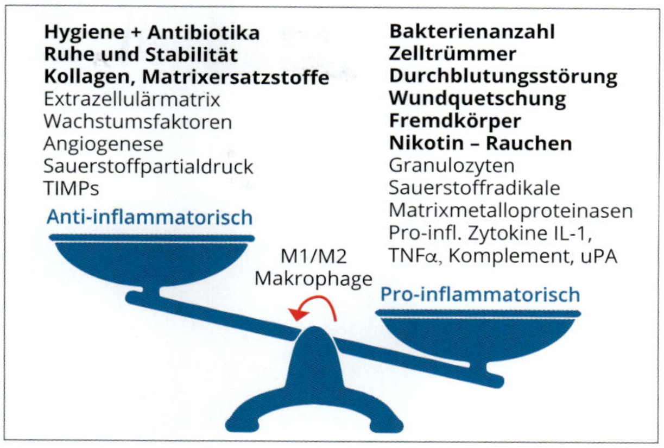

Abb. 2-7 Das Schaubild des Wundgleichgewichts soll dazu animieren, die Wundheilung als quantitativen Prozess zu betrachten. Eine nicht heilende Wunde enthält M1-polarisierte Makrophagen des proinflammatorischen Milieus, eine heilende Wunde enthält M2-polarisierte Makrophagen des antiinflammatorischen Wundmilieus. Die Makrophagen sind die Schaltstelle des Übergangs von der inflammatorischen in die regenerative Phase.

Aus dem Gesagten wird klar, dass eine Regeneration von Gewebe und damit eine Alveolarkammaugmentation und eine Osseointegration eines Implantates an ein antiinflammatorisches Milieu gebunden ist. Alles was den pH-Wert absenkt (z. B. Zerfallsprodukte von Polylactidmaterialien), alles was die Ausschüttung von proinflammatorischen Zytokinen wie Interleukin-1-beta (IL1ß) oder Tumornekrosefaktor alpha (TNFα) stimuliert (z. B. Makrophagen bei Antigenkontakt), alles was Extrazellulärmatrix abbaut (z. B. Fibrinolyse), steht dem Knochenaufbau im Wege. Der Arzt sollte also versuchen, das Wundgleichgewicht auf die antiinflammatorische Seite zu verschieben. Ein Beispiel für die Beschwerung der Waage auf der antiinflammatorischen Seite ist die Einbringung von Extrazellulärmatrix in die Wunde in Form von Kollagenmembranen, Kollagenvliesen oder Kollagenpulver[6]. Dieses wirkt wie ein Magnet auf die überwertigen Proteasen des Entzündungsmilieus und bewirkt eine Substrathemmung dieses Enzyms, sodass die körpereigenen Kollagene des Bindegewebes verschont bleiben[7]. Dies ist eine zusätzliche Erklärung für die Wirksamkeit der Kollagenmembran bei der GBR (siehe Kapitel 6).

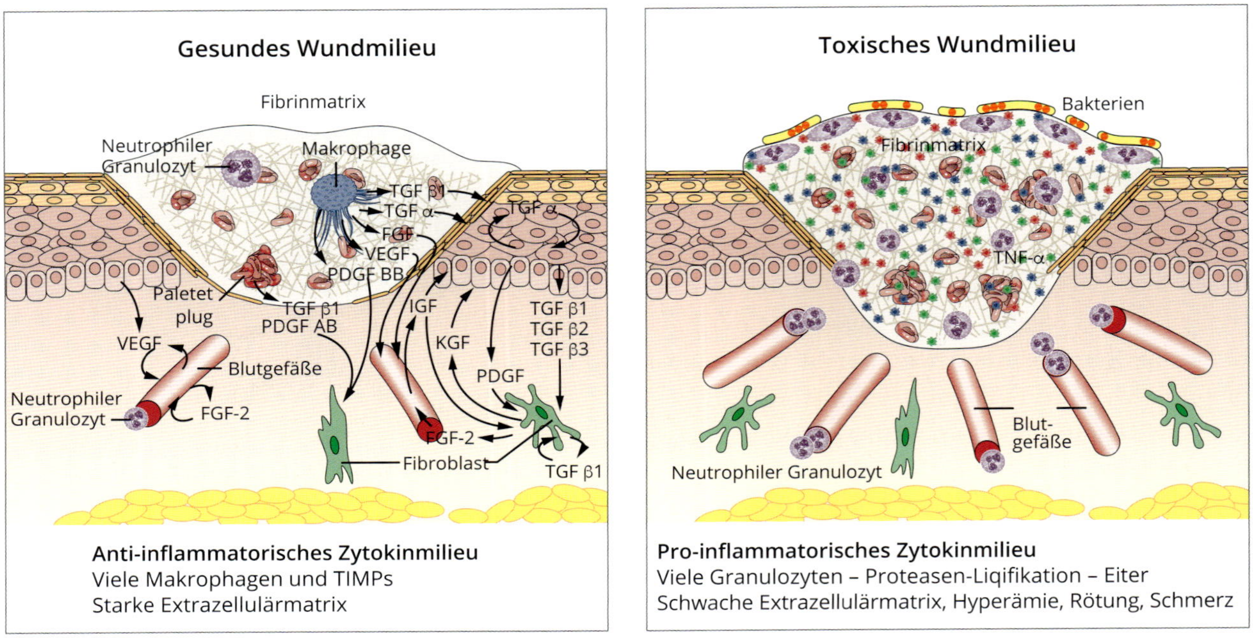

Abb. 2-8 **a.** Das antiinflammatorische Wundmilieu einer heilenden Wunde zeichnet sich durch einen hohen Gehalt an Extrazellulärmatrix (Fibrin, Kollagen, Fibronektin) und Wachstumsfaktoren (VEGF – vascular endothelial growth factor, TGF – transforming growth factor, FGF – fibroblast growth factor, KGF – Keratinozytenwachstumsfaktor, PDGF – Platelet derived growth factor) und eine Neoangiogenese aus. TIMPs (Tissue Inhibitors of Metalloproteinases) verhindern den Kollagenabbau durch Hemmung der Proteasen. **b.** Das proinflammatorische oder toxische Wundmilieu einer nicht heilenden Wunde enthält Zytokine wie TNF-α (Tumor-Nekrose-Faktor alpha), viele Granulozyten und eine schwache Extrazellulärmatrix mit wenig Blutgefäßen. Im Randbereich liegt eine Hyperämie vor, zentral mangelt es an Blutgefäßen. Im toxischen Wundmilieu finden sich Sauerstoffradikale, die Bakterien und Körperzellen abtöten. Ebenso finden sich aggressive Proteasen, die Kollagen abbauen und am Ende das Gewebe zu Eiter verflüssigen.

2.4 Knochenumbau

Im Körper junger gesunder Patienten befindet sich in der Regel kein Knochen, der älter als 3 bis 4 Jahre ist, später im Leben verlängert sich die Erneuerungsperiode auf etwa 10 Jahre[8]. Knochengewebe wird fortwährend ab- und wieder neu aufgebaut. Der ständige Umbau erklärt, wie einige Zeit nach einer Knochenverletzung der Knochen wieder seine anatomisch korrekte Form ohne sichtbare Narbe einnehmen kann, wie Knochentransplantate einheilen und wie der Knochen sich funktionell an die okklusalen Kräfte eines Zahnimplantats anpassen kann.

Für das Gleichgewicht zwischen den verantwortlichen Zellen, den Osteoklasten und den Osteoblasten sorgt deren molekulare Kopplung (englisch: coupling), unter anderem über die in der Knochenmatrix gespeicherten und chemisch gebundenen BMPs. Der Zellkomplex aus abbauenden und nachbildenden Zellen wird als Bone Multicellular Unit (BMU) des Knochens (Abb. 2-9) bezeichnet und ist die biologische Grundlage des Gleichgewichts, das die Knochenmasse trotz ständiger Remodellierung konstant hält. Zu jedem Zeitpunkt sind unter gesunden Bedingungen etwa 1–2 Millionen BMU im Körper tätig[8].

Beim Heilungsprozess eines Knochenblocks zur Augmentation ist zwischen einer Resorption von der Oberfläche, die Augmentationshöhe und -volumen kostet, und einer internen Resorption zu unterscheiden. Manchmal ist eine zu starke Oberflächenresorption des Knochens z. B. über der fazialen Implantatoberfläche oder nach Knochentransplantation unerwünscht. Eine schnelle interne Resorption mit schnellem Transplantatumbau ist dagegen erwünscht.

Die Resorptionsphase in der BMU dauert etwa 30 bis 40 Tage, gefolgt vom Wiederaufbau über etwa 150 Tage[9]. Nachdem der Knochen durch Osteoklasten abgebaut ist, tritt eine Ruhezeit von einigen Tagen

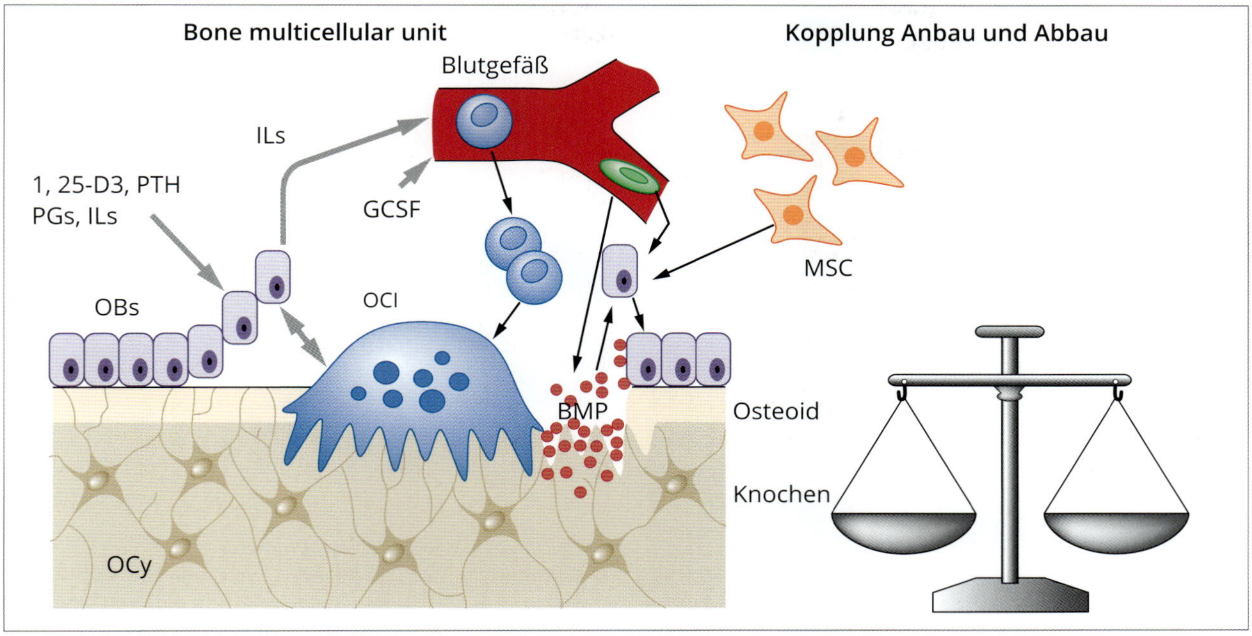

Abb. 2-9 Bone multicellular unit. Die BMU ist das Modell der Kopplung von Osteoklasten (OCL) und Osteoblasten (OBs), sodass die Knochenmenge im Gleichgewicht bleibt und keine Osteoporose entsteht. Durch Parathormon (PTH) und andere Signale oder Signalisierung durch Osteozyten aus dem Knocheninneren lösen sich die Osteoblasten und Lining cells von der Knochenoberfläche ab und bilden einen Baldachin (englisch canopy). Unter diesem Schutzschirm verschmelzen Monozyten des Blutes (blau, Mitte) nach Stimulation mit GCSF und RANKL zu Osteoklasten und bauen Knochen in der Resorptionslakune ab. Dadurch werden Bone Morphogenetic Proteins (BMPs) an der Knochenoberfläche freigelegt, die wiederum Knochenvorläuferzellen, die von Perizyten (grün, am Blutgefäß) der Blutgefäße und von mesenchymalen Stammzellen (MSC) abstammen, zur Auffüllung der Resorptionslakune stimulieren. Die BMPs spielen also physiologisch bei der quantitativen Steuerung des Knochenwachstums eine Rolle. Therapeutisch kann man durch Anfräsen des Knochens oder Knochenchips ebenfalls BMP freilegen.

ein, die Reversal-Phase[10]. Die im Knochen gebundenen Wachstums- und Differenzierungsfaktoren (BMP) liegen frei an der Oberfläche. Sogenannte Reversal cells[11] reinigen die Grube und kleiden sie mit einem Proteinfilz aus. Diese Zementlinie dient den später nachrückenden Osteoblasten zur Anheftung. Die Reversal cells können die oberflächlich fransenartig aus dem Knochen herausstehenden Proteine inklusive der Wachstumsfaktoren enzymatisch durch Serinproteasen ablösen[12]. Man nimmt an, dass die Kopplung von Osteoklasten und Osteoblasten, also das Gleichgewicht von Abbau und Anbau unter anderem durch die matrixgebundenen Zytokine wie Insulin like growth factor (IGF) und Bone Morphogenetic Proteins (BMP) reguliert wird[13,14]. Nach dieser Theorie geht BMP in Lösung und kann nun die Rezeptoren der Osteoprogenitorzellen stimulieren, was eine Differenzierung der Zellen zu Osteoblasten einleitet. Diese Differenzierung läuft nur so lange, wie frisches BMP gefunden wird und limitiert sich, wenn die Howship-Lakune wieder aufgefüllt ist. Idealerweise stehen Osteoklasten und Osteoblasten durch diese molekulare Kopplung so exakt im Gleichgewicht, dass weder Osteoporose noch Osteopetrose entsteht. Analog werden vom Zahnarzt die BMP auch durch Zerkleinerung von autologen Transplantaten (z. B. durch Scraper) aus der Matrix freigelegt. So differenzieren Knochenchips Stammzellen in Osteoblasten, die neuen Knochen aufbauen.

Knochenbohrkerne in kompaktem Knochen

Der Umbau, der im trabekulären Knochen und im Geflechtknochen in zahlreichen vereinzelten Howship-Lakunen stattfindet, verläuft im kompakten Knochen konzentrierter. Hier finden sich Versammlungen vieler Osteoklasten an der Spitzen einer Blutgefäß-

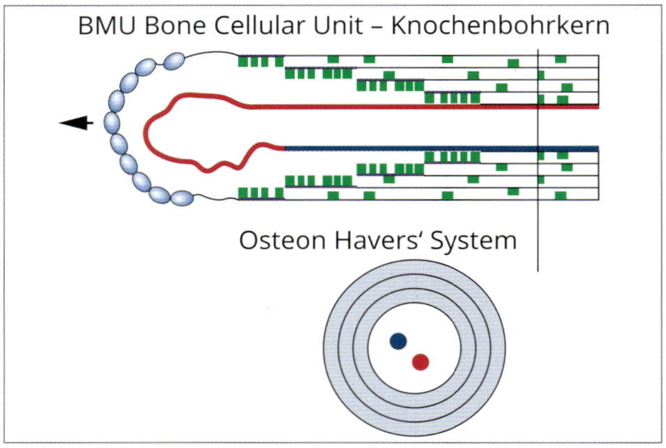

Abb. 2-10 Der Knochenbohrkern ist eine multiple Resorptionslakune, wie sie durch Zusammenarbeit zahlloser Osteoklasten im kortikalen Knochen auftritt. Der Tunnel des Knochenbohrkerns füllt sich bei weiterem Voranschreiten der Bohrung im hinteren Teil wieder mit konzentrisch abgelagertem lamellären Knochen auf. So entsteht ein neues Osteon. Durch diesen Vorgang werden kortikale Knochentransplantate um- und eingebaut.

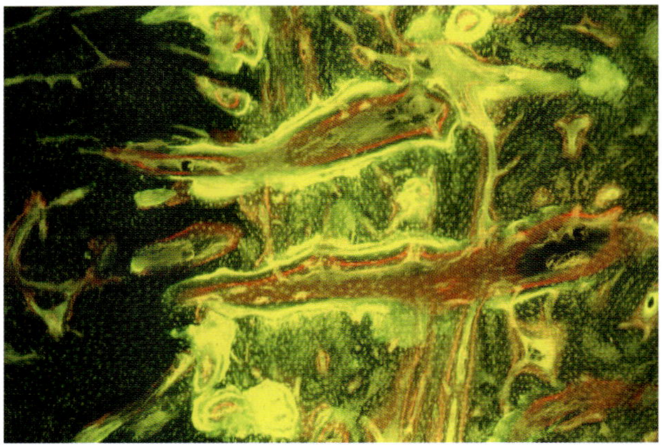

Abb. 2-11 Durch intravitale Markierung durch Fluoreszenzmarkierung (vgl. Abb. 2-1c) sind hier zwei Knochenbohrkerne mit zwei Osteonen im Entstehen über mehrere Wochen abgebildet. Das dunkle Material links ist die Defektwand aus kortikalem Knochen. Das Defektvolumen in beiden rechten Dritteln des Bildes hat sich zunächst mit parallel zur Wand ausgerichteten Schichten gefüllt. Der lastorientierte Umbau erfolgt senkrecht dazu (Unterkieferdefekt behandelt mit BMP-7, Labor MKG Kiel, unentkalkter Hartschliff Schwein 20fach).

schlinge aus Arterie und Vene. Zusammen bilden sie einen Knochenbohrkern (Abb. 2-10), der mit erstaunlicher Geschwindigkeit von 1 mm pro Tag einen Tunnel in kortikalen Knochen bohren kann (Abb. 2-11). Die Kopplung an den Wiederaufbau durch die Osteoblasten erfolgt genauso wie in der Howship-Lakune durch BMP, aber konzentrisch um die gesamte Tunnelwand. Die Osteoblasten bauen hier in gegenläufigen Windungen der Kollagenfasern Schicht für Schicht neuen Knochen auf, der den Tunnel immer weiter von innen auskleidet. Damit entsteht ein neues Osteon. Diese Umbauform ist insbesondere für den Einbau von kortikalen Blocktransplantaten wichtig. Nach einer etwas mechanistischen, aber in der Klinik bestätigten Vorstellung des Autors sollen Blocktransplantate möglichst eng an den bestehenden Knochen gefügt werden, damit die Knochenbohrkerne aus dem Lagerknochen in das Transplantat eindringen können.

Creeping Substitution

In diesen Umbau kann man nun auch Knochentransplantate einschleusen, die ebenfalls nach 3 bis 4 Jahren vollständig in Wirtsknochen umgebaut werden. Dies können freie avaskuläre autologe Transplantate sein, aber auch schonend bearbeitete allogene Transplantate, die dann ebenfalls BMP enthalten. Sogar schonend bearbeitete xenogene Knochentransplantate wirken noch osteoinduktiv, weil BMPs über Artgrenzen hinweg nur wenig Variation zeigen und über Artgrenzen hinweg an den humanen Rezeptoren aktiv sind. Selbst rein mineralische xenogene und alloplastische Knochenersatzmaterialien werden umgebaut, solange sie knöchern integriert sind und von den Knochenbohrkernen erreicht werden können, und sofern sie von Osteoklasten durch Säure aufgelöst werden, was nur für bestimmte mineralische Materialien gilt (Abb. 2-12).

Ein freies (nicht vaskularisiertes) Knochentransplantat wird also vom Lagergewebe des Knochendefekts aus von Osteoklasten angegriffen, abgebaut und im Rahmen des Umbaus durch neuen vitalen Knochen ersetzt. Dieser Vorgang der inneren Resorption dauert 3 bis 4 Jahre und nennt sich schleichender Ersatz (Creeping Substitution). Durch den Anteil des neuen Knochens übernimmt das Transplantat mit der Zeit funktionelle Kräfte und wird danach nicht mehr abgebaut. Diesen Effekt sieht man in Nachuntersuchungen zum Remodeling an Zahnimplantaten, die in Knochenblocktransplantate gesetzt worden waren[15] (Abb. 2-13). Die funktionelle Anpassung der Knochenstruktur nennt sich Wolffsches Gesetz (Julius Wolff 1892 „Gesetz der Transformation der Knochen", Orthopäde, Berlin).

2.5 Resorptionsschutz von Knochentransplantaten

Die innere Resorption im Interesse einer schnellen Vaskularisation des Transplantats ist erwünscht und soll durch enges Fügen des Knochentransplantats an die Knochenoberfläche sowie durch Aufschließen der Knochenmarkhöhle durch Bohrungen gefördert werden (siehe Abb. 2-13).

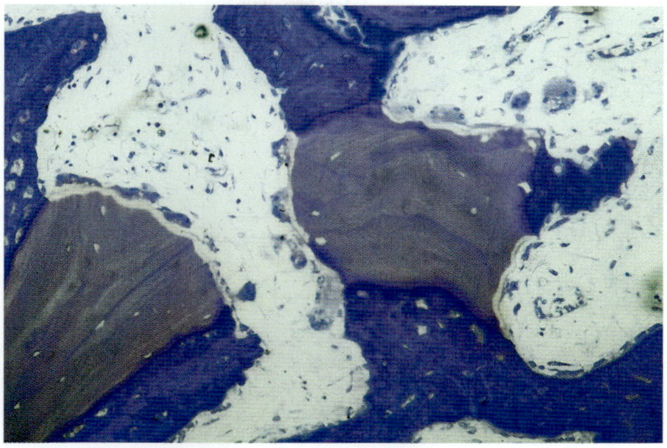

Abb. 2-12 Die starke Vergrößerung zeigt, dass im Zuge des Umbaus eines Knochenregenerates auch Bio-Oss® (Geistlich, Baden-Baden) von Osteoklasten abgebaut wird, wenn es dem lastorientierten Umbau der Spongiosa im Wege steht (Labor MKG Kiel, unentkalkter Hartschliff Toluidinblau, Schwein, 400fach).

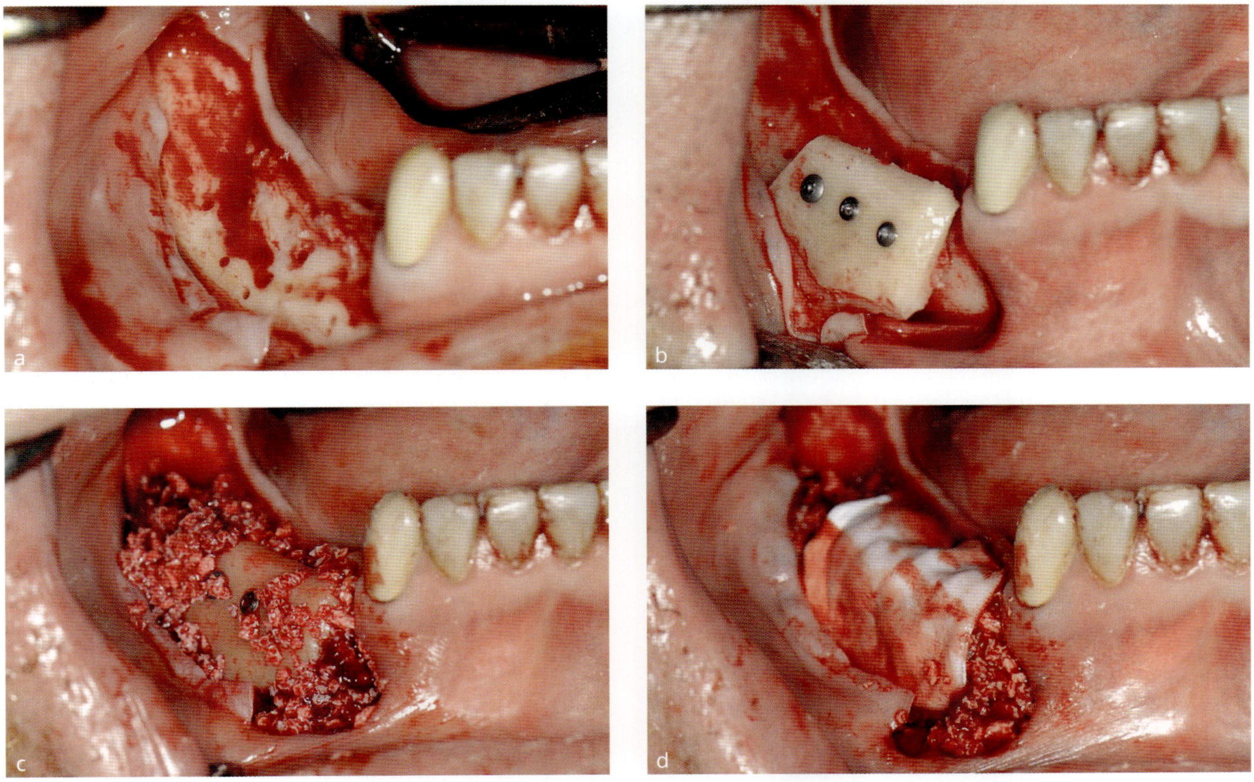

Abb. 2-13 Einbau eines kortikalen Knochenblocktransplantats am Unterkiefer eines Patienten. a. 3/4-Knochendefekt im seitlichen Unterkiefer, Lagerpräparation durch Anschleifen und Perforation der Kortikalis. **b.** Ein Block von der Linea obliqua der gleichen Seite wird in vertikaler Überlappung zur vertikalen Augmentation durch drei Osteosyntheseschrauben befestigt. **b.** Die Konturlücken und der Raum nach lingual werden mit einem gemischten partikulären Knochentransplantat aufgefüllt (25 % autologen Knochenchips, 75 % xenogenes Knochenersatzmaterial). **d.** Das Transplantat wird durch eine Kollagenmembran abgedeckt (Bio-Gide®, Geistlich, Baden-Baden).

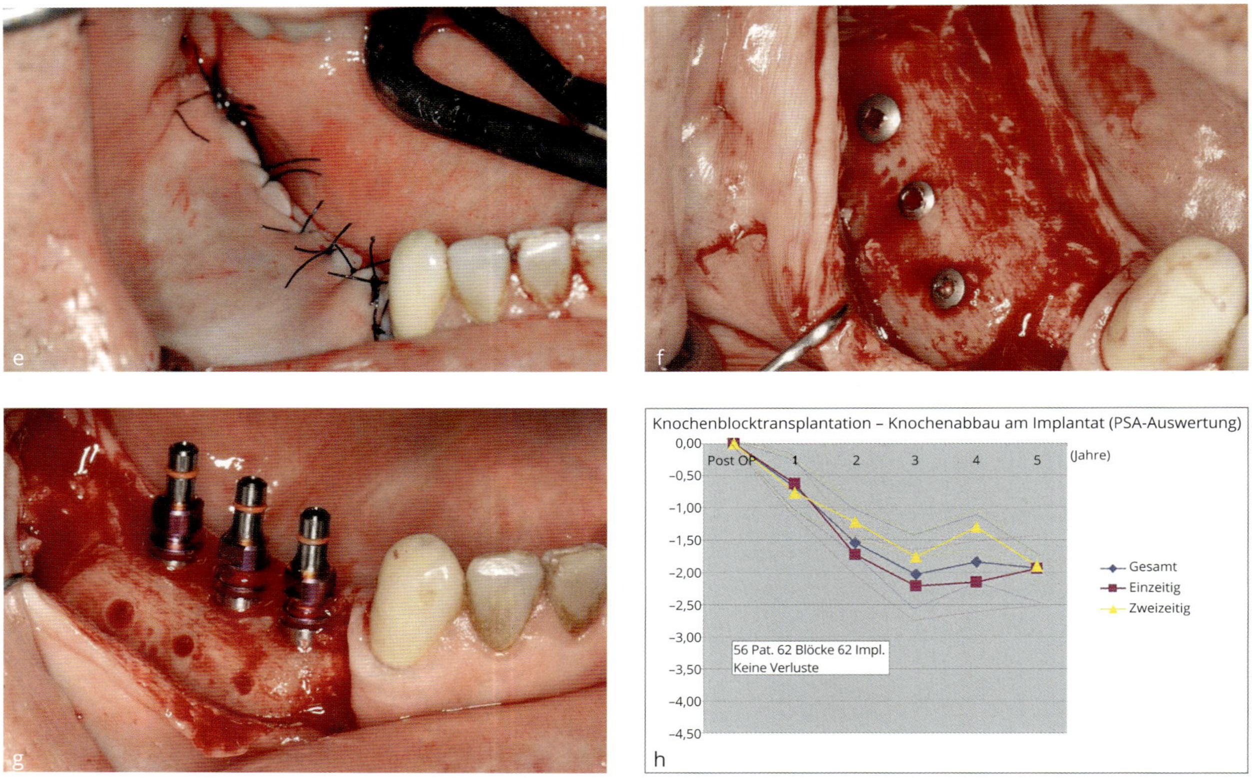

Abb. 2-13 Einbau eines kortikalen Knochenblocktransplantats am Unterkiefer eines Patienten. e. Nach Lappenmobilisation erfolgt der Wundverschluss durch nicht zu dicht stehende Einzelknopfnähte. Der Schnitt exakt in der Spur der restlichen befestigten Gingiva erleichtert das dichte Nähen. **f.** Bei der Wiedereröffnung der Wunde 4 Monate später zeigt sich ein weit vorangeschrittener Einbau des Blocks und der partikulären Transplantate. Diese Re-entry-Operation ist beim Blocktransplantat normalerweise nicht notwendig, wie die Schrauben auch über Stichinzisionen entfernt werden können, wodurch man eine erneute Oberflächenresorption vermeidet. **g.** Der neu aufgebaute und teils vertikal augmentierte Knochen ist ausreichend breit, sodass er sich wie ein Ring um die Zahnimplantate schließt. Zusammen mit der Osseointegration der Zahnimplantate hat der Knochenblock weitere 3 Monate Zeit zum Remodellieren. **h.** Eine Röntgenuntersuchung nach Knochenblocktransplantation mit zeitgleicher Insertion von Zahnimplantaten zeigte, dass das Remodeling unter kaufunktioneller Belastung etwa 2–3 Jahre dauert, bevor sich ein Plateau einstellt (siehe Text; Abb. 2-13h modifiziert nach Michalczik V, Terheyden H. ZZI 2007;23:266–279).

Die Oberflächenresorption hingegen ist unerwünscht, denn sie führt zum Verlust der Augmentationshöhe, zum Verlust der geplanten Kontur und bei Zahnimplantaten zur Exposition aufgerauter oberer Implantatanteile mit Rezession der Gingiva, sichtbarer Exposition von Metallrändern und Periimplantitisgefahr.

Weil die Resorption von Knochentransplantaten stets durch Osteoklasten erfolgt, sollten diese Zellen gehemmt werden, um die Oberflächenresorption zu minimieren. Hier sind drei Prinzipien zu nennen: harte stark mineralisierte Knochentransplantate, Abschirmung der Oberfläche durch Membranen und Überschichtung mit Knochenersatzmaterialien. Weil die Osteoklasten durch Säure den Knochen abbauen, hält ein stark mineralisiertes Knochentransplantat wie z. B. Schädeldachknochen oder Linea obliqua dem Säureangriff länger stand bzw. puffert die Säuren ab[16]. Weil die Osteoklasten von Vorläuferzellen aus dem Blutstrom stammen, trennt eine Membran die Blutgefäße des bedeckenden Weichgewebelappens von der Knochentransplantatoberfläche[17]. Der Weg für die Osteoklasten wird versperrt (Abb. 2-14). Diese Zellen bekommen erst nach Wochen Zutritt zur

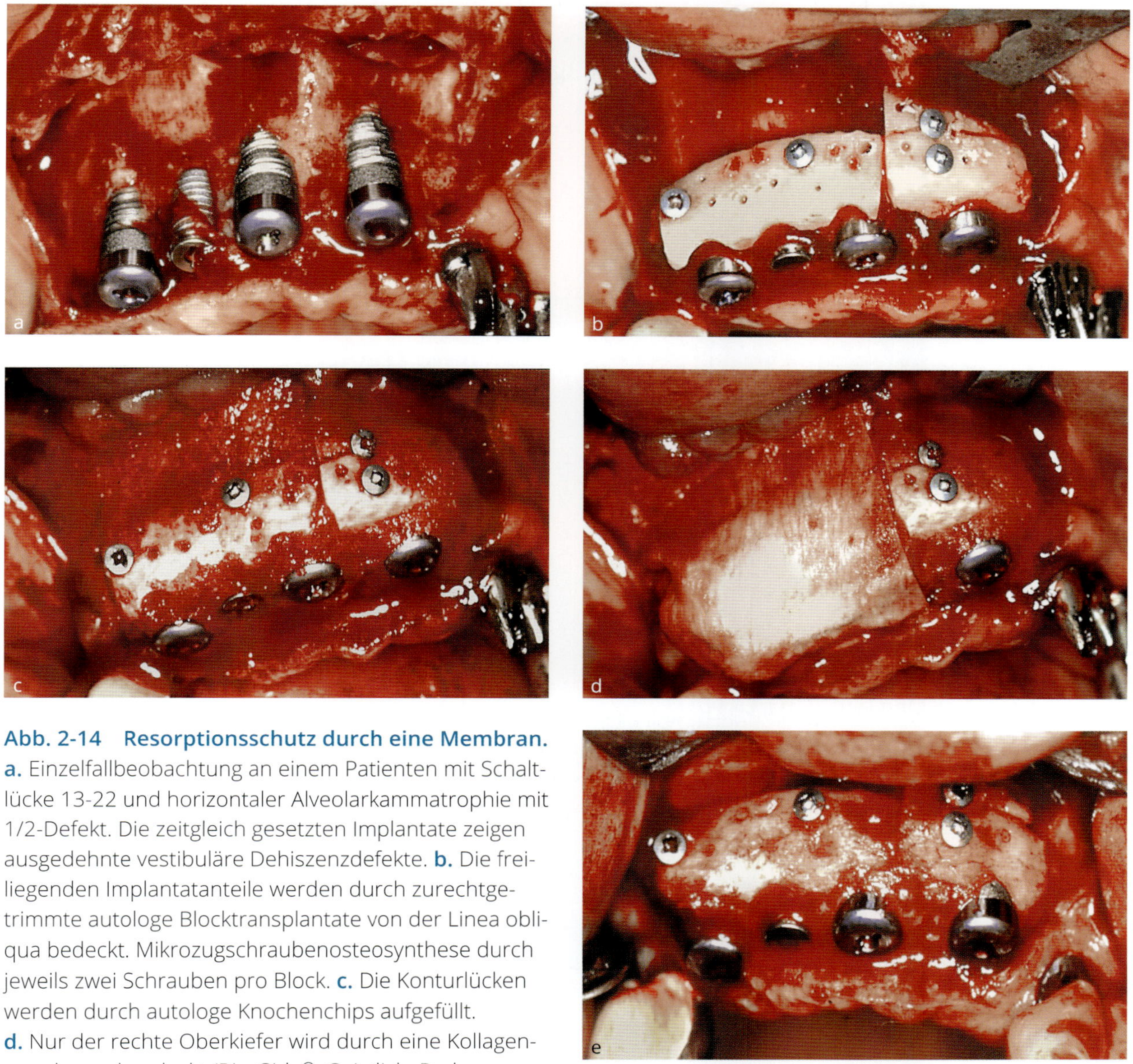

Abb. 2-14 Resorptionsschutz durch eine Membran. **a.** Einzelfallbeobachtung an einem Patienten mit Schaltlücke 13-22 und horizontaler Alveolarkammatrophie mit 1/2-Defekt. Die zeitgleich gesetzten Implantate zeigen ausgedehnte vestibuläre Dehiszenzdefekte. **b.** Die freiliegenden Implantatanteile werden durch zurechtgetrimmte autologe Blocktransplantate von der Linea obliqua bedeckt. Mikrozugschraubenosteosynthese durch jeweils zwei Schrauben pro Block. **c.** Die Konturlücken werden durch autologe Knochenchips aufgefüllt. **d.** Nur der rechte Oberkiefer wird durch eine Kollagenmembran abgedeckt (Bio-Gide®, Geistlich, Baden-Baden). **e.** Bei Re-entry 4 Monate später zeigt sich eine vollständige Bedeckung der Implantate 13 bis 11, aber ein erneuter Dehiszenzdefekt von 1–2 mm an dem nicht durch die Membran bedeckten Implantat 21, bedingt durch Oberflächenresorption des Knochentransplantats.

Knochenoberfläche, wenn Blutgefäße aus der Tiefe vorgewachsen sind. Die Überschichtung mit einem leicht basischen Knochenersatzmaterial auf Kalziumphosphatbasis hat beide Wirkungen, die Abschirmung des Knochens und die Abpufferung der Säuren bzw. Erschöpfung der Osteoklastenkapazität[18]. Die Resorptionshemmung kann selektiv medikamentös durch Bisphosphonate geschehen, und dies wird in der orthopädischen Chirurgie für Hüftgelenkprothesen auch klinisch angewandt[19]. In der dentalen Implantologie sind diese Ansätze noch im Experimentalstadium[20].

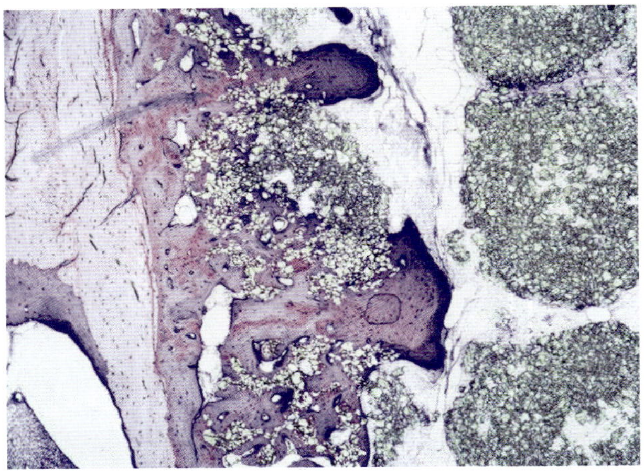

Abb. 2-15 Osteokonduktion. 6 Wochen nach Auflagerungsosteoplastik am seitlichen Unterkiefer. Nahe der Knochenunterlage liegende Partikel von Knochenersatzmaterial (Trikalziumphopsphat) sind bereits von Knochen eingebaut. Entfernt liegende Partikel liegen im Weichgewebe (Labor MKG Kiel, Ratte, 20fach).

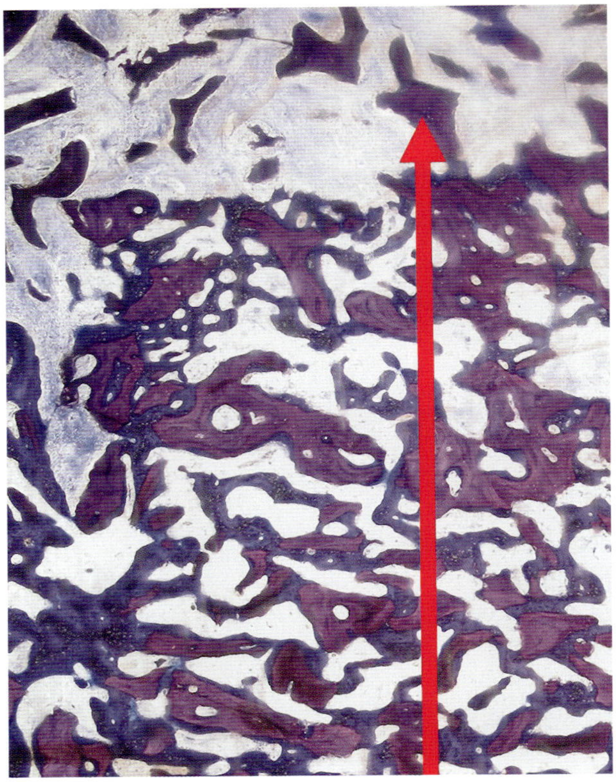

Abb. 2-16 Osteokonduktion. Es zeigt sich ein Gradient der langsamen Knochenneubildung über 12 Wochen in Pfeilrichtung nach Sinusbodenaugmentation durch xenogenes Knochenersatzmaterial. Der Sinusboden als Ausgangspunkt der Knochenbildung liegt unten. Im Bereich der Pfeilspitze ist noch keine Knochenbildung zu verzeichnen (Labor MKG Kiel, Toluidinblau, Schwein, 200fach).

2.6 Osteokonduktion und Osteoinduktion

Osteokonduktion bezeichnet die Neubildung von Knochengewebe durch appositionelles Wachstum an den Wänden eines knöchernen Lagers (Abb. 2-15). Osteokonduktion geht bereits von knöchern differenzierten Zellen des Lagerknochens aus. Wegen dieser Voraussetzung verläuft die Osteokonduktion sehr langsam. Es kann Monate dauern, bis z. B. ein Sinuslift durch diesen Vorgang verknöchert ist (Abb. 2-16) und diese Verknöcherung tritt in Form eines Gradienten nur von den knöchernen Defektwänden ein (Abb. 2-17) und spart die Zahnimplantate für längere Zeit aus. Durch osteokonduktive Knochenersatzmaterialien wird das appositionelle Knochenwachstumspotential verbessert und Critical-size-Defekte können ausheilen, die dadurch definiert sind, dass sie lebenslang nicht spontan ausheilen. Das Knochenersatzmaterial fungiert als künstliche Knochenmatrix und dient vorhandenen Osteoblasten als Leitschiene. Die Osteokonduktion steht häufig in kompetitivem Verhältnis zur Narbenheilung eines Defektes durch Fibroblasten. Die schnell die Oberhand gewinnen, weil sie schneller wachsen.

Osteoinduktion ist Knochenneubildung durch Differenzierung von Knochenzellen durch Bone Morphogenetic Proteins (BMP) aus Vorläuferzellen (Stammzellen) des Bindegewebes, die ubiquitär im Körper als Perizyten der Blutgefäße vorhanden sind (Abb. 2-18). Daher funktioniert die Osteoinduktion auch im nicht knöchernen (ektopen) Lager, beispielsweise in der Muskulatur, unabhängig von vorhandenen osteogen differenzierten Zellen. Bei einem Sinuslift tritt die Verknöcherung schlagartig an vielen Stellen zugleich ohne Gradienten ein, überall dort wo Blutgefäße mit ihren Perizyten vorhanden sind. Auch die Implantatoberfläche wird schon früh einbezogen (Abb. 2-19)[21]. Nur einige BMPs wie BMP-2, -7 und -9 bewirken die Differenzierung von Knochenvorläu-

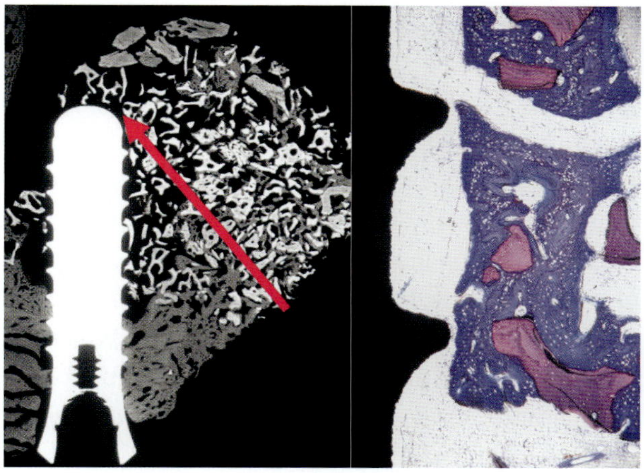

Abb. 2-17 Die Kontaktmikroradiografie passend zu Abb. 2-16 zeigt den Gradienten der Osteokonduktion ausgehend vom Sinusboden in Pfeilrichtung. Die Vergrößerung desselben toluidinblaugefärbten Hartschliffs zeigt, dass das Zahnimplantat 12 Wochen postoperativ immer noch nicht osseointegriert ist. In dieser Hinsicht ist die Osteokonduktion durch alleiniges Knochenersatzmaterial ein ineffektiver Vorgang (Labor MKG Kiel, Schwein).

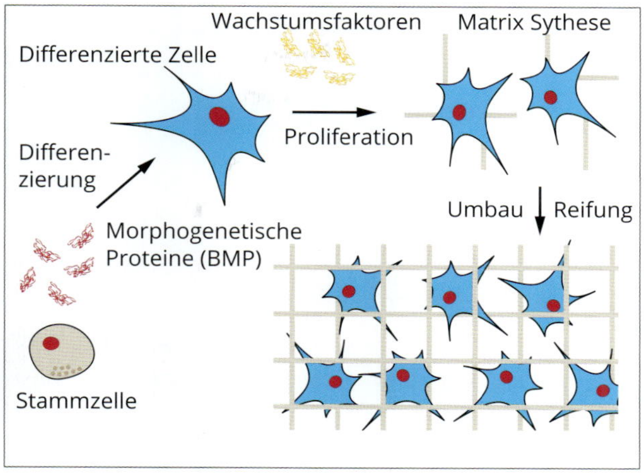

Abb. 2-18 Osteoinduktion. Mesenchymale Stammzellen, die ubiquitär auf Blutgefäßen vorhanden sind, werden durch BMP in eine knöcherne Differenzierung gebracht. Wenn auf die differenzierten Zellen Wachstumsfaktoren einwirken, teilen sie sich und es entsteht multizentrisch ohne einen Gradienten neuer Knochen.

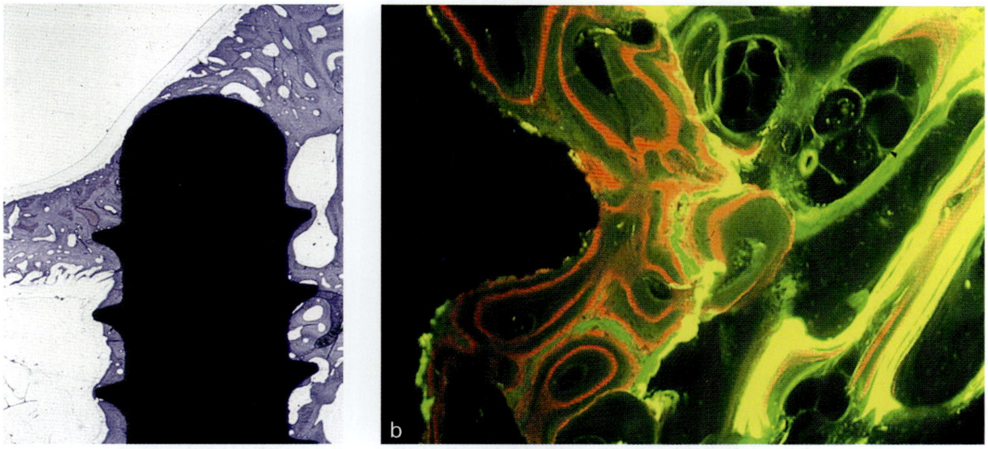

Abb. 2-19 Osteoinduktion. 12 Wochen nach Sinusbodenaugmentation durch BMP-7 mit xenogenem Knochenersatzmaterial als Trägersubstanz zeigt sich im Gegensatz zu Abb. 2-17 eine lückenlose Osseointegration des Implantats (links, Toluidinblau, 4fach). Die Osteoinduktion wirkt gleichzeitig multizentrisch, sobald Blutgefäße durch Neoangiogenese in den Defekt eingedrungen sind, was unter günstigen Bedingungen etwa 2 Wochen dauert. Die Fluorochrommarkierung (rechts, Vergrößerung 100fach) zeigte ein hauptsächliches Knochenwachstum zwischen der 3. und 6. Woche (Labor MKG Kiel, Schwein).

ferzellen. Osteoinduktiv können nur Materialien sein, wenn sie BMPs enthalten, allen voran autologe Knochentransplantate, aber auch allogene Transplantate und sogar xenogene, wenn sie proteinschonend aufbereitet sind oder frisch verwendet werden, ferner native und rekombinant hergestellte Bone Morphogenetic Proteins.

2.7 Einflussfaktoren auf das Heilungspotential von Knochendefekten

Voraussetzungen für eine ungestörte Knochenheilung

Osteoblasten existieren nur, wenn sie sich über Integrine an einer Unterlage verankern können. Wenn die Unterlage zu viel mechanische Unruhe aufweist, dedifferenzieren diese Zellen, es bildet sich Fasergewebe und z. B. eine Pseudarthrose. Mechanische Ruhe ist damit neben dem Koagulum die zweite wichtige Grundvoraussetzung der Knochenheilung, ein Phänomen, das aus der Frakturbehandlung bestens bekannt ist. Die dritte Voraussetzung ist ein knöchernes Lager oder BMP aus Knochentransplantaten, denn im freien Gewebe ohne Anlagerungsmöglichkeit bildet sich in der Regel kein Knochen.

- Mechanische Ruhe
- Stabiles Koagulum
- Knochenlager (oder BMP aus Knochentransplantaten)

Defektform und -größe

Ob ein Kieferknochendefekt vollständig knöchern ausheilt oder teilweise oder überwiegend bindegewebig, ist in erster Linie eine Frage der Form des Defekts. Dies liegt am Anschluss an die BMPs der knöchernen Defektwände. Zweitens ist die knöcherne Heilung größenabhängig, denn die Neoangiogenese kann im Gewebe in der Regel nur wenige Millimeter überbrücken. Weichgewebewunden verkleinern größere Distanzen daher durch Narbenschrumpfung, was der Knochen nicht kann. Schachtartige tiefe schmale Knochendefekte von wenigen Millimetern Breite, beispielsweise eine Fraktur oder eine Extraktionsalveole mit hohem Knochenwandanteil, füllen sich besser mit Knochen auf als schüsselförmige oberflächliche Defekte. In Bezug auf die Form sind die Anschlussflächen des Defektes an den angrenzenden Knochen bedeutsam. Je weniger Knochenbegrenzung, umso unwahrscheinlicher wird eine knöcherne Spontanheilung.

Lokale und allgemeine Einflussfaktoren des Organismus

Lokale Einflussfaktoren auf die Knochenheilung sind zum Beispiel die Intaktheit des Periostes im bedeckenden Lappen, allgemein die Qualität des umgebenden Defektlagers, was auch als ersatzschwaches und ersatzstarkes Lager bezeichnet wird. Diese Einteilung bezieht sich hauptsächlich auf die Weichgewebevernarbung und den Zustand nach Trauma oder Voroperationen. Weitere lokale Einflussfaktoren auf die intraorale Knochenheilung sind die mechanische Ruhe, z. B. die Beeinträchtigung durch Zungendruck oder Kaubewegungen bei ungünstigen Lokalisationen des Defektes, insbesondere bei Verwendung tegumental getragener herausnehmbarer Provisorien, die deshalb möglichst bei Augmentationen zu vermeiden sind.

Allgemeine Einflussfaktoren des Organismus beinhalten zum Beispiel Rauchgewohnheiten des Patienten. Auch die Ernährung spielt eine Rolle für das Heilungspotenzial in Knochendefekten. Beispielsweise wird zur Kollagenbildung bei jeder Knochenheilung Vitamin C benötigt, um die Aminosäuren Prolin und Lysin zu hydroxylieren. Durch das Enzym Protokollagen-Hydroxylase entstehen in der Proteinkette des Kollagens die Aminosäuren Hydroxyprolin und Hydroxylysin. Das Enzym benötigt als Kofaktor Vitamin C[22], was sich auch klinisch in Substitutionsversuchen bei Knochentransplantationen zeigte[23]. Freier Zucker in der Nahrung fördert hingegen Entzündungen[24]. Eine entsprechende Ernährungsumstellung konnte beispielsweise eine chronische Parodontitis abmildern[25].

2.8 Defektklassen und Augmentationstechniken

Die folgenden Defekttypen in der zahnärztlichen Chirurgie sind anhand ihrer klinischen Heilungstendenz sortiert (Abb. 2-20). Man unterscheidet mit ansteigendem Schwierigkeitsgrad die Einlagerungsosteoplastik, Zwischenlagerungsosteoplastik, Anlagerungsosteoplastik und Auflagerungsosteoplastik. Doch nicht nur der operative Schwierigkeitsgrad steigt an, sondern

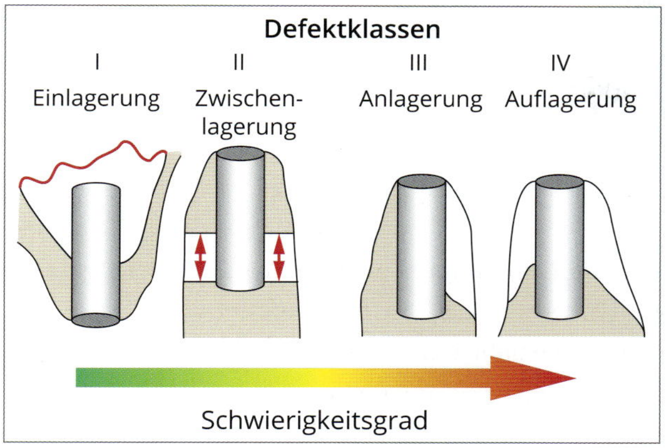

Abb. 2-20 Defektklassen.

	Insgesamt	Partikuläre Materialien	Knochen-block
Horizontale Aufbauhöhe	4,1 ± 1,3 mm	3,7 ± 1,2 mm	4,5 ± 1,2 mm
Vertikale Aufbauhöhe	4,9 ± 2,3 mm	3,7 ± 1,4 mm	5,8 ± 2,8 mm

Abb. 2-21 Die Ergebnisse der Metaanalyse (Troeltzsch et al. [26]) zeigen bei Aufbauten mit partikulärem Material eine Schwelle von 3,7 mm. Nur mit Blöcken ist ein höherer Aufbau möglich, da diese nicht durch Neoangiogenese, sondern durch Knochenbohrkerne vaskulär erschlossen werden.

vor allem die Anforderungen an das Heilungspotential (Zellgehalt, BMP-Gehalt) des Knochentransplantats. Wie an der Reihenfolge der Präpositionen

- Einlagerung,
- Zwischenlagerung,
- Anlagerung,
- Auflagerung,

erkennbar wird, sinkt mit jeder Stufe die Zahl der knöchernen Defektwände; die Anlagerungsflächen an den bestehenden Knochen sind der Ursprung des osteokonduktiven Wachstums. Je weniger Anlagerungsflächen bestehen, desto mehr muss die Heilung auf der Osteoinduktion des Knochentransplantats beruhen.

Angiogenese in Knochendefekten

Bei ungünstigen Defektformen und Lokalisationen oder bei mechanischer Unruhe umfasst die knöcherne Regeneration unter Umständen nur die basalen Partikel des Knochenersatzmaterials, weil die Angiogenese am Kieferkamm nicht weiter als 3–4 mm in ein Fremdmaterial vordringt. Eine Metaanalyse erbrachte als Essenz von allen relevanten publizierten Ergebnissen zur Alveolarkammaugmentation für partikuläre Materialien eine Aufbauhöhe horizontal und vertikal von maximal 3,7 mm[26]. Über diese Distanz hinausgehende Aufbauten mit Partikeln von Knochenersatzmaterial werden nur bindegewebig eingebaut und die knöcherne Durchbauung des Regenerationsvolumens fällt unvollständig aus (Abb. 2-21). Häufig werden dann nicht eingebaute Partikel abgestoßen. Nach den Ergebnissen dieser Metaanalyse konnte mit Knochenblöcken deutlich mehr Knochen (5,8 mm) vertikal aufgebaut werden, was an dem Einbau der Blöcke über Knochenbohrkernen liegt, die im Rahmen der Creeping Substitution weit in das Transplantat vordringen können (Abb. 2-22).

Knochenbinnendefekte

Die Einlagerung, die Zwischenlagerung (Sandwich) und der Bonesplitting-Defekt zählen zu den Knochenbinnendefekten. Hier liegt bei richtiger Durchführung das Augmentationsmaterial zwischen zwei oder mehr durchbluteten Knochenwänden, sodass es von zwei oder mehr Seiten her vaskulär erschlossen werden kann. Bei An- und Auflagerungen unter Membranabdeckungen geht die Gefäßneubildung nur von einer Wand als Defektunterlage aus. Normalerweise reicht die Potenz zur Neoangiogenese des Kiefers nur, um etwa 3,7 mm eines aufgelagerten Knochenersatzmaterials vaskulär zu erschließen.

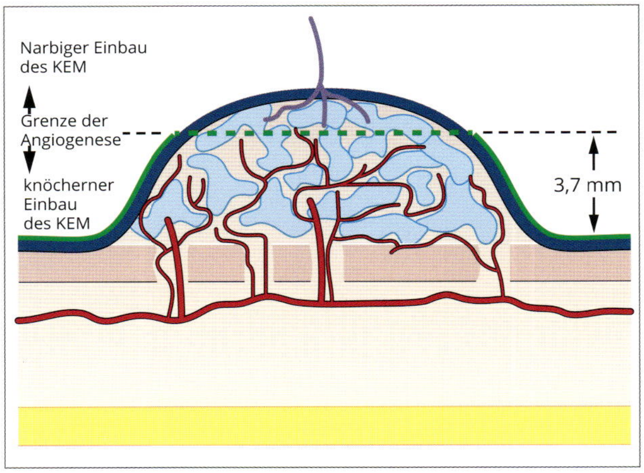

Abb. 2-22 Schematische Zeichnung eines Knochenaufbaus durch partikuläres Material höher als 3,7 mm, abgedeckt durch eine Kollagenmembran. Bis zur Schwelle von 3,7 mm kommt es zur Integration der Partikel durch Gefäße aus der Knochenoberfläche. Jenseits von 3,7 mm werden die Partikel erst dann vaskulär erschlossen, wenn die Membran degradiert und eine Transmembranangiogenese zulässt. Die erst jetzt einwachsenden Stammzellen sind nicht mehr osteogen differenziert, sodass in diesem Anteil nur ein fibrokeramisches Regenerat entsteht.

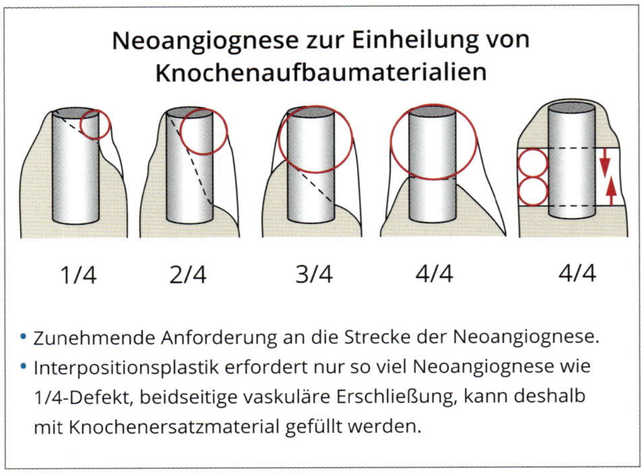

Abb. 2-23 Die Kreise symbolisieren in der Schemazeichnung der Implantatdefektklassen (vgl. Kap .1) die Distanz, die ein Blutgefäß durch Neoangiogenese von der Knochenoberfläche aus zurücklegen muss, um das letzte Partikel des Knochenersatzmaterials bei einer Augmentation zu erreichen. Man sieht, dass eigentlich nur der 1/4-Defekt für einen Aufbau durch partikuläre Materialien geeignet ist, denn bei den höheren Defektklassen übersteigt die Distanz die 3,7 mm. Erst die Umformung des 4/4-Defektes durch Sandwichosteotomie ermöglicht die Behandlung mit partikulärem Knochenersatzmaterial, da sich dieses jetzt in Zwischenlage zwischen zwei vaskularisierten Knochenflächen befindet und damit von zwei Seiten erschlossen werden kann.

Weiter entfernt vom Knochen liegendes Knochenersatzmaterial heilt dann nur fibrös in eine Narbe ein und bildet keinen neuen Knochen mehr. Wenn aber die Angiogenese von zwei Seiten her stattfindet, verdoppeln sich die Distanzen mindestens (Abb. 2-23). Wegen der guten Heilungstendenz können Binnendefekte in der Regel mit osteokonduktivem Knochenersatzmaterial behandelt werden und benötigen nicht so hochwertige Transplantate wie autologen Beckenkamm. Bei Einlagerungsdefekten wie dem Sinuslift, bei dem mehr als zwei Wände aus Knochen bestehen, ist eine Füllung mit einem Material nicht zwingend, wie die Sinusbodenaugmentation durch Eigenblutfüllung (Graftless) oder die natürliche Alveolenheilung zeigen.

2.9 Mechanismus der gestörten Wundheilung und der Wunddehiszenz

In einer Problemwunde, beispielsweise bei anhaltender bakterieller Kontamination durch einen Biofilm, behalten die Granulozyten die Oberhand und erzeugen ein toxisches Wundmilieu. Sie setzen aggressive Enzyme (Kollagenase) frei, die das Kollagen des Gewebes auflösen. Zusätzlich können toxische Radikale, die eigentlich Bakterien töten sollen, als Kollateralschaden auch gesunde Zellen abtöten. Dadurch verliert das Gewebe des Wundrandes an Stabilität und Vitalität, es sieht livide aus und wird zundrig, also mechanisch instabil. Bei Wundspannung z. B. durch ungenügend mobilisierte Lappen kommt noch eine Durchblutungsstörung des Lappens hinzu. Ähnlich negativ wirkt eine zu stramme Naht oder zu dichte Stiche, indem sie die Durchblutung des Wund-

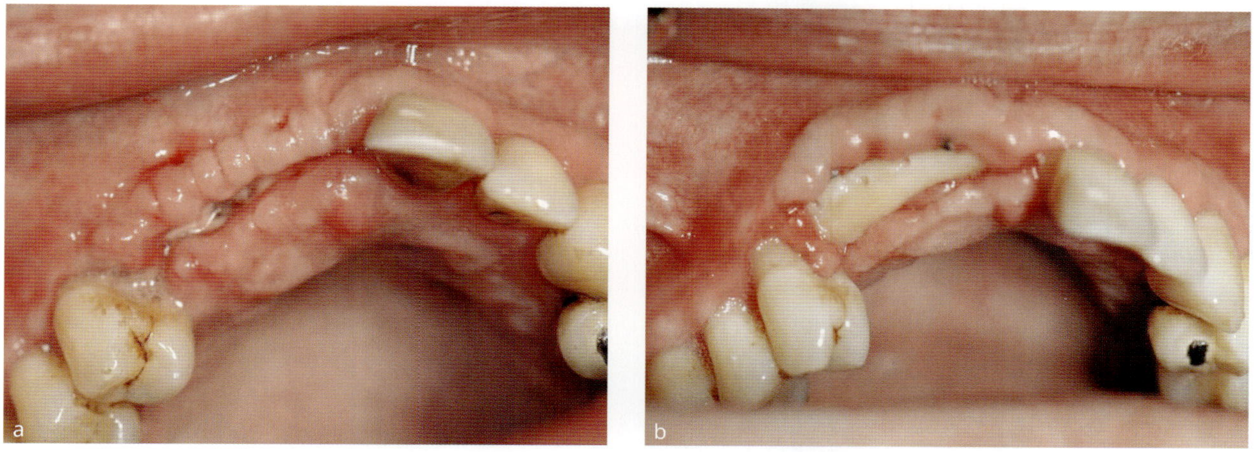

Abb. 2-24 a. Beginnende Dehiszenz 8 Tage nach Knochenblocktransplantation. b. Bei weiterem konservativem Abwarten vergrößerte sich die Wunddehiszenz 14 Tage postoperativ. Noch immer liegt kein eitriger Wundinfekt vor. Dieser Block ging später durch Sequestrierung verloren. Eine rasche Intervention durch Sekundärnaht wäre vielleicht erfolgreich gewesen.

randes abschnüren. Aufgrund des Kollagenabbaus reißen nun die Nähte aus, und eine Wundranddehiszenz wird klinisch sichtbar, weil der Lappen sich retrahiert (Abb. 2-24). Dies alles passiert noch weit im Vorfeld einer sichtbaren Eiterung. Weil anfangs kein eitriger Infekt vorliegt, lohnt sich in der Regel bei der anfänglichen Dehiszenz noch eine Sekundärnaht nach Debridement der Wunde. Damit werden bakterielle Antigene und Gewebetrümmer als proinflammatorischer Reiz für die Granulozyten entfernt.

2.10 Biofilm als auslösender Faktor der gestörten Wundheilung

In der Medizin ist das Problem der biofilmbedingten Infektionen erst relativ spät in den letzten Jahrzehnten erkannt worden[27]. Wahrscheinlich können alle nicht obligat intrazellulär lebenden humanpathogenen Bakterien und Pilze Biofilme bilden[28]. Biofilmbedingte Infektionen sind deshalb problematisch, weil der Biofilm die Bakterien mechanisch und durch biologische Resistenzmechanismen vor Antibiotika schützt[29]. Auch in der Orthopädischen Chirurgie sind Wundinfektionen[30], periprothetische Gelenkinfektionen und Osteomyelitiden durch das Biofilmproblem bekannt[31].

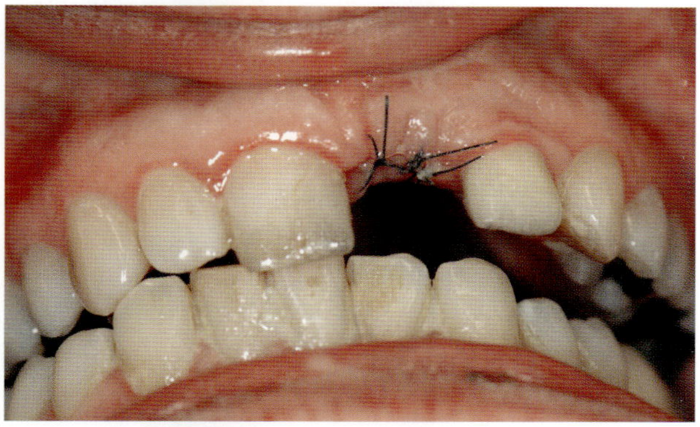

Abb. 2-25 Die Fäden der Naht mit bakteriellen Auflagerungen nach einer Woche. Inbesondere gezwirnte Fäden sind eine gute Grenzfläche für Bakterien zur Ausbildung eines Biofilms. Die Bakterien können die Fäden als Zwischenbasis zur Invasion der Wunde über die Stichkanäle nutzen.

Am Kiefer und in der intraoralen Chirurgie treten die meisten Infekte oder Wunddehiszenzen bei Augmentationsoperationen klinisch 4 bis 10 Tage postoperativ auf, weil Bakterien erst eine gewisse Zeit brauchen, um einen Biofilm aufzubauen. Ohne diesen können sie im Wirt nicht überleben. Es ist davon auszugehen, dass diese Biofilme per continuitatem von den angrenzenden Zähnen, über die Nahtlücken und über die Stichkanäle der Nahtmaterialen in die Tiefe vordingen (Abb. 2-25). Insbesondere bei Auflagerungsosteoplastiken (Onlay grafts) liegen die Materialien im Gegensatz zur Platzierung in Knochenbinnendefekten nahe der Oberfläche. Es ist illusorisch davon auszugehen, dass man beispielsweise mithilfe eines Mikroskops die Wunde so fest vernähen kann, dass Bakterien nicht durch die Lücken der Naht in die tieferen Schichten der Wunde vordringen können.

Mit Nahttechniken kann man dem Problem der Wunddehiszenz nicht ausreichend begegnen.

Sobald die Bakterien in der Wunde auf hartes Material und damit auf eine Grenzfläche von fest zu flüssig stoßen, können sie adhärieren und mit dem Aufbau eines Biofilms beginnen. Solche Biofilme entstehen immer an Grenzflächen von fest zu flüssig. Die Bakterien heften sich an die feste Seite an und können so in den Genuss von Scherbewegungen der umgebenden Flüssigkeit kommen. Diese brauchen sie auch, denn ansonsten wäre die umgebene Lösung in kurzer Zeit frei von Substrat, aber dafür voll von Stoffwechselprodukten, sodass die Bakterien ersticken würden. Die Scherbewegungen der Flüssigkeit sind der Grund, warum Korallen Stützgerüste aufbauen und warum sich an Bootsrümpfen Biofilme etablieren können, die das Streichen mit Antifouling nur schwer unterbinden kann. Auch die Zahnoberfläche ist ein Beispiel für fest zu flüssig und reichert bekanntermaßen Plaque an. Grenzflächen von fest zu flüssig ermöglichen das Bakterienwachstum und sind der Grund dafür, warum ePTFE-Membranen im Vergleich zu weichen Kollagenmaterialien mehr Dehiszenzen erzeugen. Kollagen ist wasserlöslich und liegt daher in Form eines weichen Gels in der Wunde vor, das keine Scherbewegungen ermöglicht, sondern im Flüssigkeitsstrom mitschwimmt. Ein Knochenblocktransplantat bietet eine Grenzfläche. Die Weichheit von L-PRF- und PRP-Koageln ist möglicherweise ein ganz naheliegender Grund, warum diese Materialien die intraorale Weichgewebeheilung begünstigen. Sie können keine Grenzflächen mit Scherbewegungen zur Wundflüssigkeit aufbauen.

2.11 Das Wettrennen der Bakterien gegen die Angiogenese

Man kann davon ausgehen, dass die Augmentationsmaterialien in der Regel nach präoperativer bakterizider Single-shot-Antibiose steril in die Wunde eingebracht werden. Aber insbesondere bei Auflagerungsosteoplastiken liegen die Materialien nahe der Oberfläche unter den Nahtlücken. Es ist wahrscheinlich zu mechanistisch gedacht, dass eine Wundnaht die Bakterien dauerhaft davon abhält, in die tieferen Schichten der Wunde vorzudringen.

Transplantiertes Fremd- oder Eigenmaterial ist avaskulär und hat zunächst keine eigene Abwehr. Es dauert etwa 14 Tage, bis Blutgefäße in das Material eingewachsen sind[32]. Bis dahin können sich auch auf einem primär steril eingebrachten Material sekundäre Biofilme ausbilden. Erst wenn nach 14 Tagen das Fremdmaterial in durchblutetes Gewebe integriert ist, können die Abwehrzellen zum Material vordringen und dieses fortan bakterienfrei halten. Das Konzept einer erfolgreichen Wundversorgung beruht darauf, in den sensiblen ersten 14 Tagen das Vordringen der Bakterien zum Biomaterial möglichst lange zu behindern und zu verlangsamen, sodass das Wettrennen zwischen den vordringenden Blutgefäßen und den vordringenden Bakterien zugunsten der Körperzellen gewonnen wird (Abb. 2-26) .

2.12 Klinische Konsequenzen, Vorbeugung der Wunddehiszenz

Um Wunddehiszenzen über Knochentransplantaten oder über der Oberfläche harter Fremdmaterialien zu vermeiden, ist es in der Logik des Wettrennens sinnvoll, die Bakterien zu behindern (siehe Kapitel 15).

Diese Behinderung der Bakterien geschieht klinisch durch simple Verlängerung der Wegstrecke, indem das Knochenersatzmaterial in Inlay und Interpositionsdefekte anstelle von Onlays eingebracht wird. Auflagerungsosteoplastiken sind daher kritischer als Interpositionsosteoplastiken. Vestibulumschnitte sind bei Auflagerungsosteoplastiken zwar sicherer als Kieferkammmittenschnitte, aber Vestibulumschnitte sind unphysiologisch für die Weichgewebedurchblutung und sollten vermieden werden, sodass man dann eher das Augmentationsverfahren als die Schnittführung modifizieren sollte.

Das Hineinwandern der Bakterien kann durch die Nahttechnik behindert werden. Auch wenn es un-

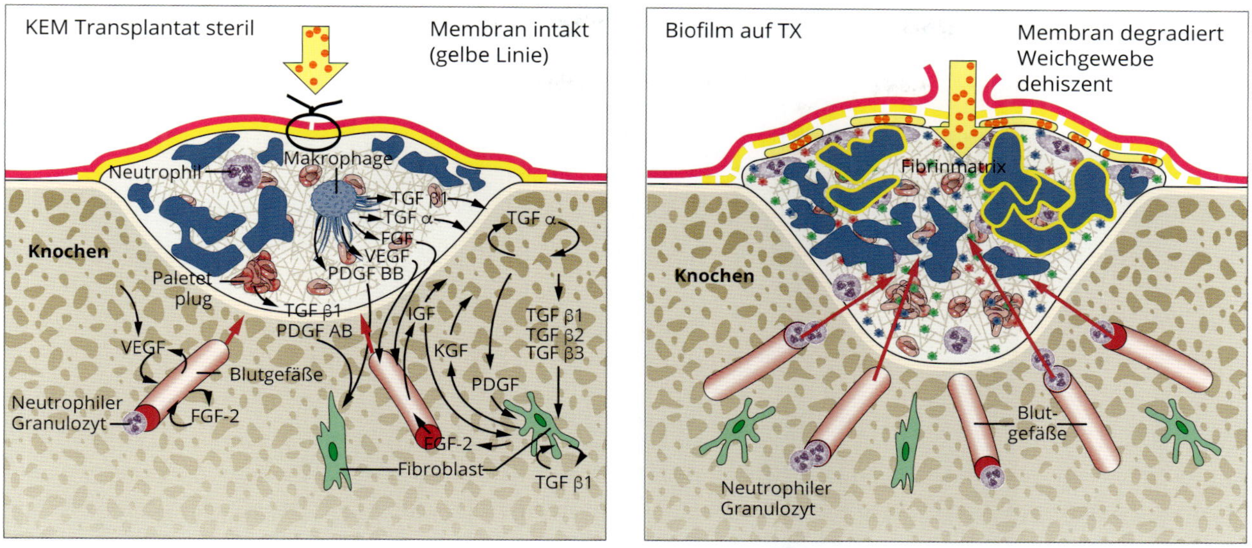

Abb. 2-26 GBR-Knochenwunde: Wettlauf der Neoangiogenese mit dem Biofilm. Aus der linken Seite schaffen es die Blutgefäße, die Knochenersatzmaterialpartikel (blau) durch Blutgefäße vaskulär zu erschließen, bevor der Biofilm per continuitatem durch die Wundlücken eingewachsen ist. Auf der rechten Seite waren die Bakterien (rote Punkte) schneller und konnten auf der Grenzfläche der Knochenersatzmaterialpartikel zur Wundflüssigkeit einen Biofilm etablieren, der sie vor der Immunabwehr abschirmt. Dieser toxinbeladene Teil der Partikel wird später eitrig abgestoßen und wird nicht knöchern integrieren (vgl. Weichgewebewunde Abb. 2-8).

möglich ist, dauerhaft bis zum Heilungsabschluss eine bakteriendichte Naht zu erzielen, so kann doch schonend genähtes durchblutetes vitales Gewebe den Bakterien die innate Immunabwehr entgegensetzen. Das Ziel der Naht ist also eine makroskopisch feste Adaptation von gut durchbluteten Wundrändern, was am ehestens bei Schnitten innerhalb der befestigten Gingiva, also in Kieferkammmitte und Zahnfleischsulkus, gelingt.

Wenn die Naht von den Bakterien überwunden ist, gilt es, den weiteren Weg zu blockieren. Dies erfolgt intraoperativ durch Einlage einer Barrieremembran. Kollagenmembranen blockieren den Weg der Bakterien für einige Zeit, bis diese von bakteriellen Enzymen verdaut wurden. Das dauert bei einer freiliegenden Kollagenmembran nur Stunden. Auch das Unterpolstern mit anderen weichen Materialien, wie PRF-Membranen und Kollagenvlies, ist förderlich, denn diese Materialein sind hydrophil und formen eine Art Gel, das keine Grenzfläche zur Körperflüssigkeit aufbaut. Auch zweischichtige Deckungen oder möglichst dicke Weichgewebelappen (Weichgewebeaugmentationen) verlängern die Strecke, die die Bakterien zurücklegen müssen. Für alles gibt es klinische Beispiele.

Sehr effektiv ist es auch, den Bakterien erst gar keine Wachstumsgrundlage in Form von Fest-flüssig-Grenzflächen zu bieten. Mit anderen Worten, je weniger Fremdmaterial man in die Wunde einbringt, umso eher kann man eine Infektion vermeiden. Ein gutes Beispiel ist die Distraktionsosteogenese, die außer dem Distraktor kein Fremdmaterial benötigt und sich klinisch praktisch nie infiziert.

Wenn dann doch ein Biofilm im Inneren der Wunde entstanden ist, sollten die hineingewanderten Bakterien möglichst wieder hinausbefördert oder abgetötet werden. Daher ist es in der Logik der Biofilmtheorie sinnvoll, die Patienten nach einer Augmentationsoperation ab dem dritten Tag regelmäßig einzubestellen, um die Nahtlücken lokal desinfizierend auszuspülen und die Nachbarzähne zu reinigen oder mit Chlorhexidingel zu bedecken.

Die Stichkanäle einer Naht sind eine Schwachstelle. Man sollte klinisch einen guten Kompromiss zwischen der Brückenbildung für Bakterien und dem Zusammenhalten der Wundränder finden. Bei der normalen Intraoralchirurgie liegt dieser bei der Nahtentfernung nach 7 Tagen, bei Augmentationsoperationen wird eher 10 Tage mit der Nahtentfernung gewartet.

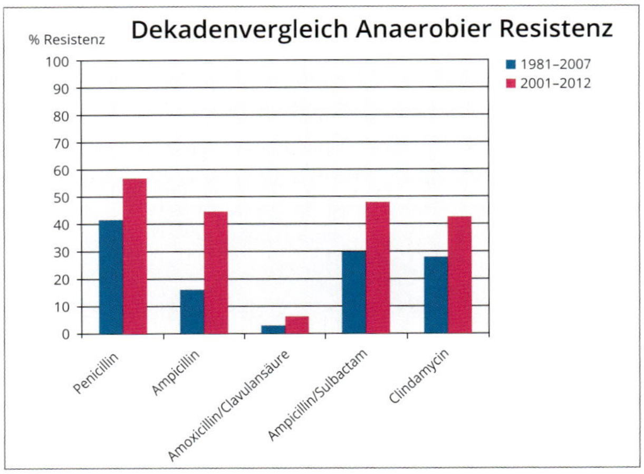

Abb. 2-27 Zunehmende Entwicklung der bakteriellen Antibiotikaresistenz im Dekadenvergleich (modifiziert nach Boyanova L, et al. Anaerobe 2015:31:4–10).

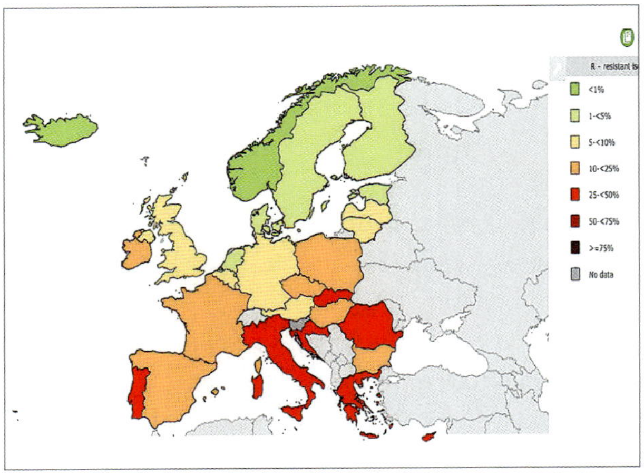

Abb. 2-28 Geografischer Nordwest-Südost-Gradient beim methicillinresistenten Staphylococcus aureus (Quelle: Surveillance Atlas of Infectious diseases, European Center for Disease Prevention and Control).

2.13 Verzicht auf die plastische Deckung

Wenn die Naht ohnehin keinen sicheren Schutz vor Bakterien darstellt und die Barrierefunktionen von PRF und Membranen ausreichen, kann man sich grundsätzlich überlegen, auf den dichten Wundverschluss über bestimmten Materialien und Defekten, zum Beispiel bei der Guided Bone Regeneration (GBR) (siehe Kapitel 6), zu verzichten und von vornherein eine offene Wundbehandlung zu favorisieren[33]. So spart man sich die Weichgewebemobilisation, die für einen Großteil der postoperativen Schwellung und Hämatome verantwortlich ist. Bei der Ridge Preservation ist dies schon heute Standard (siehe Kapitel 10).

2.14 Zunehmende Antibiotikaresistenz

Nach der Theorie des Holobionten ist höheres Leben überhaupt nur unter der Toleranz der Bakterien möglich, denn diese waren weit vor uns da und haben seit jeher wichtige Funktionen im menschlichen Körper. Diese Funktionen sind vor allem die Abwehr pathogener Erreger durch Eubiose, also einen Gleichgewichtszustand zwischen den bakteriellen Spezies[34]. Man kann also nur mit den Bakterien arbeiten, aber nicht gegen sie. Ziemlich unbeachtet in der Zahnheilkunde ist der potenzielle Schaden an der Darmflora durch Langzeitantibiosen[35]. Daher sind massive prolongierte Antibiosen mit Reserveantibiotika in der elektiven Augmentationschirurgie der Zahnheilkunde der falsche Weg. Prophylaktische Single-shot-Antibiosen sind möglicherweise bezüglich Darmfloraschädigung und Resistenzentwicklung nicht so kritisch zu werten. Augmentationsverfahren sollten so verbessert und angewendet werden, dass Single-shot-Antibiosen ausreichen.

Im Dekadenvergleich ist eine zunehmende Resistenzlage der Bakterien gegen die in der Zahnheilkunde üblichen Antibiotika zu verzeichnen[36] (Abb. 2-27). Die bakteriellen Resistenzen sind geografisch nicht gleich verteilt, wie auf dem Atlas des European Centre for Disease Prevention and Control im Internet einsehbar ist (https://www.ecdc.europa.eu/en/antimicrobial-resistance) (Abb. 2-28). Bakterielle Resistenzen gegen Penicillinantibiotika betreffen Südosteuropa und Asien viel stärker als Nordwesteuropa. Zu dieser geografischen Imbalance trägt ein freier Verkauf von Antibiotika in manchen Gesundheitssystemen, der massive Antibiotikaeinsatz in der Tierhaltung und die Auslagerung der Antibiotikaproduktion mit entsprechenden Produktionsabwässern nach Asien im Rahmen der Globalisierung bei. Dort ist es zur Anreicherung der Oberflächengewässer mit Antibiotikarückständen gekommen[37]. Das induziert die Verbreitung von antibiotikaresistenten Keimen in der freien Natur (https://www.vfa.de/de/arzneimittel-forschung/artikel-arzneimittel-forschung/wege-zu-verbindlichen-umweltstandards-in-der-antibiotika-produktion-in-asien.html), was in ähnlicher Weise auch in deutschen Krankenhausabwässern eintritt (http://www.denewa.eu/denewa/werkpakketten/behandeling-van-ziekenhuisafvalwater?lang=10).

Viele Patienten, die Langzeitantibiosen hinter sich haben, selektieren resistente Keime in ihrem Körper. Insbesondere betrifft dieses Patienten nach Tumorerkrankungen, aber unter Umständen auch voroperierte Patienten nach wiederholten implantologischen Komplikationen. Das kann nach der Erfahrung des Autors ein Grund sein, warum Wiederholungseingriffe häufig eine schlechtere Prognose als Ersteingriffe haben. In Hinsicht auf vorangegangene Langzeitantibiosen ist eine gründliche Anamnese demnach sinnvoll.

Bakteriellen Resistenzen wird klinisch häufig durch Ausweichen in potentere Wirkstoffklassen der Antibiotika begegnet. Neue Wirkstoffklassen werden aber zu den klassischen Wirkprinzipien der Antibiotika voraussichtlich nicht mehr hinzukommen bzw. neu entwickelt werden, weil die infrage kommenden molekularen Stoffwechselprozesse der Bakterien bereits ausgenutzt sind. Es ist weltweit gesundheitspolitisch wenig sinnvoll, die letzten Reserveantibiotika in nicht vital bedrohlichen Indikationen zu verschleißen[38].

An- und Auflagerungsosteoplastiken erfordern eine Weichgewebemobilisation zur Deckung des zusätzlichen Volumens. Sie sind daher dehiszenz- und infektionsgefährdeter als Einlagerungs- und Interpositionsosteoplastiken, die meistens nur adaptierend genäht werden oder sogar ganz offen zur Mundhöhle liegen (z. B. Ridge Preservation). Auflagerungsosteoplastiken funktionieren in einem kontaminierten Umfeld fast nur unter antibiotischem Dauerschutz. Je mehr alloplastisches, allogenes oder sogar proteinhaltiges xenogenes Fremdmaterial verwendet wird, desto mehr steigt der Bedarf an die Potenz und die Dauer der Antibiose. Man sollte also als Arzt einige der materialgetriebenen Behandlungsstrategien in der Implantologie der letzten Jahre überdenken.

Einlagerungsosteoplastiken (z. B. Sinuslift) und Zwischenlagerungsosteoplastiken (z. B. Splittings, Sandwich) ersetzen zunehmend die An- und Auflagerungen. Sie bieten durch die Knochenbinnendefekte bessere Heilungsbedingungen und kommen mit Single-shot-Antibiotikaprophylaxen aus. Letztere haben kein großes Potenzial zur Förderung von Resistenzentwicklungen. Die Augmentation mithilfe von Interpositions- und Einlagerungstechniken ist eine mögliche Strategie gegen das Resistenzproblem in der Augmentationschirurgie.

Manchmal ist es nach der Erfahrung des Autors bei multipel antibiotisch behandelten Patienten besser, mit dem Verfahren der Distraktionsosteogenese zu behandeln. Weil fast gar kein Fremdmaterial eingelagert wird, benötigt die Distraktionsosteogenese im Regelfall überhaupt keinen antibiotischen Schutz.

2.15 Literatur

1 McGregor AD, MacDonald DG. Age changes in the human inferior alveolar artery – a histological study. Br J Oral Maxillofac Surg 1989;27:371–374.

2 Davidoff MS. The Pluripotent Microvascular Pericytes. Are the Adult Stem Cells Even in the Testis. Adv Exp Med Biol 2019;1122:235–267.

3 AlQranei MS, Chellaiah MA. Osteoclastogenesis in Periodontal Diseases: Possible Mediators and Mechanisms. J Oral Biosci 2020 Feb 17. doi: 10.1016/j.job.2020.02.002. [Epub ahead of print]

4 Fretwurst T, Garaicoa-Pazmino C, Nelson K, Giannobile WV, Squarize CH, Larsson L, Castilho RM. Characterization of macrophages infiltrating peri-implantitis lesions. Clin Oral Implants Res 2020;31:274–281.

5 Horwood NJ. Macrophage Polarization and Bone Formation: A review. Clin Rev Allergy Immunol 2016;51:79–86.

6 Kallis PJ, Friedman AJ. Collagen Powder in Wound Healing. J Drugs Dermatol 2018;17:403–408.

7 Fleck CA, Simman R. Modern collagen wound dressings: function and purpose. J Am Col Certif Wound Spec 2011;2:50–54.

8 Myneni VD, Mezey E. Regulation of bone remodeling by vitamin K2. Oral Dis 2017;23:1021–1028.

9 Fink Eriksen E. Cellular mechanisms of bone remodeling. Rev Endocr Metab Disord 2010;11:219–227.

10 Raggatt LJ, Partridge NC. Cellular and molecular mechanisms of bone remodeling. J Biol Chem 2010;285: 25103–25108.

11 Delaisse JM. The reversal phase of the bone-remodeling cycle: cellular prerequisites for coupling resorption and formation. Bonekey Rep 2014 Aug 6;3:561.

12 Everts V, Delaissé JM, Korper W, Jansen DC, Tigchelaar-Gutter W, Saftig P, Beertsen W. The bone lining cell: its role in cleaning Howship's lacunae and initiating bone formation. J Bone Miner Res 2002;17:77–90.

13 Mohan S, Baylink DJ. Insulin-like growth factor system components and the coupling of bone formation to resorption. Horm Res 1996;45(Suppl 1):59–62.

14 Henriksen K, Karsdal MA, Martin TJ. Osteoclast-derived coupling factors in bone remodeling. Calcif Tissue Int 2014;94:88–97.

15 Michalczik V, Terheyden H. Stabilität des Knochenniveaus an Implantaten nach Augmentation mit Unterkiefer-Blocktransplantaten. Zeitschr Zahnärztl Implantol 2007;23: 266–279.

16 Mertens C, Decker C, Seeberger R, Hoffmann J, Sander A, Freier K. Early bone resorption after vertical bone augmentation – a comparison of calvarial and iliac grafts. Clin Oral Implants Res 2013;24:820–825.

17 Antoun H, Sitbon JM, Martinez H, Missika P. A prospective randomized study comparing two techniques of bone augmentation: onlay graft alone or associated with a membrane. Clin Oral Implants Res 2001;12:632–639.

18 Wiltfang J, Jätschmann N, Hedderich J, Neukam FW, Schlegel KA, Gierloff M. Effect of deproteinized bovine bone matrix coverage on the resorption of iliac cortico-spongeous bone grafts – a prospective study of two cohorts. Clin Oral Implants Res 2014;25:e127–132.

19 Wang M, Wang L, Ye R. Risedronate reduces postoperative bone resorption after cementless total hip arthroplasty: A systematic review and meta-analysis. Int J Surg 2018;52: 189–200.

20 Möller B, Wiltfang J, Acil Y, Gierloff M, Lippross S, Terheyden H. Prevention of the surface resorption of bone grafts by topical application of bisphosphonate on different carrier materials. Clin Oral Investig 2014;18:2203–2211.

21 Terheyden H, Jepsen S, Möller B, Tucker MM, Rueger DC. Sinus floor augmentation with simultaneous placement of dental implants using a combination of deproteinized bone xenografts and recombinant human osteogenic protein-1. A histometric study in miniature pigs. Clin Oral Implants Res 1999;10:510–521.

22 Açil Y, Ghoniem AA, Wiltfang J, Gierloff M. Optimizing the osteogenic differentiation of human mesenchymal stromal cells by the synergistic action of growth factors. J Craniomaxillofac Surg 2014;42:2002–2009.

23 Li X, Tang L, Lin YF, Xie GF. Role of vitamin C in wound healing after dental implant surgery in patients treated with bone grafts and patients with chronic periodontitis. Clin Implant Dent Relat Res 2018;20:793–798.

24 Dror E, Dalmas E, Meier DT, et al.Postprandial macrophage-derived IL-1β stimulates insulin, and both synergistically promote glucose disposal and inflammation. Nat Immunol 2017;18:283–292.

25 Woelber JP, Bremer K, Vach K, König D, Hellwig E, Ratka-Krüger P, Al-Ahmad A, Tennert C. An oral health optimized diet can reduce gingival and periodontal inflammation in humans – a randomized controlled pilot study. BMC Oral Health 2016;17:28.

26 Troeltzsch M, Troeltzsch M, Kauffmann P, Gruber R, Brockmeyer P, Moser N, Rau A, Schliephake H. Clinical efficacy of grafting materials in alveolar ridge augmentation: A systematic review. J Craniomaxillofac Surg 2016;44:1618–1629.

27 Høiby N. A short history of microbial biofilms and biofilm infections. APMIS 2017;125:272–275.

28 Moser C, Pedersen HT, Lerche CJ, Kolpen M, Line L, Thomsen K, Høiby N, Jensen PØ. Biofilms and host response – helpful or harmful. APMIS 2017;125:320–338.

29 Ciofu O, Rojo-Molinero E, Macià MD, Oliver A. Antibiotic treatment of biofilm infections. APMIS 2017;125:304–319.

30 Bottagisio M, Coman C, Lovati AB. Animal models of orthopaedic infections. A review of rabbit models used to induce long bone bacterial infections. J Med Microbiol 2019;68:506–537.

31 Zimmerli W, Sendi P. Orthopaedic biofilm infections. APMIS 2017;125:353–364.

32 Zimmermann CE, Gierloff M, Hedderich J, Açil Y, Wiltfang J, Terheyden H. Survival of transplanted rat bone marrow-derived osteogenic stem cells in vivo. Tissue Eng Part A 2011;17:1147–1156.

33 Ghanaati S, Al-Maawi S, Conrad T, Lorenz J, Rössler R, Sader R. Biomaterial-based bone regeneration and soft tissue management of the individualized 3D-titanium mesh: An alternative concept to autologous transplantation and flap mobilization. J Craniomaxillofac Surg 2019;47:1633–1644.

34 Esser D, Lange J, Marinos G, Sieber M, Best L, Prasse D, Bathia J, Rühlemann MC, Boersch K, Jaspers C, Sommer F. Functions of the Microbiota for the Physiology of Animal Metaorganisms. J Innate Immun 2019;11:393–404.

35 Pilmis B, Le Monnier A, Zahar JR. Gut Microbiota, Antibiotic Therapy and Antimicrobial Resistance: A Narrative Review. Microorganisms. 2020;8. pii: E269.

36 Boyanova L, Kolarov R, Mitov I. Recent evolution of antibiotic resistance in the anaerobes as compared to previous decades. Anaerobe 2015;31:4–10.

37 Liu X, Lu S, Guo W, Xi B, Wang W. Antibiotics in the aquatic environments: A review of lakes, China. Sci Total Environ 2018 15;627:1195–1208.

38 Abu Sin M, Nahrgang S, Ziegelmann A, Clarici A, Matz S, Tenhagen BA, Eckmanns T. Globale und nationale Strategien gegen Antibiotikaresistenzen. Bundesgesundheitsblatt Gesundheitsforschung Gesundheitsschutz 2018;61:507–514.

3 Knochentransplantate

Knochen besitzt ein ausgeprägtes Heilungspotenzial, das selbst dann noch vorhanden ist, wenn der Knochen zeitweise von der Blutversorgung abgetrennt wird, also avaskulär transplantiert wird. Dies liegt an den im Knochen gespeicherten BMPs und Wachstumsfaktoren sowie am Prinzip des langsamen Umbaus des Knochens von innen heraus. Weil die Knochenstruktur lebenslang ständig funktionell umgebaut wird, können Transplantate in eigenen Knochen umgebaut werden und Knochenverletzungen heilen mit der Zeit narbenfrei aus.

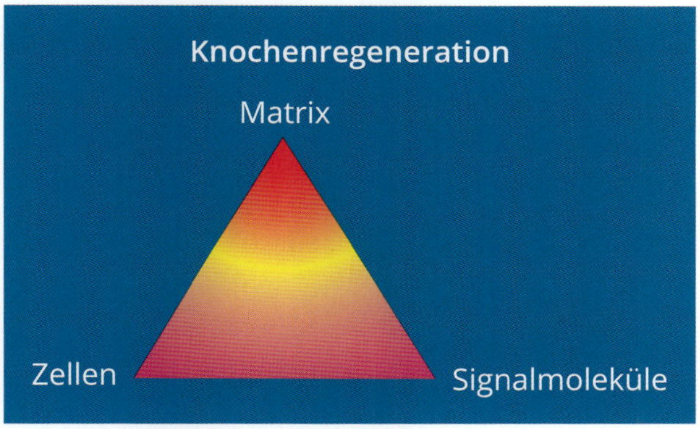

Abb. 3-1 Knochenregeneration.

3.1 Biologische Wirkung von Knochentransplantaten

Autologe Knochentransplantate bringen drei zur Geweberegeneration notwendige Faktoren mit: Zellen, Matrix und Wachstumsfaktoren (Abb. 3-1).

Zellen

Vitale, humane, teilungsfähige und osteogen differenzierte Zellen überstehen in Zellkulturexperimenten verschiedene Formen der Osteotomie (Fräsen, Knochenmühle, Auffangen im Knochenfilter, Abb. 3-2, 3-3), wobei Laborstudien zufolge das autologe Beckenkammtransplantat mit Abstand die höchste Ausbeute an vitalen osteogenen Zellen bot, was als Referenz für andere den Goldstandard setzte[1] (Abb. 3-4). Unter den Osteotomiemethoden erbrachte die Bone-scraper-Technik und die Knochenmühle eine höhere Ausbeute an kultivierbaren vitalen Zellen als die Piezotechnik und die Fräse[2]. Es ist noch relativ unklar, wie lange diese nachgewiesenen vitalen Zellen nach einer Knochentransplantation überleben. Die überlebenden Zellen

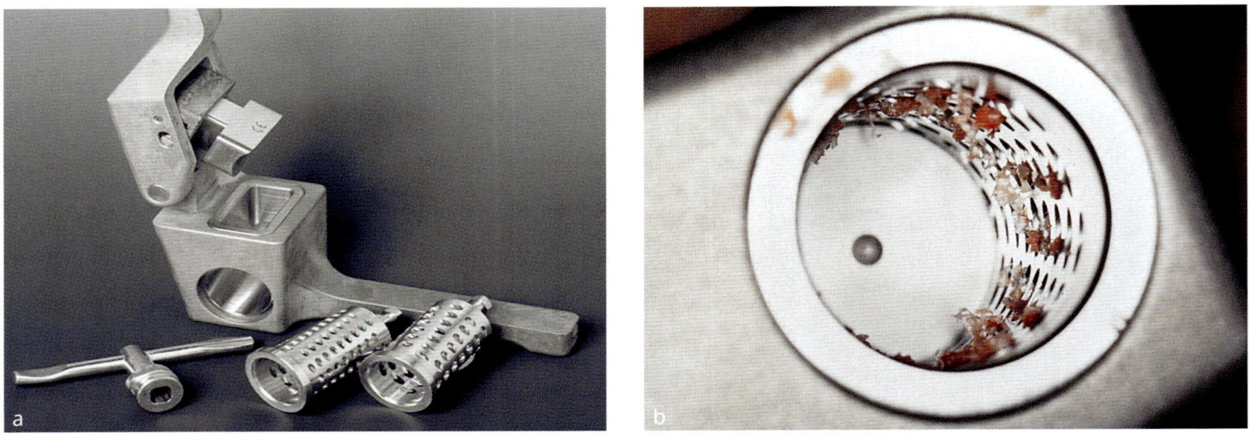

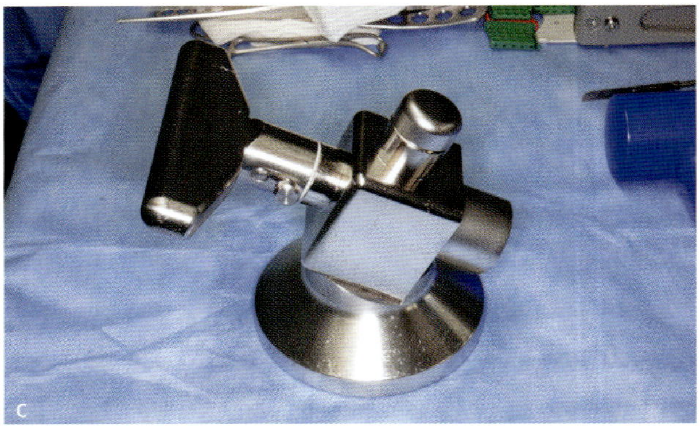

Abb. 3-2 **a.** Knochenmühle nach Bull (Mondeal, Tuttlingen). **b.** Innenansicht mit abgeschabten Knochenchips. **c.** Knochenmühle nach Quetin.

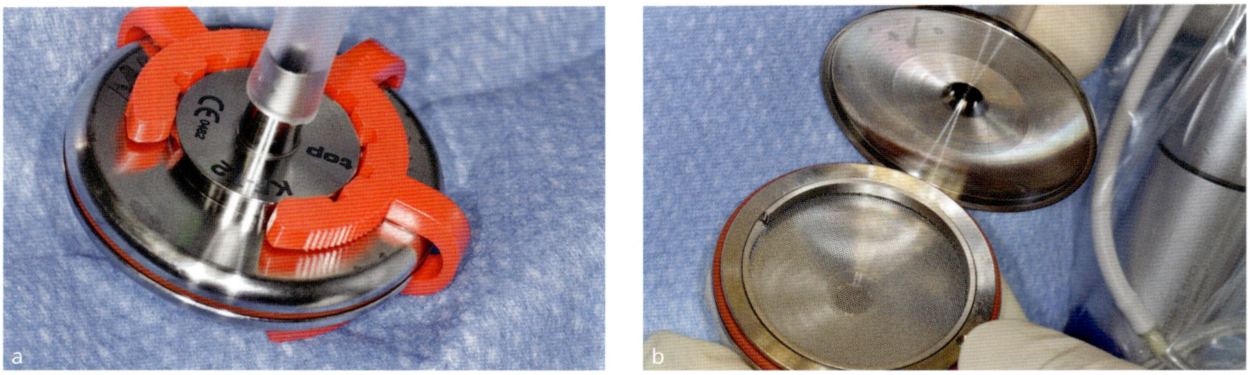

Abb. 3-3 **a**. Wiederverwendbarer Knochenfilter zum Einsetzen in den Absaugschlauch (Schlumbohm GmbH, Brokstedt). **b.** Geöffneter Filter.

haben eine Relevanz für die osteoinduktive Wirkung des autologen Knochens, denn Studien an Ziegen haben gezeigt, dass Knochentransplantate mit Gehalt von vitalen Zellen eine schnellere und 30 % höhere Ausbeute an regeneriertem Knochen zeigten als dieselben Transplantate mit abgetöteten Zellen[3].

Wachstumsfaktoren

Auch zellarme Kompaktastücke können transplantiert werden, weil ein wichtiger Teil der osteoinduktiven Wirkung des autologen Knochentransplantats durch seinen Gehalt an Knochenwachstums- und Differenzierungsproteinen wie den Bone Morphogenetic Proteins (BMP) bedingt ist. BMP sind relativ stabile Proteine, die aus frischem Knochen in aktiver

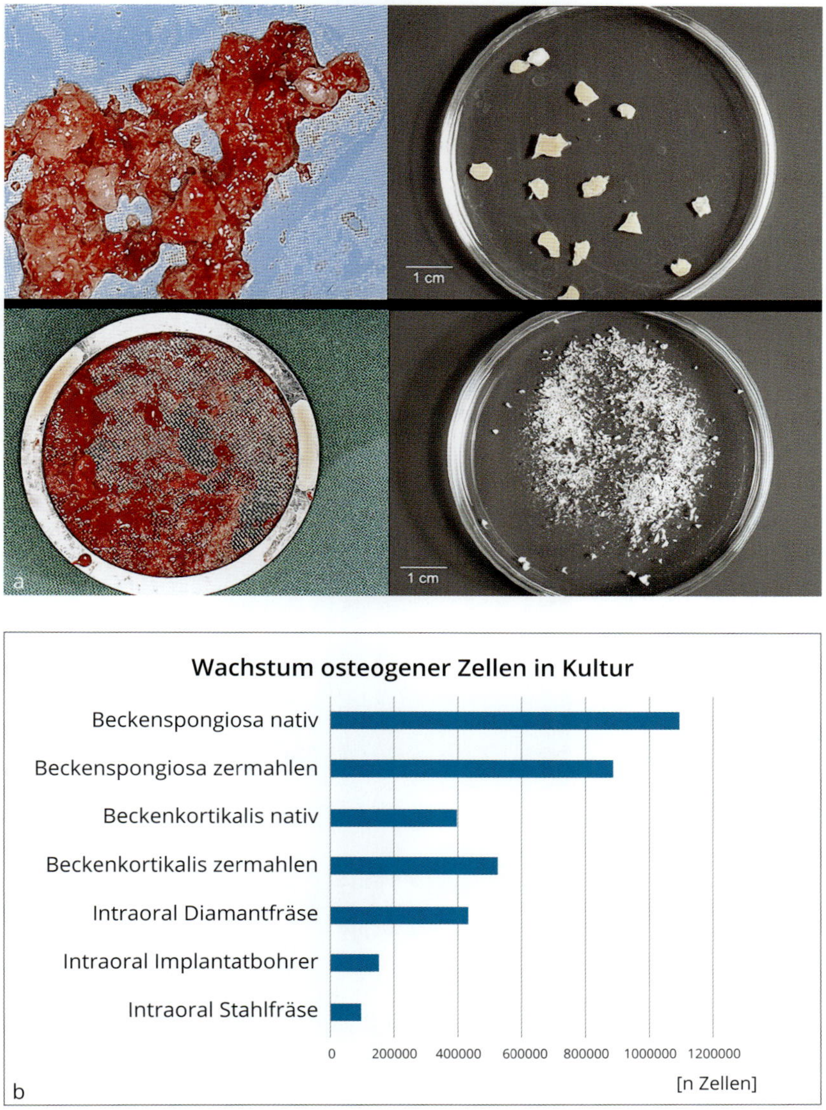

Abb. 3-4 **a**. Humane Knochenspäne unterschiedlicher Herkunft und Verarbeitung wurden in Zellkulturmedium gegeben. **b**. Das Wachstum osteogen differenzierter Zellen war am besten bei nativer Beckenspongiosa, aber auch das Abschleifen mit einer Stahlfräse vom Kiefer mit anschließendem Auffangen im Knochenfilter erbrachte noch vitale und teilungsfähige Knochenzellen (nach Springer et al.[1]).

Form mit einer Ausbeute von etwa 1 mg pro kg Knochen extrahiert werden können[4] und vom Zahnarzt aus dem Knochen durch Eröffnen der Matrix (z. B. Scraper, Fräse etc.) freigelegt und bioverfügbar gemacht werden können.

Matrix

Der dritte Teil der Transplantatwirkung beruht auf der osteokonduktiven Wirkung der autologen Knochenmatrix. Wenn sich Osteoprogenitorzellen differenzieren, benötigen diese eine feste Unterlage zur Anheftung, um zu Osteoblasten zu werden. An der Matrix wachsen die Zellen wie an einer Leitschiene voran. Aber auch Osteoklasten werden aktiviert, die die Matrix resorbieren und BMP freilegen.

Ein Knochenersatzmaterial, das nur die Matrixfunktion erfüllt, kann durch Mischen mit autologen Knochenchips als gemischtes Transplantat osteoinduktive Eigenschaften erlangen und in seiner Effizienz verbessert werden (Abb. 3-5). Hierzu bieten sich der Bonescraper und der Knochenfilter an. Die Geschwindigkeit der Heilung hängt davon ab, ob alle drei Eigenschaften vorhanden sind. Einem Knochenersatzmaterial auf Hydroxylapatitbasis fehlen die zelluläre Komponente und die Wachstumsfaktoren, ebenso fehlt einem reinen Kortikalistransplantat die zelluläre Komponente. Entsprechend langsamer und

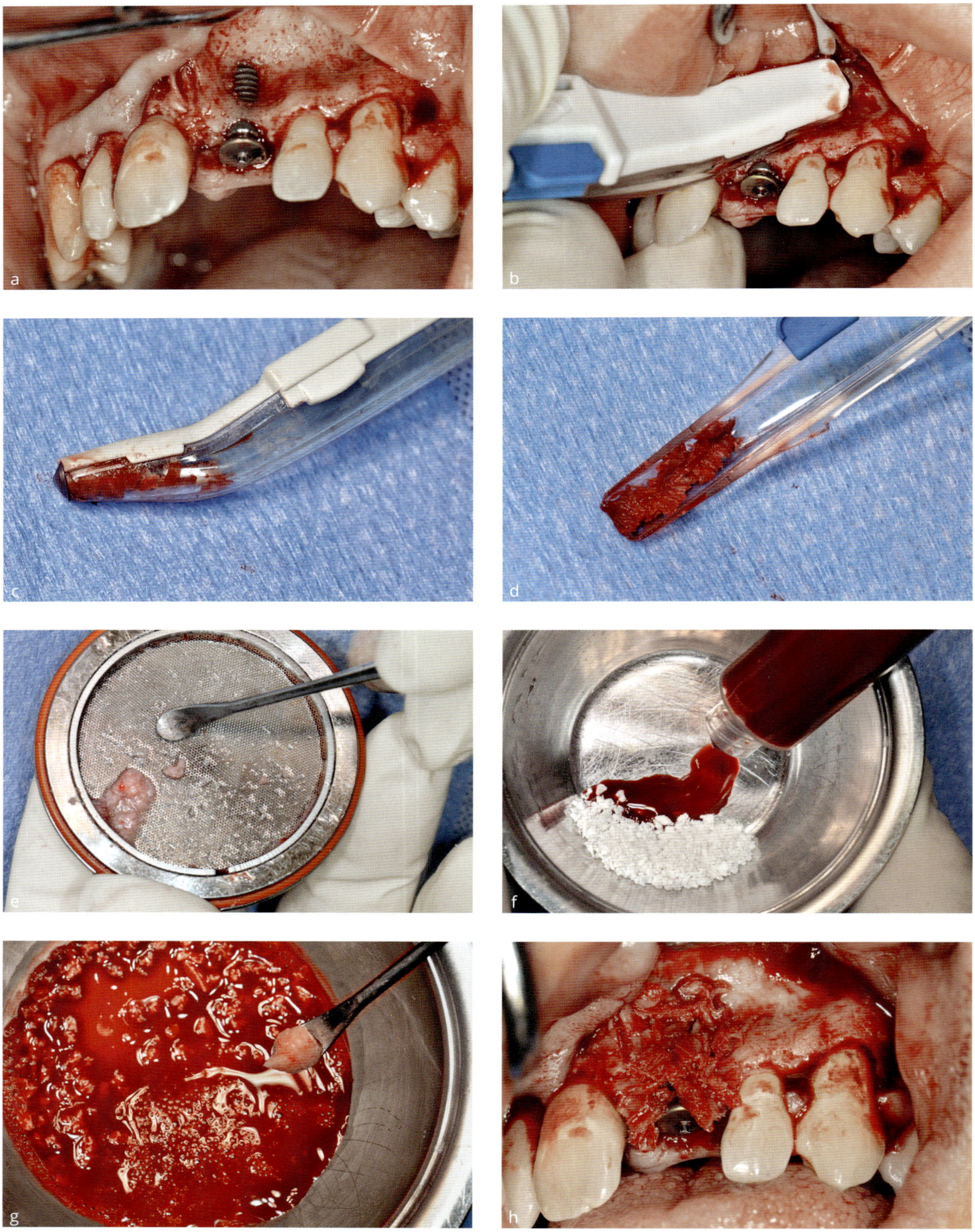
a
b
c
d
e
f
g
h

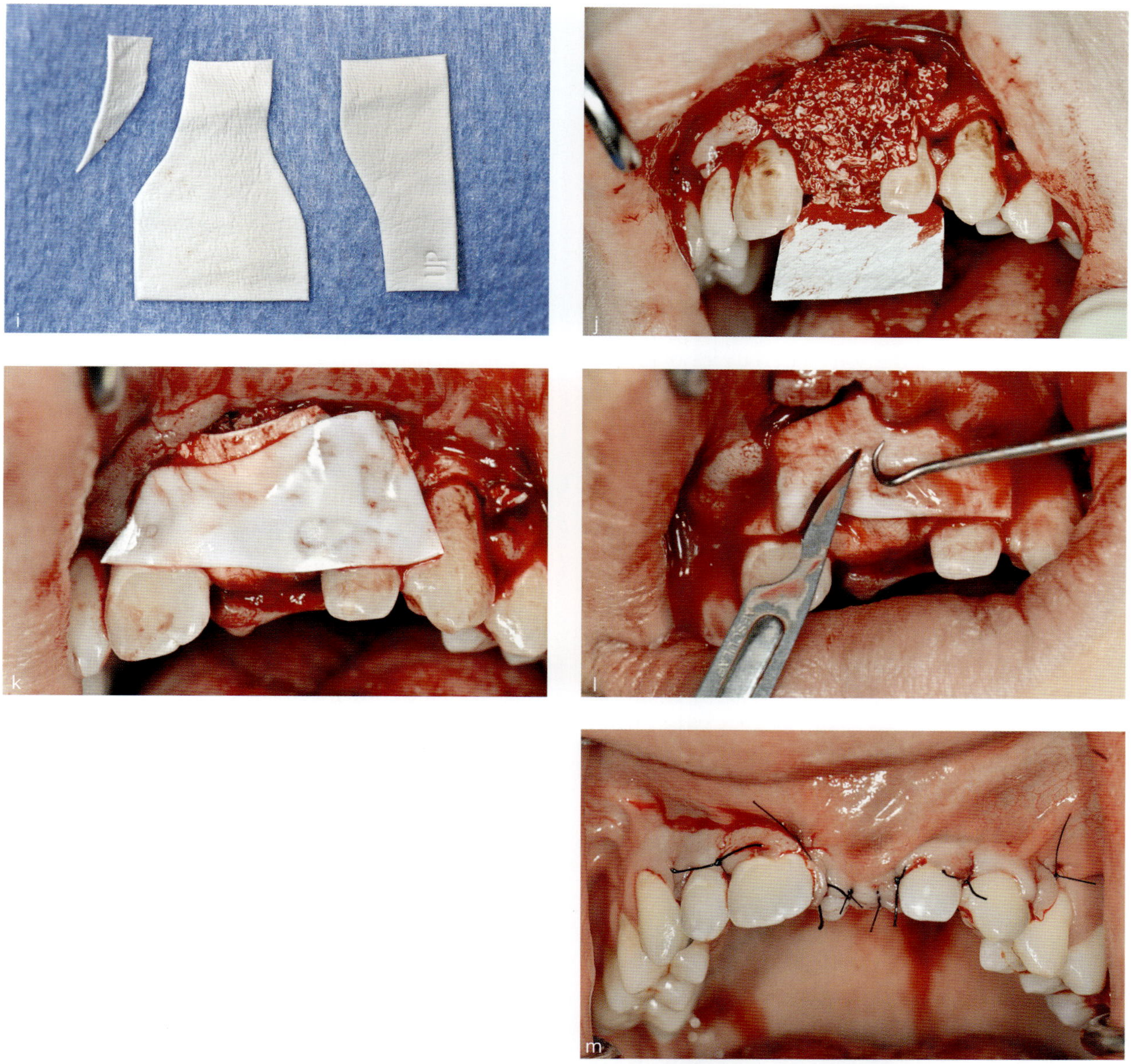

Abb. 3-5 Verwendung autologer Knochenchips. a. Fenestrationsdefekt an Implantat 21. **b.** Gewinnung von Scraperknochen in der Defektumgebung. **c.** Der SafeScraperTwist (Next Dental, Sheffield, USA) ist ein Einweginstrument. **d.** Geöffneter Auffangbehälter mit Knochenchips in Form von Flocken, die viel Volumen einnehmen. **e.** Knochenpartikel im Knochenfilter, gewonnen bei der Implantatosteotomie. **f.** Knochenersatzmaterial wird mit sterilem autologen Blut gemischt. **g.** Nachdem alle Partikel mit der sterilen Blutflüssigkeit getränkt sind, wird der Filterknochen hinzugefügt. Dadurch wird eine Blutgerinnung ausgelöst. **h.** Die Titanoberfläche wird als innerste Schicht des Aufbaus mit den Scraperchips belegt. **i.** Zuschneiden der Kollagenmembran (Bio-Gide®, Geistlich, Baden-Baden). Der Mittelteil formt eine Zunge, die unter den palatinalen Lappen geklemmt wird. Der rechte Abschnitt dient der Doppellage. **j.** Einklemmen der Zunge unter den palatinalen Lappen. Das Knochenersatzmaterialgemisch wird nach Gerinnung wie ein Teppich in 4 mm Schichtdicke aufgelegt, die Kontur soll zu den Seiten harmonisch auslaufen. Nach koronal wird ebenfalls überkorrigiert. **k.** Der Membranabschnitt wird quer als Doppellage aufgelegt und soll die Standzeit der Barriere erhöhen und den Weichgewebelappen vor spitzen Partikeln abpolstern. Die Membran wird nach der Platzierung mit Kochsalzlösung angefeuchtet. **l.** Mit dem Einzinker wird der Lappen gehalten, und mit dem 15c-Skalpell erfolgt die Periostschlitzung zur Lappenmobilisation. **m.** Der Nahtverschluss erfolgt in koronal überkorrigierter Position durch Interdentalnähte und Einzelknopfnähte (Supramid 4x0 und 5x0, Resorba, Nürnberg).

weniger vorhersagbar im Vergleich zu autologen Beckenknochenblöcken ist die Einheilung dieser Materialien. In anspruchsvollen Defekten, z. B. der Vertikalaugmentation in der Implantologie, sollten möglichst vitale autologe Transplantate mit allen drei Eigenschaften verwendet werden.

3.2 Das Transplantatlager

Fehlen einem Augmentationsmaterial eine oder zwei der drei Eigenschaften des autologen Transplantats, so muss das Transplantatlager diese ausgleichen. Umgekehrt muss das Augmentationsmaterial umso vollständiger beschaffen sein, je schlechter das Transplantatlager ist. Die Erfolgswahrscheinlichkeit sinkt, wenn das Transplantatlager durch Weichgewebevernarbungen oder Allgemeinerkrankungen geschwächt ist. Bei Patienten mit Risikofaktoren ist die Verwendung von vitalem autologem Material ggf. eine sicherere Option als ein Knochenersatzmaterial.

Der Erfolg einer Knochentransplantation hängt ganz wesentlich von der Qualität des Lagergewebes am Empfängerort ab. Es ist entscheidend, ob es sich um ein gutes skelettales Lager (Beispiel Zystenhöhle), das Knochenzellen und BMP zur Verfügung stellt, oder um ein eher schlechtes, weichgewebig begrenztes Lager (Beispiel Unterkieferkontinuitätsdefekt mit minimalem Anschluss zum Restkiefer) handelt. Ein gut durchblutetes Transplantatlager wird als ersatzstarkes Transplantatlager bezeichnet. Je mehr Vernarbungen und Durchblutungsstörungen vorliegen, desto ersatzschwächer ist ein Lager. Eine Bestrahlung mit einer vollen Tumordosis führt zu einem nicht mehr regenerationsfähigen Weichgewebebett, das als ersatzunfähiges Lager bezeichnet wird.

Die Materialwahl in einem Knochendefekt hängt entscheidend von der Defektwandigkeit des Transplantatlagers ab, wie die Abfolge der Ein-, Zwischen-, An- und Auflagerungsosteoplastik zeigt.

3.3 Der Goldstandard – das autologe Beckenknochentransplantat

Als Goldstandard der Knochentransplantation wird das autologe monokortikale Beckenkammtransplantat im internationalen Schrifttum fachübergreifend[5–9] in Bezug auf seine klinische Vorhersagbarkeit und Heilungspotenz im Vergleich zu Materialien anderer Herkunft bezeichnet. Das autologe Beckenknochentransplantat weist im physiologischen Verhältnis Zellen, Wachstumsfaktoren und eine interkonnektierende Porosität der Matrix auf. Mit der autologen Knochentransplantation ist ein hoher Grad der Vorhersagbarkeit mit einer komplikationsarmen Wundheilung in kürzester Zeit verbunden. Der Begriff Goldstandard meint eine Referenz für die biologische Potenz, nicht automatisch das beste Material seiner Gruppe. Der Begriff Goldstandard kommt aus der Volkswirtschaft und bezeichnet eine Bezugsgröße für eine Währung, nicht automatisch das wertvollste Material. Zum Beispiel haben rekombinante Bone Morphogenetic Proteins in mancher Studie auch eine höhere Regenerationsleistung als das Beckenknochentransplantat gezeigt[6].

3.4 Spenderorte, Qualität und Entnahmemorbidität autologer Knochentransplantate

Für die Knochenregeneration steht eine Vielzahl von autologen Knochentransplantaten unterschiedlicher intraoraler Spenderorte zur Verfügung (Abb. 3-6). Bei größerem Mengenbedarf kann Knochen am Schädeldach und am anterioren und posterioren Beckenkamm entnommen werden (Abb. 3-7). Die verschiedenen Herkunftsorte und Gewinnungstechniken unterschieden sich in ihrer Invasivität und Patientenbelastung und in ihrer biologischen Effektivität. Weil in Spongiosatransplantaten vitale osteogene Zellen enthalten sind, eignen sie sich zur Behandlung von kritischen Defekten auch im schlechten Transplantatlager. Kompaktablöcke hingegen widerstehen der Oberflächenresorption der Einheilphase besser

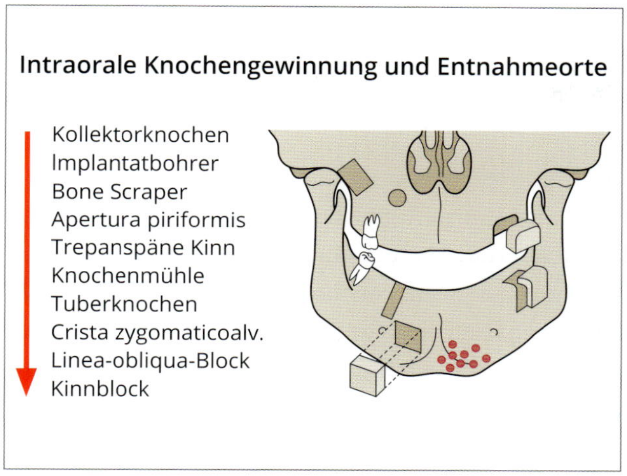

Abb. 3-6 Intraorale Gewinnung von autologem Knochen.

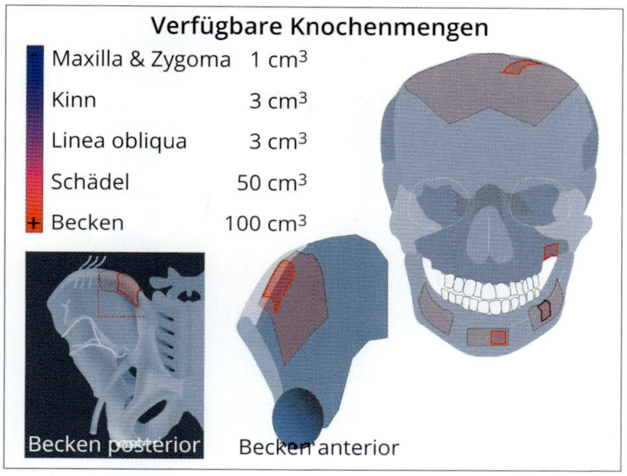

Abb. 3-7 Extraorale Gewinnung von autologem Knochen.

als partikuläre Transplantate. Sie stellen aber höhere Anforderungen an das Lager und an das Verhalten des Patienten. Wegen der höheren Dehiszenzgefahr im Vergleich zu partikulären Transplantaten sollte die Weichgewebebedeckung perfekt sein und der Patient sollte zum Beispiel nicht darauf Kauen. Die Bearbeitung mit Mühlen oder Fräsen reduziert die Zellteilungsfähigkeit in den Transplantaten[1].

Scraperspäne, Frässpäne, Piezospäne

Zur Versorgung kleinster Knochendefekte und als Füller sind häufig Scraperspäne die beste Alternative. Scraperknochen ist einfach zu gewinnen, hat eine hohe Oberfläche mit freigelegten BMPs und hat ähnlich wie Kartoffelchips ein hohes Volumen. Einer In-vitro-Studie nach hatte die Spangewinnung mit dem Piezogerät gegenüber dem manuellen Scraper eine minimale nicht signifikante Einschränkung der Zellvitalität zur Folge[7].

Relativ atraumatisch lassen sich Frässpäne bei solchen Implantatsystemen gewinnen, die niedrigtourige Spiralbohrer verwenden (Abb. 3-8). Bei jeder Bohrung sammeln sich die Späne in den Spiralwindungen, die mit Kochsalzlösung herausgespült und in einem Gefäß feucht zwischengelagert werden können. In spongiösem Knochen kann es sogar verantwortet werden, in Schrittgeschwindigkeit mit frischen scharfen Bohrern ohne Wasserkühlung zu arbeiten, um möglichst viele Späne zu gewinnen.

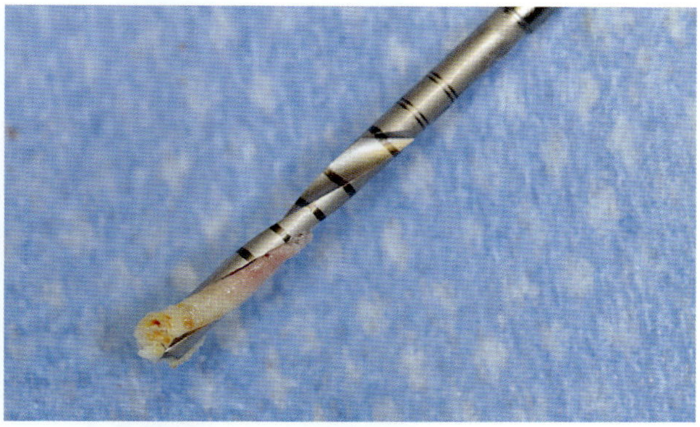

Abb. 3-8 Die Rillen dieses Spiralbohrers (Camlog, Wimsheim) haben sich beim niedrigtourigen Bohren mit Knochenspänen gefüllt, die gesammelt und aufbewahrt werden können.

Knochenkollektoren

Frässpäne aus einem Knochenkollektor, das ist ein in den Absaugschlauch integriertes Sieb, haben das Risiko einer höheren bakteriellen Kontamination als Scraperspäne, enthalten aber vitale teilungsfähige und osteogen differenzierte Zellen[1]. Um die Kontamination durch Speichelbakterien möglichst gering zu halten, ist die Einschaltung des Kollektors nur kurzzeitig während der Implantatbohrung oder während anderer Knochenarbeiten zu empfehlen. Es gibt verschiedene Ansätze, die Filterknochenpartikel zu desinfizieren. Dies geht aufgrund der toxischen Wirkung der Desinfizientien aber mit einer erhöhten Nekroserate der Knochenzellen und Inaktivierung

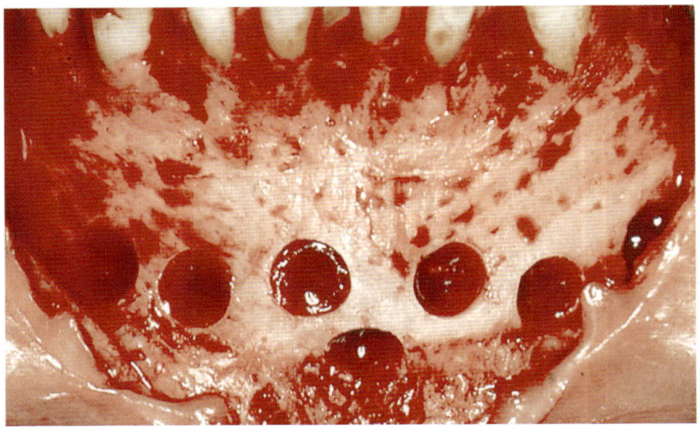

Abb. 3-9 Entnahme von Trepanspänen aus dem Kinn.

der Wachstums- und Differenzierungsfaktoren einher[8], weshalb sich diese Methode noch nicht durchgesetzt hat bzw. in der Entwicklung befindet. Derzeit ist 1 Minute Einwirkzeit von 0,2 % Chlorhexidinlösung das schonendste Verfahren aufgrund von Studiendaten[9], wird aber vom Autor nicht verwendet.

Trepanspäne

Bei Trepanbohrern entstehen durch hohe Rotationsgeschwindigkeit und die große Oberfläche leicht Kühlungsprobleme, sodass wenig Druck und reichlich Kochsalzlösung zur Spülung verwandt werden soll. Es gibt Trepanbohrer mit Innenschneiden, die den Trepan zeitgleich zu Partikeln zermahlen und in einem Reservoir sammeln. 2,5-mm-Knochenstanzen lassen sich mit 3,5-mm-Trepanbohrern gewinnen, die anstelle der Implantatvorbohrung benutzt werden. Die Kerne werden mit Mikroschrauben im Empfängerort befestigt[10]. Meistens werden Knochentrepanzylinder am Kinn gewonnen (Abb. 3-9).

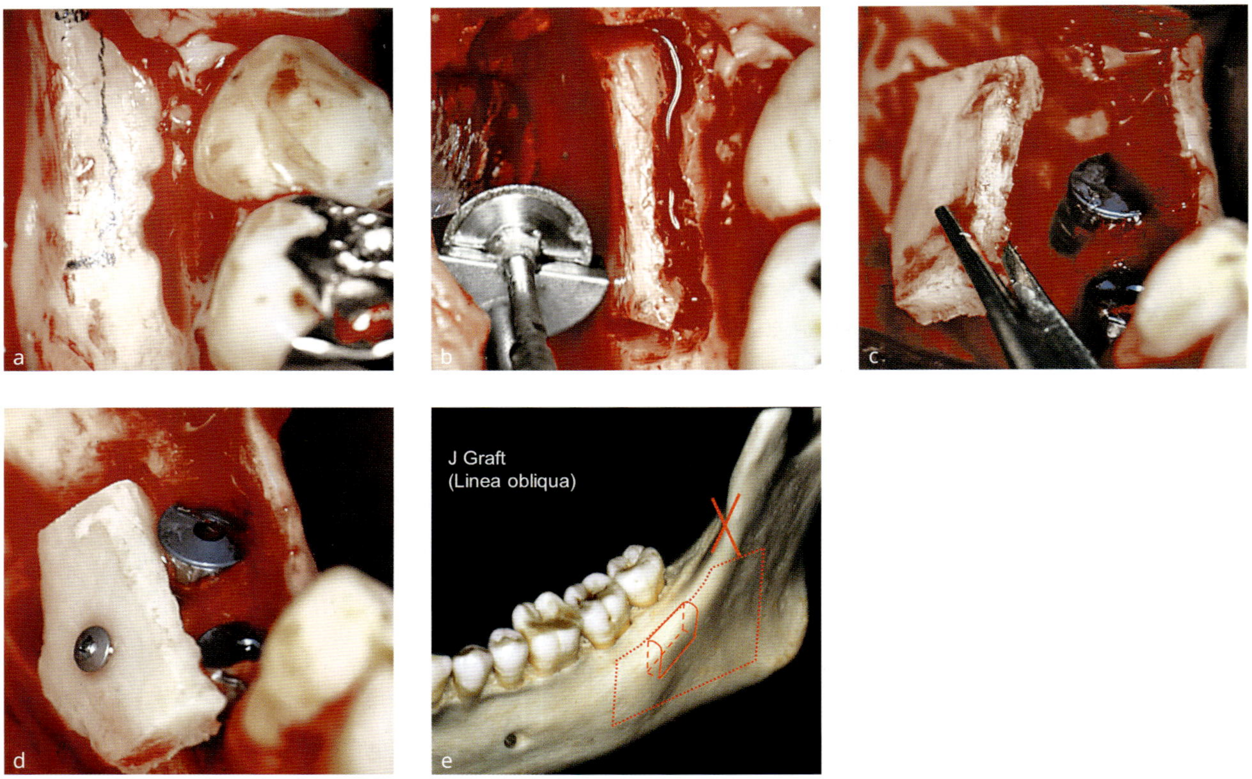

Abb. 3-10 **a.** Freilegen der Linea obliqua und Anzeichnung der Transplantatlage mit einem Bleistift. **b.** Streng monokortikale Osteotomie seitlich des Siebeners mit der Lindemannfräse in Ausrichtung parallel zur Außenwand, vorderer und hinterer Schnitt, Verbindungsschnitt in Längsrichtung. Hier abgebildet, geschützte Mini-Kreissäge nach Khoury (Dentsply Sirona, Mannheim). **c.** Anpassen des Knochenblocks als vestibuläre Schalentechnik. **d.** Osteosynthese durch Zugschraube (1,5-mm-System, KLS Martin, Tuttlingen). **e.** Linea obliqua und Lage der Transplantatentnahme (gestrichelt maximal mögliche Ausdehnung). Die Transplantatentnahme sollte zur Vermeidung von Frakturen nicht im hochbelasteten aufsteigenden Kieferast erfolgen (X).

Knochenmühle, partikuläre Transplantate

Knochentransplantate können durch eine Knochenmühle zerkleinert werden. Die Zerspanung von Kompaktastücken bringt die eingeschlossenen Wachstumsfaktoren und osteoinduktiven Proteine an die Oberfläche und vergrößert das Volumen des Knochentransplantats ganz erheblich. Dafür sinkt die Zahl der vitalen Knochenzellen. Derartige Knochenpartikel lassen sich als Füller neben größeren Transplantaten oder zur Sinusbodenaugmentation einsetzen.

Intraorale Blocktransplantate von Linea obliqua, Crista zygomaticoalveolaris, Tuber maxillae und Kinn

Das Linea-obliqua-Transplantat (Abb. 3-10) hat ein besseres Nutzen-Risiko-Profil als der Kinnknochenblock (Abb. 3-11). Einer prospektiven Studie an 45 Patienten zufolge traten mit 40 % der Fälle sechsmal so viele Gefühlsstörungen in der Kinngruppe verglichen mit der Linea obliqua auf, wovon nach einem Jahr bei 2 Patienten der Kinngruppe versus keinen Patienten der Linea-obliqua-Gruppe permanente Restzustände verblieben waren. Die Patientenakzeptanz war zwischen Kinn und Linea obliqua gleich, aber signifikant höher, wenn die Blockentnahme mit der Entfernung eines Weisheitszahnes kombiniert worden war[11]. Eine retrospektive vergleichende Studie wies auf das Risiko einer verbleibenden dauerhaften Schädigung des Nervus buccalis mit gestörter Sensibilität des Vestibulums und der Innenwange hin[12]. Diese Komplikation wird vermieden, wenn der distale Entlastungsschnitt auf den aufsteigenden Unterkieferast nicht länger als 1 cm ausfällt.

Der Kinnknochen hat einige bedeutende Nachteile. Zu seiner Gewinnung wird der Musculus mentalis abgeschoben. Dies resultierte in einer prospektiven Studie in einer messbaren postoperativen Kinnptose von 1,65 mm im Durchschnitt erhöhter unterer Zahnschau[13], einer Komplikation, die man kennen muss, getreu Goethes italienischer Reise „Man sieht nur, was man weiß". Der Autor hebt daher Kinnknochentransplantate nur, wenn keine anderen Knochenquellen in Frage kommen, und dann über einen Längsschnitt im Lippenbändchen ohne Ablösung des Musculus mentalis. Das Blocktransplantat vom Kinn sollte auch deshalb nicht im Regelfall eingesetzt werden, weil man ungewollt einen nach lingual perforierenden Defekt erzeugen kann, der nicht mehr vollständig abheilt. Bei großen Kinnknochentransplantaten sind Beeinträchtigungen der äußeren Weichteil-

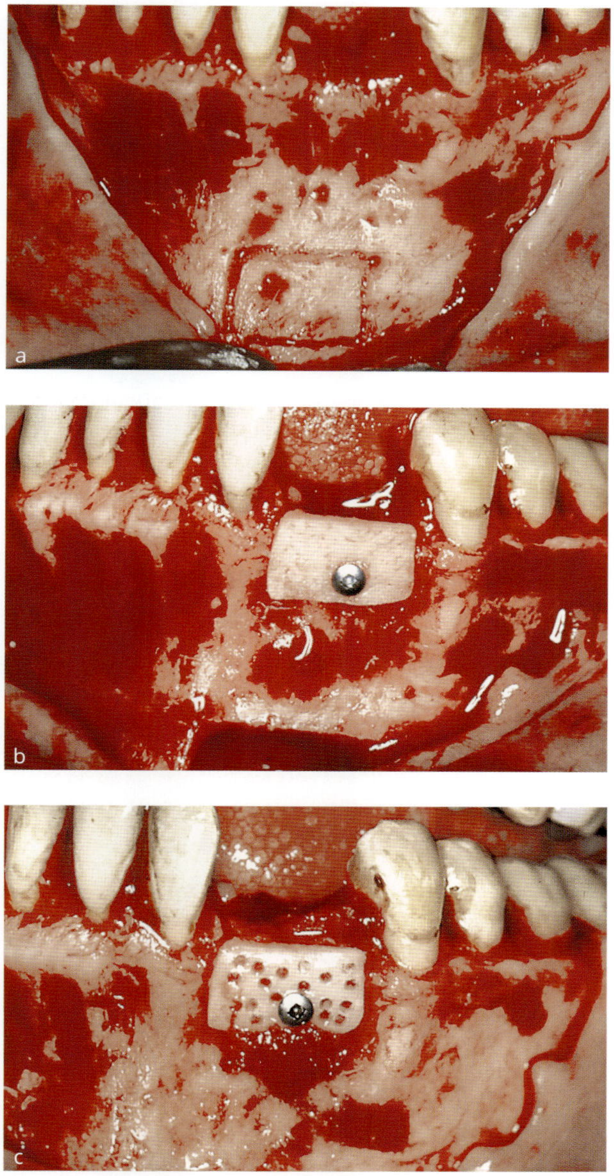

Abb. 3-11 **a.** Entnahme eines monokortikalen autologen Knochenblocks vom Kinn. **b.** Osteosynthese zur lateralen Augmentation in der regio 32-33. **c.** Aufschließen des Blocks zur rascheren Integration durch perforierende Kortikalisbohrungen. Gewinnung der Chips durch den Knochenfilter.

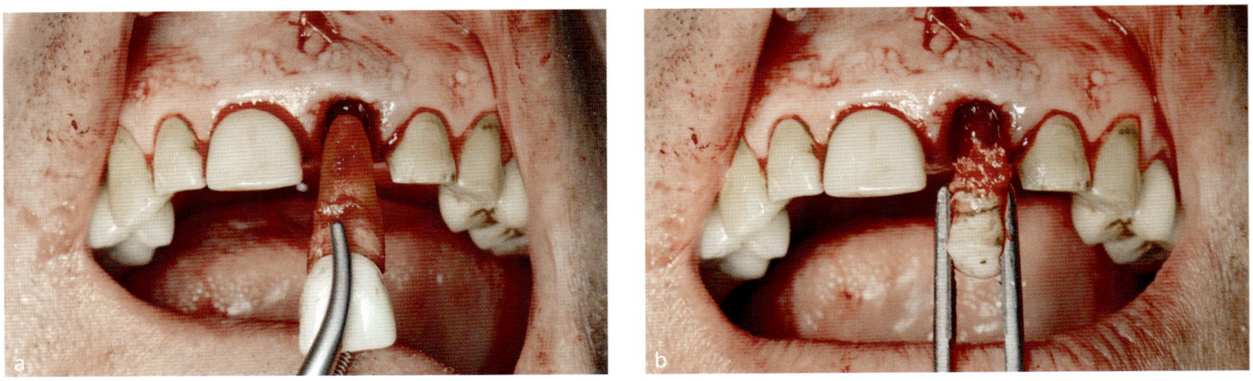

Abb. 3-12 a. Extraktion von 21 bei Verlust der bukkalen Alveolenwand. b. Ridge Preservation mit simultaner Wandrekonstruktion durch ein dreischichtiges Haut-Bindegewebe-Knochentransplantat vom Tuber maxillae.

kontur möglich. Die Hauptkomplikation der Kinnknochenentnahme sind etwa 30 % devitale untere Frontzähne[14], auch weil der Nervus incisivus im Schnitt nur 3 mm unter der bukkalen Kompakta liegt[15]. Einer systematischen Übersichtsarbeit zufolge bevorzugten die Patienten sogar den Beckenkammblock gegenüber dem Kinnblock[16]. Das Kinn sollte ein Entnahmeort zweiter Wahl sein, wenn andere Orte bereits ausgenutzt worden sind.

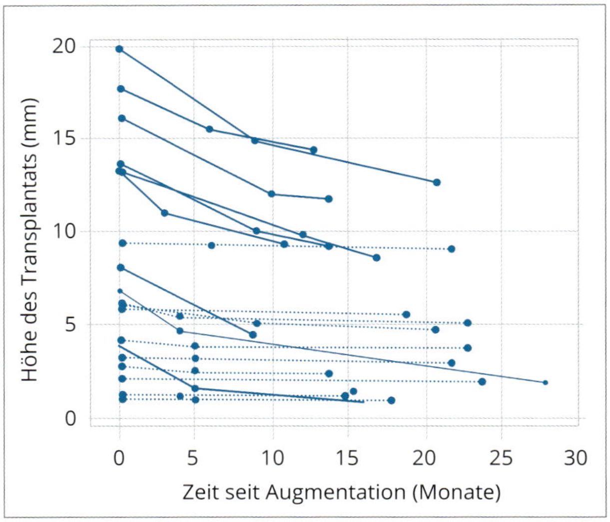

Abb. 3-13 Nachuntersuchung der Augmentationshöhe nach Auflagerungsosteoplastik. Die autologen Schädelknochentransplantate zeigen kaum Höhenverlust durch Resorption (gepunktet), während die autologen Beckenkammtransplantate (durchgezogene Linien) einige Millimeter Höhe innerhalb der ersten Monate verlieren (modifiziert nach Mertens et al.[20]).

Zusammenhängende Knochenspäne, die sich zum horizontalen oder vertikalen Kieferkammaufbau eignen, können auch vom Tuber maxillae gewonnen werden. Die Späne vom Tuber maxillae sind recht spongiös aufgebaut und haben eine höhere Resorptionsneigung als Späne von der Linea obliqua. Sie haben aber nur eine etwa halb so hohe Knochendichte wie Späne von der Linea obliqua[17]. Am Tuber lassen sich auch kombinierte Knochen-Weichgewebestanzen zur Ridge Preservation mit gleichzeitiger Wandrekonstruktion gewinnen[18] (Abb. 3-12). Dabei sollte man aber nicht die Kieferhöhle eröffnen.

Auch von der Crista zygomaticoalveolaris kann mithilfe des Piezogerätes unter Schonung der Kieferhöhlenschleimhaut ein intraorales Blocktransplantat mit minimaler Entnahmemorbidität gewonnen werden[19].

Blocktransplantate vom Schädeldach (Calvaria)

Der Schädelknochen ist einer der am stärksten mineralisierten Knochen des Körpers, zehnmal höher als der Beckenkamm. Er widersteht bei Augmentationen verglichen mit Beckenknochen sehr lange der Resorption und wird deshalb gelegentlich für Augmentationen bevorzugt. In einer retrospektiven Studie am Oberkiefer wurden 33 % Höhenresorption für Beckenknochen versus 11 % für Schädelknochen berichtet[20] (Abb. 3-13). Allerdings ist die Entnahme chirurgisch relativ anspruchsvoll (Abb. 3-14). Das Schädeldach besteht parietal auf beiden Seiten der

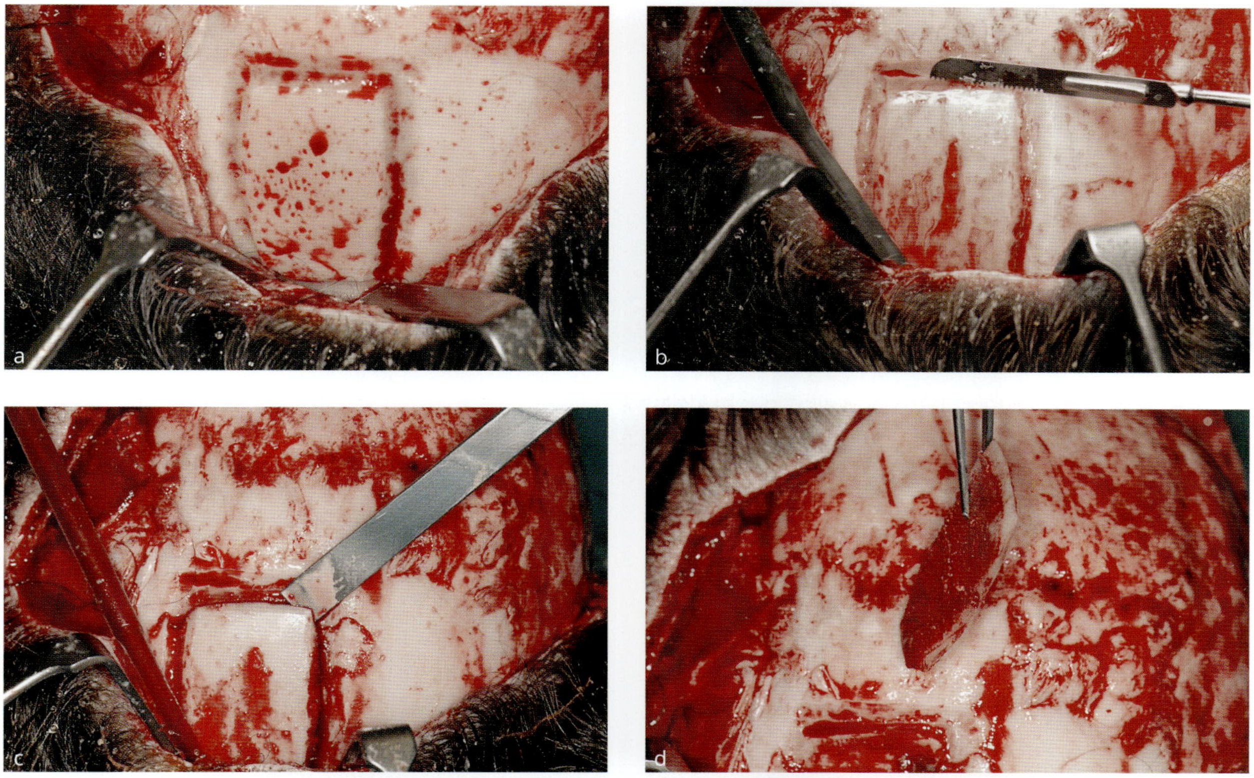

Abb. 3-14 **a.** Freilegung der Tabula externa des Schädels durch paramedianen Längsschnitt in der behaarten Kopfhaut. Eröffnung der Diploeschicht durch Kugelfräse in Rechteckform. Die Späne werden im Filter gewonnen. **b.** Aufgrund der Schädelkonvexität kann die oszillierende Säge flach in der Diploeschicht eingesetzt werden. **c.** Letztes Trennen der Spongiosaschicht der Diploe mit dem Blattmeißel. **d.** Entnahme eines etwa 6x4 cm großen Kortikalistransplantats mit innen anhaftenden Spongiosa.

Mittellinie im Regelfall aus zwei Tafeln, von denen die äußere als Transplantat gehoben werden kann. Der Aufwand und die Komplikationsmöglichkeiten sind verglichen mit Beckenknochenspänen höher. Allerdings war der unmittelbar postoperative Schmerz in einer prospektiven Untersuchung signifikant geringer als beim Beckenknochen[21]. Dieselben Autoren berichteten in einer früheren Studie[22] aber auch, dass es in 11 % der Fälle zu Duraexpositionen gekommen war und dass die Entnahmedefekte mit Knochenzement gedeckt werden mussten, um keine Dellen im Schädeldach zu erzeugen. Dies sind doch erhebliche Nachteile.

Spongiosastanzen (Becken, Tibiakopf)

Große Spongiosamengen lassen sich schonend am vorderen oder hinteren Beckenkamm gewinnen. Die schonendste Technik, die auch in Lokalanästhesie eingesetzt werden kann, ist die Trepanstanze am Becken (Abb. 3-15). Über einen 1 cm langen Hautschnitt werden fächerförmig etwa 2 cm lange Trepanstanzen im Handbetrieb gewonnen. Wenn man hierbei die innere und äußere Kompakta der Beckenschaufel nicht perforiert, ist nur mit einer minimalen Traumatisierung und postoperativen Beschwerden zu rechnen. Allerdings können bei ungeübter Handhabung größere Blutungen verursacht werden. Ein analoges Verfahren wird am Tibiakopf zur Gewinnung von Spongiosastanzen angewandt mit anfänglich signifikant geringeren Schmerzwerten als am Beckenkamm[23].

Monokortikale Beckenspäne

Der Beckenknochen war in der Berichterstattung der letzten 20 Jahre angesichts aufkommender Alterna-

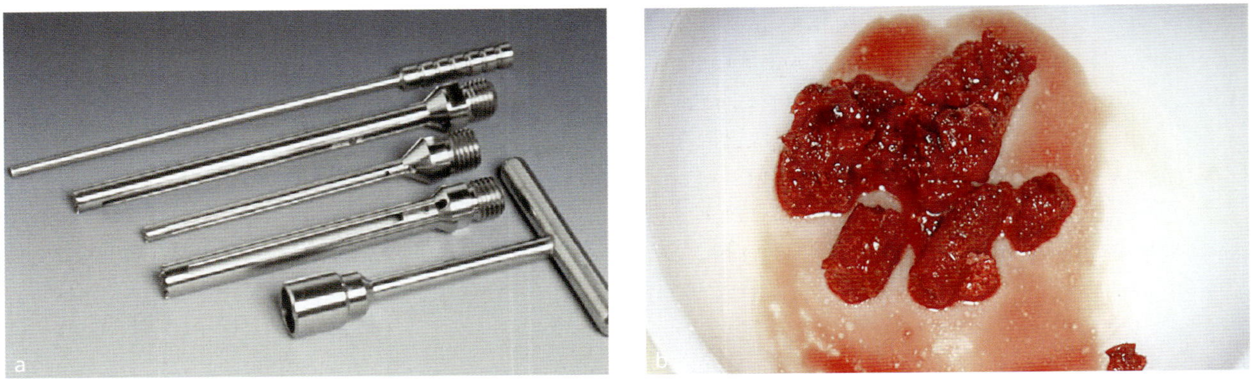

Abb. 3-15 **a.** Trepanstanzen mit Kreuzgriff (unten) zum Drehen im Handbetrieb. **b.** Gewonnene autologe Spongiosastanzen aus dem Beckenkamm.

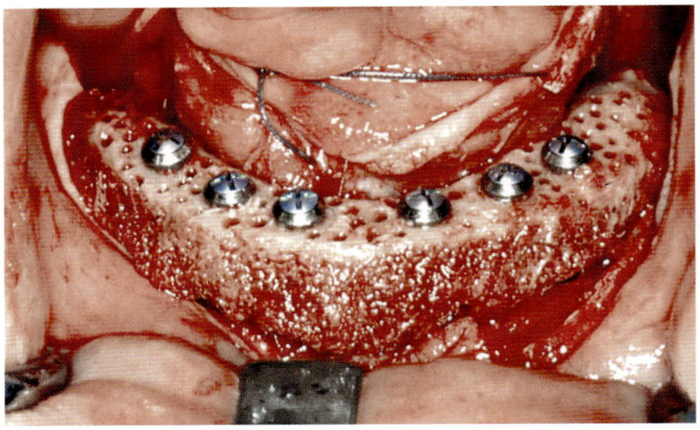

Abb. 3-16 Großer hufeisenförmiger monokortikaler Beckenspan zur Auflagerungsosteoplastik des atrophierten Unterkiefers, einzeitig direkt mit Zahnimplantaten versorgt.

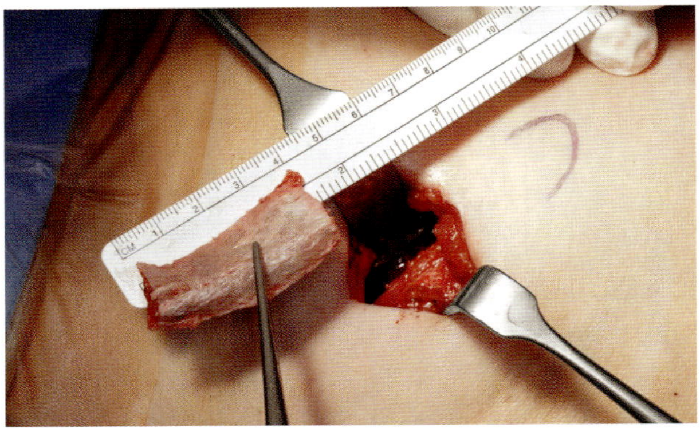

Abb. 3-17 Schonende Entnahme des Beckenknochens über 2,5 cm langen Hautschnitt medial der Crista iliaca. Vermeidung der Spina iliaca (Anzeichnung) mit Schonung des dort laufenden Nervus cutaneus femoris lateralis. Knochenentnahmen nur von der Innenseite und Schonung der äußeren Muskelansätze zur Schmerzvermeidung.

tiven im Tissue Engineering zu negativ bewertet worden. Das Tissue Engineering konnte aber die Erwartungen bislang nicht erfüllen, sodass immer noch der Beckenkamm Standard ist, wenn intraorale Transplantate oder Knochenersatzmaterialien nicht ausreichen. Die Studien mit hohen Entnahmemorbiditäten stammten großenteils aus der Orthopädie und Neurochirurgie. In diesen Fächern werden häufig sehr große Knochenmengen bikortikal mit entsprechenden Defekten entnommen (Abb. 3-16). Bei richtiger monokortikaler Entnahmetechnik kleinerer Mengen für die Implantologie von der Innenseite ist die Komplikationsrate sehr gering (Abb. 3-17). In einer randomisierten prospektiven Studie traten keine Komplikationen am Beckenkamm auf. Auf einer visuellen Analogskala (VAS 0-100) betrug der postoperative Schmerz 40 und ging innerhalb von 14 Tagen auf 4 zurück, bei gleichzeitig hoher Zufriedenheit der Pateinten von 93 Punkten auf der VAS[5]. Eine Vorstellung über das Maß der Belastung durch eine Beckenknochenentnahme für implantologische Zwecke vermittelt folgende Studie[24]. Nur bei 38 % der Patienten traten überhaupt Entnahmeschmerzen an der Hüfte auf, die nach durchschnittlich 18,1 Tagen verschwunden waren. Der stationäre Aufenthalt lag bei 4,3 Tagen, 20,2 Tage Krankschreibung wurden angeordnet bei 90,5 % Gesamtzufriedenheit der Patienten.

Auch die Resorptionsneigung, die dem Beckenknochen nachgesagt wurde, ist eine Frage der Operationstechnik, denn sichere Osteosynthese, Vermeidung von reinen Blockauflagerungen und ein gutes Timing der okklusalen Belastung durch Zähne oder Zahnimplantate verhindern Resorptionen. In einer großen Studie zu Blockauflagerungen im atrophierten interforaminären Unterkiefer betrug die Langzeitresorption bei 16 mm Aufbauhöhe nur 2 mm nach 10 Jahren, übrigens auch ein Beispiel für den knochenprotektiven Effekt von Zahnimplantaten[25].

Mikrochirurgisch anastomosierte Knochentransplantate

Der mikrochirurgisch anastomosierte, vaskularisierte Knochenspan (Fibula, Becken, Schulterblatt) ist eine gute Wahl bei großen Tumor- und Unfalldefekten. In der präprothetischen Chirurgie ist er eine seltene Ausnahmesituation und zum Beispiel schwersten Kieferatrophien nach Versagen anderer Verfahren vorbehalten (Abb. 3-18 und 3-19).

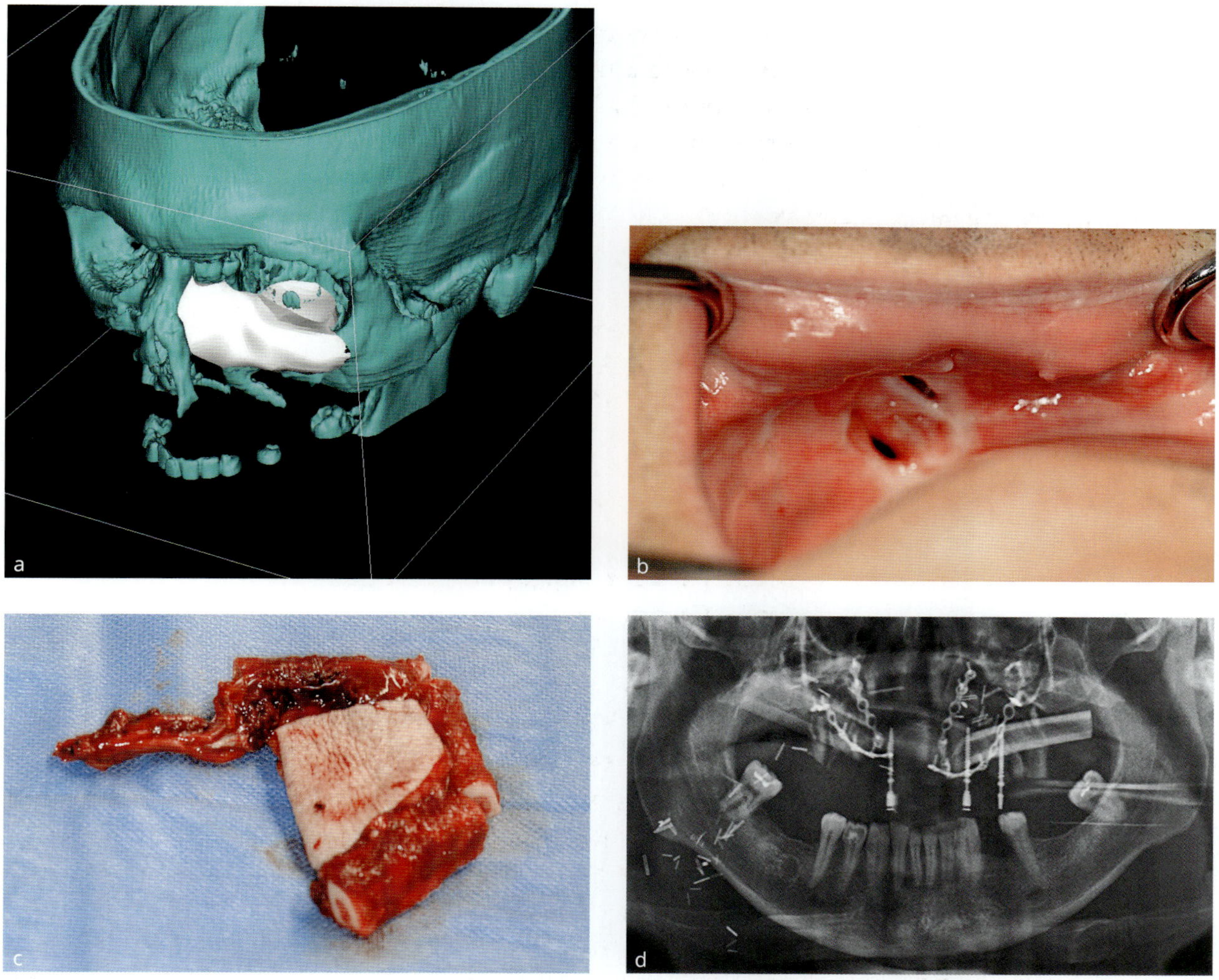

Abb. 3-18 **a.** Völliger Verlust des Oberkiefers nach Verletzung durch einen Vorschlaghammer bei einem 43-jährigen Pateinten. Hier Ersatz des Orbitabodens durch ein patientenindividuelles Keramikimplantat. **b.** Intraorale Ansicht des Oberkieferdefekts mit Fistel zur Nase. **c.** Formung eines neuen Oberkiefers durch zweimalige Osteotomie des Wadenbeins, dazwischen die Hautinsel der Fibula zum Ersatz des Gaumens. Oben der Gefäßstiel der Vena und Arteria peronea. **d.** Oberkieferrekonstruktion unter mikrochirurgischer Anastomosierung der Fibulagefäße mit der Arteria und Vena facialis.

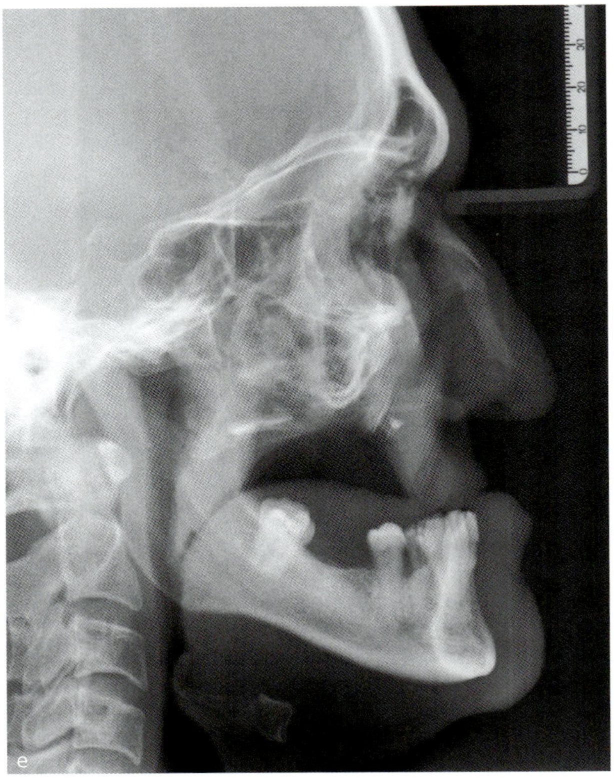
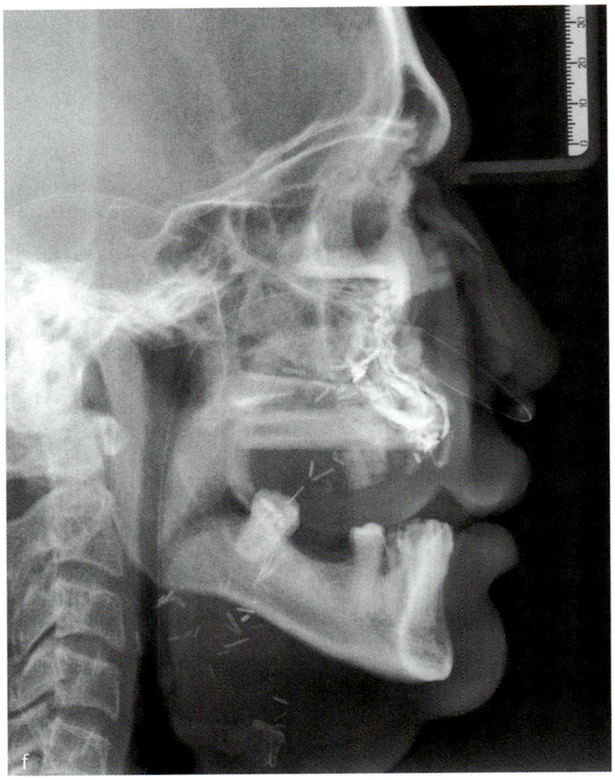
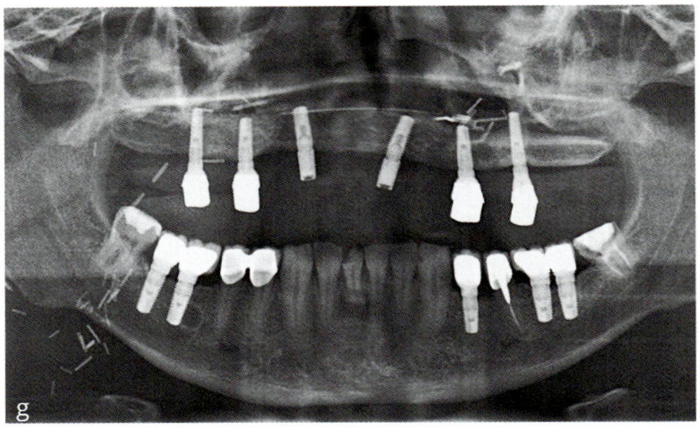
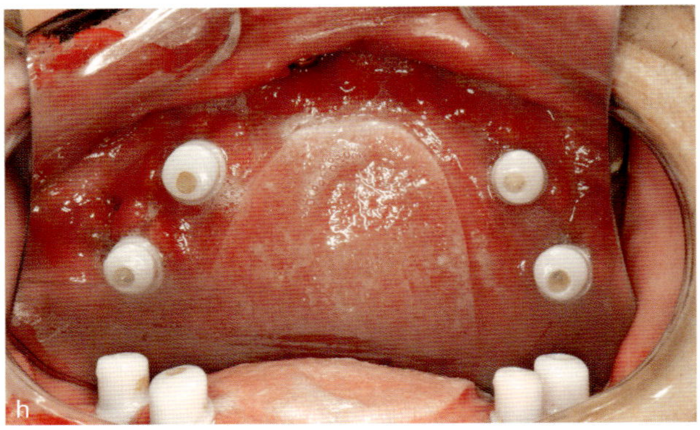
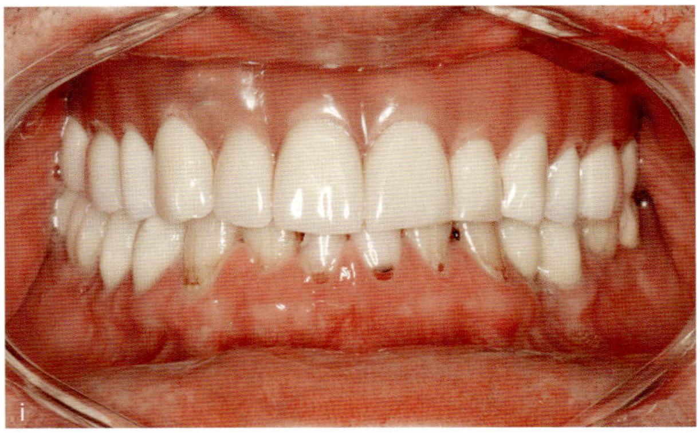

Abb. 3-18 **e.** Seitliches Fernröntgenbild vor Rekonstruktion mit Defekt. **f.** Seitliches Fernröntgenbild nach Rekonstruktion mit verbesserter Weichgewebeprojektion. **g.** Insertion von Zahnimplantaten in den Fibulaknochen. **h.** Zahnimplantate (Spiegelaufnahme) im rekonstruierten Oberkiefer. **i.** Prothetische Versorgung (Dr. Szyczewski, Poznan).

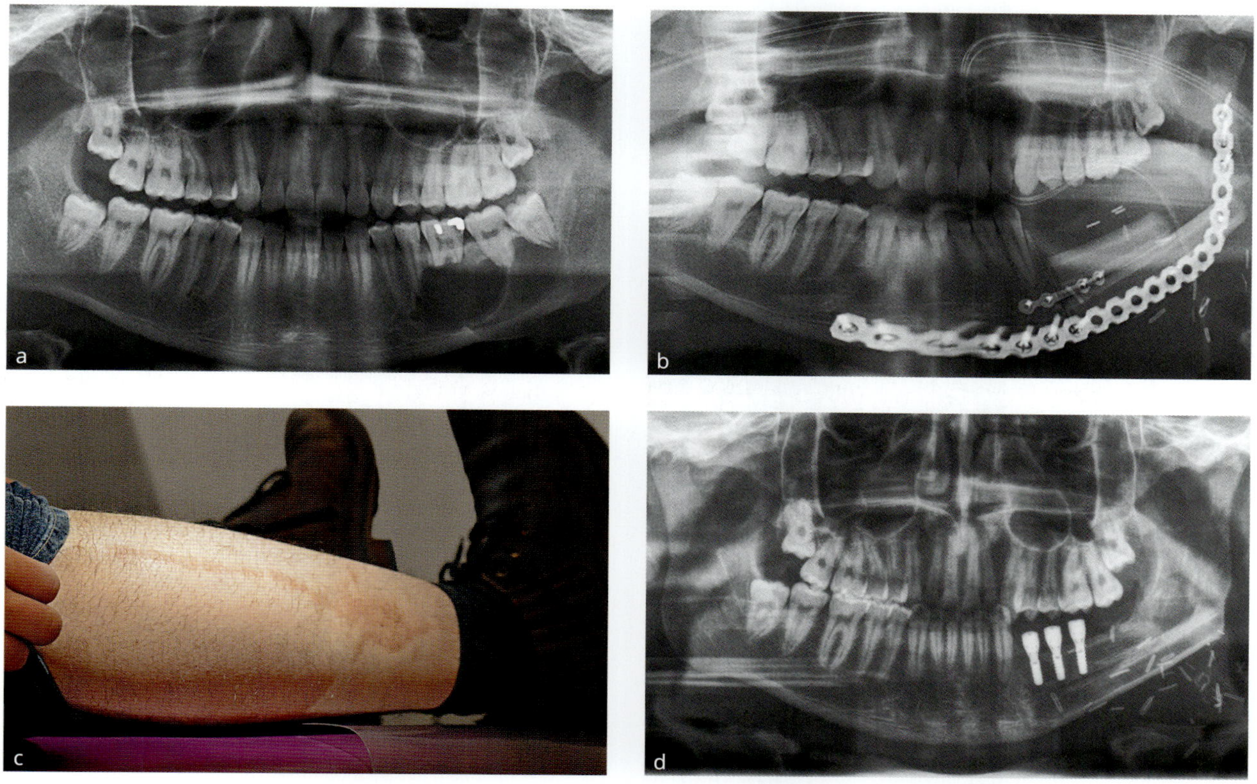

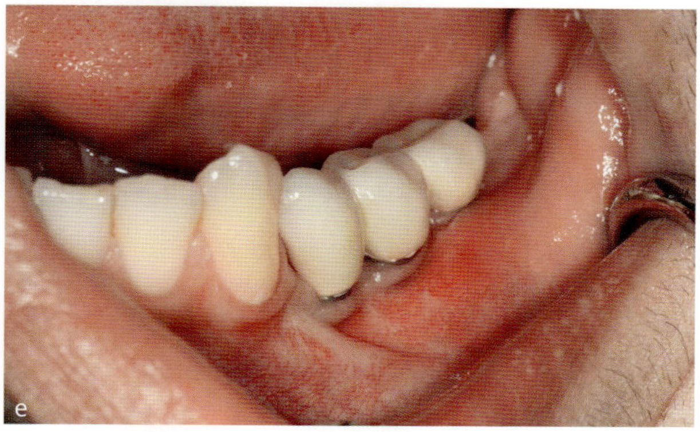

Abb. 3-19 **a.** Ameloblastom im linken Unterkiefer bei einem 24-jährigen Patienten. **b.** Kieferrekonstruktion durch doppelläufiges (double barrel) Fibulatransplantat, mikrochirurgisch anastomosiert. **c.** Abgeheilter Entnahmedefekt der Fibula ohne funktionelle Einschränkungen. **d.** Insertion von Zahnimplantaten in den Fibulaknochen. **e.** Prothetische Versorgung durch metallkeramische Einzelkronen mit Restitutio ad integrum.

3.5 Literatur

1 Springer IN, Terheyden H, Geiss S, Härle F, Hedderich J, Açil Y. Particulated bone grafts – effectiveness of bone cell supply. Clin Oral Implants Res 2004;15:205–212.

2 Miron RJ, Gruber R, Hedbom E, Saulacic N, Zhang Y, Sculean A, Bosshardt DD, Buser D. Impact of bone harvesting techniques on cell viability and the release of growth factors of autografts. Clin Implant Dent Relat Res 2013;15:481–489.

3 Kruyt MC, Delawi D, Habibovic P, Oner FC, van Blitterswijk CA, Dhert WJ. Relevance of bone graft viability in a goat transverse process model. J Orthop Res 2009;27:1055–1059.

4 Urist MR, Sato K, Brownell AG, Malinin TI, Lietze A, Huo YK, Prolo DJ, Oklund S, Finerman GA, DeLange RJ. Human bone morphogenetic protein (hBMP). Proc Soc Exp Biol Med 1983;173:194–199.

5 Putters TF, Wortmann DE, Schortinghuis J, van Minnen B, Boven GC, Vissink A, Raghoebar GM. Morbidity of anterior iliac crest and calvarial bone donor graft sites: a 1-year randomized controlled trial. Int J Oral Maxillofac Surg 2018;47:1474–1480.

6 Kim HJ, Buchowski JM, Zebala LP, Dickson DD, Koester L, Bridwell KH. RhBMP-2 is superior to iliac crest bone graft for long fusions to the sacrum in adult spinal deformity: 4- to 14-year follow-up. Spine (Phila Pa 1976) 2013;38:1209–1215.

7 Pekovits K, Wildburger A, Payer M, Hutter H, Jakse N, Dohr G. Evaluation of graft cell viability-efficacy of piezoelectric versus manual bone scraper technique. J Oral Maxillofac Surg 2012;70:154–162.

8 Sawada K, Fujioka-Kobayashi M, Kobayashi E, Schaller B, Miron RJ. Effects of Antiseptic Solutions Commonly Used in Dentistry on Bone Viability, Bone Morphology, and Release of Growth Factors. J Oral Maxillofac Surg 2016;74:247–254.

9 Sawada K, Nakahara K, Haga-Tsujimura M, Fujioka-Kobayashi M, Iizuka T, Miron RJ. Effect of Irrigation Time of Antiseptic Solutions on Bone Cell Viability and Growth Factor Release. J Craniofac Surg 2018;29:376–381.

10 Khoury F, Doliveux R. The Bone Core Technique for the Augmentation of Limited Bony Defects: Five-Year Prospective Study with a New Minimally Invasive Technique. Int J Periodontics Restorative Dent 2018;38:199–207.

11 Raghoebar GM, Meijndert L, Kalk WW, Vissink A. Morbidity of mandibular bone harvesting: a comparative study. Int J Oral Maxillofac Implants 2007;2:359–365.

12 Clavero J, Lundgren S. Ramus or chin grafts for maxillary sinus inlay and local onlay augmentation: comparison of donor site morbidity and complications. Clin Implant Dent Relat Res 2003;5:154–160.

13 Nóia CF, Rodríguez-Chessa JG, Ortega-Lopes R, Cabral-Andrade V, Barbeiro RH, Mazzonetto R. Prospective study of soft tissue contour changes following chin bone graft harvesting. Int J Oral Maxillofac Surg 2012;41:176–179.

14 Nóia CF, Ortega-Lopes R, Fernandes Moreira RW, Mazzonetto R. Prospective clinical assessment of pulp sensitivity after chin bone harvesting. Implant Dent 2013;22:199–202.

15 Vu DD, Brockhoff HC 2nd, Yates DM, Finn R, Phillips C. Course of the mandibular incisive canal and its impact on harvesting symphysis bone grafts. J Oral Maxillofac Surg 2015;73:258.e1–258.e12.

16 Nkenke E, Neukam FW. Autogenous bone harvesting and grafting in advanced jaw resorption: morbidity, resorption and implant survival. Eur J Oral Implantol 2014;7 Suppl 2:S203–S217.

17 Kamal M, Gremse F, Rosenhain S, Bartella AK, Hölzle F, Kessler P, Lethaus B. Comparison of Bone Grafts From Various Donor Sites in Human Bone Specimens. J Craniofac Surg 2018;29:1661–1665.

18 Raghoebar GM, Meijer HJA, van Minnen B, Vissink A. Immediate Reconstruction of Failed Implants in the Esthetic Zone Using a Flapless Technique and Autogenous Composite Tuberosity Graft. J Oral Maxillofac Surg 2018;76:528–533.

19 Sakkas A, Schramm A, Karsten W, Gellrich NC, Wilde F. A clinical study of the outcomes and complications associated with zygomatic buttress block bone graft for limited preimplant augmentation procedures. J Craniomaxillofac Surg 2016;44:249–256.

20 Mertens C, Decker C, Seeberger R, Hoffmann J, Sander A, Freier K. Early bone resorption after vertical bone augmentation--a comparison of calvarial and iliac grafts. Clin Oral Implants Res 2013;24:820–825.

21 Wortmann DE, Boven CG, Schortinghuis J, Vissink A, Raghoebar GM. Patients' appreciation of pre-implant augmentation of the severely resorbed maxilla with calvarial or anterior iliac crest bone: a randomized controlled trial. Int J Implant Dent 2019;5:36.

22 Kuik K, Putters TF, Schortinghuis J, van Minnen B, Vissink A, Raghoebar GM. Donor site morbidity of anterior iliac crest and calvarium bone grafts: A comparative case-control study. J Craniomaxillofac Surg 2016;44:364–368.

23 Huang YC, Chen CY, Lin KC, Renn JH, Tarng YW, Hsu CJ, Chang WN, Yang SW. Comparing morbidities of bone graft harvesting from the anterior iliac crest and proximal tibia: a retrospective study. J Orthop Surg Res 2018;13:115.

24 Gjerde CG, Shanbhag S, Neppelberg E, Mustafa K, Gjengedal H. Patient experience following iliac crest-derived alveolar bone grafting and implant placement. Int J Implant Dent 2020;6:4.

25 Boven GC, Meijer HJ, Vissink A, Raghoebar GM. Reconstruction of the extremely atrophied mandible with iliac crest onlay grafts followed by two endosteal implants: a retrospective study with long-term follow-up. Int J Oral Maxillofac Surg 2014;43:626–632.

4 Materialien zur Augmentationschirurgie

Die erste erfolgreiche Kranioplastik am Menschen durch ein Stück Hundeknochen wurde durch van Meekeren 1668 bei einem verletzten Soldaten publiziert[1]. Transplantationen von Knochen und Weichteilen haben damit eine über dreihundert Jahre alte Geschichte, wobei schon von Anfang an Fremdmaterialien von anderen Menschen, Tieren oder künstliche Materialien eingesetzt wurden, um das Entnahmetrauma zu reduzieren. Das Entnahmetrauma hängt stark von der benötigten Menge ab, wobei in der Zahnheilkunde meistens nur kleine Volumina gebraucht werden, verglichen mit den meisten Indikationen in der orthopädischen Chirurgie. Man ist daher in der Zahnheilkunde nicht gezwungen, Risiken mit Fremdmaterialien einzugehen[2].

4.1 Eigenschaften von Fremdmaterialien

Fremdmaterialien sollten zunächst einmal biokompatibel sein, das heißt, keine schädlichen chemischen Reaktionen mit Körpermolekülen eingehen, z. B. einen neutralen pH-Wert haben, und nicht in erheblichem Ausmaß korrodieren. Weiterhin ist je nach Indikation eine Steuerbarkeit des Abbaus und Umbaus im Körper wichtig, der durch Löslichkeit in Wasser, chemisch z. B. hydrolytisch oder enzymatisch und zellulär vorkommen kann.

Man teilt nach immunologischen Gesichtspunkten Biomaterialien in autologe (vom Patienten selber, isogene (von eineiigen Zwillingen), allogene (von anderen Menschen), xenogene (von anderen Organismen) oder alloplastische (technisch hergestellt).

Chemie und pH-Wert

Manche Materialien, wie z. B. Biogläser, setzen OH^--Ionen frei und erzeugen einen stark alkalischen pH-Wert[3]. Andere Materialien, wie z. B. Polylactide (Polymilchsäure), die in manchen Barrieremembranen, resorbierbaren Folien oder als Kleber in Knochenersatzmaterialien enthalten sind, hydrolysieren im Körper spontan und setzen Milchsäure frei. Säuren gehören zum proinflammatorischen Gewebemilieu und lösen eher Knochenresorption als -regeneration aus. Magnesiumprodukte korrodieren im Körper und bilden Wasserstoffgasblasen im Gewebe. Selbst gewebestabile und normalerweise korrosionsfeste Materialien wie Titan können in der Mikroumgebung von Körperzellen oder Bakterien durch Säureeinfluss korrodieren[4], was man als Biokorrosion bezeichnet. Im noch kleineren Maßstab können Biomoleküle wie Albumin unter dem Molekülkörper eine korrosive Nanoumgebung erzeugen[5].

Grenzflächenbildung

Feste Fremdmaterialien, die nicht wasserlöslich sind, bilden dauerhafte Grenzflächen im Körper. Dies ist bei metallischen Implantaten wie z. B. Hüftgelenkprothesen ein Problem, die häufig eine beschränkte Lebensdauer haben und sich lockern können, weil sich eine Weichgewebeschicht zwischen Knochen und Metall entwickelt. Grenzflächen sind zudem immer anfällig für Biofilmbildung durch Bakterien, wenn sie in der Nähe der Oberflächen liegen, denn Fremdmaterialien haben keine eigene Abwehr. Ein Beispiel sind Teflonmembranen zur gesteuerten Knochenregeneration (Guided Bone Regeneration, GBR), die zur Dehiszenz beziehungsweise zur Extrusion neigen.

Partikelbedingte sterile Entzündungen

Anorganische Partikel von Schmutz oder Geweberesten werden im Körper von patrouillierenden Makrophagen durch Phagozytose aufgenommen und intrazellulär verdaut. Diese Zellen transportieren das Material ab, zerlegen es in den Lysosomen in kleinere Moleküle, wandern in die Lymphknoten und präsentieren es im Lymphknoten dendritischen Zellen, die gegebenenfalls eine Immunreaktion vorbereiten. Nichtverdaubare Metallpartikel wandern mit den Makrophagen durch den ganzen Körper. Zum Beispiel hat man Titanpartikel nach einer experimentellen Implantatversorgung des Kiefers in der Leber gefunden[6]. Bei diesen nicht intrazellulär verdaubaren Substanzen spielt die Partikelgröße eine wichtige Rolle.

Größere Partikel sind gar nicht transportfähig und werden an Ort und Stellen verkapselt. Dagegen können sehr kleine Nanopartikel zum Teil schrankenlos Zell- und Zellkernmembranen passieren und Veränderungen im Zellkern bewirken. Daher ist bei Anwendung von Nanomaterialien in Wunden und Defekten grundsätzlich Vorsicht geboten[7]. Problematisch sind mittelgroße Partikel, wenn sie weder Verkapselung noch Abtransport, sondern eine frustrane Phagozytose auslösen. Wenn der Makrophage es nicht schafft, das Partikel zu internalisieren[8], kann er eine sterile Entzündung auslösen. Asbest ist beispielsweise nicht aufgrund der Chemie, sondern aufgrund der Größe der Partikel gefährlich, weil die partikelbedingte Entzündung eine Lungenfibrose und am Ende sogar Tumoren in der Lunge fördern kann. Ersatzmaterialien, die in größeren Mengen nicht resorbierbare Partikel kritischer Größe enthalten oder erzeugen, sind abzulehnen.

Antigenstrukturen durch Proteine

Der Organismus unterscheidet Fremd von Eigen anhand von Antigenen, die an Rezeptoren der Immunzellen binden. Vollwertige Antigene sind an Strukturen von Proteinen und anderer organischer Moleküle gebunden. Fremdmaterialien, die organische Materialien enthalten, sind daher als Transplantate zum Gewebeaufbau mit erhöhter Vorsicht zu betrachten. So wurde z. B. bekannt, dass ein equines Knochenersatzmaterial (aus Pferden) eine hohe Komplikationsrate auslöste, weil man den Knochen nicht enteiweißt hatte, um die Sprödigkeit des Materials zu mindern bzw. die mechanischen Eigenschaften zu verbessern[9]. Kollagen ist der Hauptbestandteil von eiweißhaltigen Knochen- und Weichgewebeersatzmaterialien. Die Aminosäuresequenz des Kollagens ist artspezifisch und unterscheidet sich bei Schweinen (porcines Material), Rindern (bovines Material), Pferden (equines Material) vom Menschen[10]. Unser Immunsystem reagiert auf Moleküle, die sich nicht in der Neugeborenenphase, als sich die Immuntoleranz entwickelte, im Körper befanden. Insofern wundert es, dass angesichts des massenweisen Einsatzes von proteinhaltigen Fremdmaterialien klinisch nicht mehr passiert.

Antigenwirkung durch Haptene

Kleine organische Moleküle oder bestimmte Metallionen (z. B. Nickelionen) können alleine kein vollwertiges Antigen zur Auslösung einer Fremderkennung bilden. Sie können aber die Tertiärstruktur von

Körperproteinen so verändern, dass diese vom Immunsystem als fremd interpretiert werden. Solche Stoffe werden als Haptene oder Halbantigene bezeichnet. Knochen- und Weichgewebeersatzmaterialien sollten also keine haptenwirksamen organischen Moleküle (z. B. Kunststoffmonomere) und Metallionen ins Gewebe abgeben.

Zellgebundene Transplantations-antigene (MHC, HLA)

Höhere Organismen mussten sich Zeit ihrer Evolution gegen Parasiten und Tumoren wehren. Eine fremde oder entartete Zelle wird anhand fremder Antigene auf der Oberfläche erkannt, die von speziellen Proteinen präsentiert werden, die spezifisch für einen Menschen sind. Diese werden beim Menschen HLA (humane Leukoyzten Antigene) und generell MHC (Major Histocompatibiliy Complex) genannt. MHC 1 präsentiert dem Immunsystem intrazelluläre Antigene und wird von allen Körperzellen außer Erythrozyten genutzt. MHC 2 präsentiert extrazelluläre Antigene und wird nur von bestimmten Zellen, z. B. von dendritischen Zellen des Immunsystems gebildet. Eine fremde allogene Zelle (von einem anderen Menschen) wird als fremd erkannt, wenn sie fremde MHC-Proteine trägt, auch wenn sie auf Proteinebene gleiche Aminosäuresequenzen hat. Dieser Fremderkennungsweg führt zur Organabstoßung bei Organtransplantationen und ist verantwortlich für die notwendige immunsuppressive Medikation dieser Patienten. Aus diesem Grund versuchen die Hersteller von allogenen Knochenersatzmaterialien, die zelluläre Antigenität ihrer Produkte durch Reinigungsprozesse zu mindern, aber bei blockförmigen Materialien gelingt das nicht vollständig, weil restliche Zellen des fremden Menschen in den Markräumen und Osteozytenhöhlen verbleiben. Auch Hersteller von allogenen Weichgewebeersatzmaterialien (z. B. Acellular Dermal Matrix) versuchen, die zellgebundene Antigenität aus ihren Materialien zu verbannen[11].

4.2 Knochenersatzmaterialien

Bestimmte Biomaterialien können das autologe Knochentransplantat ersetzen und reizlos vom Knochen inkorporiert werden und damit als passive Defektfüller oder aktive Knochenaugmentationsmaterialien fungieren. In geeigneten Fällen von gut heilenden Knochendefektarten erspart die Verwendung von Knochenersatzmaterialien dem Patienten die autologe Knochenspende oder reduziert den Bedarf an autologen oder anderen Knochentransplantaten. Die Beimengung von Knochenersatzmaterial kann die manchmal auftretende unkontrollierte Resorption autologer Transplantate verlangsamen und deren Entnahmemenge reduzieren. Osteoblasten aus der Markhöhle des Lagerknochens wachsen appositionell entlang der Oberflächen der Knochenersatzmaterialien (künstliche Extrazellulärmatrix) in den Defekt ein. Dieser Vorgang wird als Osteokonduktion bezeichnet.

Knochenersatzmaterialien sind in der Regel passive Füller. Die schrittweise appositionelle Besiedlung des Knochenersatzmaterials mit Knochenzellen (Osteokonduktion) benötigt je nach Regenerationsvolumen viele Monate.

Mikro- und Nanoporosität

Erfolgreiche Knochenersatzmaterialien weisen eine Mikro- und Makroporosität und manchmal auch Nanoporosität auf. Die Mikro- und Nanoporosität erleichtert die Anlagerung von Matrixproteinen wie Fibronektin aus der Empfängerwunde, die wiederum als Vermittlungsschicht zu den Knochenzellen dienen.

Makroporosität, interkonnektierend

Eine Makroporosität eines Knochenersatzmaterials von etwa 200–600 µm[12] ist erforderlich, um den Blutgefäßen ein Durchwachsen durch ein Augmentatvolumen zu ermöglichen, sodass auch in der Mitte eines großvolumigen Defekts noch die notwendige Sauerstoffversorgung erreicht wird. Die Poren dürfen aber auch nicht zu groß sein, eher 200–300 µm[13], ansonsten bildet sich kein Knochen an den Oberflächen des Knochenersatzmaterials. Als Vorbild kann das Osteon

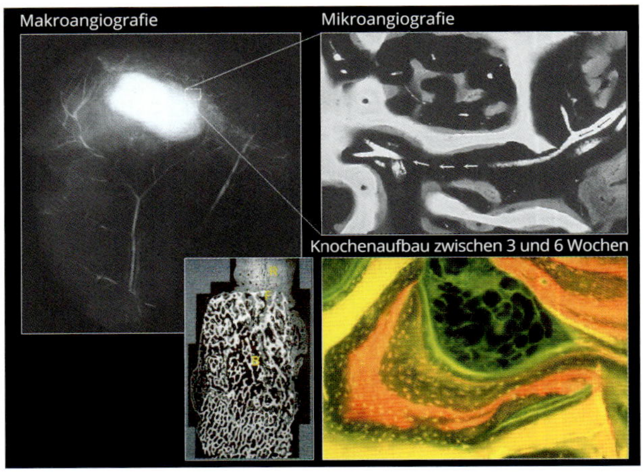

Abb. 4-1 Osteoinduktion. In einen Muskel wurde ein Gerüstmaterial (Bio-Oss®-Block) und rhBMP-7 implantiert. Die Makroangiografie mit Bariumkontrast zeigt links den Anschluss des Transplantats an die Blutversorgung. Die Mikroangiografie oben rechts zeigt bei 50-facher Vergrößerung ein neugebildetes Blutgefäß, das im Längsschnitt von links in den Block eintritt und viele Gefäßquerschnitte (weiß). Auffällig ist, dass neugebildeter Knochen immer in konstantem Abstand zu den Gefäßen und nur in Nachbarschaft zu einem Gefäß auftritt. Das Bild unten rechts zeigt die schichtweise Anlagerung des neuen Knochens an eine Knochenersatzmaterialoberfläche innerhalb von 6 Wochen (polychrome Sequenzmarkierung, Schwein, MKG-Labor, Universität Kiel).

von 200 µm Durchmesser dienen, dessen Kanal ausgehend vom zentralen Blutgefäß zum Zeitpunkt seiner Bildung kreisrund durch Knochen ausgekleidet wurde. Viel weiter als 100 µm vom Blutgefäß entfernt kann keine sauerstoffabhängige Körperzelle wie die Osteoblasten existieren[14]. Die Geweberegeneration, insbesondere die Knochenregeneration, ist stets angiogen. Das bedeutet, dass der Knochenbildung zunächst die Neubildung von Blutgefäßen im Defekt vorausgeht (Abb. 4-1). Um das Einwachsen von Blutgefäßen zuzulassen, sollte ein Knochenersatzmaterial zusätzlich zu den oben genannten Eigenschaften eine interkonnektierende Porosität aufweisen, damit Blutgefäße nicht nur hinein, sondern als Venen auch hinausfinden. Sonst entsteht kein Blutdurchfluss. Die Forderung der interkonnektierenden Porosität wird durch Materialien aus natürlicher Herkunft (Tiere, Algen, Korallen) erfüllt, während diese technisch nur sehr schwierig herzustellen ist. Wenn ein Material sich bereits im spongiösen Knochen eines Tieres bewährt hat, dann kann man davon ausgehen, dass es als proteinfreies Mineralgerüst eine für die Blutgefäße günstige Makroporosität hat.

Abbaubarkeit

Weiterhin soll ein Knochenersatzmaterial chemisch möglichst inert sein und einen leicht basischen pH-Wert in Lösung erzeugen (Blut = pH 7,4). Je nach Indikation ist eine Resorption innerhalb von Monaten durch spontane Löslichkeit (Tricalciumphosphate, TCP) oder ein ausschließlicher zellulärer Abbau durch Säure (Hydroxylapatite, HA) mit entsprechend langer Standzeit vorteilhaft. Es gibt auch Kombinationen von TCP und HA (biphasische KEM). Laut DGI-Leitlinie (Deutsche Gesellschaft für Implantologie e. V.), aufrufbar über die AWMF (Arbeitsgemeinschaft wissenschaftlich medizinischer Fachgesellschaften, https://www.awmf.org/leitlinien/detail/ll/083-009.html), soll ein Knochenersatzmaterial langfristig vom Körper abgebaut werden können, sodass Titanmetallpartikel und nicht abbaubare Polymere als Biomaterial in der Implantologie wenig geeignet erscheinen. Für nicht wasser- oder säurelösliche Materialien hat der Körper in der Regel keinen Abbaumechnismus und kennt nur die Einkapselung als Fremdkörper. Man denke nur einmal daran, wenn bei einer periimplantären Entzündung diese verkapselten Materialien in der Nähe von Zahnimplanaten erneut Kontakt zu den Mundbakterien bekommen und sich infizieren.

4.3 Dentin als Knochenersatzmaterial

Dentin hat zwar eine andere Struktur als Knochen, aber eine sehr ähnliche molekulare Zusammensetzung. Es enthält ebenfalls Bone Morphogenetic Proteins in der Dentinmatrix gespeichert. Es wundert also nicht, dass Dentin zum Knochenaufbau eingesetzt werden kann. Die Beobachtung geht bereits auf den Norweger Gisle Bang zurück, der die ektope Osteoinduktion im Muskel von Meerschweinchen durch demineralisierte allogene Dentinchips in einem kontrollierten Experiment 1972 publizierte[15].

In Korea wurde die Methode der Nutzung zermahlener allogener Weisheitszähne zum kommerziellen Produkt weiterentwickelt und 1999 publiziert[16]. Eine erste klinische Studie an 37 Pateinten im Vergleich zu einem alloplastischen Material wurde 2014 aus Korea publiziert[17], gefolgt 2017 von einer prospektiven randomiserten Studie zur Ridge Preservation mit autologen demineralisierten Dentinchips in Vergleich zu xenogenem Knochenmineral[18].

2009 ist durch Lars Andersson aus Malmö die erste Studie zur Verwendung humaner Zähne als Blocktransplantate in Knochendefekten belegt[19]. In Deutschland haben sich Frank Schwarz und Mitarbeiter des Themas angenommen und bereits eine prospektive kontrollierte Studie zu Zahn-Blocktransplantaten im Vergleich zu Knochenblocktransplantaten zur Kieferkammaugmentation publiziert[20].

Beide Methoden, das Zermahlen der Zähne und die Verwendung als Blocktransplantate, sind noch im klinischen experimentellen Stadium, schwere Komplikationen wurden bisher nicht publiziert.

4.4 Knochenprodukte: allogene und xenogene Knochentransplantate

Aus Menschen- (allogen) oder Tierknochen (xenogen) können Produkte zur Knochenregeneration hergestellt werden. Abstoßungen von menschlichen Allografts können aufgrund der zellgebundenen MHC-(Major Histocompatibility Complex-)Antigene eintreten, die beim Menschen auch HLA-Antigene (Human Leucocyte Antigens) genannt werden und allgemein als Transplantationsantigene bezeichnet werden. Abstoßungen von Tierprodukten können sowohl auf den zellgebundenen MHC-Antigenen und zusätzlich auf der Antigenität der Fremdproteine beruhen.

Der Vorteil von Allo- und Xenotransplantaten in der Implantatchirurgie liegt in der Vermeidung einer Knochenentnahmeoperation, sodass der Patient keine Donormorbidität einer Knochenentnahme ertragen muss und dass auch solche Operateure komplexe Fälle behandeln können, die keine Möglichkeit zu einer Beckenknochenentnahme haben. Das geht soweit, dass man sogar mithilfe individueller CT-Daten durch CAD/CAM vorgefertigte, individuell auf den Patientendefekt zugeschnittene, allogene Blocktransplantate ordern kann.

Es gibt allerdings einige Hinweise auf Einheilungsstörungen von Allograft-Blöcken. Eine Studie aus Deutschland zu Onlay-Allograft-Blöcken wurde vorzeitig abgebrochen, weil in über 80 % der Fälle Komplikationen bei der Einheilung auftraten[21]. Eine aktuelle Studie aus Israel zu Allo-Blockauflagerungen zeigte in 80 % der Fälle Dehiszenzen und 25 % Block-Expositionen und Infektionen, die chirurgisch und mit Langzeitantibiosen kuriert werden mussten, traten in 21 % der Fälle auf[22].

Allografts werden in den USA häufiger als mineralische Knochenersatzmaterialien verwendet, hauptsächlich in der Form des DFDBA (Demineralized freeze dried bone allograft). Hier dient die Gefriertrocknung der Haltbarmachung und die Teilentkalkung dem Aufschließen der Matrix, damit die BMPs in der Wundheilung leichter verfügbar werden. Im direkten Vergleich schnitt in verschiedenen Studien zur Augmentation das Allograft schlechter ab als der autologe Knochen. Im direkten Vergleich einer Blockauflagerung am Menschen fanden z. B. Spin-Neto und Mitarbeiter[23] (2014) 27,6 % vitalen Knochen für das Autograft versus 8,6 % für das Allograft. Bei der Sinusbodenaugmentation lag in einer humanen Studie das Allograft in der bioptischen Knochendichte nach 5 Monaten etwa auf der Hälfte zwischen autologem Knochen und Knochenersatzmaterial[24].

Mikrobiologische Dekontamination

Leichen- und Tierprodukte müssen vor dem Verkauf keimfrei und haltbar gemacht werden, was mit dem Wunsch nach Erhaltung der Aktivität der BMPs konkurriert. Die bakterielle Kontamination von Kadaverspenden sollte nicht unterschätzt werden. Bevor J. Choukroun mit dem Thema L-PRF berühmt wurde, war er für seine Beobachtungen der gasbildenden Infektionen bei Sinuslifts mit Allograft bekannt[25], weil sporenbildende Keime den Desinfektionsprozess des Knochentransplantats überstanden hatten. Eine retrospektive Studie zeigte 60 % Infek-

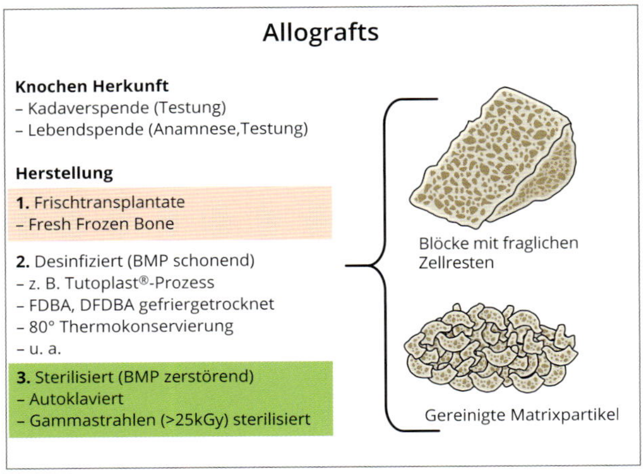

Abb. 4-2 Aufbereitungsstufen humaner Knochenallografts.

tionen im Heilungsverlauf nach Allograft-Transplantation in orthopädischen Indikationen, die mit antibiotischer Behandlung zu 92 % folgenlos abheilten[26]. In einer aktuellen Studie waren z. B. 51 % der Allografts von Kadaverspendern mit Klebsiellen kontaminiert[27].

Aufbereitung von humanen Allografts

Im Proteinbestand des Knochens sind neben dem Kollagen auch Wachstumsfaktoren und Bone Morphogenetic Proteins (BMP) enthalten. Die Kunst der industriellen Aufbereitung von Allografts ist, die antigenen Proteine und Zellbestandteile zu entfernen und gleichzeitig die gewünschten BMP-Proteine zu erhalten (Abb. 4-2). Im Knochen ist das Mineralgerüst enthalten, das durch Entfernen sämtlicher Proteine rein dargestellt und therapeutisch verwendet werden kann. Solche Transplantate sollten aber nicht als osteoinduktiv dargestellt werden. Allogene (humane) Knochenprodukte können in drei Klassen entsprechend ihrer Aufbereitung eingeteilt werden:

I. Frische gefrorene humane Knochentransplantate; durch BMP osteoinduktiv, MHC-Antigenität, Möglichkeit der Krankheitsübertragung vom Spender gegeben, nur lokale Knochenbanken an Krankenhäusern.
II. Schonend desinfizierte humane Transplantate; durch BMP osteoinduktiv, eingeschränkte MHC-Antigenität, statistisch geringes Krankheitsübertragungsrisiko, haltbares kommerziell verfügbares Industrieprodukt.
III. Sterilisierte humane Transplantate; nur osteokonduktiv, keine aktiven BMPs aber Kollagenproteine erhalten, dadurch nicht osteoinduktiv, verschraubbar, haltbares Industrieprodukt.

Frische gefrorene Allo- oder Xenotransplantate (Fresh frozen bone) der Klasse I. sind wegen ihrer Immunogenität, der Gefahr von Krankheitsübertragung und der fehlenden Sterilität (Bakterien von Verstorbenen) in der Indikationsgruppe der Zahnheilkunde kritisch zu sehen (Abb. 4-3). Die meisten dokumentierten Fälle von HIV- und Hepatitisübertragung auf Empfänger durch Knochentransplantate fallen in diese Kategorie[28]. In einer prospektiven Studie zur Auflagerungsosteoplastik des Oberkiefers traten mit Fresh frozen bone in 68 % der Patienten Wunddehiszenzen und Verluste auf[29], wahrscheinlich aufgrund der Antigenität.

Blockförmige versus partikukläre humane Allografts

Es sollte zwischen Blocktransplantaten und partikulären Transplantaten unterschieden werden. Bei Blocktransplantaten ist es nicht möglich, die Zellen des Spenders vollständig zu entfernen, sodass eine Restantigenität des MHC-Systems verbleibt. Bei partikulären Transplantaten ist die Entfernung von Zellen und der MHC-Antigenität laut einer aktuellen Studie technisch möglich[30]. Allerdings war eines der getesteten partikulären Allograftprodukte von verschiedenen Spenderkollektiven gepoolt. Anders als Block-Allotransplantate verliert man bei diesen Produkten im Problemfall die Rückführbarkeit auf einen einzelnen Körperspender.

Lebend-, Multiorgan- und Leichenspender für humane Allografts

Zudem kann nach der Quelle der allogenen Knochentransplantate zwischen Lebendspendern und Kadaverspendern unterschieden werden. Lebendspender kommen aus Krankenhäusern, die resezierte Hüftköpfe

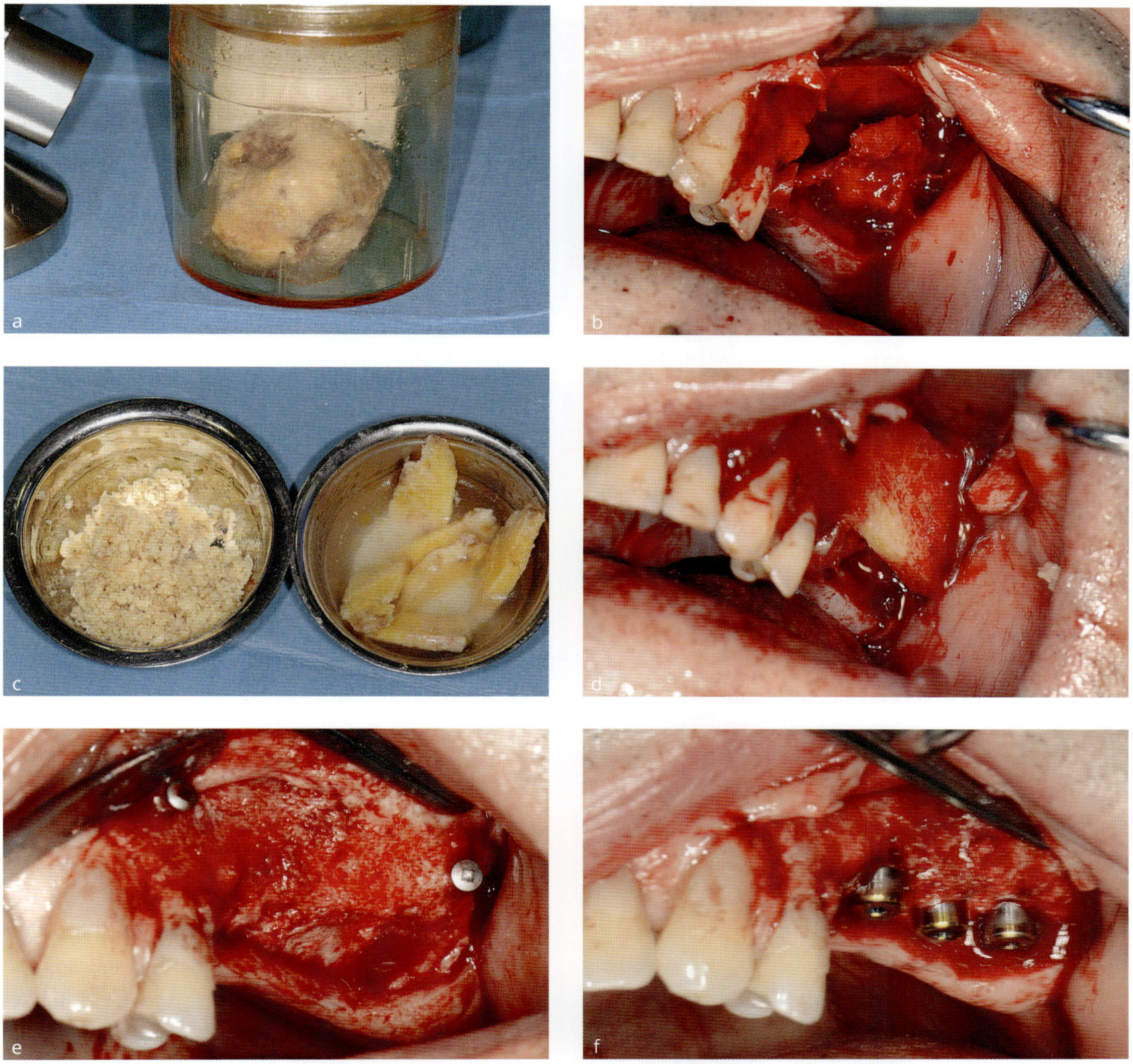

Abb. 4-3 Transplantation von kryokonserviertem autologem Knochen. **a.** Hüftkopf, gewonnen anlässlich einer Gelenkprothesenoperation, über 2 Jahre kältekonserviert. **b.** Sinusbodendefekt und laterales Kammdefizit. **c.** Aus dem Hüftkopf herausgetrenntes Spongiosa- und Blockmaterial. **d.** Sinuslift und Anlagerungsosteoplastik. **e.** Osteosynthese des Blockmaterials. **f.** Vier Monate später Implantatinsertion in das erfolgreich eingeheilte Knochentransplantat.

anlässlich der Insertion von Hüftgelenkprothesen abgeben. Lebendspender haben den theoretischen Vorteil, dass man das Fenster zwischen Virusinfektion (z. B. HIV) und Serokonversion durch Nachtesten 6 Wochen nach der Knochenspende ausschließen kann. Multiorganspender sind Patienten, die innerhalb des Organtransplantationsprogramms in Krankenhäusern unter Sterilbedingungen explantiert werden und multipel getestet sind. Leichenspender kommen auch aus fernen Ländern. Inwieweit diese Spender getestet sind, sollte man mit dem Anbieter dieser Produkte klären. Von der MHH Hannover wurde 1996 berichtet, dass sich bei 4 von 12 Patienten, die mit Frischknochentransplantaten von einem HIV-positiven Multiorganspender behandelt worden waren, eine HIV-Infektion etablieren konnte[31]. Der Fall lag damals noch weiter zurück in einer Zeit, als noch nicht routinemäßig auf HIV getestet werden konnte.

Aufbereitung von tierischen Xenografts

Xenogene Knochenprodukte sind in folgenden Aufbereitungsstufen kommerziell verfügbar:

I. Schonend desinfizierte tierische Transplantate; durch BMP osteoinduktiv, Protein-Antigenität, HLA-Antigenität, Krankheitsübertragungsrisiko vom Tier, haltbares kommerziell verfügbares Industrieprodukt.

II. Sterilisierte tierische Transplantate nicht osteoinduktiv – keine aktiven BMP; Protein-Antigenität, eingeschränkte HLA-Antigenität, Krankheitsübertragungsrisiko vom Tier unwahrscheinlich, haltbares kommerziell verfügbares Industrieprodukt.

III. Eiweißfreie tierische Transplantate; spröde und nicht verschraubbar, haltbares Industrieprodukt, osteokonduktiv, keine Antigenität und Krankheitsübertragung.

Tierprodukte der Klassen I. und II. sind fragwürdig, weil sie Immunreaktionen durch das Fremdeiweiß auslösen können. Beispielsweise wurde ein equines Blockmaterial, das zwar durch den Kollagengehalt sehr bequem mit Schrauben verarbeitbar war, wegen der Antigenität und hohen Raten von Wundheilungsstörungen wieder vom Markt zurückgezogen. Es waren in einer prospektiven humanen Studie bei einem Drittel der Patienten Wunddehiszenzen und bei einem weiteren Drittel Implantatverluste beobachtet worden[32]. Eine Antigenität kommt grundsätzlich bei allen eiweißhaltigen Tierprodukten vor und ist nicht an Zellen gebunden, sondern an artspezifische Aminosäuresequenzen, z. B. von Kollagen. Bei geringen artspezifischen Unterschieden der Proteinstruktur kann diese aber klinisch inapparent bleiben.

Enteiweißte xenogene Knochenspäne

In den sechziger bis neunziger Jahren war weltweit der Kieler Knochenspan als „Kiel Graft" bekannt. Es war das erste industriell hergestellte Knochenersatzmaterial, das von der Firma Braun (Melsungen) hergestellt und vertrieben wurde[33]. Durch R. Maatz und A. Bauermeister wurde in den fünfziger Jahren an der Universität Kiel ein Verfahren entwickelt, die Proteine aus Kälberspongiosa zu entfernen und dem Material dadurch die Antigenität zu nehmen[34]. Tatsächlich war jedoch in dem Spanmaterial das Gerüstkollagen noch vorhanden, was dem Kieler Knochenspan zwar eine gewisse Festigkeit verlieh, aber nach experimentellen Untersuchungen doch erhebliche immunologische Fremdkörperreaktionen auslöste. Das war wahrscheinlich die Ursache dafür, dass der „Kieler Knochenspan" relativ selten eingesetzt wurde und in vielen Ländern autologes Knochenmaterial bevorzugt wird[33]. Das Material sah aus wie sein Marktnachfolger Bio-Oss® (Geistlich, Luzern, Schweiz), bei dem es erstmals in Zusammenarbeit mit P.J. Boyne von der Universität Loma Linda, Kalifornien, gelungen war, das Protein restlos zu entfernen. Das genaue Aufbereitungsverfahren ist bis heute ein Firmengeheimnis.

Einen alternativen erfolgreichen Weg zum Knochenersatz hat dann J.F. Osborn 1980 mit synthetisch hergestelltem Hydoxylapatit beschritten[35].

Das Problem der HLA-Sensibilisierung durch zellhaltige humane Allografts

Durch HLA-Antigene von Zelloberflächen aus Knochenallografts, Weichgewebeersatzmaterialien und Blutplättchentransfusionen kann eine HLA-Sensibiliserung ausgelöst werden, wie z. B. eine kleine Fallserie an 6 Patienten aus Brasilien mit einem in Europa und in Deutschland nicht zugelassenen Allograft bei Sinuslifts zeigte[36]. Eine Metaanalyse fand bei 48 % der Patienten eine HLA-Sensibilisierung nach Knochenallografts[37].

Diese HLA-Sensibilisierung wird spätestens dann problematisch, wenn später im Leben ein Spenderorgan benötigt wird. Es ist allerdings noch unklar, ob dies auch für die recht kleinen Antigenmengen in der Zahnheilkunde gilt. Aus diesem Grund versuchen die Hersteller von allogenen Knochenersatzmaterialien, den zellgebundenen Antigengehalt ihrer Produkte durch Reinigungsprozesse zu mindern. Bei blockförmigen Knochenstücken gelingt das aber nicht vollständig, weil restliche Zellen des fremden Menschen in den Markräumen und Osteozytenhöhlen verbleiben. Der Gehalt an humanen MHC-1-Antigenen (ELISA) betrug laut einer vergleichenden Studie[38] zu kommerziell verfügbaren Allografts 0,037–0,04 ng pro mg Knochenmasse, im Vergleich 0,084 ng im autologen Knochen, und null in proteinfreien xenogenen Materialien. MHC 1 wird von fast allen kernhaltigen Zellen exprimiert. MHC-2-Moleküle (ELISA), die normalerweise nur von dendritischen Zellen exprimiert werden, wurden erwartungsgemäß nur in geringer Konzentration von 0,004 ng pro mg Knochenmasse im Allograft Osteograft, 0,189 ng pro mg Knochenmasse im Autograft und Null µg jeweils im Allograft Caput femoris und in proteinfreien xenogenen Materialien gemessen.

Die HLA-Sensibilisierung ist eines der größten Organabstoßungsrisiken bei der Nierentransplantation, wenn sich schon vor Kontakt mit dem fremden Organ Antikörper gegen MHC-Klasse I oder II im Blut des Empfängers befinden[39]. Als Hauptrisiko für eine derartige Immunisierung der Organempfänger werden von Transplantationsmedizinern Allografts und insbesondere allogene Fremdblutübertragungen gesehen. Bestimmte HLA-Gene stehen zudem in Verbindung mit der Entstehung von Autoimmunkrankheiten, wie unter anderem Morbus Bechterew, Lupus erythematodes und Insulin-abhängiger Diabetes Mellitus.

In Fächern wie der Orthopädie werden die Indikationen zu muskuloskelettalen Allografts in lebensbedrohlichen oder lebensentscheidenen Situationen gestellt, weil autologe Transplantate in der benötigten Menge nicht verfügbar sind. In der Implantatchirurgie gibt es für die viel kleineren benötigten Knochenmengen Alternativen. Zur Verwendung von Knochen-Allografts in der Zahnheilkunde bleiben in der Zusammenschau der molekularen Befunde und der klinischen Studienergebnisse Zweifel.

4.5 Weichgewebeersatzmaterialien

Der Standard zur Weichgewebeaugmentation in der Mundhöhle ist das autologe freie Schleimhauttransplantat zur epithelialen Deckung von Wunden und zur Verbreiterung der befestigten Gingiva sowie das autologe subepitheliale Bindegewebetransplantat vom harten Gaumen zur Verdickung der befestigten Gingiva auch im Rahmen von Rezessionsdeckungen.

Weichgewebeersatzmaterialien wurden ursprünglich für die Verbrennungschirurgie entwickelt, wo es um die Deckung enormer Körperflächen und lebensrettende Indikation geht. Derartige Mengen können häufig nicht autolog gewonnen werden. Der Zahnarzt hat in der Regel nur sehr kleine Areale in Situationen von Wahleingriffen zu decken, und daher besteht analog zu den Knochenersatzmaterialien grundsätzlich wenig Anlass, Risiken mit Fremdmaterialien einzugehen.

Allogene Weichgewebeersatzmaterialien

Analog zu den allogenen Knochenersatzmaterialien wurden allogene Bindegewebetransplantate von Körperspendern entwickelt. Ein Beispiel ist die azelluläre dermale Matrix. Hier wurden die Zellkörper entfernt, um die Transplantationsantigene zu eliminieren.

Xenogene Weichgewebeersatzmaterialien

In einem weiteren Schritt wurden die Aufbereitungsverfahren der azellulären dermalen menschlichen Matrix auch auf die Schweinehaut übertragen (Abb. 4-4). Bei nicht menschlichen Produkten, also xenogener dermaler Matrix, ist zusätzlich zu den Transplantationsantigenen noch die Antigenität der Fremdproteine zu beachten. Grundsätzlich sind Aminosäuresequenzen von Proteinen artspezifisch und variieren in unterschiedlichem Ausmaß. Fremdproteine können also zu Antigenen werden. Für jedes Protein, das in den Tagen nach der Geburt nicht im Körper des Neugeborenen vorhanden war, entwickelt der menschliche Körper keine Immuntoleranz und erkennt es als fremd. Diese Strategie des Immunsystems war über Millionen von Jahren überlebensnotwendig.

Eine Fülle von Membranen und Weichgewebeverdickungsmatrizes wird von Rind (bovin), Schwein (porcin) oder Pferd (equin) angeboten. Über Immunreaktionen auf diese Stoffe ist wenig bekannt, weil die Zulassungsverfahren in Europa und in den USA solche Untersuchungen nicht verlangen. Allerdings wurden im Rahmen der Zulassungsstudien für

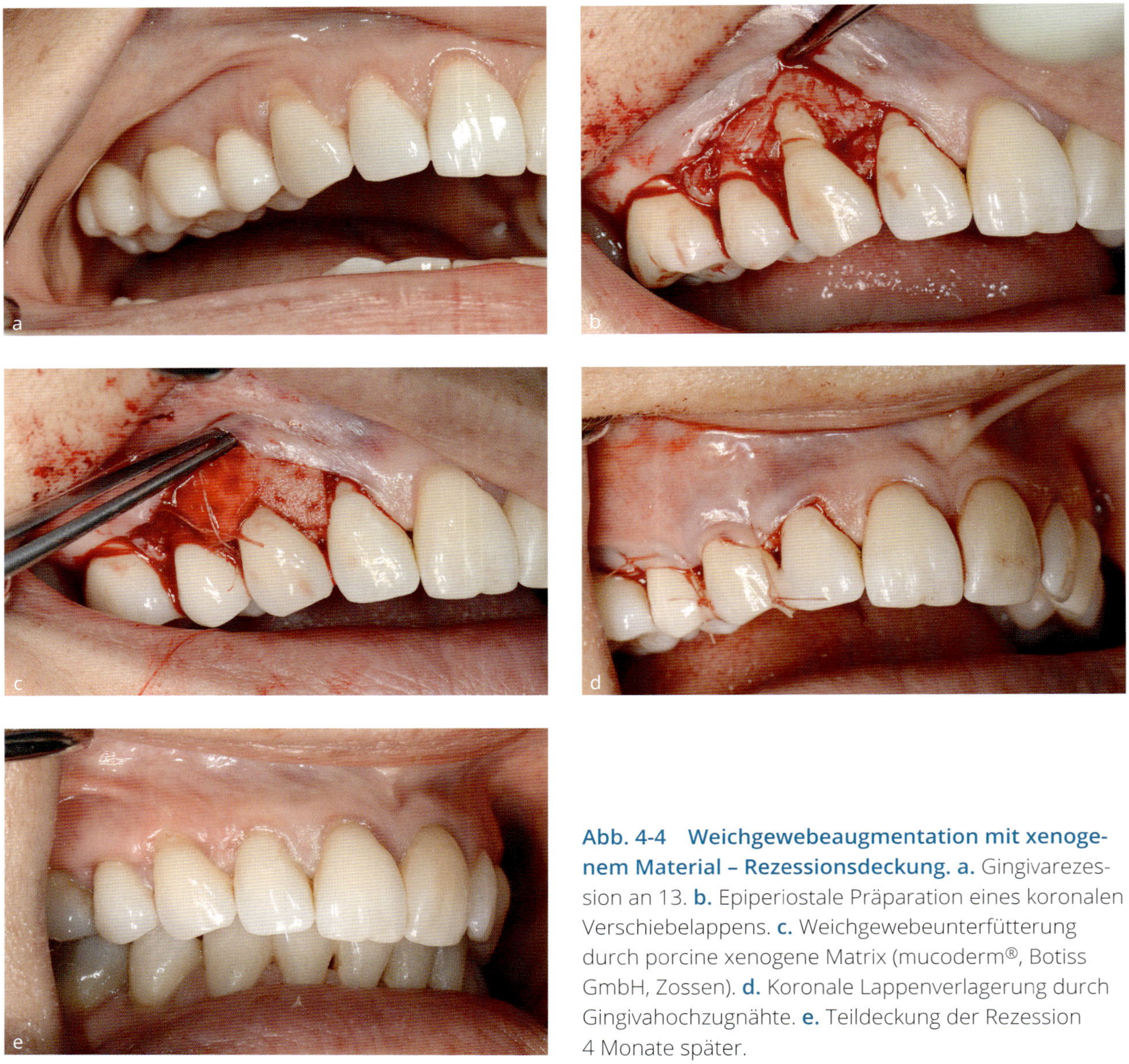

Abb. 4-4 Weichgewebeaugmentation mit xenogenem Material – Rezessionsdeckung. a. Gingivarezession an 13. **b.** Epiperiostale Präparation eines koronalen Verschiebelappens. **c.** Weichgewebeunterfütterung durch porcine xenogene Matrix (mucoderm®, Botiss GmbH, Zossen). **d.** Koronale Lappenverlagerung durch Gingivahochzugnähte. **e.** Teildeckung der Rezession 4 Monate später.

rekombinantes BMP-2, bei dem ein bovines Kollagenvlies als Träger eingesetzt wurde, Antikörper gegen Rinderkollagen gefunden[40]. Diese im Blut der Patienten vorhandenen Antikörper führten in den Studien allerdings nicht zu klinischen Erkrankungen oder sichtbaren Veränderungen und waren auch nicht Teil des BMP-Zulassungsverfahrens. Trotzdem ist der Befund interessant, weil solche Antikörperbildungen auf Fremdproteine auch für die zahlreichen anderen tierischen Weichgewebeersatzmaterialien zu erwarten sind. Angesichts der ungeklärten Genese vieler Autoimmunerkrankungen sollte man Antikörperbildungen gegen Kollagene möglichst nicht unnötig stimulieren. Besonders schwere Autoimmunerkrankungen sind die Kollagenosen, zu denen die Sklerodermie und der Lupus erythematodes gehört. Angesichts der Fülle an eingesetzten Tierprodukten in der Zahnheilkunde muß man sich eigentlich wundern, dass nicht mehr Nebenwirkungen und Allergien auftreten.

Allergische Abwehrreaktionen waren in der Vergangenheit ein Problem bei wiederholten Faltenunterspritzungen mit Rinderkollagen. Mit der Zeit entwickelten einige Patienten eine Typ-IV-Allergie gegen das Fremdprotein mit entsprechenden Folgen für die Gesichtshaut[41]. Daher wurden die Kollagenfiller inzwischen abgeschafft und durch andere Substanzen ersetzt. In der Zahnmedizin werden Kollagenprodukte meistens beim gleichen Patienten nicht kurzfristig wiederholt eingesetzt, sodass hier die Schwelle zur sichtbaren Abwehrreaktion möglicherweise nicht so schnell überschritten wird.

Tierische Kollagenprodukte haben ansonsten viele Vorteile. Sie sind im Rahmen des normalen Bindegewebeumbaus durch menschliche Proteasen enzymatisch abbaubar und damit im Körper resorbierbar. Kollagenprodukte sind hydrophil und bilden keine Grenzflächen. Bei Kontakt mit Wasser verhalten sie sich ähnlich saugfähig wie ein Fensterledertuch und schmiegen sich durch die Oberflächenspannung des Wassers an die Unterlage an. Dadurch lassen sie sich sehr gut verarbeiten und nehmen als Matrixgerüst auch lösliche Wachstumsfaktoren des Gewebes auf.

Blutstillende Wirkung von Kollagen

Kollagen ist Trigger der extrinsischen Blutgerinnung, sodass Kollagenvlies eine blutstillende Wirkung z. B. bei der Zahnextraktion hat und auch ein Koagulum stabilisieren kann, z. B. bei einer Zystenfüllung.

4.6 Klinische Differenzialindikation von autologen Materialien versus Fremdmaterialien

Autologe Materialien haben im Gegensatz zu Fremdmaterialien keine Lobby. Entwickler fremdmaterialbasierter Technologien genießen eher finanzielle Förderungen als althergebrachte autologe Techniken. Die Mittelgeber erhoffen eine steigende Wirtschaftskraft unterstützt durch Marketing, Kongress- und Referentensponsoring, was es alles für autologe Materialien nicht gibt. Wirtschaftlich ist autologes Material in der Behandlungsrechnung des Arztes eine Honorarposition im Gegensatz zu einem Fremdmaterial, das als Durchlaufposten die Arztrechnung erhöht. Von kostenerstattenden Stellen werden Materialkosten sehr viel weniger hinterfragt als Honorarpositionen, unter die die autologen Materialien fallen. Das Öffnen einer Schachtel mit Fremdmaterial ist für die Behandlungsteams bequemer und weniger techniksensitiv als die Gewinnung und Verarbeitung autologer Transplantate.

Die obige Aufstellung der Risiken suggeriert vielleicht, dass grundsätzlich autologes Material zu bevorzugen sei, das stets frei von den Punkten der oben genannten Negativliste ist. Es gilt aber eine gute Balance zu finden, denn ein ethischer Grundsatz der Chirurgie lautet „Primum nihil nocere“, sodass ein Chirurg Fremdmaterial dann einsetzen sollte, wenn er dadurch weniger Gesamtschaden anrichtet als durch die Gewinnung autologer Materialien.

Am Ende entscheidet der informierte Patient gemeinsam mit dem Arzt in partizipativer Entscheidung über die Materialwahl (siehe Kapitel 5). Der Patient sollte aber auch korrekt über die Herkunft und das Für und Wider der Materialien aufgeklärt werden.

4.7 Membranen

Die Beobachtung, dass in der Wundheilung zuweilen verschiedene Gewebe in Konkurrenz stehen, ist zunächst vor allem in der Parodontologie anhand des langen Saumepithels aufgefallen. Nach Wurzelglättung kann zwar in geringem Ausmaß eine Regeneration mit neuem desmodontalen Attachment eintreten. Schneller tritt aber eine Reparatur durch ein langes Saumepithels ein, weil Epithelzellen schneller wachsen als das Zement. Membranen wurden benutzt, um in diese kompetitive Wundheilung einzugreifen, indem durch die als Barriere wirkende Membran die Epithelzellen am Tiefenwachstum hindert (GTR, Guided Tissue Regeneration = Gesteuerte Geweberegeneration). Das Prinzip der Barrieremembran wurde als gesteuerte Knochenregeneration (Guided Bone Regeneration, GBR) auf den Knochen übertragen. Hier sollte nach dem ursprünglichen mechanistischen Konzept in die kompetitive Heilung zwischen den langsam wachsenden Knochenzellen und den schnell wachsenden Bindegewebezellen eingegriffen werden. Warum die Membran wirklich wirkt, ist Gegenstand zahlreicher Theorien, die unter anderem die Resorptionshemmung durch Abhalten der Osteoklasten aus dem Weichgewebe, die Konzentration von Wachstumsfaktoren im Knochendefekt und die Hemmung der Neoangiogenese aus dem Weichgewebe umfasst. Es wurde nie bewiesen, ob eine Membran zellokklusiv sein muß oder Poren aufweisen darf, denn auch ein Metallgitter (Mesh) kann wie eine Barrieremembran wirken. Man weiß nur, dass sich mit Membran in einer randomisierten klinischen Studie im Vergleich zum Knochenaufbau ohne Membran etwa 2 mm dickerer Knochen bildete[42].

Membranen aus nativem xenogenem Kollagen

Eine native Kollagenmembran wird nach Wasserkontakt weich und flexibel und hat die Tendenz sich spaltfrei an den Knochen anzulagern, weil das Kollagenmolekül hydrophil und im Prinzip wasserlöslich ist. Die Kollagenmembran erzeugt keine Grenzfläche und verbindet sich mit dem Blutkoagulum, das ein Polymer in wässriger Lösung ist. Die Zellen des Organismus erkennen offenbar keinen Unterschied zwischen dem fremden und dem eigenen Bindegewebe, das nach Implantation am Umbau des Gewebekollagens durch Proteasen wie das eigene Gewebe teilnimmt.

Durch die Wasserstoffbrückenbindungen des Wassers klebt sich die native Kollagenmembran an hydrophile Oberflächen an wie ein Stück Löschpapier. Eine zusätzliche Fixierung durch Nägel ist daher im Regelfall für native Kollagenmembranen nicht notwendig, sodass auch deren spätere Entfernung wegfällt. Bei Kollagenmembranen treten weniger Weichgewebedehiszenzen auf als bei Teflonmembranen, sodass physiologische Schnittführungen wie der Zahnfleischrandschnitt und Kieferkammmittenschnitt zur Anwendung kommen können. Die unproblematische Verarbeitung und Nachbehandlung ist ein großer Vorteil der Kollagenmembranen.

Ein Nachteil der Kollagenmembranen ist die tierische Herkunft und die mögliche Sensibilisierung auf Fremdproteine abhängig vom Herstellungsverfahren. Wegen der Fremdproteine und der speziesbedingten Immunreaktionen sind Kollagenmembranen nicht einfach untereinander austauschbar und bei Generika und Alternativen zu den etablierten Produkten sollte man genau hinsehen.

Membranen aus chemisch modifiziertem xenogenem Kollagen

Bei naturbelassenen Kollagenmembranen ist die Barrierefunktion im Gewebe mit einigen Wochen relativ kurz. Es mangelte nicht an Versuchen und Produkten, das Kollagen z. B. durch chemische Vernetzung zu modifizieren und standfester zu machen. In einer humanen Studie zur gesteuerten Knochenregeneration an Zahnimplantaten wurde das Kollagen einer natürlichen porcinen Membran durch chemische Behandlung mit Formalin stärker quervernetzt und im Vergleich zur nativen Kollagenmembran eingesetzt. Diese chemische Behandlung erschwert den Angriff durch Proteasen des Gewebes und erhöht damit die Standzeit der Barrierefunktion. Die Studie wurde wegen hoher Wunddehiszenzraten in der Gruppe der modifizierten Membran vorzeitig abgebrochen und das Produkt ist nicht zur Marktreife gelangt[43]. Eine andere chemische Modifikation des natürlichen Kollagens durch Ribose-Zuckermoleküle hatte das Ziel, die mechanische Steifheit der Membran zu erhöhen. Es hat sich bislang die allgemeine Regel bestätigt, dass durch chemische Modifikationen die Gewebefreundlichkeit litt und die Dehiszenzrate sich an die von Teflonmembranen annäherte.

Ein praktikabler Vorschlag zur Erhöhung der Standzeit von Kollagenmembranen ist, diese doppelt oder dreifach zu legen oder dickere Varianten zu verwenden.

Teflonmembranen

Die frühen Membranen bestanden aus expandiertem Polytetrafluorethylen (ePTFE, Teflon®). Dieses Material neigt in der Mundhöhle eher zur Ausbildung von Weichgewebedehiszenzen und erfordert ein sehr sicheres Weichgewebemanagement. Die Teflonmembran soll möglichst nicht direkt unter einer Inzision liegen, sodass kammferne Schnittführungen empfohlen wurden. Teflonmembranen sind hydrophob und starr und bilden eine Grenzfläche im Gewebe. Sie sollten immer sorgfältig mit kleinen Nägeln an die knöchernen Defektränder adaptiert werden. Nach Ausheilung ist ein zweiter operativer Eingriff erforderlich, um die Membran und die Nägel zu entfernen.

Ein alternativer nicht resorbierbarer Membrantyp besteht aus dünn gewalzten Titanfolien.

Resorbierbare Kunststoffmembranen

Resorbierbare Kunststoffmembranen bestehen aus Polymeren von Hydroxysäuren (Milchsäure, Glykolsäure), die im Körpermilieu mit der Zeit chemisch nicht zellgebunden durch Hydrolyse zerfallen. Die entstehenden Säuren werden von den Gewebeflüssigkeiten abgepuffert, können aber trotzdem durch lokale pH-Wert-Verschiebungen in den sauren Bereich die Knochenbildung hemmen. Zerfallspartikel werden von Makrophagen phagozytiert, die eine Entzündungsreaktion auslösen können und ebenfalls die Knochenbildung hemmen. Durch Partikel bestimmter Größe sind sterile Entzündungen ohne Bakterieneinfluss möglich. Derartige Membranen gleichen in der Verarbeitungstechnik den Teflonmembranen. Klinisch haben sich resorbierbare Kunststoffmembranen in der oralen Knochenregeneration nicht bewährt.

Andere Membrantypen

Die Idee, einen Membranwerkstoff flüssig in der Wunde zu applizieren, der dann aushärtet, erspart die Formanpassung der Membran durch den Operateur. Dieser Idee folgte das Membragel® Konzept (Straumann, Basel, Schweiz) aus Polyethylenglycol. Das Material ist im Gewebe resorbierbar, brachte aber in einer randomisierten klinischen Studie schlechtere Ergebnisse als die konventionelle Technik[44].

4.8 Bioaktive Materialien und Tissue Engineering

Die heutigen Erkenntnisse der Biologie der Wundheilung, vor allem die Entdeckung des Prinzips der Gewebedifferenzierung durch BMP, eröffnen neue therapeutische Möglichkeiten. Aufbauend auf Erfahrungen mit Knochenmarkextrakten aus der Kriegschirurgie des ersten Weltkriegs konnte der Schwede S. Annesten 1940 mit Knochenproteinextrakten ektop in der Muskulatur Knochen in Tierexperimenten erzeugen. P. Lacroix aus Frankreich schuf für diesen Knochenwachstumsstoff 1945 den Begriff Osteogenin. Diese Arbeiten waren M.R. Urist aus den USA bekannt, der 1965 die verantwortlichen Proteine aus dem Knochen in reiner Form extrahierte und „Bone Morphogenetic Proteins“ nannte. Trotz dieser langen Vorgeschichte und obwohl man mittlerweile durch die Gentechnik fast jedes Protein rekombinant nachbauen und großtechnisch herstellen kann, ist das autologen Knochentransplantat immer noch die Basis der klinischen Arbeit. Der Fortschritt verläuft also langsam.

Andererseits ist die Richtung hin zum Tissue engineering unbestritten. Nach einer Phase der Defektheilung im neunzehnten Jahrhundert war das zwanzigste Jahrhundert die Ära der Regeneration durch autologe Transplantate (Abb. 4-5). Im einundzwanzigsten Jahrhundert deutet sich an, dass durch Tissue engineering die eigenen Regenerationskräfte des Körpers stimuliert werden und zur Ausheilung der Defekte genutzt werden. Die molekularen Signale dazu sind die Wachstums- und Differenzierungsproteine, die aus der Entwicklungsforschung bereits bekannt sind. Die Natur ist das Vorbild, wenn man z. B. die enormen Knochenmengen sieht, die jedes Jahr zum Beispiel bei Hirschen im Geweih gebildet werden (Abb. 4-6). Man muß dazu die genetischen Bremsen richtig lockern und die richtigen molekularen Schalter stimulieren. Beim Menschen bestätigen sich viele Prinzipien, die bereits an niederen Organismen gefunden wurden. Die Embryogenese wiederholt die Entwicklung der Lebewesen, wie die biogenetische Grundregel besagt: Die Ontogenese rekapituliert die Phylogenese (E. Haeckel 1834–1919, Anatom, Jena). Wundheilung entspricht einer Wiederholung der Embryogenese, die genetische Ausstattung dazu schlummert seit der frühesten Entwicklungsgeschichte in den Zellen unseres Körpers.

Mögliche Ziele des Einsatzes des Tissue engineering (Abb. 4-7) in der Implantologie sind:

- in der Unterstützung und dem Ersatz von autologen Knochentransplantaten bei Augmentationen;
- in der Beschleunigung der Knochenheilung;
- in der Verbesserung der Osseointegration von Implantaten;

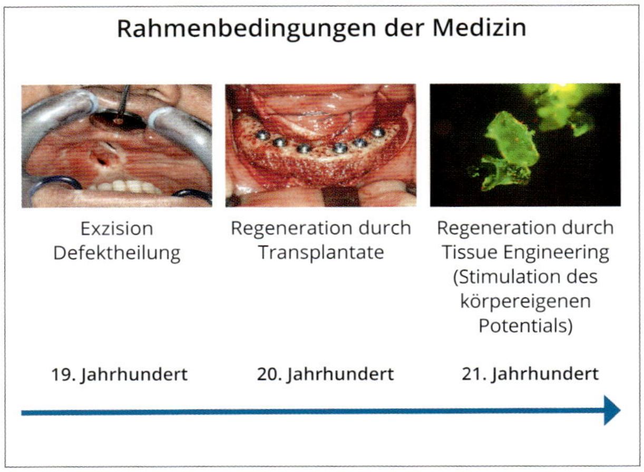

Abb. 4-5 Medizingeschichtliche Einordnung des Tissue engineering.

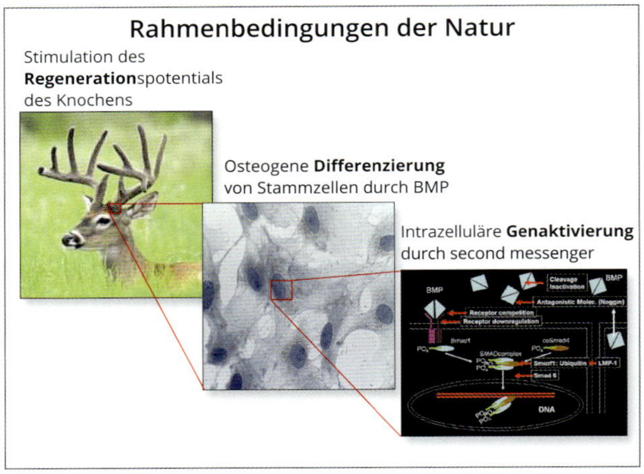

Abb. 4-6 Beispiel massiver Knochenbildung in der Natur durch Osteoinduktion.

- in der Beschleunigung der Osseointegration von Implantaten;
- in der Verbesserung der periimplantären Knochenqualität.

Tissue engineering ist die gezielte Beeinflussung der Wundheilung in vivo und in vitro zum Zweck der Regeneration von Gewebeanteilen oder ganzen Organen.

Um Gewebe durch Tissue engineering zu regenerieren, bedarf es dreier Faktoren: Zellen, Matrix und Signalmoleküle und neben der Zeit eine Blutversorgung (Abb. 4-8). Als Matrix werden die weiter oben abgehandelten Knochenersatzmaterialien angesehen. Zellen eines Gewebeverbandes kommunizieren untereinander. Für die nähere Zellumgebung im Gewebe sind in das Interstitium sezernierte Signalproteine (Zytokine) verantwortlich. Es handelt sich um Eiweißmoleküle, die mit spezifischen Rezeptoren auf der Zelloberfläche zusammenarbeiten. Diese sogenannten Transmembranrezeptoren lösen im Zellinneren Phosphorylierungsreaktionen von Botenmo-

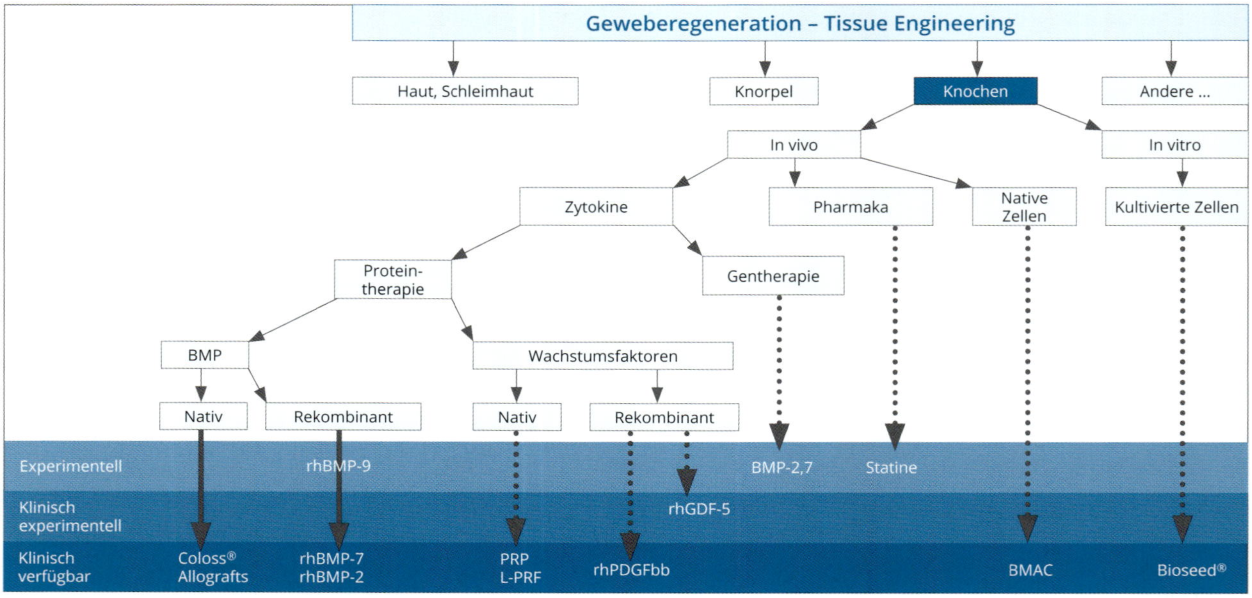

Abb. 4-7 Einteilung und Entwicklungsstand verschiedener knochenwachstumsfördernder Prinzipien in der oralen Knochenregeneration. Die untersten drei Spalten zeigen das jeweilige Teststadium.

lekülen (Second messenger) aus. Second messenger bewirken im Zellkern die Steuerung der Expression bestimmter Gene und damit bestimmte zelluläre Reaktionen (Abb. 4-9).

- Differenzierungsfaktoren wirken morphogen. Sie stimulieren die Differenzierung einer Stammzelle in eine Knochenzelle. Es sind osteoinduktive Proteine.
- Wachstumsfaktoren wirken im Gewebe mitogen. Sie stimulieren die Proliferation von Geweben durch Zellteilung.

Wachstumsfaktoren und morphogene Faktoren regeln auch in der Embryonalentwicklung die Entwicklung und das Wachstum der Organe. Die embryonalen Zellen bleiben auch im postfetalen Leben als Stammzellen erhalten. Die Geweberegeneration bei der Wundheilung wiederholt in diesem Aspekt die Embryonalentwicklung.

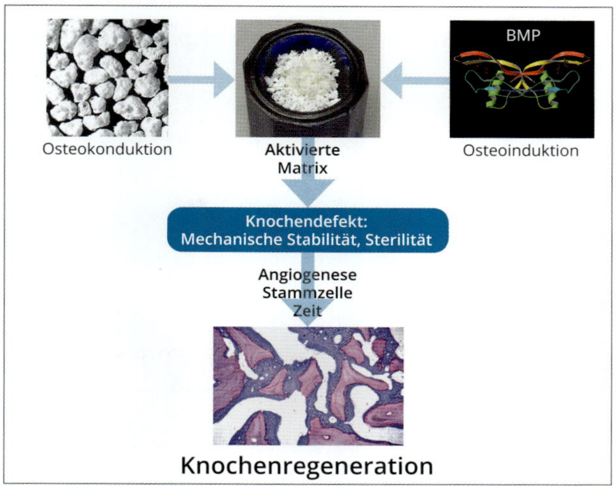

Abb. 4-8 Prinzip der Rekonstitution eines Knochentransplantats (vgl. Kapitel 2). Das therapeutische Zusammenfügen von Matrix, BMP und Stammzellen aus einem Gewebelager erzeugt eine Knochenregenration.

Rekombinante Bone Morphogenetic Proteins (BMP)

Rekombinantes humanes BMP-2 (rhBMP-2) ist in den USA und anderen Ländern (nicht in Europa) für die Kieferchirurgie und Zahnheilkunde zugelassen. Der Preis einer Einzeldosis BMP zur therapeutischen Anwendung kostet je nach Packungsgröße in den USA zwischen 925 und 5735 Dollar (Infuse Bone Graft®, Medtronic, Minneapolis MN, USA). Dieses Produkt wird zusammen mit einer xenogenen Kollagenwatte als Träger geliefert, die im Defekt leicht zusammengedrückt wird und verglichen mit Knochenersatzmaterialien keine nennenswerte Eigenstabilität aufweist und daher bei der Alveolarkammaugmentation häufig mit Titanmeshes kombiniert wird[45].

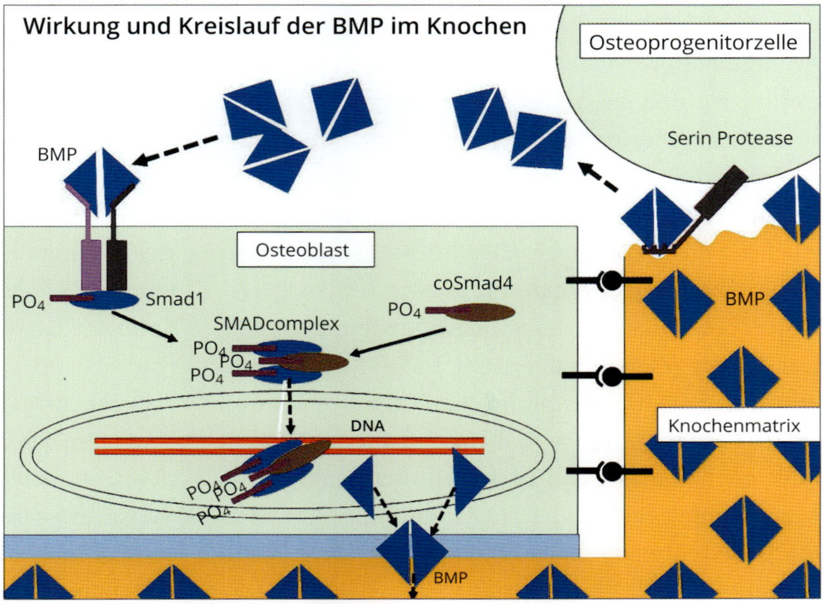

Abb. 4-9 Kreislauf der natürlichen BMP im Knochengewebe. BMP sind in der Knochengrundsubstanz rechts eingebaut und werden durch Osteoklasten, Trauma oder Chirurgie freigelegt. Aus der Oberfläche werden sie durch membranständige Serinproteasen aus ihrer Bindung gelöst. Durch Diffusion wandern sie zu den Transmembranrezeptoren der Knochenvorläuferzellen. Dort bewirken sie eine Differenzierung zu Osteoblasten. Diese produzieren erneut BMP und bauen dieses in die Knochengrundsubstanz ein.

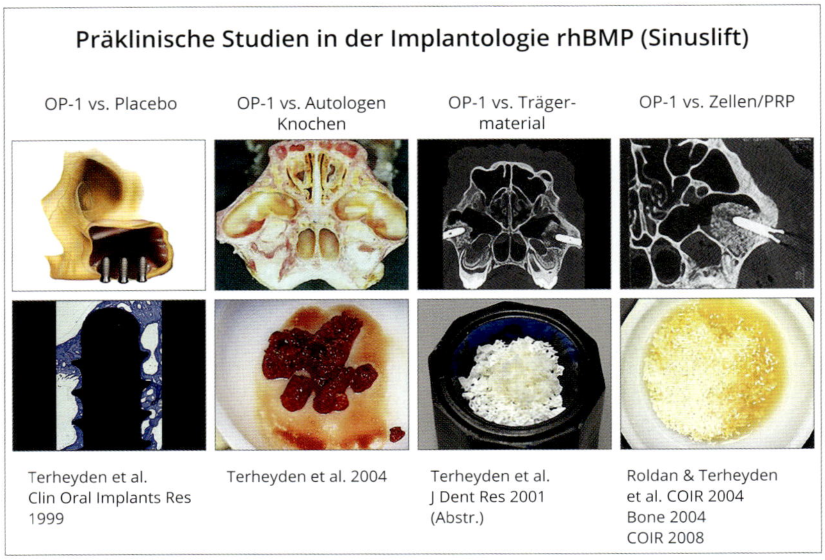

Abb. 4-10 Beispiel für die Osteoinduktion durch rhBMP-7 (OP-1) – Sinuslift am Minischwein. Es zeigte sich eine signifikante Überlegenheit des OP-1 gegenüber den Kontrollmaterialien.

Die Zulassung von Osteogenic Protein-1, rhOP-1 = rhBMP-7 als Osigraft® (Stryker GmbH, Duisburg) als Medikament in Europa für den Bereich Orthopädie wurde inzwischen aus wirtschaftlichen Gründen zurückgezogen, sodass in Deutschland und Europa derzeit nur rhBMP-2 (Infuse Bone Graft®, Medtronic, Meerbusch) für orthopädische Indikationen wie Tibiapseudarthrose und Wirbelkörperfusionen zugelassen ist. Rekombinantes BMP-2 wird in Säugetierzellkulturen wie Hamster-Ovar-Zellen relativ teuer produziert, was den kommerziell hohen Preis erklärt. BMP-2 kann auch preiswerter in Bakterienzellkulturen hergestellt werden. Es ist dann zwar nicht wie in eukaryoten Zellen glykolisiert und dreidimensional gefaltet, aber trotzdem wirksam. Da auch chemisch exakte Kopien humaner Proteine, wenn sie wie BMP-2 in Bakterien hergestellt wurden, durch andere Proteinfaltung antigene Wirkung haben, ist eine Immunreaktion auf BMP nachgewiesen worden[46]. Auch auf die Trägermaterialien für BMP-2 (Kollagenschwamm) ist als Fremdprotein eine Antikörperreaktion bei einigen Patienten nachgewiesen worden. Der Einsatz rekombinanter BMP ist bei Autoimmunerkrankungen, Überempfindlichkeit auf fremdes Kollagen, Frauen mit Potenzial für Schwangerschaften oder noch wachsenden Personen nicht empfohlen. Man fürchtet, dass induzierte Antikörper gegen BMP die Skelettentwicklung bei Feten und Kindern beeinflussen.

Unter allen Verfahren des Tissue Engineering hat die BMP-Forschung unter allen knochenfördernden Substanzen den höchsten Stand der experimentellen Überprüfung durch zahlreiche erfolgreiche randomisierte klinische Studien (RCT) am Menschen erreicht. Für BMP-2 und rhOP-1 (BMP-7) liegen sehr viele tierexperimentelle Daten vor, die einhellig den therapeutischen Effekt des topisch applizierten BMP auf die Induktion neuen Knochens beweisen (Abb. 4-10) [47]. RhOP-1 wurde nur in der Orthopädie, Neurochirurgie und rekonstruktiven Gesichtschirurgie zur Unterkieferrekonstruktion eingesetzt[48] (Abb. 4-11). Für rhBMP-2 liegen dagegen zahlreiche randomisierte Studien mit signifikantem Wirksamkeitsnachweis für die Kieferspaltosteoplastik, für die Alveolenversorgung, für die laterale und vertikale Kammaugmentation, die Ridge Preservation und für die Sinusbodenaugmentation vor. Letztere Studien sind insofern bemerkenswert, als hier die Kontrollgruppen häufig das autologe Beckenknochentransplantat war, das sehr schnell einheilt und daher eine anspruchsvolle Kontrolle darstellt. RhBMP-2 war einer Metaanalyse von sechs RCT zufolge gleichwertig zum autologen Beckenknochen[49]. Eine aktuelle Metaanalyse humaner Studien in der Implantologie zeigte sogar eine leichte Überlegenheit gegenüber dem autologen Knochentransplantat für die Kammaugmentation, nicht aber bei der Sinusbodenaugmentaton, die spontan bzw. mit Knochenersatzmaterial besser heilte als mit BMP[50].

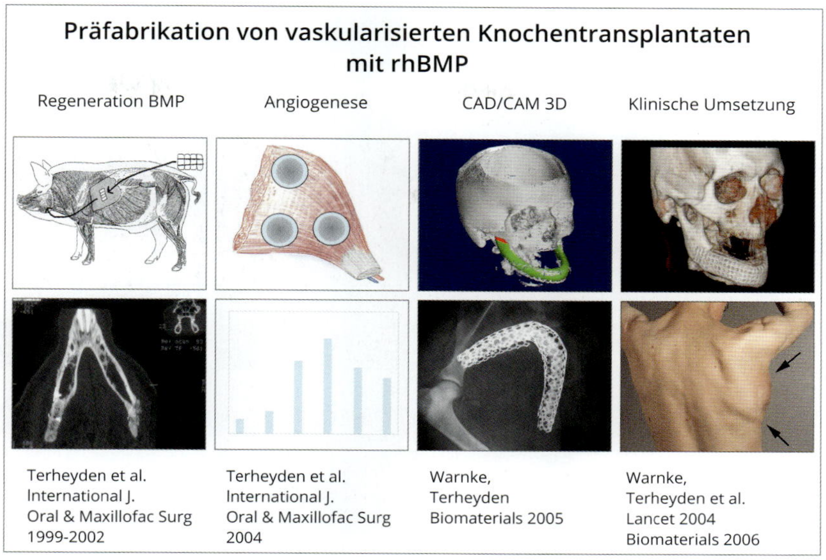

Abb. 4-11 Beispiel für die Osteoinduktion durch rhBMP-7 – Präfabrikation eines Unterkiefers im Rückenmuskel.

Native autologe Wachstumsfaktoren – PRP, PRF

Blutplättchen enthalten viele Substanzen, unter anderem Wachstumsfaktoren, die auf Knochenzellen wirken. Insbesondere das Protein Platelet Derived Growth Factor (PDGF) wirkt mitogen auf Knochenvorläuferzellen. Diese Faktoren sind nicht osteoinduktiv und können daher nur im knöchernen Lager oder im Verbund mit Knochentransplantaten auf die Knochenregenration wirken. Durch Zentrifugieren können aus Vollblut unterschiedliche Fraktionen, die Blutplättchen enthalten, extrahiert werden, allgemein als Platelet Rich Plasma (PRP) bezeichnet. Darunter werden viele verschiedene Sonderbezeichnungen mit unterschiedlichem Wachstumsfaktorengehalt geführt. Je nach Verfahren lassen sich Konzentrationssteigerung der Wachstumsfaktoren gegenüber Vollblut bis zu einer Zehnerpotenz erreichen. Über autologe Blutplättchenkonzentrate sind seit seiner Erstbeschreibung Ende der neunziger Jahre in der Kieferchirurgie eine ganze Reihe von wissenschaftlichen Untersuchungen inklusive mehrerer randomisierten klinischen Studien erschienen. Diese wurden für den Bereich der Sinusbodenaugmentation und Implantattherapie als Metaanalysen zusammengefasst, die wiederholt zeigten, dass es für die Parameter Implantatüberleben und Knochenregenration keine Evidenz einer verbesserten Knochenregeneration für PRP und Verwandte gab[51,52].

PRF (Platelet Rich Fibrin), bezeichnet autologe Fibrinmembranen mit erhöhtem Wachstumsfaktorengehalt, die durch langsames Zentrifugieren, Gerinnenlassen und Flachdrücken hergestellt werden (Abb. 4-12), auch als Methode nach J. Choukroun bekannt[53]. Das Material wird in letzter Zeit wiederholt erfolgreich in klinischen Studien eingesetzt. Die entsprechenden Meta-Analysen sprechen von einer mäßigen Evidenzlage pro L-PRF[54,55] für die Knochenbildung bei Ridge Preservation und Wundheilung.

Rekombinante Wachstumsfaktoren

Wie schon bei den BMPs gibt es auch bei den Wachstumsfaktoren die Möglichkeit, rekombinant eine fast exakte Kopie des humanen Wachstumsfaktors herzustellen, z. B. rekombinanten humanen Platelet Derived Growth Factor rhPDGF. Die präklinische tierexperimentelle Erforschung rekombinanter Wachstumsfaktoren in der Implantologie reicht wie bei den BMPs schon bis Anfang der neunziger Jahre zurück. Auch neuere tierexperimentelle und humane Untersuchungen bestätigen die Effizienz von PDGF zur Knochenregeneration in der Implantologie. In den USA ist ein Knochenersatzmaterial auf Basis von rhPDGF-BB als Gem21® zugelassen (Osteohealth, Shirley, NY), aber randomisierte prospektive klinische

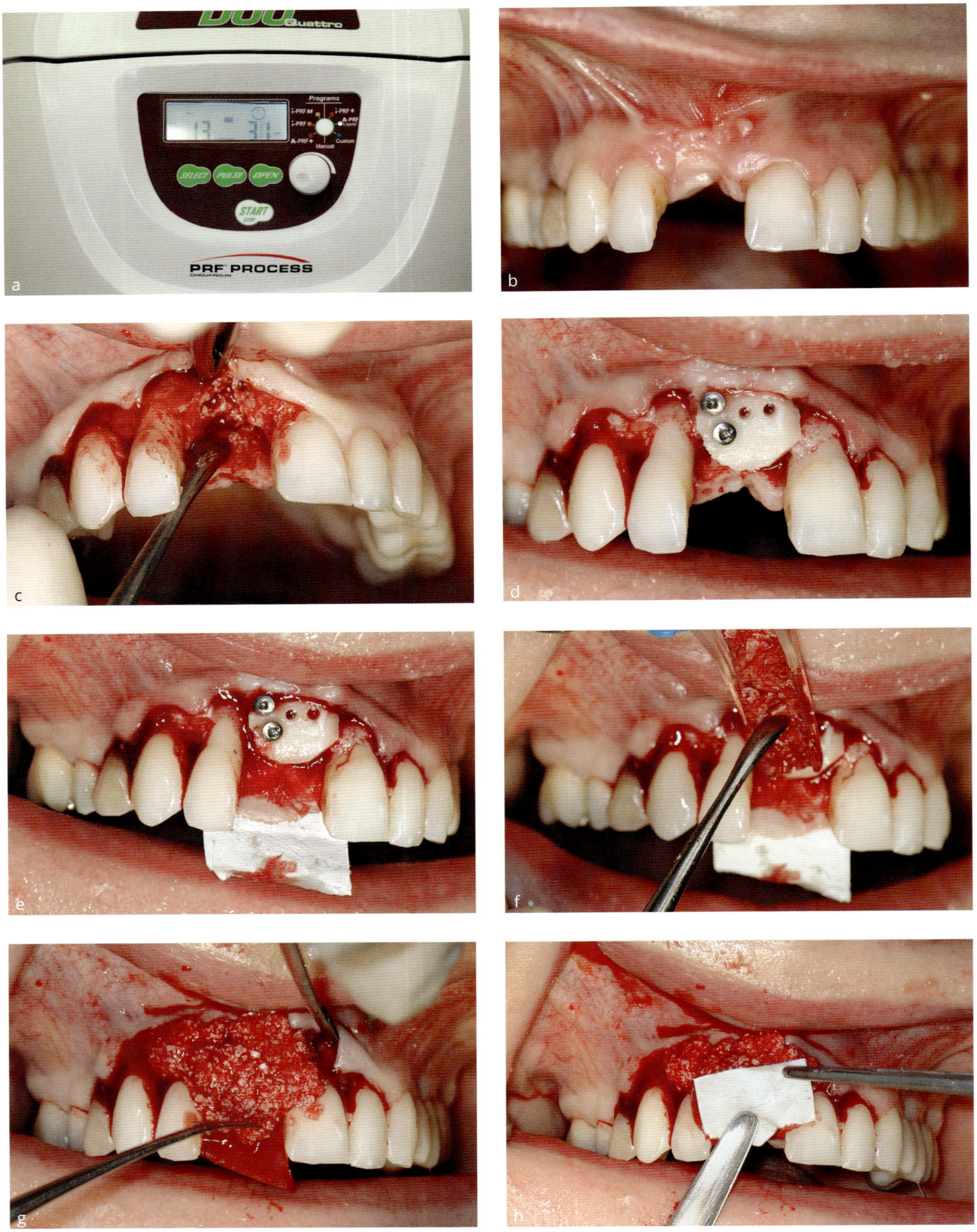
Quattro
Programs
SELECT
PULSE
OPEN
START
PRF PROCESS
a
b
c
d
e
f
g
h

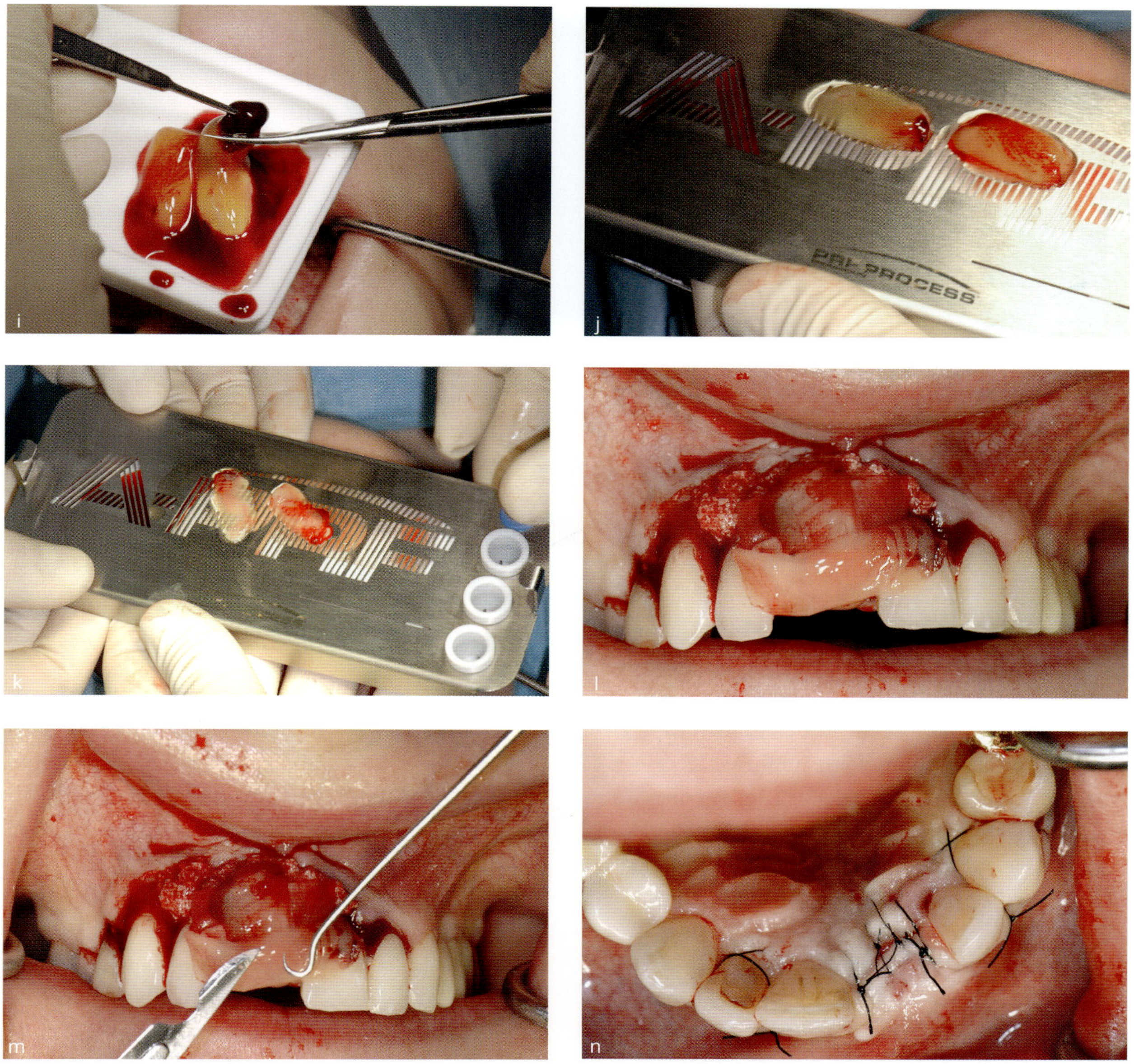

Abb. 4-12 PRF-Membranen. a. Zentrifuge der Firma Mectron (Köln). **b.** Schaltlücke 11 mit horizontaler und vertikaler Atrophie. **c.** Darstellen der palatinalen Knochenwand. **d.** Fixierung eines autologen Knochenblocks von der Linea obliqua an einer Stelle mit festem Lagerknochen. Block zur schnelleren Einheilung perforiert, Späne gesammelt. **e.** Bio-Gide®-Membran unter den palatinalen Lappen geklemmt. **f.** Bonescraperspäne werden hinter den schalenartigen Block gefüllt. **g.** Gemisch aus Filterknochen und feinkörnigem Bio-Oss® als Konturfüllung und Resorptionsschutz. **h.** Ein Abschnitt der Kollagenmembran wird als Doppellage aufgelegt. **i.** Nach dem Zentrifugieren von Vollblut wird das rote Koagulum vom PRF abgestreift. **j.** PRF-Koagel auf dem Abtropfsieb. **k.** Durch Flachdrücken und Auspressen wird aus dem PRF-Koagel eine PRF-Membran. **l.** Auflage der PRF-Membran auf die Kollagenmembran. **m.** Mit Einzinker und 15c-Skalpell wird der Lappen mobilisiert (Periostschlitzung). **n.** Wundverschluss durch Interdentalnähte und Einzelknopfnähte.

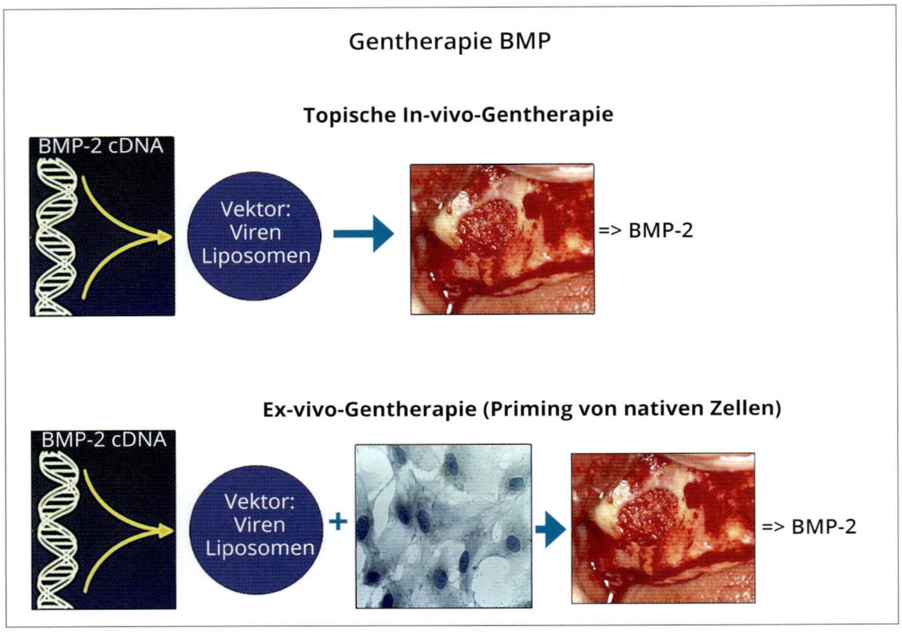

Abb. 4-13 Zwei Prinzipien der Gentherapie mit BMPs zur Knochenregeneration.

Studien sind bislang nicht in der Implantologie im Gegensatz zur Parodontologie publiziert. Es gibt nur einzelne Fallberichte zu PDGF-BB in der Implantologie. In Europa ist PDGF-BB bislang zur Behandlung chronischer Fußwunden bei Diabetikern (Regranex®, Jansen-Cilag, Neuss) zugelassen und auf Basis von multiplen RCT dokumentiert.

Der in der Implantologie auf dem höchsten Evidenzniveau des RCT untersuchte rekombinante Wachstumsfaktor ist rhGDF-5. RhGDF-5 ist ein Zwitter zwischen Wachstumsfaktoren und BMP und wird auch BMP-15 genannt. Er zeigte tierexperimentell seine Wirksamkeit bei Augmentationen. GDF-5 zeigte sich in einer randomisierten klinischen Studie zur Sinusbodenaugmentation als gleichwertig zum autologen Knochentransplantat[56].

Gentherapien

Anstatt die BMPs aufwendig technisch herzustellen, kann man die codierenden Gene in Vektoren auch in Körperzellen einschleusen und diese Zellen als Gentherapie genetisch verändern (Abb. 4-13). Das Einschleusen wird Transfektion genannt. Fortan produzieren die Zellen der Wunde BMP. So hat man auch das Problem des Trägermaterials und der Abgabekinetik gelöst, denn diese Zellen produzieren kontinuierlich physiologische Mengen an BMP. Die Gentherapie existiert in zwei Spielarten. Bei der In-vivo-Transfektion werden die Vektoren direkt in die Wunde gegeben. Bei der Ex-vivo-Transfektion werden Körperzellen entnommen und im Reagenzglas transfiziert und danach zurückgegeben. Für beide Spielarten gibt es zahlreiche erfolgreiche experimentelle Studien zur Knochenregeneration. Mit einer baldigen Zulassung am Menschen ist wegen der Risiken von genetisch veränderten Zellen nicht zu rechnen. Die bisher einzige zugelassene Gentherapie mit gentechnisch veränderten Körperzellen ist derzeit die CAR-T-Zelltherapie bei Leukämie.

Small molecules

Kleine Moleküle von Arzneistoffen sind wesentlich preiswerter herzustellen als komplizierte rekombinante Proteine. Tatsächlich kann man in viele Stoffwechselprozesse der Knochenbildung eingreifen. Beispielsweise fördern Statine, die eigentlich Lipidsenker sind, die Osseointegration von Zahnimplantaten[57] und Parodontaldefekten[58]. Auch über

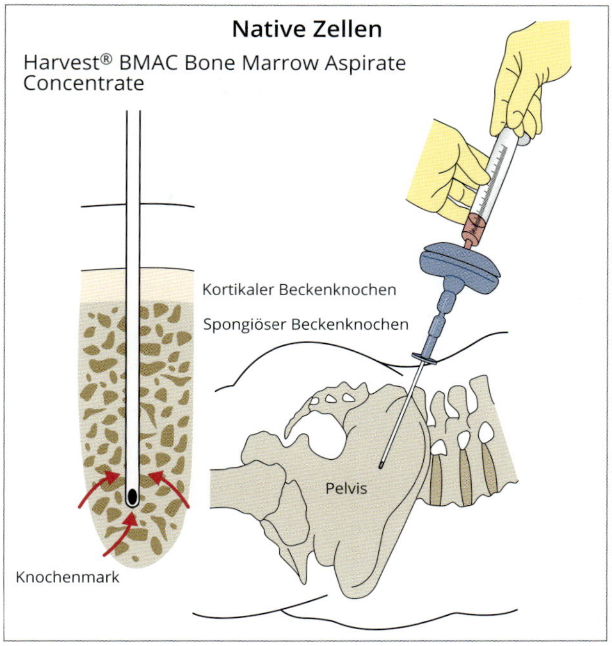

Abb. 4-14 Technik der Gewinnung von Harvest® BMAC (Bone marrow aspirated cells) mit einer Jamshidi-Nadel mit T-Griff, hier vom posterioren Beckenkamm in Bauchlage gezeigt. Die Zellen im Aspirat werden vor der Transplantation durch Zentrifugieren angereichert (Terumo BCT, Zaventem, Belgien).

hormonartig wirksame Analoga des Parathormons, Strontiumranelat, Prostaglandin EP4-Rezeptor Antagonisten und Vitamin D wurde eine Förderung des Knochenwachstums berichtet. Alle diese Studien haben bislang nicht den klaren und durchschlagenden konstanten Erfolg wie das BMP gezeigt.

Native autologe Zellpräparationen

Man kann mesenchymale osteogen differenzierte Stammzellen durch scharfe Punktion des Beckenkamms mit einer Jamshidi-Nadel vom Patienten gewinnen, aufbereiten und dann transplantieren. Anstelle eines Zellkulturschrittes erfolgt die Anreicherung der Stammzellen bei diesen Verfahren durch Zentrifugieren der aspirierten Flüssigkeit (BMAC®-Verfahren, Geistlich, Baden-Baden) (Abb. 4-14 bis 4-16). In der Literatur besteht eine kontrollierte prospektive Studie zur Sinusbodenaugmentation mit BMAC. Letztere zeigte für die Zellaspirate gleichwertige Ergebnisse wie für autologe Knochentransplantate[59]. In orthopädischen Anwendungen wurde ein positives Fazit gezogen[60]. Die Zahl der gewinnbaren mesenchymalen Stammzellen aus einem Markaspirat ist aber begrenzt. Eine größere Menge an mesenchymalen Stammzellen kann durch Ultraschallaspiration bei der Fettabsaugung gewonnen und durch ein automatisiertes Reinigungsverfahren angereicht werden (Adipose Derived Stem Cells ADSC, Celution® System, Cytori, San Diego, CA). Dieses Material kann auch kryokonserviert werden.

Kultivierte autologe Zellen

Ausgangspunkt der Geweberegeneration sind Stammzellen, mesenchymale Stammzellen im Falle der Knochenregeneration. Pluripotente Stammzellen können relativ gut in vitro kultiviert und vermehrt werden. Damit verlagert man einen Teil der Wundheilung zeitweise in die gut geschützte und kontrollierbare Umgebung des Labors, um die nach dem Proliferations- und gegebenenfalls Differenzierungsschritt wieder in den Defekt zurück zu verlagern. Die Rückverlagerung ist bei diesem Verfahren offenbar der problematische Anteil. Im Tierexperiment zur Sinusbodenaugmentation waren kultivierte Zellen nicht effektiv[61]. Es hat sich gezeigt, dass die transplantierten Zellen in der Wunde nicht lange überleben[62] (Abb. 4-17). Gründe können bei großen

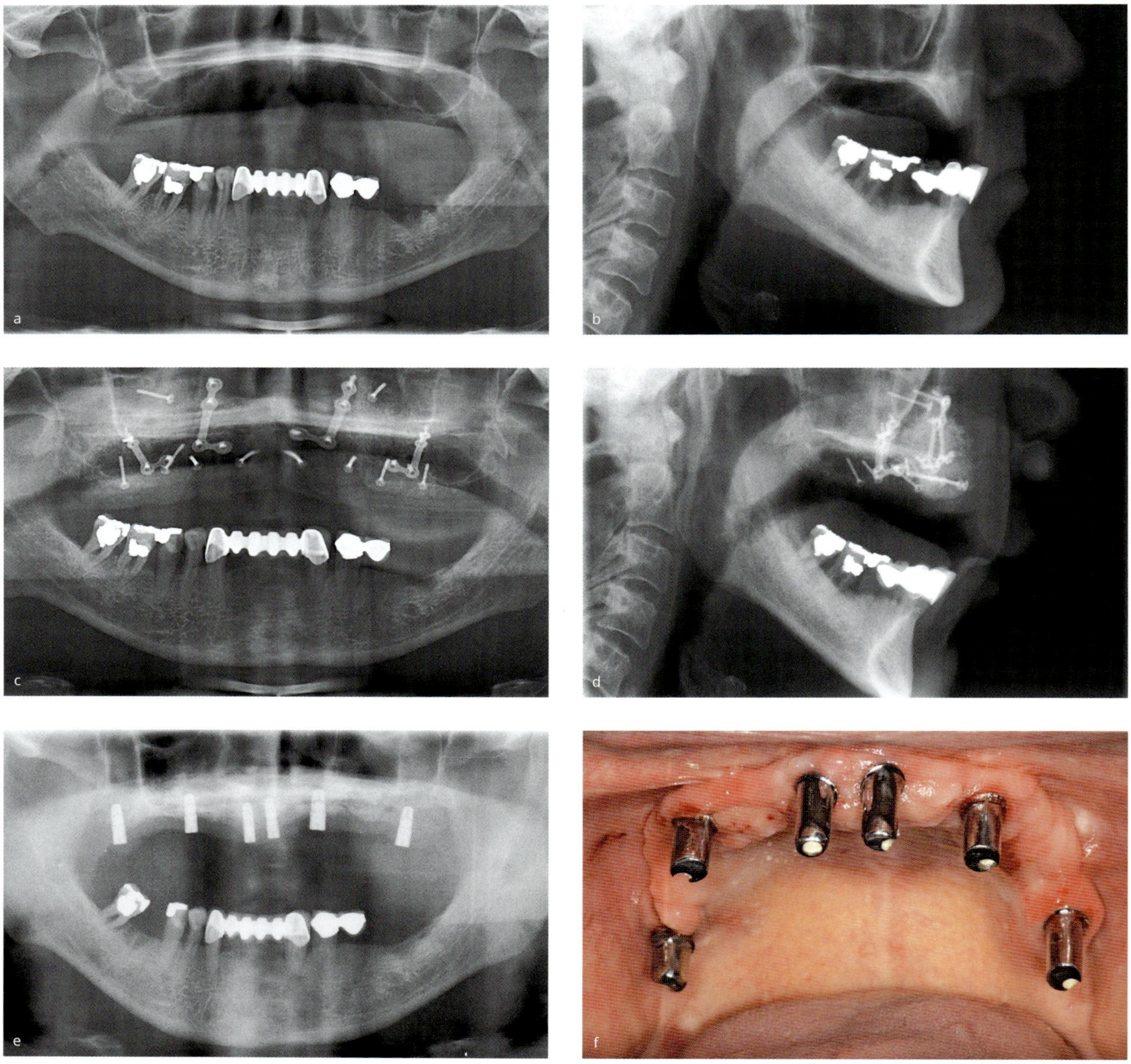

Abb. 4-15 **a.** Patient mit atrophiertem Oberkiefer. **b.** Ausschnitt aus dem seitlichen Fernröntgenbild mit Spitzkamm-atrophie (Cawood-Klasse IV). **c.** Panoramaschichtaufnahme nach Le-Fort-I-Interpositionsosteoplastik. **d.** Ausschnitt aus dem seitlichen Fernröntgenbild nach Le-Fort-I-Interpositionsosteoplastik. **e.** Panoramaschichtaufnahme nach Insertion von Zahnimplantaten 4 Monate nach der Augmentation. **f.** Osseointegrierte Zahnimplantate.

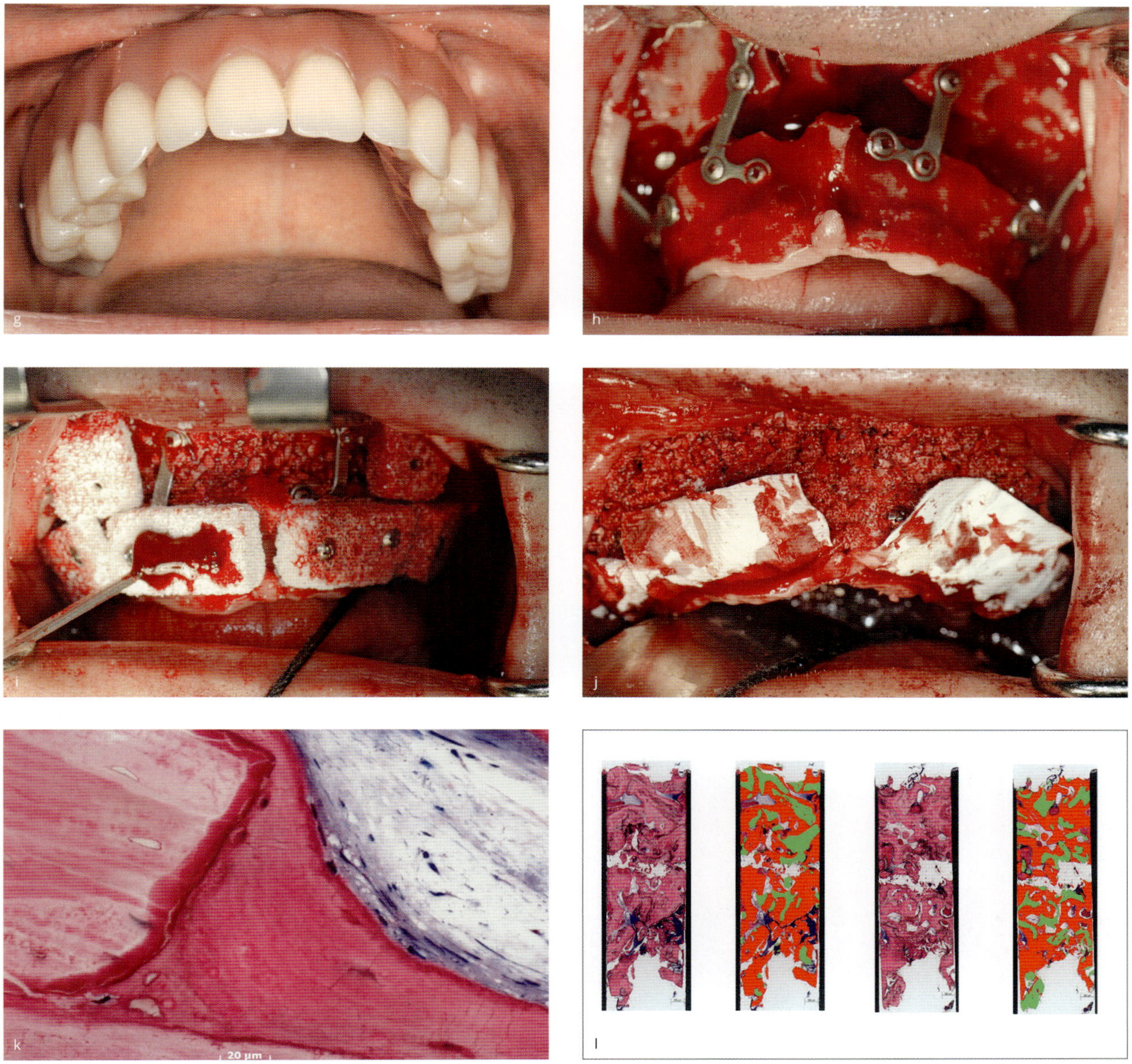

Abb. 4-15 **g.** Teleskopierender Zahnersatz. **h.** Intraoperativer Blick in den Le-Fort-Interpositionsspalt, der in Kürze mit Knochenersatzmaterial gefüllt wird. **i.** Zur zusätzlichen lateralen Augmentation wurden Bio-Oss®-Blöcke angelagert, diese werden hier gerade mit dem BMAC-Zellkonzentrat getränkt. **j.** Abdeckung mit Kollagenmembran (Bio-Gide®). **k.** Zwei Trepanbiopsien aus den ehemaligen Bio-Oss®-Blöcken mit Falschfarbendarstellung des neugebildeten Knochens. **l.** Ausschnitt aus der Biopsie. Bio-Oss®-Trabekel links mit leeren Osteozytenhöhlen wird von neugebildetem Knochen (dunkelrot, Osteozytenhöhlen gefüllt) überzogen, daneben Knochenmark.

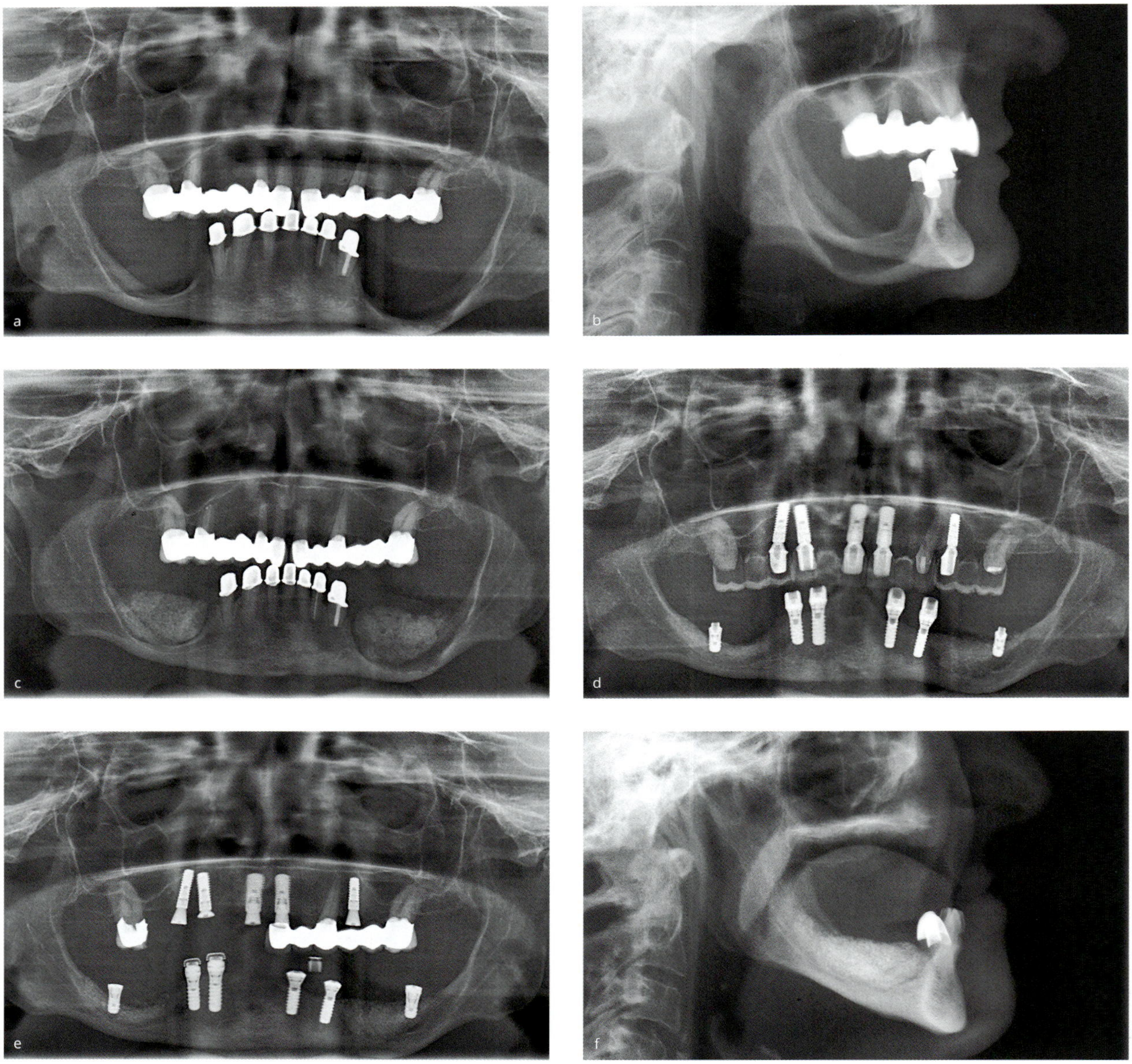

Abb. 4-16 Vicryl®strumpftechnik. a. Panoramaschichtaufnahme mit Extrematrophie des seitlichen Unterkiefers. **b.** Ausschnitt aus dem seitlichen Fernröntgenbild mit Atrophie der Unterkieferbasis und Ersatz durch Neounterkiefer, exponierter Nervus alveolaris inferior mit entsprechendem Schmerzsyndrom. **c.** Postoperative Panoramaschichtaufnahme mit Vicryl®strumpf in situ. **d.** Ausschnitt aus dem seitlichen Fernröntgenbild nach Knochenaugmentation. **e.** 4 Monate postoperativ Insertion von Zahnimplantaten. **f.** Prothetische Versorgung mit abnehmbarem Zahnersatz unter Verwendung von Kugelknopfankern an den seitlichen Unterkieferimplantaten.

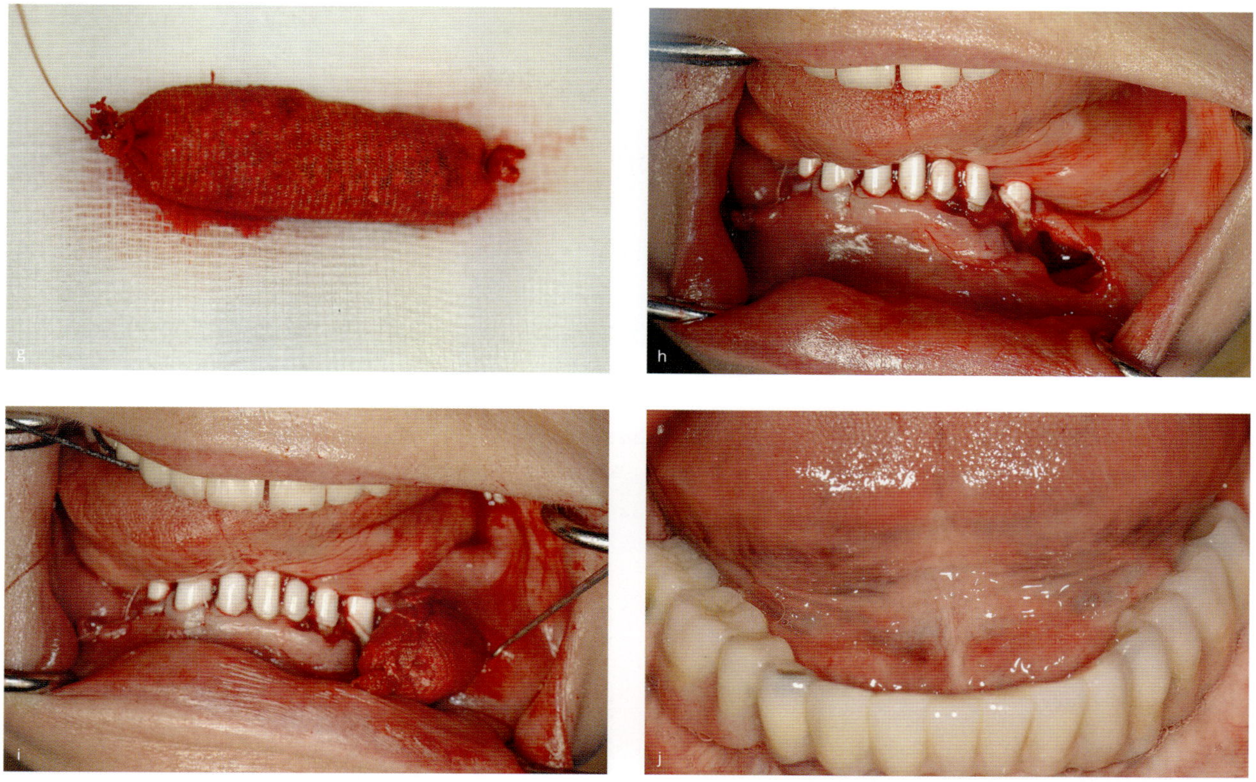

Abb. 4-16 Vicryl®strumpftechnik. g. Vicryl®(Ethicon, Norderstedt)-strumpf, gefüllt mit Knochenersatzmaterial (Bio-Oss®) und BMAC-Zellen. **h.** Intraoperatives Bild mit minimalinvasiver Tunnelpräparation durch senkrechten Schnitt in Eckzahnregion. **i.** Intraoperatives Bild mit Einschieben der Vircryl®strümpfe in den Tunnel. **j.** Prothetische Versorgung (Dr. Schlatmann, Nürnberg).

Defekten eine mangelnde Blutversorgung oder Dedifferenzierung durch Mangel an Wachstumsfaktoren sein. Man hat daher versucht, die zu transplantierenden Stammzellen vor der Transplantation ischämisch zu präkonditionieren. Auch immunologische Gründe kommen für eine Abstoßung der kultivierten Zellen in Frage, denn Zellkulturen enthalten mit fötalem Kälberserum Fremdproteine. Eine randomisiert kontrollierte Studie zum Sinuslift mit kultivierten Zellen zeigte keinen Effekt für die Zelltherapie im Vergleich zur Kontrollgruppe[63].

4.9 Schlussfolgerung zu bioaktiven Materialien und Tissue Engineering

Autologer Knochen ist nach wie vor der therapeutische Standard zur Knochenregeneration in der zahnärztlichen Chirurgie. Man hat durch die vielen Studien zum Tissue Engineering ganz nebenbei den Wirkmechanismus des autologen Knochentransplantats entdeckt und neu zu schätzen gelernt. Auch die Rolle der Knochenersatzmaterialien als künstliche Matrix (Gerüst = Scaffold) ist durch die Forschung zum Tissue Engineering gut definiert worden. Zellbasierte Therapien, das eigentliche Tissue Engineering, erfüllten im Bereich Knochen nicht die gesetzten Erwartungen. Unter allen Spielarten des Tissue Engineering konnte nur rekombinantes BMP in

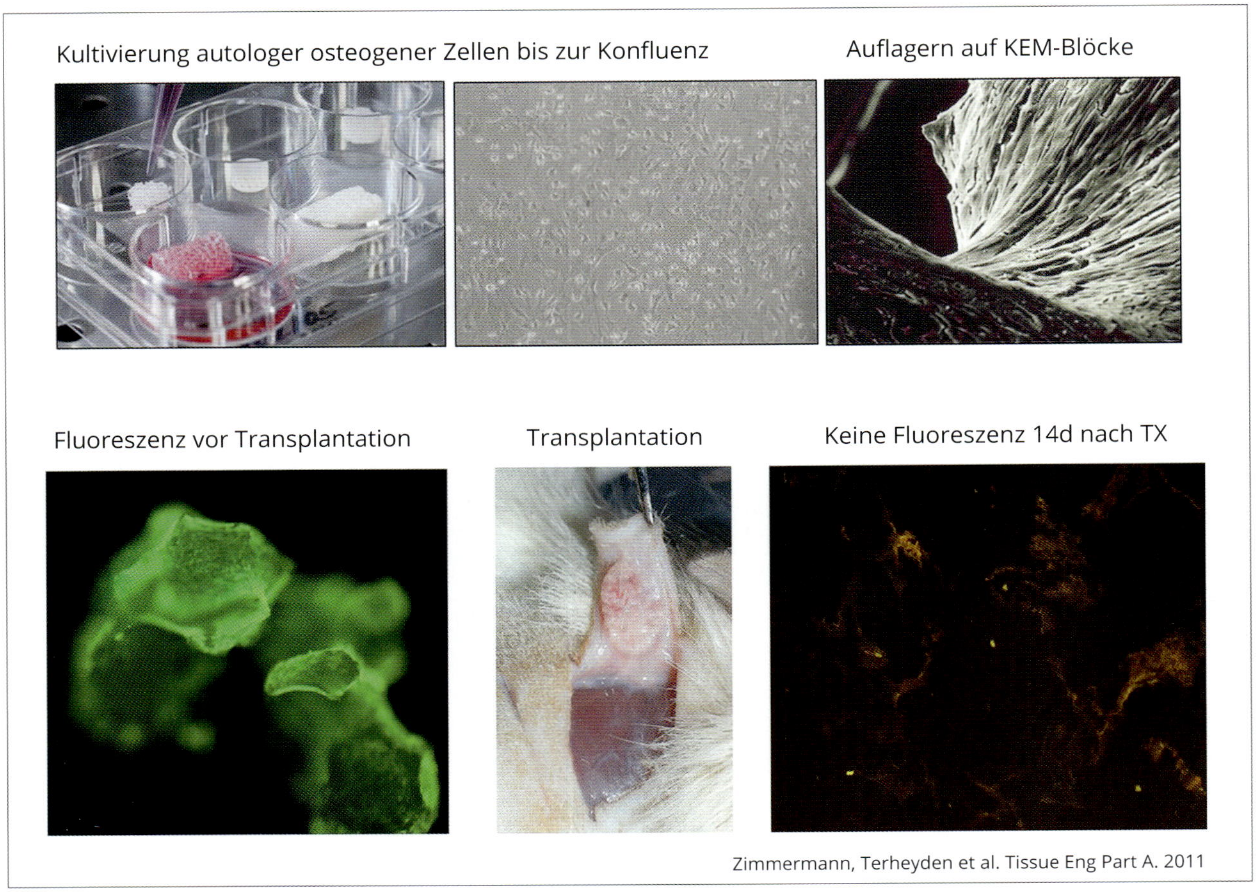

Abb. 4-17 Problem des Überlebens von kultivierten Zellen in der Wunde. Oben links: Bio-Oss®-Blöcke werden mit kultivierten osteogenen Stammzellen inkubiert. Oben Mitte: konfluierender Rasen von Stammzellen am Boden der Petrischale. Oben rechts: Rasterelektronenmikroskopisches Bild von konfluierenden Zellen auf den Bio-Oss®-Blöcken kurz vor der Transplantation. Unten links: Zellen mit GFP (Green Fluorescent Protein) transfiziert und genetisch verändert, sodass Zellen fluoreszieren solange sie vital sind. Unten Mitte: Transplantation der artifiziellen Knochentransplantate in das Subkutangewebe. Unten rechts: kaum Fluoreszenz 1 Woche nach Transplantation, nur etwa 3 von 1000 Zellen haben die Transplantation überlebt (Ratte).

einigen Ländern Marktreife erlangen und einen konstant signifikanten Effekt auf die Knochenheilung in fast allen Studien produzieren. Allerdings spricht unter anderem der hohe Preis gegen eine flächendeckende Anwendung in der Zahnheilkunde. In Europa sind rekombinante Wachstumsfaktoren und BMP noch nicht in der Zahnheilkunde zugelassen aber grundsätzlich aussichtsreich.

4.10 Literatur

1 Hjørting-Hansen E. Bone grafting to the jaws with special reference to reconstructive preprosthetic surgery. A historical review. Mund Kiefer Gesichtschir 2002;6:6–14.

2 Terheyden H. Autologer Gewebeersatz – wann ist er Goldstandard? Wissen Kompakt 2020;14:49–57.

3 Fernandes HR, Gaddam A, Rebelo A, Brazete D, Stan GE, Ferreira JMF. Bioactive Glasses and Glass-Ceramics for Healthcare Applications in Bone Regeneration and Tissue Engineering. Materials (Basel) 2018;11(12).

4 Zhou W, Peng X, Zhou X, Li M, Ren B, Cheng L. Influence of bio-aging on corrosion behavior of different implant materials. Clin Implant Dent Relat Res 2019;21:1225-1234.

5 Yu F, Addison O, Davenport AJ. A synergistic effect of albumin and H_2O_2 accelerates corrosion of Ti6Al4V. Acta Biomater 2015;26:355–365.

6 Schliephake H, Reiss G, Urban R, Neukam FW, Guckel S. Metal release from titanium fixtures during placement in the mandible: an experimental study. Int J Oral Maxillofac Implants 1993;8:502–511.

7 Huaux F. Emerging Role of Immunosuppression in Diseases Induced by Micro- and Nano-Particles: Time to Revisit the Exclusive Inflammatory Scenario. Front Immunol 2018;9:2364.

8 Mularski A, Marie-Anaïs F, Mazzolini J, Niedergang F. Observing Frustrated Phagocytosis and Phagosome Formation and Closure Using Total Internal Reflection Fluorescence Microscopy (TIRFM). Methods Mol Biol 2018;1784:165–175.

9 Ortiz-Vigón A, Suarez I, Martínez-Villa S, Sanz-Martín I, Bollain J, Sanz M. Safety and performance of a novel collagenated xenogeneic bone block for lateral alveolar crest augmentation for staged implant placement. Clin Oral Implants Res 2018;29:36–45.

10 Buckley M. Species Identification of Bovine, Ovine and Porcine Type 1 Collagen; Comparing Peptide Mass Fingerprinting and LC-Based Proteomics Methods. Int J Mol Sci 2016;17:445.

11 Walter RJ, Matsuda T, Reyes HM, Walter JM, Hanumadass M. Characterization of acellular dermal matrices (ADMs) prepared by two different methods. Burns 1998; 24:104–113.

12 Amini AR, Adams DJ, Laurencin CT, Nukavarapu SP. Optimally porous and biomechanically compatible scaffolds for large-area bone regeneration. Tissue Eng Part A 2012;18:1376–1388.

13 Zhao YN, Fan JJ, Li ZQ, Liu YW, Wu YP, Liu J. Effects of Pore Size on the Osteoconductivity and Mechanical Properties of Calcium Phosphate Cement in a Rabbit Model. Artif Organs 2017;41:199–204.

14 Place TL, Domann FE, Case AJ. Limitations of oxygen delivery to cells in culture: An underappreciated problem in basic and translational research. Free Radic Biol Med 2017;113:311–322.

15 Bang G. Induction of heterotopic bone formation by demineralized dentin in guinea pigs: antigenicity of the dentin matrix. J Oral Pathol 1972;1:172–185.

16 Kim SG, Yeo HH, Kim YK. Grafting of large defects of the jaws with a particulate dentin-plaster of paris combination. Oral Surg Oral Med Oral Pathol Oral Radiol Endod 1999;88:22–25.

17 Kim YK, Lee J, Yun JY, Yun PY, Um IW. Comparison of autogenous tooth bone graft and synthetic bone graft materials used for bone resorption around implants after crestal approach sinus lifting: a retrospective study. J Periodontal Implant Sci 2014;44:216–221.

18 Pang KM, Um IW, Kim YK, Woo JM, Kim SM, Lee JH. Autogenous demineralized dentin matrix from extracted tooth for the augmentation of alveolar bone defect: a prospective randomized clinical trial in comparison with anorganic bovine bone. Clin Oral Implants Res 2017;28:809–815.

19 Andersson L, Ramzi A, Joseph B. Studies on dentin grafts to bone defects in rabbit tibia and mandible; development of an experimental model. Dent Traumatol 2009;25: 78–83.

20 Schwarz F, Hazar D, Becker K, Sader R, Becker J. Efficacy of autogenous tooth roots for lateral alveolar ridge augmentation and staged implant placement. A prospective controlled clinical study. J Clin Periodontol 2018;45:996–1004.

21 Draenert FG, Kämmerer PW, Berthold M, Neff A. Complications with allogeneic, cancellous bone blocks in vertical alveolar ridge augmentation: prospective clinical case study and review of the literature. Oral Surg Oral Med Oral Pathol Oral Radiol 2016;122:e31–43.

22 Chaushu L, Chaushu G, Kolerman R, Vered M, Naishlos S, Nissan J. Anterior atrophic mandible restoration using cancellous bone block allograft. Clin Implant Dent Relat Res 2019;21:903–909.

23 Spin-Neto R, Stavropoulos A, Coletti FL, Faeda RS, Pereira LA, Marcantonio E Jr. Graft incorporation and implant osseointegration following the use of autologous and fresh-frozen allogeneic block bone grafts for lateral ridge augmentation. Clin Oral Implants Res 2014; 25:226–233.

24 Schmitt CM, Doering H, Schmidt T, Lutz R, Neukam FW, Schlegel KA. Histological results after maxillary sinus augmentation with Straumann® BoneCeramic, Bio-Oss®, Puros®, and autologous bone. A randomized controlled clinical trial. Clin Oral Implants Res 2013;24:576–585.

25 Choukroun J, Simonpieri A, Del Corso M, Mazor Z, Sammartino G, Dohan Ehrenfest DM.Controlling systematic perioperative anaerobic contamination during sinus-lift procedures by using metronidazole: an innovative approach. Implant Dent 2008;17:257–270.

26 Aponte-Tinao LA, Ayerza MA, Muscolo DL, Farfalli GL. What Are the Risk Factors and Management Options for Infection After Reconstruction With Massive Bone Allografts? Clin Orthop Relat Res 2016;474:669–673.

27 Ghalavand Z, Heidary Rouchi A, Bahraminasab H, Ravanasa E, Mirsamadi ES, Nodeh Farahani N, Nikmanesh B. Molecular testing of Klebsiella pneumoniae contaminating tissue allografts recovered from deceased donors. Cell Tissue Bank 2018;19:391–398.

28 Hinsenkamp M, Muylle L, Eastlund T, Fehily D, Noël L, Strong DM. Adverse reactions and events related to musculoskeletal allografts: reviewed by the World Health Organisation Project NOTIFY. Int Orthop 2012;36:633–641.

29 Chiapasco M, Colletti G, Coggiola A, Di Martino G, Anello T, Romeo E. Clinical outcome of the use of fresh frozen allogeneic bone grafts for the reconstruction of severely resorbed alveolar ridges: preliminary results of a prospective study. Int J Oral Maxillofac Implants 2015;30: 450–460.

30 Solakoglu Ö, Götz W, Heydecke G, Schwarzenbach H. Histological and immunohistochemical comparison of two different allogeneic bone grafting materials for alveolar ridge reconstruction: A prospective randomized trial in humans. Clin Implant Dent Relat Res 2019;21:1002–1016.
31 Schratt HE, Regel G, Kiesewetter B, Tscherne H. HIV-Infektion durch kältekonservierte Knochentransplantate. Unfallchirurg 1996;99:679–684.
32 Ortiz-Vigón A, Suarez I, Martínez-Villa S, Sanz-Martín I, Bollain J, Sanz M. Safety and performance of a novel collagenated xenogeneic bone block for lateral alveolar crest augmentation for staged implant placement. Clin Oral Implants Res 2018;29:36–45.
33 Katthagen BD, Mittelmeier H. Vergleichende tierexperimentelle Untersuchungen über die induktive Knochenregeneration mit pyrolisiertem enteiweißten Knochenimplantat. In Rettig H (Hrsg.) Biomaterialien und Nahtmaterialien. 1984, Springer, Heidelberg, 177–183.
34 Maatz R, Bauermeister A. 36 Klinische Erfahrungen mit dem Kieler Span. Langenbecks Arch Chir 1961;298:239–244.
35 Osborn JF, Kovacs E, Kallenberger A. Hydroxylapatitkeramik – Entwicklung eines neuen Biowerkstoffes und erste tierexperimentelle Ergebnisse. Dtsch Zahnärztl Z 1980;35: 54–56.
36 Piaia M, Bub CB, Succi GM, Torres M, Costa TH, Pinheiro FC, Napimoga MH. HLA-typing analysis following allogeneic bone grafting for sinus lifting. Cell Tissue Bank 2017;18:75–81.
37 Moraschini V, de Almeida DCF, Calasans-Maia MD, Kischinhevsky ICC, Louro RS, Granjeiro JM. Immunological response of allogeneic bone grafting: A systematic review of prospective studies. J Oral Pathol Med 2020 doi: 10.1111/jop.12998. [Epub ahead of print]
38 Fretwurst T, Gad LM, Steinberg T, Schmal H, Zeiser R, Amler AK, Nelson K, Altmann B. Detection of major histocompatibility complex molecules in processed allogeneic bone blocks for use in alveolar ridge reconstruction. Oral Surg Oral Med Oral Pathol Oral Radiol 2018 doi: 10.1016/j.oooo.2018.01.018. [Epub ahead of print]
39 Alelign T, Ahmed MM, Bobosha K, Tadesse Y, Howe R, Petros B. Kidney Transplantation: The Challenge of Human Leukocyte Antigen and Its Therapeutic Strategies. J Immunol Res 2018:5986740. doi: 10.1155/2018/5986740.
40 Jones AL, Bucholz RW, Bosse MJ, Mirza SK, Lyon TR, Webb LX, Pollak AN, Golden JD, Valentin-Opran A. Recombinant human BMP-2 and allograft compared with autogenous bone graft for reconstruction of diaphyseal tibial fractures with cortical defects. A randomized, controlled trial. J Bone Joint Surg Am 2006;88:1431–1441.
41 Lucey P, Goldberg DJ. Complications of collagen fillers. Facial Plast Surg 2014;30:615–622.
42 Fu JH, Rios H, Al-Hezaimi K, Oh TJ, Benavides E, Wang HL. A randomized clinical trial evaluating the efficacy of the sandwich bone augmentation technique in increasing buccal bone thickness during implant placement. II. Tomographic, histologic, immunohistochemical, and RNA analyses. Clin Oral Implants Res 2015;26:1150–1157.
43 Becker J, Al-Nawas B, Klein MO, Schliephake H, Terheyden H, Schwarz F.Use of a new cross-linked collagen membrane for the treatment of dehiscence-type defects at titanium implants: a prospective, randomized-controlled double-blinded clinical multicenter study. Clin Oral Implants Res 2009;20:742–749.
44 Thoma DS, Jung UW, Park JY, Bienz SP, Hüsler J, Jung RE. Bone augmentation at peri-implant dehiscence defects comparing a synthetic polyethylene glycol hydrogel matrix vs. standard guided bone regeneration techniques. Clin Oral Implants Res 2017;28:e76–e83.
45 Misch CM, Jensen OT, Pikos MA, Malmquist JP. Vertical bone augmentation using recombinant bone morphogenetic protein, mineralized bone allograft, and titanium mesh: a retrospective cone beam computed tomography study. Int J Oral Maxillofac Implants 2015;30:202–207.
46 Moslemi N, Khoshkam V, Rafiei SC, Bahrami N, Aslroosta H. Outcomes of Alveolar Ridge Preservation With Recombinant Human Bone Morphogenetic Protein-2: A Systematic Review. Implant Dent 2018;27:351–362.
47 Terheyden H. Synopsis Tissue engineering in der Implantologie. Implantologie 2011;19:27–35.
48 Warnke PH, Springer IN, Wiltfang J, Acil Y, Eufinger H, Wehmöller M, Russo PA, Bolte H, Sherry E, Behrens E, Terheyden H. Growth and transplantation of a custom vascularised bone graft in a man. Lancet 2004;364:766–770.
49 Lin GH, Lim G, Chan HL, Giannobile WV, Wang HL. Recombinant human bone morphogenetic protein-2 outcomes for maxillary sinus floor augmentation: a systematic review and metaanalysis. Clinical Oral Implants Research 2016;27: 1349–1359.
50 da Rosa WLO, da Silva TM, da Silva AF, Piva E. Bioactive treatments in bone grafts for implant-based rehabilitation: Systematic review and meta-analysis. Clin Implant Dent Relat Res 2018;20:251–260.
51 Liu R, Yan M, Chen S, Huang W, Wu D, Chen J. Effectiveness of Platelet-Rich Fibrin as an Adjunctive Material to Bone Graft in Maxillary Sinus Augmentation: A Meta-Analysis of Randomized Controlled Trails. Biomed Res Int 2019;2019:7267062.
52 Stähli A, Strauss FJ, Gruber R. The use of platelet-rich plasma to enhance the outcomes of implant therapy: A systematic review. Clin Oral Implants Res 2018;29 Suppl 18: 20–36.
53 Miron RJ, Zucchelli G, Pikos MA, Salama M, Choukroun J et al. Use of platelet-rich fibrin in regenerative dentistry: a systematic review. Clin Oral Investig 2017;21:1913–1927.
54 Strauss FJ, Stähli A, Gruber R. The use of platelet-rich fibrin to enhance the outcomes of implant therapy: A systematic review. Clin Oral Implants Res 2018;29 Suppl 18:6–19.
55 Strauss FJ, Nasirzade J, Kargarpoor Z, Stähli A, Gruber R. Effect of platelet-rich fibrin on cell proliferation, migration, differentiation, inflammation, and osteoclastogenesis: a systematic review of in vitro studies. Clin Oral Investig 2020;24:569–584.
56 Koch FP, Becker J, Terheyden H, Capsius B, Wagner W. A prospective, randomized pilot study on the safety and efficacy of recombinant human growth and differentiation factor-5 coated onto β-tricalcium phosphate for sinus lift augmentation. Clin Oral Implants Res 2010;21:1301–1308.
57 Kellesarian SV, Al Amri MD, Al-Kheraif AA, Ghanem A, Malmstrom H, Javed F. Efficacy of Local and Systemic Statin Delivery on the Osseointegration of Implants: A Systematic Review. Int J Oral Maxillofac Implants 2017;32: 497–506.

58 Muniz FWMG, Taminski K, Cavagni J, Celeste RK, Weidlich P, Rösing CK. The effect of statins on periodontal treatment – a systematic review with meta-analyses and meta-regression. Clin Oral Investig 2018;22:671–687.

59 Sauerbier S, Rickert D, Gutwald R, Nagursky H, Oshima T, Xavier SP, Christmann J, Kurz P, Menne D, Vissink A, Raghoebar G, Schmelzeisen R, Wagner W, Koch FP. Bone marrow concentrate and bovine bone mineral for sinus floor augmentation: a controlled, randomized, single-blinded clinical and histological trial--per-protocol analysis. Tissue Eng Part A. 2011;17:2187–2197.

60 Imam MA, Holton J, Ernstbrunner L, Pepke W, Grubhofer F, Narvani A, Snow M. A systematic review of the clinical applications and complications of bone marrow aspirate concentrate in management of bone defects and nonunions. Int Orthop 2017;41:2213–2220.

61 Liu Y, Springer IN, Zimmermann CE, Açil Y, Scholz-Arens K, Wiltfang J, Terheyden H. Missing osteogenic effect of expanded autogenous osteoblast-like cells in a minipig model of sinus augmentation with simultaneous dental implant installation. Clin Oral Implants Res 2008;19:497–504.

62 Zimmermann CE, Gierloff M, Hedderich J, Açil Y, Wiltfang J, Terheyden H. Survival of transplanted rat bone marrow-derived osteogenic stem cells in vivo. Tissue Eng Part A. 2011;17:1147–1156.

63 Hermund NU, Stavropoulos A, Donatsky O, Nielsen H, Clausen C, Reibel J, Pakkenberg B, Holmstrup P. Reimplantation of cultivated human bone cells from the posterior maxilla for sinus floor augmentation. Histological results from a randomized controlled clinical trial. Clin Oral Implants Res 2012;23:1031–1037.

B

OPERATIONS-TECHNIKEN

5 Patientenführung und Operationsvorbereitung

Ein operativer Eingriff bedeutet für den Patienten in der Regel eine außergewöhnliche körperliche und gesundheitliche Belastung, Operationsangst, aber auch Arbeitsausfallzeiten und Zeitaufwand. Das Ergebnis einer intraoral durchgeführten Maßnahme kann aufgrund des kontaminierten Operationsfeldes nicht zu 100 % vorhergesehen und vom Arzt nicht garantiert werden. Durch das Prinzip der partizipativen Entscheidung wird erreicht, dass der Patient die Notwendigkeit und den Gewinn für sich erkennt und Mitverantwortung für das Ergebnis übernimmt.

5.1 Wahleingriff (elektive Chirurgie)

Ein implantologischer Eingriff ist in der Regel ein Wahleingriff. Das bedeutet, dass im Gegensatz zu vitalen Indikationen, Patient und Arzt sich Umfang, Vorgehen, Zeitpunkt, Materialwahl und OP-Umfeld frei wählen und passend gestalten können. Das bedeutet für beide auch, keine unnötigen Risiken einzugehen bzw. diese zu minimieren. Die elektive Chirurgie bietet die Chance, Vor- und Nachteile zuvor sorgfältig abzuwägen und zu besprechen. Patient und der Operateur können den Termin frei wählen. Man kann den Eingriff hinsichtlich Materialausstattung, Assistenz, Methoden etc. vorbereiten. Einen Implantateingriff kann man in reservierte Praxiszeiten legen, in denen das Team sich in Ruhe darauf konzentrieren kann. Diese Ruhe im Team überträgt sich dann auch auf den Patienten und ist ein Qualitätsmerkmal der durchgeführten Chirurgie.

5.2 Patientenselektion nach Risikofaktoren

Zur Vorbereitung eines Wahleingriffes gehört auch das Risikomanagement anhand der Vorerkrankungen des Patienten. So ist bei einem Wahleingriff beispielsweise Zeit, einen hohen Blutdruck vor einem Eingriff noch einmal vom Hausarzt überprüfen zu lassen. Bei Vorliegen von Risikofaktoren bietet sich für schwierige Implantateingriffe die Überweisung in spezialisierte Zentren an.

Es gibt heute wenig echte Kontraindikationen gegen Augmentationsoperationen. Hier sind zu nennen: zeitgleiche Zytostatikabehandlungen im Rah-

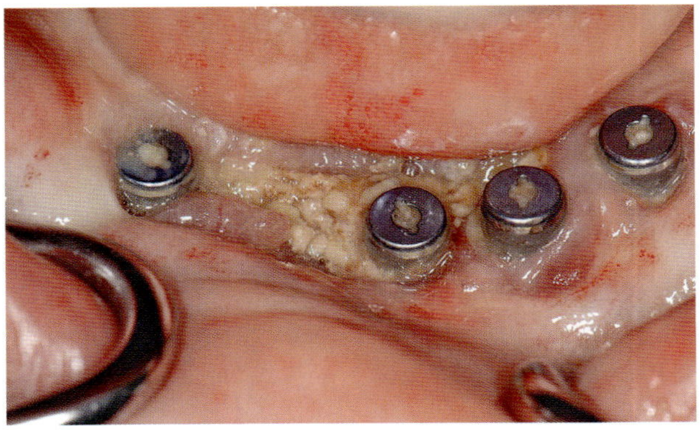

Abb. 5-1 Wundheilungsstörung nach Implantatversorgung mit freiliegendem Knochen im Unterkiefer nach Strahlentherapie.

men von Tumortherapien sowie die Therapie mit Antiresorptiva wie Bisphosphonaten oder dem Antikörper gegen RANKL Denosumab.

Die früheren Kontraindikationen sind großenteils zu Risikofaktoren geworden. Das heißt, dass man bei entsprechender Fallschwere und Notwendigkeit eine begrenzte Augmentation der Weichgewebe oder des Knochens unter beiderseitiger Inkaufnahme einer erhöhten Komplikationsrate indizieren kann. Risikoberechnungen für Komplikationen gibt es kaum für Knochen- oder Weichgewebeaugmentationen, sondern fast nur für die häufigeren Zahnimplantationen und hier auch nur für die Frühverluste von Zahnimplantaten. Beispielhaft für derartige Risikoberechnung wird hier eine Metaanalyse zu Implantaten im bestrahlten Kiefer genauer besprochen, nach der das Risk ratio 2,18 betrug[1]. Risk ratio ist das Verhältnis von Implantatverlusten im gesunden versus im bestrahlten Kiefer. In dieser Studie betrug das Implantatverlustrisiko in der Gruppe der unbestrahlten Kiefer 4,6 % und bei den bestrahlten Kiefern demnach 4,6 % x 2,18 = 10,1 %. Etwa jedes zehnte Implantat ging also im bestrahlten Kiefer nach dieser Metaanalyse verloren, und mit dieser griffigen Zahl kann man im Patientenaufklärungsgespräch arbeiten. Bei der Indikation und Aufklärung müssen natürlich noch weitere Komplikationen wie Osteoradionekrosen berücksichtigt werden (Abb. 5-1). Bei Implantationen sollte aber noch auf die weiter risikoerhöhende Kombination einzelner Risikofaktoren geachtet werden.

Höher als bei reinen Implantationen ist aber das Risiko für Wundheilungsstörungen bei Augmentationen des Knochens und der Weichgewebe. In dieser Eingriffsgruppe sollte man die Indikationen bei Vorliegen von Risikofaktoren besonders kritisch stellen. Bei allen Risikofaktoren ist stets patientenindividuell der Leidensdruck und die Indikationsschwere des Eingriffs abzuwägen. Beispielsweise ist dieser bei einer instabilen unteren Vollprothese in der Regel höher zu werten als beim Ersatz eines Frontzahnes, der vielleicht auch durch eine Klebebrücke möglich wäre. Stets ist Nutzen gegen Schadensrisiko abzuwägen und ggf. eine Alternative zu wählen. „Primum nihil nocere!", nicht zu schaden, ist eine Grundregel in der Chirurgie (Antiker Wahlspruch nach Scribonius Largus 50 n. Chr.).

Als Risikofaktoren für Augmentationsoperationen werden unter anderen ein schlecht eingestellter Diabetes mellitus mit HbA1c-Wert größer als 7,5 % angesehen, Rauchen ist ein Risikofaktor für das Frühüberleben von Zahnimplantaten in Abhängigkeit von der Zigarettenmenge und steigt sehr stark bei über 20 Zigaretten pro Tag[2]. In Kombination mit einer Sinusbodenaugmentation steigt die Implantatverlustrate sogar auf das Fünffache der Nichtraucher[3]. Parodontitis marginalis (PA) in der Vorgeschichte ist risikoerhöhend für Implantatfrühverluste[4], was aber nicht mehr für Patienten nach PA-Sanierung und unter PA-Supportivtherapie gilt[5]. Autoimmunerkrankungen wie Rheuma sind vor allem durch die immunsuppressive Medikation Risikofaktoren. Besonders unter dem Immunsuppressivum Methotrexat (MTX), das ein Zytostatikum durch Folsäureantagonismus ist, werden schwere Wundheilungsstörungen gesehen. Glucokortikoide schaden der Wundheilung, eine Studie zeigte aber keinen Einfluss auf die Implantatfrühverlustrate[6]. Prostaglandine wirken positiv auf die Knochenheilung, sodass die Antagonisierung durch nichtsteroidale Antiphlogistika (NSAID, non steriodal antiinflammatory drugs) immer wieder im Verdacht steht, Knochenheilungsstörungen zu verursachen. Es fehlt aber an Studien zur Implantologie und Augmentationschirurgie[7]. Neu in den Focus gekommen sind Protonenpumpenhemmer zur Reduktion der Magensäure und selektive Serotoninaufnahmehemmer als Antidepressiva, die auf dem

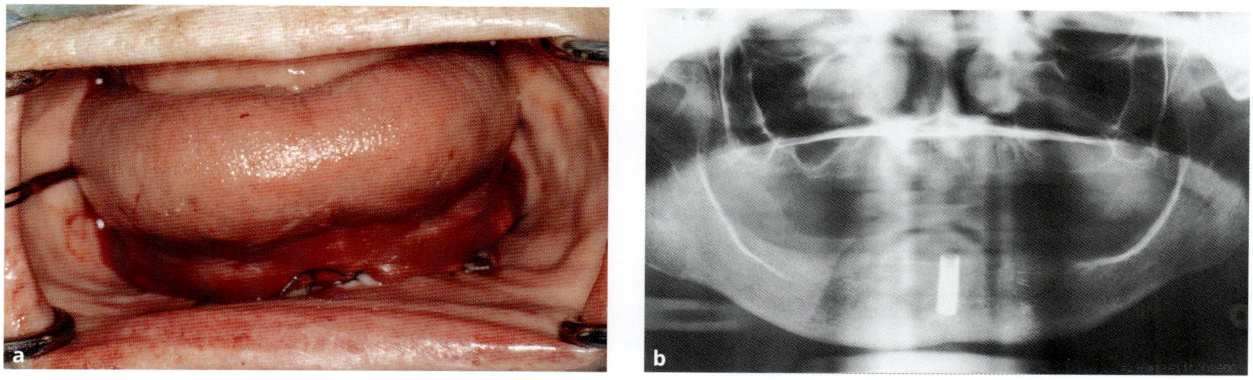

Abb. 5-2 a. Mundbodenhämatom und Atmungsbehinderung durch geschwollene und angehobene Zunge nach Insertion eines mittigen Zahnimplantats. Patientin ohne koagulationshemmende Medikamente. b. Panoramaschichtaufnahme zu der linken Abbildung. Derartige Hämatome kommen durch Verletzung von Mundbodenarterien vor allem bei der Implantatinsertion im interforaminären Bereich des Unterkiefers mit akzidenteller lingualer Knochenperforation vor.

Evidenzlevel retrospektiver Studien eine erhöhte Implantatfrühverlustrate auslösten[8,9]. Ein Vitamin-D-Mangel ist häufig in der Bevölkerung, ein negativer Einfluss auf die Osseointegration von Zahnimplantaten wird vermutet, konnte aber bislang in Studien nicht nachgewiesen werden[10]. Unter- oder Fehlernährung führt zu Wundheilungsstörungen[11]. Nicht risikoerhöhend für Implantatverluste ist ein Alter höher als 65 Jahre[12].

Eine besondere Risikogruppe für Augmentationsoperationen sind angeborene oder erworbene Koagulopathien (Abb. 5-2 und 5-3). Letztere können in thrombozytäre (z. B. Acetylsalicylsäure, ASS-Medikation), plasmatische (z. B. Phenprocoumontherapie – Marcumar®) oder vaskuläre (z. B. Morbus Osler) eingeteilt werden. In der Regel zeichnen sich thrombozytäre Störungen durch eine verlängerte intraoperative Blutungszeit aus, während die plasmatischen Störungen zu großflächigen Unterblutungen und Hämatomen auch Tage später neigen, weil sich kein stabiles Fibrinpolymerisat (Koagulum) bildet. Phenprocoumon und ASS zeichnen sich beide durch einen langen Wirkungsüberhang nach Absetzen aus, sodass ein kurzfristiges Absetzen der Therapie keinen Vorteil für die Nachblutungsfrequenz bringt. Infolgedessen ist hier meistens die Strategie, die Invasivität des Eingriffs zu reduzieren und eine exakte topische chirurgische Blutstillung. Neue direkte orale Antikoagulantien (DOAKs) können bei oraler Einnahme gut gesteuert werden, so traten z. B. bei einer Wartezeit von 12 h nach Absetzen von Dabigatran keine im Vergleich zur Normalgruppe erhöhten Blutungskomplikationen auf[13]. Das eventuelle Absetzen von Antikoagulantien sollte aber mit Hausärzten abgesprochen werden und hängt von der Schwere der Grunderkrankung ab. Reine Implantatinsertionen sind hinsichtlich der Nachblutungsgefahr weniger kritisch zu sehen als Knochen- und Weichgewebeaugmentationen.

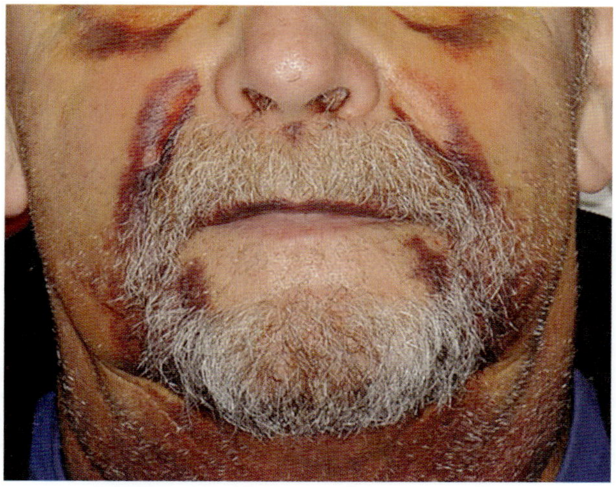

Abb. 5-3 Gesichtshämatome mit letztlich blandem Verlauf nach Implantateingriff bei einem Patienten unter Antikoagulation mit Phenprocoumon (Marcumar®).

Tabelle 5-1 Relatives Risiko (Risk ratio), entspricht der klinischen Risikoerhöhung für Zahnimplantatverluste durch einen Risikofaktor bei bestimmten allgemeinmedizinischen und zahnmedizinischen Vorerkrankungen im Vergleich zu Patienten ohne diesen Risikofaktor, berechnet aus Metaanalysen und Studiendaten. Für Augmentationsoperationen liegen solche Daten nicht vor.

Rauchen < 10 Zigaretten[2]	Risk ratio 1,28
Rauchen < 20 Zigaretten[2]	Risk ratio 1,46
Rauchen > 20 Zigaretten[2]	Risk ratio 2,51
Rauchen in Kombination mit Sinusbodenaugmentation[3]	Risk ratio 4,8
Parodontitis in der Vorgeschichte[4]	Risk ratio 1,69
Kieferbestrahlung[1]	Risk ratio 2,18
Therapie mit Antidepressiva (selektive Serotoninaufnahmehemmer)[9]	Risk ratio 3,1 bis 6,3
Therapie mit Protonenpumpeninhibitoren[9]	Risk ratio 2,3 bis 2,8
Rheumatoide Arthritis	zu wenig Studien
Methotrexattherapie	keine Studien
NSAID-Therapie	zu wenig Studien
Neurologische Erkrankungen (z. B. Morbus Parkinson)	zu wenig Studien
HIV-Virusnachweis	zu wenig Studien
Alter über 65 Jahre	nicht risikoerhöhend
Parodontitis nach PA-Sanierung und Supportivtherapie[5]	nicht risikoerhöhend (RR 1,04)
Diabetes mellitus	nicht risikoerhöhend
Osteoporose ohne antiresorptive Medikation	nicht risikoerhöhend
Vitamin-D-Mangel	nicht risikoerhöhend
Hypothyreose	nicht risikoerhöhend
Kardiovaskuläre Erkrankungen und Bluthochdruck	nicht risikoerhöhend

Implantate und Augmentationen bei Osteoporose

Osteopenie und Osteoporose kann vorgebeugt werden, wenn es im Leben gelingt, die Peak Bone Mass möglichst hoch zu entwickeln und die unausweichliche altersbedingte Abnahme der Knochenmasse danach möglichst lange hinauszuzögern, sodass man nicht unter die kritische Grenze der Frakturgefahr gerät (Abb. 5-4 und 5-5). Einer Metaanalyse zufolge bestand bei fast 30 000 analysierten Zahnimplantaten keine signifikant erhöhte Implantatverlustrate für Osteoporosepatienten, lediglich mit 0,18 mm ein erhöhter marginaler Knochenabbau im Vergleich zu knochengesunden Patienten[14]. Zahnimplantate sind also bei Osteoporosepatienten möglich. Trotzdem darf die Osteoporose nicht unterschätzt werden, denn der Knochen kann bereits 70 % seines Mineralgehaltes und seiner Stabilität verloren haben, bevor auf einem konventionellen Röntgenbild Veränderungen

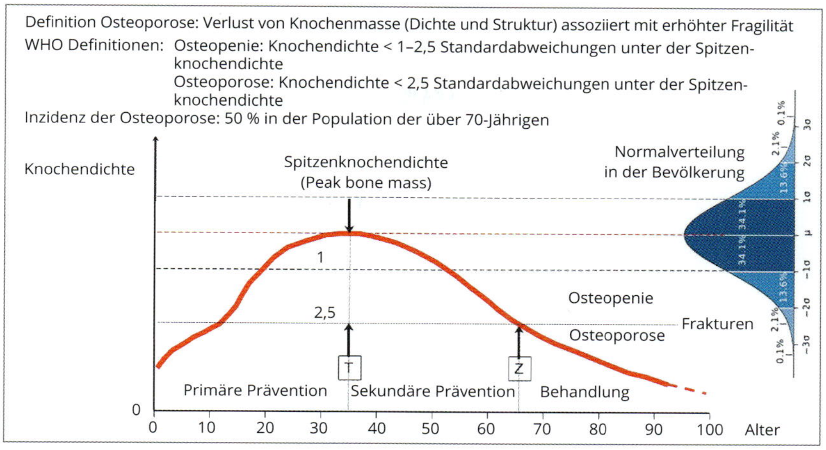

Abb. 5-4 Bespielhafte Darstellung von Osteopenie und Osteoporose als altersbezogene Abweichung von der statistischen Normalverteilung der Knochenmasse.

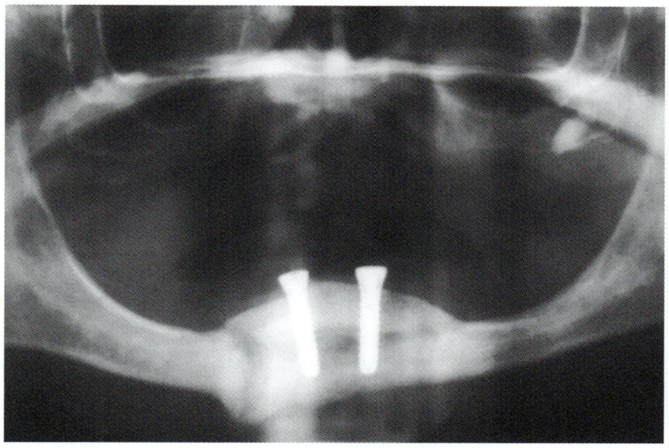

Abb. 5-5 Paramediane Fraktur Unterkiefer rechts im Rahmen einer Implantatbehandlung bei einer 75-jährigen Patientin mit Osteoporose. Man sieht paramedian rechts eine verzögerte sekundäre Bruchheilung mit Ausbildung einer Kalluszone und eine Knochenauftreibung (Elefantenfuß). Der Verdacht einer Osteoporose ergibt sich auf dieser Panoramaschichtaufnahme angesichts der relativ dünnen basalen Kortikalis des Unterkiefers, die zudem links mottenfraßartig angenagt erscheint.

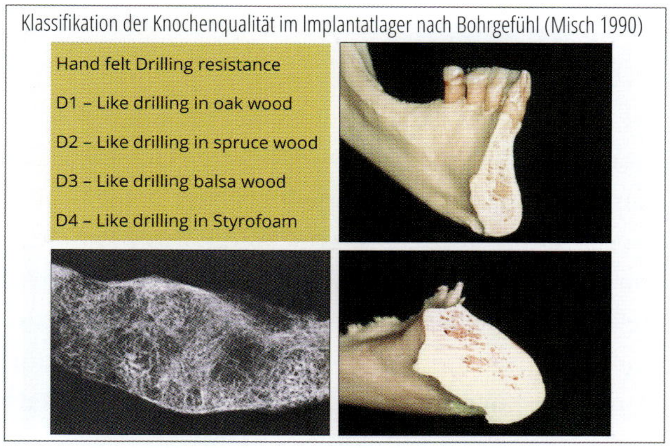

Abb. 5-6 Die Knochenhärte im Implantatlager, klassifiziert nach dem Bohrgefühl nach Misch (Carl Misch, DDS, 1947–2017, USA). Die Knochenhärte ergibt sich hauptsächlich aus der Verteilung von Spongiosa und Kompakta, wie auf den Kieferquerschnitten zu sehen ist.

als Warnhinweis sichtbar werden. Dadurch kann der Bohrwiderstand beim Einsetzen der Implantate unerwartet niedrig sein und man kann nur sehr schwer eine Primärstabilität erreichen (Abb. 5-6). Bei Osteoporosepatienten besteht eine besondere Indikation zur Augmentation, mit dem Ziel, festeren Knochen oder eine mechanisch günstigere Implantatverteilung zum Beispiel durch Sinuslift zu erreichen.

Implantate und Augmentationen bei antiresorptiver Medikation

Wenn Osteoporosepatienten Bisphosphonate einnehmen müssen, führte das in einer Metaanalyse nicht zu erhöhten Implantatverlustraten im Vergleich zu Osteoporosepatienten ohne Bisphosphonate[15]. Zahnimplantate sind also auch unter Bisphosphonatmedikation und möglicherweise auch unter Denosumab prinzipiell möglich. Die zitierte Metaanalyse führte

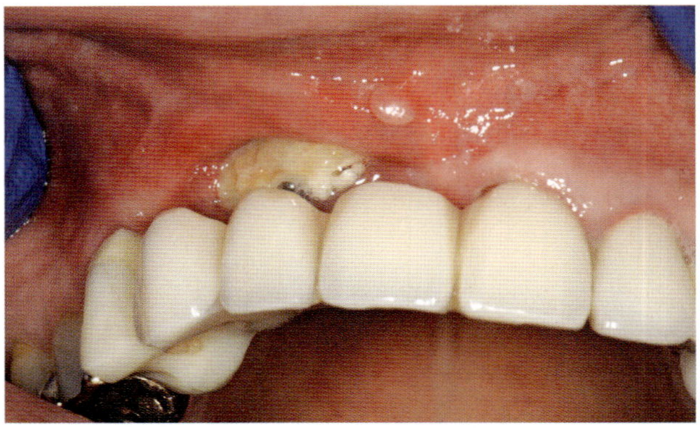

Abb. 5-7 Freiliegender Knochen und exponiertes Implantat im Rahmen einer Implantatinsertion unter antiresorptiver Medikation.

auf der anderen Seite aber auch 7 Studien auf, in denen über das Auftreten von Kiefernekrosen im Zusammenhang mit Zahnimplantatinsertionen bei Patienten unter antiresorptiver Medikation berichtet wurde. Die Kiefernekrosen traten zu 71 % im Unterkiefer und überwiegend posterior auf. 15-mal war eine Implantatinsertion, 5-mal eine Explantation und 41-mal die pure Anwesenheit eines Zahnimplantats als Auslöser der Kiefernekrose identifiziert worden. Wegen dieser schweren Nebenwirkungen (Abb. 5-7) ist die Indikation zu Zahnimplantaten sehr streng unter Abwägung des individuellen Nutzen-Risiko-Profils zu stellen. Von Knochenaugmentationen ist nach gegenwärtiger Datenlage ganz abzusehen. Am günstigsten ist es, wenn die Gebisssanierung inklusive Augmentationen und Implantatinsertionen vorbeugend vor Beginn einer antiresorptiven Therapie durchgeführt wird, sofern die Indikation dies zeitlich zulässt.

5.3 Aufklärung des Patienten

Eine unterstützende und objektive Aufklärung bereits durch den erstberatenden Zahnarzt im Überweisungsfall ist sehr hilfreich. Als Operateur kann man sich Zeit nehmen, den Patienten in aller Ruhe unter anderem über Dauer, Art, eingriffstypische Risiken und Alternativen des Eingriffs, Folgen der Nichtbehandlung und Arbeitsausfallzeiten zu informieren und sich diese Punkte gegenzeichnen zu lassen. Über die Kosten sollte bei größeren Beträgen in Deutschland in einem Kostenvoranschlag nach den Positionen der Gebührenordnung aufgeklärt werden. Ein OP-Termin sollte erst vergeben werden, wenn dieser Kostenvoranschlag vom Patienten unterzeichnet wurde, denn mancher Rechtsstreit entsteht aus dem Wunsch der Honorarminderung, wenn die Kosten nicht vorher eindeutig kommuniziert worden sind. Die Aufklärung sollte auch an die Eigenverantwortung des Patienten appellieren, denn der Eingriff findet im Körper des Patienten statt, für den er selber die Verantwortung trägt. Zudem sollte dem Patienten klar sein, dass er Anweisungen des Arztes zu befolgen hat. Über das postoperative Verhalten kann nochmals schriftlich bei der Entlassung nach der Operation aufgeklärt werden.

5.4 Realistische Erwartungshaltung des Patienten

Rechtsstreitigkeiten entstehen häufig aus enttäuschten Erwartungen. Es sollte daher eine realistische Erwartungshaltung des Patienten insbesondere für die Ästhetik des Zahnersatzes erreicht werden. Ein Hilfsmittel hierfür kann manchmal das Schulnotensystem sein, indem der Patient aufgefordert wird, der Ausgangslage eine Note von 1–6 zu geben, darauf basierend kann man in der Regel nur eine Verbesserung von ein bis zwei Noten Verbesserung erzielen. Der Patient sollte auch einsehen, dass im Gegensatz zu technischen Reparaturen in der Medizin eine einhundertprozentige Vorhersagbarkeit oder eine Erfolgsgarantie nicht möglich ist, weil das Ergebnis von einem komplexen biologischen System und dem Verhalten des Patienten abhängt. Der Arzt schuldet rechtlich dem Patienten die korrekte Durchführung, aber nicht das Ergebnis einer Behandlung. Dies gilt ganz besonders für Eingriffe im kontaminierten Umfeld der unsterilen Mundhöhle.

5.5 Partizipative Entscheidung

Die Erlaubnis zum Aufschneiden des eigenen Körpers ist einer der größten Vertrauensbeweise, die ein

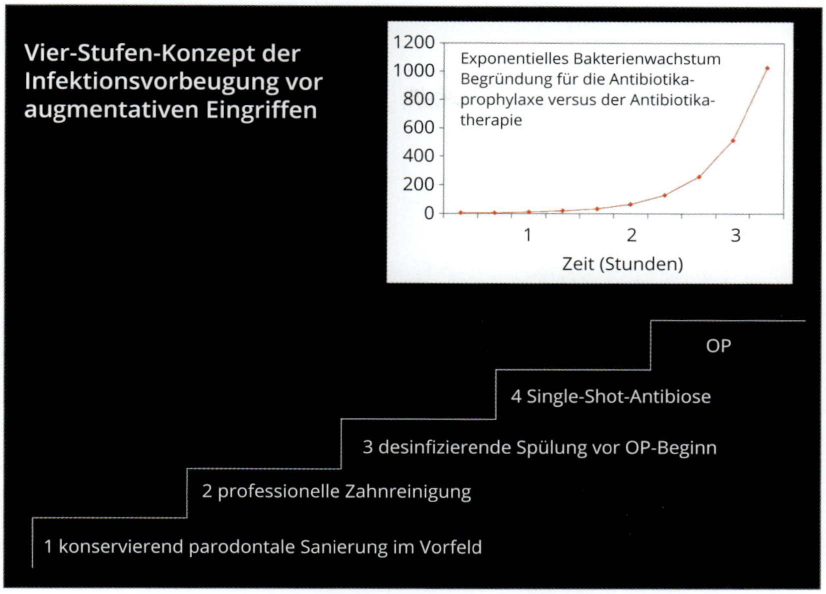

Abb. 5-8 Stufenkonzept der Reduktion der Bakterienlast in der Wunde vor augmentativen Eingriffen. Dazu gehört nach DGZMK-Empfehlung eine präoperative Single-shot-Antibiose mit einem Kombinationspräparat Penicillin + ß-Lactamase-Inhibitor (z. B. Ampicillin Sulbactam) bzw. Clindamycin (600 mg p.o.) im Fall einer vermuteten oder gesicherten Allergie auf Penicilline.

Mensch überhaupt aussprechen kann. So ist es verständlich, wenn dieses Vertrauen sich ins Gegenteil verkehrt, wenn ein Misserfolg eintritt und das Vertrauen sich aus Sicht des Patienten als nicht gerechtfertigt herausgestellt hat. Viele Patienten geben intuitiv dem Arzt die Schuld am Misserfolg, und zwar umso mehr, je weniger Versorgungscharakter und je mehr wunscherfüllenden Konsumcharakter die Operationsindikation hatte (Abb. 5-8). Auch deshalb ist es so wichtig, Implantatoperationen nicht als Wunscherfüllung, sondern als medizinische Rehabilitation zu kommunizieren. Aus Arztsicht ist eine solche einseitige Schuldzuweisung schwer zu verstehen, denn der Arzt hat kaum einen Zugriff auf die Wundheilung, sobald der Patient postoperativ die Praxis verlassen hat. Danach hat die Heilung viel mit dem postoperativen Verhalten und der allgemeinen Gesundheit des Patienten zu tun.

Um falschen Schuldzuweisungen vorzubeugen, sollte die Eigenverantwortung für die Heilung und das Ergebnis eines implantologischen Eingriffs im Patienten geweckt werden. Dies geschieht unter anderem durch das Prinzip der partizipativen Entscheidung (Englisch: shared decision). Dieses Verfahren löst das paternalistische Modell (arztzentriert, Arzt entscheidet alles) und das Konsumentenmodell (patientenzentriert, informierter Patient entscheidet alles) ab. Bei der partizipativen Entscheidung stehen beide Seiten auf Augenhöhe, denn der Arzt ist der Experte für die Medizin, aber der Patient der Experte für seine eigenen Bedürfnisse.

Arzt und Patient einigen sich zunächst, dass eine Entscheidung ansteht. Dann werden dem Patienten alle Handlungsoptionen einschließlich der Nichtbehandlung aufgezeigt, und die gangbaren Therapien werden als Entscheidungsgrundlage herausgearbeitet. Nun werden Präferenzen des Arztes und des Patienten formuliert. Am Ende wird eine gemeinsame Entscheidung im Sinne eines Vertrages ausgehandelt. Vertrag meint, dass der Patient dann auch seinen Teil der Verantwortung trägt, wenn Misserfolge eintreten. Die partizipative Entscheidung hat auch positive Effekte auf die Therapietreue der Patienten (Compliance).

5.6 Antiinfektiöse Patientenvorbereitung

Der Infektionsprophylaxe kommt bei der Knochentransplantation eine zentrale Bedeutung zu. Das Ziel ist kein steriles OP-Feld in der Mundhöhle, weil dies unrealistisch ist, sondern eine möglichst weite Reduktion der bakteriellen Belastung der OP-Wunde. Zur Beurteilung der Infektionsprophylaxe ist eine quantitative Betrachtung und langfristige Reduktion der Bakterienlast sinnvoll.

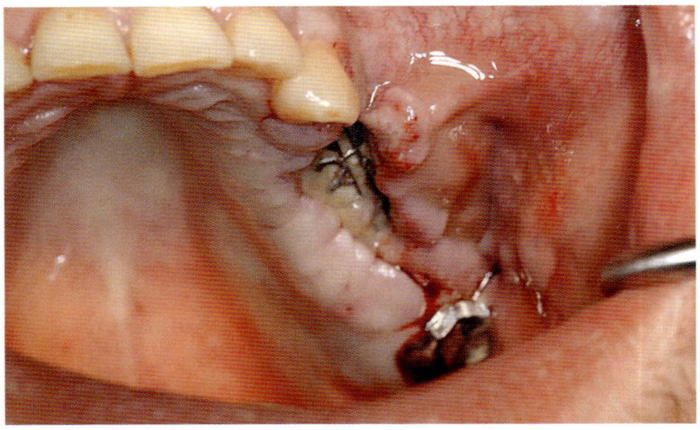

Abb. 5-9 Eitrige Wundheilungsstörung mit freiliegendem Fremdmaterial (Titanmesh).

Diese antiinfektiöse Vorbehandlung beginnt weit im Vorfeld der Augmentationsoperation in Form einer konservierenden und parodontalen Sanierung im Rahmen des 4-Stufen-Konzepts (Abb. 5-9). Hier werden kariöse Läsionen exkaviert und zumindest provisorisch gefüllt. Ebenso werden Parodontaltaschen und Prädilektionsstellen ggf. durch eine systematische Parodontaltherapie saniert. Im Rahmen der Pfeilerselektion werden nicht mehr benötigte oder hoffnungslose Zähne extrahiert.

Als zweite Stufe erfolgt eine professionelle Zahnreinigung, die auch bei nicht vorhandenem Zahnstein vorgenommen werden sollte, alleine um die Interdentalräumen von Plaque zu befreien. Diese PZR soll also kurz vor dem operativen Eingriff stattfinden, damit sich nicht bis dahin schon wieder neue Plaque gebildet hat, am besten ein bis zwei Tage vor der Operation.

Als dritte Stufe erfolgt unmittelbar präoperativ die desinfizierende Mundspülung für 30 Sekunden mit 0,2 % Chlorhexidinlösung (Chlorhexamed®, GlaxoSmithKline, München), um die planktonischen Bakterien zu reduzieren. Man kann sie nach der Lokalanästhesie durchführen, auch mit dem Effekt, dass der bittere Geschmack des Xylocains ausgespült wird. Durch die desinfizierende Spülung wird die Zahl der aktiven planktonischen Bakterien im Speichel für 3 Stunden um etwa 90 % reduziert (eine Log-Stufe), eine 0,12 % Lösung schafft ähnliche Wert allerdings nur für eine Stunde Wirkdauer[16]. Es spricht nichts dagegen, auch die periorale Haut durch Chlorhexidin zu desinfizieren.

Die letzte Stufe vor der Operation ist die Singleshot-Antibiose (siehe unten). Aus Studien zur experimentellen Wundheilung mit Staphylococcus aureus weiß man, dass die ID50 (Infective dose für Infektionen bei 50 % der Individuen) ohne Antibiose bei nur 10 einzelnen vitalen Bakterien liegt. Unter Ampicillin-Sulbactam stieg diese ID50 auf 2000 Bakterien, entsprechend zwei Log-Stufen[17]. Zusammen mit der Mundspülung erreicht man also eine Reduktion der Bakterienlast in der Wunde um drei Log-Stufen, beziehungsweise das Inokulum muss unter diesen Annahmen für dieselbe Infektionswahrscheinlichkeit drei Log-Stufen höher sein. Wenn die Antibiose in Ermangelung eines Venenzugangs oral erfolgt, sollte die Tablette mindestens eine halbe Stunde präoperativ eingenommen werden, damit das Material resorbiert, in der Leber verarbeitet und in den großen Kreislauf entlassen werden kann. Das Ziel ist, dass schon präoperativ alle Knochentransplantate innerlich mit dem Antibiotikum durchsetzt sind. Dies wird bei intravenöser Gabe bereits nach einer Kreislaufzeit von ca. 30 Sekunden erreicht. Die Begründung für die präoperative Gabe liegt in der Expansionsgeschwindigkeit einer Bakterienpopulation. Dies folgt fiktiv bei dichotomer Teilung alle 20 Minuten einem Logarithmus naturalis mit exponentiellem Wachstum, sodass man wenige Stunden nach dem Eingriff mit einer erst dann angefangenen Antibiose dem entstehenden Infekt nur noch hinterherrennen würde.

5.7 Operationsvorbereitung, Anästhesie, Sedierung und Narkose

Es muss in diesem Buchzusammenhang nicht wiederholt werden, dass implantologische Eingriffe ein adäquates OP-Umfeld mit steriler Abdeckung des Patienten und ein entsprechend geschultes OP-Team benötigen. Spätestens ab der SAC-Stufe A (Advanced) sind auch Knochen und Fremdmaterialtransplantationen involviert, die eine entsprechende Raum- und Geräteausstattung bedingen. Dazu ist zum Beispiel das Vorhalten eines Hochfrequenzgerätes zur bipolaren Koagulation von Blutungen zu empfehlen (Abb. 5-10).

Fast alle Operationen dieses Buches sind ambulant in Lokalanästhesie möglich. Nach Oberflächenanästhesie mit Xylocainspray ist Xylocain 2 % mit Adrenalinzusatz 1:100 000 für alle implantologischen Eingriffe nach Erfahrung des Autors ausreichend. Vorzugsweise werden Leitungsanästhesien genutzt, um Dosis zu sparen. Articain 4 % mit Adrenalinzusatz 1:100 000 wurde aufgrund von retrospektiven Daten und Schadensfallstatistiken in Relation zum Marktanteil mit einem erhöhten Risiko für Gefühlsstörungen, insbesondere bei der Leitungsanästhesie am Nervus alveolaris inferior und Nervus lingualis assoziiert[18]. Anhand von experimentellen Studien am Nervus ischiadicus wurde festgestellt, dass die doppelte Konzentration von Articain 4 % mehr Nervschäden erzeugte als eine 2 % Konzentration[19], was histologisch auf eine Reduktion der Myelinscheiden und nicht auf eine Reduktion der Zahl der Axone zurückgeführt wurde und als neurotoxischer Effekt an den Myelinscheiden interpretiert wurde. In Zellkulturstudien an Neuronen konnte keine höhere Toxizität für Articain 4 % im Vergleich zu Xylocain 2 % bestätigt werden, sodass beide Substanzen in den genannten Konzentrationen nach Ansicht britischer Autoren als sicher angesehen werden können[20]. Es ist festzuhalten, dass der Anästhesieerfolg einer zahnmedizinischen Lokalanästhesie weniger eine Frage der Konzentration und Art des Anästhetikums ist, sondern mehr eine Frage der vorherigen Reduktion der entzündlichen Hyperalgesie ist[21].

Die intravenöse Gabe der Medikamente ist vorzuziehen und das Legen eines Venenwegs bietet sich an, auch um ggf. Venenblut für die Herstellung von gemischten Transplantaten oder L-PRF zu bekommen. Wenn man L-PRF-Membranen herstellen möchte, kann die Zentrifugierung bereits während der Operationsvorbereitung in Ruhe erfolgen.

Das Bohren am Kiefer im Inneren des Körpers kann für einige Patienten ein traumatisches Erlebnis bedeuten. Schon ein Eingriff der konservierenden Zahnheilkunde mit rotierenden Instrumenten erzeugt nach der Erfahrung des Autors laute Geräusche und Vibrationen im Kopf des Patienten, die schon alleine traumatisch genug sein können, auch wenn eine perfekte Schmerzausschaltung erreicht wurde. Die klassische restaurative Zahnheilkunde fand mehr oder weniger außerhalb der Integrität der ektodermalen Hülle statt. Durch die Implantologie dringt der Zahnarzt invasiv in den Körper ein. Daher sollten auch die klassischen Formen der Schmerzausschaltung durch ausschließliche Lokalanästhesie angepasst werden, ggf. indem man dem Patienten eine Sedierung anbietet (Abb. 5-11). Dies gilt insbesondere deshalb, weil mit großer Wahrscheinlichkeit ein Implantateingriff nicht der letzte im Leben eines Patienten ist, denn es stehen vielleicht noch andere zu ersetzende Zähne an oder das Implantat benötigt einen Revisionseingriff, z. B. bei Periimplantitis, oder wird überhaupt in einem zweizeitigen Verfahren eingepflanzt. Auch wegen der Vermeidung einer durch Wiederholung ansteigenden psychischen Traumatisierung des Patienten sind Sedierungen hilfreich. Beispielsweise erzeugt die Sedierung durch Dormicum in der Regel eine postoperative Amnesie, was diesen Nachteil unterbindet.

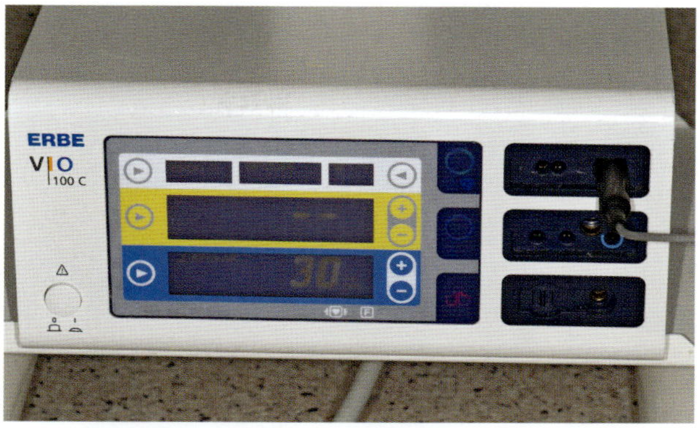

Abb. 5-10 Hochfrequenzgerät zur bipolaren Koagulation (Erbe Elektromedizin GmbH, Tübingen).

Die Indikation zur Vollnarkose mit Intubation des Patienten ohne Spontanatmung hingegen sollte für implantologische Eingriffe eher restriktiv gestellt werden, auch wenn viele Patienten sich wünschen „gar nichts mitzubekommen". Die Risiken einer Vollnarkose sind gegenüber der Sedierung mit Spontanatmung erhöht, unter anderem weil sich in der Zahnheilkunde der Zahnarzt und der Narkosearzt mit dem Atemweg im gleichen OP-Feld bewegen. Man denke nur einmal an die Gefahr des Herausrutschens des Tubus bei Kopfbewegungen. Ein weiterer Nachteil der Vollnarkose ist ihr schlagartiges Ende im Gegensatz zur prolongierten Schmerzausschaltung einer zahnärztlichen Lokalanästhesie über mehrere Stunden.

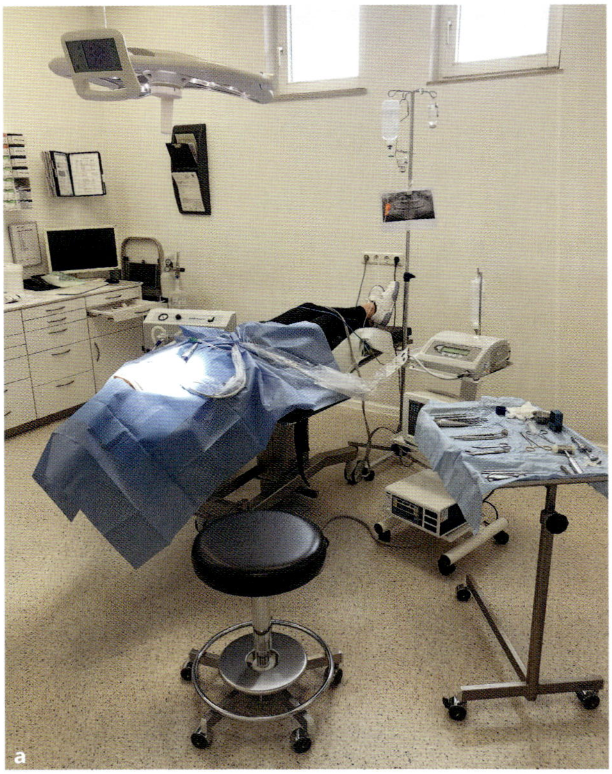

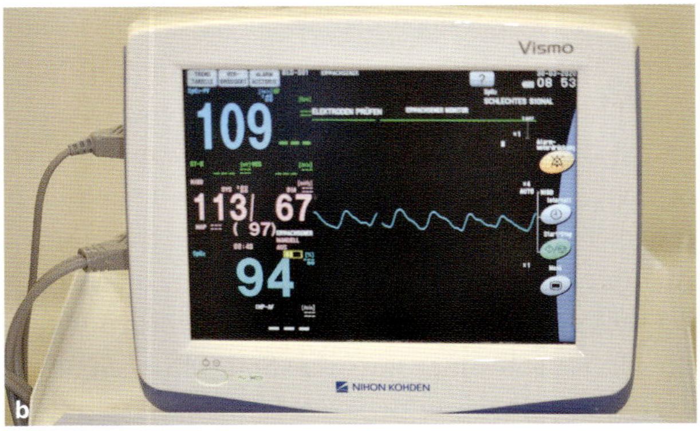

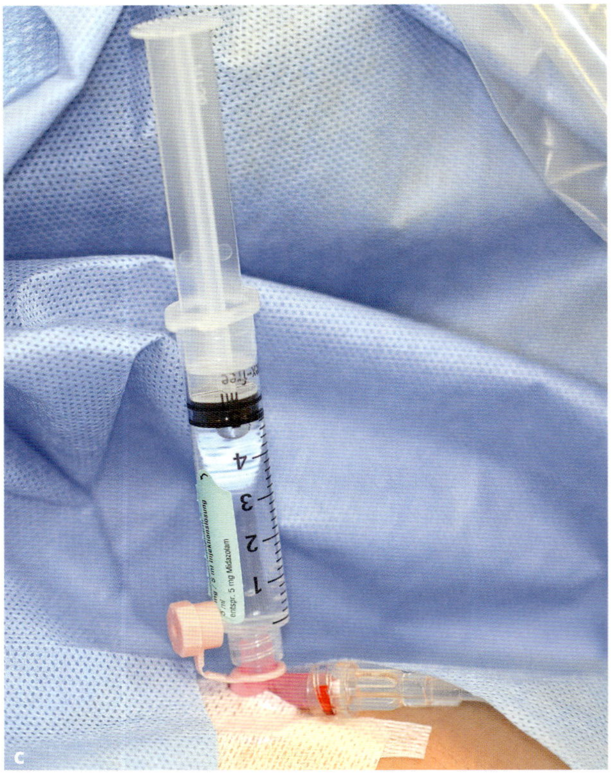

Abb. 5-11 **a.** Eingriffsraum für zahnmedizinische Operationen. **b.** Mehrkanalmonitor (EKG, Blutdruck, Sauerstoffsättigung) zur Überwachung einer Sedierung (Nihon Kohden GmbH, Rosbach v.d.H.). **c.** Periphere Venenverweilkanüle (PVK) mit seitlicher Zuspritzmöglichkeit und Dauertropfinfusion.

5.8 Perioperative Medikation inklusive perioperative Antibiose

Analgesie

Zunächst ist eine gute Medikamentenanamnese wichtig, denn viele Implantatpatienten nehmen schon verordnete Analgetika ein. Zudem sind Wechselwirkungen mit bestehenden Medikationen zu beachten.

Eine saubere glatte chirurgische Wunde macht kaum Schmerzen, insbesondere im Knochen, denn dieser ist gefühllos. Daher ist bei Implantateingriffen postoperativ auch kein besonderer Aufwand bei der Analgesie gefordert. Im Gegenteil, wenn stärkere und länger anhaltende Schmerzen geschildert werden, sollte geprüft werden, ob die Wunde in Ordnung ist. Je nach Verträglichkeit bieten sich nach Augmentationsoperationen nichtsteroidale Antiphlogistika an (z. B. Ibuprofen). Eine Cox-2-spezifische Form ist Etoricoxib (Arcoxia®, Grünenthal, Aachen). Ein Cochrane Review bestätigt die gute Wirkung einer Einzeldosis Etoricoxib, die erst mit Latenz nach der Einnahme, dafür aber für 8 Stunden wirkte[22]. Dies passt gut zur Kinetik der langsam abklingenden Lokalanästhesie.

Schwellungsprophylaxe

Zur Schwellungsprophylaxe durch Kortikoide gibt es unterschiedliche Ansichten. Schwellungen gehören zur Wundheilung und die Reaktion des Patienten auf die Schwellung ist auch eine Frage der präoperativen Aufklärung. Die Schwellneigung ist individuell zudem sehr variabel. Anstelle von antiödematösen Medikationen sollte man zunächst Schwellungen durch gering invasives, zügiges und gewebeschonendes (z. B. beim Hakeneinsatz) Operieren minimieren. Kortikoide zur Schwellungsprophylaxe haben Nebenwirkungen wie unter anderem die Immunsuppression, die diabetogene Wirkung und Magenulzera. Die meisten Studiendaten zur Schwellung wurden anhand des gut standardisierbaren Eingriffs der Weisheitszahnentfernung erhoben. Einer Metaanalyse zufolge ist die submuköse Injektion von Kortikosteroiden bei der Weisheitszahnentfernung wirksam zur Schwellungsprophylaxe und gegen Schmerzen[23]. Andere Applikationswege für Kortikosteroide (intravenös oder oral) zeigten in einem systematischen Review uneinheitliche Ergebnisse[24]. In der Zusammenschau setzt der Autor diese Option bei Augmentationseingriffen nicht ein, weder topisch durch Injektion in die Umschlagfalte noch systemisch. Kühlung hatte einer Metaanalyse zur Weisheitszahnentfernung zufolge einen gering reduzierenden Effekt auf die postoperative Schwellung und kann, in Maßen angewandt, nicht schaden[25].

Antibiose

Die perioperative Single-shot-Antibiotikagabe folgt nach Ansicht des Autors der Regel, dass eine Antibiose in der Implantologie immer bei Implantation oder Transplantation von Fremd- oder Eigenmaterial zu erfolgen hat. Dies betrifft auch die einfache Implantation im S-Level nach SAC-Klassifikation, aber erst recht Augmentationseingriffe. Transplantierte oder implantierte Materialien haben keine eigene Abwehr und sollen im Zustand des Einbaus von einer bakteriziden Antibiotikadosis im Gewebe umgeben sein, damit möglicherweise anhaftende Bakterien sofort getötet werden. So soll der Zeitraum überbrückt werden, bis die Materialien nach etwa 14 Tagen vaskulär erschlossen und in das Gewebe integriert sind. Nach DGZMK-Richtlinie[26] wird ein penicillinasefestes Penicillin empfohlen (z. B. Ampicillin Sulbactam 1,5 g i. v., Unacid®, Pfizer, Berlin), im Allergiefall Clindamycin 600 mg i. v. ebenfalls als Single shot. Ungewöhnliche oder gar Reserveantibiotika sollten bei Augmentationsoperationen in der Regel nicht eingesetzt werden, eher ist dann das Augmentationsverfahren zu wechseln oder die Indikation zur Augmentation zu überdenken.

Eine Antibiose bereits im Vorfeld einige Tage vor dem Eingriff ist kontraproduktiv, weil sie resistente Keime im Patienten selektiert und generell das Problem der Bakterienresistenzen fördert.

Eine prolongierte Antibiose über 5 Tage ist aus demselben Grund ebenfalls kontraproduktiv. Die Datenlage zur prolongierten Antibiose bei Augmentationseingriffen ist so schlecht, dass man hier keine allgemeingültigen Aussagen machen kann[27]. Sie ist allenfalls bei Patienten erforderlich, die schwer immunkompromittiert sind wie zum Beispiel schlecht eingestellte Diabetiker, Patienten unter Antiresorptiva oder Methotrexatmedikation (MTX). Generell verschieben Antibiotikagaben das orale Mikrobiom und können eine Dysbiose erzeugen[28].

Bei der Verordnung von Antibiotika im Umfeld von implantologischen Eingriffen kommt man zum Problem der Number needed to treat (NNT). In vielen großen Studien an Tausenden Patienten kommen zwar signifikante Reduktionen der Infektionszahlen durch Antibiosen bei Implantatinsertionen heraus, aber die Infekthäufigkeit ist generell niedrig. Daher erhält man bei der Implantatinsertion eine NNT von 50[29]. Das heißt, dass man, um einen Infekt zu vermeiden, 49 Patienten umsonst mit Antibiotika behandeln muss. Diese hohe Zahl an Überbehandlungen relativiert den Antibiotikaeinsatz. Der Arzt ist gefragt, die Schwere der Komplikation (postoperativer Wundinfekt oder Implantatverlust) in Relation zu den Kosten und Nebenwirkungen der Antibiosen zu setzen. Unter Berücksichtigung des individuellen Sicherheitsbedürfnisses des Patienten sollten beide gemeinsam zu einer patientenindividuellen partizipativen Entscheidung kommen.

Ein bedeutendes Problem der prolongierten Gabe von Breitbandantibiotika sind deren Wirkungen auf

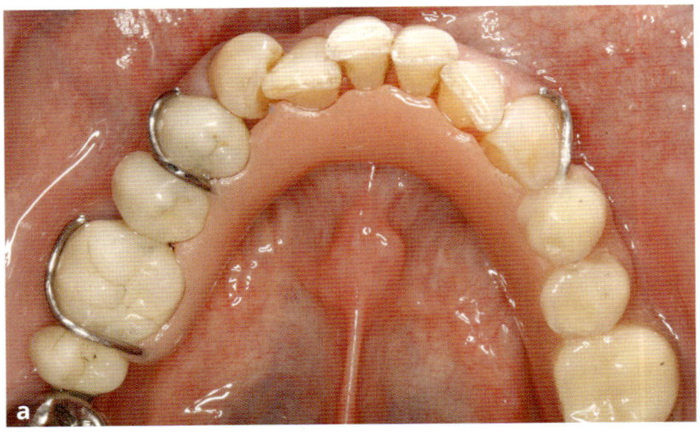

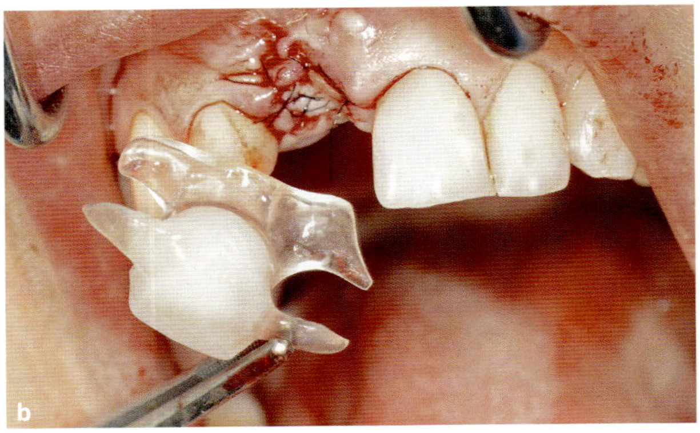

Abb. 5-12 a. Plattenprothesen sind wegen ihrer tegumentalen Lagerung nach implantologischen Eingriffen nur als Schauprothesen zu nutzen und sollten nicht kaubelastet werden. b. Auch Flügelprovisorien übertragen durch die tegumentale Lagerung beim Kauen Walkbewegungen auf den Operationssitus.

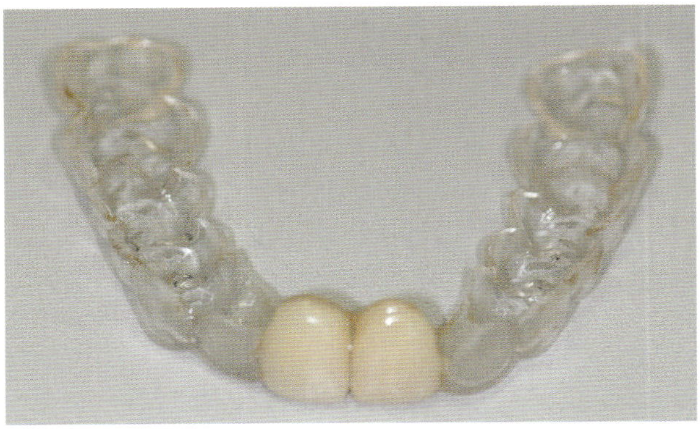

Abb. 5-13 Ein Schienenprovisorium ist günstig, weil es zahngetragen ist. Allerdings besteht der ästhetische Nachteil der Zahnüberkappung.

die bakterielle Darmflora, die von einer Veränderung der Zusammensetzung der Darmbakterien über Antibiotika assoziierte Durchfälle (AAD) bis hin zur lebensgefährlichen pseudomembranösen Colitis reichen. Diese Erkrankung ist durch Verdrängen der physiologischen Darmflora und ein Überwuchern durch Clostridien bedingt und kann über Darmwandnekrosen, Perforation und Peritonitis zum Tode führen. Probiotika sind Zubereitungen, die lebensfähige Darmbakterien enthalten. Probiotische Bakterien der Spezies *Lactobacilli spp.*, *Bifidobacterium spp.* werden probiotischen Nahrungsmitteln zugesetzt, z. B. als lebende Kulturen in probiotischem Jogurt. Es ist aber unklar, wie diese Bakterien als Nahrungsmittel die Magenpassage überstehen und wie die Dosierung als Prophylaxe der AAD aussieht. Eine kontrolliertere Medikation ist durch probiotische Präparate zum Einnehmen in Kapselform (Omniflor N, GlaxoSmithKline, München) möglich. Dieses Präparat enthält *Lactobacillus gasseri* und *Bifidobakterium longum*, Dosierung 3x tgl. 1–2 Kapseln. Eine aktuelle Cochrane Metaanalyse von 33 Studien weltweit zeigte aber ganz klar, dass Probiotika effektiv in der Reduktion der AAD bei antibiotischer Therapie waren. Nebenwirkungen der probiotischen Medikation lagen auf dem Niveau der Placebo-Kontrollgruppe[30]. In der Praxis empfiehlt der Autor Patienten mit Antibiosen, die über Single shot hinausgehen, täglich mindestens einmal probiotischen Jogurt zu essen.

5.9 Provisorische prothetische Versorgung

Es bieten sich abnehmbare und festsitzende provisorische Versorgungen an. Abnehmbare Provisorien haben in der Implantologie den grundsätzlichen Vorteil, dass der Operateur bei Nachbehandlungen weiter Zugriff auf die Wunde behält. Aber tegumental getragene abnehmbare Prothesen wie Klammerprothesen oder Valplast® (Westbury, NY, USA) Prothesen sind bei Augmentationen eher kritisch, weil sie keine okklusalen Auflagen besitzen und manchmal sogar Klammern in den Operationsbereich ragen (Abb. 5-12). Tegumental getragene Provisorien üben Walkbewegungen auf die Implantate und die Knochentransplantate am Alveolarfortsatz aus, was zur

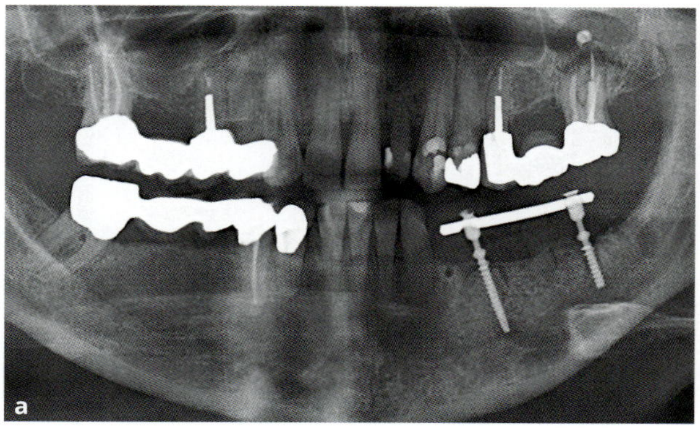

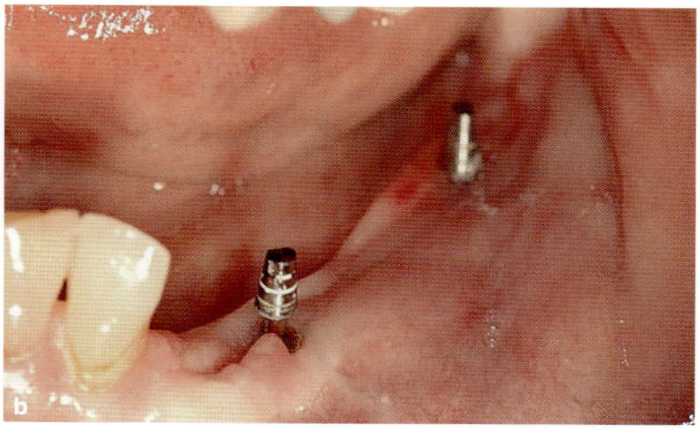

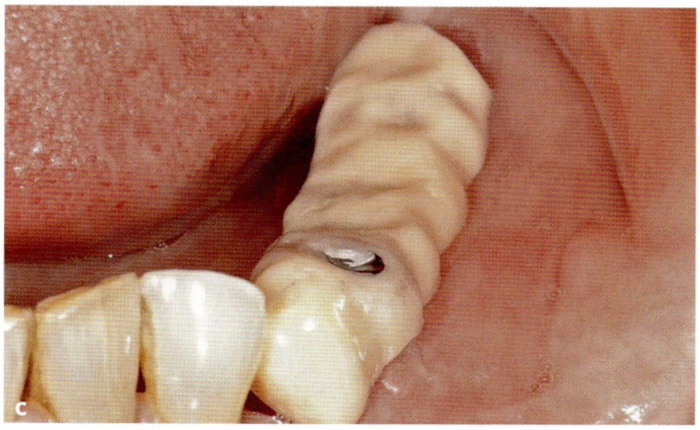

Abb. 5-14 **a.** Hier wurden zwei provisorische Zahnimplantate eingesetzt. **b.** Die provisorischen Implantate (IPI®, Nobel Biocare, Köln) osseointegrieren nicht und können wieder entfernt werden. Diese nützlichen Hilfsmittel wurden inzwischen aber aus dem Firmenprogramm genommen. **c.** Die Implantate wurden mit einer laborgefertigten Kunststoffbrücke mit Metallverstärkung versorgt.

Lockerung der Komponenten und zu Wundinfektionen beiträgt.

Eine einfache Form der abnehmbaren Versorgung ist ein Schienenprovisorium, das über die Nachbarzähne schnappt und die zu ersetzenden Zähne am besten als Pontics enthält (Abb. 5-13). Wenn keine ausreichenden Zähne mehr vorhanden sind, können provisorische Implantate als Brückenpfeiler verwendet werden (Abb. 5-14). Provisorische Implantate sind vor allem im zahnlosen Kiefer hilfreich (Abb. 5-15) und haben dort eine Überlebensrate von über 90 % im Versorgungszeitraum von 4 Monaten[31]. Sie osseointegrieren in diesen Zeiträumen nicht.

Klammerprovisorien können eventuell durch okklusale Auflagen zahngelagert werden. Bei diesen Prothesen sollte der Zahntechniker explizit für Implantatoperationen um eine ponticartige Gestaltung gebeten werden, ansonsten kann man diese als Operateur ponticartig umschleifen (Abb. 5-16). Dieses passt bei Implantateingriffen meistens nicht aufgrund der Periostschlitzung, aufgrund des Volumenzuwachses durch Augmentation und aufgrund des postoperativen Wundödems. Zudem tragen Pontics zur Ausformung und Abstützung der Interdentalpapillen bei.

Festsitzende provisorische Versorgungen sind in der Implantologie eigentlich nachteilig, denn sie erlauben dem Operateur keinen Zugriff auf die Wunde z. B. beim Fädenziehen. Sie sind allenfalls als Langzeitpovisorium nach abgeschlossener Wundheilung günstig, z. B. als einflügelige Klebebrücke oder als chairside gefertigte Brücke auf provisorischen Implantaten. Festsitzende Provisorien, wie sie häufig bei den sogenannten Konzepten „Feste Zähne sofort“ oder „Alles auf vier“ angeboten werden, haben zwar für die Patienten einen gewissen Komfort, sind aber nach den Erfahrungen des Autors durch die kammbedeckenden Partien kaum zu reinigen, insbesondere über frischen Wunden (Abb. 5-17). Hier wäre eine abnehmbare Gestaltung günstiger, was sich aber aufgrund der Wackelbelastung beim Abnehmen nicht mit der Sofortbelastung der Implantate verträgt, denn die Verblockung durch die Prothese ist Teil des Konzeptes der Sofortbelastung im zahnlosen Kiefer.

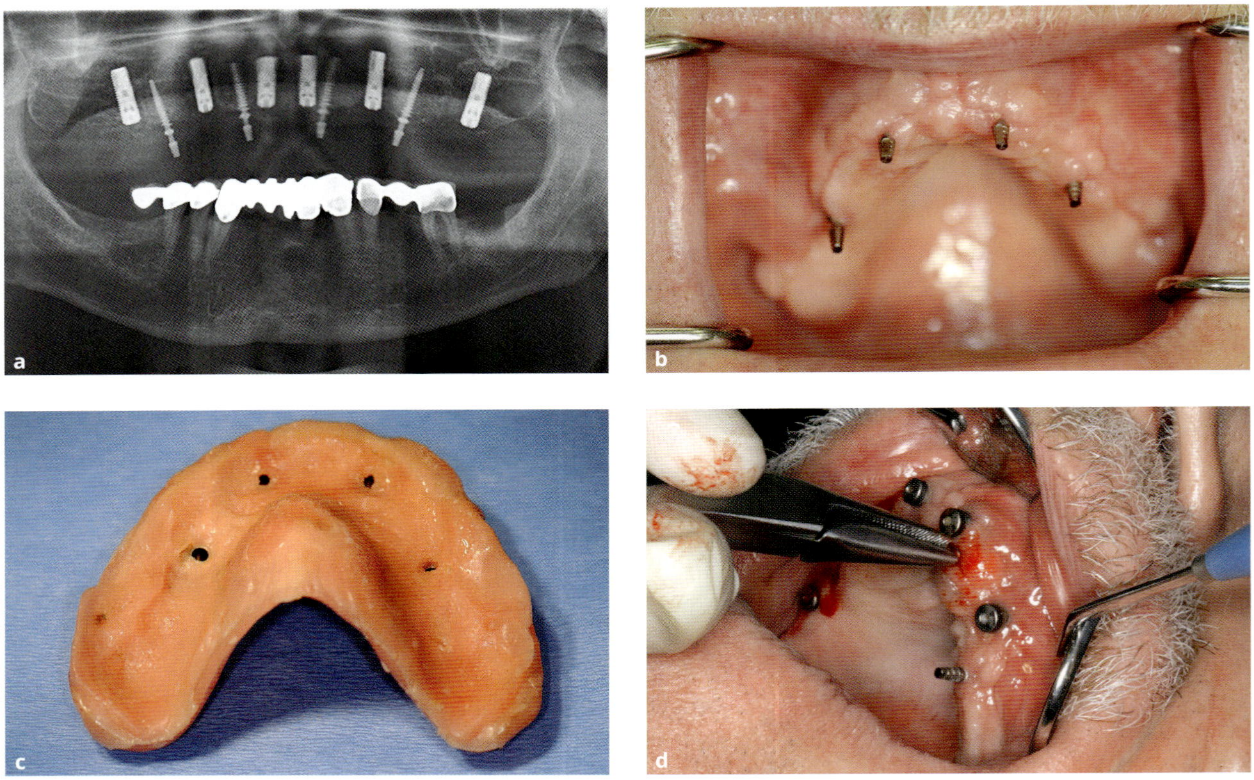

Abb. 5-15 **a.** Einsatz von 4 provisorischen Nobel IPI®-Implantaten als temporäre Versorgung nach Sinuslift und Implantatinsertion im Oberkiefer. **b.** Provisorische Implantate in situ. **c.** Aufnahmekappen (Außenkoni) in die provisorische Deckprothese eingearbeitet. Solch eine Prothese ist nur bedingt kaustabil. **d.** Entfernung der provisorischen Implantate mit einem kräftigen Nadelhalter nach Matthieu zum Zeitpunkt der definitiven prothetischen Versorgung. Die provisorischen Implantate liegen weiter palatinal als die definitiven Implantate, was ein Effekt der zwischenzeitlich erfolgten Knochenaugmentation ist.

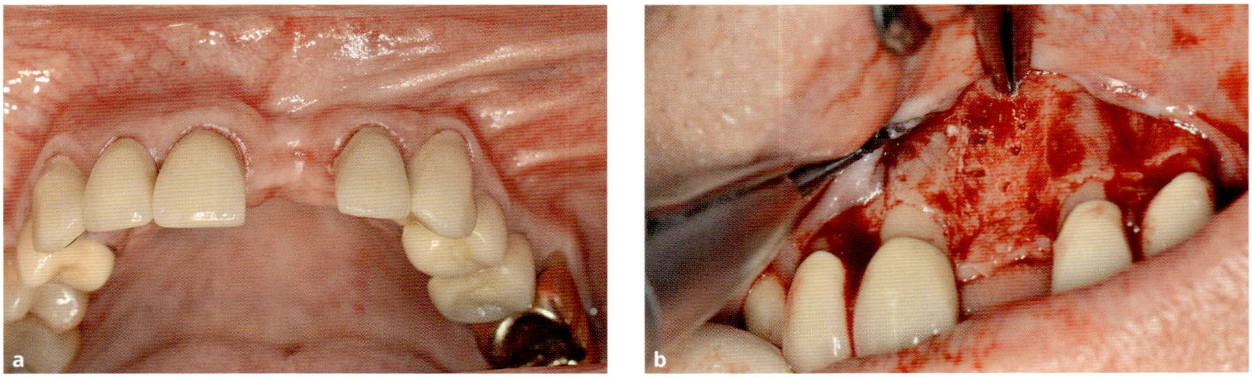

Abb. 5-16 **Provisorische Versorgung bei autologem Kieferaufbau. a.** Schaltlücke 21 mit horizontaler Atrophie. **b.** Konditionierung der Knochenoberfläche durch Scraper und Perforation der Kortikalis durch Lindemannfräse.

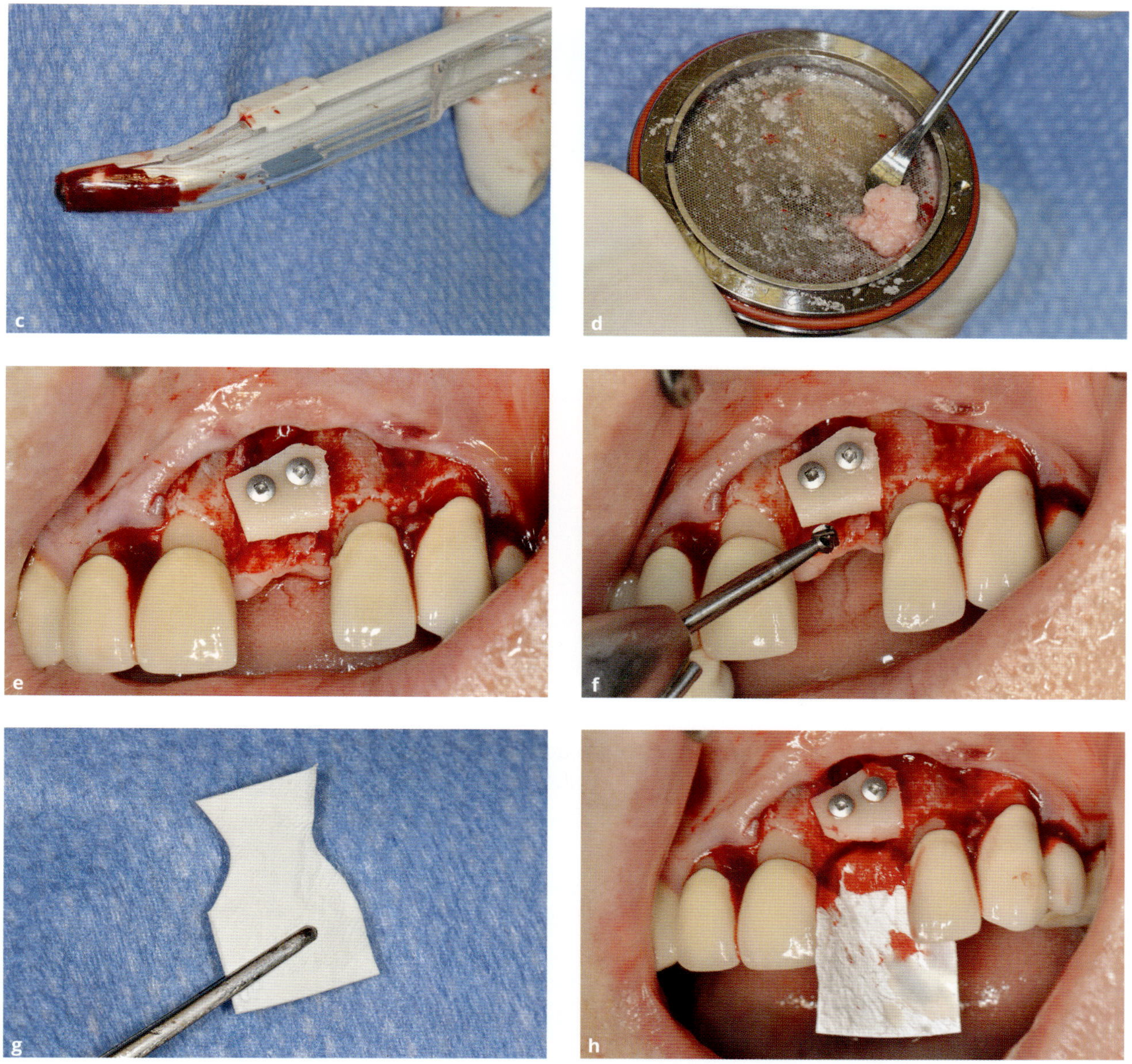

Abb. 5-16 Provisorische Versorgung bei autologem Kieferaufbau. c. Lokal gewonnene Scraperchips. **d.** Lokal bei der Transplantathebung gewonnene Knochenchips im Filter. **e.** Autologer Knochenblock von der Linea obliqua und Mikroschraubenosteosynthese. **f.** Brechen und Glätten scharfer Kanten des Knochenblocks. **g.** Zuschneiden der Kollagenmembran. **h.** Die Membran wird mit der Zunge unter den palatinalen Lappen geklemmt.

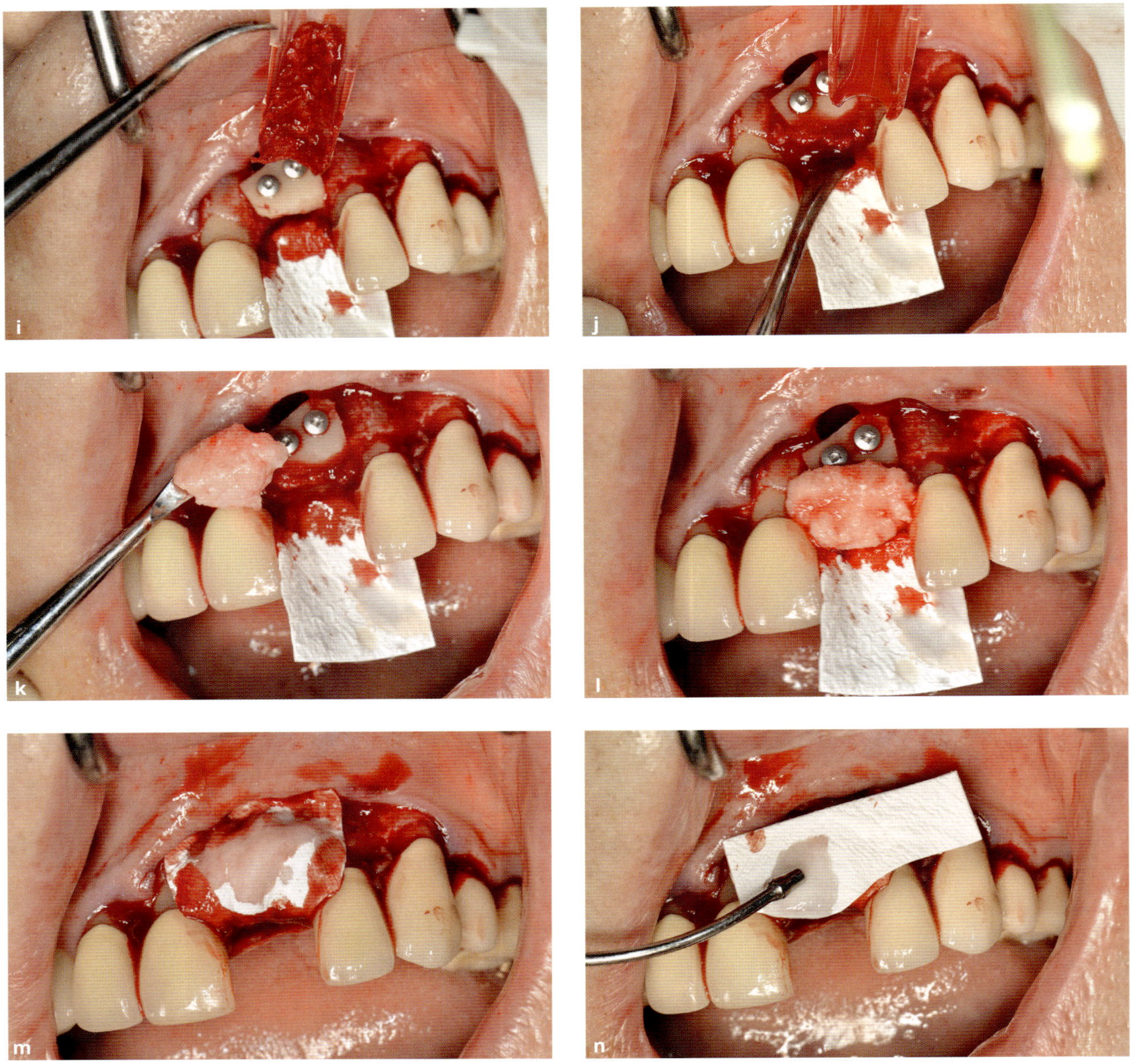

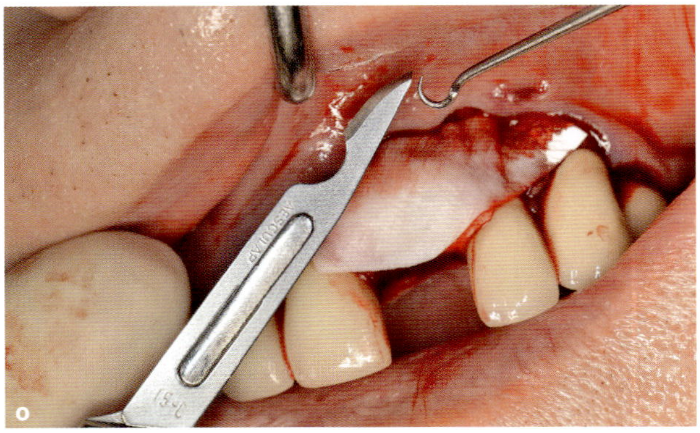

Abb. 5-16 Provisorische Versorgung bei autologem Kieferaufbau. i. Scraperknochen als biologisch hochwertigstes Transplantat wird an die strategisch wichtigen Stellen gebracht. **j.** Eine Schale oder ein Block wird immer nur mit autologem Material hinterfüllt. **k.** Mit dem Filterknochen erfolgt die Konturfüllung in der Peripherie. **l.** Überkonturierter Filterknochen. **m.** Die palatinale Membran wird mit nach bukkal geklappt und mit weinigen Tropfen Kochsalzlösung geschmeidig gemacht. **n.** Ein Membranabschnitt (siehe Abb. 5-16g) wird in Doppellage aufgebracht und mit Kochsalzlösung befeuchtet. **o.** Die Lappenmobilisation erfolgt mit Einzinker nach Gillies und 15c-Skalpell.

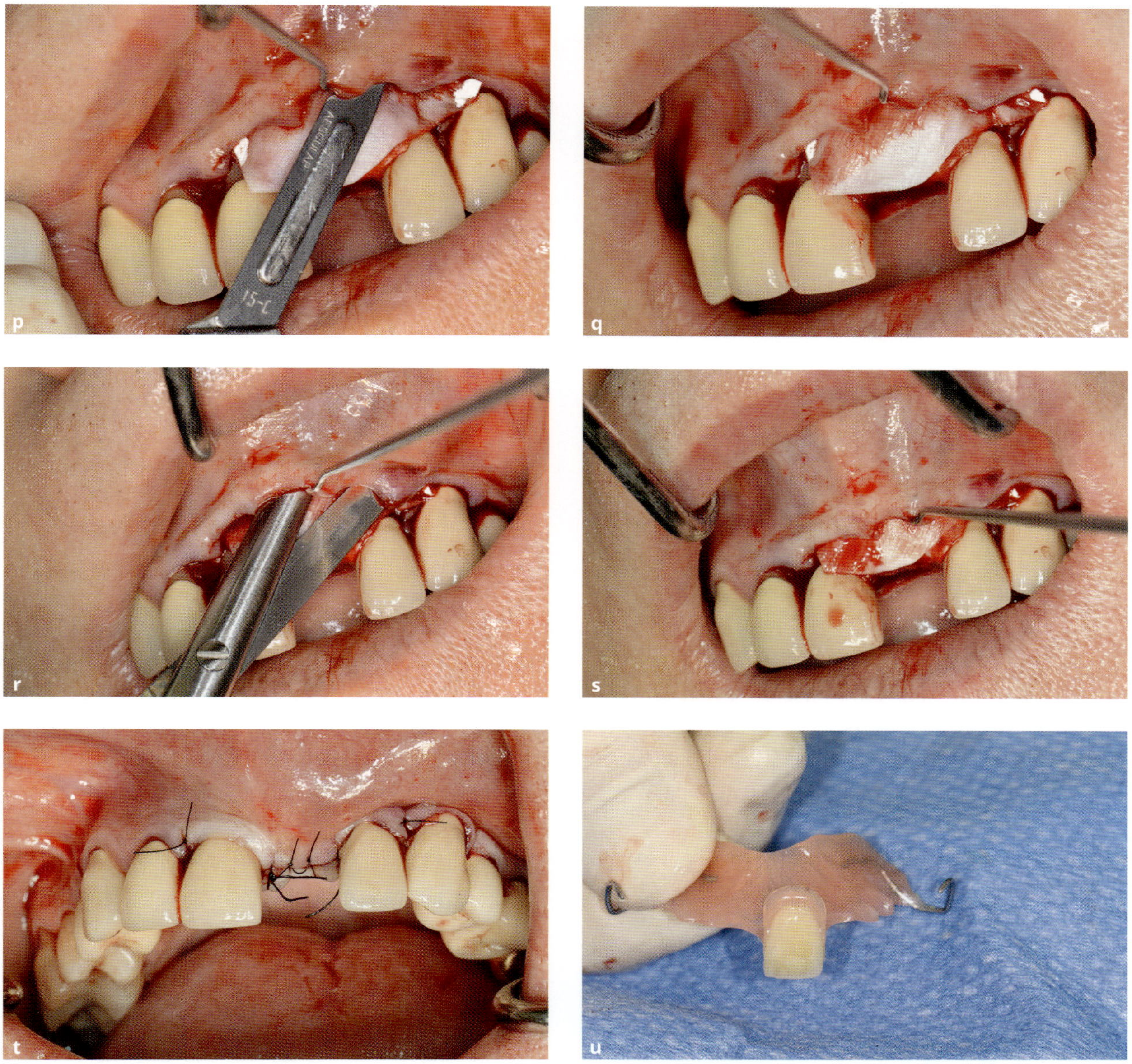

Abb. 5-16 Provisorische Versorgung bei autologem Kieferaufbau. p. Der Einzinker hält die Periostfasern gespannt, sodass mit dem Skalpell ein selektives Schneiden möglich wird. **q.** Mit dem Einzinker wird probiert, ob die Lappenmobilisation schon ausreicht. **r.** Präparierschere nach Metzenbaum zur weiteren Lappenmobilisation. Spreizende submuköse Bewegung der Präparierschere. **s.** Probeweises Ziehen am Lappen mit dem Einzinker. **t.** Nahtverschluss ohne Spannung mit 4-0 pseudomonofilen Polyamidfäden (Supramid, Resorba, Nürnberg) und Einzelknopfnähten. **u.** Plättchenprovisorium mit Lippenschild, wie es häufig vom Techniker ohne anderslautende Instruktionen angeliefert wird.

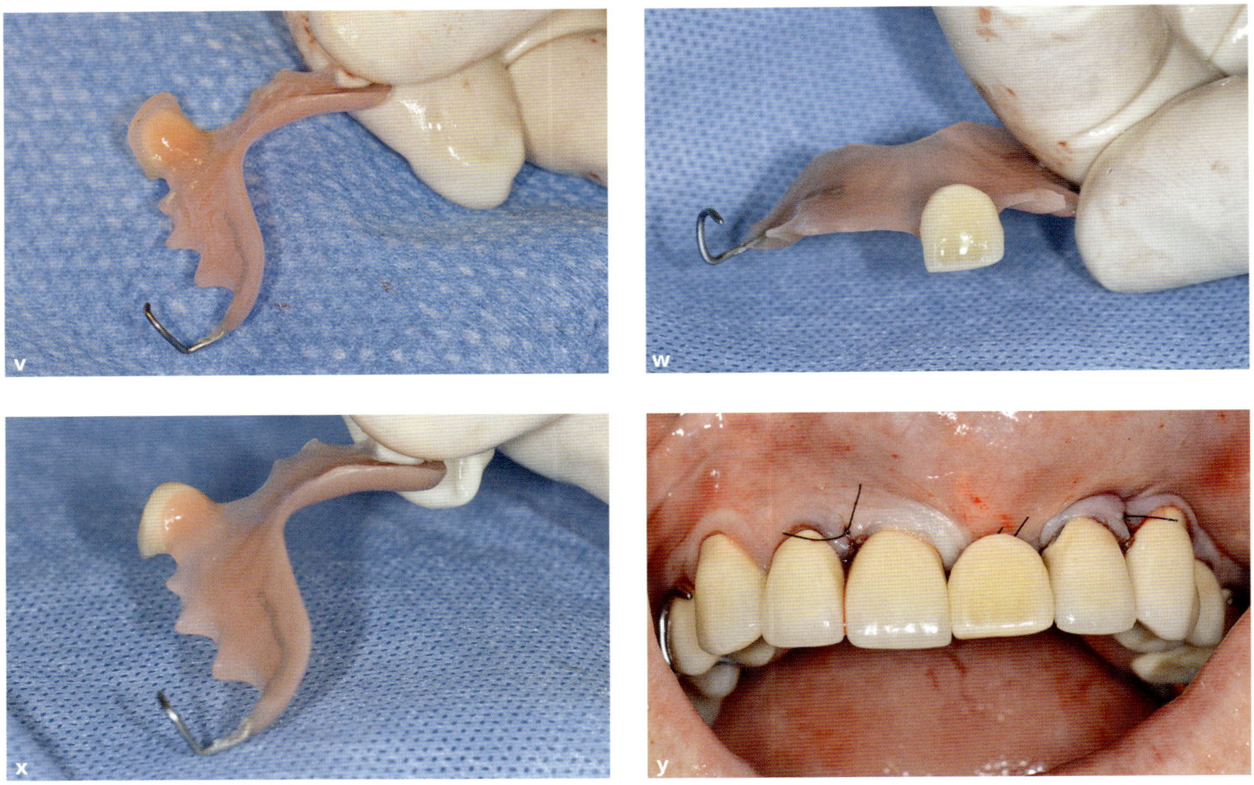

Abb. 5-16 Provisorische Versorgung bei autologem Kieferaufbau. v. Vestibuläres Schild und vollflächige Schleimhautauflage. **w.** Pontic-artige Umgestaltung durch Wegschleifen. **x.** Hohlschleifen der flächigen Auflage bis auf Punktberührung durch das Pontic. **y.** Provisorium in situ mit Papillenstützung durch das Pontic.

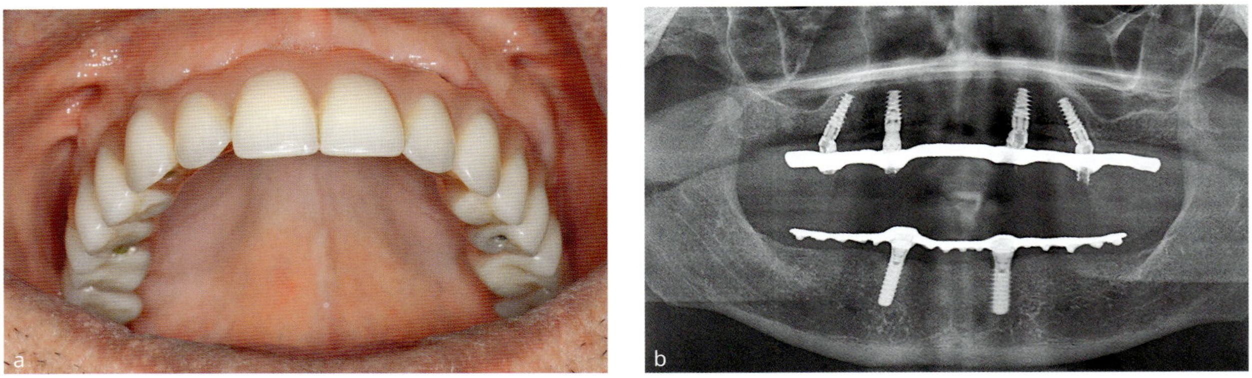

Abb. 5-17 a. Abnehmbare auf einem Steg gestaltete „Alles auf vier"-Prothese, die eine gute Hygienezugänglichkeit der Implantate sicherstellt. **b.** Oberkieferversorgung nach der „Alles auf vier"-Methode mit schräggestellten Implantaten unter Sinusliftvermeidung.

5.10 Literatur

1 Chrcanovic BR, Albrektsson T, Wennerberg A. Dental implants in irradiated versus nonirradiated patients: A meta-analysis. Head Neck 2016;38:448–481.

2 Naseri R, Yaghini J, Feizi A. Levels of smoking and dental implants failure: A systematic review and meta-analysis. J Clin Periodontol. 2020 Jan 19. doi: 10.1111/jcpe.13257. [Epub ahead of print]

3 Antonoglou GN, Stavropoulos A, Samara MD, Ioannidis A, Benic GI, Papageorgiou SN, Sándor GK. Clinical Performance of Dental Implants Following Sinus Floor Augmentation: A Systematic Review and Meta-Analysis of Clinical Trials with at Least 3 Years of Follow-up. Int J Oral Maxillofac Implants 2018;33:e45–e65.

4 Sgolastra F, Petrucci A, Severino M, Gatto R, Monaco A. Periodontitis, implant loss and peri-implantitis. A meta-analysis. Clin Oral Implants Res 2015;26:e8–e16.

5 Lin CY, Chen Z, Pan WL, Wang HL. Is History of Periodontal Disease Still a Negative Risk Indicator for Peri-implant Health Under Supportive Post-implant Treatment Coverage? A Systematic Review and Meta-analysis. Int J Oral Maxillofac Implants 2020;35:52–62.

6 Petsinis V, Kamperos G, Alexandridi F, Alexandridis K. The impact of glucocorticosteroids administered for systemic diseases on the osseointegration and survival of dental implants placed without bone grafting-A retrospective study in 31 patients. J Craniomaxillofac Surg 2017;45:1197–1200.

7 Etikala A, Tattan M, Askar H, Wang HL. Effects of NSAIDs on Periodontal and Dental Implant Therapy. Compend Contin Educ Dent 2019;40:e1–e9.

8 Chappuis V, Avila-Ortiz G, Araújo MG, Monje A. Medication-related dental implant failure: Systematic review and meta-analysis. Clin Oral Implants Res 2018;29 Suppl 16:55–68.

9 Aghaloo T, Pi-Anfruns J, Moshaverinia A, Sim D, Grogan T, Hadaya D. The Effects of Systemic Diseases and Medications on Implant Osseointegration: A Systematic Review. Int J Oral Maxillofac Implants 2019 Suppl;34:s35–s49.

10 Guido Mangano F, Ghertasi Oskouei S, Paz A, Mangano N, Mangano C. Low serum vitamin D and early dental implant failure: Is there a connection? A retrospective clinical study on 1740 implants placed in 885 patients. J Dent Res Dent Clin Dent Prospects 2018;12:174–182.

11 Quain AM, Khardori NM. Nutrition in Wound Care Management: A Comprehensive Overview. Wounds. 2015; 27(12):327–335.

12 Srinivasan M, Meyer S, Mombelli A, Müller F. Dental implants in the elderly population: a systematic review and meta-analysis. Clin Oral Implants Res 2017;28:920–930.

13 Gómez-Moreno G, Fernández-Cejas E, Aguilar-Salvatierra A, de Carlos F, Delgado-Ruiz RA, Calvo-Guirado JL. Dental implant surgery in patients in treatment by dabigatran. Clin Oral Implants Res 2018;29:644–648.

14 de Medeiros FCFL, Kudo GAH, Leme BG, Saraiva PP, Verri FR, Honório HM, Pellizzer EP, Santiago Junior JF. Dental implants in patients with osteoporosis: a systematic review with meta-analysis. Int J Oral Maxillofac Surg 2018;47:480–491.

15 Stavropoulos A, Bertl K, Pietschmann P, Pandis N, Schiødt M, Klinge B. The effect of antiresorptive drugs on implant therapy: Systematic review and meta-analysis. Clin Oral Implants Res 2018; 29 Suppl 18:54–92.

16 Cousido MC, Tomás Carmona I, García-Caballero L, Limeres J, Alvarez M, Diz P. In vivo substantivity of 0.12% and 0.2% chlorhexidine mouthrinses on salivary bacteria. Clin Oral Investig 2010;14:397–402.

17 Kernodle DS, Kaiser AB. Efficacy of prophylaxis with beta-lactams and beta-lactam-beta-lactamase inhibitor combinations against wound infection by methicillin-resistant and borderline-susceptible Staphylococcus aureus in a guinea pig model. Antimicrob Agents Chemother 1993;37:702–707.

18 Hillerup S, Jensen RH, Ersbøll BK. Trigeminal nerve injury associated with injection of local anesthetics: needle lesion or neurotoxicity? J Am Dent Assoc 2011;142:531–539.

19 Hillerup S, Bakke M, Larsen JO, Thomsen CE, Gerds TA. Concentration-dependent neurotoxicity of articaine: an electrophysiological and stereological study of the rat sciatic nerve. Anesth Analg 2011;112:1330–1338.

20 Hopman AJG, Baart JA, Brand HS. Articaine and neurotoxicity – a review. Br Dent J 2017;223:501–506.

21 Fleiner B, Terheyden H. Zum Problem der „Anästhesieversager". Dtsch Zahnärztl Z 1991;46:788–790.

22 Moore RA, Derry S, Aldington D, Wiffen PJ. Single dose oral analgesics for acute postoperative pain in adults - an overview of Cochrane reviews. Cochrane Database Syst Rev 2015;9:CD008659.

23 O'Hare PE, Wilson BJ, Loga MG, Ariyawardana A. Effect of submucosal dexamethasone injections in the prevention of postoperative pain, trismus, and oedema associated with mandibular third molar surgery: a systematic review and meta-analysis. Int J Oral Maxillofac Surg 2019;48:1456–1469.

24 Larsen MK, Kofod T, Christiansen AE, Starch-Jensen T. Different Dosages of Corticosteroid and Routes of Administration in Mandibular Third Molar Surgery: a Systematic Review. J Oral Maxillofac Res 2018;9:e1.

25 do Nascimento-Júnior EM, Dos Santos GMS, Tavares Mendes ML, Cenci M, Correa MB, Pereira-Cenci T, Martins-Filho PRS. Cryotherapy in reducing pain, trismus, and facial swelling after third-molar surgery: Systematic review and meta-analysis of randomized clinical trials. J Am Dent Assoc 2019;150:269–277.

26 Wissenschaftliche Stellungnahme der Deutschen Gesellschaft für Zahn-, Mund- und Kieferheilkunde. Einsatz von Antibiotika in der zahnärztlichen Praxis. http://www.dgzmk.de/uploads/tx_szdgzmkdocuments/20020701-Antibiotika_in_der_Zahnaerztlichen_Praxis.pdf (aufgerufen 28.2.2020)

27 Klinge A, Khalil D, Klinge B, Lund B, Naimi-Akbar A, Tranaeus S, Hultin M. Prophylactic antibiotics for staged bone augmentation in implant dentistry. Acta Odontol Scand 2020;78:64–73.

28 Belibasakis GN, Bostanci N, Marsh PD, Zaura E. Applications of the oral microbiome in personalized dentistry. Arch Oral Biol 2019;104:7–12.

29 Lund B, Hultin M, Tranaeus S, Naimi-Akbar A, Klinge B. Complex systematic review – Perioperative antibiotics in conjunction with dental implant placement.Clin Oral Implants Res 2015;26 Suppl 11:1–14.

30 Goldenberg JZ, Yap C, Lytvyn L, Lo CK, Beardsley J, Mertz D, Johnston BC. Probiotics for the prevention of Clostridium difficile-associated diarrhea in adults and children. Cochrane Database Syst Rev 2017;12:CD006095.

31 Terheyden H, Alsifawo A. Einsatz provisorischer Implantate im Rahmen größerer augmentativer Versorgungen. Implantologie 2010;18:417–425.

6 Knochentransplantation – Standards und Operationstechnik

Im Gegensatz zu den meisten anderen Geweben kann Knochen auch in größeren Volumina und Schichtdicken frei avaskulär transplantiert werden. Beim Knochen ist im Gegensatz zu vielen Weichgeweben nicht unbedingt ein Überleben aller Zellen des Transplantates erforderlich, denn durch den BMP-gesteuerten Umbau können auch avitale Transplantate wieder zu vitalem funktionellem Knochen werden. Die natürliche Regenerationspotenz des autologen Knochens kann therapeutisch in Form und Geschwindigkeit durch Augmentationsmaterialien stimuliert und gesteuert werden.

6.1 Bedingungen für Knochentransplantationen

Unsteriles Umfeld und Defensine

Obwohl die Mundhöhle kein steriles OP-Feld ist, heilen Knochenwunden im Mund mit erstaunlicher Geschwindigkeit im Vergleich zu anderen Körperregionen und es kann sogar Knochen über intraorale Zugänge frei transplantiert werden. Dies liegt unter anderem an den ß-Defensinen[1]. Defensine sind eine Gruppe kleiner Proteine mit hohem Anteil von kationischen und hydrophoben Aminosäuren, die eine hohe Affinität zu nicht cholesterinhaltigen Zellmembranen haben, wie sie nur in Bakterien vorkommen. Dort bilden sie Membranporen, die zum Tod des Mikroorganismus führen. Defensine sind Teil des genetisch uralten angeborenen (innaten) nicht adaptiven Immunsystems und machen einen Großteil des Inhalts der Granula von neutrophilen Granulozyten aus, denen die Defensine zum Abtöten von Bakterien dienen. Sie werden auch in hoher Konzentration von Zellen der oralen Mukosa und des Kieferknochens exprimiert[2,3]. Trotz dieser besonderen Abwehrlage im Mundraum ist eine sorgfältige präoperative Keimzahlreduktion und steriles Instrumentarium Voraussetzung für den klinischen Erfolg einer Augmentation.

Bei Knochentransplantationen ist auf eine vollständige Einblutung der Defekte zu achten, die im Zweifelsfall durch Zumischen von Venenblut zu den Knochentransplantaten ergänzt werden kann. Den Zellen der Markhöhle muss gegebenenfalls durch Auffräsen des kompakten Knochens der Anschluss zum Defekt ermöglicht werden. Das Perforieren des Lagerknochens bei Augmentationen führte in einer

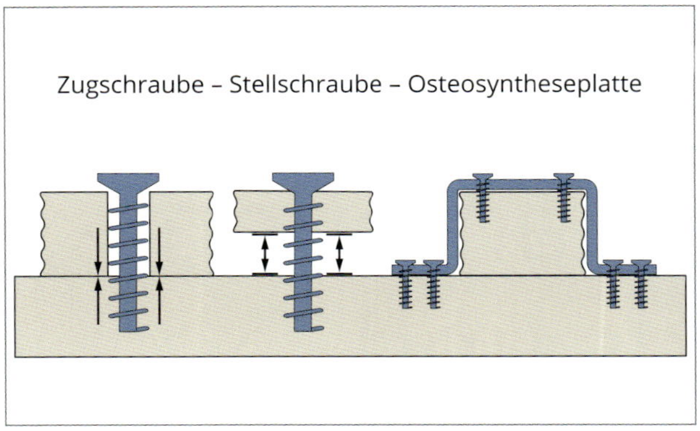

Abb. 6-1 Drei Arten der Osteosynthese bei intraoralen Knochentransplantationen: Zugschraube, Stellschraube (auch Positionierungsschraube genannt) und Plattenosteosynthese.

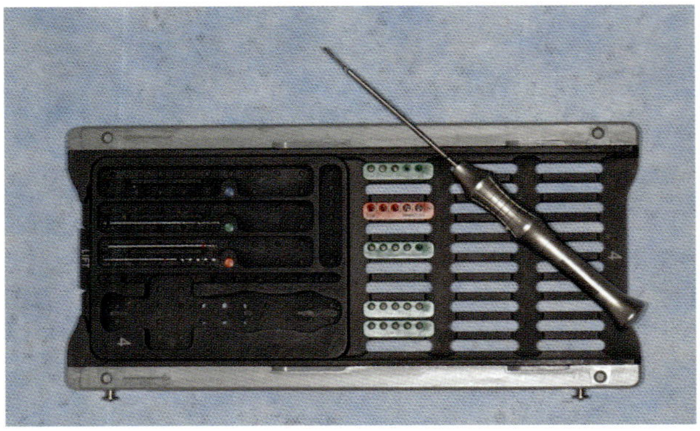

Abb. 6-2 Handelsübliches Mikroschrauben-Osteosyntheseset im sterilisierbaren Container (1,5 mm Centerdrive System®, KLS Martin, Tuttlingen).

kleinen humanen Studie zu einer höheren und schnelleren Vaskularisation der Transplantate und zu einer besseren Knochenbildung[4].

Lagerung von Knochentransplantaten

Knochenproteine sind bis etwa 60 Grad Celsius stabil, darüber denaturieren sie, vor allem die BMPs. Dies ist neben der Zellvitalität der Grund, warum man am Knochen nur unter guter reichlicher Wasserkühlung bohren sollte. Zur Kühlung reicht normale sterile physiologische Kochsalzlösung.

Zu den Lagerungsbedingungen von autologen Knochentransplantaten nach Entnahme auf dem Instrumententisch gibt es experimentelle Daten. Die Vitalität der Knochenzellen der Knochentransplantate sinkt durch trockene Lagerung signifikant im Vergleich zur Lagerung in physiologischer Kochsalzlösung oder Abdeckung mit in physiologischer Kochsalzlösung angefeuchteten Kompressen. Die Lagerung in aufwändigeren Medien wie Zellkulturmedium brachte demgegenüber keinen signifikanten Vorteil[5]. Auch Platelet poor plasma brachte keinen Vorteil gegenüber Kochsalzlösung[6]. Da die Zellvitalität schon zwei Stunden nach der Entnahme signifikant abnahm, sollten Knochentransplantate möglichst erst unmittelbar vor dem Einbau gehoben werden[7]. Eiskühlung (ohne Gefrieren) erhöhte die Zellvitalität gegenüber der Lagerung bei Raumtemperatur[8]. Vitale Zellen in einem Knochentransplantat führten in einer experimentellen Studie zu 30 % mehr Knochenwachstum als Transplantate ohne vitale Zellen[9].

Mechanische Ruhe

Mechanische Ruhe in der Einheilungsphase soll durch gute Fixierung der Knochentransplantate durch Schrauben und durch Abhalten von Weichgewebedruck gewährleistet werden.

Die innere Resorption des Knochentransplantats ist im Sinne der „Creeping Substitution“ (s. o.) erwünscht und erforderlich. Über die Einheilphase hinaus kommt es zu einer gewünschten inneren Resorption im Rahmen des funktionellen Umbaus des Knochens, die von der Lagerseite des Knochentransplantats ausgeht. Nach etwa 3–4 Jahren ist der größte Teil eines aufgelagerten freien Knochenspanes intern resorbiert und durch nachgewachsenen neuen körpereigenen Knochen ersetzt worden. Verantwortlich für den Umbau sind die Knochenbohrkerne. Damit die Knochenbohrkerne aus dem Lagerknochen in das Transplantat störungsfrei vordringen können, ist eine formschlüssige Adaption eines Knochenblocks an den Lagerknochen oder zumindest die Unterfütterung mit autologen Spänen hilfreich. Eine Zwischenschicht Knochenersatzmaterial sollte daher unter Knochenblöcken vermieden werden, und bei der Schalentechnik mit autologen Kompaktablöcken sollten autologe Späne zum Hinterfüllen der Schale verwendet werden.

Fixierung von Knochenblock-transplantaten

Mechanische Stabilität ist für die Knochenheilung unerlässlich. In der Mundhöhle herrscht durch Kauen, Zungenbewegungen und Schlucken fast unentwegt Unruhe. Deshalb ist es bei Augmentationen wichtig, Knochentransplantate zuverlässig gegen Bewegung zu sichern. Dies geschieht durch Zugschauben, Stellschrauben oder Plattenosteosynthese. Passende Schraubengrößen (z. B. 1,5 mm Mikro System, Fa. Martin, Tuttlingen) sind bei Osteosynthesematerialherstellern im Angebot (Abb. 6-2).

Die Schraube wird als Zugschraube angelegt, indem das Gleitloch im Transplantat größer gebohrt wird als der größte Schraubendurchmesser. Dann zieht der Schraubenkopf beim Eindrehen das Transplantat gegen die Knochenunterlage und verkeilt dieses. Wenn das Anziehen nicht gewünscht wird, ist eine Stellschraube indiziert, die auch Positionierungsschraube genannt wird. Diese werden z. B. bei Schalentechniken gebraucht (Abb. 6-3). Hierzu wird das Loch im Fragment genauso klein gebohrt, wie in der Unterlage. Beim Eindrehen der Positionierungsschraube wird zunächst der Abstand zwischen Transplantat und Unterlage eingestellt. Der Abstand verändert sich auch bei stärkstem Anziehen der Schraube nicht mehr. Wenn kein Platz zur Befestigung einer Zugschraube, beispielsweise aufgrund von vorhandenen Implantaten oder Zahnwurzeln besteht, kann das Transplantat auch unter etwas erhöhtem Material- und Kostenaufwand mit Osteosyntheseplatten befestigt werden (Abb. 6-4).

Pro Block werden im Regelfall mindestens zwei Schauben gesetzt, um ihn gegen Drehbelastung zu sichern. Um den Block sollten kleinere Transplantate und Knochenersatzmaterial als Füller angelegt werden. Kleine Transplantate, die keine Schrauben tragen können, sind durch das Blutkoagulum und die Spannung des unverletzten Periostes etwas stabilisiert (Abb. 6-5).

Eine Membran leistet gute Dienste zur Lagefixierung kleinerer Transplantate. Aber das Blocktransplantat bringt nach Osteosynthese ungleich mehr Stabilität als alle Membrantechniken. Bei richtiger Handhabung liegt es stabil wie ein Fels in der Brandung, sodass auch häufiger einzeitig implantiert werden kann, auch wenn die Implantate gar nicht mehr ausreichend im ortsständigen Knochenangebot Halt finden. Zudem sind das Regenerationspotential und die Resorptionsstabilität des Blocktransplantats auch in kritischen Fällen höher als das von partikulären Materialien bei der GBR. Die Osteosynthesematerialentfernung nach 4 Monaten sollte nach Möglichkeit über Stichinzisionen minimal invasiv erfolgen, denn eine erneute Denudierung des Blocks kann diesen gefährden und erzeugt eine unnötige Oberflächenresorption (Abb. 6-6).

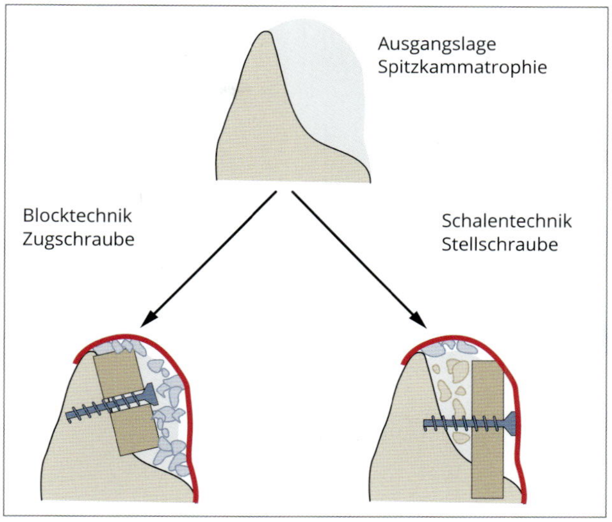

Abb. 6-3 Zwei Arten der Befestigung eines intraoralen Knochenblocktransplantats. Knochenschalen sollten nicht mit Knochenersatzmaterial und nur mit autologen Chips hinterfüllt werden, um einen schnellen Umbau durch Knochenbohrkerne zu ermöglichen.

Heilungszeit von Knochen-transplantationen

Für den Praxisablauf ist es sinnvoll, die Heilungszeiten der zweizeitigen Knochentransplantate einheitlich auf etwa 4 Monate bis zur Implantatinsertion einzustellen. Dieser Zeitraum wird vom autologen Blocktransplantat von der Linea obliqua zur Kammaugmentation mit 4 Monaten vorgegeben. Wenn man bei autologen Blocktransplantaten weniger als 4 Monate wartet, kann der Block sich bei der Implantatbohrung mangels fester Verbindung vom Lager lösen.

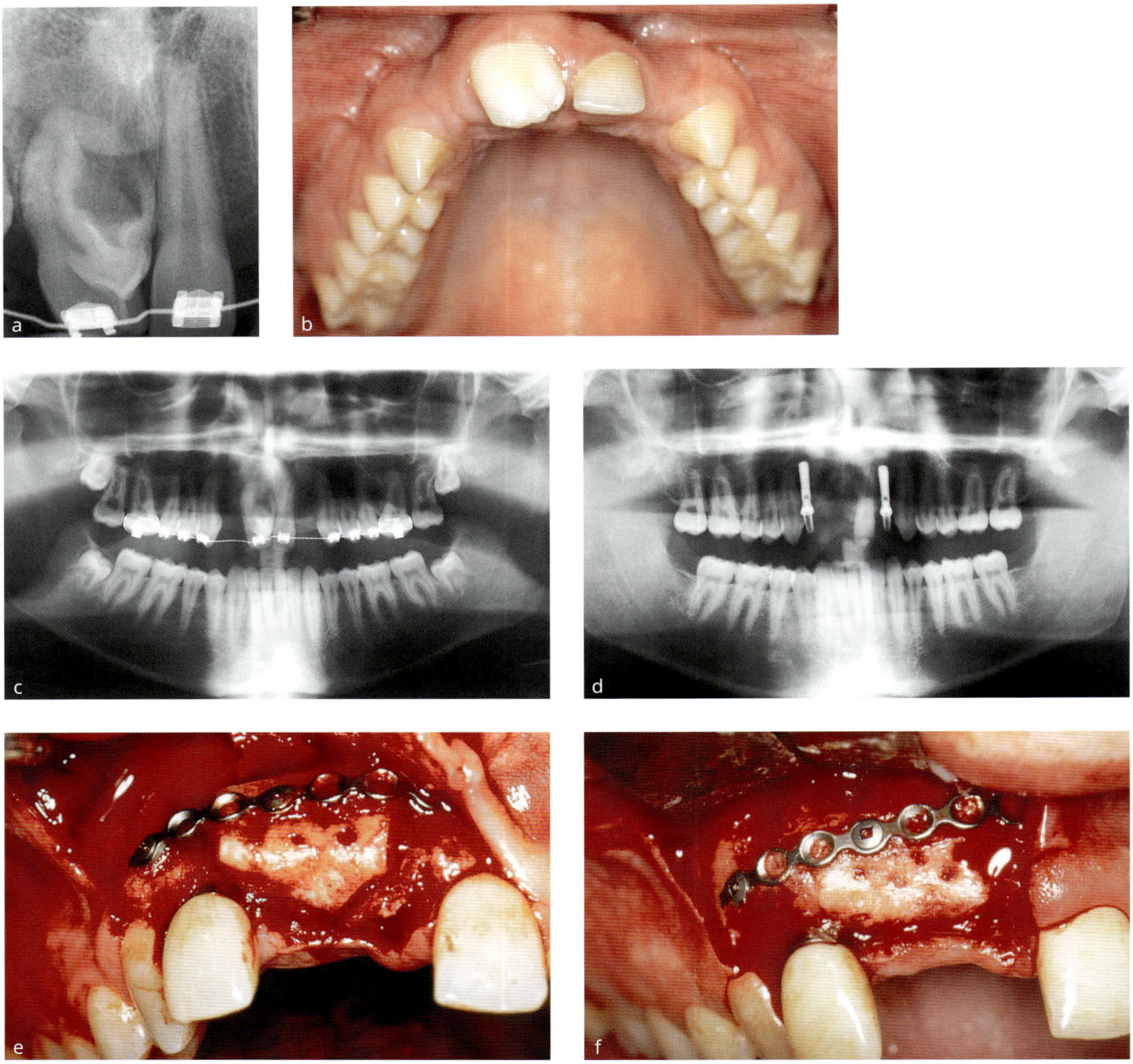

Abb. 6-4 Langzeitbeobachtung einer Knochenblocktransplantation. a. Zahnfehlbildung regio 11 mit apikaler Aufhellung bei einem 17-jährigen Patienten. **b.** Klinisches Bild der Zahnfehlbildung kombiniert mit Nichtanlagen der Zweier. **c.** Panoramaschichtaufnahme nach Lückenöffnung. **d.** Panoramaschichtaufnahme nach Behandlung der Nichtanlagen durch Zahnimplantate unmittelbar nach Lückenöffnung. **e.** Defekt nach Entfernung der Zahnfehlbildung durch ein konturiertes autologes Knochenblocktransplantat von der Linea obliqua gefüllt, Plattenosteosynthese. Der Block wurde multipel perforiert, um den Einbau zu beschleunigen. **f.** 4 Monate nach Transplantation Osteosynthesematerialentfernung und Insertion des Zahnimplantats. Es blutet aus den Perforationsbohrungen als Zeichen der beginnenden vitalen Einheilung des Blocks.

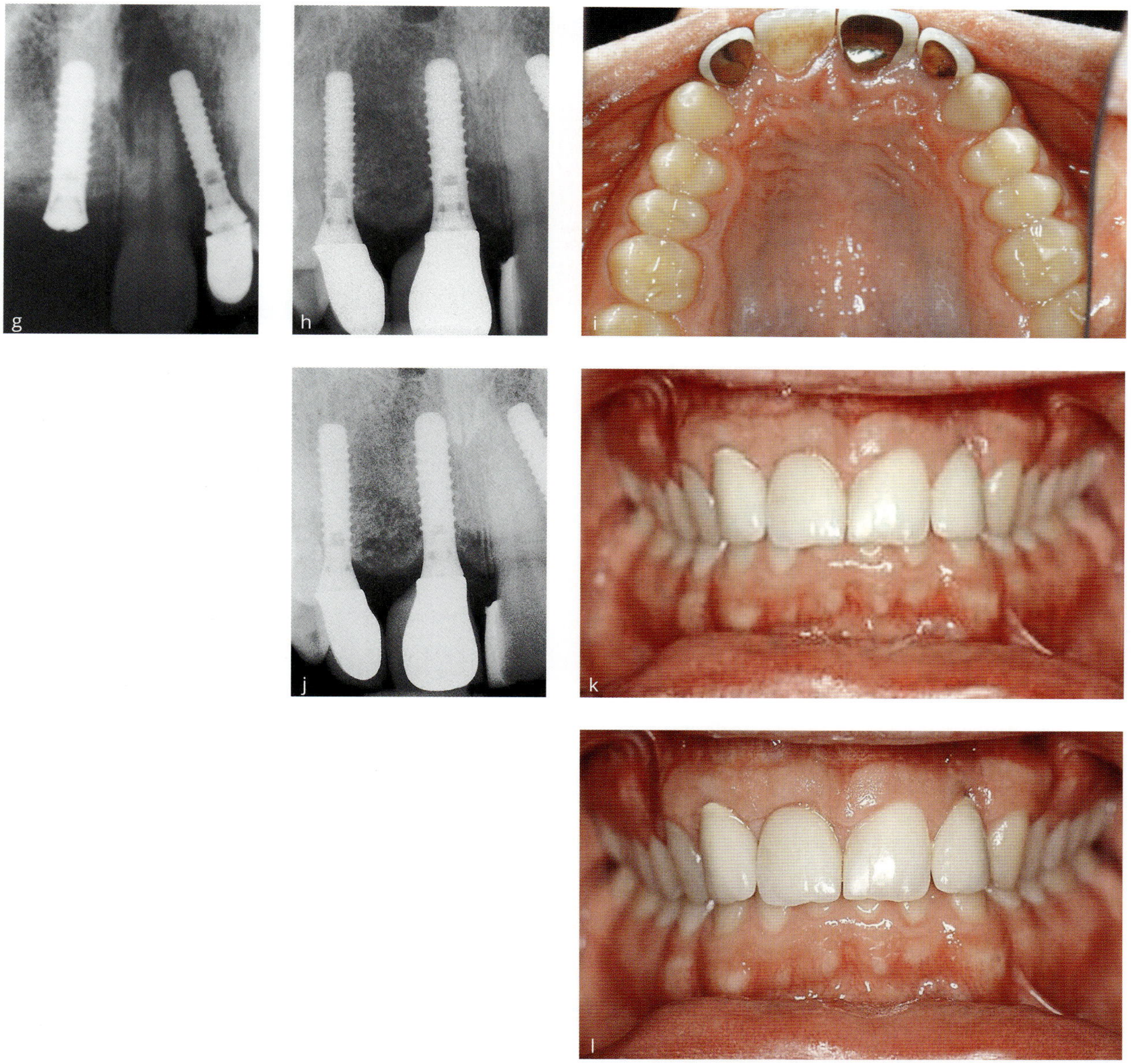

Abb. 6-4 Langzeitbeobachtung einer Knochenblocktransplantation. g. Zahnfilm nach Implantatinsertion in den Block. **h.** Periimplantärer Knochenabbau als Zeichen des Remodelings mit Ausbildung einer periimplantären Weichgewebemanschette (biologische Breite). **i.** Spiegelaufnahme des Oberkiefers nach prothetischer Versorgung. **j.** Zahnfilm 7 Jahre später, identisches Bild wie in Abb. 6-4i, kein weiterer marginaler Knochenabbau, das Remodeling ist abgeschlossen, der Knochen ist jetzt funktionell definiert. **k.** Intraorale Situation im Alter von 24 Jahren. Eine leichte Rezession deutet sich an den Implantaten an der Stelle der Nichtanlagen an. An der Stelle der Knochentransplantation stabile Gewebeverhältnisse. **l.** Intraorale Situation im Alter von 33 Jahren. Stabile Gewebeverhältnisse im Bereich der Knochenblocktransplantation.

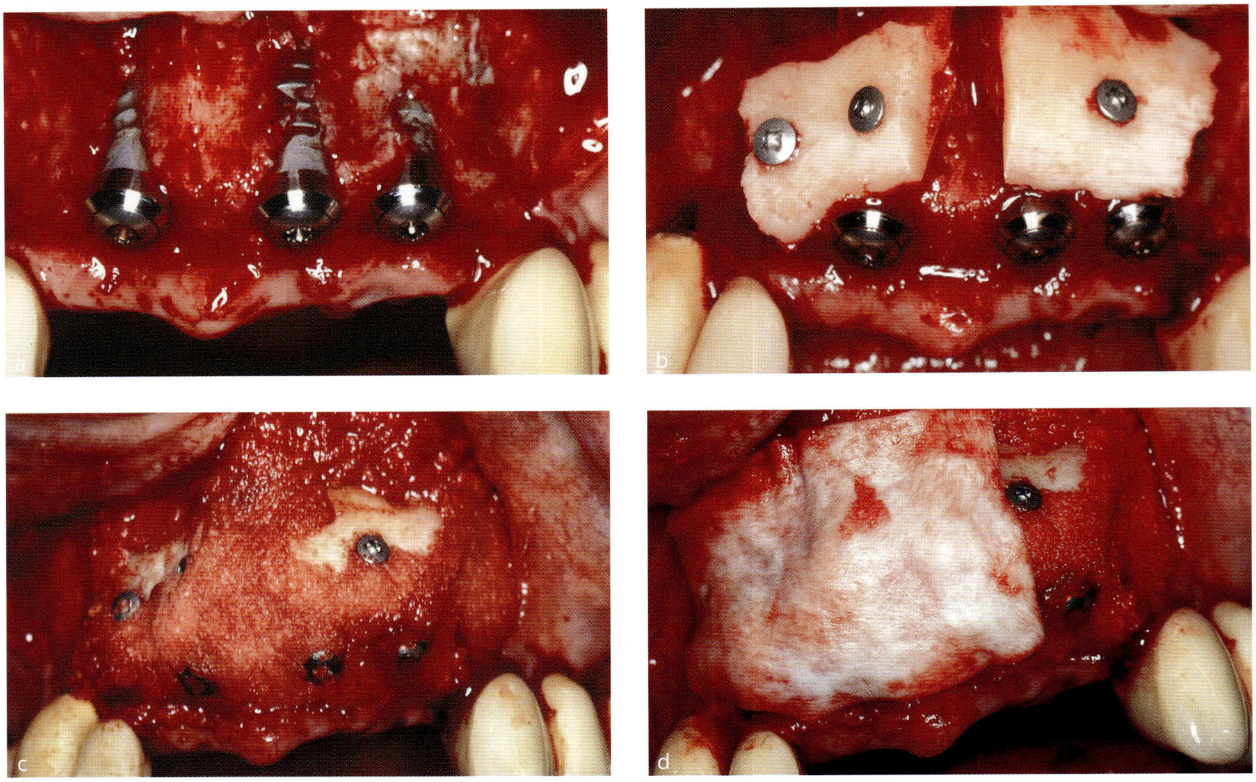

Abb. 6-5 Knochenblocktransplantation bei langstreckigem Oberkieferdefekt. a. Dehiszenzdefekt (1/4) an den Implantaten 11, 21, 22 bei einzeitiger Implantation. **b.** Zwei autologe Knochenblöcke von der Linea obliqua. Der Block in regio 11 wurde regelhaft mit zwei Schrauben befestigt, um ihn gegen Drehbewegung zu sichern. Der Block in regio 21 beklemmte sich auf der Unterlage, sodass eine Schraube ausreichte. **c.** Autologe Knochenspäne aus dem Knochenfilter wurden zur Konturfüllung verwendet. **d.** Abdeckung mit einer Kollagenmembran zur Lagestabilisierung der Knochenspäne und als Resorptionsschutz der Blocktransplantate.

Wenn man viel länger wartet, dann schreitet die Oberflächenresorption zu sehr fort.

Den Sinuslift kann man ebenfalls auf 4 Monate einstellen, da er im zahnlosen Oberkiefer auch häufig zusammen mit Blocktransplantaten durchgeführt werden muss. Mit autologer Beckenspongiosa heilt ein Sinuslift in 4 Wochen, nur Knochenersatzmaterial benötigt 8 Monate. Der Mittelwert von 4 Monaten wird durch ein gemischtes Knochentransplantat (25%/75%) erreicht.

Auch die Sandwich-Interposition bei Segmenten und zahnlosen Kiefern benötigt 4 Monate, wie auch die GBR mit einem gemischten Transplantat und das Splitting.

6.2 Gemischte Knochentransplantate

Autologe Spongiosa ist reich an Zellen und BMPs und osteoinduktiv. Das Material heilt schnell innerhalb von etwa 4 Wochen ein, neigt aber auch zur schnellen Resorption. Mineralisches Knochenersatzmaterial ist frei von Zellen und BMPs und braucht daher viele Monate zur Heilung von den Defektwänden durch Osteokonduktion, wenn es überhaupt voll verknöchert. Dafür ist zum Beispiel xenogenes Knochenmineral sehr resorptionsstabil, sodass eine gewählte Augmentationshöhe auch so lange gehalten wird, bis die Implantate osseointegriert sind und ab dann durch funktionelle Belastung zum Erhalt des Augmentates beitragen können. Die beste Strategie ist daher, autologe Chips mit dem resorptionsstabilen

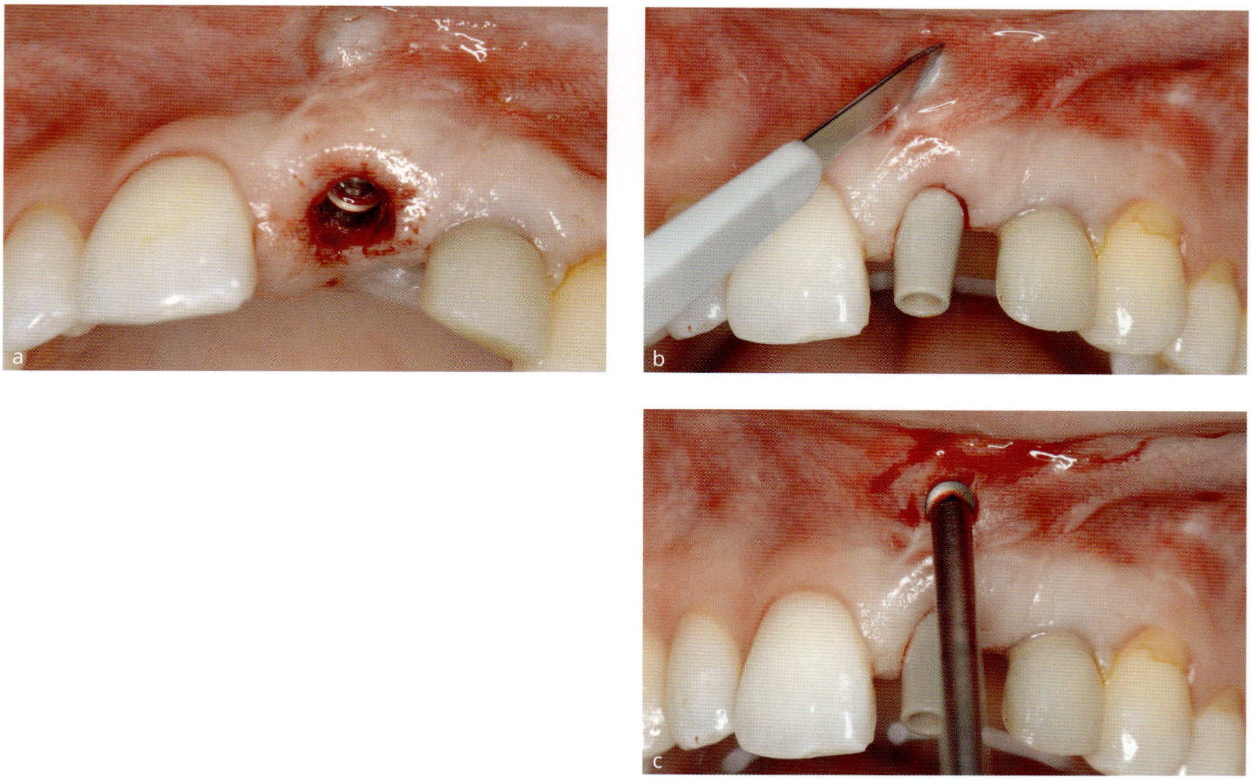

Abb. 6-6 **Minimalinvasive Osteosynthesematerialentfernung. a.** Implantatfreilegung nach einzeitiger Knochenblocktransplantation. Die Lage der Osteosyntheseschraube ist anhand der Vorwölbung und Anämie im Vestibulum nach Palpation erkennbar. **b.** Um den Block nicht durch erneute Deperiostierung zu gefährden, wird die Schraube per Stichinzision minimalinvasiv aufgesucht. **c.** Der Vierkant des Centerdrive-Ansatzes (KLS Martin, Tuttlingen) rastet in die Aufnahme im Schraubenkopf in der Tiefe selbsttätig ein, auch ohne direkte Sicht. So kann die Schraube ohne Lappenbildung und Aufklappung entfernt werden.

Knochenersatzmaterial zu mischen. Das Mischungsverhältnis ist ein Kompromiss zwischen guter Heilung und guter Resorptionsstabilität. Nach tierexperimentellen Daten zum Sinuslift ist dieser Kompromiss am besten bei dem Verhältnis 25 % autologer Chips zu 75 % Knochenersatzmaterial gegeben[10]. Kammaugmentationen sind als Defektform anspruchsvoller als der Sinuslift, hier kommt es noch mehr auf die Osteoinduktion an. In einer klinischen Studie zur Kammaugmentation war der autologe Knochen in einem 90:10-Gemisch zu niedrig dosiert, denn eine 60:40-Mischung schnitt besser ab[11].

Autologe Chips haben den Nachteil, dass sie meistens in der kontaminierten Mundhöhle gewonnen wurden und daher selber bakteriell kontaminiert sind. Wenn man poröses Knochenersatzmaterial mit Bakterien beimpft, dann besteht eine Gefahr der Biofilmbildung und damit der Infektion des Augmentates. Dies kann man dadurch minimieren, dass man das poröse Knochenersatzmaterial zunächst mit sterilem Venenblut in einer sterilen Schale mischt. So werden alle Hohlräume des Knochenersatzmaterials mit steriler Flüssigkeit und alle Oberflächen mit sterilem Blutprotein versiegelt, sodass Bakterien erst einmal keine Grenzfläche vorfinden, um sich abzusiedeln. Das Blut gerinnt aber noch nicht nach dieser Vermischung, sodass die Partikel des Knochenersatzmaterials nicht zusammenhalten und schwer zu applizieren sind.

Für die Gerinnung ist zur Aktivierung des extrinsischen Weges Gewebethrombokinase (Tissue factor) notwendig. Es ist in der Natur sinnvoll, dass in einer Extraktionswunde die Blutung auf Höhe der Alveolenöffnung zum Stehen kommt. Dafür sorgt der Speichel, der eine reiche Quelle für Gewebethrombokina-

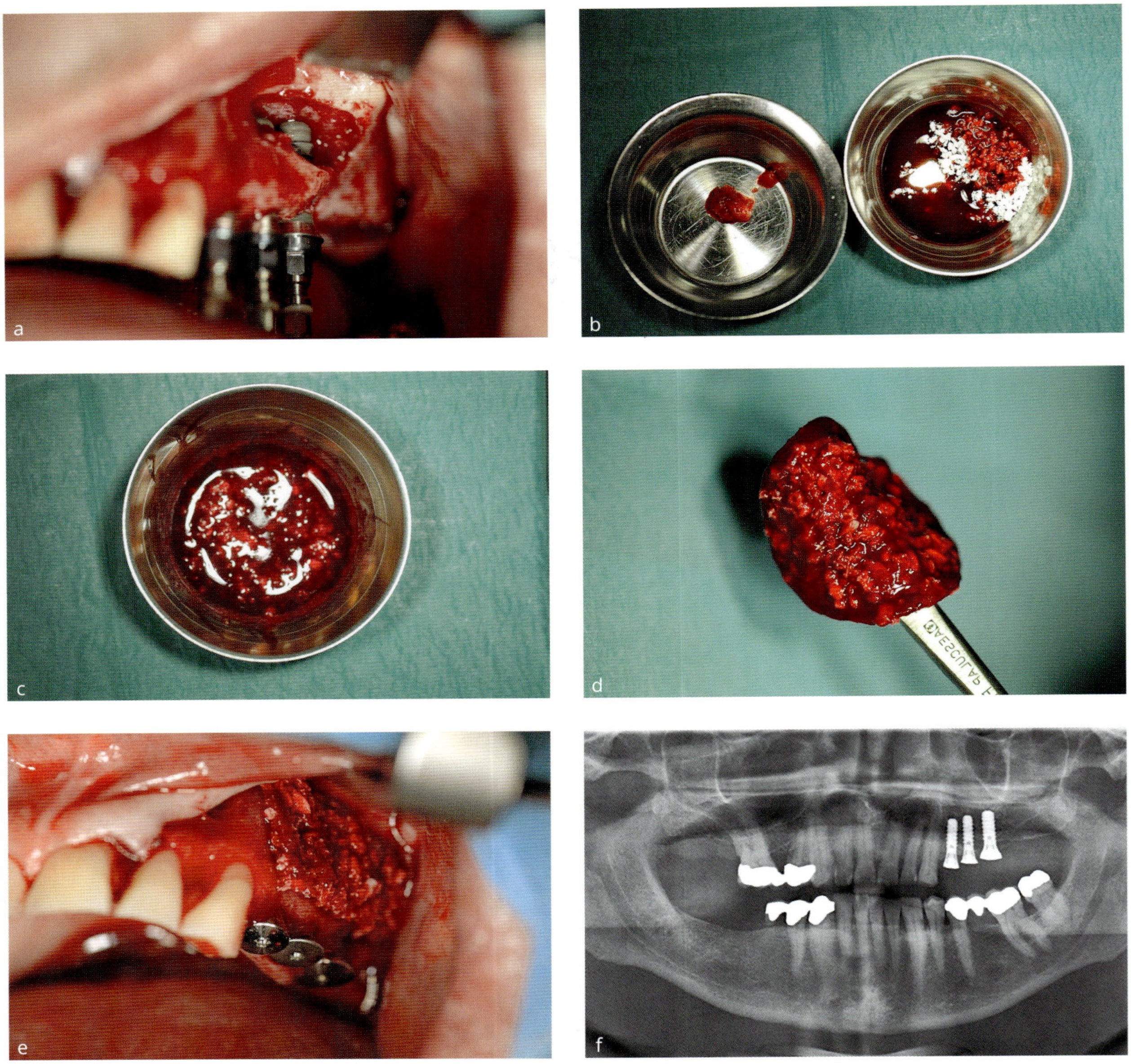

Abb. 6-7 Gemischtes Knochentransplantat. a. Sinusliftfall mit einzeitiger Implantatinsertion. **b.** Knochenersatzmaterial wird mit sterilem Venenblut vermischt. Dieses gerinnt aber nicht. Knochenchips aus dem Knochenfilter (links) können die Gerinnung auslösen. **c.** Die Gerinnung dauert einige Minuten. In diesem Fall liegt der Volumenanteil der autologen Chips deutlich unter 10 %, weil an der fazialen Kieferhöhlenwand und bei der Implantatbohrung nur wenig Spanmaterial anfiel. **d.** Durch die Gerinnung entstehen gut handhabbare Stücke von Knochenersatzmaterial, die mit einer Pinzette gefasst werden können und in der Wunde eine Eigenstabilität haben. **e.** Das Gerinnsel wird in den Sinusboden eingelegt, die Stücke werden wie ein Teppich auf die freiliegenden Implantate modelliert. **f.** Postoperative Panoramaschichtaufnahme.

se ist[12]. Wenn man etwas Filterknochen zum Blut/Knochenersatzmaterialgemisch hinzufügt, gerinnt das Blut, es sei denn, der Patient nimmt Gerinnungshemmer ein. Filterknochen enthält bei intraoraler Gewinnung immer etwas Speichel und damit Gewebethrombokinase. Nach einigen Minuten entsteht ein fester Teppich aus miteinander verklebten Knochen und Knochenersatzmaterialpartikeln, der mit einer Pinzette gegriffen und in der Wunde ohne zusätzliche Stabilisierung applizieren werden kann (Abb. 6-7).

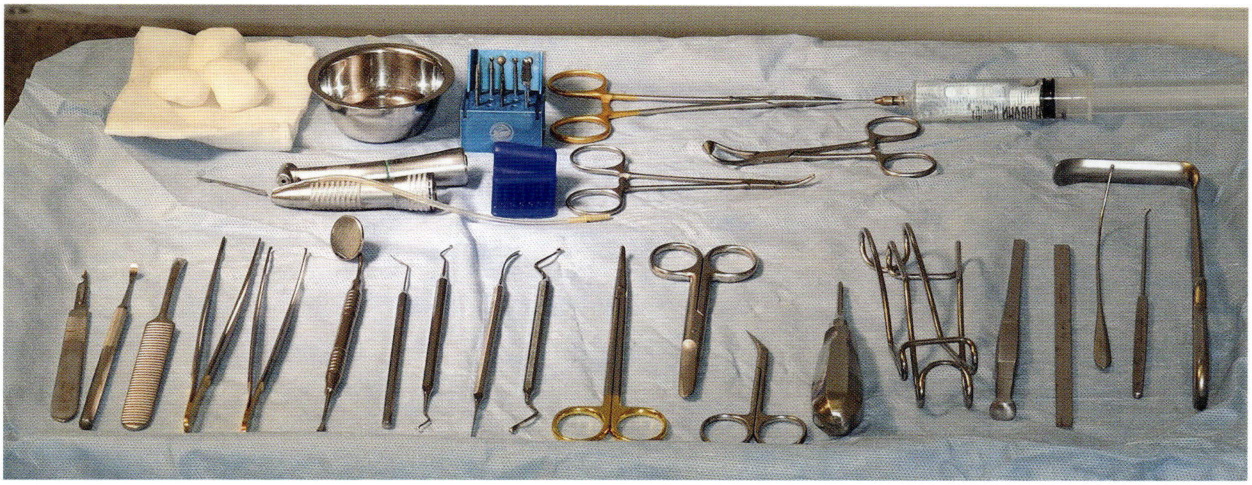

Abb. 6-8 Standardinstrumententisch für intraorale Knochentransplantationen.

6.3 Resorptionsschutz von Knochenblocktransplantaten

Ein zuweilen störender Nachteil von avaskulären Knochenblocktransplantaten ist ihre schwer vorhersagbare, initiale Oberflächenresorption in der Einheilphase und später. Zum Ausgleich der Oberflächenresorption kann man Augmentationen mit Knochentransplantaten 1–2 mm überkonturieren und sicherheitshalber mehr autologen Knochen entnehmen als man zu benötigen glaubt. Vorbeugend gegen die Oberflächenresorption von autologen Blocktransplantaten wirkt sich die Überdeckung des Transplantats mit Knochenersatzmaterial[13,14] sowie alternativ[15] oder zusätzlich mit Membranen aus[16]. Diese klinischen Maßnahmen gründen auf der Idee, dass die Osteoklasten aus Blutgefäßen des bedeckenden Weichgewebes auf die Knochenoberfläche vordringen und man diesen Weg blockiert, um die unerwünschte Oberflächenresorption solange zu verlangsamen, bis die interne Resorption über Knochenbohrkerne den Block stabilisiert und zur Einheilung gebracht hat. Ein weiterer Weg zur Verlangsamung der Oberflächenresorption ist die Verwendung sehr harter, stark mineralisierter Knochenarten wie beispielsweise das Blocktransplantat von der Linea obliqua. Noch härter und damit resorptionsresistenter sind Knochenblöcke vom Schädeldach. Osteoklasten bauen Knochen initial mit Säure ab. Diese Kapazität erschöpft sich bei hohem Mineralgehalt des abzubauenden Knochens. Einen ähnlichen säurepuffernden Effekt am Osteoklasten hat die oben bereits angesprochene Überschichtung eines Knochentransplantats mit Knochenersatzmaterial. Experimentell haben wir in unserer Gruppe auch eine medikamentöse Hemmung der Oberflächenresorption durchgeführt, indem die Osteoklasten durch topisch applizierte Bisphosphonate gehemmt wurden[17].

Nur wenn ein am Alveolarfortsatz aufgelagertes Knochentransplantat nach der Einheilphase gar nicht durch Implantate oder Zähne funktionell belastet wird, kommt es im Regelfall innerhalb einiger Jahre zu einem vollständigen Abbau der aufgelagerten Knochensubstanz. Hierbei spielt auch die Einordnung des Transplantats innerhalb des natürlichen Alveolarbogens eine Rolle (englisch Envelope genannt). Transplantate außerhalb dieser natürlichen Begrenzungen sind stärker resorptionsgefährdet als innerhalb des Envelopes.

6.4 Instrumente

Grundinstrumentarium

Das Grundinstrumentarium ist ein reduzierter, aber hochwertiger Standardinstrumentensatz als Basis für die Oralchirurgie (Abb. 6-8). Für Transplantationen im Bereich der plastischen Parodontalchirurgie empfiehlt sich ein Set von Mikroinstrumenten (Abb. 6-9). Wichtig ist für Implantateingriffe ein kleiner Mess-

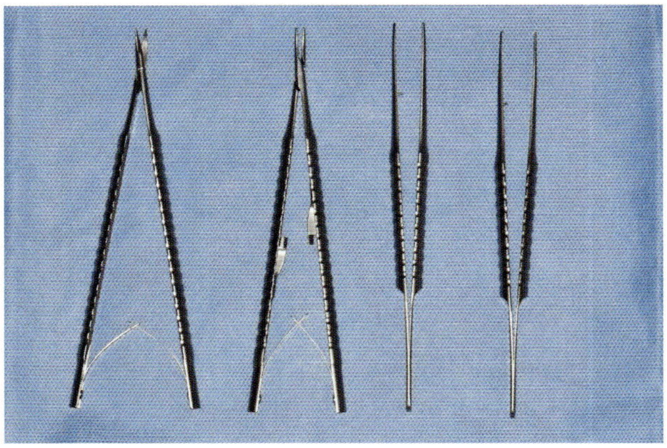

Abb. 6-9 Mikroinstrumentarium für Transplantationen in der plastischen Parodontalchirurgie.

zirkel zur Vermessung von Defektlängen, Kammbreiten, Lückenbreiten und Abständen zu Zähnen.

Als Ergänzung für Kieferhöhlenbodeneingriffe wird ein Set von Sinusliftküretten benötigt, zum Beispiel das Set nach A. Kirsch (Helmut Zepf GmbH, Seitingen-Oberflacht) (Abb. 6-10). Gracey-Küretten und anderes wird eingriffstypisch bei Bedarf zugerüstet.

Optische Vergrößerungshilfen

Das Basis-Set wird um ein mikrochirurgisches Instrumentenset erweitert, wenn unter optischer Vergrößerung gearbeitet wird. Optische Vergrößerungshilfen oder die Nutzung des OP-Mikroskops liegen in der Präferenz und Sehgewohnheit der individuellen Operateure, sind aber in der Knochenchirurgie eher ungewöhnlich. Beim Einsatz rotierender Instrumente wie der Lindemannfräse ist vielmehr eine gute Übersicht des Umfelds wichtig, um zum Beispiel Nekrosen durch Reibungshitze am Lippenrand zu vermeiden (Abb. 6-11), die unter dem kleinen Ausschnitt des Mikroskops oder der Lupe der Aufmerksamkeit des Operateurs entgehen können. Am ehesten profitiert die Exaktheit des Nahtverschlusses von der Vergrößerung, und es ist aus Trainingsgründen zu empfehlen, hin und wieder unter dem Mikroskop zu nähen. Mit Ausnahme der Wurzelspitzenresektion, für die ein besserer Outcome für den Einsatz von Vergrößerungshilfen für die Herstellung und Dichtigkeitskontrolle des apikalen Verschlusses belegt

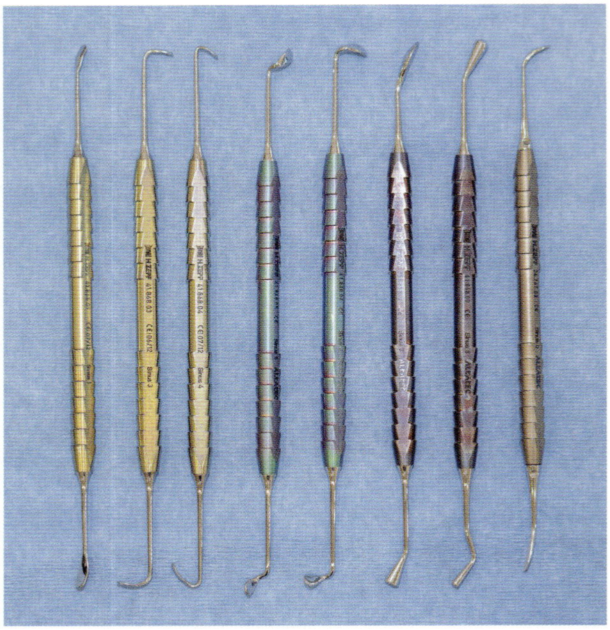

Abb. 6-10 Standardsatz von abgerundeten und gewinkelten Spezialküretten für den externen Sinuslift (Helmut Zepf GmbH, Seitingen-Oberflacht).

ist[18], gibt es für die Knochenchirurgie keine ausreichende Literaturevidenz für die optische Vergrößerung. In der Parodontalchirurgie gibt es Studienhinweise auf Vorteile für die Nutzung optischer Vergrößerungshilfen und für ein mikrochirurgisches Vorgehen[19].

Instrumente zur Osteotomie

Zur Basisausstattung gehört ein grünes Winkelstück und ein blaues Handstück. Bei den Osteotomien wird die Basisarbeit mit Stahlkugelfräsen, Lindemannfräsen und Diamantkugeln verrichtet (Abb. 6-12).

Mit der Verwendung eines Piezogerätes ist ein Zusatzaufwand zu den rotierenden Instrumenten verbunden, die wegen der Implantatinsertion ohnehin am Tisch sind. Bestimmte Arbeiten, wie zum Beispiel die Freilegung eines Nervus alveolaris inferior, gelingen besser mit der Piezotechnik. Dessen Hauptvorteile sind das selektive Schneiden und die materialschonende schmale Schnittbreite. Bei der Freilegung der Schneider-Membran zeigte sich in Bezug auf die Perforationsrate aber kein Vorteil für die Piezomethode[20]. Das Piezogerät hat den Nachteil einer geringeren Arbeitsgeschwindigkeit und höheren Hitzeentwicklung. Ver-

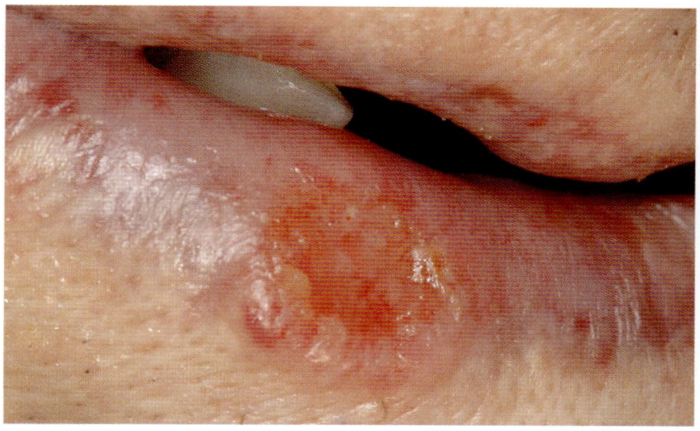

Abb. 6-11 Komplikation: Verbrennung der Unterlippe durch Fräsenschaft bei unzureichendem Überblick durch zu starke optische Vergrößerung.

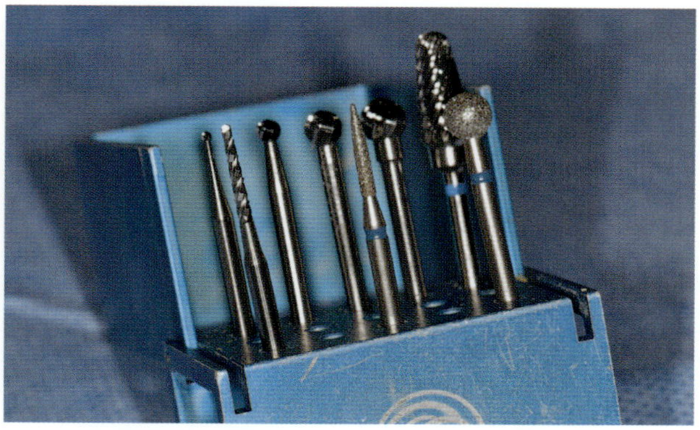

Abb. 6-12 Sterile Fräsendose mit Standard-Knochenfräsern. Hintere Reihe: Kugelfräsen aufsteigender Größe, ganz rechts Technikfräse zum Bearbeiten von Kunststoffprovisorien. Vordere Reihe: Lindemannfräse, Diamantflamme und Diamantkugelfräse (Komet®, Gebr. Brasseler GmbH & Co. KG, Lemgo).

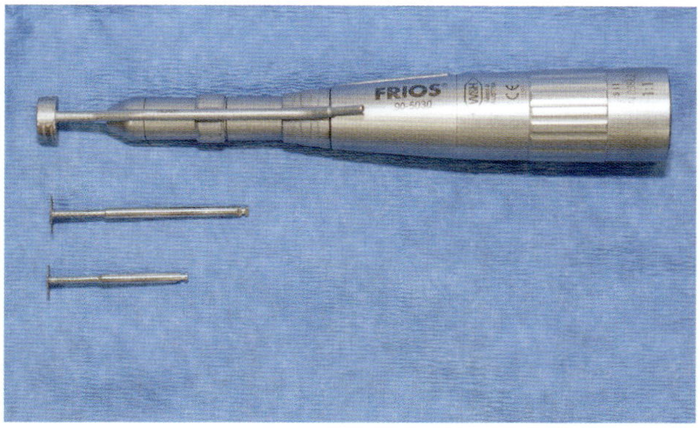

Abb. 6-13 Frios Micro Saw nach Khoury (Dentsply Sirona, Bensheim).

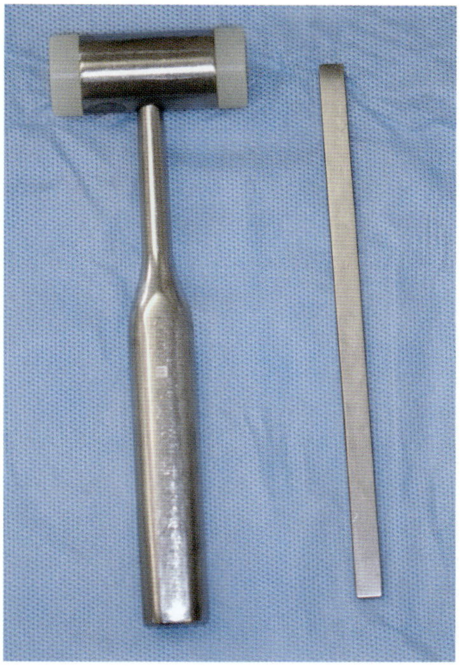

Abb. 6-14 8-mm-Blattosteotom (Meißel) und chirurgischer Hammer.

glichen mit der Lindemannfräse kommt bei den geringen Osteotomiebreiten der Piezosurgery das Kühlmittel schlechter in die Tiefe von Osteotomien, zum Beispiel bei der Blockentnahme. Zweitens wird am Osteotomierand schon ein Großteil der Schwingungsenergie absorbiert, sodass Schnitte in der Tiefe sehr mühselig werden. Häufiger gibt es beim Splitting, bei der Blockentnahme und beim Zugang zur Kieferhöhle Indikationen zur Verwendung der Frios Micro Saw nach Khoury (Dentsply Sirona, Bensheim), die ebenfalls mit einem Chirurgiemotor betrieben wird (s. Abb. 6-13).

Für Splittings empfiehlt sich ein scharfes Blattosteotom (Blattmeißel) von 8 mm Breite mit einem Hammer. Kleinere Splittings können auch gut mit dem Beinschen Hebel vorgenommen werden, der sich bereits im Standardinstrumentarium befindet (Abb. 6-14).

Für Kondensationen und interne Sinusbodenaugmentationen sollte ein größensortiertes Set von genormten Osteotomen zur Verfügung stehen, die ebenfalls mit einem Hammer betätigt werden (z. B. Stoma Dental, Emmingen-Liptingen) (Abb. 6-15).

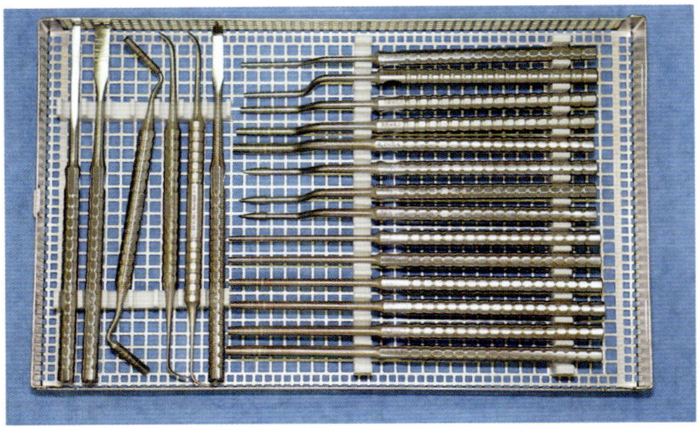

Abb. 6-15 Set von Osteotomen für den internen Sinuslift (Stoma Dental, Emmingen-Liptingen).

Zur Knochengewinnung bieten sich Einmalscraper (Safescraper Twist®, Geistlich, Baden-Baden) und ein sterilisierbarer Knochenfilter zur Wiederverwendung an (Schlumbohm GmbH & Co. KG, Brokstedt). Es gibt viele verschiedene Knochenmühlen, die sich vor allem in der Größe unterscheiden. Für die Alveolarkammatrophie und für das Dünnschleifen von Blocktransplantaten eignet sich die mittelgroße MBM (Mondeal Bone Mill, Mondeal GmbH, Mühlheim a. d. Donau). Etwas kräftiger ist die Knochenmühle nach Quetin (Hess Medizintechnik GmbH, München) konstruiert (Abbildungen Kapitel 3).

Ein Set von Trepanbohrern verschiedener Durchmesser ergänzt das Instrumentarium.

Fakultativ können für den Normtransfer von Knochenblöcken, für mechanische Splittings Spezialinstrumentensets zum Beispiel aus dem Bone Management®-Programm (Hager & Meisinger GmbH, Neuss) dazugestellt werden.

6.5 Chirurgisches Vorgehen

Entnahme Blocktransplantat von der Linea obliqua

Das Blocktransplantat der Linea obliqua wird in der Regel über einen Zahnfleischrandschnitt an den letzten drei Zähnen mit der Lindemannfräse seitlich der Zähne aus dem Unterkiefer gewonnen (Abb. 6-16). Der distale Entlastungsschnitt erfolgt 45 Grad zur Zahnreihe auf den aufsteigenden Unterkieferast. Er soll nicht länger als 1 cm sein, weil ansonsten der Nervus buccalis gefährdet wird. Die Beweglichkeit des Lappens wird eher durch das subperiostale Ablösen des Lappens auf den aufsteigenden Unterkieferast erzeugt. Da der Nervus alveolaris inferior teilweise direkt unter der bukkalen Kompakta liegen kann, ist ein präoperatives DVT sinnvoll, aber nicht zwingend erforderlich.

Die Fräse ist stets streng parallel zur Außenkortikalis zu führen, um keine Binnenstrukturen des Unterkiefers zu verletzten. Die Fräse soll nur bis zur ersten Blutung eingesenkt werden als Anzeichen der ausschließlichen Kortikotomie. Die anfängliche Begeisterung für die Piezosurgery bei der Weisheitszahnentfernung hat sich gelegt, aktuelle Studien zeigen keinen Vorteil für Piezo, aber den Nachteil einer längeren Operationsdauer[21]. Piezosurgery hat den Nachteil, dass Knochentransplantate wegen der Hitzeentwicklung manchmal verkochen, denn die dünnen Osteotomiespalten erlauben im Gegensatz zu den breiten Spalten der konventionellen Fräse wenig Kühlmittelzutritt. Die breiten Spalten sind aber

Abb. 6-16 *(rechte Seite)* **Knochenblockentnahme Linea obliqua. a.** Darstellung über Zahnfleischrandschnitt und kurzen Entlastungsschnitt 45° auf den aufsteigenden Kieferast. **b.** Mit der Lindemannfräse erfolgt unter guter Kühlung ein monokortikaler Entlastungsschnitt im Knochen vor und hinter dem Blocktransplantat. Die Fräse steht stets parallel zur Außenwand des Kiefers. **c.** Die Entnahmestelle liegt in der Regel seitlich des Achters. Die senkrechten Knochenschnitte reichen quer durch die Kortikalis, aber nicht weiter. **d.** Der Längsschnitt wird durch eine Reihe von Punkten markiert. **e.** Die Punkte werden mit der Lindemannfräse monokortikal verbunden. Es wird nicht tiefer als bis zum ersten Blutungspunkt durch die Kortikalis gefräst. **f.** Der Apikalschnitt erfolgt durch die halb eingetauchte Kugelfräse. **g.** Die Fräse erzeugt eine apikale Rille als Sollbruchstelle, anfallende Späne werden im Filter aufgesammelt. **h.** Ein Beinscher Hebel luxiert den Knochenblock sanft heraus. **i.** Der Block ist ein reines Kortikalistransplantat, innen haftet nur wenig Spongiosa an. **j.** Der Block wird mit einer Pinzette entnommen und feucht zwischengelagert. **k.** Weiteres Spanmaterial wird mit der Kugelfräse entnommen und im Filter gesammelt. Dadurch werden scharfe Kanten im Entnahmedefekt geglättet. **l.** Wundverschluss durch zwei Einzelknopfnähte Supramid 5-0 (Resorba, Nürnberg).

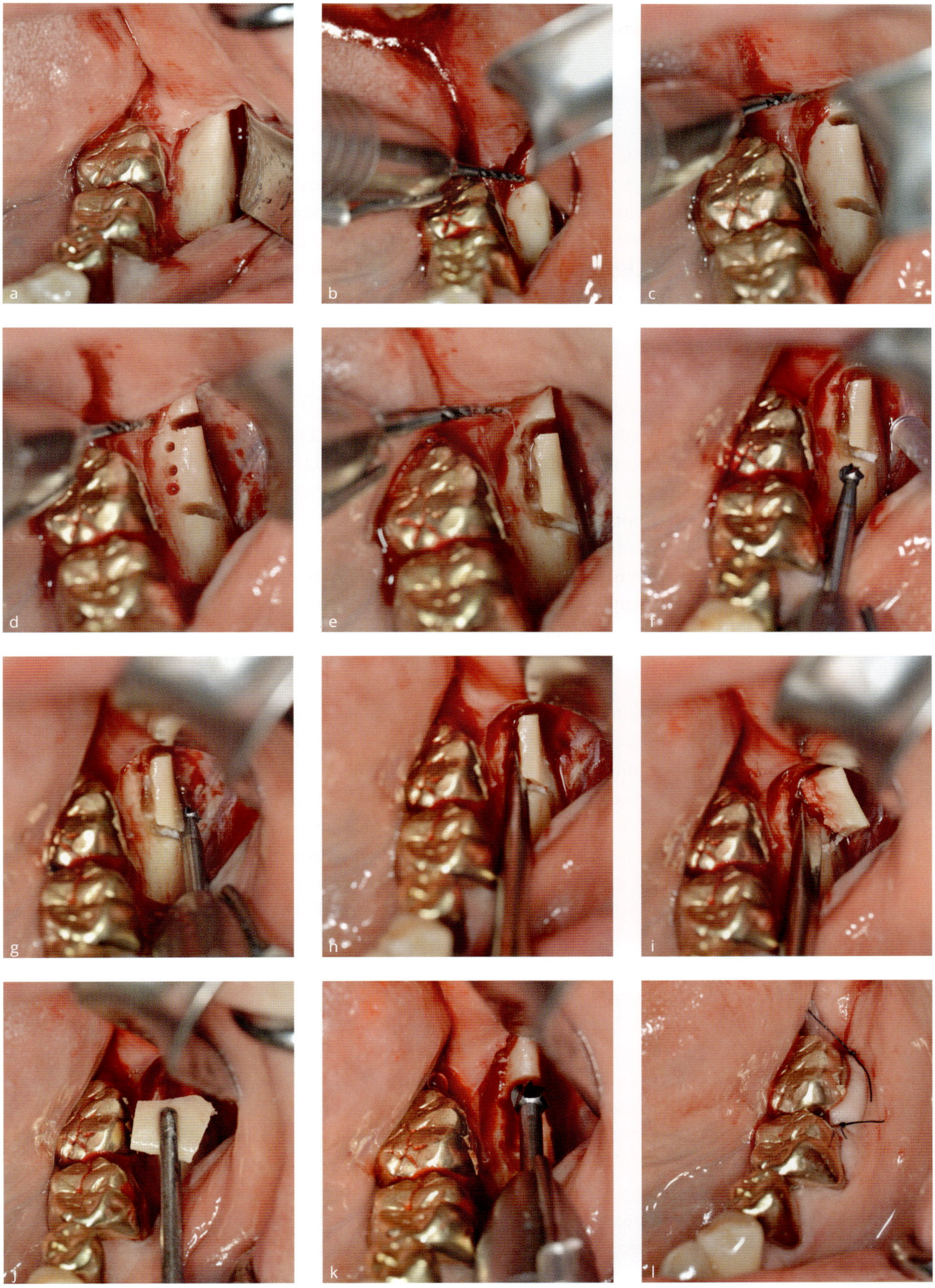
a
b
c
d
e
f
g
h
i
j
k
l

kein Nachteil, weil man die Späne ohnehin als Filterknochen benötigt. Es ist deshalb ratsam, einen Knochenfilter zum Auffangen der recht großen Spanmengen mitlaufen zu lassen. Eine prospektive vergleichende Studie der Piezosurgery zur Diamanttrennscheibe nach Khoury erbrachte eine dreimal so lange Operationszeit und ein geringes Blockvolumen für die Piezosurgery bei gleichen Patientenbeschwerden. Es gibt aus Sicht des Autors wenig Gründe, für die Blockentnahme ein zweites Osteotomiesystem am OP-Tisch aufzurüsten, weil die rotierende Instrumente ohnehin wegen der Implantatinsertionen vorgehalten werden müssen.

Der Block von Linea obliqua ist etwa 2–3 mm dick. Der apikale Schnitt kann durch die Diamantkreissäge nach Khoury erfolgen, einfacher ist es, eine 4 mm Kugelfräse halb einzutauchen und eine entsprechende Rille als Sollbruchstelle zu schaffen.

Der Block kann in dünnere Knochenschalen gespalten werden. Auch ein Zermahlen des Blocks in Späne ist möglich. Bei den meisten Knochenmühlen kann das Zermahlen so dosiert werden, dass Späne entstehen und ein dünnerer flächiger Block zurückbleibt, der dann z. B. für die Schalentechniken eingesetzt werden kann[22] (Abb. 6-17).

Im Querschnitt hat das Transplantat von der Linea obliqua häufig das Aussehen des Buchstaben „J" und wird daher auch als J-Graft bezeichnet. Der blockförmige Kompaktaspan von der Linea obliqua wird im horizontalen Ast des Unterkiefers seitlich des zweiten Molaren und des Weisheitszahns gewonnen. Weil die Linea obliqua normalerweise den größten Teil der Kaukräfte in den horizontalen Kieferast einleitet, sollte die Blockentnahme nicht zu weit oben am aufsteigenden Ast, sondern eher seitlich der Zähne erfolgen. Für 6 Wochen nach Knochenentnahme sollte der Patient nicht allzu fest beißen. Eine bikortikale Entnahme im aufsteigenden Ast erzeugt die Gefahr von Kieferwinkelfrakturen, denn in diese belastete Struktur zieht die Sehne des stärksten Kaumuskels, des Musculus temporalis.

Komplikationen der Blockentnahme von der Linea obliqua sind u. a. Gefühlsstörung des N. alveloaris inferior und Zahnschäden. Der Autor hat einen verzögerten Kieferbruch bei einer Osteoporosepatientin beobachtet, der konservativ behandelt wurde. Gefühlsstörungen sind bei richtiger Entnahme des J-Grafts selten, wenn die Schnitttiefe der Instrumente streng auf die Kompakta begrenzt bleibt. Auch eine Zweitentnahme von Knochen an derselben Stelle wurde berichtet[23], denn der nicht atrophierende und funktionell definierte Knochen der Linea obliqua wächst beim Menschen nach. Es besteht kein Bedarf für eine Defektauffüllung mit Knochentransplantaten. Manchmal ist bei Implantatpatienten die operative Entfernung von retinierten Weisheitszähnen angezeigt und damit der operative Zugang ohnehin vorgegeben.

Entnahmetechnik Beckenknochen

Voraussetzung ist ein Steriloperationssaal, chirurgische Hautdesinfektion, sterile Abdeckung und ein Vorgehen entsprechend den Regeln der aseptischen Chirurgie.

Der Hautschnitt ist etwa 4 cm lang und liegt innerhalb der Crista iliaca deutlich dorsal der Spina iliaca anterior (Abb. 6-18). Der Schnitt wird medial der Crista iliaca gelegt, denn man möchte die Narbe nicht in die vom Hosengürtel belasteten Areale direkt auf dem Knochenkamm legen. Nach Präparation durch das Hautfett etwas nach lateral stellt man die weiße Aponeurose zwischen Musculus glutaeus und Musculus obliquus externus dar, und trennt diese in der Mitte der Crista. Mit dieser Technik ist eine schmerzfreie oder zumindest schmerzarme Entnahme ohne Verletzung der Muskulatur möglich.

Nun wird das Periost der Beckeninnenseite und vom medialen Teil der Crista iliaca abgelöst. So kann man die Sicht auf verschiedene Stellen des Knochens durch Verschieben des Weichgewebemantels einstellen. Im Regelfall werden monokortikale Späne unter Mitnahme der inneren Hälfte der Rundung der Crista von der Innenseite entnommen. Die Innenrundung wird durch eine Lindemannfräse oder oszillierende Säge in mehreren Längsstücken entnommen, die im Querschnitt etwa 1x1 cm messen. Von diesem Defekt aus können jetzt wie Klaviertasten monokortikal Streifen Richtung Zentrum der Beckenschaufel mit der oszillierenden Säge entnommen werden. Sie werden durch Entlanggleiten eines breiten Meißels von der Außenkortikalis abgelöst. Man muss wissen, dass

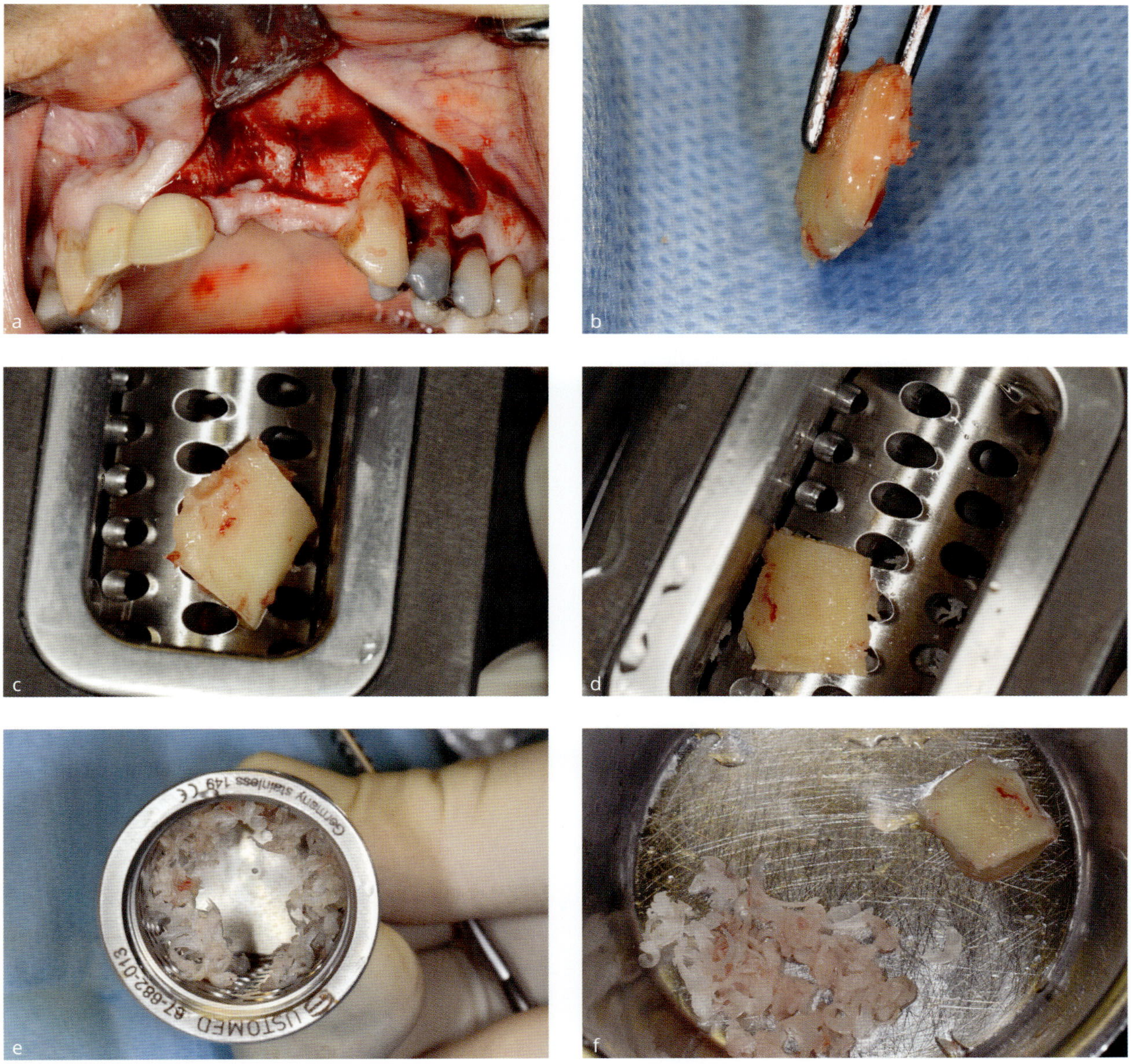

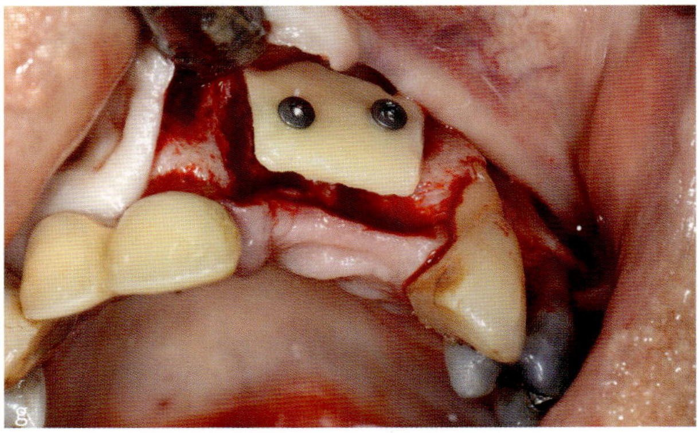

Abb. 6-17 Knochenblocktransplantation in Schalentechnik. a. Ausgangslage mit horizontalem Kieferkammdefekt (1/2) regio 21, 22. **b.** Knochenblock von der Linea obliqua. **c.** In einer Knochenmühle (Ustomed, Ulrich Storz, Tuttlingen) wird der Block zu einer Schale dünngeschliffen. **d.** Dies erfolgt in mehreren Arbeitsgängen bis zur gewünschten Dicke von 1 mm. **e.** In der Trommel der Knochenmühle sammeln sich die Kortikalischips. **f.** Alle autologen Knochenmaterialien werden bis zur Verwendung feucht zwischengelagert. **g.** Die Schale definiert im Defekt die zukünftige Außenkontur des Alveolarfortsatzes mit einem Aufschlag für die Resorption von etwa 1 mm in Breite und Höhe. Sie wird mit zwei Stellschrauben positioniert (1,5-mm-System, KLS Martin, Tuttlingen).

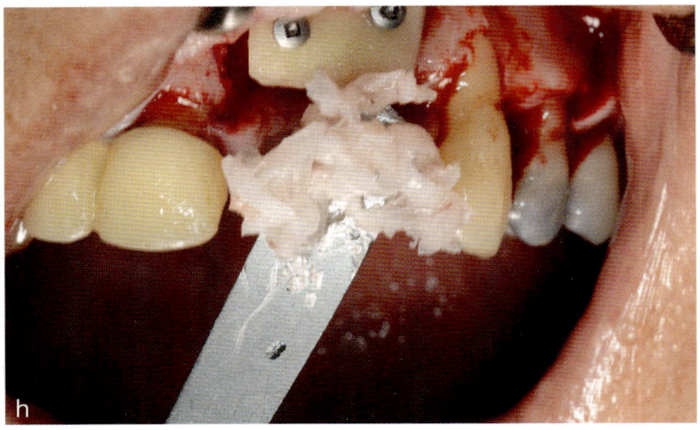
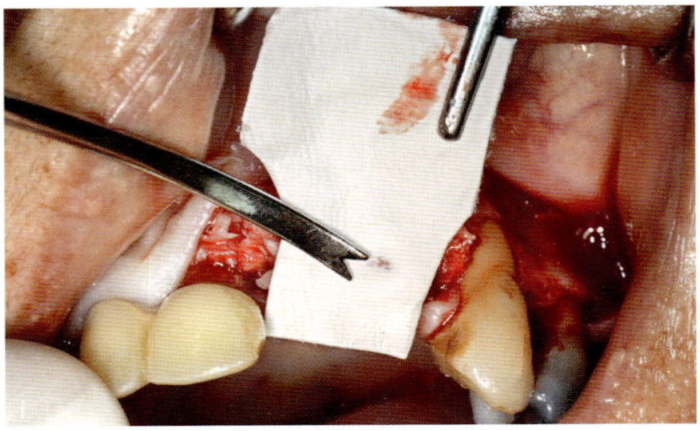
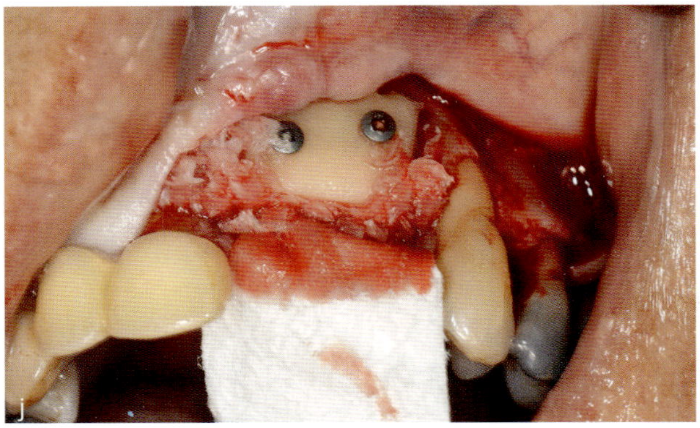
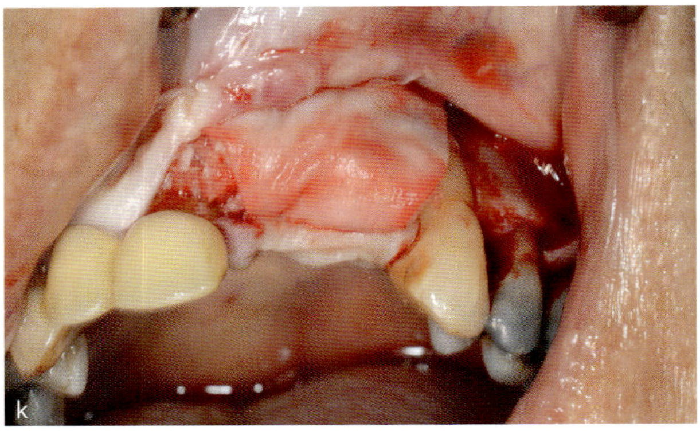
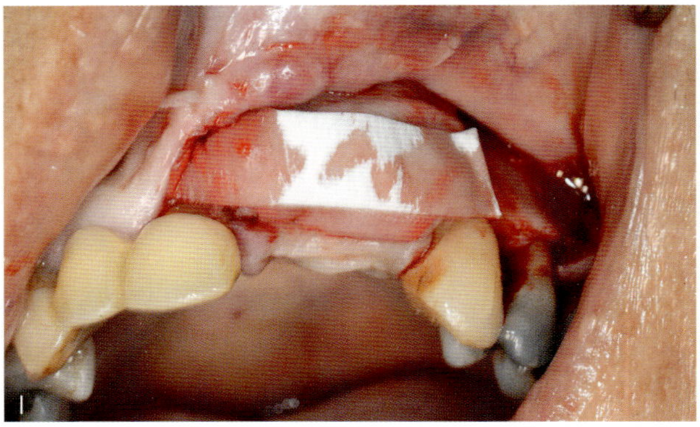
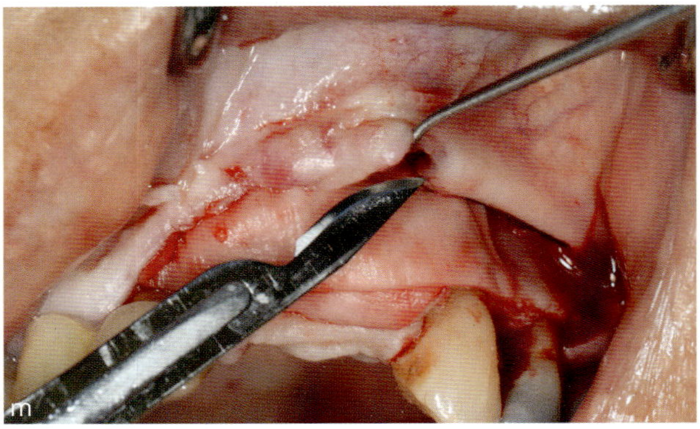
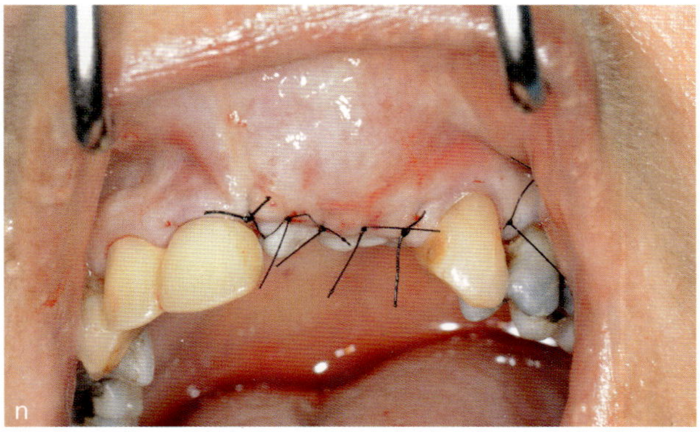

Abb. 6-17 Knochenblocktransplantation in Schalentechnik. h. Die Schale wird ausschließlich mit autologen Chips hinterfüllt. **i.** Eine Membran aus nativem Kollagen (Bio-Gide®, Geistlich, Baden-Baden) wird zungenförmig zugeschnitten und mit dem Tamponadestopfer nach Luniatschek adaptiert. **j.** Die Zunge der Membran wird unter den palatinalen Lappen gesteckt. **k.** Die Membran wird mit einigen Tropfen Kochsalzlösung befeuchtet und ist selbstadaptierend. **l.** Ein Abschnitt der Membran wird als Doppellage im Bereich der höchsten Resorptionsgefährdung aufgelegt. **m.** Die Lappenmobilisation erfolgt durch Einzinkerhäkchen und 15c-Skalpell. **n.** Der Wundverschluss gelingt mit wenigen Einzelknopfnähten sehr dicht, weil sich der Zahnfleischrandschnitt und der Kieferkammmittenschnitt aufgrund der derben marginalen Gingiva gut adaptieren lassen.

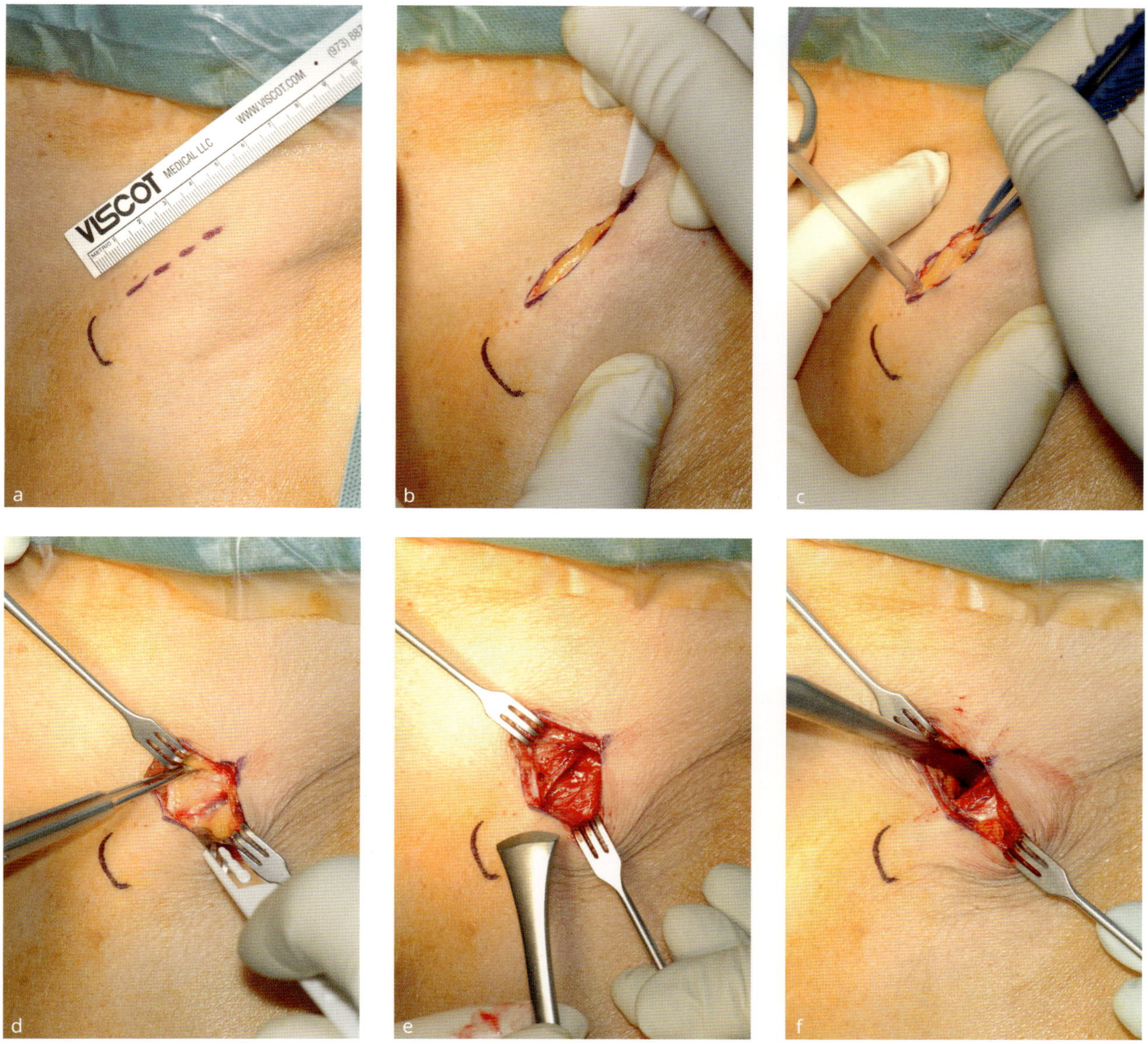

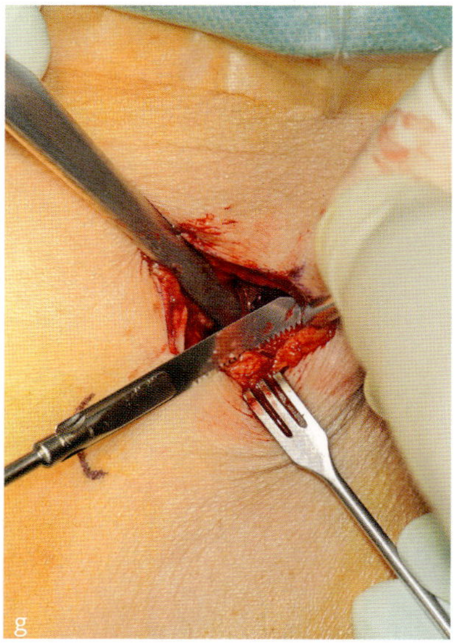

Abb. 6-18 **a.** Anzeichnung der linken Spina iliaca (runder Strich) und der Innenseite der Crista iliaca (Strichellinie). **b.** Inzision mit dem 15er Skalpell. Der Schnitt ist nur etwa 3 cm lang, obwohl die Knochentransplantate deutlich länger ausfallen können. **c.** Blutstillung im Subkutanfett durch bipolare Koagulation. **d.** Darstellung der Aponeurose zwischen M. glutaeus und den Mm. Abdominis. **e.** Inzision der Aponeurose auf der Crista iliaca. **f.** Abschieben des Periosts von der Innenseite der Beckenschaufel. **g.** Osteotomie mit der oszillierenden Motorsäge zur Entnahme der Innenrundung der Crista iliaca.

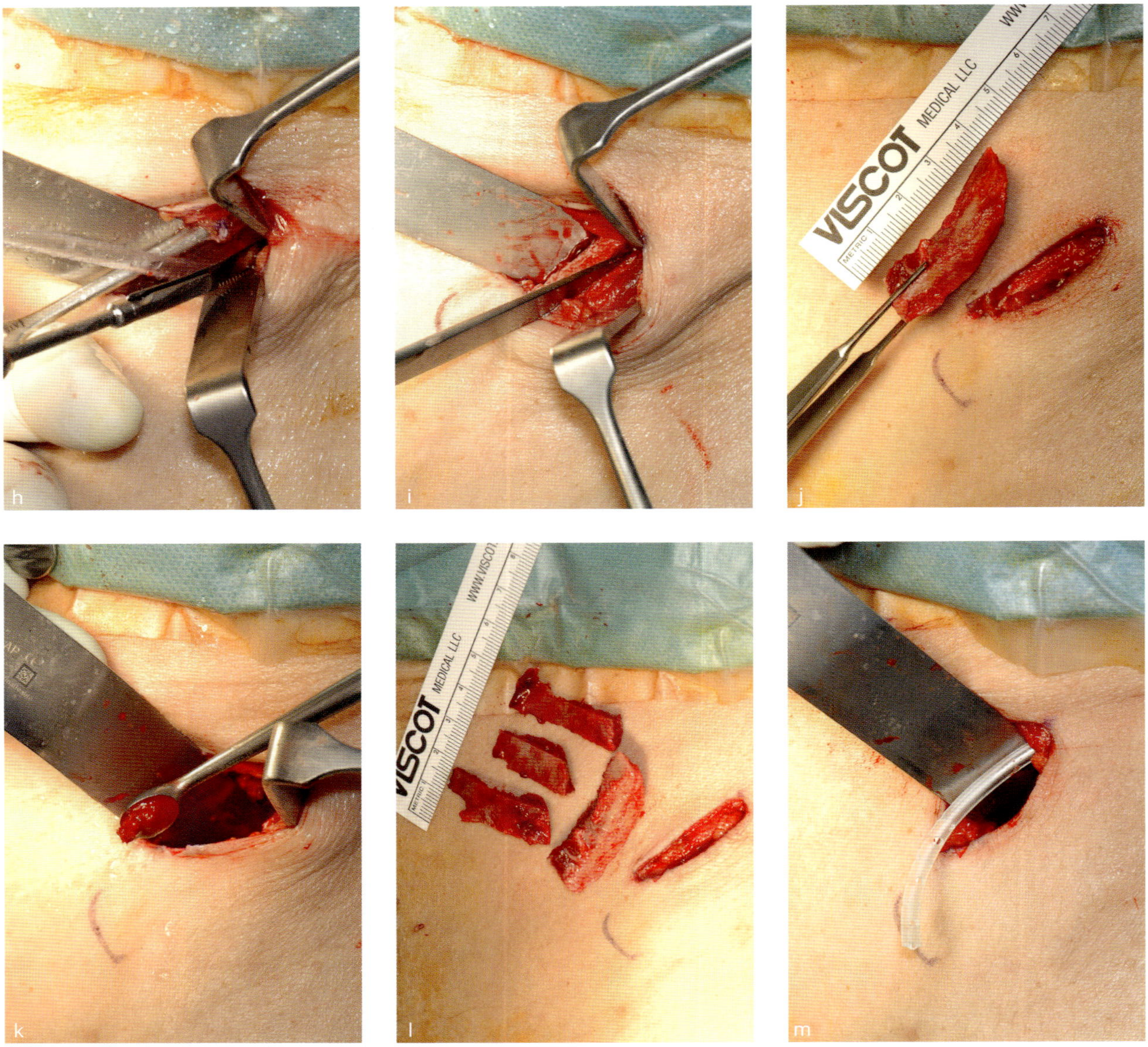

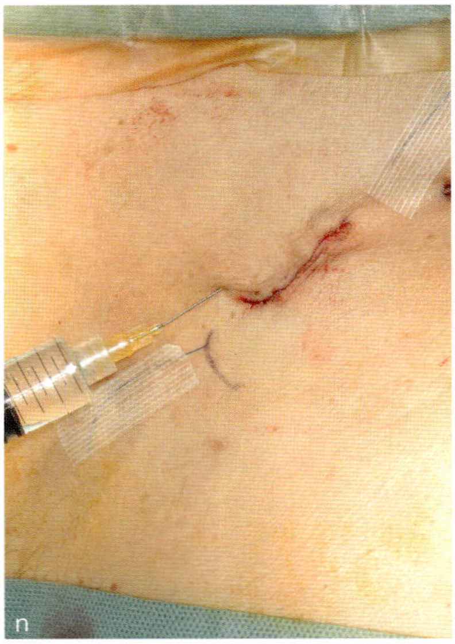

Abb. 6-18 **h.** Längsosteotomie auf dem Beckenkamm mit der oszillierenden Säge. **i.** Entnahme der Innenrundung der Crista iliaca mit einem Meißel. **j.** Die Innenrundung als monokortikales Knochentransplantat mit hohem Spongiosaanteil. **k.** Durch vertikale Osteotomien (Klaviertasten) können monokortikale Streifen aus der Innenrundung der Beckenschaufel entnommen werden. **l.** Aus der Spongiosa der Beckeninnenseite wird mit einer kräftigen Kürette weiterer Knochen gewonnen. **m.** Ein Drainageschlauch wird ohne Sog eingebracht. Wenn nötig kann die Blutstillung aus dem Knochen mit Knochenwachs erfolgen, meistens blutet es aber kaum. **n.** Eine Injektion mit Bupivacain nimmt für die ersten 24 Stunden einen Großteil des Wundschmerzes.

diese unterhalb der Crista relativ schnell nach medial zieht und sich mit der Innenkortikalis verbindet. Man sollte eine Perforation der Außenkortikalis (bikortikale Entnahme) für implantologische Zwecke vermeiden.

Zum Abschluss empfiehlt sich eine Infiltration mit Bupivacain 0,5 %, eine Drainage ohne Sog und eine elastische Bandage zur Stützung der Weichgewebe.

Die Komplikationen der Beckenknochenentnahme umfassen eine Gefühlsstörung des Nervus cutaneus femoris lateralis, der medial der Spina iliaca anterior verläuft und hier gefährdet ist. Bei bikortikaler Entnahme ist der Nervus glutaeus superior gefährdet, der den Musculus tensor fasciae latae innerviert und bei Ausfall eine Gangstörung verursachen kann. Insbesondere bei Osteoporosepatienten und starkem Einsatz von Meißeln kann eine Fraktur des Beckenrandes auftraten, die meistens konservativ behandelt werden kann. Um diese zu vermeiden, sollte man die Enden von Sägeschnitten durch eine Kugelfräse rund gestalten und nicht schlitzartig auslaufen lassen, um keine Sollbruchstelle durch Kerbwirkung zu setzen. Blutergüsse können auftreten und sollten durch gute Blutstillung der Knochenmarkhöhle gegebenenfalls durch Knochenwachs vermieden werden. Infektion treten bei Erfüllung der oben genannten Vorgaben der Antisepsis praktisch nicht auf.

Transplantation eines Knochenblocks von der Linea obliqua

Man stellt zunächst einmal den Empfängerdefekt durch vollschichtigen Lappen subperiostal dar und vermisst ihn mit einem Messzirkel oder einem Lineal. Dann wird der Knochen mit einer Kugelfräse von Weichgeweberesten befreit und mit einem kleinen Rosenbohrer multipel perforiert. Bei diesen Arbeiten läuft der Knochenfilter mit. Die Oberfläche kann zur Gewinnung von Spänen und zur Entfernung der Kambiumschicht mit dem Scraper abgetragen werden. Nun wird der Linea-obliqua-Block entsprechend der gemessenen Länge, die mit dem Zirkel übertragen wird, gehoben (siehe Kapitel 3), dabei wird die Empfängerwunde mit einigen provisorischen Nähten zwischenzeitlich verschlossen, um möglichst wenig Bakterien Zugang zu geben. Der Block wird probeweise an den Defekt angelegt. Danach wird er zugerichtet, indem scharfe Kanten mit der Diamantkugelfräse gebrochen werden. Meistens muss apikal eine Rille in den Lagerknochen gefräst werden, damit der Block am Kamm möglichst bündig anliegt. Der Block wird am Alveolarkamm in der Höhe so eingestellt, dass er 3 mm unter der prospektiven Gingivahöhe liegt. In der Horizontalen soll er leicht außerhalb des Envelopes liegen. Danach wird die Osteosynthese ausgeführt (siehe unten). Zur Erhöhung der Präzision kann man einen Resorptionsschutz aus feinkörnigem Knochenersatzmaterial auftragen (Bio-Oss®, Geistlich, Baden-Baden). Wichtig ist, dass man Konturlücken am Alveolarkamm in mesiodistaler Richtung und auf dem Kieferkamm mit einem gemischten Knochentransplantat ausgleicht, damit später keine Rillen oder Buckel entstehen. Wichtig ist auch, scharfe Kanten zu brechen und mit dem Finger abzutasten, da ansonsten Lappennekrosen drohen. Eine resorbierbare Kollagenmembran wirkt als Schutz vor Dehiszenzen, indem sie den Block gegen den Lappen abpolstert.

6.6 Ein- oder zweizeitige Implantatinsertion bei der Knochentransplantation

Grundsätzlich ist das zweizeitige Vorgehen, zunächst die Augmentation und nach erfolgter knöcherner Einheilung des Augmentats die Implantation, die sicherere Alternative gegenüber der gleichzeitigen Implantatinsertion.

Das zweizeitige Vorgehen ist deshalb das sicherere Verfahren, weil in diesem Fall das Implantat in ein bereits vaskularisiertes Knochenlager eingebracht wird und deshalb mit höherer Wahrscheinlichkeit störungsfrei einheilt. Zudem gelingt im Regelfall die Ausrichtung des Implantats besser im bereits regenerierten Knochenlager als im Stadium der Atrophie.

Beim einzeitigen Vorgehen liegt die Implantatoberfläche dem zeitweise devitalen Augmentationsmaterial an, das zunächst einheilen muss, bevor sich Knochen an die Implantatoberfläche anlagern kann. Einfach gesprochen funktioniert totes Knochenmaterial schlecht auf toter Implantatoberfläche. Der

Vorteil des einzeitigen Verfahrens ist die verkürzte Gesamtbehandlungsdauer und die geringere Operations- und Kostenbelastung des Patienten. Beim einzeitigen Vorgehen muss noch ausreichend Knochen zur Stabilisierung des Implantats vorhanden sein, was in der Regel nur beim 1/4-Defekt der Fall ist. Bei der Sinuslift-Operation hängt die benötigte Knochenresthöhe am Kieferhöhlenboden vom verwendeten Implantatsystem ab. Implantate mit besonders scharfen Gewinden oder einer Pressfit-Passung im zervikalen Anteil können auch bei 1–2 mm Restknochenhöhe durchaus noch primärstabil sein.

6.7 Literatur

1. Lee PH, Chen MY, Lai YL, Lee SY, Chen HL. Human Beta-Defensin-2 and -3 Mitigate the Negative Effects of Bacterial Contamination on Bone Healing in Rat Calvarial Defect. Tissue Eng Part A. 2018;24:653–661.
2. Warnke PH, Springer IN, Russo PA, Wiltfang J, Essig H, Kosmahl M, Sherry E, Acil Y. Innate immunity in human bone. Bone 2006;38:400–408.
3. Warnke PH, Voss E, Russo PA, Stephens S, Kleine M, Terheyden H, Liu Q. Antimicrobial peptide coating of dental implants: biocompatibility assessment of recombinant human beta defensin-2 for human cells. Int J Oral Maxillofac Implants 2013;28:982–988.
4. Danesh-Sani SA, Tarnow D, Yip JK, Mojaver R. The influence of cortical bone perforation on guided bone regeneration in humans. Int J Oral Maxillofac Surg 2017;46:261–266.
5. Maus U, Andereya S, Gravius S, Siebert CH, Schippmann T, Ohnsorge JA, Niedhart C. How to store autologous bone graft perioperatively: an in vitro study. Arch Orthop Trauma Surg 2008;128:1007–1011.
6. Rocha FS, Batista JD, Zanetta-Barbosa D, Dechichi P. Effect of different storage media on the regenerative potential of autogenous bone grafts: a histomorphometrical analysis in rabbits. J Oral Implantol 2013;39:635–642.
7. Laursen M, Christensen FB, Bünger C, Lind M. Optimal handling of fresh cancellous bone graft: different peroperative storing techniques evaluated by in vitro osteoblast-like cell metabolism. Acta Orthop Scand 2003;74:490–496.
8. Hassanein AH, Greene AK, Arany PR, Padwa BL. Intraoperative cooling of iliac bone graft: an experimental evaluation of cell viability. J Oral Maxillofac Surg 2012;70:1633–1635.
9. Kruyt MC, Delawi D, Habibovic P, Oner FC, van Blitterswijk CA, Dhert WJ. Relevance of bone graft viability in a goat transverse process model. J Orthop Res 2009;27:1055–1059.
10. Jensen T, Schou S, Gundersen HJ, Forman JL, Terheyden H, Holmstrup P. Bone-to-implant contact after maxillary sinus floor augmentation with Bio-Oss and autogenous bone in different ratios in mini pigs. Clin Oral Implants Res 2013;24:635–644.
11. Mordenfeld A, Aludden H, Starch-Jensen T. Lateral ridge augmentation with two different ratios of deproteinized bovine bone and autogenous bone: A 2-year follow-up of a randomized and controlled trial. Clin Implant Dent Relat Res 2017;19:884–894.
12. Brand HS, Ligtenberg AJ, Veerman EC. Saliva and wound healing. Monogr Oral Sci 2014;24:52–60.
13. Maiorana C, Beretta M, Salina S, Santoro F. Reduction of autogenous bone graft resorption by means of bio-oss coverage: a prospective study. Int J Periodontics Restorative Dent 2005;25:19–25.
14. Wiltfang J, Jätschmann N, Hedderich J, Neukam FW, Schlegel KA, Gierloff M. Effect of deproteinized bovine bone matrix coverage on the resorption of iliac cortico-spongeous bone grafts – a prospective study of two cohorts. Clin Oral Implants Res 2014;25:e127–132.
15. Antoun H, Sitbon JM, Martinez H, Missika P. A prospective randomized study comparing two techniques of bone augmentation: onlay graft alone or associated with a membrane. Clin Oral Implants Res 2001;12:632–639.
16. Cordaro L, Torsello F, Morcavallo S, di Torresanto VM. Effect of bovine bone and collagen membranes on healing of mandibular bone blocks: a prospective randomized controlled study. Clin Oral Implants Res 2011;22:1145–1150.
17. Möller B, Wiltfang J, Acil Y, Gierloff M, Lippross S, Terheyden H. Prevention of the surface resorption of bone grafts by topical application of bisphosphonate on different carrier materials. Clin Oral Investig 2014;18:2203–2211.
18. Setzer FC, Kohli MR, Shah SB, Karabucak B, Kim S. Outcome of endodontic surgery: a meta-analysis of the literature – Part 2: Comparison of endodontic microsurgical techniques with and without the use of higher magnification. J Endod 2012;38:1–10.
19. Francetti L, Del Fabbro M, Calace S, Testori T, Weinstein RL. Microsurgical treatment of gingival recession: a controlled clinical study. Int J Periodontics Restorative Dent 2005;25:181–188.
20. Atieh MA, Alsabeeha NH, Tawse-Smith A, Faggion CM Jr, Duncan WJ. Piezoelectric surgery vs rotary instruments for lateral maxillary sinus floor elevation: a systematic review and meta-analysis of intra- and postoperative complications. Int J Oral Maxillofac Implants 2015;30:1262–1271.
21. Menziletoglu D, Basturk F, Isik BK, Esen A. A prospective split-mouth clinical study: comparison of piezosurgery and conventional rotary instruments in impacted third molar surgery. Oral Maxillofac Surg 2020;24:51–55.
22. Stimmelmayr M, Beuer F, Schlee M, Edelhoff D, Güth JF. Vertical ridge augmentation using the modified shell technique – a case series. Br J Oral Maxillofac Surg 2014;52:945–950.
23. Fontão FN, Diez GF, Bassi AP, Claudino M. Second harvest of mandibular ramus blocks in bone augmentation procedures: a case letter. J Oral Implantol 2014;40 Spec No: 397–400.

7 Weichgewebemanagement und Weichgewebe-augmentationen

Ein avaskuläres Knochentransplantat benötigt im kontaminierten Umfeld der Mundhöhle eine geschlossene, möglichst bakteriendichte Weichgewebebedeckung zur störungsfreien Einheilung. Die Weichgewebebedeckung hält Bakterien in einer Phase ab, in der das transplantierte Material noch keine eigene Abwehr und Vaskularisation hat. Zum Teil wachsen aus dem Weichgewebe Blutgefäße in das Transplantat, in deren Folge die zum Einbau benötigten Osteoklasten und Osteoblasten erscheinen.

7.1 Dimensionen der Weichgewebe am Zahnimplantat

Als Faustregel beträgt die Weichgewebehöhe im unbezahnten Bereich 1,5 mm. Wenn die Gingiva sich einseitig an eine Krone auf der Vestibulärfläche anlehnen kann, erhebt sie sich auf 3 mm, was dem Durchschnittswert der biologischen Breite entspricht. Wenn sie sich zwischen zwei Zähnen beidseitig abstützen kann, dann erhebt sie sich 6 mm über dem Knochen, was leicht zu merken ist, weil jeweils eine Verdopplung vorliegt (Abb. 7-1 und 7-2).

Zu der wirklichen Weichgewebedimension gibt es nur wenige humane Daten, was auch an der klinischen Messungenauigkeit durch Parodontalsonden liegt. Die Weichgewebedicke unbezahnter Areale im Implantatsitus kann aus klinischen Studien mit etwa 2 mm abgeleitet werden, je nach Biotyp[1]. Zur biologischen Breite an Zahnimplantaten gibt es tierexperimentelle Daten, die sehr genau histologisch gemessen wurden. Demnach beträgt die biologische Breite etwa 2 mm junktionales Epithel und 1,3–1,8 mm Bindegewebe zuzüglich Sulkustiefe[2]. Die Tarnow-Regel an Zähnen besagte, dass 5 mm über dem Knochen die Wahrscheinlichkeit einer Papille bei über 98 %, > 6 mm bei 56 % und > 7 mm bei 27 % lag[3]. Diese Messungen wurden von Tarnow für die Paarung eines Implantats mit einem Zahn wiederholt und lagen etwas niedriger mit 100 % bei < 5 mm und 50 % Wahrscheinlichkeit bei > 5 mm Papillenhöhe über dem Knochen[4]. Eine kürzliche Metaanalyse erbrachte eine Wahrscheinlichkeit von 95 %, dass sich die Papille 5,94 mm über den Knochen erhebt[5]. Zwischen zwei benachbarten Zahnimplantaten ist nur mit 3,4 mm Weichgewebehöhe zu rechnen[6], weshalb man diese Situation in der Front durch Einschalten von Brückengliedern oder Brückenanhängern möglichst umgehen sollte.

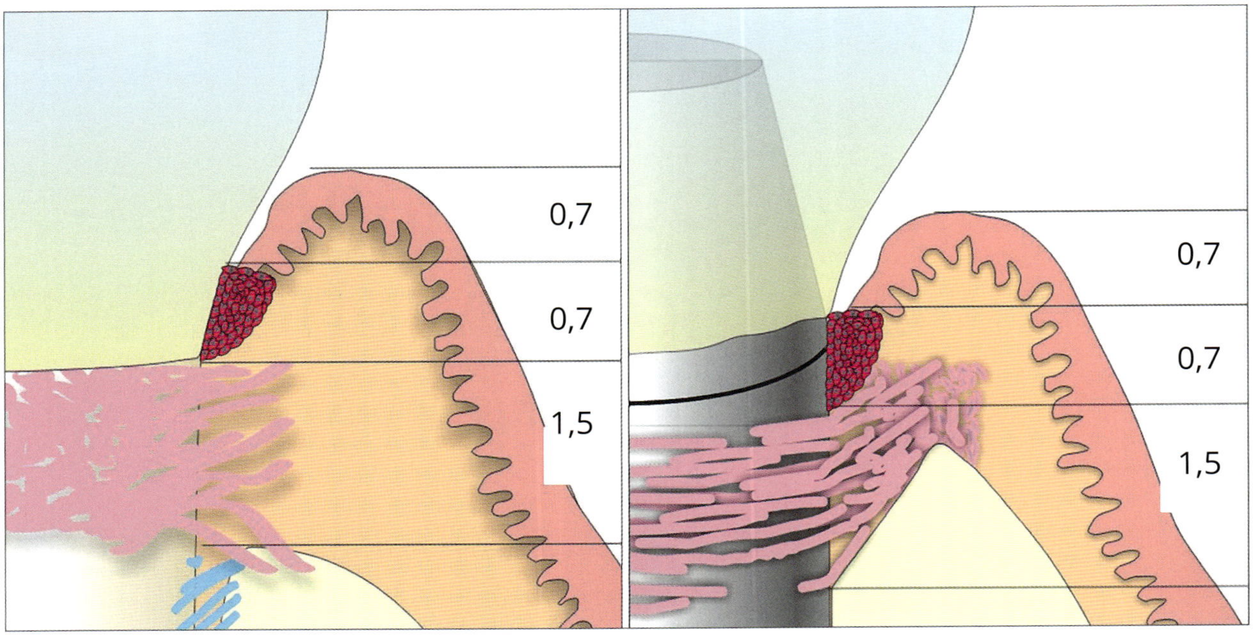

Abb. 7-1 Die Mittelwerte der biologischen Breite in Millimetern am Zahn links und am Implantat rechts. Der Weichgewebeanheftungsapparat besteht aus Bindegewebezone, innerem Saumepithel und freier Gingiva. Für das Implantat ist angedeutet, dass der Knochen dicker und höher sein kann als am Zahn. Oberer Ausgangspunkt für das Saumepithel nach apikal ist in der Regel der Abutmentspalt, denn dieser erzeugt über austretende Bakterientoxine ein entzündliches Infiltrat, das zu Ablösung des Saumepithels kranial des Spaltes führt.

7.2 Zugangsschnittführungen

Als Zugangsschnittführung berücksichtigt der exakte Kieferkammmittenschnitt in den zahnlosen Bereichen und der Sulkusschnitt an Zähnen am besten die Durchblutungsverhältnisse am Alveolarfortsatz[7] (Abb. 7-3). Die Kieferkammmitte erkennt man an der Linea alba, die deshalb „bleiche" Linie genannt wird, weil das Gewebe darunter wenig durchblutet ist. Das liegt an der Narbenheilung nach dem zweifachen Zahndurchbruch und dem zweifachen Zahnverlust, zumindest im vorderen Kiefer, wo vor der Zahnlosigkeit der Milchzahn und der bleibende Zahn eingewirkt haben. Deren Lappenperforationen und das Trauma der Zahnverluste haben eine Narbe hinterlassen, die Linea alba (Abb. 7-4).

Als am zahnlosen Abschnitt noch ein Zahn stand, wurde der vestibuläre Lappen von Gefäßen der Außenseite aus der Arteria labialis und der palatinale Lappen von innen her aus der Arteria palatina vaskulär und in ähnlicher Weise nerval erschlossen. Daran ändert auch der Zahnverlust nichts, Anastomosen bilden sich kaum zwischen diesen Versorgungsgebieten nach der Zahnextraktion. Verschiebungen der Schnitte nach palatinal oder vestibulär können mit einer Wundrandnekrose des überstehenden, schlecht durchbluteten Lappenrandes überraschen. Diesen Lappenanteil rettet bei solchen versetzten Schnitten im zahnlosen Kamm wahrscheinlich nur die Anbindung in Längsrichtung wie bei einem Brückenlappen. Für die Weichgewebeheilung ist die Durchblutung des Wundrandes essenziell und diese sollte das wichtigste Kriterium der Schnittführung sein. Vertikale Entlastungen sind sparsam und im ästhetischen Gebiet möglichst gar nicht einzusetzen. Es reicht, Entlastungen nur im Lippenbändchen und retromolar zu platzieren.

Wenn Zähne an den zahnlosen Kieferabschnitt angrenzen, werden die Kieferkammmittenschnitte als Zahnfleischrandschnitt intrasulkulär weitergeführt. Der Zahnfleischrandschnitt ist aufgrund der hohen Zellteilungsrate im inneren Saumepithel bereits nach 24 Stunden bakteriendicht, da diese Zellen sich mit Hemidesmosomonen an den Zahn anhefte-

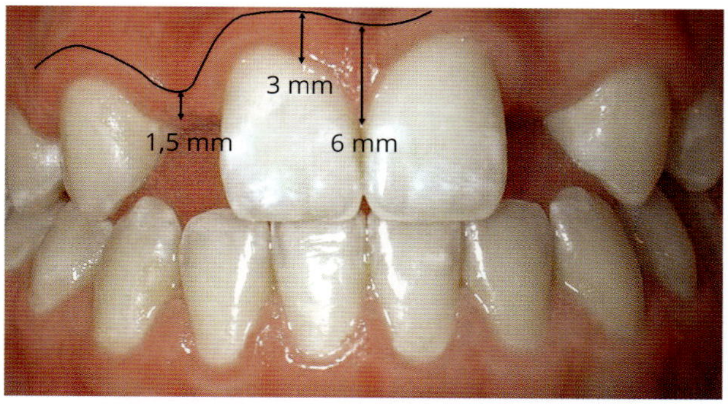

Abb. 7-2 Ungefähre Weichgewebedicke als Faustregel im unbezahnten Bereich, vestibulär und interdental, jeweils mit Verdoppelung. Indem man den Knochen auf die richtige Höhe bringt, kann man mithilfe dieser Orientierungszahlen die Weichgewebehöhe zur Erreichung einer optimalen Ästhetik steuern.

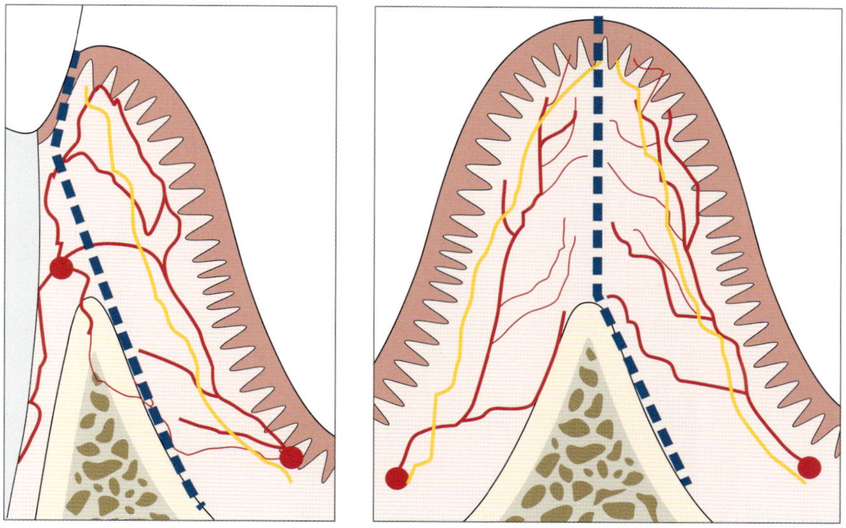

Abb. 7-3 Der Zahnfleischrandschnitt (Sulkusschnitt) verletzt zusammen mit dem Kieferkammmittenschnitt am wenigsten die natürlichen Strombahnen der Durchblutung und die Innervation der Gingiva. Gewissermaßen ist der Kieferkammmittenschnitt der Sulkusschnitt des Zahnlosen, denn im Rahmen der Alveolenheilung ist zuvor der palatinale und der bukkale Gingivalappen zur Mitte geschrumpft und hat damit seine Vaskularisation (rot) und Innervation (gelb) mitgenommen.

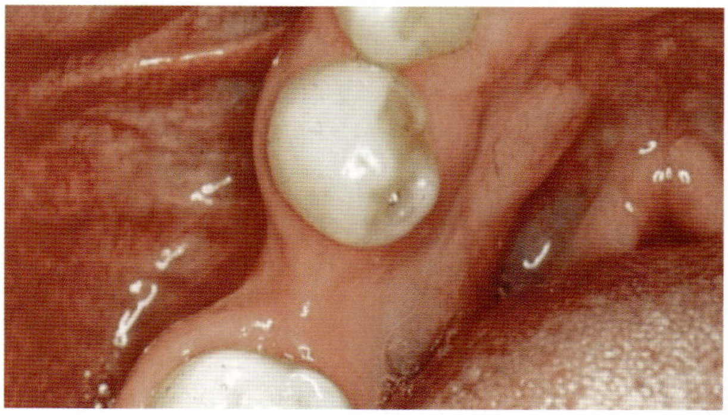

Abb. 7-4 Beim zahnlosen Kiefer gibt es kaum Anastomosen über die Kieferkammmitte hinaus. In der Mitte des Kieferkamms findet sich daher die Linea alba (lateinisch albus = bleich) als Zone geringer Durchblutung und günstiger Inzision.

ten. Zudem ist die marginale Gingiva von Natur aus die Zone der Auseinandersetzung mit Plaquebakterien und immunologisch am besten vorbereitet (Abb. 7-5).

Die Narbe im Sulkus hat bereits der durchbrechende Zahn gesetzt, sodass der Operateur wie beim Kieferkammmittenschnitt keine neuen Narben setzt. Beide, der Kieferkammmittenschnitt und der Sulkusschnitt, hinterlassen keine sichtbaren Narben und durchschneiden keine wichtigen Leitungsbahnen. So bleibt der Lappen dazwischen narbenfrei und in seiner nervalen und vaskulären Architektur unberührt. Dies ist wichtig, falls im späteren Leben weitere Interventionen an dieser Stelle notwendig werden, was bei Implantaten nicht ungewöhnlich wäre. Eine Augmentationschirurgie ist nicht immer die letzte Operation an dieser Stelle im Leben des Patienten. Vielleicht muss einige Jahre später eine Periimplantitisbehandlung oder andere Revisionsbehandlung durchgeführt werden. Wenn ein be-

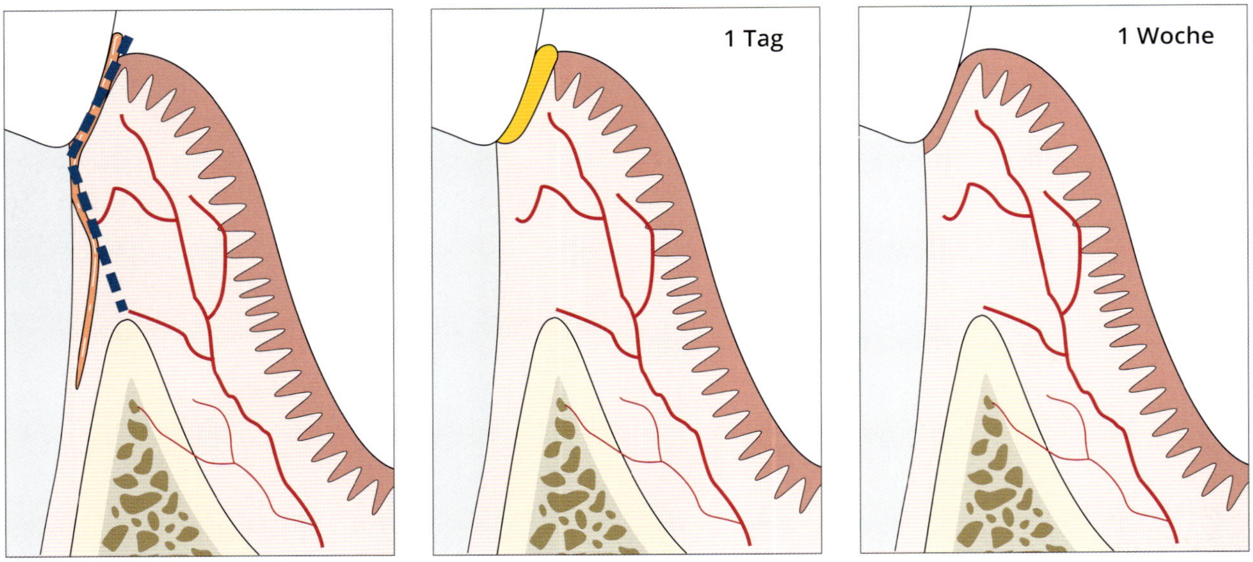

Abb. 7-5 Der Sulkusschnitt befindet sich in einer natürlichen Narbe, die der durchbrechende Zahn bereits erzeugt hat, und man setzt durch den Sulkusschnitt keine zusätzlichen Narben. Zudem kann der Sulkusschnitt innerhalb von 24 Stunden bakteriendicht abheilen, weil das innere Saumepithel eine hohe Zellteilungsrate hat und schnell Hemidesmosomen zum Zahn oder zur Restauration ausbilden kann. Schließlich befindet sich der Sulkusschnitt in der Region der natürlichen Abwehr der Plaquebakterien, sodass das Immunsystem bereits präsent ist. Dies alles erklärt die enorm zuverlässige und schnelle Heilung einer Sulkusschnittführung.

stimmtes Knochenaugmentationsverfahren so kritisch ist, dass es nur mit atypischen Weichgewebelappen wie Vestibulumschnitten zur Heilung zu bringen ist, dann sollte im Zweifelsfall eher am Augmentationsverfahren als an der Schnittführung gearbeitet werden, bzw. ersteres an die Weichgewebeanatomie angepasst werden. Als Chirurg gilt wieder einmal „Primum nihil nocere! "

7.3 Lappenformen

Es ist in der Phase der Implantation und Knochentransplantation sinnvoll, durch schonende subperiostale Weiterpräparation das Alveolarkammperiost des intakten Mukoperiostlappens zu erhalten (Abb. 7-6). Teilschichtige Lappen haben i. d. R. keine Indikation in der Knochenaugmentationschirurgie. Das hat mehrere Gründe. Es blutet in der subperiostalen Schicht kaum, sodass die Wunde trocken und übersichtlich bleibt. Das intakte Periost schützt als derbe Schicht die dahinterliegenden Nerven und Gefäße, wie z. B. den Nervus mentalis. Durch die vollständige Ablösung des Mukoperiostlappens sieht man gut die Juga alveolaria, was eine gute Orientierungshilfe z. B. zur Einschätzung der Achse von Nachbarzähnen neben dem Implantatsitus ist. Das Periost ist neben einer Membran auch eine gute Struktur zur Lagestabilisierung von partikulären Knochentransplantaten.

Die Alternative, die Weiterpräparation nicht unter, sondern auf dem Periost zur Bildung eines teilschichtigen Spaltlappens, findet direkt in der blutführenden Schicht des Lappen statt und zerstört einen Teil von dessen Gefäßarchitektur. Inwieweit dies auch die nervale Versorgung und damit die Sensibilität der marginalen Gingiva kostet, ist weitgehend unbekannt. Teilschichtige, epiperiostale Lappen haben wenig Platz in der Knochenaugmentationschirurgie. Der Vorteil der Spaltlappen ist ihre Verschiebbarkeit aufgrund der Elastizität der vestibulären Alveolarmukosa. Die Spaltlappen sind daher eine gute Alternative zur Alveolendeckung bei Bisphosphonatanamnese oder zur Fisteldeckung zur Kieferhöhle. Ein weiterer Vorteil ist die Belassung eines durchbluteten Periosts auf dem Kieferknochen, weshalb dieser

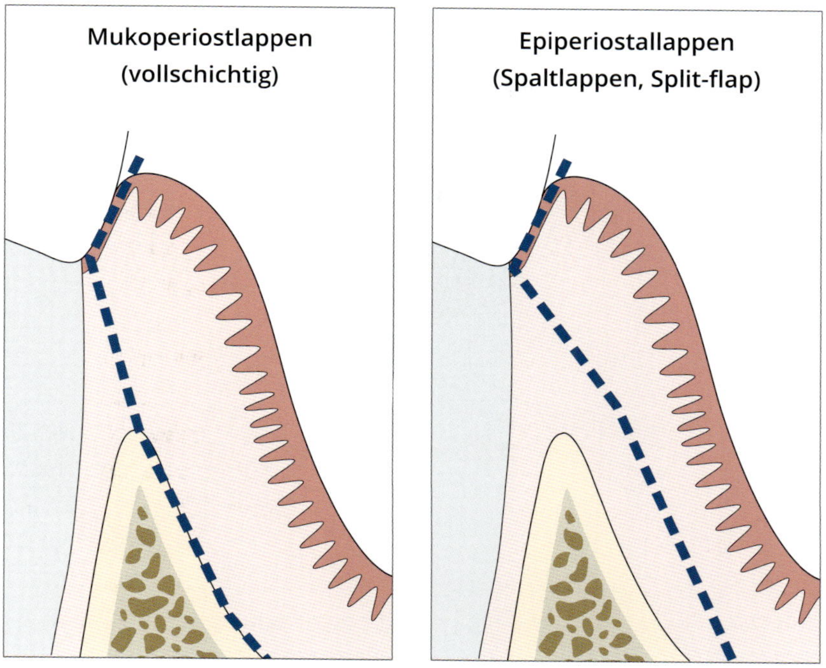

Abb. 7-6 Vollschichtige Lappen (Mukoperiostlappen, links) sind eher geeignet für die generelle Oralchirurgie, Knochenaugmentation und Implantatinsertion in der Phase 1. Diese Präparation heilt narbenfrei aus und kann mehrfach ohne Veränderungen für den Patienten wiederholt werden. Teilschichtige Lappen (rechts) werden seltener gebraucht, vor allem bei Implantatfreilegungen (Phase 2) und plastischen parodontalchirurgischen Eingriffen, bei denen ein vaskularisiertes Bett auf dem Periost für Weichgewebetransplantate gebraucht wird. Ansonsten zerstört die epiperiostale Präparation die natürliche Weichgewebearchitektur und deren Leitungsbahnen.

Lappen ein gutes Weichgewebelager zur Ernährung von Weichgewebetransplantat darstellt. Der Spaltlappen ist deshalb der Standardlappen der plastischen Parodontalchirurgie. Die Verschieblichkeit der Gingiva auf dem Periostlager ist auch der Grund, warum dieser Lappen gerne bei der Implantatfreilegung eingesetzt wird.

Beide Lappen, der vollschichtige und der teilschichtige Lappen, können seitlich, apikal und koronal verschoben werden. Die apikal positionierten Lappen finden ihre Anwendung beispielsweise bei der chirurgischen Kronenverlängerung oder in der Periimplantitistherapie zur Taschenelimination. Um einen Lappen apikal zu positionieren, sind Periosthaltenähte erforderlich. Die koronal positionierten Lappen werden beispielsweise zur Rezessionsdeckung eingesetzt. Um einen Lappen koronal zu verankern, sind Hochzugsnähte notwendig, die bei strammen Kontaktpunkten auf den interdentalen Kontaktpunkt gelegt werden. Bei lockeren Kontaktpunkten legt man auf den Kontaktpunkt ungeklebte Kompositbrücken, damit die Gingivahochzugnähte nicht durchrutschen.

7.4 Vestibulumplastik und weitere Weichgewebeplastiken

Wenn der teilschichtige Lappen weiter nach apikal auf dem Periost präpariert wird, dann kommt man auf halber Höhe der Zahnwurzeln auf die Muskelansätze des Musculus buccinator. Eine Vestibulumplastik beginnt dann, wenn tiefer als dieser Muskel präpariert wird und die Fasern der Muskelansätze vom Knochen abgetrennt werden. Die Vestibulumplastik ist im zahnlosen Kiefer zur Verbesserung des Prothesenlagers indiziert. In Teilabschnitten wird sie meistens durchgeführt, um eine Periostfläche zu erhalten, die mit einem Schleimhauttransplantat gedeckt werden kann mit dem Ziel der Verbreiterung der befestigten Gingiva. Wenn im Unterkiefer lingual der Ansatz des Musculus mylohyoideus abgetrennt wird, spricht man von einer Mundbodensenkung (Abb. 7-7).

Weitere Weichgewebeplastiken, wie z. B. die Bändchenkorrektur durch Z- oder VY-Plastik haben in der Augmentationschirurgie nur selten eine Indikation, weil die zugrundliegenden Bändchen meistens im Zuge der plastischen Deckung des Augmentats bei Knochenaugmentation von selbst verschwinden.

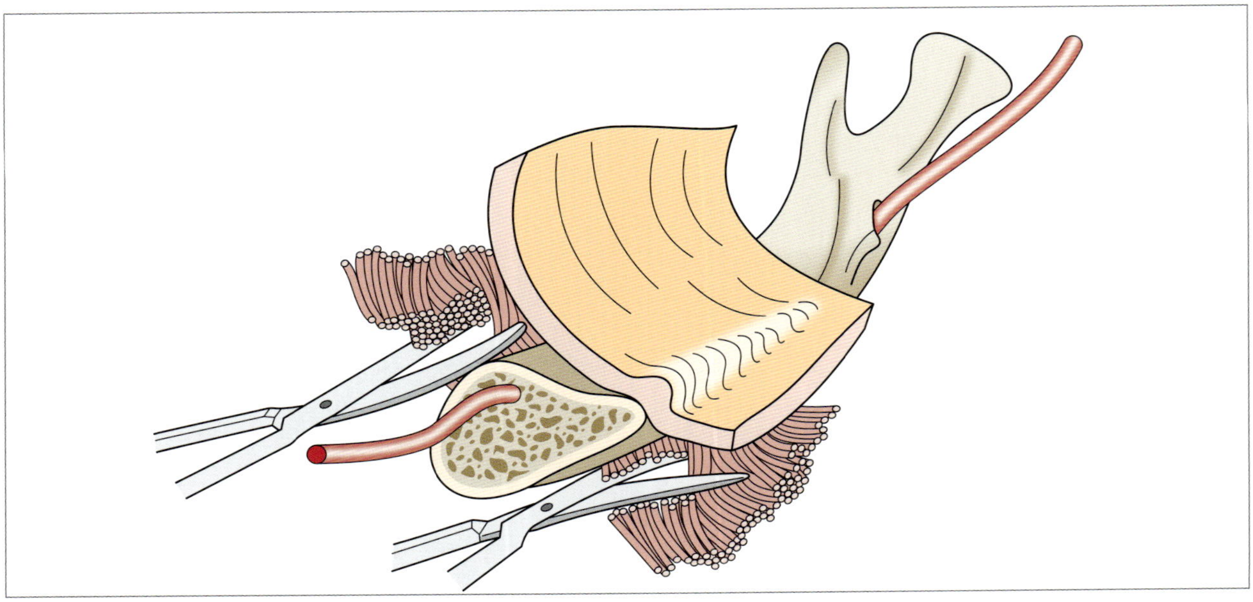

Abb. 7-7 Definition der Mundbodensenkung beziehungsweise Vestibulumplastik durch Abtrennen der Muskelansätze des Musculus mylohyoideus beziehungsweise buccinator.

7.5 Lappenspannung und Lappenmobilisation

Ein Problem von allen Auflagerungsosteoplastiken im Gegensatz zu Einlagerung und Interposition ist die erzeugte Lappenspannung im Weichgewebe zur Deckung des Zusatzvolumens. Lappenspannung bewirkt im mikroskopischen Maßstab ein Abquetschen der Kapillaren. Dies kann man sich ähnlich wie einen Maschendraht vorstellen. Wenn man diesen in Längsrichtung streckt, verschließen sich die Maschen immer weiter, bis die darin enthaltenen Röhren der Kapillaren abgedrückt sind. So entsteht die Nekrose der Lappenspitze und die Wunddehiszenz.

Alles, was die lokale Gewebedurchblutung beeinträchtigt, wie Nikotin, unkontrollierter Diabetes mellitus, Zustand nach Tumorbestrahlung, Spitzen und scharfe Kanten unterhalb des Lappens, kann Dehiszenzen fördern. Der Lappen sollte gut von unten z. B. durch Glätten des Knochens oder durch Kollagenmembranen abgepolstert werden. Der Effekt einer scharfen Kante, z. B. eines hervorstehenden Partikels eines Knochenersatzmaterials, ist die Kraftkonzentration auf einen Punkt des Gewebes, was zu einem punktförmigen Abdrücken der Durchblutung führt. Wenn dieser Druck einige Zeit einwirkt, entsteht so eine ischämische Nekrose des Lappens.

Chirurgisches Vorgehen plastische Deckung

Die Lappenspannung sollte durch besonders schonende Gewebemobilisation entlastet werden. Dazu wird der Lappen mit einem feinen Einzinkerhäkchen nach Gillies gefasst und probeweise über das Augmentat gezogen. Daran erkennt man, wieviel an Länge fehlt. Der Lappen sollte nie mit einer Pinzette gegriffen werden, weil diese zum Halten das Gewebe unnötig den Rand quetscht. Diese Traumen einer Pinzette können wir uns am wenigsten am Rand des Lappens erlauben, an dem später die primäre Wundheilung ablaufen soll.

Der Einzinker hält nun mit der einen Hand den Lappen stramm. Man sieht auf das gespannte Periost als limitierende Struktur. Mit einem frischen 15c-Skalpell in der anderen Hand werden nun die gespannten Periostfasern unter Sicht einzeln durchtrennt. Dies bringt etwa 5 mm Lappenverlängerung, die man unter Zug mit dem Einzinker sofort sieht. Dabei geht man sehr vorsichtig vor, denn man darf keinesfalls die hinter dem Periost verlaufenden Nerven (z. B. Nervus mentalis) und Blutgefäße verletzen. Diese sollen dem Skalpell ausweichen können, weil sie lockerer liegen als die gespannten Periostfasern. Versehentlich bei der Periostschlitzung in der Tiefe verletzte Blutgefäße sind für die Wangenhämatome mancher Patienten nach Augmentationsoperationen verantwortlich. Sie sind bei richtiger Operationstechnik weitgehend vermeidbar, zumindest sollen solche Blutungen sorgfältig unter Sicht durch bipolare Koagulation intraoperativ gestillt werden. Ein anderer Fehler bei der Periostschlitzung sind Perforationen ins Vestibulum. Am besten stellt man sich beide Seiten des Lappens gut dar, arbeitet unter bester Sicht und arbeitet nur in der obersten Periostschicht.

Der Einzinker wird jetzt erneut zum Test eingesetzt. Wenn der Lappen noch nicht lang genug ist bzw. nicht locker genug liegt, geht man mit der geschlossenen Präparierschere nach Metzenbaum (runde Enden) in den Periostschlitz und spreizt das Gewebe in submuköser Richtung. Wenn das immer noch nicht reicht, kann man ein stumpfes Elevatorium in den Periostschlitz einlegen und den Lappen anheben. Man sollte in dieser Situation nie in der Tiefe schneiden, weil die hemmende Struktur im Oberkiefervestibulum häufig der Nervus infraorbitalis ist, der allenfalls etwas gestreckt, aber nicht durchschnitten werden darf. Am Ende sollte der Lappen mit dem Einzinker locker über das Augmentat mit etwas Überschuss gezogen werden können, dann stimmt die Mobilisation.

7.6 Nahttechnik und Nahtmaterial

Einen ähnlichen durchblutungsbehindernden Effekt wie die schädliche Lappenspannung haben zu eng liegende oder zu stramme Nähte. In Operationskursen und Büchern wird manchmal enorm viel Wert auf Nahttechniken gelegt und es werden kunstvolle Verschlingungen der Nähte auf Zeichnungen präsentiert. In der Natur muß zwischen den Stichen und Schlingen der Nähte aber noch Blut fließen können, ansonsten wird das Gewebe nekrotisch. Die Querstriche, die man manchmal nach Entfernung der Fäden sieht und die bei populären Darstellungen von Narben häufig gezeichnet werden, sind die Nekrosezonen, wo das Gewebe direkt unter der Naht abgedrückt und nekrotisch geworden ist. Jede Naht setzt also ein Trauma, dessen sollte man sich bewusst sein.

Die Nahttechnik sollte so gewählt werden, dass möglichst ein optimales Verhältnis zwischen Dichtigkeit der Naht gegen die Mundhöhle und Abschnürung der Mikrozirkulation am Wundrand vorliegt. Dies kann man beispielweise durch feine Nähte (5x0) am Wundrand, ergänzt durch etwas kräftigere vom Wundrand entfernte Haltenähte (4x0) im Lappenperiost, die die Spannung aufnehmen, erreichen. Weniger ist aber häufig mehr. Obwohl sie simpel erscheint, hat die Einzelknopfnaht doch ein sehr gutes Verhältnis zwischen Trauma und Lappenadaptationskraft. Sie wird nur noch von der fortlaufenden (spiralförmigen) Naht übertroffen, die mit der halben Stichzahl auskommt. „Heilen kann es nur zwischen den Nähten" war ein populärer Spruch meines Lehrers Prof. Dr. Dr. Franz Härle. Das bedeute, lieber einige wohlgesetzte kräftige Nähte als eine Unzahl kleiner Nähte unter dem Mikroskop.

Am Ende kommt es bei der Naht auf eine saubere makroskopische Adaptation von durchbluteten Wundrändern an. Letztendlich ist es wohl illusorisch zu glauben, dass man durch Nähte die Wunde bakteriendicht schließen kann, mindestens in den Fadenkanälen können die Bakterien am Faden entlang in die Tiefe kommen. Eine chirurgische Naht muß aus Prinzip immer Lücken für die Wundranddurchblutung lassen und an diesen Stellen liegt das Gewebe lockerer aneinander. Am ehesten funktioniert die dichte Naht noch in der befestigten Gingiva, weil hier nicht die Gewebeelastizität der Alveolarmukosa über den Wangenzug die Wunde klaffen lässt.

In der Praxis werden Knochenaugmentationswunden im Durchschnitt mit atraumatischem 4x0 pseudomonofilem Polyamid mit scharfer Nadel genäht (z. B. Supramid®, Resorba, Nürnberg) (Abb. 7-8). Für kleinere Osteoplastiken reicht auch die Stärke 5x0 oder 6x0, allerdings sind diese Fäden dann herstellerseitig nicht mehr gezwirnt pseudomonofil, sondern monofil, was eine schlechtere Knotensitzfestigkeit zur Folge hat. Pseudomonofil bedeutet, dass ein Faden gezwirnt ist wie Seide, allerdings mit Kunststoff ummantelt. Rein gezwirnte polyfile Fäden wie zum Beispiel resorbierbare Polylaktidfäden lagern nach einiger Zeit enorm viele Bakterien an[8] und haben eine Dochtwirkung ins Innere des Gewebes[9,10].

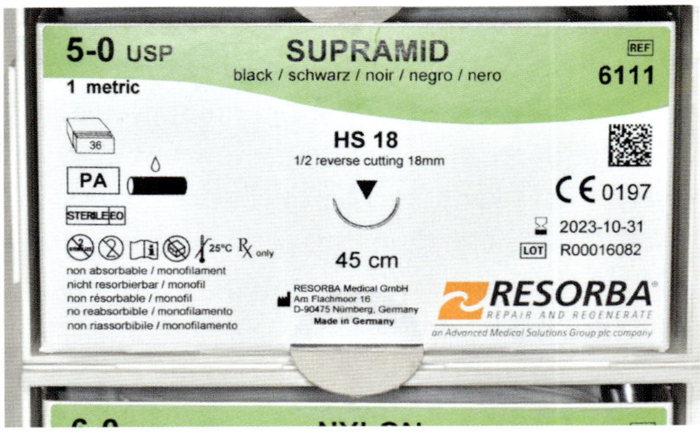

Abb. 7-8 Standard-Nahtmaterial Supramid® (Resorba medical GmbH, Nürnberg) als pseudomonofiler und damit gut gleitfähiger und nicht als Docht wirkender Faden. Für eine gute Knotensitzfähigkeit ist pseudomonofiles Nahtmaterial im Inneren gezwirnt. Das Dreieck auf der Packung zeigt die scharfe schneidende Nadel an, die wichtig für das Nähen in der befestigten Gingiva ist.

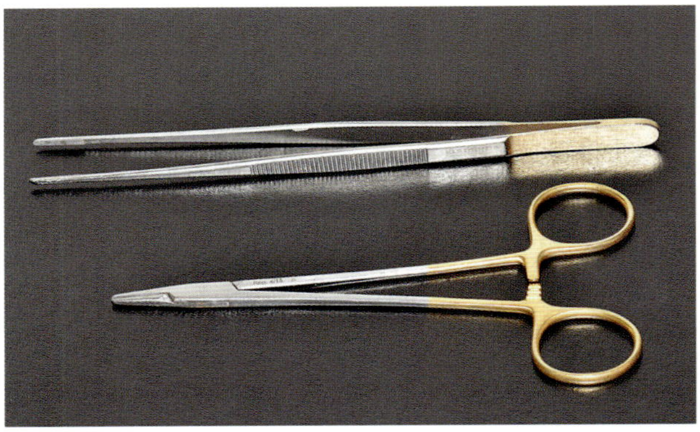

Abb. 7-9 Sowohl der Nadelhalter nach Crile Wood als auch die Enden dieser Pinzette tragen den gleichen Hartmetallbelag (Wolframcarbid). Die gleichen Arbeitsenden erlauben eine gleichbleibende Taktilität beim Hin- und Herwandern der Nadel beim Nähen.

Sie heilen also nicht so reizlos ein wie monofile oder pseudomonofile Ware.

Wichtig ist auch eine definierte Endfestigkeit der geknoteten Schlinge, die sich nicht mit der Zeit wieder lockern sollte. Dies ist vor allem für Nähte in der befestigten Gingiva und am Zahnfleischrand wichtig. Die gummiartige Elastizität mancher Nahtmaterialien ist da eher kontraproduktiv.

Zum Handhaben der 4x0- und 5x0-Fäden ist ein Nadelhalter nach Crile Wood optimal, wenn er an der Spitze mit Wolframkarbid belegt ist, sodass er die Nadel sicher fasst (Abb. 7-9). Denselben Belag sollten die Endstücke der anatomischen Pinzette aufweisen, die in der anderen Hand des Chirurgen liegt. So kann die Nadel beim Nähen immer wieder zwischen Nadelhalter und Pinzette mit gleicher Taktilität hin- und hergereicht werden.

7.7 Implantatfreilegungstechnik im Zusammenhang mit Knochenaugmentationen

Der marginale Weichgewebeanheftungs- und Abdichtungsapparat am Zahnimplantat wird durch die neuroektodermalen Zellen der Zahnanlage in Kieferkammmitte gebildet. Nur diese Zellen sind zur Ausbildung des dentogingivalen Faserrings und der Hemidesmosomen fähig. Daher ist eine dauerhafte Implantatgesundheit auch bei der Implantatfreilegung am besten durch einen Schnitt exakt in der Mitte der Restspur der befestigen Gingiva zu erreichen. Von diesem Schnitt ausgehend soll die Restspur der befestigten Gingiva zu gleichen Teilen nach bukkal und lingual verteilt werden. Dies geschieht im einfachsten Fall durch Aufstelltechnik der flach liegenden Gingiva am Gingivaformer (Abb. 7-10).

Wenn zum Beispiel bei Knochenaugmentationsfällen durch das zu deckende erhöhte Volumen eine Oralverschiebung der mukogingivalen Grenzlinie

Abb. 7-10 *(rechte Seite)* **Implantatfreilegung. a.** Es erfolgt ein kurzer Kieferkammmittenschnitt etwas größer als das Implantat ohne Papillenverletzung. Es wird keine befestigte Gingiva weggeschnitten. **b.** Durch Anwinkeln des Skalpells kann ein kurzes Stück epiperiostal nach vestibulär hin präpariert werden. **c.** Mit dem scharfen Löffel nach Partsch wird der Lappenanteil über dem Implantatkopf aufgestellt. **d.** Nach Entfernen der Verschlussschraube wird

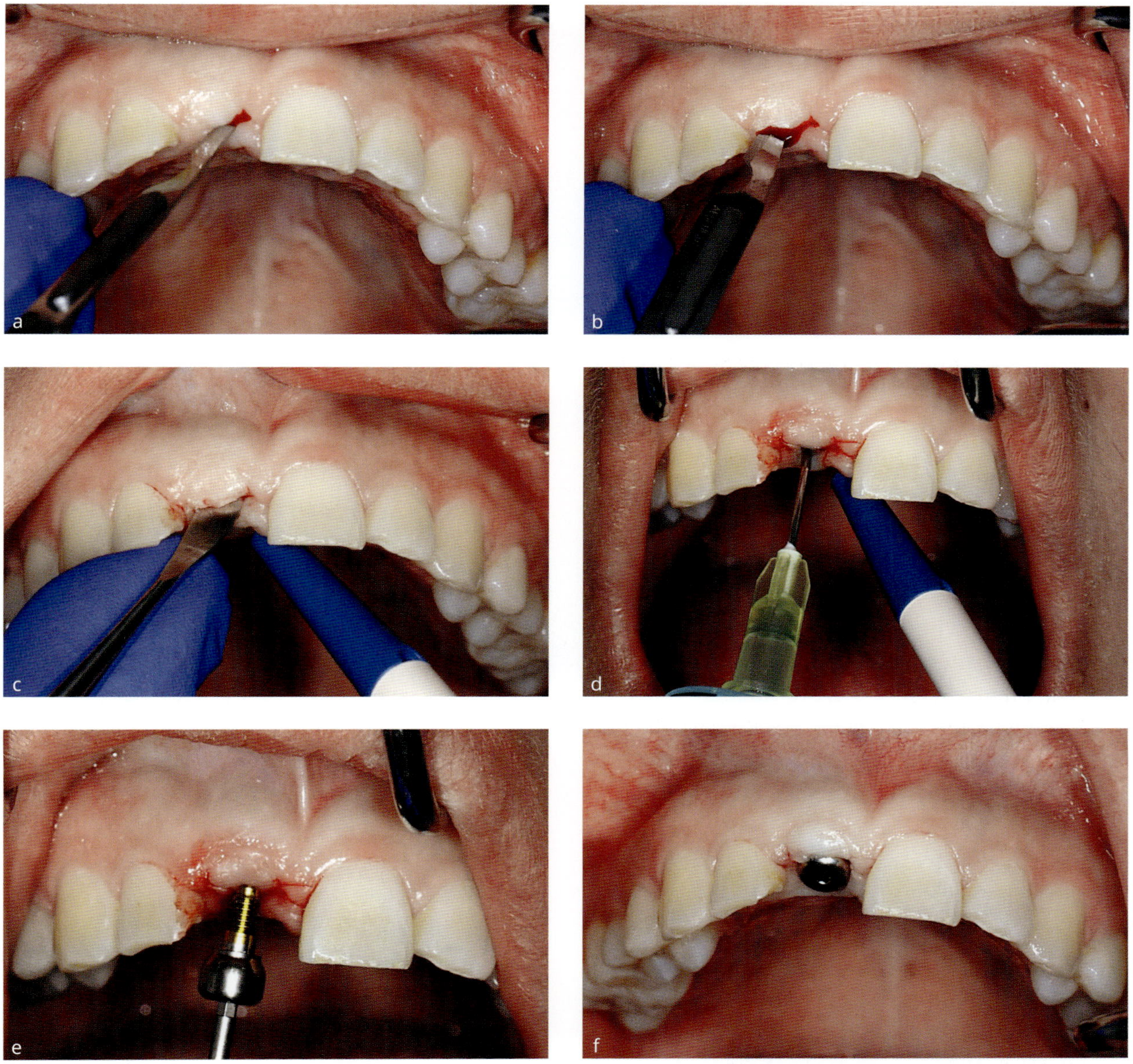

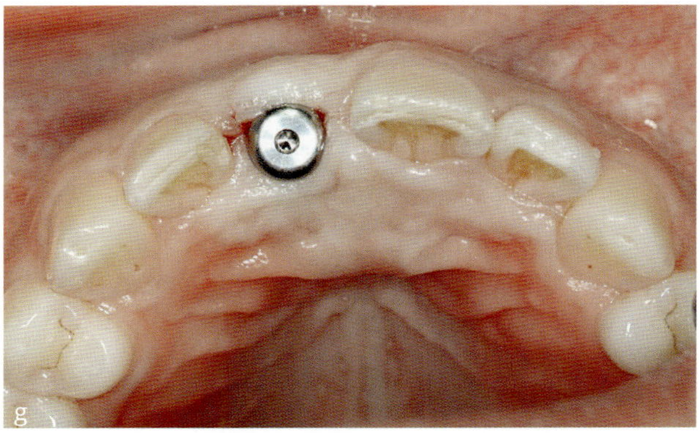

der Implantatinnenraum desinfizierend gereinigt. **e.** Einsetzten des Gingivaformers. Da die Gingiva die Neigung hat, sich stets der Zahnform anzupassen, ist sie damit modellierbar. Daher ist eine anatomisch geformte Krone keine zwingende Notwendigkeit, wie es einige Befürworter der Sofortversorgung fordern. **f.** Die zuvor mit 1,5 mm Höhe flachliegende Gingiva kann sich am Gingivaformer auf etwa 3 mm vertikal aufstellen. So besteht für den Organismus keine Notwendigkeit, die biologische Breite auf Kosten des Knochens in die Tiefe auszudehnen. **g.** Eine durch Augmentation geschaffene überkorrigierte vestibuläre Kontur und eine Implantatlage innerhalb des Envelopes ist die beste Garantie gegen Rezession und vestibuläres Durchschimmern des dunklen Metalls.

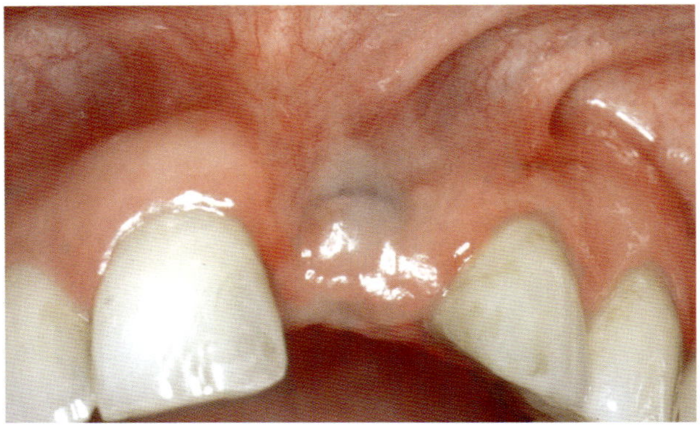

Abb. 7-11 Beispiel einer nach palatinal verlagerten mukogingivalen Grenzlinie als Folgezustand einer plastischen Deckung. Zusätzlich graues Durchschimmern des Titanimplantats.

eingetreten ist, dann reicht die Aufstelltechnik nicht (Abb. 7-11). Hier sollte durch das flachgestellte Skalpell der Lappen epiperiostal über die mukogingivale Grenzlinie hinaus weiterpräpariert werden, sodass die nach palatinal verschobene Gingiva als apikaler Verschiebelappen nach vestibulär zurückgleiten kann. Diese Technik kann durch eine Brückenlappenpräparation erweitert werden, wenn das Implantat sich vestibulär ungünstig spontan freigelegt hat (Abb. 7-12).

Im Oberkiefer ist die Schaffung einer breiten Zone von befestigter Gingiva bukkal der Implantate einfacher als im Unterkiefer. Im Oberkiefer kann diese Schleimhaut über einen gestielten epiperiostalen Lappen vom Gaumen her nach bukkal verschoben werden (Abb. 7-13). Der Schnitt zur Freilegung erfolgt zwar grundsätzlich in der alten Kieferkammmittenlinie der Implantatinsertion. Wenn aber erkennbar ist, dass hier keine ausreichende befestigte Gingiva für die Implantate resultiert, kann der Schnitt auch weiter nach palatinal gelegt werden, um befestigte Gingiva nach bukkal zu verschieben. Vom Schnitt aus wird dann mit dem Skalpell epiperiostal weiterpräpariert, bis der Lappen nach bukkal verschoben werden kann und bis die Lappen an den Gingivaformern des Implantats auf 3 mm Höhe aufgestellt werden können. Dies kann auch noch mit Rückschnitten zur Papillenrekonstruktion ergänzt werden (Abb. 7-14).

7.8 Weichgewebeaugmentation zur Verbreiterung der keratinisierten befestigten Gingiva an Zahnimplantaten

Im Unterkiefer sind nur selten Vestibulumplastiken und Gingivatransplantate nötig, weil sich die befestigte Gingiva an Implantaten auch aus einer kleinen Restspur an befestigter Gingiva nach Eingliederung der Prothetik unter Funktion wieder erholen kann. Wenn fast gar keine Gingiva mehr vorhanden ist, dann kann man die Restspur der befestigten Gingiva nach lingual verlegen und bukkal eine Vestibulumplastik mit einem freien Schleimhauttransplantat (FST) vom Gaumen durchführen.

Der Zugangslappen zur Verbreiterung befestigter Gingiva ist der epiperiostale teilschichtige Lappen, der dann apikal reponiert wird, meistens in Kombination mit einer Vestibulumplastik unter Ablösung der Buccinatormuskeln und Vertiefung des Mundvorhofes. Es entsteht eine freiliegende Periostfläche (Abb. 7-15). Aus alten Zeiten der präprothetischen Chirurgie weiß man, dass eine solche Periostfläche durch Hochkriechen der Buccinatorfasern im Unterkiefer zu annähernd 100 % rezidiviert, im Oberkiefer zu etwa 70 %[11]. Es ist also angebracht, das freiliegende Periost durch Epithel zu decken, wofür klassischerweise das freie Schleimhauttransplantat vom harten Gaumen in Frage kommt. Im Gegensatz zu früher, als dieses Material mit dem Mukotom nach Mörmann hauchdünn am Gaumen entnommen wurde, bevorzugt man heute dickere, mit dem Skalpell entnommene Transplantate. Diese lassen sich besser nähen, insbesondere an den Stoßkanten (Abb. 7-16).

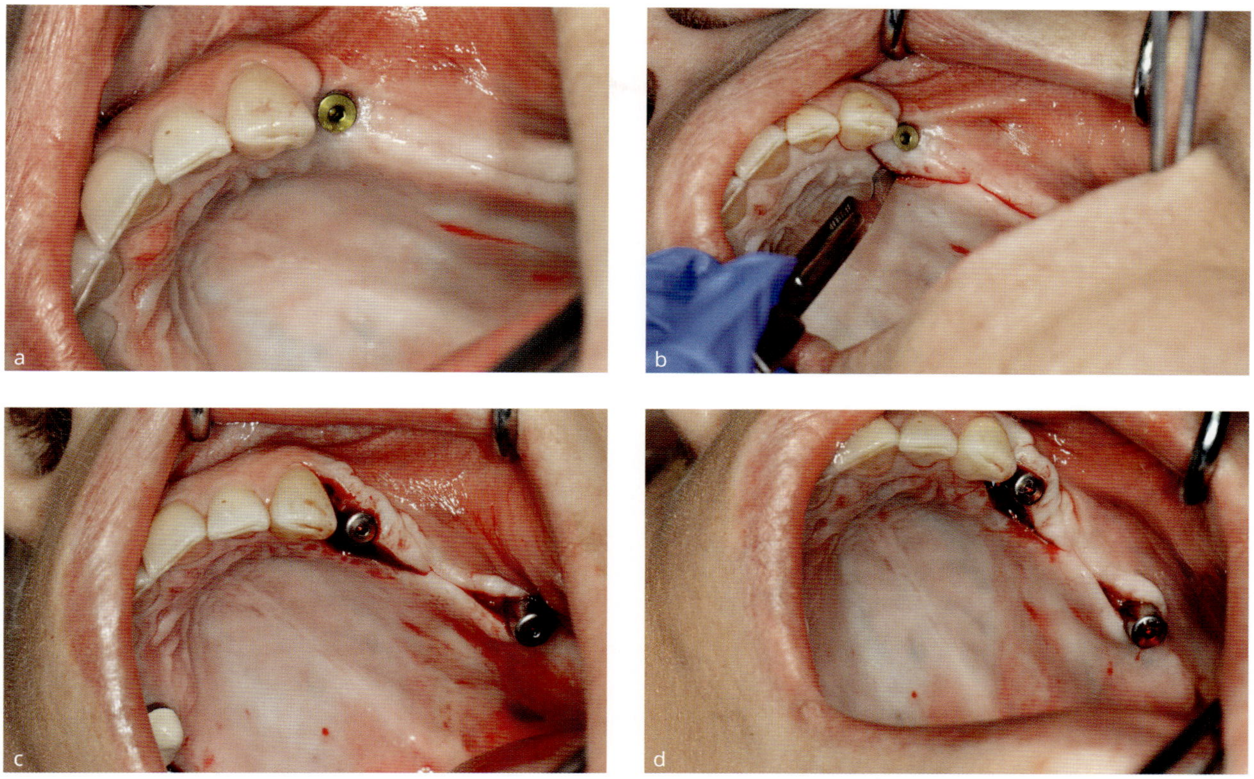

Abb. 7-12 Brückenlappen zur Freilegung. a. Ungünstig vestibulär spontanperforiertes Implantat. **b.** Präparation eines Brückenlappens etwa 4 mm palatinal des Implantatkopfes. **c.** Der Lappen wird über das Implantat gehoben und durch den Gingivaformer am Zurückgleiten gehindert. **d.** Adaptation mit resorbierbaren Nähten (PGA 5-0, Resorba, Nürnberg).

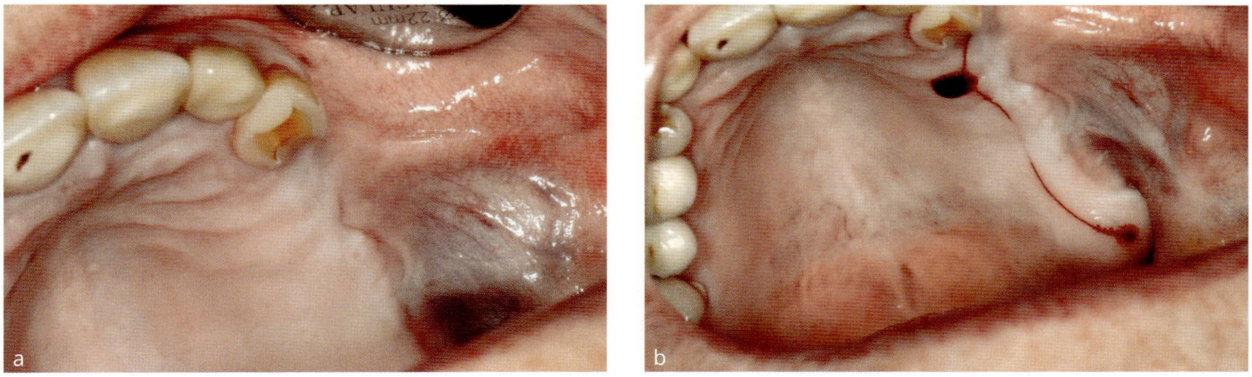

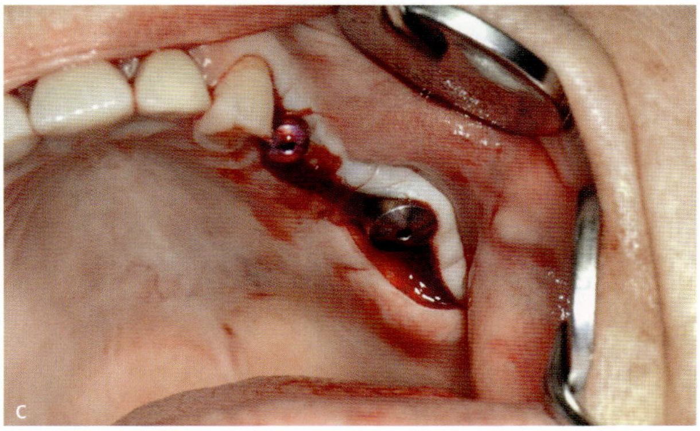

Abb. 7-13 Freilegung bei Gingivamangel. a. Nach palatinal verlagerte mukogingivale Grenzlinie nach plastischer Deckung eines Augmentates. **b.** Der Schnitt folgt der mukogingivalen Grenzlinie unter Belassung von 3 mm befestigter Gingiva am vestibulären Lappen. **c.** Der Lappen wird epiperiostal durch die schräggestellte Skalpellklinge präpariert. Er wird durch die Gingivaformer am Zurückgleiten gehindert.

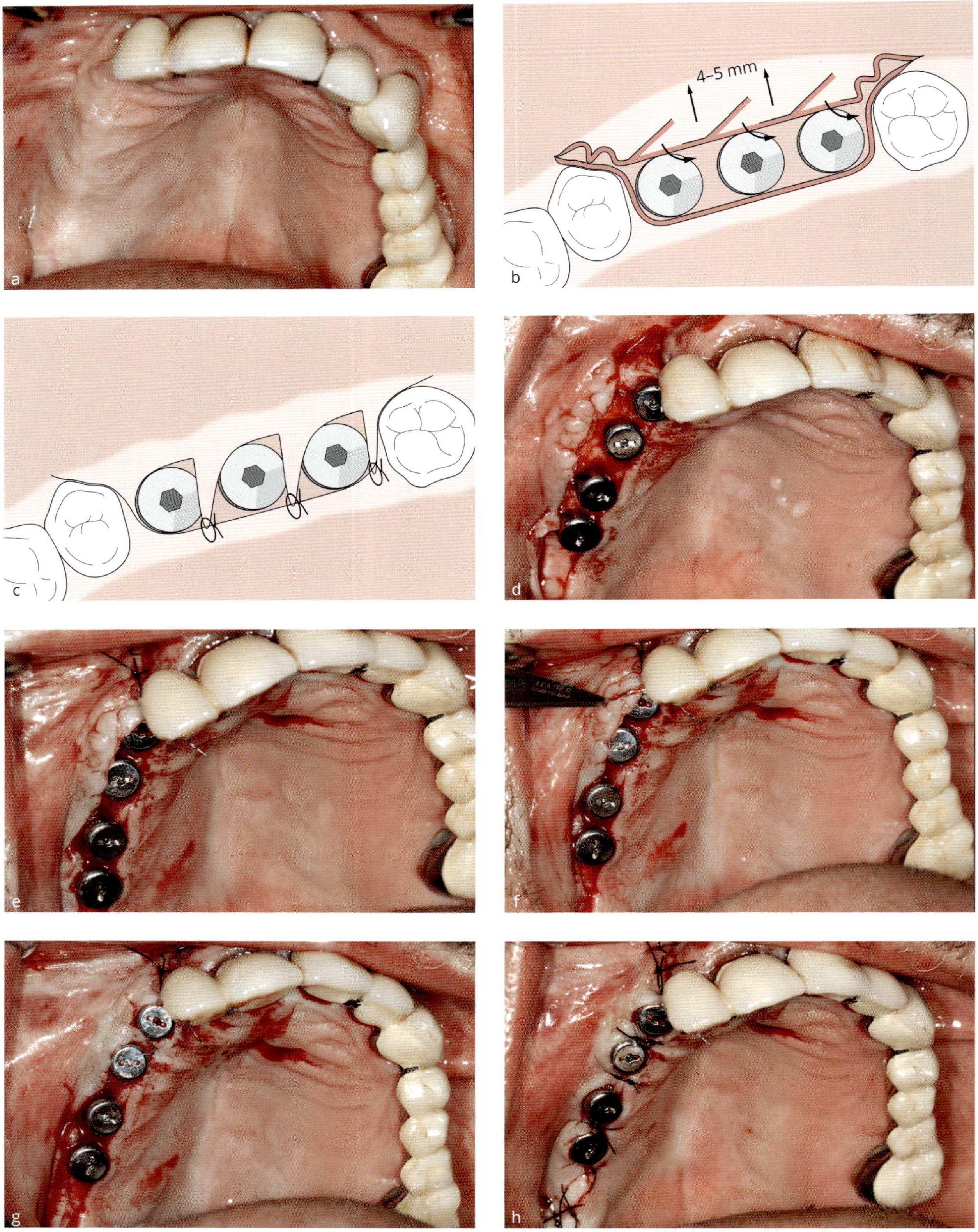

Abb. 7-14 Papillenrekonstruktion. a. Ausgangslage mit mangelnder befestigter Gingiva nach plastischer Deckung eines Augmentats. **b.** Prinzip der Palacci-Läppchen. **c.** Papillenrekonstruktion. **d.** Epiperiostal präparierter Lappen mit einer Zone befestigter Gingiva. **e.** Anteriore Nahtfixierung des Lappens. **f.** Rückschnitt mittels eines Nr. 11 Skalpells. **g.** Einschwenken des ersten Läppchens zur Papillenrekonstruktion distal 13. **h.** Einschwenken der übrigen Läppchen in Serie.

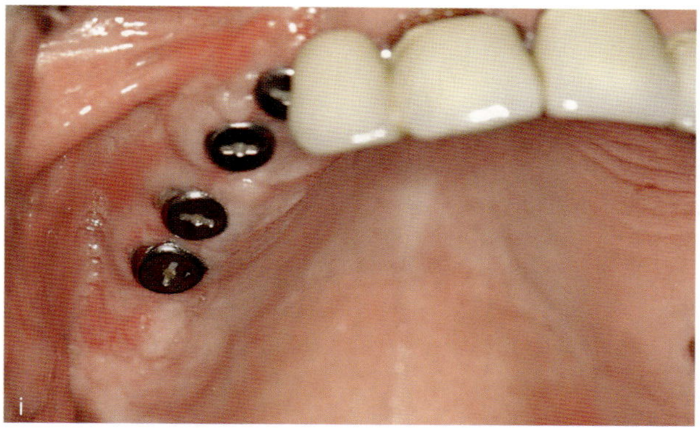

Abb. 7-14 Papillenrekonstruktion. i. Abschluss nach Weichgewebekonsolidierung 3 Wochen später.

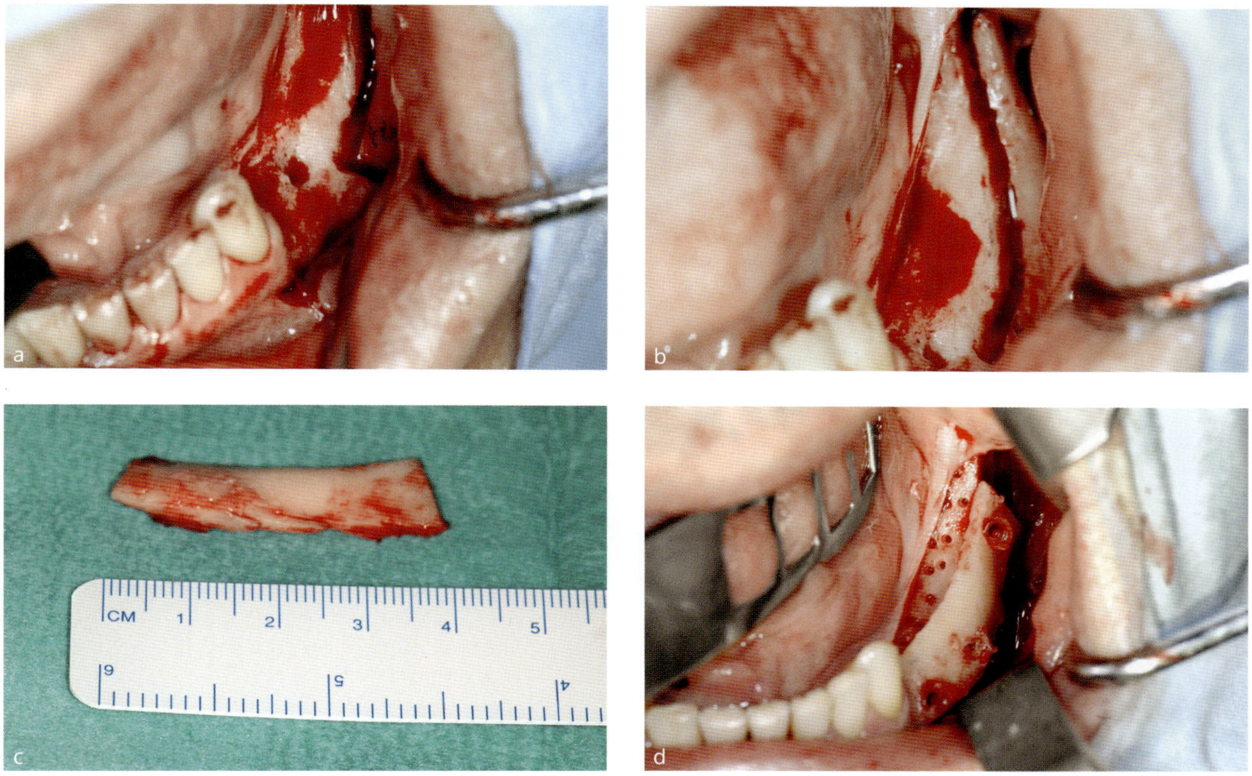

Abb. 7-15 Rekonstruktion der vestibulären Gingiva durch ein Gingivatransplantat vom Gaumen. a. Knochendefekt im seitlichen Unterkiefer, vordere Osteotomie zur Blockhebung an der Linea obliqua. **b.** Längsosteotomie, monokortikal zur Blockhebung. **c.** Fast 4 cm langer monokortikaler Knochenblock von der Linea obliqua. **d.** Überbrückende Fixierung als Schalentransplantat vestibulär des Knochendefekts mit resorbierbaren Pins (Resorb X, KLS Martin, Tuttlingen), der Empfängerknochen wurde perforiert.

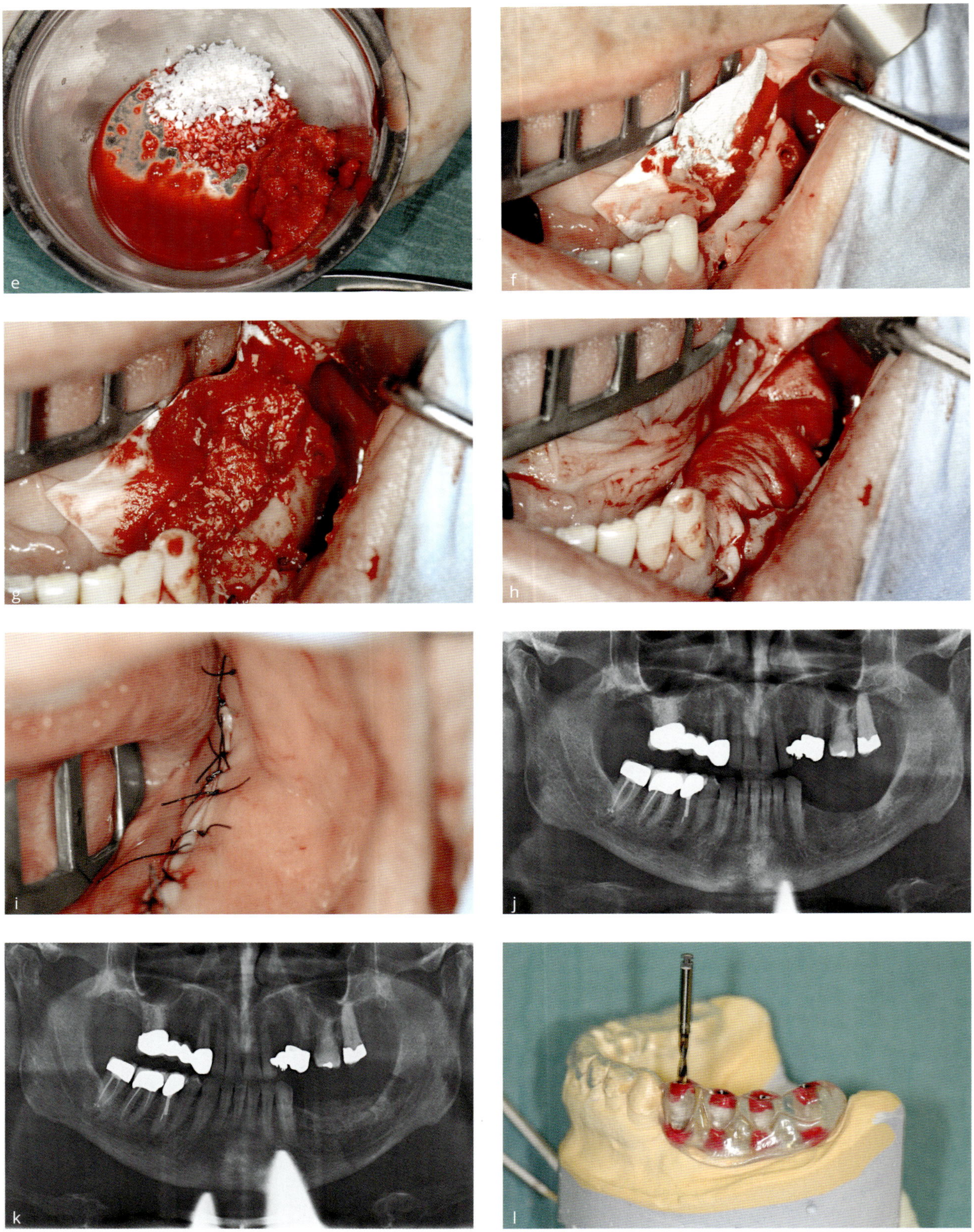
e
f
g
h
i
j
k
l

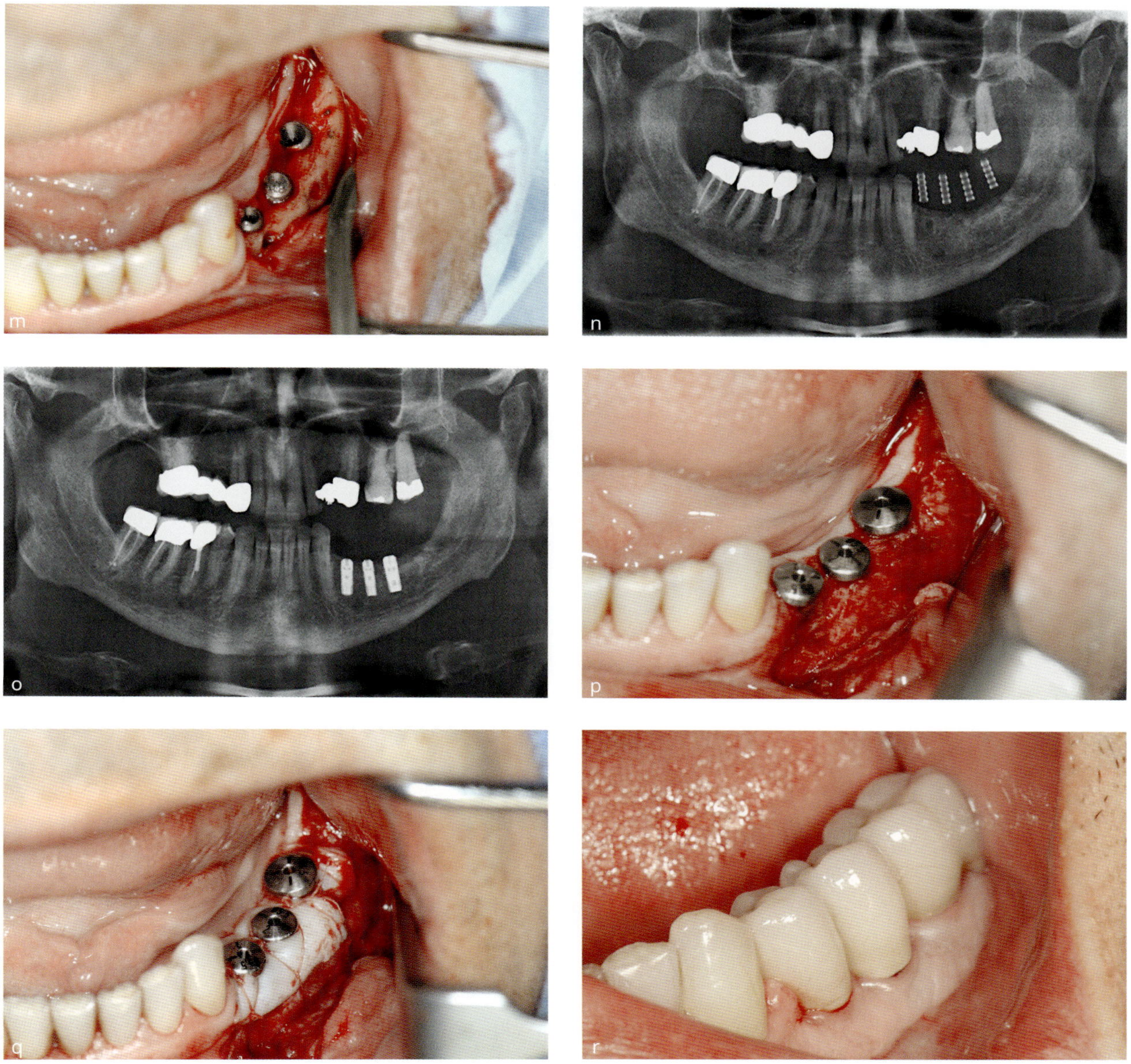

Abb. 7-15 Rekonstruktion der vestibulären Gingiva durch ein Gingivatransplantat vom Gaumen.
e. Gemischtes Knochentransplantat aus Knochenersatzmaterial, Filterknochenspänen und Venenblut. **f.** Einlage einer Bio-Gide®-Kollagenmembran (Geistlich, Baden-Baden) unter den lingualen Lappen. **g.** Hinterfüllen der Schale mit Knochenchips und Gemisch. **h.** Überdecken des partikulären Transplantats mit der angefeuchteten Kollagenmembran. **i.** Wundverschluss durch Einzelknopfnähte. **j.** Panoramaschichtaufnahme. Vertikaldefekt des Knochens distal 33. **k.** Panoramaschichtaufnahme. Knochenblocktransplantation und resorbierbare, nicht röntgensichtbare Osteosynthese. **l.** Implantatplanung nach prothetischer Probeaufstellung. **m.** Implantatinsertion 4 Monate nach Knochentransplantation. Der Bereich des partikulären gemischten Transplantats hinter der Schale ist vollständig verknöchert und regeneriert. **n.** Panoramaschichtaufnahme. Implantatplanung und Bohrschablone. **o.** Panoramaschichtaufnahme. Implantatinsertion, auf das letzte Implantat wurde verzichtet. **p.** 3 Monate nach Implantatinsertion Freilegung durch Epiperiostallappen und Vestibulumplastik. **q.** Deckung der Vestibulumplastik durch Gingivatransplantat vom harten Gaumen. Fixierung durch drei Nahtreihen: an den oberen Stoßkanten, am Periost und als dritte Nahtreihe zwischen Periost und vestibulärem Lappen zur Definition der neuen Vestibulumtiefe. **r.** Abschlussfoto mit Regeneration des fehlenden Knochens und des Weichgewebes: Restitutio ad integrum.

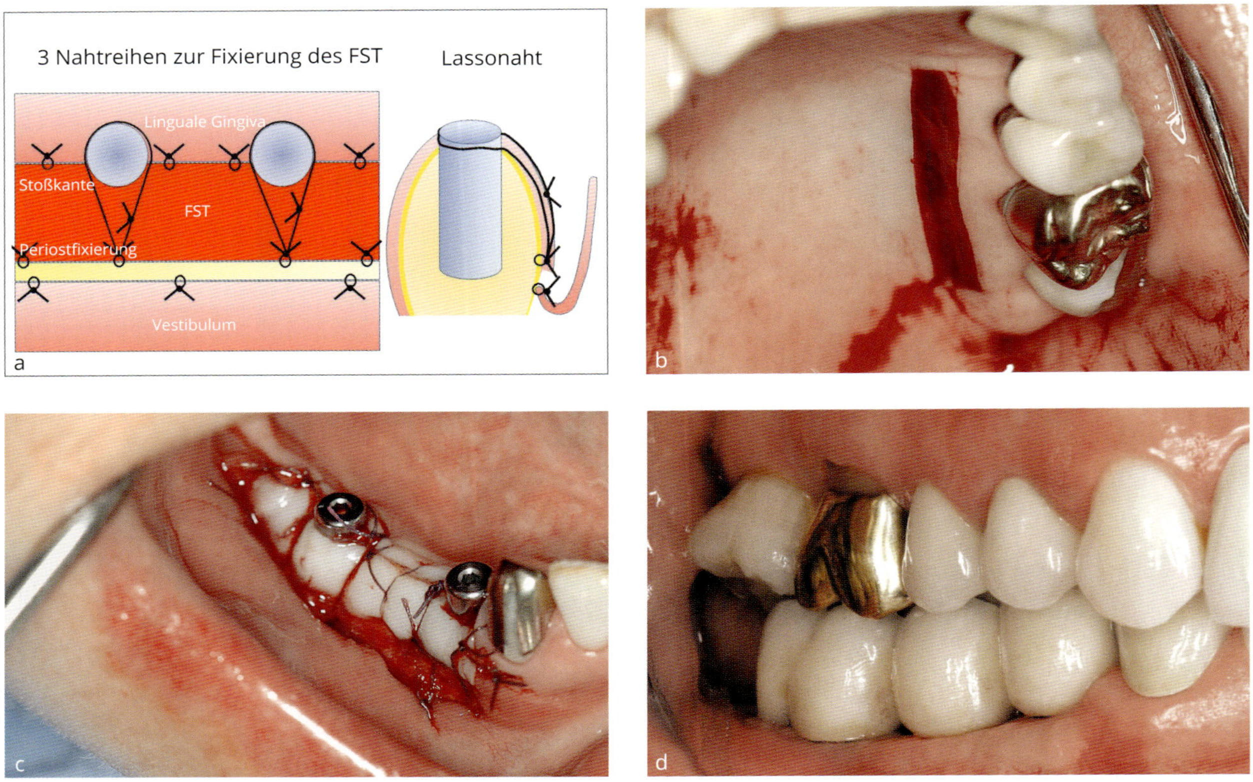

Abb. 7-16 Schema der Fixierung eines Gingivatransplantats vom Gaumen durch drei Nahtreihen. a. Durch die exakte Stoßkantenfixierung soll ein seitlicher Gefäßanschluss in das Transplantat ermöglicht werden und die Ernährung nicht nur durch die Unterlage erfolgen. **b.** Entnahmedefekt eines Gingivatransplantats am Gaumen, Skalpelltechnik. Das rechte Schaubild zeigt die Lassonaht, ein Überwurf der Periostnaht um einen Zahn oder einen Gingivaformer eines Implantats. Bedingt durch die Wölbung des Alveolarfortsatzes drückt diese Naht das Transplantat fest auf die Unterlage, sodass es nicht unterblutet wird und Kapillaren besser von unten einwachsen können. **c.** Fixierung des Transplantats durch drei Nahtreihen inklusive Lassonaht. **d.** Klar erkennbares ehemaliges Transplantat 10 Jahre später.

Der weitere Vorteil ist, dass man annimmt, dass die Gewebedifferenzierung zur keratinisierten befestigten Gingiva vom subepithelialen Bindegewebe ausgeht, weshalb dieses mitgehoben und transplantiert werden soll. Im ästhetischen Gebiet des anterioren Oberkiefers sollten FST nicht angewendet werden, weil sie in Textur und Farbe nicht zur Umgebung passen (Abb. 7-17).

Die Entnahmestelle am Gaumen epithelialisiert relativ schnell nach etwa 14 Tagen aus den angeschnittenen Ausführungsgängen der Gaumenspeicheldrüsen. Die Entnahmestelle sollte in dieser Zeit mit einer Verbandplatte (Abb. 7-18) gedeckt werden. Trotzdem kann die Folgezeit nach der Entnahme schmerzhaft sein und man sucht nach Alternativen zum FST. Hier funktionieren Fremdmaterialien wie zum Beispiel Bindegewebematrix vom Schwein[12]. Es zeigte sich aber in Metaanalysen im direkten Vergleich der Deckung einer Vestibulumplastik (genannt apically positioned flap, APF) ein im Schnitt 1,55 mm besserer Effekt mit autologem Material auf die Breite der Gingiva, als wenn die Vestibulumplastik mit einem Fremdmaterial gedeckt wurde[13].

Eine ausreichende, feste Zone von keratinisierter Gingiva zirkulär um das Implantat ist klinisch eine Voraussetzung für Ästhetik, Funktion und Reinigungsfähigkeit einer Implantatversorgung. In der Literatur ist aber nicht abzuleiten, dass mehr als 2 mm Breite der Keratinisierung zwingend sind[14]. Die Breite der Keratinisierung hatte keinen signifikanten Einfluss auf die Taschentiefe und Sulkusblutung an Implantaten[15,16] und sie verbesserte nicht die Ergebnisse der Therapie einer Periimplantitis[17] (Abb. 7-19 und 7-20).

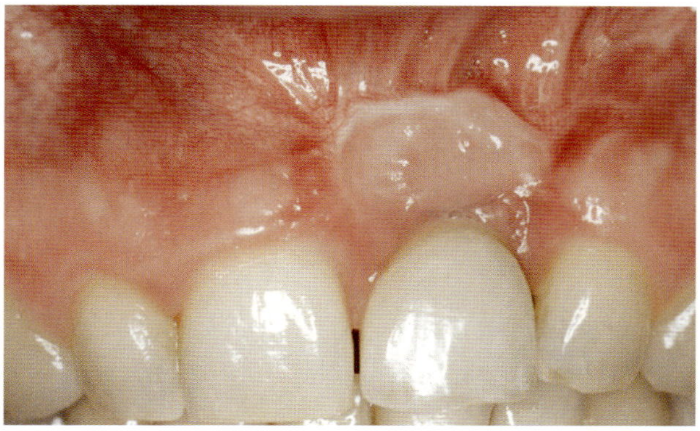

Abb. 7-17 Sollte vermieden werden: Gingivatransplantat im ästhetischen Bereich mit abweichender Farbe, Textur und Kontur.

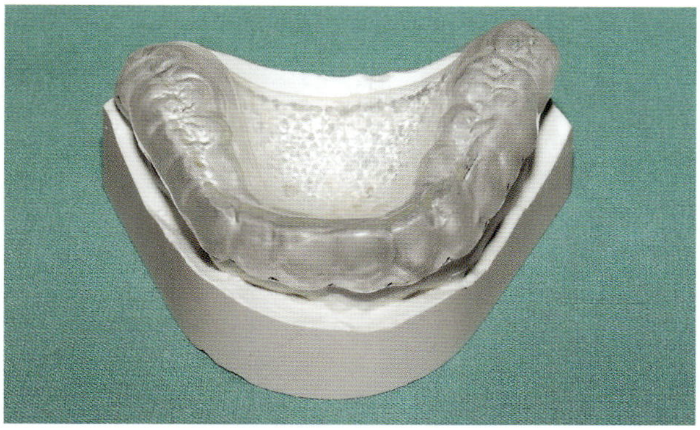

Abb. 7-18 Verbandplatte zur Abdeckung der Gaumenentnahme eines Gingivatransplantats.

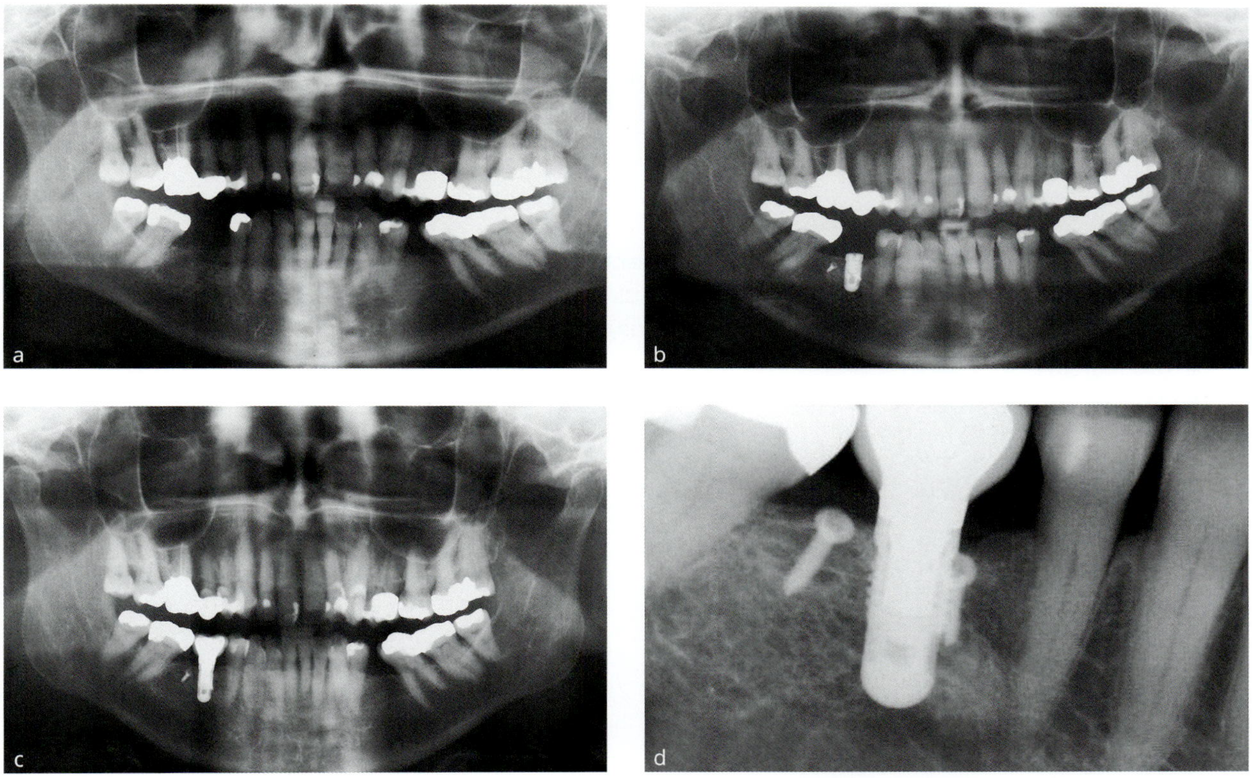

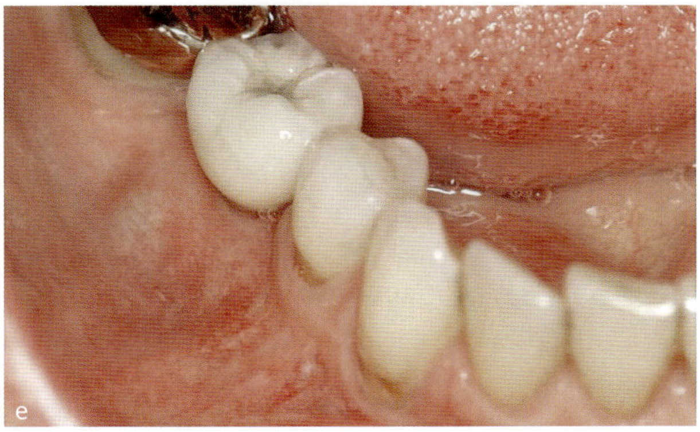

Abb. 7-19 Langzeitüberleben eines Implantats ohne befestigte Gingiva. a. Panoramaschichtaufnahme mit Ausgangslage im Jahre 2000. **b.** Panoramaschichtaufnahme. Implantatinsertion mit simultaner Knochenblocktransplantation. **c.** Panoramaschichtaufnahme. Situation nach prothetischer Versorgung 2001. **d.** Zahnfilm 15 Jahre später mit identischen Knochenverhältnissen wie 2001. **e.** Klinisches Bild 15 Jahre später ohne Rezession bei vollständigem Fehlen von befestigter Gingiva.

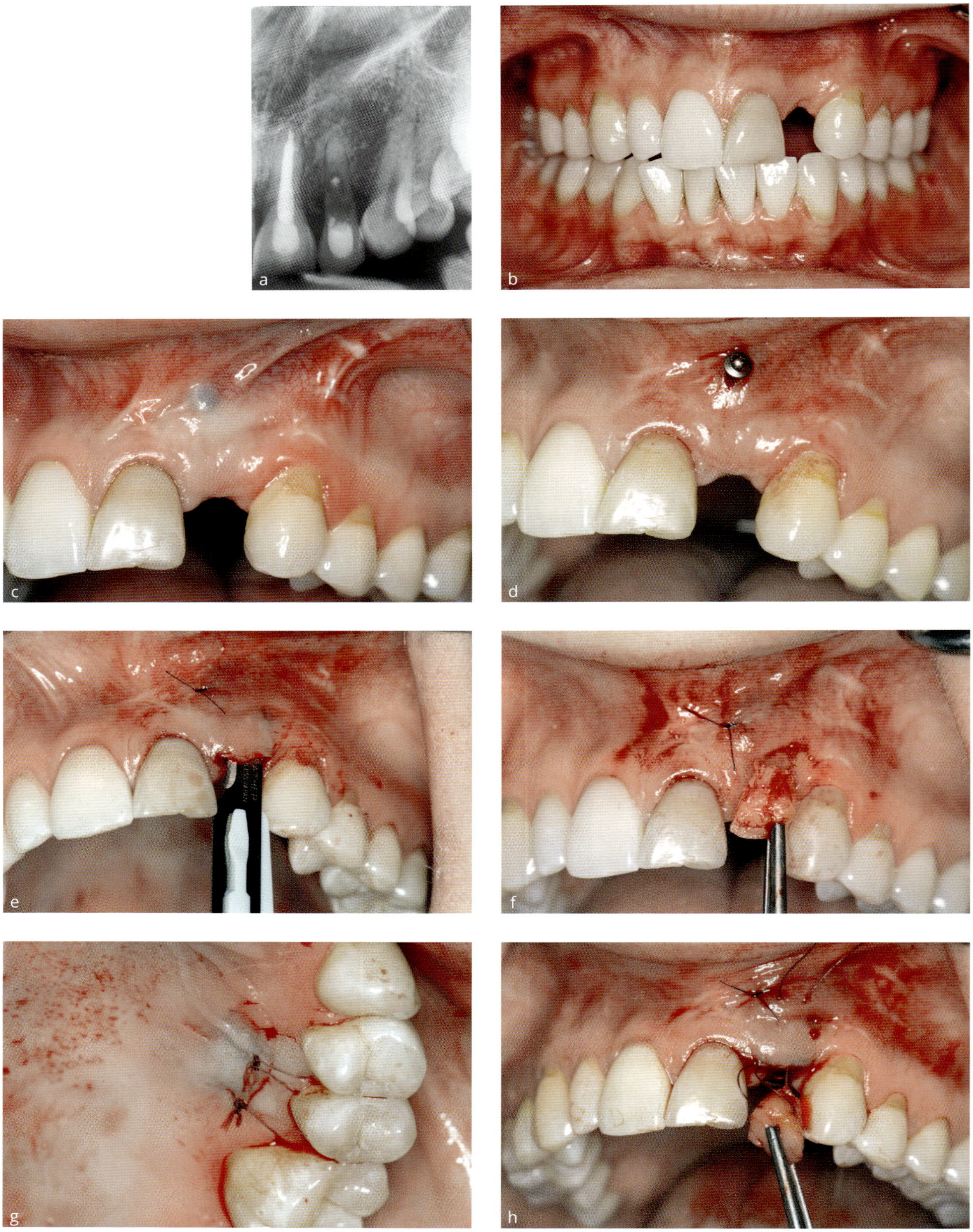

Abb. 7-20 Verstärkung des Biotyps. a. Zahnfilm mit nicht erhaltungswürdigem Zahn 22 nach Frontzahntrauma **b.** Ausgangslage mit Schaltlücke 22 mit Knochenatrophie (1/4). Dünner parodontaler Biotyp mit multiplen spontanen Rezessionen. **c.** Zustand 4 Monate nach Implantatinsertion und Knochenblocktransplantation. Die Osteosyntheseschraube ist schon apikal 21 durch die Schleimhaut palpier- und sichtbar. **d.** Schraubenentfernung minimalin-

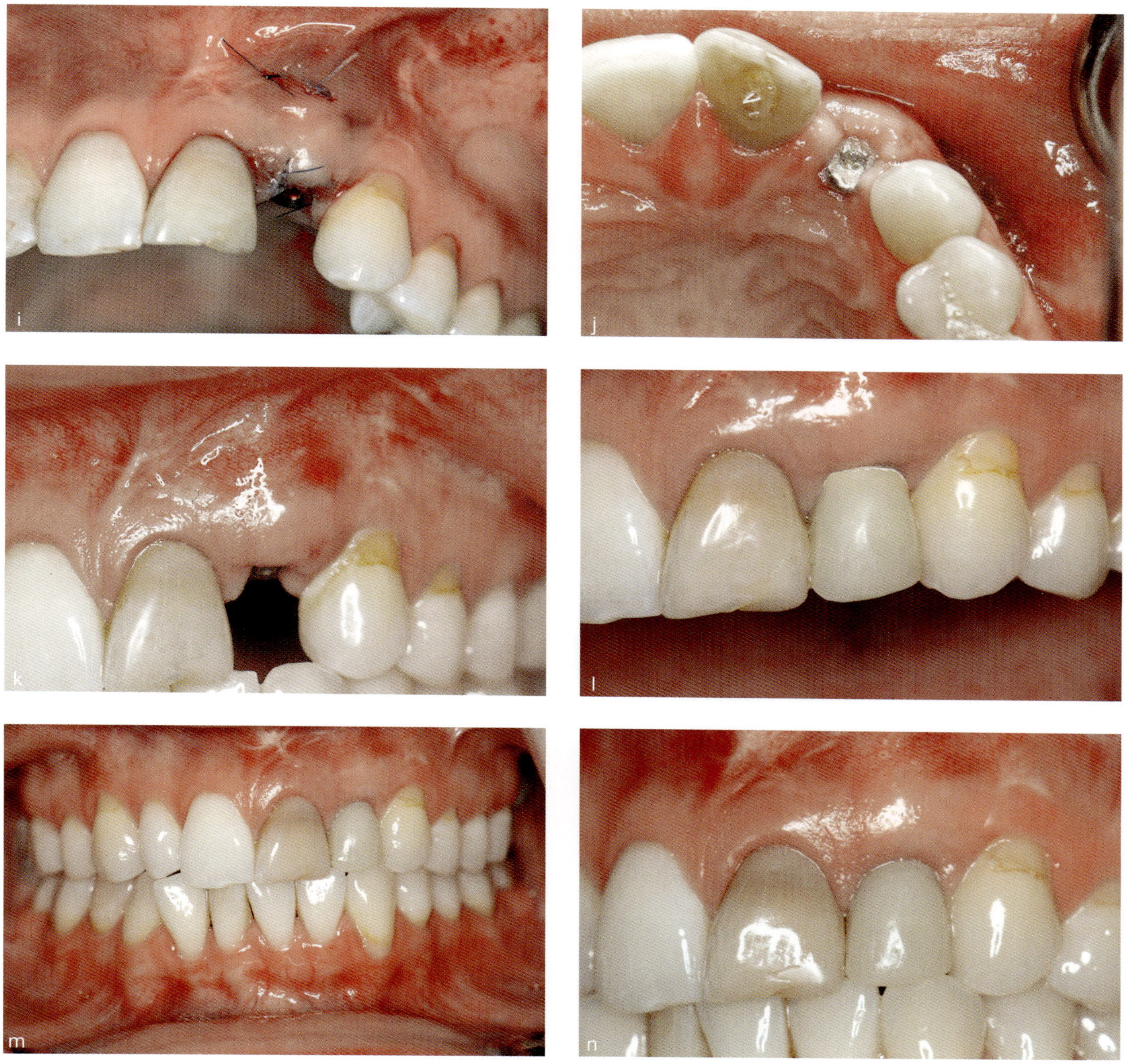

vasiv durch Stichinzision, um einen erneute Denudierung des Knochentransplantats zu vermeiden. **e.** Implantatfreilegung durch Kieferkammmittenschnitt. Präparation eines geschlossenen Empfängerdefekts (Tasche) durch die Skalpellklinge, nach Möglichkeit epiperiostal. **f.** Anprobe des Bindegewebetransplantats vom Gaumen. **g.** Versorgter Entnahmedefekt des Bindegewebetransplantats am Gaumen regio palatinal 24, 25. **h.** Das Bindegewebetransplantat soll möglichst flächig in der Empfängertasche ausgebreitet werden, um möglichst gut ernährt zu werden. Je größer dieses ist, desto mehr steigt die Chance auf einwachsende Kapillaren. **i.** Das Bindegewebetransplantat liegt vor dem Gingivaformer und schaut mit seinem keratinisierten Rand aus der Wunde heraus. **j.** Die Verdickung der Kontur durch das Bindegewebetransplantat ist gut erkennbar. **k.** Verdickung der Kontur durch das Bindegewebetransplantat von vestibulär. **l.** Nach Weichgewebekonsolidierung etwa 3 Wochen nach Bindegewebetransplantation kann die prothetische Versorgung beginnen. **m.** Unter der liegenden prothetischen Versorgung remodelliert der Gingivarand weiter. Hierfür ist es wichtig, dass auf der vestibulären Seite keine Narben erzeugt wurden. **n.** Erfolgreiche Vermeidung von Weichgeweberezessionen durch stattgefundene Verstärkung des Biotyps.

7.9 Weichgewebeaugmentation zur Verdickung befestigter Gingiva an Zahnimplantaten

Die Verdickung der Gingiva wird durchgeführt, um den dünnen Gingivatyp zu verstärken (Abb. 7-21) und damit Rezessionen und Knochenverlust vorzubeugen und das graue Durchschimmern des Titans zu vermeiden (Abb. 7-22).

Die Verdickung der befestigten Gingiva im Emergenzprofil des Implantats hat den Zweck, am Durchtrittspunkt des Implantats einen dickeren Weichgewebelappen zu schaffen. Die natürliche Höhe des Weichgewebes in zahnlosen Abschnitten ist etwa 1,5 mm, dagegen misst die biologischen Breite etwa 3 mm. Nach einfacher Implantatfreilegung durch Stanzen stellt Letztere sich auf Kosten einer Resorption des marginalen Knochens ein. Die marginale Knochenresorption im Rahmen des Remodelings an Zahnimplantaten soll gemindert werden, indem die Weichgewebehöhe schon vor der Implantatfreilegung durch eine Weichgewebetransplantation auf 3 mm verdickt wird. Eine kürzlich fertiggestellte Übersichtsarbeit hat festgestellt, dass in dieser Indikation die meisten Daten zum autologen Bindegewebetransplantat vorliegen. Die Autoren haben aber grundsätzlich die Methode der Gingivaverdickung infrage gestellt, denn es liegen bislang keine Langzeitdaten von länger als einem Jahr vor und nach der Meinung der Autoren könnte ein so kurzzeitiger Gewinn durch das natürliche Remodeling der biologischen Breite von etwa 3 mm wieder ausgeglichen werden[18]. Einzelne Arbeiten haben allogene Matrix zum Zweck der Weichgewebe verdickung eingesetzt und konnten einen protektiven Effekt auf die marginale Knochenstabilität nachweisen[19]. Eine direkte Vergleichsstudie zeigte bessere Ergebnisse für das autologe Bindegewebetransplantat im Vergleich zu einem porcinen Material[20]. Kritisch ist aber anzumerken, dass die Weichgewebehöhe von 3 mm am Implantat auch ohne Transplantationen über die Freilegung durch die Aufstelltechnik des Lappens oder durch suprakrestale Implantatpositionierung erzielt werden kann.

7.10 Weichgewebeaugmentation in Verbindung mit einer Sofortimplantation

Bindegewebetransplantate vom harten Gaumen konnten in einem RCT nicht die Resorption der bukkalen Lamelle bei Sofortimplantation im ästhetischen Bereich verhindern, aber sie führten zu einer etwas höheren Gingivalage als ohne Weichgewebeaugmentation[21]. In einer Metaanalyse konnte kein Beleg für eine zwingende Bindegewebetransplantation bei der Sofortimplantation abgeleitet werden[22].

7.11 Weichgewebeaugmentation anstelle einer knöchernen Augmentation (GBR)

Bindegewebetransplantate vom Gaumen haben Volumen und Standkraft. In mehreren Studien wurde gezeigt, dass in kleinen bukkalen Konturdefekten an Zahnimplantaten eine Bindegewebetransplantation eine gesteuerte Knochenregeneration in Bezug auf die Ästhetik und Weichgewebeparameter ersetzen kann und die für die Patienten weniger traumatische Methode ist[23,24]. Allerdings sind die Beobachtungszeiträume nur maximal ein Jahr gewesen.

7.12 Weichgewebeaugmentation zur Rezessionsdeckung an Zahnimplantaten

Für die Rezessionsdeckung an Zahnimplantaten mithilfe eines koronal verschobenen Lappens gibt es noch nicht viel Evidenz aus der Literatur. Erste Studien mit 5-Jahres-Ergebnissen arbeiteten mit autologen Bindegewebetransplantaten[25,26] und erreichten eine langzeitstabile mittlere Rezessionsdeckung von 86 % und eine vollständige Abdeckungen der Implantate bei 62 bis 79 % der Patienten. Fremdmaterialien als Unterlage des koronal verschobenen Lappens wurden in dieser Indikation bislang nur auf Einzelfallbasis publiziert[27]. Bei der Rezessionsdeckung an Zähnen erreicht kein Fremdmaterial

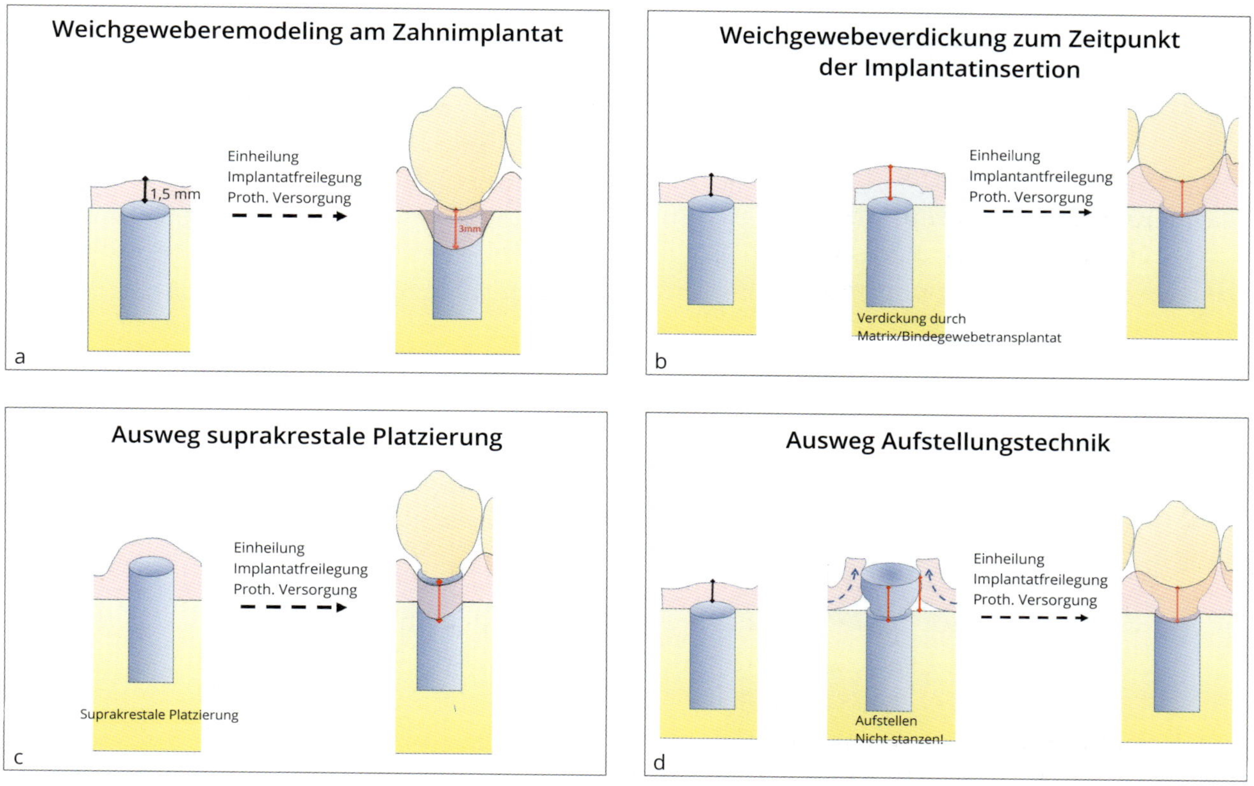

Abb. 7-21 **a.** Ausbildung der biologischen Breite auf Kosten des Knochens bei ungenügender Weichgewebehöhe am Implantat. Dies führt über das Remodeling zu Knochenverlust und konsekutiven Rezessionen. **b.** Vorbeugende Verdickung der Mukosa durch ein Weichgewebetransplantat über dem Implantatkopf zur Vermeidung einer Rezession durch Remodeling. **c.** Suprakrestale Platzierung eines Implantats zur Vermeidung einer Rezession (z. B. bei Straumann TL-Implantat, Straumann, Basel, Schweiz). **d.** Die in Abb. 7-10 präsentierte aufstellende Technik erzeugt auch genügend Weichgewebehöhe, sodass ein Remodeling des Knochens vermieden wird.

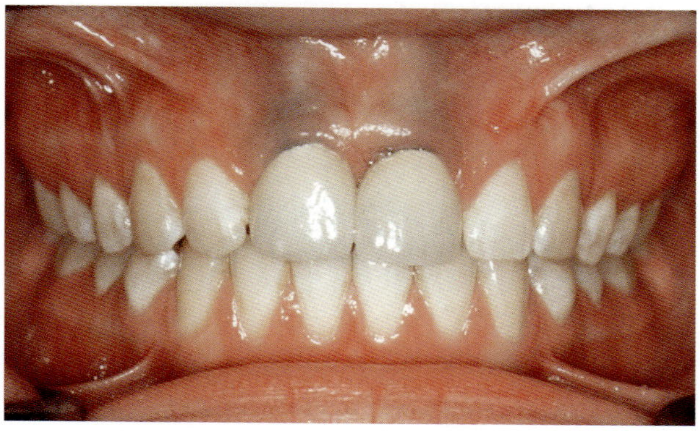

Abb. 7-22 Graues Durchschimmern von Titanimplantaten bei unzureichender Augmentation der vestibulären Knochenwand.

die Effekte des Bindegewebetransplantats vom Gaumen (s. Abb. 7-4a–f). Unter den Fremdmaterialien erreichte die azelluläre dermale Matrix die besten Effekte[28].

Alternativ zum koronal verlagerten Lappen kann ein Bindegewebetransplantat vom Gaumen mit Epithelstreifen verwendet werden (Abb. 7-23).

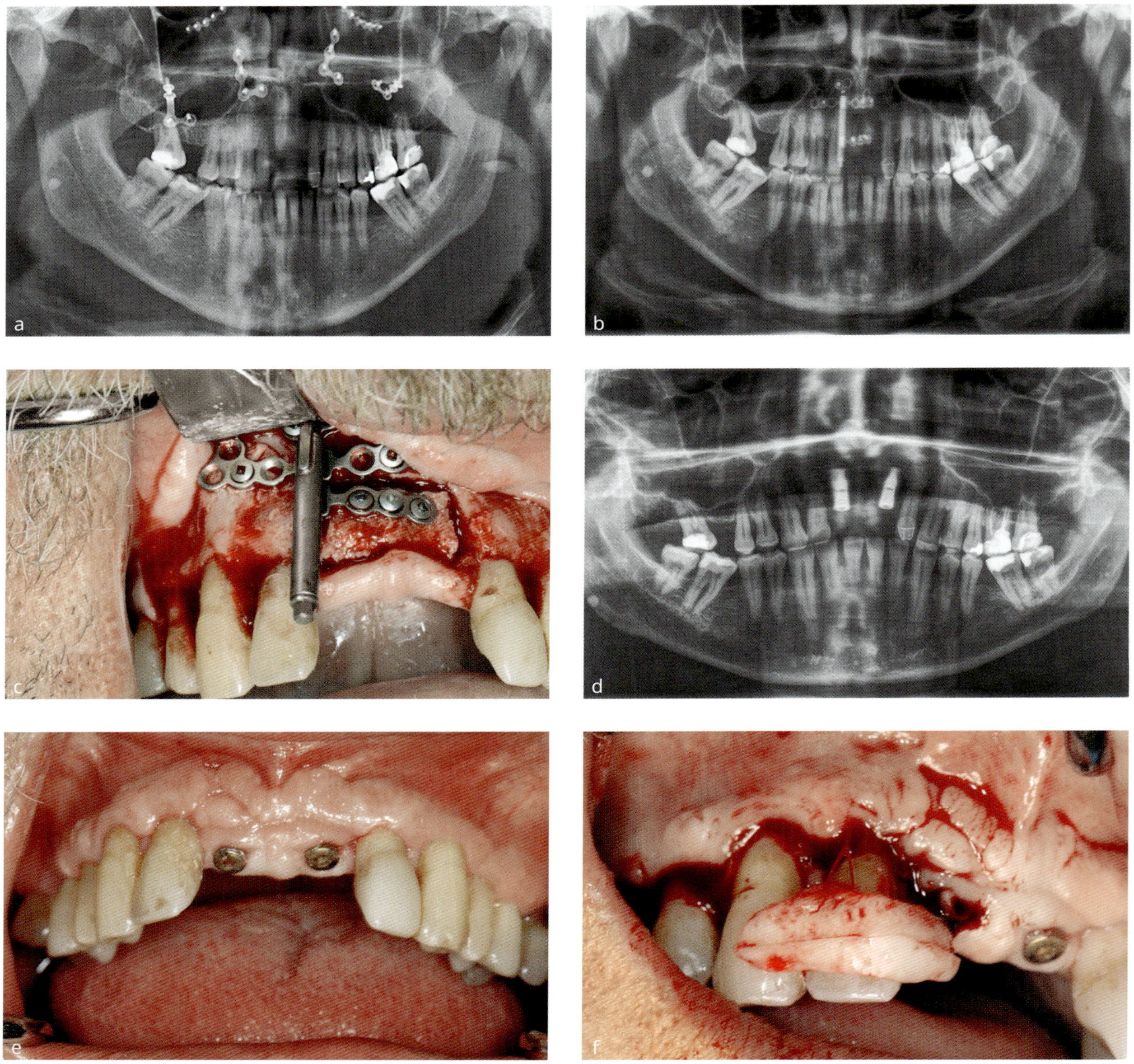

Abb. 7-23 Bindegewebetransplantat mit Epithelstreifen. a. Panoramaschichtaufnahme mit Vertikaldefekt Oberkieferfront nach Mittelgesichtsfraktur. **b.** Distraktionsosteogenese zur Behandlung des Knochendefekts. **c.** Segmentosteotomie und Befestigung des Distraktors (TRACK 1.5, KLS Martin, Tuttlingen). **d.** Panoramaschichtaufnahme nach Implantatinsertion. **e.** Klinische Ausgangslage mit Rezessionsneigung an den Nachbarzähnen 12 und 22. **f.** Anprobe eines Bindegewebetransplantats mit Epithelstreifen.

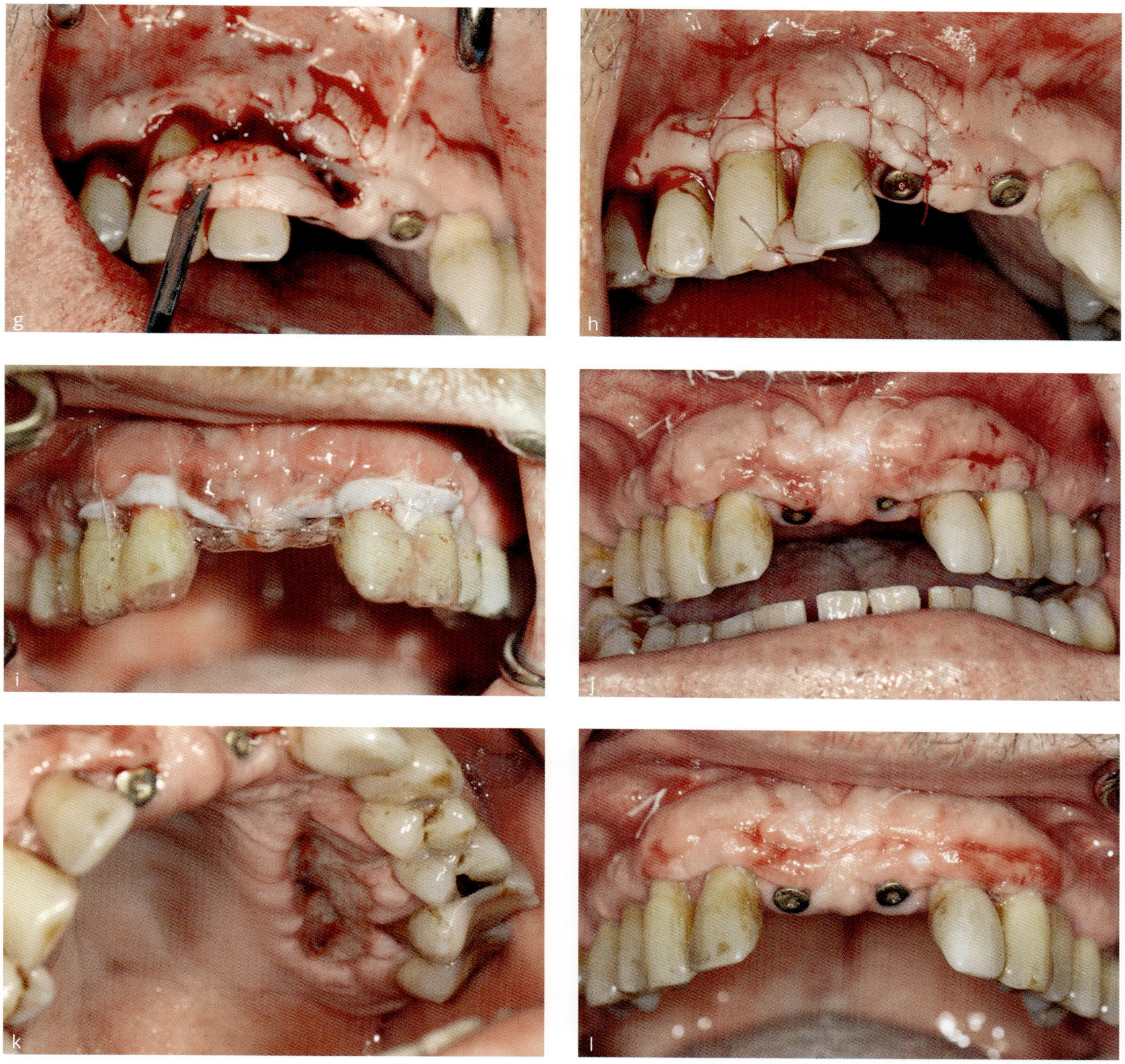

Abb. 7-23 Bindegewebetransplantat mit Epithelstreifen. g. Möglichst flächiges Einführen des Transplantats in eine bukkale epiperiostale Tasche (geschlossener Empfängerdefekt) mithilfe des Tamponadestopfers nach Luniatschek. **h.** Nahtversorgung. Der Epithelstreifen schaut koronal aus der Tasche heraus. **i.** Fast nekrotischer Aspekt der Epithelstreifen einige Tage postoperativ. **j.** Langsame Farbverbesserung der Epithelstreifen durch Revaskularisation eine Woche postoperativ. **k.** Deutlich verkleinerter Entnahmedefekt in zügiger Abheilung eine Woche postoperativ am harten Gaumen. **l.** Vitale Transplantate, die in geringem Ausmaß an den Rezessionen der Nachbarzähne hochwachsen (Creeping Attachment).

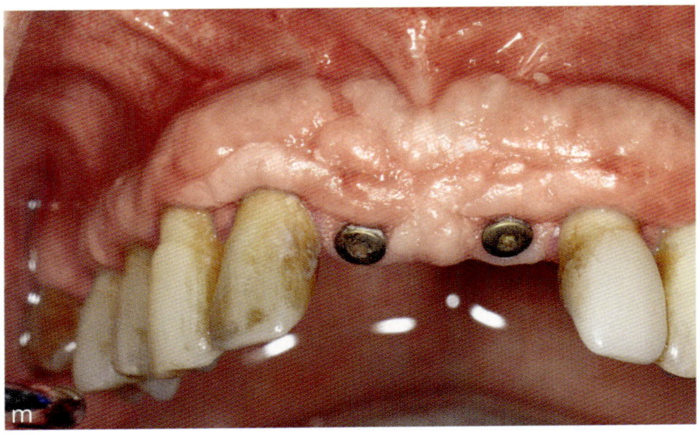

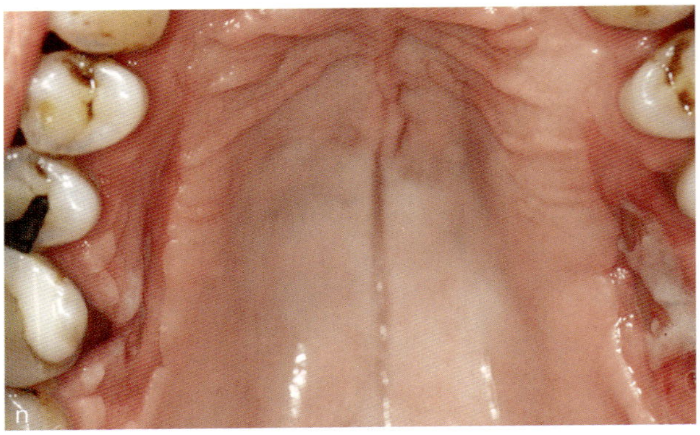

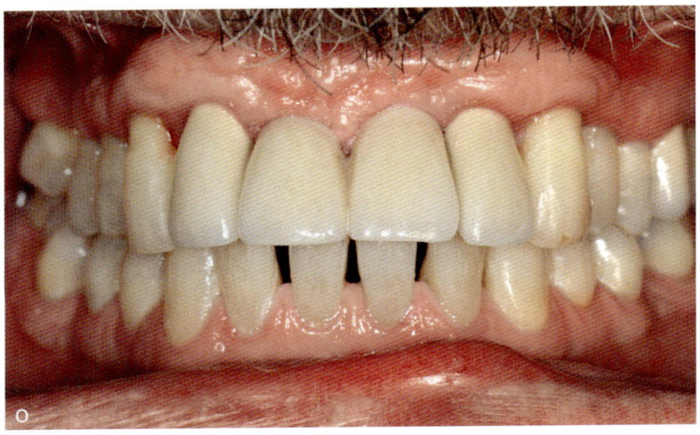

Abb. 7-23 Bindegewebetransplantat mit Epithelstreifen. m. Weitere Deckung der Rezessionen durch sicher vital eingeheilte Transplantate. **n.** Fast abgeheilter Entnahmedefekt am Gaumen 3 Wochen postoperativ. **o.** Abschlusssituation nach prothetischer Versorgung mit vollständiger Rezessionsdeckung.

7.13 Deckung durch vaskularisierten Bindegewebelappen

Weil das freie Bindegewebetransplantat zeitweise nur per Diffusion ernährt wird, benötigt es in der Regel eine vaskularisierte periostale Unterlage und einen geschlossenen Lappen zur Deckung. Wenn diese Voraussetzungen nicht gegeben sind, kann man ein vaskularisiertes Bindegewebetransplantat vom Gaumen gewinnen. Dieses ist arteriell (und venös) an den Endästen der Arteria palatina descendens am Foramen incisivum gestielt. Der Lappen hat eine autarke Durchblutung und ist damit ein Lappen erster Ordnung (Abb. 7-24, siehe Abb. 15-2d). Die Präparation ist schwierig und es drohen Nachblutungen.

7.14 Tunnelierungstechniken

Zur Rezessionsdeckung mit koronalen Verschiebelappen ist die tunnelierende Präparation der Interdentalpapillen das schonendste Verfahren, weil keinerlei Narben gesetzt werden und die Durchblutung über die Interdentalbrücken erhalten bleibt (Abb. 7-25).

Die Weichgewebedehiszenz ist die Hauptkomplikation von Auflagerungsosteoplastiken und tritt besonders beim Kieferkammmittenschnitt auf, der aus Gründen der Lappendurchblutung aber benötigt wird. Daher kann man versuchen, einen Defekt über einen senkrechten Schnitt im Vestibulum von seitlich zu erreichen, sodass die kammbedeckende Schleimhaut erhalten bleibt. Dieses Verfahren funktioniert gut im oberen und unteren Seitenzahnbereich und war früher Standard in der präprothetischen Chirurgie für Hydroxylapatitaufbauten[29]. In der oberen Front ist der Zugang schwierig und aus der Erfahrung des Autors eher nicht zu empfehlen. Eine Variante der Tunnelierungstechnik ist die Ein-

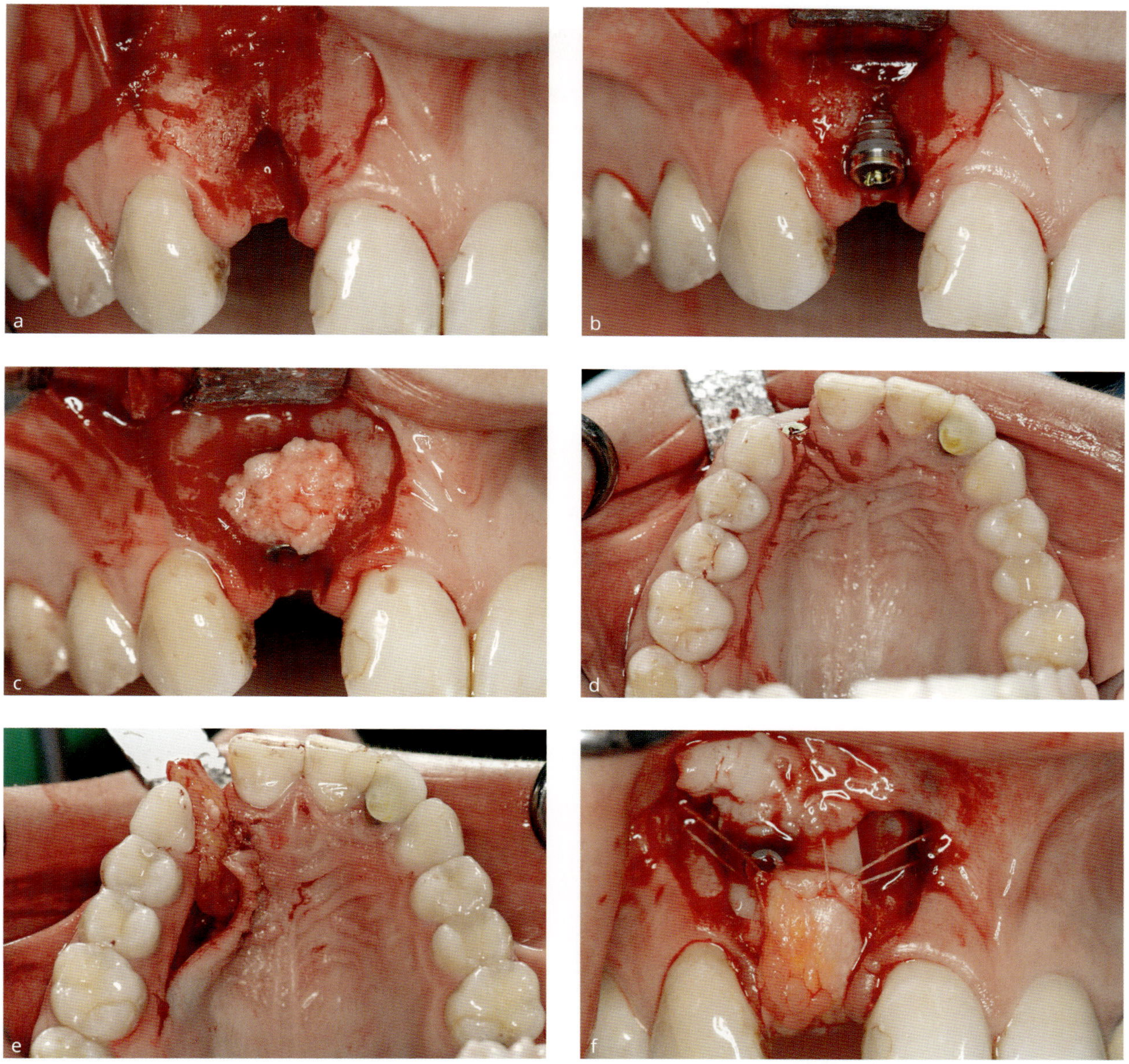

Abb. 7-24 Arterialisiertes Bindegewebetransplantat. a. Ausgangslage: Knochendefekt mit vestibulärem Wandverlust nach Verlust eines Sofortimplantats. **b.** Erneute Implantatinsertion in die Explantationsalveole. **c.** Augmentation auf der Implantatoberfläche mit autologen Knochenchips (Filter). **d.** Anzeichnung eines vaskularisierten Bindegewebelappens, der subperiostal bis zum Siebener präpariert wird und vorn von der Arteria incisiva aus dem Canalis nasopalatinus versorgt wird. **e.** Herumschwenken des vaskularisierten Bindegewebes bis in den anterioren Defekt. Blutungspunkte an der Lappenspitze, die die Durchblutung des Lappens belegen (vgl. Abb. 15-2d). **f.** Augmentation durch autologes Blocktransplantat von der Linea obliqua, gedeckt durch vaskularisierten Bindegewebelappen.

pflanzung von Weichgewebeexpandern, die über einige Wochen einen Tunnel schaffen, in den danach Knochenaugmentationsmaterialien eingeführt werden können[30].

7.15 Kontraindikationen

Die Weichgewebeaugmentation soll nicht angewendet werden, um Implantatpositionierungsfehler in transversaler (Abb. 7-26) und mesiodistaler Richtung (Abb. 7-27 und 7-28) zu kompensieren.

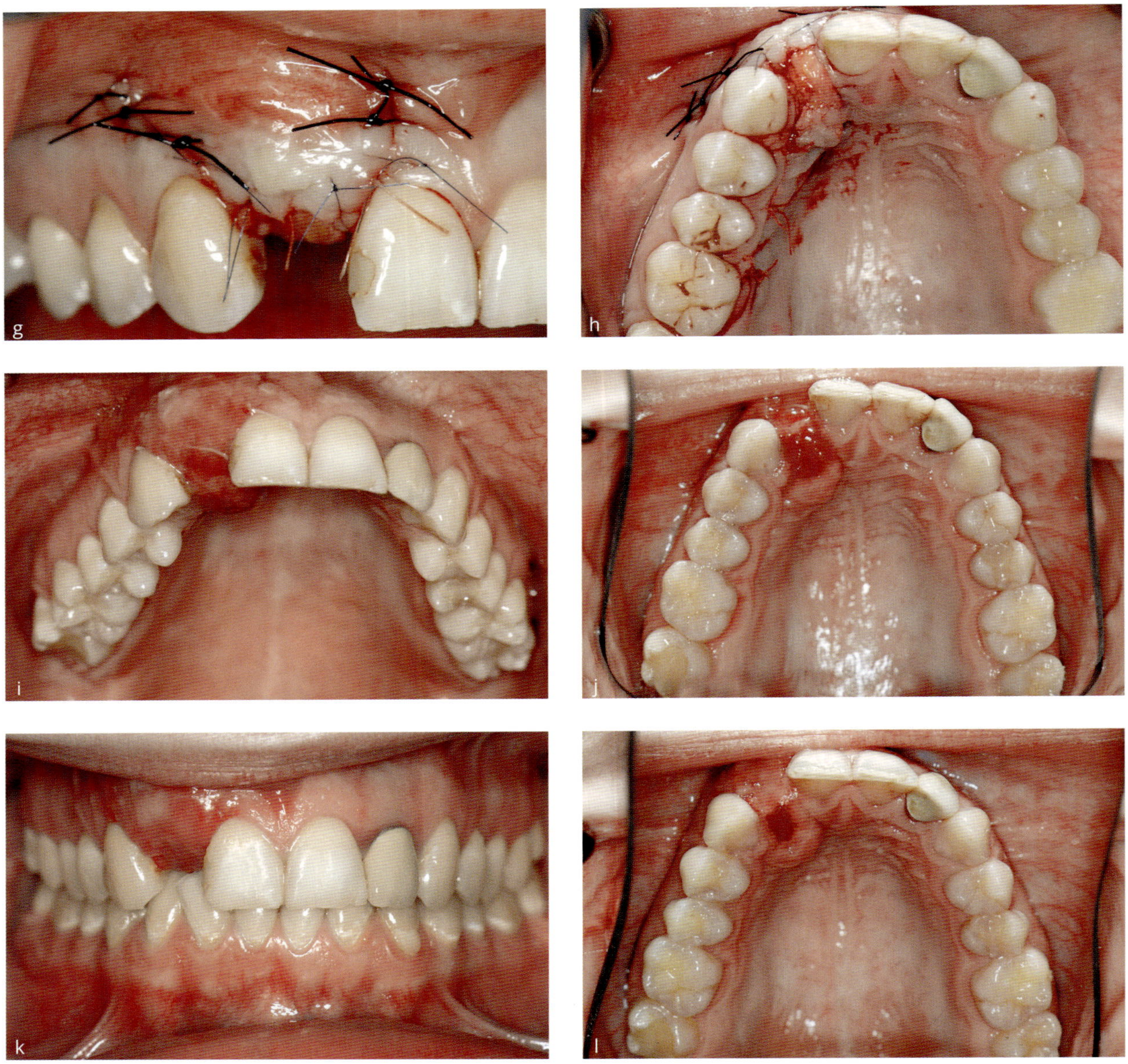

Abb. 7-24 Arterialisiertes Bindegewebetransplantat. g. Nahtverschluss von vestibulär ohne Lappenmobilisation, sondern nur durch Anlagerung des vestibulären Lappens. **h.** Die eigentliche koronale Deckung des Knochenblocktransplantats erfolgt durch das vaskularisierte Bindegewebe. Dieses bewirkt zusätzlich eine Verdickung auf der Bukkalseite. **i.** Erhebliche Anschwellung des Lappengewebes eine Woche postoperativ als Zeichen der Vitalität des Lappens. **j.** Bildung von Granulationsgewebe im Defekt als Zeichen des Beginns der proliferativen Phase der Wundheilung. **k.** 2 Wochen postoperativ Abschwellen des Lappens und beginnende Epithelisierung. **l.** Fast vollständige Epithelisierung des Defektareals.

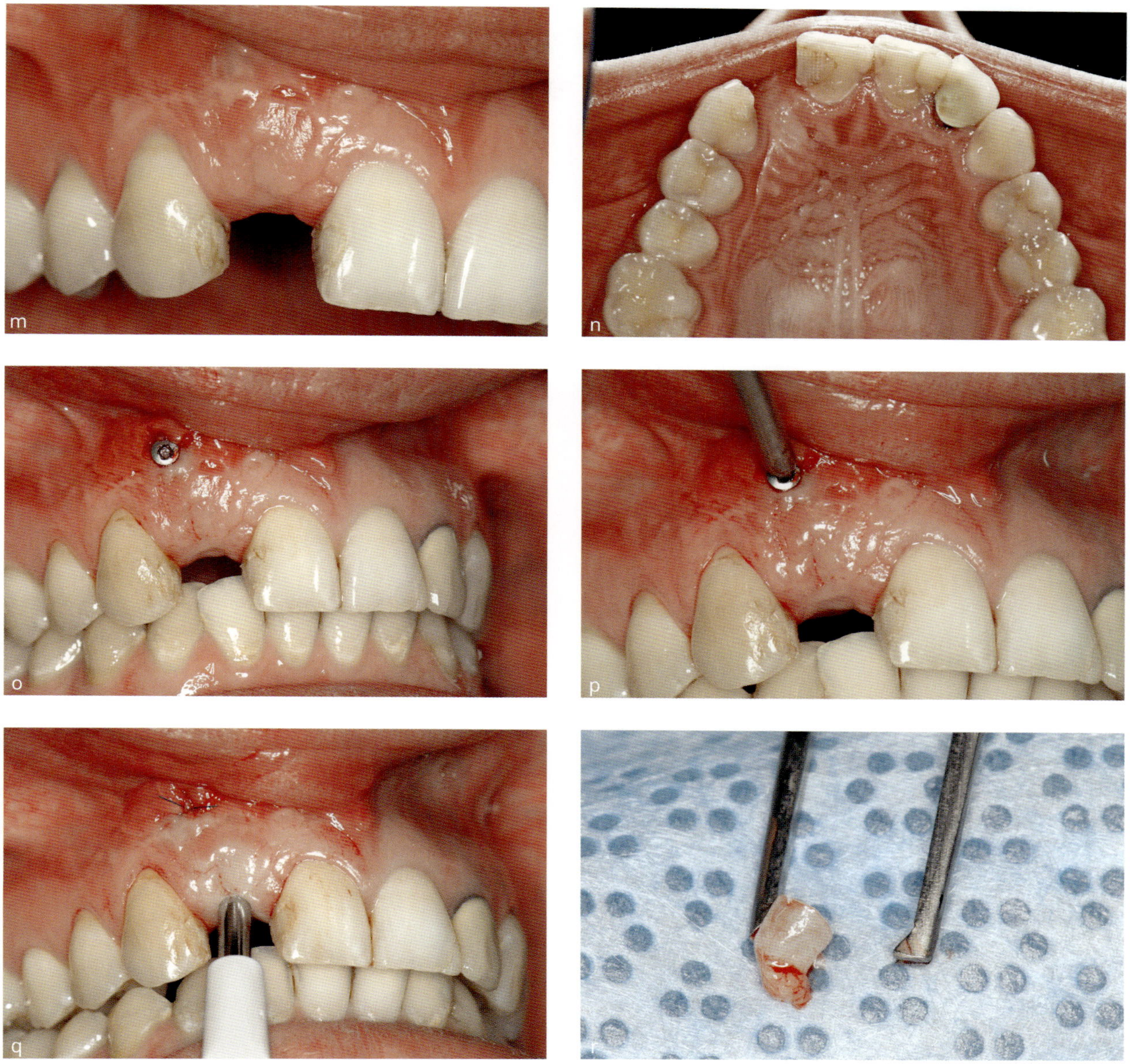

Abb. 7-24 Arterialisiertes Bindegewebetransplantat. m. Abgeheilter Defekt. **n.** 3 Wochen postoperativ abgeheilte Gaumenentnahmeinzision. **o.** Die Osteosyntheseschraube (vgl. Abb. 7-24f) kann palpiert und minimalinvasiv durch Stichinzision freigelegt werden. **p.** Die minimalinvasive Entfernung der Schrauben ist durch den Centerdrive® (KLS Martin, Tuttlingen), in dessen Viereck der Schraubenzieher auch blind einrastet, erleichtert. **q.** Aufgrund der großen Dicke der Weichgewebe durch den palatinalen Lappen kann der Weichgewebedurchtrittskanal zum Implantat in diesem Ausnahmefall durch Wegstanzen von Gingiva geformt werden. **r.** Die Stanze zeigt die Dicke des Lappens von ca. 3 mm an.

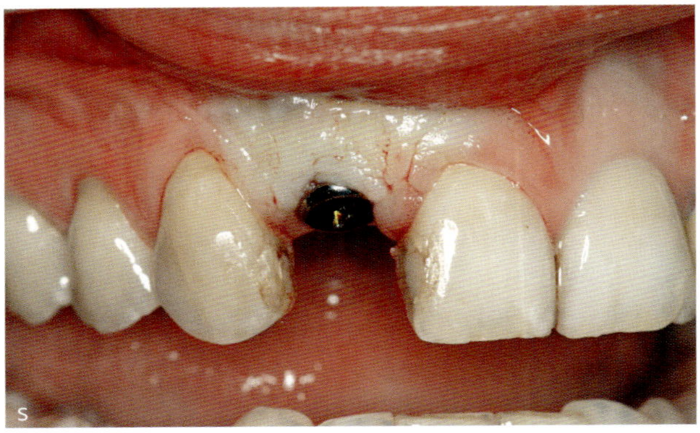

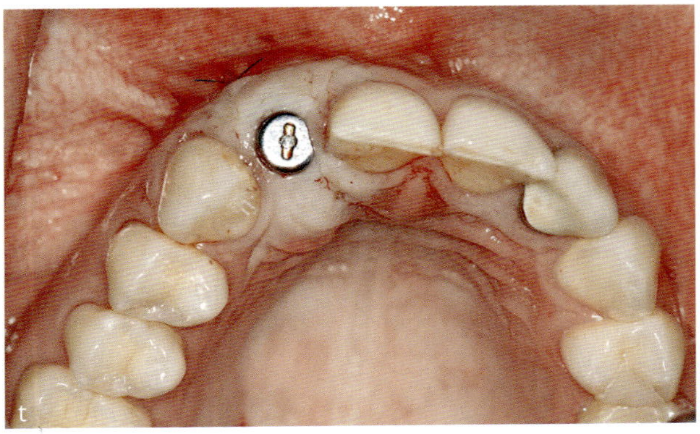

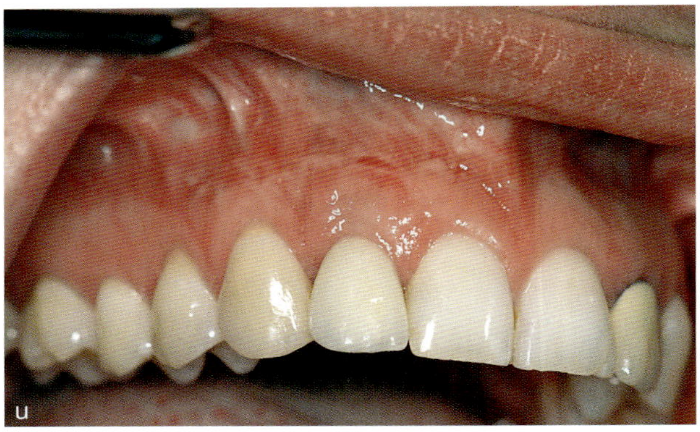

Abb. 7-24 Arterialisiertes Bindegewebetransplantat. s. Eingesetzter Gingivaformer. Aufgrund der Anpassungsfähigkeit der marginalen Gingiva ist eine anatomisch geformte Krone zur Ausformung des Durchtrittsprofils nicht zwingend erforderlich. **t.** Aufsicht auf den Gingivaformer mit geplant überkompensierter vestibulärer Kontur. Lage des Implantats innerhalb des Envelopes. **u.** Abschluss mit ästhetischem Gingivaverlauf, besser als am korrespondierenden Zahn 22.

Abb. 7-25 *(rechte Seite)* **Gingivaverdickung durch Tunnelierungstechnik. a.** Ausgangslage mit freiliegenden Kronenrändern durch zunehmende Rezession nach Implantatversorgung von Nichtanlagen 12 und 22 infolge von Narbenzügen bei Vestibulumschnitten alio loco. **b.** Entnahme der Bindegewebetransplantate an der Innenseite der Prämolarenregion am harten Gaumen. **c.** Anprobe der Bindegewebetransplantate ohne Epithelrand. **d.** Tunnelierende Präparation von mehreren kurzen Sulkusschnitten aus. Die Papillen werden unterminiert. Dies gelingt gut, wie hier gezeigt, mit einem Exkavator als Miniraspatorium unter Lupenvergrößerung. **e.** Greifen des Transplantats mit einem Durchzugsfaden (resorbierbar, PGA 5-0, Resorba, Nürnberg). **f.** Einführen des Transplantats unter dem Zug des Durchzugsfadens und dem Schub des Tamponadestopfers nach Luniatschek in die Tunnelpräparation. **g.** Nahtversorgung mit koronalen Hochzugsnähten (Supramid 6-0, Resorba, Nürnberg). **h.** Endergebnis mit gestoppter Rezessionsneigung gegen den Narbenzug, aber mit nur geringem ästhetischem Effekt. Zumindest Bedeckung der Kronenränder 12 und 22.

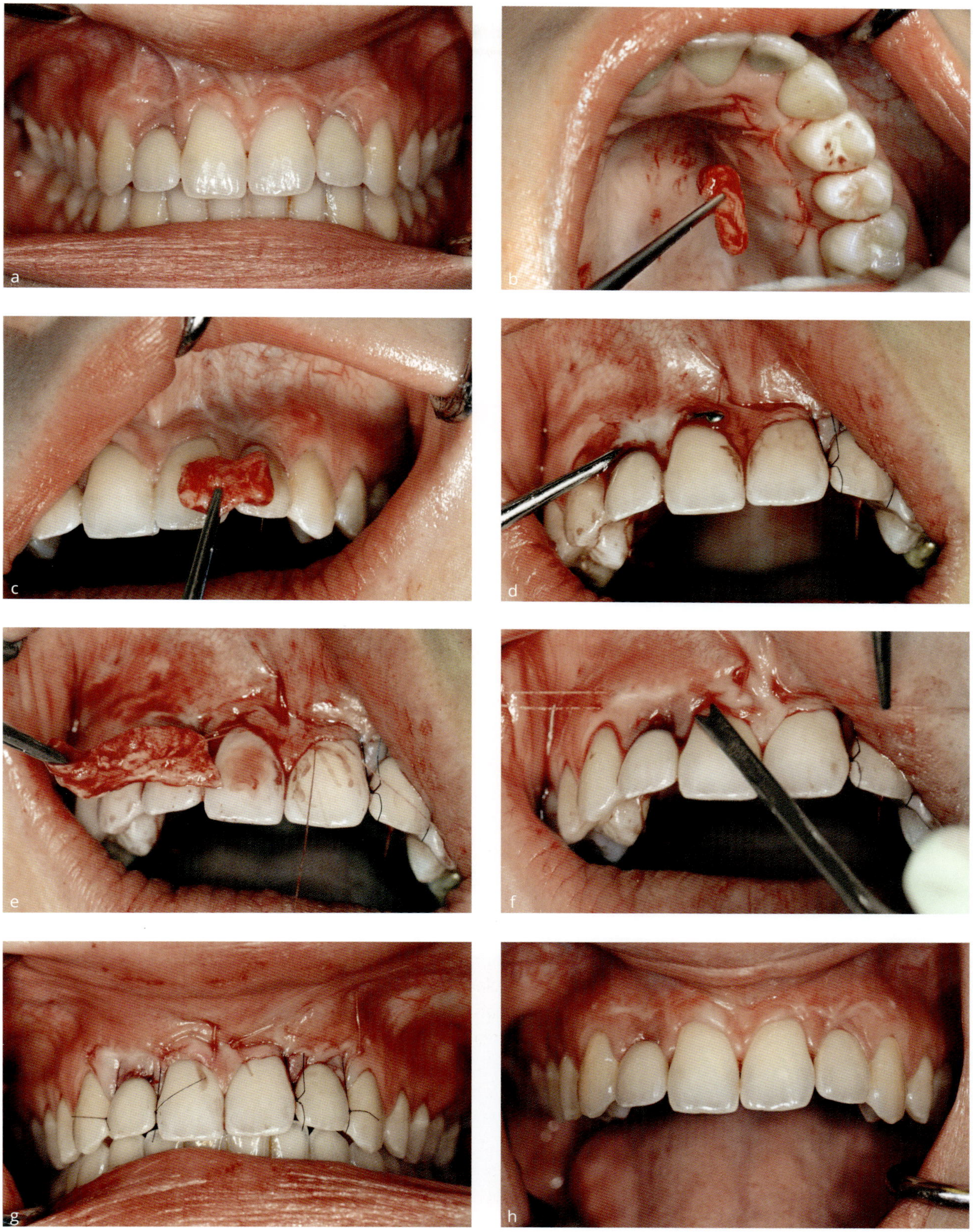
a
b
c
d
e
f
g
h

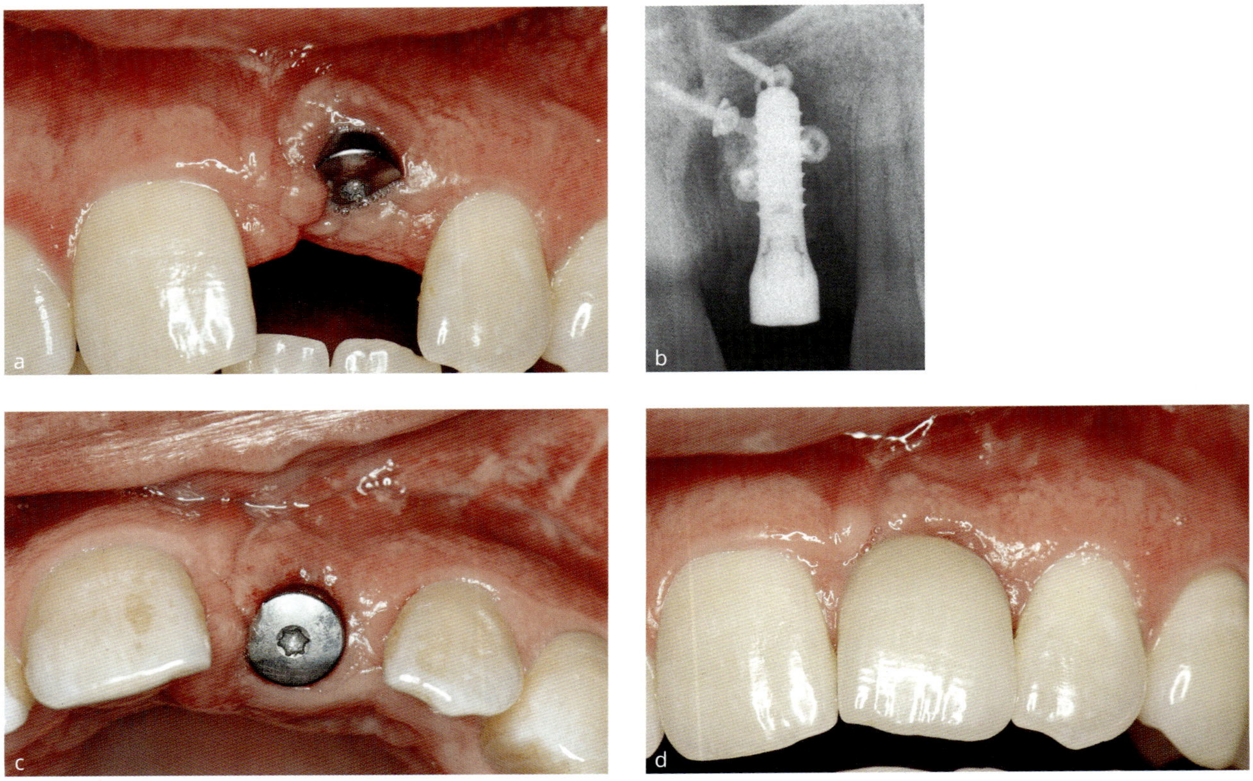

Abb. 7-26 Weichgewebeverbesserung durch Korrektur der Implantatposition. a. Ausgangslage: Unversorgbares Implantat durch Positionierungsfehler mit unzureichender weicher Gingivaqualität und Mukositis. **b.** Umstellungsosteotomie des Implantats zusammen mit dem umgebenden Knochenblock, Schwenkung etwa 5 mm nach palatinal und Osteosynthese durch x-förmige Platte. **c.** Neue Implantatstellung innerhalb des Envelopes. **d.** Spontane Erholung des Weichgewebes mit Erscheinen von keratinisierter Gingiva ohne jegliche weichtgewebechirurgische Maßnahme.

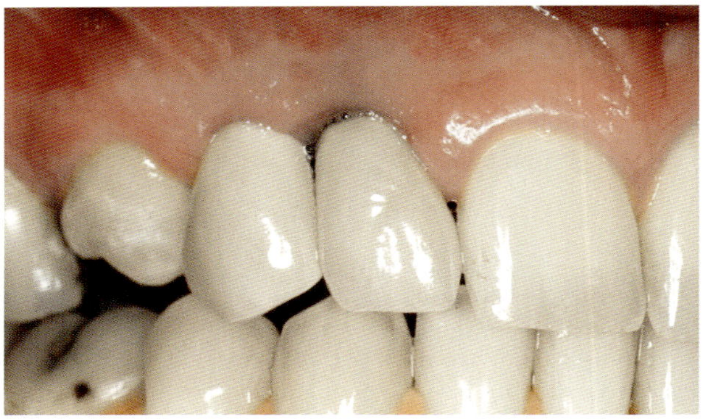

Abb. 7-27 Behandlungsfehlerhafte zu enge Positionierung der Implantate 13 und 12 mit Verletzung der horizontalen biologischen Breite. Dadurch hat sich eine Rezession mit Papillenverlust ausgebildet.

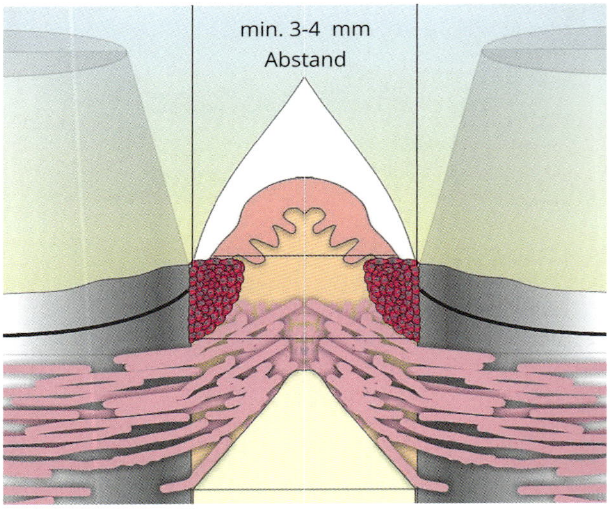

Abb. 7-28 Schemazeichnung zur horizontalen biologischen Breite. Wenn die Implantate näher zusammenrücken als in diesem Bild bei Mindestabstand gezeigt, wird der zwischen den Implantaten liegende Knochenkamm wegen des horizontalen Platzbedarfes des Weichgewebeanheftungsapparates resorbiert. Dadurch sinkt die Interdentalpapille ab, wie in Abb. 7-27 gezeigt.

7.16 Literatur

1 Spinato S, Stacchi C, Lombardi T, Bernardello F, Messina M, Zaffe D. Biological width establishment around dental implants is influenced by abutment height irrespective of vertical mucosal thickness: A cluster randomized controlled trial. Clin Oral Implants Res 2019;30:649–659.

2 Sculean A, Gruber R, Bosshardt DD. Soft tissue wound healing around teeth and dental implants. J Clin Periodontol 2014;41 Suppl 15:S6–22.

3 Tarnow DP, Magner AW, Fletcher P. The effect of the distance from the contact point to the crest of bone on the presence or absence of the interproximal dental papilla. J Periodontol 1992:63:995–996.

4 Choquet V, Hermans M, Adriaenssens P, Daelemans P, Tarnow DP, Malevez C. Clinical and radiographic evaluation of the papilla level adjacent to single-tooth dental implants. A retrospective study in the maxillary anterior region. J Periodontol 2001;72:1364–1371.

5 Roccuzzo M, Roccuzzo A, Ramanuskaite A. Papilla height in relation to the distance between bone crest and interproximal contact point at single-tooth implants: A systematic review. Clin Oral Implants Res 2018;29 Suppl 15:50–61.

6 Tarnow D, Elian N, Fletcher P, Froum S, Magner A, Cho SC, Salama M, Salama H, Garber DA. Vertical distance from the crest of bone to the height of the interproximal papilla between adjacent implants. J Periodontol 2003:74: 1785–1788.

7 Kleinheinz J, Büchter A, Kruse-Lösler B, Weingart D, Joos U. Incision design in implant dentistry based on vascularization of the mucosa. Clin Oral Implants Res 2005;16(5): 518–523.

8 Banche G, Roana J, Mandras N, Amasio M, Gallesio C, Allizond V, Angeretti A, Tullio V, Cuffini AM.Microbial adherence on various intraoral suture materials in patients undergoing dental surgery. J Oral Maxillofac Surg 2007;65:1503–1507.

9 Geiger D, Debus ES, Ziegler UE, Larena-Avellaneda A, Frosch M, Thiede A, Dietz UA. Capillary activity of surgical sutures and suture-dependent bacterial transport: a qualitative study. Surg Infect (Larchmt) 2005;6:377–383.

10 Grigg TR, Liewehr FR, Patton WR, Buxton TB, McPherson JC. Effect of the wicking behavior of multifilament sutures. J Endod 2004;30:649–652.

11 Härle F. Atlas der präprothetischen Operationen. München: Hanser, 1989.

12 Maiorana C, Pivetti L, Signorino F, Grossi GB, Herford AS, Beretta M. The efficacy of a porcine collagen matrix in keratinized tissue augmentation: a 5-year follow-up study. Int J Implant Dent 2018;4:1.

13 Bertl K, Melchard M, Pandis N, Müller-Kern M, Stavropoulos A. Soft tissue substitutes in non-root coverage procedures: a systematic review and meta-analysis. Clin Oral Investig 2017;21:505–518.

14 Wennström JL, Derks J. Is there a need for keratinized mucosa around implants to maintain health and tissue stability? Clin Oral Implants Res 2012;23 Suppl 6:136–146.

15 Longoni S, Tinto M, Pacifico C, Sartori M, Andreano A. Effect of Peri-implant Keratinized Tissue Width on Tissue Health and Stability: Systematic Review and Meta-analysis. Int J Oral Maxillofac Implants 2019;34:1307–1317.

16 Gobbato L, Avila-Ortiz G, Sohrabi K, Wang CW, Karimbux N. The effect of keratinized mucosa width on peri-implant health: a systematic review. Int J Oral Maxillofac Implants 2013;28:1536–1545.

17 Ravidà A, Saleh I, Siqueira R, Garaicoa-Pazmiño C, Saleh MHA, Monje A, Wang HL. Influence of keratinized mucosa on the surgical therapeutical outcomes of peri-implantitis. J Clin Periodontol 2020 Jan 7. doi: 10.1111/jcpe.13250. [Epub ahead of print]

18 Rotundo R, Pagliaro U, Bendinelli E, Esposito M, Buti J. Long-term outcomes of soft tissue augmentation around dental implants on soft and hard tissue stability: a systematic review. Clin Oral Implants Res 2015;26 Suppl 11: 123–138.

19 Puisys A, Linkevicius T. The influence of mucosal tissue thickening on crestal bone stability around bone-level implants. A prospective controlled clinical trial. Clin Oral Implants Res 2015;26:123–129.

20 Cairo F, Barbato L, Tonelli P, Batalocco G, Pagavino G, Nieri M. Xenogeneic collagen matrix versus connective tissue graft for buccal soft tissue augmentation at implant site. A randomized, controlled clinical trial. J Clin Periodontol 2017;44:769–776.

21 van Nimwegen WG, Raghoebar GM, Zuiderveld EG, Jung RE, Meijer HJA, Mühlemann S. Immediate placement and provisionalization of implants in the aesthetic zone with or without a connective tissue graft: A 1-year randomized controlled trial and volumetric study. Clin Oral Implants Res 2018;29:671–678.

22 Lee CT, Tao CY, Stoupel J. The Effect of Subepithelial Connective Tissue Graft Placement on Esthetic Outcomes After Immediate Implant Placement: Systematic Review. J Periodontol 2016;87:156–167.

23 De Bruyckere T, Cosyn J, Younes F, Hellyn J, Bekx J, Cleymaet R, Eghbali A. A randomized controlled study comparing guided bone regeneration with connective tissue graft to re-establish buccal convexity: One-year aesthetic and patient-reported outcomes. Clin Oral Implants Res 2020 Feb 3. doi: 10.1111/clr.13587. [Epub ahead of print]

24 D'Elia C, Baldini N, Cagidiaco EF, Nofri G, Goracci C, de Sanctis M. Peri-implant Soft Tissue Stability After Single Implant Restorations Using Either Guided Bone Regeneration or a Connective Tissue Graft: A Randomized Clinical Trial. Int J Periodontics Restorative Dent 2017;37: 413–421.

25 Roccuzzo M, Dalmasso P, Pittoni D, Roccuzzo A. Treatment of buccal soft tissue dehiscence around single implant: 5-year results from a prospective study. Clin Oral Investig 2019;23:1977–1983.

26 Zucchelli G, Felice P, Mazzotti C, Marzadori M, Mounssif I, Monaco C, Stefanini M. 5-year outcomes after coverage of soft tissue dehiscence around single implants: A prospective cohort study. Eur J Oral Implantol 2018;11: 215–224.

27 Mazzotti C, Stefanini M, Felice P, Bentivogli V, Mounssif I, Zucchelli G. Soft-tissue dehiscence coverage at peri-implant sites. Periodontol 2000. 2018;77:256–272.

28 Chambrone L, Ortega MAS, Sukekava F, Rotundo R, Kalemaj Z, Buti J, Prato GPP. Root coverage procedures for treating single and multiple recession-type defects: An updated Cochrane systematic review. J Periodontol 2019; doi: 10.1002/JPER.19-0079. [Epub ahead of print]

29 Härle F. Atlas der präprothetischen Operationen. München: Hanser, 1989.

30 Kaner D, Zhao H, Arnold W, Terheyden H, Friedmann A. Pre-augmentation soft tissue expansion improves scaffold-based vertical bone regeneration – a randomized study in dogs. Clin Oral Implants Res 2017;28:640–647.

8 Standardoperationstechniken zur Augmentation

Der Schwierigkeitsgrad einer Augmentationsoperation steigt mit der Defektform. Am günstigsten sind Einlagerungsosteoplastiken, gefolgt von Zwischenlagerungsosteoplastiken zu bewerten. Anspruchsvoller ist die Anlagerungsosteoplastik (horizontale Augmentation) und die schwierigste Situation ist die Auflagerungsosteoplastik (vertikale Augmentation). Diese Reihung bezieht sich auch auf die Wahl des Knochentransplantats, die Schwierigkeit der Weichgewebedeckung und den fachlichen Anspruch an das Team. Trotzdem sind die Langzeitergebnisse aller vier Verfahren sehr gut und Implantate in regeneriertem Knochen haben keine schlechtere Prognose als Implantate im ortsständigen Knochen[1].

8.1 Einlagerungsosteoplastiken

Externe Sinusbodenaugmentation mit Augmentat

Die externe Sinusbodenaugmentation erfolgt über einen Zugang über die faziale Kieferhöhlenwand, der den offenen Blick auf die Schneider-Membran ermöglicht, und daher auch offener Sinuslift genannt wird (Abb. 8-1 und 8-2). Dies ermöglicht der interne (krestale) Zugang über den Alveolarfortsatz nicht, der daher auch als geschlossener Sinuslift bezeichnet wird. Die Sinusbodenaugmentation ist vom Typ her eine Einlagerungsosteoplastik ähnlich wie die Zystenfüllung mit allen Vorteilen für die Heilung durch mechanische Ruhe und fast allseitige knöcherne Begrenzung. Die Sinusbodenaugmentation wird auch Sinuslift oder subantrale Augmentation genannt.

Im seitlichen Oberkiefer besteht häufig aufgrund der Kieferhöhlenpneumatisation nach Zahnverlust eine geringe Knochenhöhe. Durch die knöcherne Augmentation des Kieferhöhlenbodens werden die knöchernen Voraussetzungen geschaffen, um rotationssymmetrische Zahnimplantate von einer Länge analog den menschlichen Zahnwurzeln zu nutzen, die exakt nach den prothetischen Erfordernissen im Zentrum der kaufunktionellen Belastung positioniert werden können (Abb. 8-3). Die Sinusbodenaugmentation hat eine hervorragende Langzeitprognose mit 97,7 % Implantatüberleben nach 3 Jahren in prospektiven Studien auf hohem Evidenzlevel[2], 95 % nach 10 Jahren und 85 % nach 20 Jahren in einer retrospektiven Studie[3]. Autologer Knochen, auch

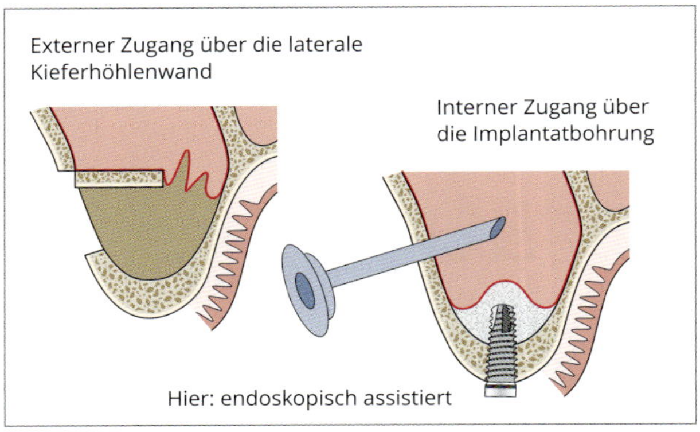

Abb. 8-1 Sinusbodenaugmentation über externen Zugang links und über internen krestalen Zugang rechts. Die Kontrolle über ein Kieferhöhlenendoskop ist fakultativ.

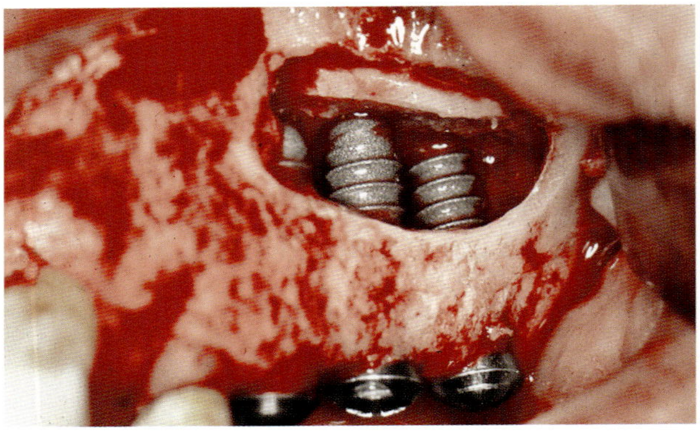

Abb. 8-2 Externer Zugang. Hier wurde ein Knochendeckel präpariert, der an der Schneider-Membran gestielt bleibt, die wie ein Scharnier wirkt.

als Beimengung zu Knochenersatzmaterial in gemischten Transplantaten, zeigte einer aktuellen Metaanalyse zufolge bessere histologische Knochendichten als Knochenersatzmaterial alleine[4]. Die Beimengung von Platelet rich fibrin[5] oder Platelet rich plasma[6] erbrachte beim Sinuslift keinen Vorteil für die Knochenregeneration. Die Sinusbodenaugmentation ist auch mit L-PRF als Augmentationsmaterial beschrieben[7].

Die Heilungszeit einer Sinusbodenaugmentation wird im Schrifttum üblicherweise mit 6 Monaten abgegeben. Studien mit einem hohen (50 %) Anteil von autologen Scraperchips konnten allerdings schon nach 8 Wochen eine ausreichende Implantatstabilität nachweisen[8]. Autologer Knochen beschleunigt die Heilung. Nach eigenen Studien (Kapitel 3) ist eine Zumischung von 25 % autologen Knochenchips zu 75 % Knochenersatzmaterial der beste Kompromiss, der zu einer Abheilungszeit von 4 Monaten führt.

Über einen lateralen Zugang wird die faziale Kieferhöhlenwand freigelegt. Die Lage der Wurzeln eventuell noch vorhandener Zähne wird markiert und ein ovales Fenster mit Fußpunkt am tiefsten Teil des Recessus alveolaris der Kieferhöhle geplant. Das Fenster sollte nicht unnötig weit nach kranial ausgedehnt werden, weil etwas unterhalb des Foramen infraorbitale in der fazialen Knochenwand der Kieferhöhle die antrale alveoläre Arterie[9] eine kaliberstarke Verbindung zur Arteria alveolaris superior posterior eingeht. Das Fenster wird zunächst mit der Kugelfräse und dann bei Annäherung an die Schleimhaut mit einer diamantierten Kugelfräse geschaffen. Hierbei kann im Zentrum des Fensters der Knochen belassen werden, um diesen später in die Kieferhöhle einschlagen zu können. Diese Knochenplatte liegt dann im Idealfall oberhalb der Spitzen der Implantate und schützt die Schneider-Membran vor Perforation. Bei vorsichtiger Handhabung verletzt die Diamantfräse nicht die Schleimhaut, sodass nach einiger

Abb. 8-3 *(rechte Seite)* **Externe Sinusbodenaugmentation. a.** Ausgangslage mit einseitiger Freiendsituation ohne wesentliche Atrophie von krestal. **b.** Der Zugang erfolgt über einen Kieferkammmittenschnitt, Zahnfleischrandschnitt und distale Entlastung hinter dem Tuber. Die faziale Kieferhöhlenwand wird zunächst mit einer Stahlkugelfräse dünn geschliffen. Die Präparation an die Schneider-Membran erfolgt über eine Diamantkugelfräse. **c.** Mit gerundeten Spezialküretten verschiedener Winkelstellungen wird die Schneider-Membran zunächst zirkulär vom Knochen abgelöst und sekundär eleviert. **d.** Ein Gemisch aus Knochenersatzmaterial, autologen Knochenchips (75:25 %) und Venenblut wird eingefüllt. **e.** Die Implantate können zeitgleich gesetzt werden, solange diese noch primär stabil durch den Restknochen gehalten werden. Die Grenze des hierfür minimalen Restknochens ist implantatsystemabhängig. **f.** Implantatfreilegung 4 Monate später. **g.** Prothetische Versorgung. **h.** Panoramaschichtaufnahme postoperativ.

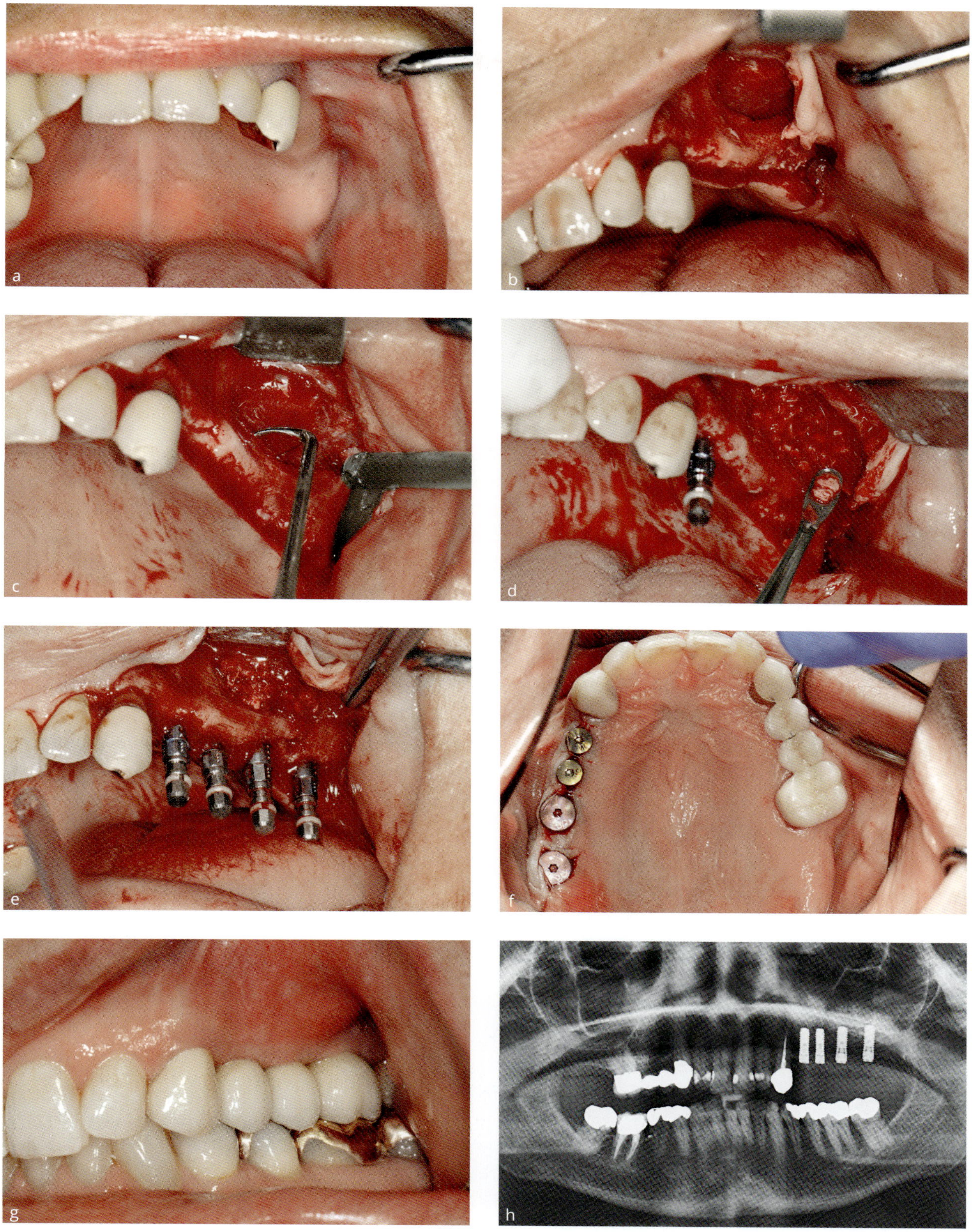
a
b
c
d
e
f
g
h

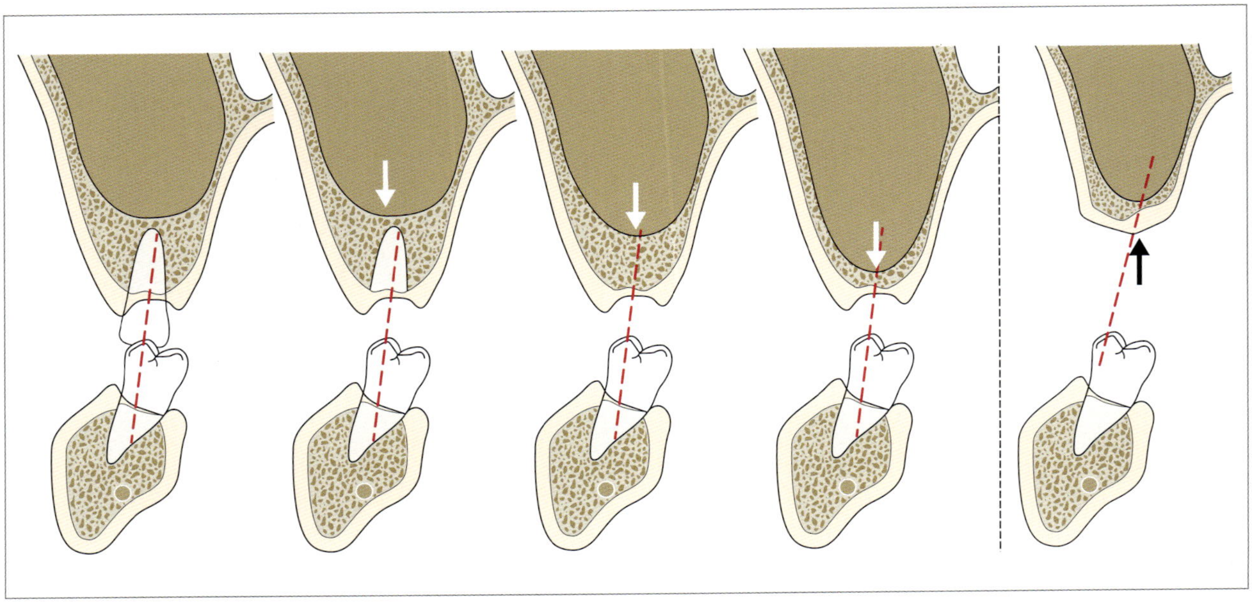

Abb. 8-4 Bei Atrophie vom Kieferhöhlenboden her verändert sich die Kieferkammverbindungslinie nicht. Bei Atrophie von krestal muss die veränderte Kieferkammverbindungslinie beachtet und durch laterale Augmentation zusätzlich zum Sinuslift korrigiert werden, damit kein Kreuzbiss entsteht. Bei ausgeprägter krestaler Atrophie ist der Sinuslift kontraindiziert und stattdessen eine vertikale Kammaugmentation vorzuziehen.

Zeit der Knochendeckel an der Schneider-Membran (nach Konrad Viktor Schneider, Anatom, Wittenberg 1614–1680) gestielt mobil wird. Nun wird mit stumpfen Instrumenten zunächst mit drückenden und nicht mit schabenden Bewegungen die Schleimhaut innerlich von den Defekträndern abgelöst. Wenn die Schleimhaut zirkulär mobil ist, wird noch einmal ringsherum mit der Diamantkugelfräse entgratet. Danach wird mit gebogenen stumpfen Instrumenten (z. B. Elevatorium nach Joseph) oder speziellen Sinuslift-Küretten die Schleimhaut innerlich ohne Perforation aus dem Recessus alveolaris ausgelöst. Meistens muß man aufgrund der zusätzlichen Atrophie von koronal und lateral (Abb. 8-4) zusätzlich den Kamm augmentieren, was durch GBR, Blöcke und Splitting geschehen kann (Abb. 8-5 und 8-6).

Die piezochirurgische Eröffnung der fazialen Kieferhöhlenwand hat zunächst einmal den Vorteil, dass die Schneider-Membran der Ultraschallschwingung ausweichen kann. Prospektive Vergleichsstudien haben aber keine geringeren Perforationsraten als mit der Diamantkugelmethode festgestellt[10].

Durch Präparation der Schneider-Membran) öffnet sich der subantrale Raum, der jetzt mit dem Augmentationsmaterial, z. B. mit einem Gemisch Knochenersatzmaterial/autologer Knochen 75 zu 25 % (siehe Kapitel 4) gefüllt werden kann. Die Füllhöhe soll etwa der Höhe des Nasenbodens entsprechen und die Insertion von 10–12 mm langen Implantaten im Knochen ermöglichen. Der Wandverschluss erfolgt durch Zurückklappen des unverletzten Mukoperiostlappens. Vom Periost der Schneider-Membran geht ebenfalls eine osteogenetische Wirkung aus[11]. Eine Membranabdeckung des Fensters bietet Studien[12] und einer Metaanalyse zufolge keinen Vorteil[13].

Externe Sinusbodenaugmentation ohne Transplantat (Graftless)[14]

Der subantrale Raum hat ein so hohes spontanes Heilungspotenzial, dass nach Stefan Lundgren[14] gänzlich ohne Knochentransplantat (Graftless) und nur mit Eigenblutfüllung eine knöcherne Auffüllung des subantralen Raums erwirkt werden kann. Eine Metaanalyse zeigte bessere Implantatüberlebensraten ohne Transplantat, was darauf hindeutet, dass ein Knochentransplantatmaterial zusätzliche Risiken wie

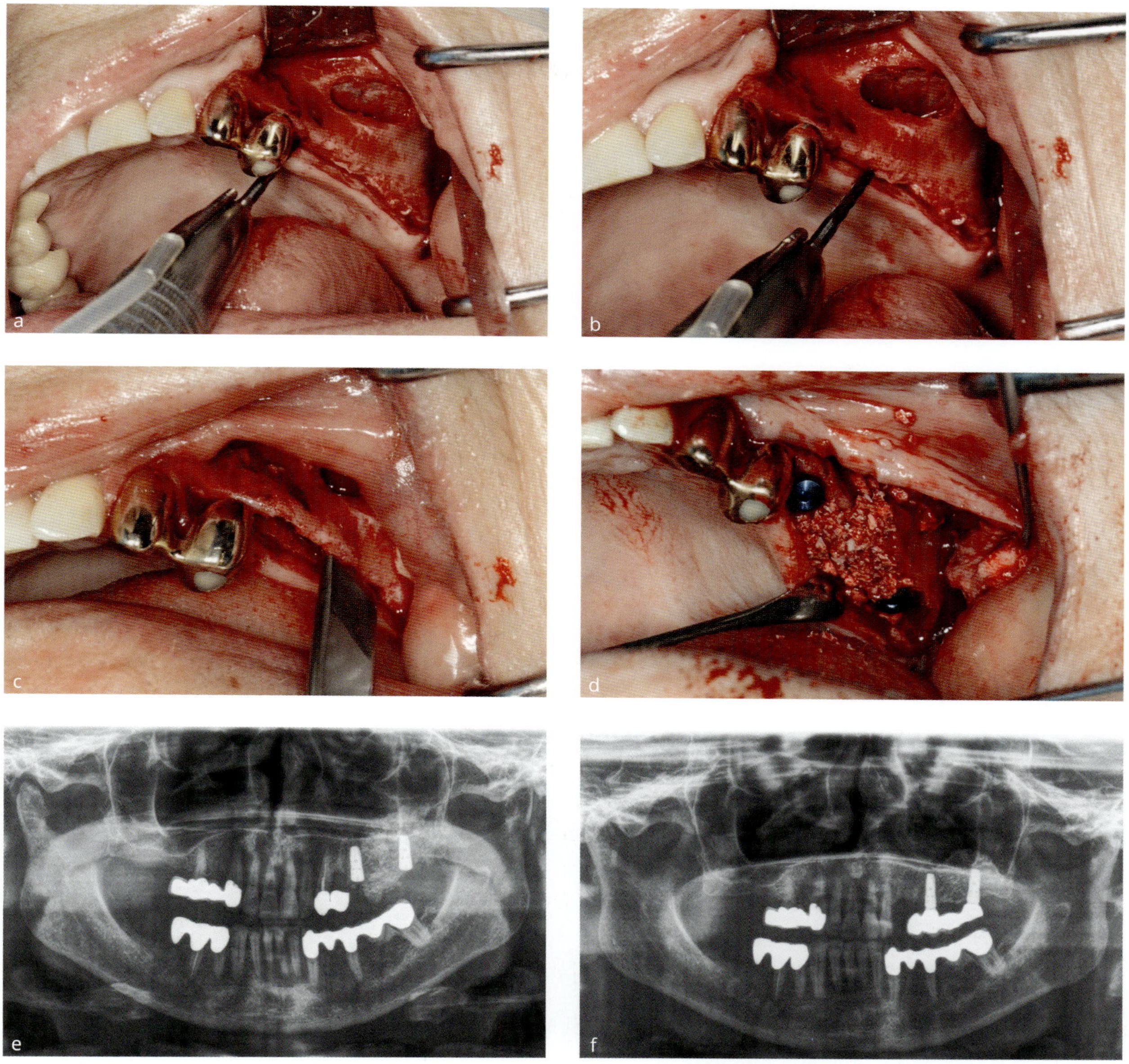

Abb. 8-5 Kombination Sinuslift mit Bone Splitting. a. Meistens liegt bei Freiendsituationen im Oberkiefer eine ausgeprägte horizontale Atrophie an den Prämolaren vor (Omegaform des Oberkiefers). Hier ist die Schneider-Membran bereits hochpräpariert. **b.** Im ansteigenden Kieferhöhlenboden der Prämolarenregion kann ein Bone Splitting mit einer Lindemannfräse erfolgen. **c.** Dieses wird mit dem Blattmeißel vervollständigt, der bis in den Kieferhöhlenboden vordringt. **d.** So kann im Viererbereich ein Implantat mit geringer Primärstabilität gesetzt werden. Der Splittingspalt und der Kieferhöhlenboden werden mit Knochenersatzmaterialgemisch aufgefüllt. **e.** Postoperative Panoramaschichtaufnahme. **f.** Panoramaschichtaufnahme nach prothetischer Versorgung. Die Konsolidierung des Transplantats mit Ausbildung einer kranialen Kortikalisschicht ist zu erkennen.

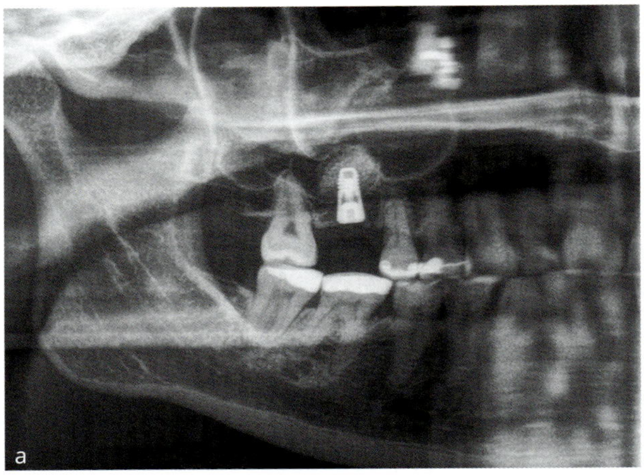

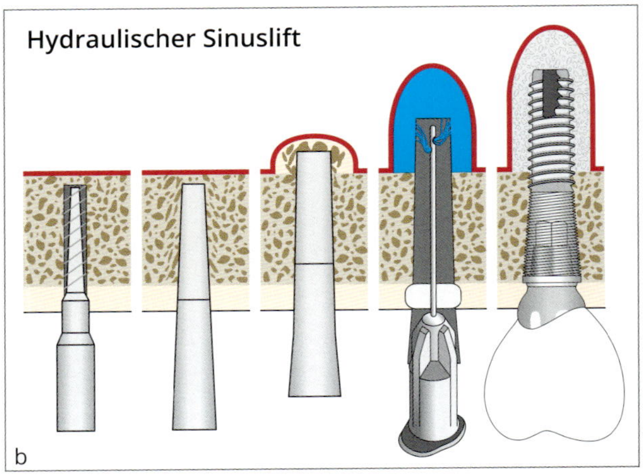

Abb. 8-6 Interner Sinuslift mit hydraulischer Technik. a. Mit Wasserdruck wird über den krestalen Zugang die Schneider-Membran angehoben und der freiwerdende subantrale Raum mit Knochenersatzmaterialgemisch gefüllt. **b.** Technik des internen Sinuslifts schematisch.

Infektionen einbringt[15]. Voraussetzung ist die Stabilisierung der elevierten Membran in kranialisierter Position über dem Transplantat. Dies kann zum Beispiel durch zeitgleich inserierte Zahnimplantate wie durch einen Zeltpfosten geschehen. Es gibt aber auch Techniken, diese Stabilisation durch steife Membranen oder durch ein Gitter aus Metall oder Kunststoff zu erreichen. Das Implantatüberleben lag bei 95,9 % bei durchschnittlich 4 mm Knochenhöhengewinn[16]. Ein Vorteil der Graftless-Technik ist, dass kein Fremdmaterial appliziert wird, das demnach auch keine Infektionen auslösen kann, indem es einen bakteriellen Biofilm ausbildet. Eine Metaanalyse, die die Graftless-Technik mit der Anwendung eines Knochentransplantats verglich, erbrachte keinen Unterschied beim Implantatüberleben aber einen signifikanten im Durchschnitt der Studien 0,7 mm geringeren Knochengewinn ohne Transplantat[17].

Entsprechend der Originalmethode des oben genannten Erstbeschreibers wird zunächst die faziale Kieferhöhlenwand freigelegt (Abb. 8-7). Dann erfolgt mit Piezotechnik oder mit feinen Sägen oder Bohrern die Bildung eines schräg geschnittenen facettierten Knochendeckels. Die schrägen Schnittflächen haben den Vorteil, dass dieser Deckel später wieder reponiert werden kann, sodass er sich beklemmt und nicht in die Kieferhöhle hineinfällt. Nach Abheben des Deckels und Zwischenlagerung in Kochsalzlösung wird die Schneider-Membran präpariert. Danach werden die Zahnimplantate inseriert. Meistens füllt sich der subantrale Raum selbstständig mit Wundblut. Nun wird der Deckel reponiert. Wenn er sich nicht sicher selber beklemmt wird er mit Histoacrylkleber gesichert. Alternativ können auch Bohrungen für einen resorbierbaren Faden angelegt werden. Danach erfolgt der primäre Wundverschluss.

Interne Sinusbodenaugmentation (krestale Technik) inklusive hydraulische Technik

Die krestale Sinusbodenaugmentation nach Summers[18] ist eine minimalinvasive Technik, weil sie über die ohnehin notwendige Implantatkavität und über eine minimale Schleimhautinzision durchgeführt werden kann (siehe Abb. 8-6b). Eine Metaanalyse erbrachte 96,9 % Implantatüberleben bei einer Knochenhöhe über 5 mm und 92,6 % bei einer Knochenhöhe unter 5 mm[19]. Die 10-Jahres-Ergebnisse einer prospektiven Studie lag bei 90,7% Implantatüberlebensrate mit Knochenersatzmaterial und 95 % beim Graftless-Vorgehen. Sie wurde mit 90,7 % für 6-mm-Implantate und 95 % für 10-mm-Implantate angegeben, wobei die Unterschiede nicht signifikant waren[20]. Der krestale Sinuslift ist eine sehr gut patientenverträgliche Methode. Er belastete als minimal invasive Methode in einer klinischen Studie die Patienten nicht mehr als Implantationen ohne Augmentation[21].

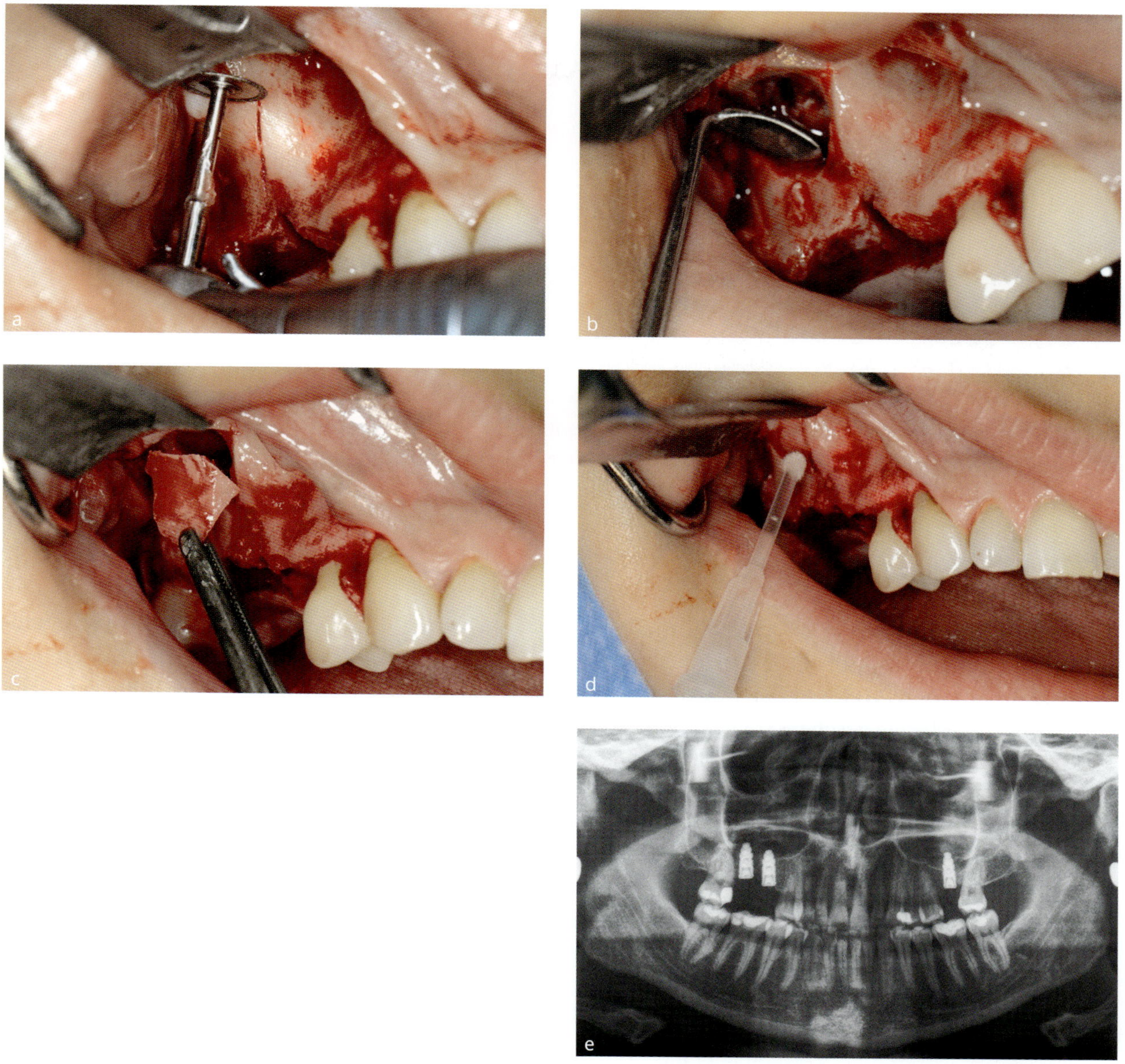

Abb. 8-7 Graftless Sinuslift. a. Mithilfe einer kleinen Trennscheibe wird ein facettierter Deckel in der fazialen Kieferhöhlenwand umschnitten, abgehoben und feucht zwischengelagert. **b.** Mit gewinkelten stumpfen Spezialküretten wird die Schneider-Membran angehoben. Das Zahnimplantat wirkt wie ein Zeltpfosten und hindert die Schneider-Membran, in den Recessus alveolaris zurückzufallen. Der subantrale Raum füllt sich spontan mit Eigenblut. **c.** Der Knochendeckel wird reponiert. Die Facettierung und die schrägen Schnittflächen führen dazu, dass der Deckel nicht nach innen fällt und sich selbst beklemmt. **d.** Mit Histoacrylkleber wird der Deckel befestigt. **e.** Postoperative Panoramaschichtaufnahme mit beidseitigem Sinuslift ohne Transplantat.

Das Vorgehen ist etwas zeitaufwändig, denn jeder Implantatsitus muss einzeln operiert werden, sodass bei mehreren Implantaten die externe Technik eine Zeitersparnis bietet. Grundsätzlich wird der vorhandene Knochen bis etwa 0,5 mm unter die Gegenkortikalis angebohrt. Der geübte Operateur fühlt die Gegenkortikalis am Bohrwiderstand. Um diese Distanz exakt vorauszuplanen ist ein DVT empfehlenswert. Dann wird der Sinusboden durch einen Stößel mit einigen Hammerschlägen infrakturiert und nach kranial verformt, wobei die Instrumente durch den Implantatstollen eingeführt werden. Die entstehen-

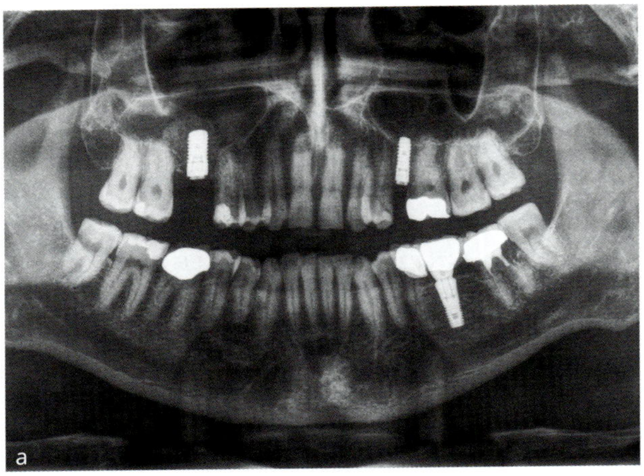

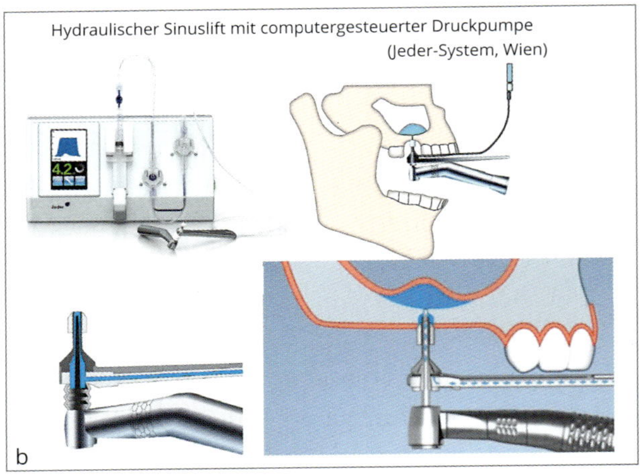

Abb. 8-8 Hydraulischer Sinuslift nach der Jeder-Technik. a. Panoramaschichtaufnahme. **b.** Jeder-Technik. Über eine Druckmanschette am Winkelstück steht die Bohrerspitze unter Wasserdruck, sodass die Schneider-Membran im Moment der Kortikalisperforation wegspringt und geschont wird. Die Computersteuerung des Wasserdrucks erlaubt es zusätzlich, ein kontrolliertes Wasser- und damit Augmentationsvolumen einzubringen (Bildquelle: Jeder GmbH, Wien, Österreich).

den Fragmente können dann einige Millimeter in die Kieferhöhle hineingedrückt werden. Man kann auch versuchen, mit stumpfen Elevatorien den subantralen Raum durch Anheben der Schneider-Membran zu vergrößern und dann eine Eigenblutfüllung oder Knochentransplantate einzuführen. Abschließend wird das Zahnimplantat eingesetzt, das die Zugangskavität zur Kieferhöhle luftdicht verschließt und damit eine oroantrale Fistel vermeidet. Meistens kommt es bei der Basistechnik zu einer Membranperforation, die aber mangels Einblickes unentdeckt bleibt. Sie kann aber durch Sondieren oder Spülen diagnostiziert werden, wenn die Kochsalzlösung zur Nase austritt. Eine bessere Kontrolle der Schneider-Membran ermöglicht eine gleichzeitige Endoskopie der Kieferhöhle über eine punktförmige transorale Perforation der fazialen Kieferhöhlenwand.

Die kritischen Phasen einer internen Sinusbodenaugmentation sind erstens der Eintritt in die Kieferhöhle und zweitens die Elevation der Schneider-Membran, weil es bei beiden Vorgängen zur Membranruptur kommen kann, die Studien zufolge bei 28 % der Fälle liegt[22]. Das erste Risiko ist erhöht, wenn der Kieferhöhlenboden unruhig ist, schräg steht oder gar septiert ist. Um das Risiko des Eintritts zu senken, wurden verschiedene Techniken entwickelt. Am naheliegendsten sind Normfräser in Halbmillimeterschritten, die DVT-gesteuert exakt die Gegenkortikalis des Kieferhöhlenbodens dünn bohren und gerade eben perforieren, ohne die Membran zu berühren. Ein weiterer Ansatz sind Stopp-Fräsen, die bei Verlust des Gegendrucks beim Eintritt entkoppeln und nicht mehr weiterdrehen. Andere Frästypen transportieren den Bohrstaub der Knochenbohrung nach apikal, wo er wie ein Polsterkissen die Schneider-Membran im Moment des Eintritts verdrängt. Schließlich gibt es den Vorschlag, ein Implantat mit Feingewinde einzudrehen, das dann ganz langsam und kontrolliert den Kieferhöhlenboden anhebt, kontrollierter und langsamer als ein Stößel. Die am weitesten fortgeschrittene Lösung des Eintrittsproblems ist das Winkelstück des Jeder-Systems (Jeder GmbH, Wien, Österreich), das einen kleinen Stahlbohrer unter ständigem Wasserdruck hält, der an den Bohrlochrändern durch Dichtungen aufrechterhalten wird[23]. Im Moment des Eintritts des kleinen Stahlbohrers schießt das unter Druck stehende Wasser in den subantralen Raum und schiebt die intakte Membran vor sich her (Abb. 8-8).

Das zweite Risiko ist der Einriss der Membran beim Anheben und bei der Schaffung des subantralen Raums. Um das Risiko des Risses der Membran beim Anheben zu senken, wurden ebenfalls verschiedene Techniken entwickelt. Eine Modifikation der Osteotommethode ist die ballonassistierte Sinusbodenaugmentation. Ein Ballon verteilt den Druck einer Füllflüssigkeit auf eine große Fläche und kann die Schneider-Membran schonen. Allerdings ist der Ballon ein Einwegprodukt und relativ teuer. Aus Israel kam der Vorschlag eines Zahnimplantats mit einem Pumpkanal, der unterhalb des Apexes austritt. Dieser Kanal kann mit pastösem Knochenaufbaumaterial gefüllt werden, welches langsam die Schneider-Membran hochdrückt und gleichzeitig den Knochen aufbaut.

Als klinische Synthese aller dieser Ansätze verwendet der Autor die hydraulische Methode modifiziert von Chen[24]. In der Originalmethode wird zunächst mir einer Diamantkugelfräse ein 3-mm-Loch an der späteren Implantatstelle bis 1 mm vor die Gegenkortikalis gefräst. Dann wird die Gegenkortikalis mit einem 2-mm-Kugelbohrer punktförmig perforiert, wobei aus dem Handstück des amerikanischen Autors ein Wasser/Luftgemisch mit Druck in den Bohrstollen eintritt, das die Schneider-Membran ablöst. Der Autor dieses Buches geht so vor, dass nach der punktförmigen Perforationsbohrung eine Knopfkanüle in das Bohrloch eingeführt und mit einem angefeuchteten Tupfer ringsherum abgedichtet wird. Mit einer Spritze wird Kochsalzlösung von Hand eingespritzt, die die Schneider-Membran anhebt. Hierfür ist ein relativ starker Druck erforderlich. Man spritzt etwa 2 ml Kochsalzlösung ein, erkennbar an der Graduierung der Spritze. Ein fühlbarer Druckverlust würde eine Perforation anzeigen, sodass man in diesem Fall zur lateralen Technik umwechseln kann. In den angehobenen Raum einer perforationsfreien internen Präparation kann durch den Implantatstollen Augmentationsmaterial eingefüllt werden. Bei guter Technik kann man dadurch beeindruckende membrangedeckte Kuppeln aus Knochenersatzmaterial aufbauen, in deren Zentrum die Implantate stehen. Die Patienten sind im Regelfall sehr zufrieden, denn der Zugang ist minimal invasiv und es treten kaum Beschwerden auf.

Die krestale Technik ist wegen der schlechteren Übersicht gegenüber der lateralen Methode eher erfahrenen Operateuren zu empfehlen, die bei Bedarf auf den lateralen Zugang wechseln können. Die Klopfgeräusche beim Vorantreiben des Stößels können den Patienten belästigen.

8.2 Interpositionsosteoplastiken

Interpositionsdefekte können durch senkrechte Spaltung (Splitting) horizontale Spaltung (Sandwich) des Alveolarfortsatzes erzeugt werden. Bei schrägen Kieferkämmen kann das Segment auch wie ein Garagentor hochgeschwenkt werden. Den Interpositionsosteoplastiken ist gemeinsam, dass hier ein Knochenlager geschaffen wird, das von zwei Seiten her von vaskularisiertem Knochengewebe begrenzt ist, wodurch sich die Distanzen der Angiogenese verdoppeln (Abb. 8-9). Weil Knochensegmente über das Periost weichgewebegestielt bleiben, spricht man auch von osteoperiostalen Lappen. Interpositionsosteoplastiken werden auch als Expansionsplastiken des Kiefers bezeichnet, weil der vorhandene Knochen von innen expandiert wird. Sie funktionieren auch jenseits des Envelopes, weil sie diesen verlagern.

Vertikale Interposition (Sandwich-Osteoplastik)

Einer aktuellen Studie des Autors zufolge beträgt die Implantatüberlebensrate nach vertikaler Augmentation durch die Sandwich-Methode 96,7 % bei bis zu 8,3 mm Höhengewinn und kaum Langzeitresorption von 0,27 mm nach 12 Jahren. Es traten zwar 12 % Wunddehiszenzen auf, allerdings ohne Infektion des Knochentransplantats, weil dieses in der Tiefe geschützt liegt[25] (Abb. 8-10). Eine Metaanalyse aus 10 Studien berichtete 94 % Implantatüberleben nach 5 Jahren[26]. Ein Vorteil der Sandwich-Interposition ist, dass die Weichgewebe und insbesondere die Restspur der befestigten Gingiva nicht vom First des Alveolarfortsatzes abgelöst werden muss (Abb. 8-11). Die Technik kann sehr gut mit der physiologischen Kieferkammmittenschnittführung kombiniert werden. Dadurch bleiben die spezialisierten Gewebe des marginalen Parodontiums (neuroektodermale Zellen) an der späteren Implantatdurchtrittsstelle erhalten und können hier einen neuen Weichgewebeanheftungsapparat um Implantate ausbilden. Zudem wird auf der oralen Seite des Segments das Periost nicht abgelöst. Man nimmt an, dass dadurch weniger Höhenresorption des augmentierten Knochens als bei Auflagerungen auftritt.

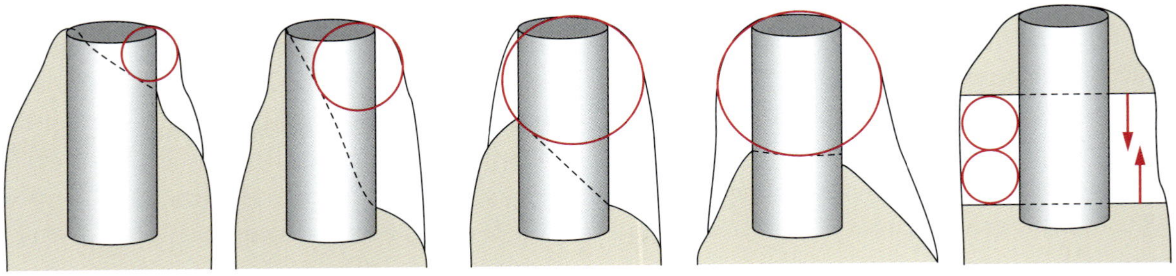

Abb. 8-9 Knochendefekte nach der Viertelklassifikation. Die Größe des Kreises zeigt die zunehmende Anforderung an die Angioneogenese; Defekte größer als 1/4 überfordern die Angiogenese, sodass diese nur teilweise verknöchern oder das Knochenersatzmaterial nicht einheilt (vgl. Abb. 2-21). Durch die Sandwichosteotomie verdoppelt sich die Angiogenesestrecke, denn beide Knochenanschlussflächen sind durchblutet.

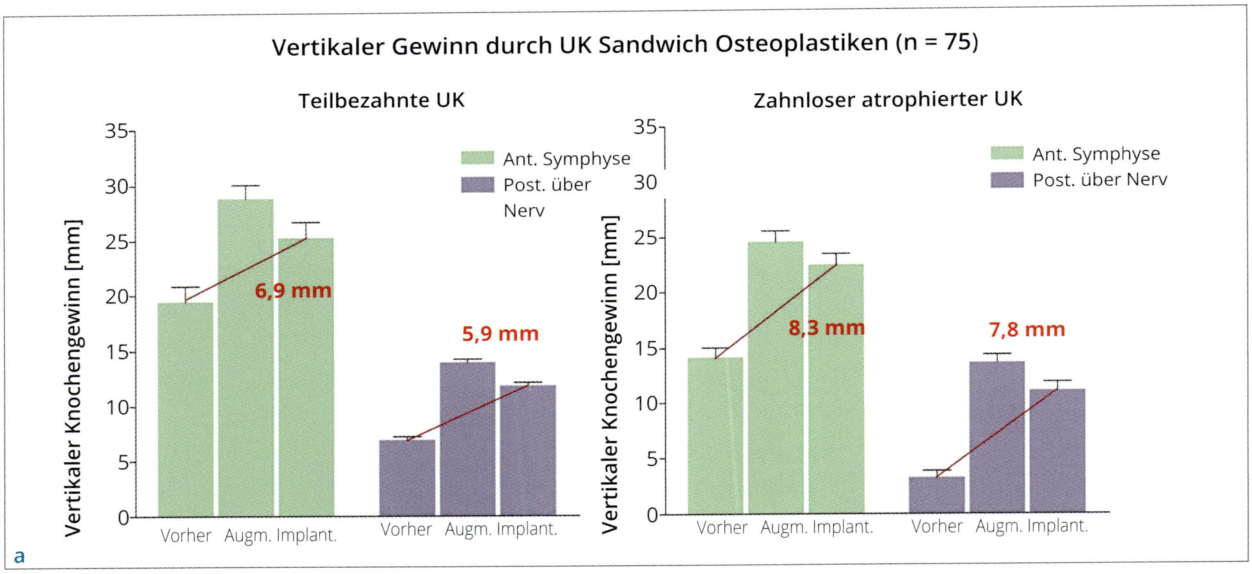

Im seitlichen Unterkiefer wird die bukkale Kompakta mit der Lindemannfräse oberhalb der Nervebene osteotomiert (Abb. 8-12). Es folgen vollschichtige vertikale Osteotomien mesial und distal des Segments, die bis nach lingual durchgehen. Man kann hier vorsichtig den tastenden Finger in den Mundboden einlegen, um mit dieser Fräsung nicht die linguale Schleimhaut zu perforieren. Lingual horizontal erfolgt die Osteotomie mit dünnen Blattmeißeln, weil es zu gefährlich ist, in Nervnähe die Lindemannfräse einzusetzen. Das Segment wird meistens nach ein bis zwei Meißelschlägen schlagartig mobil, wenn die linguale Kompakta bricht. Es muß vollständig mobil sein und hängt dann gestielt an den lingualen Weichgeweben und ist über diese durchblutet. Das linguale Periost ist im Regelfall so nachgiebig, dass es der Aufwärtsbewegung des Segments ohne Widerstand folgt und auch erlaubt, das Segment in die gewünschte Position für Zahnimplantate in Prothetikachse zu navigieren. Die stabile Fixierung des Segments in der gewünschten Höhe erfolgt von vestibulär mit 1,5 mm Mikrotitanplatten (KLS Martin, Tuttlingen). Dadurch

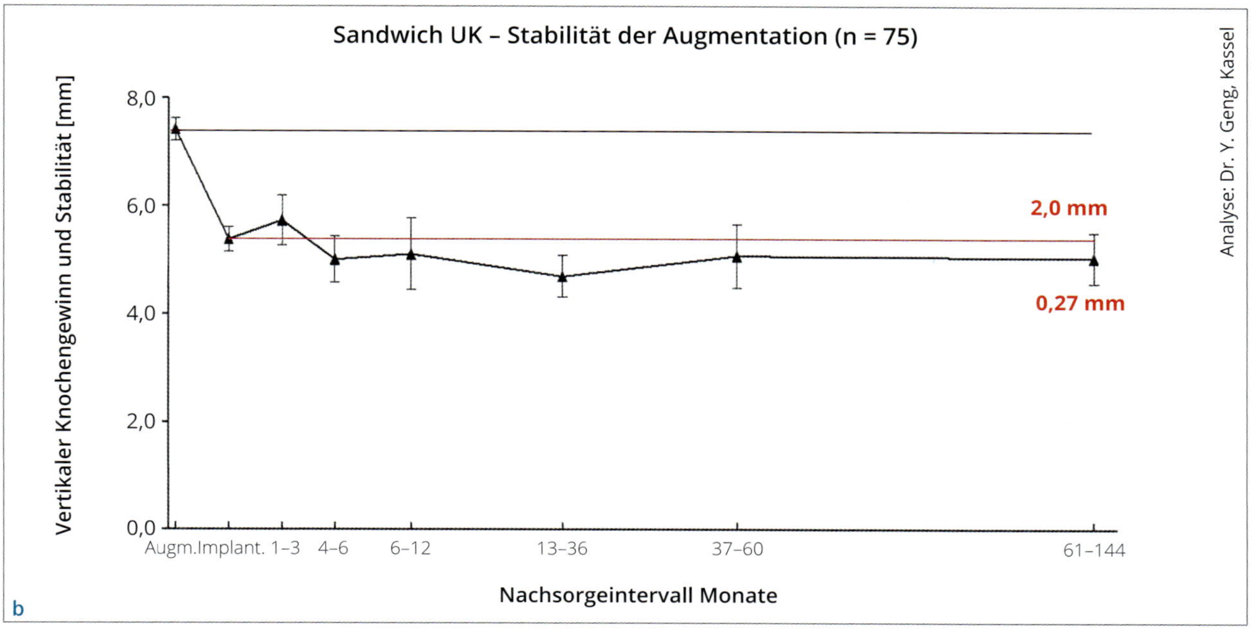

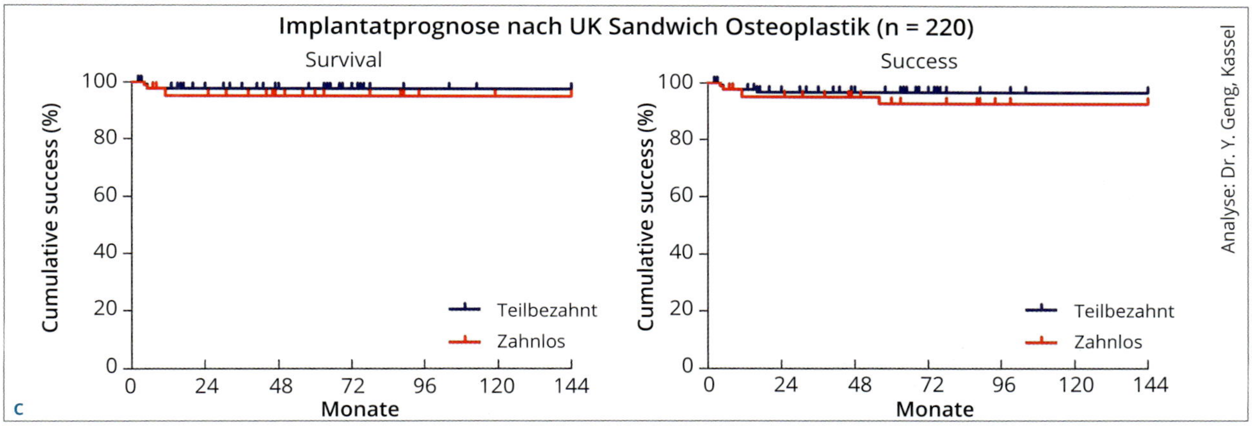

Abb. 8-10 **a.** Durchschnittlicher Höhengewinn in Kieferregion und Indikationsklasse teilbezahnt und zahnlos, durch Remodeling geht von dem ursprünglichen Höhengewinn bis zur Implantatinsertion etwa 2 mm verloren. **b.** Ab dem Zeitpunkt Implantatinsertion beträgt der Knochenabbau nach Sandwichinterpositionsosteoplastik im Durchschnitt nur 0,27 mm. **c.** Implantatüberleben (Survival rate) und Implantaterfolg (Success rate) nach Kaplan Meier.

eröffnet sich ein kastenförmiger Hohlraum unter dem Segment, der mit den Bohrspänen und Knochenersatzmaterial gefüllt werden kann. Dann liegt nach 4 Monaten ein belastbares Implantatlager vor und die Platten können wieder entfernt werden. Die Technik kann analog auch in der oberen Front angewendet werden, dort ist allerdings die palatinale Schleimhaut kaum nachgiebig, sodass bei Höhendefiziten über 2–3 mm die Distraktionsosteogenese angewendet wird.

Schwing-Osteotomie

Im 3/4-Stadium (siehe Kapitel 1) ist lingual noch ein erniedrigter Spitzkamm vorhanden, der bei reiner Aufwärtsbewegung stören würde. In dieser Situation könnte man eine Schalentechnik mit Blocktransplantaten anwenden (Abb. 8-13). Diese ist als Onlaytechnik aber dehiszenzgefährdet. Besser ist es, die Schwing-Interposition zu nutzen (siehe Abb. 8-3). Hier wird das Transportsegment mobilisiert wie oben beschrieben. Es wird aber nicht senkrecht nach oben

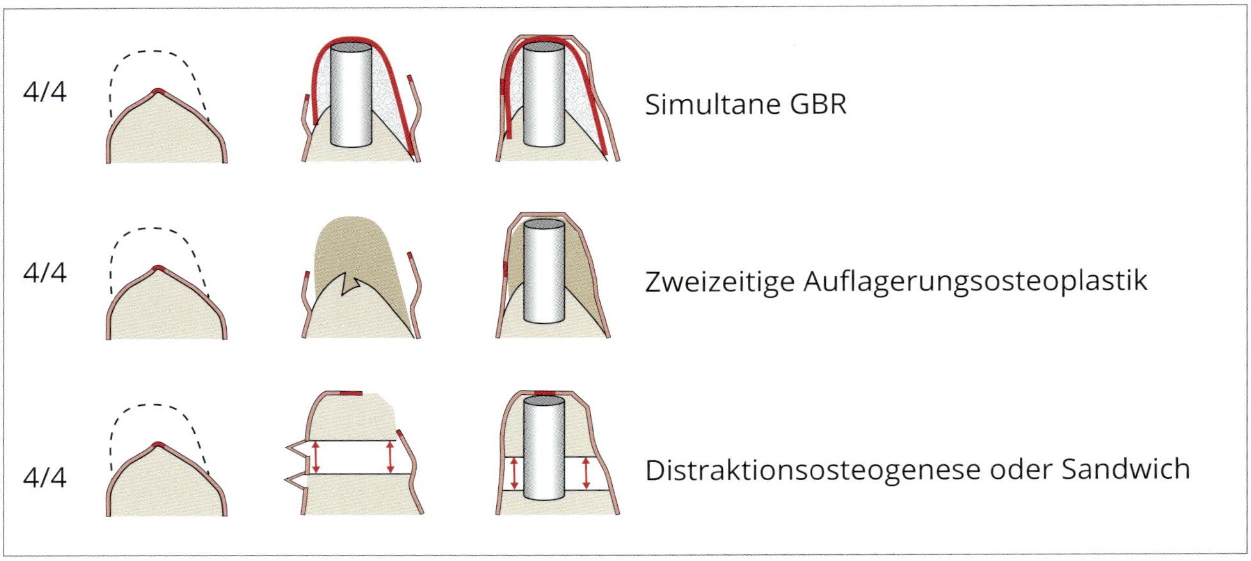

Abb. 8-11 Die Lage der Restspur der befestigten Gingiva ist in Kieferkammmitte durch eine kurze rote Linie dargestellt. Sowohl bei der simultanen GBR als auch bei der Blockauflagerung wandert diese Zone nach lingual (verschobene mukogingivale Grenzlinie). Nur bei der Distraktionsosteogenese und dem davon abgeleiteten Sandwichverfahren bleibt die befestigte Gingiva in Kieferkammmitte, wo sie im Durchtrittprofil der späteren Implantate steht.

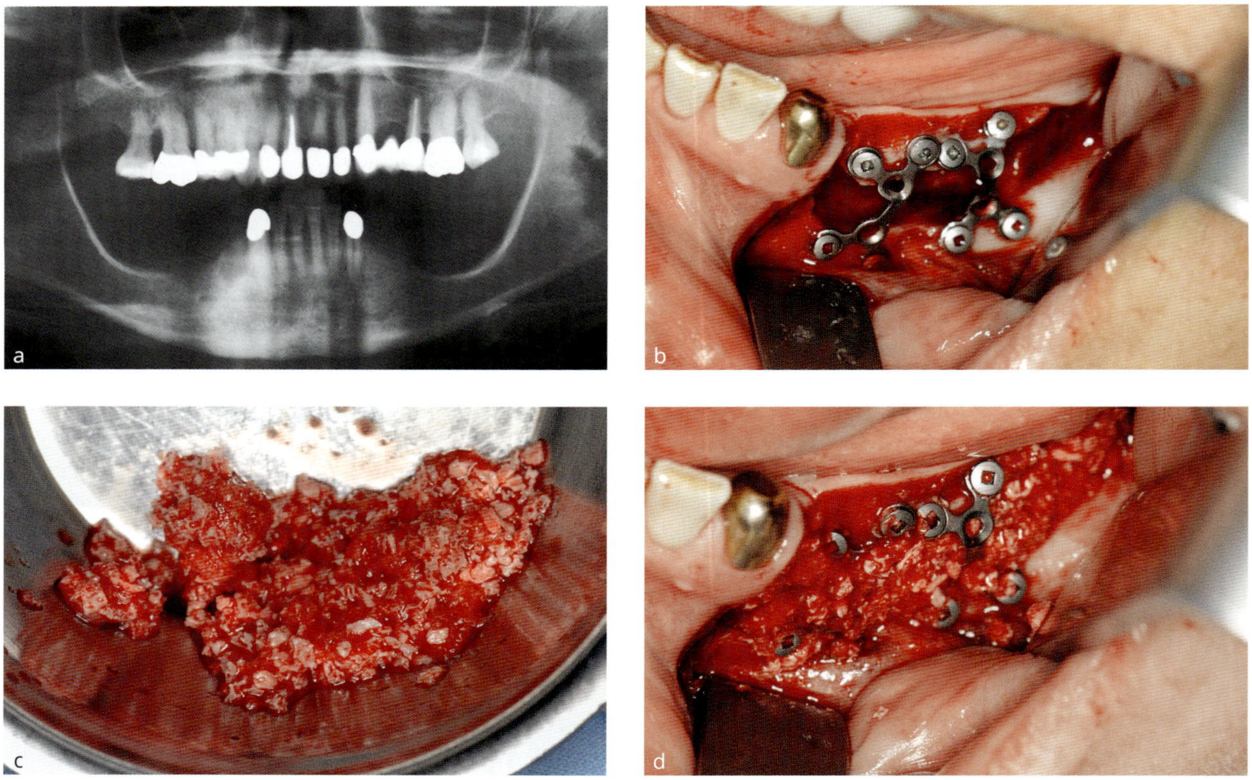

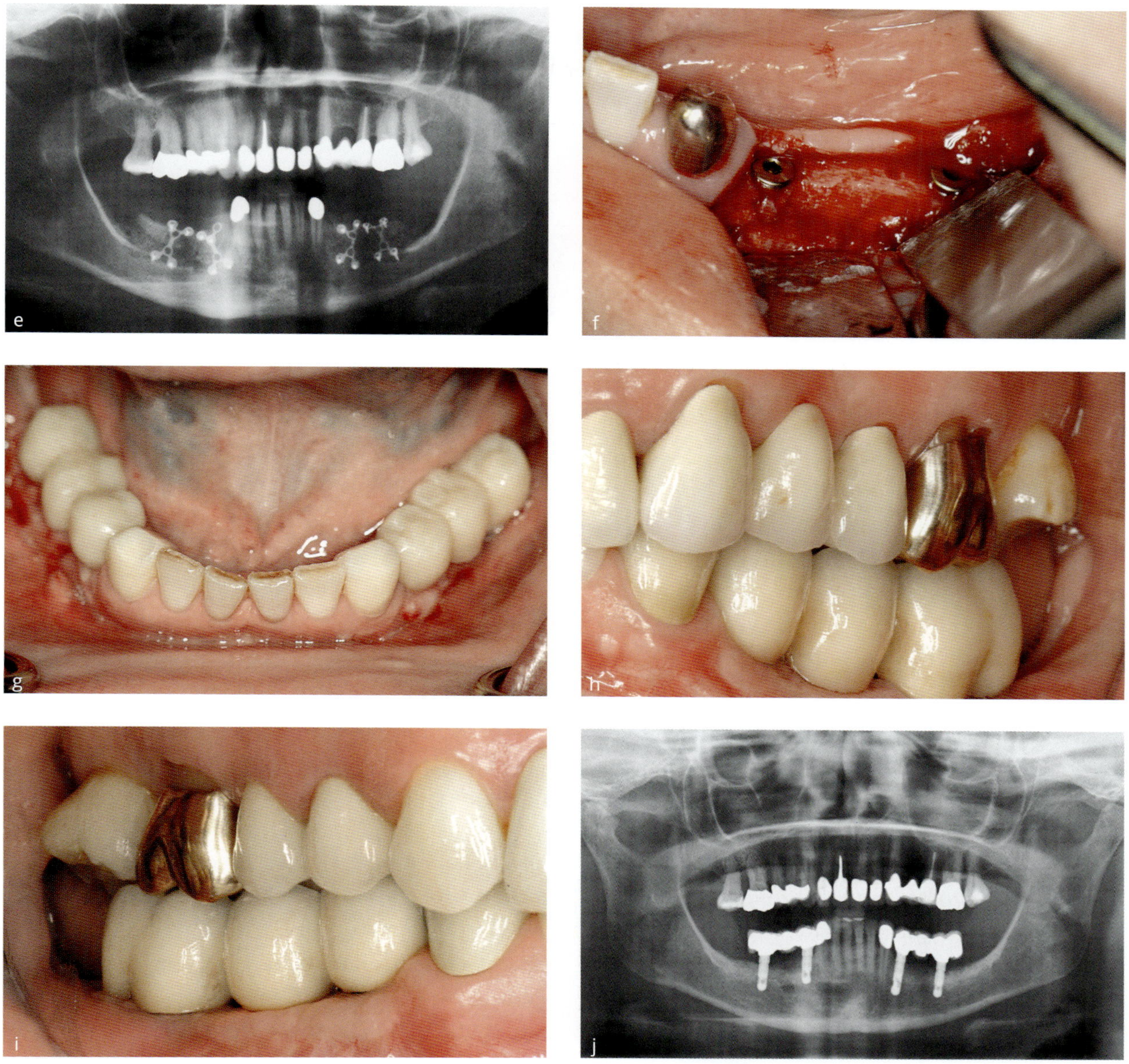

Abb. 8-12 Sandwichinterposition. a. Ausgangslage mit vertikaler Atrophie bei beidseitiger Freiendsituation im Unterkiefer. Minimale Knochenhöhe über dem Nerv etwa 4 mm. **b.** Das weichgewebegestielte Knochensegment wird in kranialer Position mit Mikroplatten (KLS Martin, Tuttlingen) stabilisiert. Es eröffnet sich ein kastenförmiger Knochenhohlraum. **c.** Gemisch aus Venenblut, 75 % Knochenersatzmaterial (Bio-Oss®, Geistlich, Baden-Baden) und 25 % autologen Knochenchips (Filter). **d.** Aufgefüllter Interpositionsdefekt. **e.** Postoperative Panoramaschichtaufnahme. **f.** Nach 4 Monaten werden die Platten entfernt und die neue Knochenhöhe wird für Zahnimplantate genutzt. **g.** Festsitzende prothetische Versorgung. **h.** 10 Jahre später, linker Unterkiefer. **i.** 10 Jahre später, rechter Unterkiefer. **j.** 10 Jahre später, Panoramaschichtaufnahme, kein Anzeichen für vertikalen Knochenabbau im Bereich der vorherigen Augmentationen.

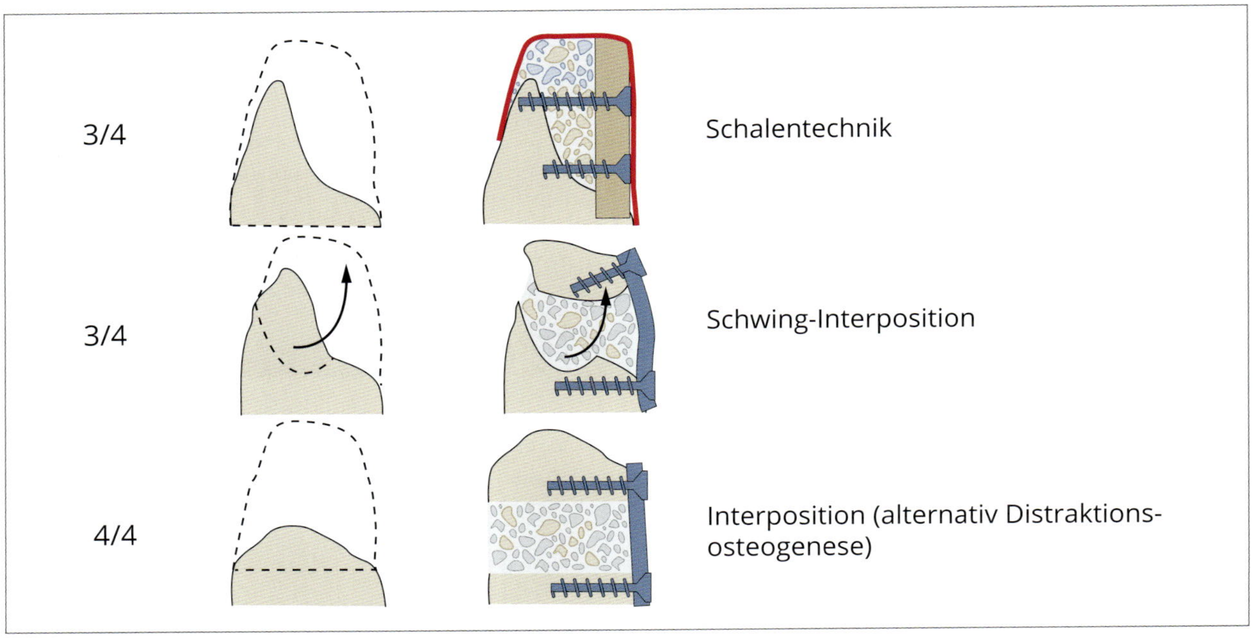

Abb. 8-13 Auch die 3/4-Atrophie (oben und Mitte) kann mit einer Interpositionstechnik versorgt werden. Im Gegensatz zur Sandwichosteotomie (unten) wird das Segment wie ein Garagentor hochgeschwungen, weshalb die Methode Schwing-Osteotomie genannt wird.

verlagert, sondern wie ein Garagentor hochgeschwungen. Die Schrägfläche des atrophierten Kiefers stellt sich horizontal und wird zu einem Plateau für die spätere Implantatinsertion. Deshalb muß das Segment auch breit genug osteotomiert werden, z. B. 8 mm breit, 4 mm für das spätere Implantat und jeweils 2 mm für die linguale und bukkale Implantatumfassung (Abb. 8-14).

Horizontale Interpositionsosteoplastik (Bone Splitting)

Das Bone Splitting kann zeitgleich mit der Implantatinsertion einzeitig durchgeführt werden. In einer vergleichenden Studie hatte das Splitting mit 100 % ein besseres Implantatüberleben als Blockauflagerungen mit 92,9 %[27]. 10-Jahres-Ergebnisse in einer anderen Studie lagen bei 97 %[28].

Abb. 8-14 *(rechte Seite)* **Schwing-Interpositionsosteoplastik. a.** Ausgangslage mit vertikal abgesunkener Prothese mit Non-Okklusion und Klammertrauma am Dreier. **b.** Panoramaschichtaufnahme mit Ausgangslage. Knochenhöhe über dem Nerv etwa 8 mm. **c.** Segmentosteotomie und Hochschwingen des Segments, gestielt an den lingualen Weichgeweben. **d.** Mit Gemisch aufgefüllter Interpositionsspalt. **e.** Durch Schnitt in der Kieferkammmitte (Restspur der befestigten Gingiva) lässt dich das Material sehr gut nähen. **f.** Ebenso die linke Seite. **g.** Postoperative Panoramaschichtaufnahme. **h.** Implantatinsertion.

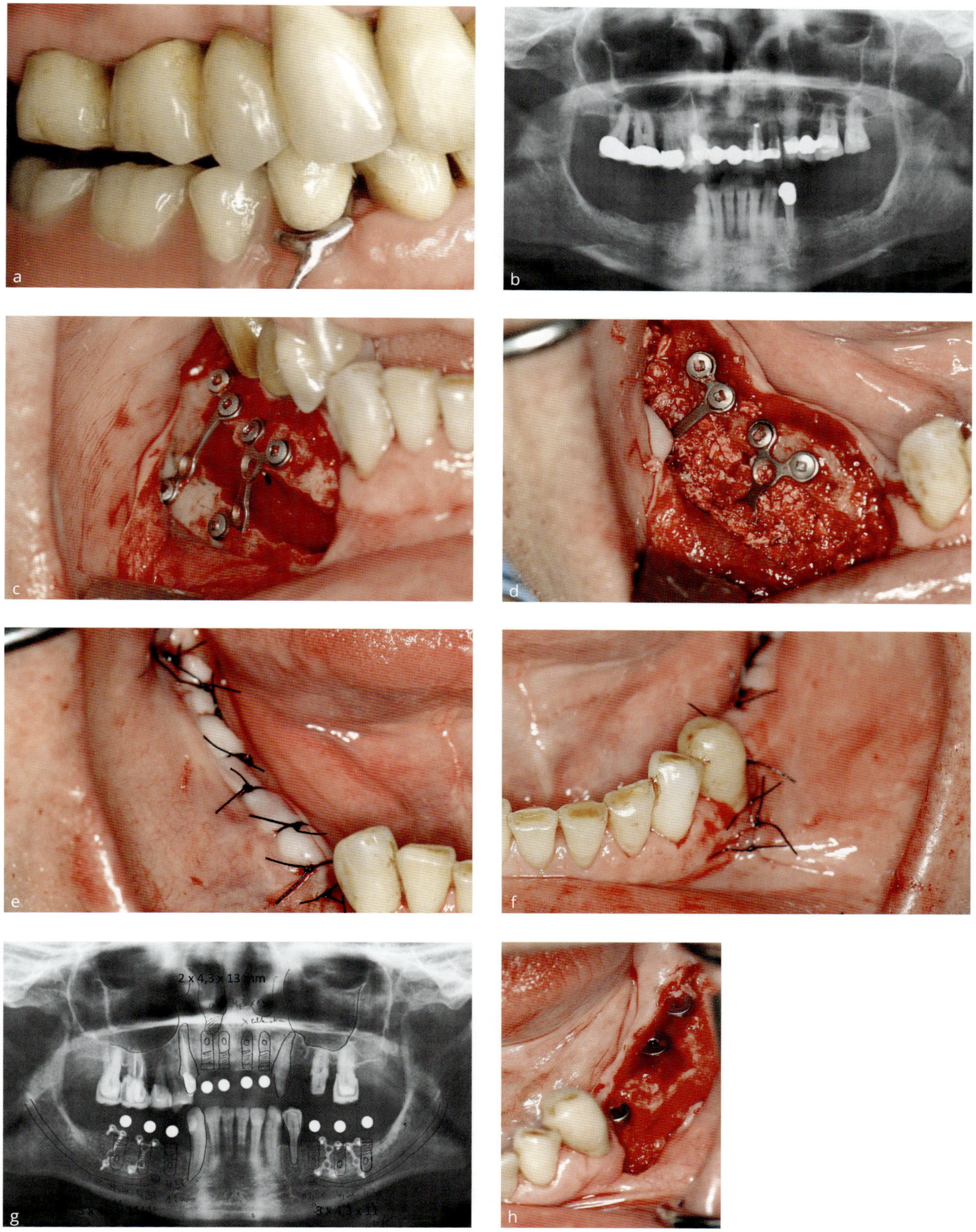
a
b
c
d
e
f
2 x 4,3 x 13 mm
3 x 4,3 x 11
g
h

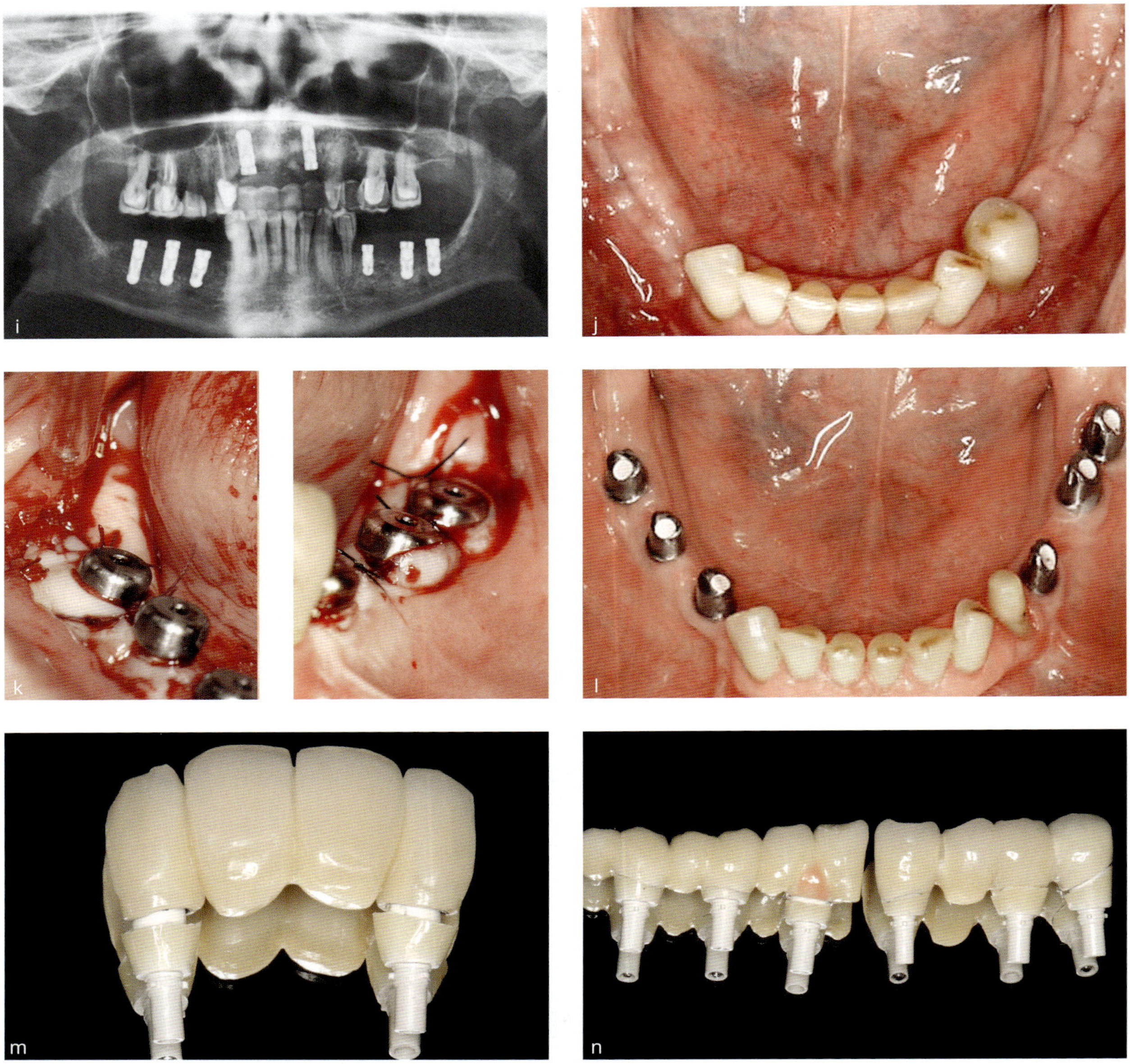

Abb. 8-14 Schwing-Interpositionsosteoplastik. i. Panoramaschichtaufnahme nach Insertion normal langer Implantate (11 mm). **j.** Als Zugang für alle Operationsschritte dient der Kieferkammmittenschnitt. **k.** Durch Kieferkammmittenschnitt verteilt sich die Restspur der befestigten Gingiva automatisch wie eine Manschette um das Implantat. Das Implantat tritt an der Stelle aus, an der bereits der Milchzahn durchgebrochen ist. **l.** Perfekte Manschette der befestigten Gingiva, spontan ohne jegliche Weichgewebeaugmentation. Durch die richtige Schnittführung bleiben den Patienten Mühen und Kosten für eine Weichgewebetransplantationsoperation erspart. **m.** Brücke im anterioren Oberkiefer. **n.** Links: Brücke im linken Unterkiefer, rechts: Brücke im rechten Unterkiefer.

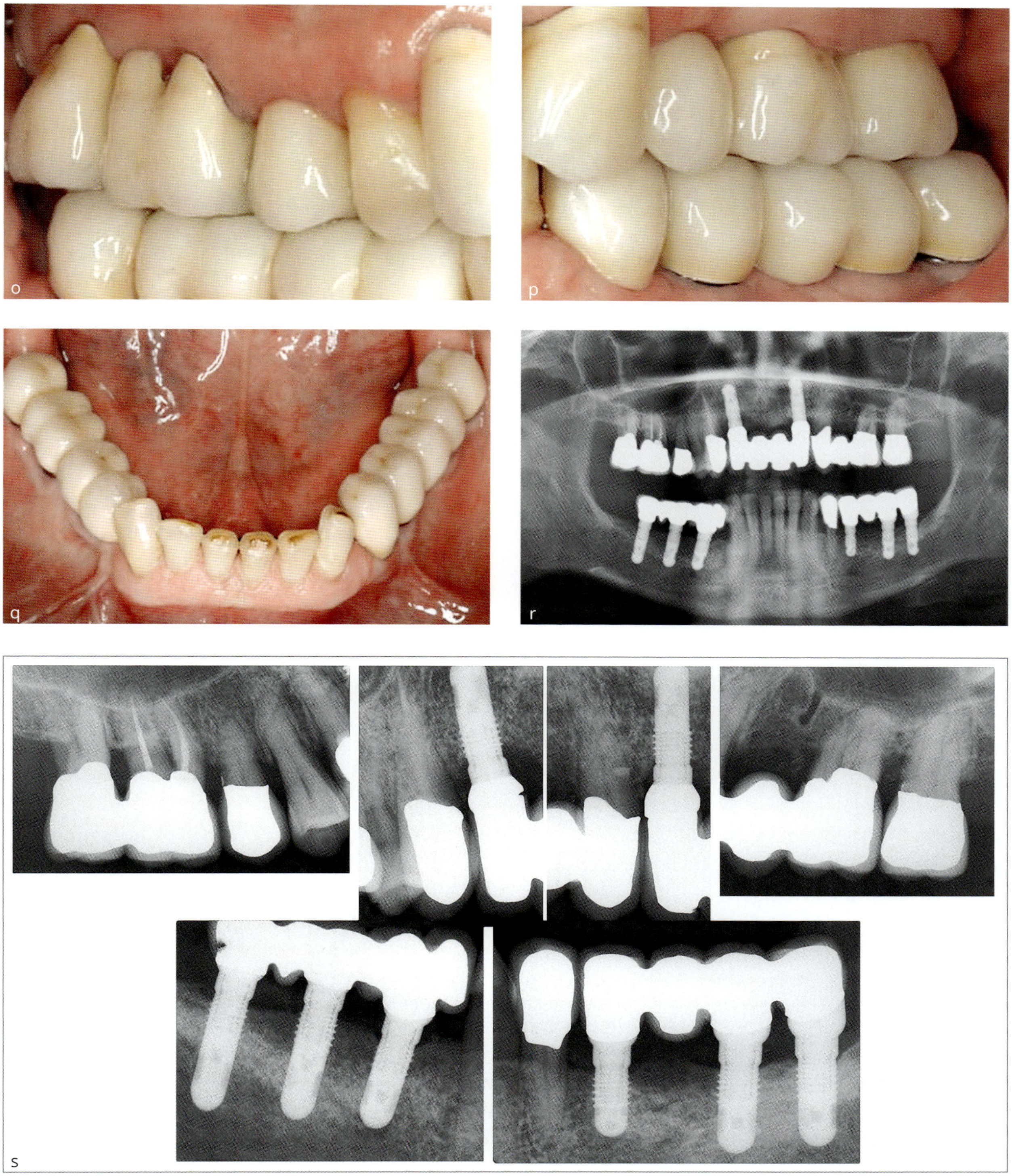

Abb. 8-14 Schwing-Interpositionsosteoplastik. o. Prothetische Versorgung links (PD Dr. Mehl, Univ. Kiel). **p.** Prothetische Versorgung rechts (PD Dr. Mehl, Univ. Kiel). **q.** Aufsicht des versorgten Unterkiefers. **r.** Panoramaschichtaufnahme 11 Jahre nach prothetischer Versorgung ohne Anzeichen eines Knochenabbaus in den augmentierten Arealen. **s.** Dito Zahnfilmstatus.

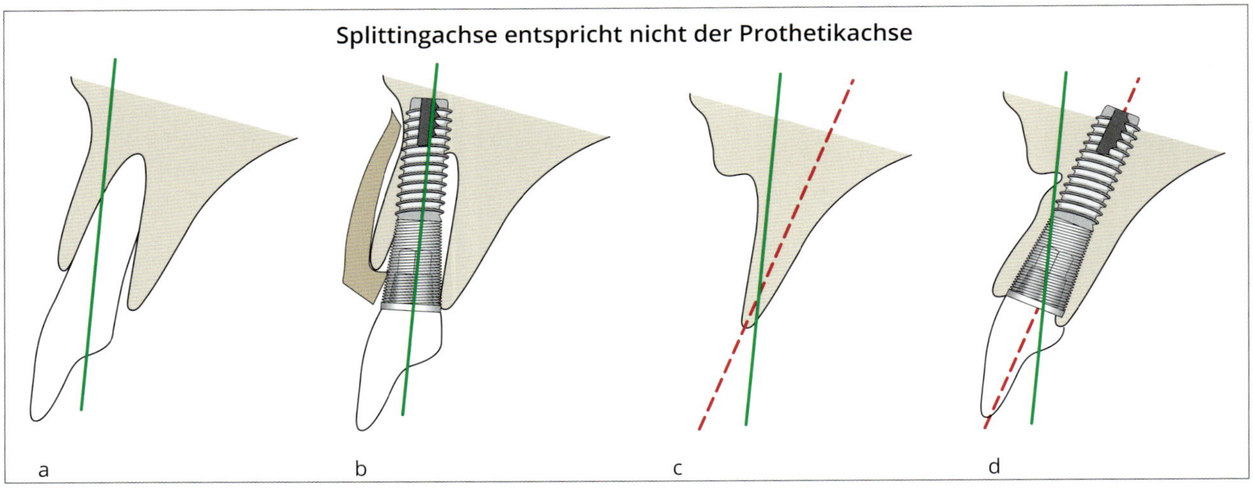

Abb. 8-15 Bone Splitting. a. Ein palatinales Schraubenzugangsloch entspricht nicht der Zahnachse. **b.** Eine Knochenaugmentation ist für ein palatinales Schraubenzugangsloch erforderlich. **c.** Das Bone Splitting folgt der Knochenrichtung. **d.** Mit Bone Splitting ist kein palatinales Schraubenzugangsloch erreichbar.

Die Voraussetzung für ein Splitting sind zwei spaltbare Kompaktalamellen im DVT-Querschnitt (digitales Volumentomogramm), die durch eine Schicht Spongiosa getrennt sind. Normalerweise hat ein zu schmaler Kieferkamm des Stadiums 2/4 nicht mehr genug Knochen, um das Implantat primär zu stabilisieren. Beim Splitting wird der Knochen aber erweitert, sodass man doch wieder die Implantate dazwischen einigermaßen stabil einsetzen kann. Das macht die Gesamtbehandlung preiswerter und schneller als bei einem zweizeitigen Verfahren. Doch man muß auch einen Preis in Form von Nachteilen dafür zahlen.

Der Nachteil des Splittings ist, dass die Splittingrichtung die Implantatachse vorgibt und im anterioren Oberkiefer mit seiner Schrägstellung um etwa 20 Grad nicht mit der prothetischen Idealachse übereinstimmt (Abb. 8-15). Man muss also anguliert stehende Implantate in Kauf nehmen und durch Winkelaufbauten ausgleichen und ggf. auf verschraubte Prothetik verzichten, denn die Schraubenachsen kommen in der oberen Front nach Splitting vestibulär heraus.

Gedecktes versus offenes Splitting

Insbesondere bei vestibulärer Deperiostierung ist die bukkale Knochenlamelle nach Splitting nicht mehr gut ernährt, denn von innen hat der Splittingspalt die Verbindung zum Knochen durchtrennt. Das Splitting neigt zu Höhenresorption der vestibulären Lamelle mit freiliegender Implantatschulter, weil die vestibuläre Lamelle beim offenen Splitting nicht mehr ernährt ist (Abb. 8-16). Dies ist besonders bei einzeitiger Implantation ein Nachteil. Studien deuten darauf hin, dass die Resorption geringer ausfällt, wenn Knochenersatzmaterial in den oberen Splitting-Spalt eingebracht wird.

Wenn man den Weichgewebelappen vestibulär intakt angeheftet lässt, kann dieser nicht mobilisiert werden und daher kann der Splittingspalt nicht zugenäht werden (Abb. 8-17). Die Implantate und eventuelles Knochenaufbaumaterial heilen beim Splitting also offen zur Mundhöhle ein. Das ist zwar zunächst ungewöhnlich, macht aber in der Praxis nicht viel aus. Die Deperiostierung der bukkalen Lamelle würde zwar ein Splitting unter Sicht erlauben. Das führt aber schnell zum Verlust von Kleinfragmenten, falls eine Frakturierung der bukkalen Lamelle eintritt. Dann sind die Kleinfragmente nicht mehr weichgewebegestielt. Besser ist es, das Weichgewebe auf dem vestibulären Knochen zu belassen, zum Beispiel mit einem Spaltlappen. Technisch etwas schwieriger, aber dafür biologisch am saubersten ist es, den kompletten Weichgewebelappen auf der Splittinglamelle intakt zu belassen. Man löst dabei nur über einen Kieferkammmittenschnitt das Weichgewebe gerade so weit ab, dass der oberste Kamm in voller Breite beurteilt werden kann. Durch die erhaltene periostale Ernährung ist die Resorptionsneigung geringer und die

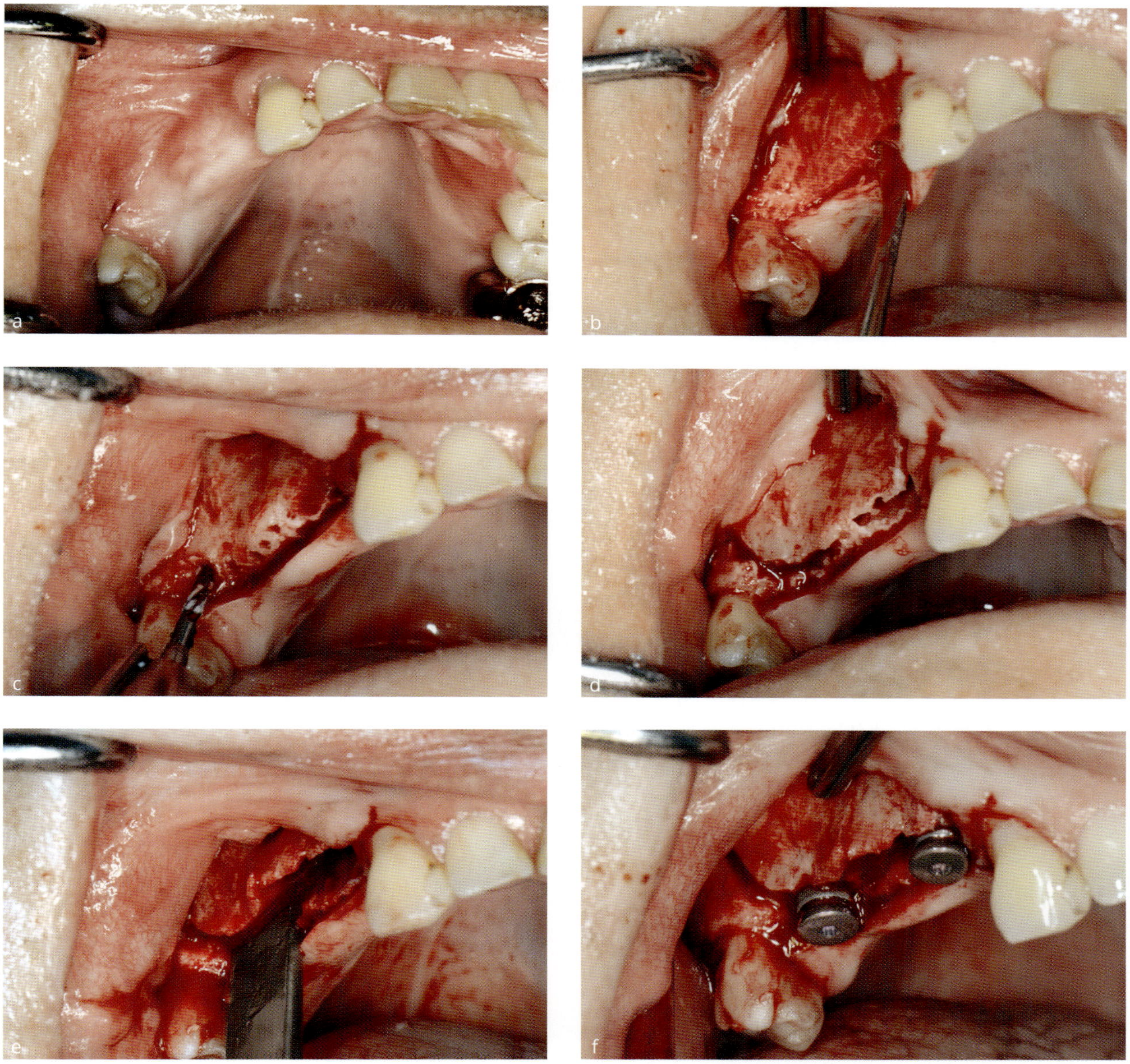

Abb. 8-16 Offenes Bone Splitting. a. Ausganslage mit horizontaler Atrophie. **b.** Kieferkammmittenschnitt und vestibuläre Deperiostierung. **c.** In der Kammmitte wird die Osteotomie durch Punkte mit der Lindemannfräse markiert. **d.** Die Punkte werden zu einer Linie verbunden. Jeweils vor und hinter der Splittinglamelle erfolgen vertikale Kortikotomien (Entlastungsosteotomien). **e.** Mit dem Blattmeißel wird die Spongiosaschicht aufgetrennt. **f.** Nach Aufdehnen innerhalb der Elastizitätsgrenzen der bukkalen Kompakta werden die Implantate in die Spongiosaschicht eingesetzt. Sie haben keine echte Primärstabilität, weil die bukkale Lamelle bei Belastung wegfedern würde.

Knochendurchblutung besser erhalten[29]. Allerdings erfolgt dann die Implantatbohrung im unteren Bereich ohne Sicht auf den Knochen, was erklärt, dass das Splitting operative Erfahrung und technische Sicherheit voraussetzt.

Eine Komplikation des Ridge Splittings ist die Fraktur der bukkalen Lamelle durch Splitterung, besonders durch den spröden Knochen im Unterkiefer-Seitenzahngebiet bedingt. Hier helfen trotz Weichgewebebedeckung manchmal nur die Wiederbefestigung der gebrochenen Lamelle und das zweizeitige Implantieren nach Abheilung. Diese Methode wurde auch als dreizeitiges Splitting für den Unterkiefer angegeben, erst kontrollierte Osteotomie mit

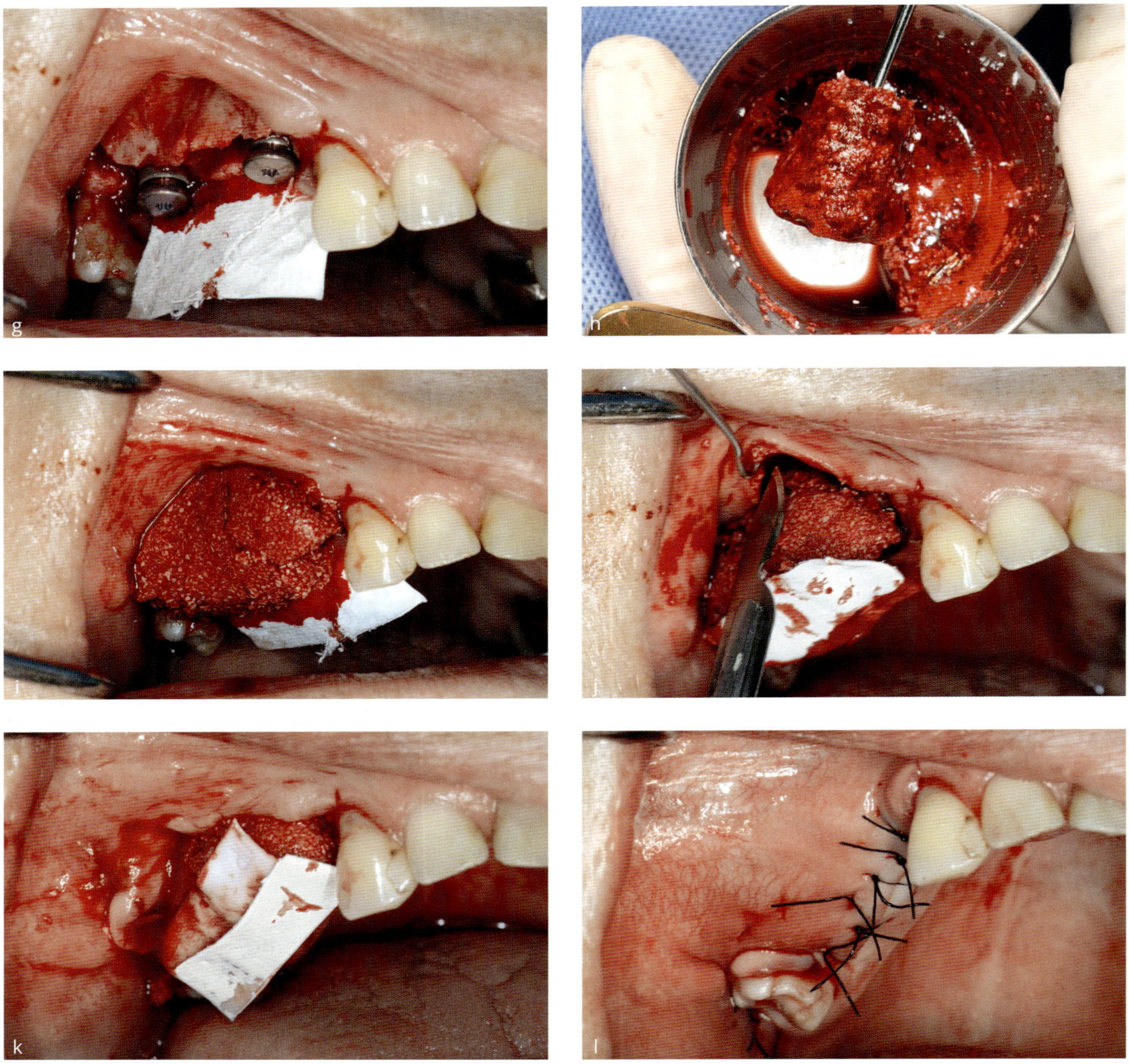

Abb. 8-16 Offenes Bone Splitting. g. Kollagenmembran unter dem palatinalen Lappen. **h.** Das Gemisch aus Knochenersatzmaterial (75 %) autologen Knochenchips (25 %) und Venenblut ist koaguliert. **i.** Das Transplantatmaterial wird in den Splittingspalt hineingedrückt und in diesem Fall auch vestibulär breitflächig auf die Splittinglamelle aufgebracht (Resorptionsschutz). **j.** Mit Einzinker und Skalpell erfolgt die vestibuläre Periostschlitzung und Lappenmobilisation. **k.** Die Kollagenmembran wird in Doppellage aufgebracht. **l.** Der Wundverschluss wird durch Schnitt in der harten befestigten Gingiva in Kieferkammmitte vereinfacht. Einzelknopfnähte erreichen einen dichten Wundverschluss.

Abb. 8-17 *(rechte Seite)* **Geschlossenes (gedecktes) Splitting. a.** Ausgangslage: Panoramaschichtaufnahme mit anteriorem Restgebiss im Unterkiefer. **b.** Das digitale Volumentomogramm zeigt eine ausreichende Knochenhöhe, aber mit 5 mm eine zu geringe Breite des Implantatsitus. Eine linguale und bukkale Kompakta und dazwischen eine Spongiosaschicht sind die anatomischen Voraussetzungen für ein Bone Splitting. **c.** Über einen Kieferkammmittenschnitt wird die Oberseite des zu schmalen Kieferkamms dargestellt. Hier ist bereits die Osteotomie mit der Lindemannfräse erfolgt. **d.** Nach Aufdehnen der Kompaktalamellen werden die Implantate in der Splittingspalte mehr oder weniger eingeklemmt. Sie haben durch das Federn der Splittinglamellen keine echte Primärstabilität. Die Naht erfolgt nur adaptierend. Die Kieferkammmitte bleibt unbedeckt, weil der Lappen nicht mobilisiert wurde.

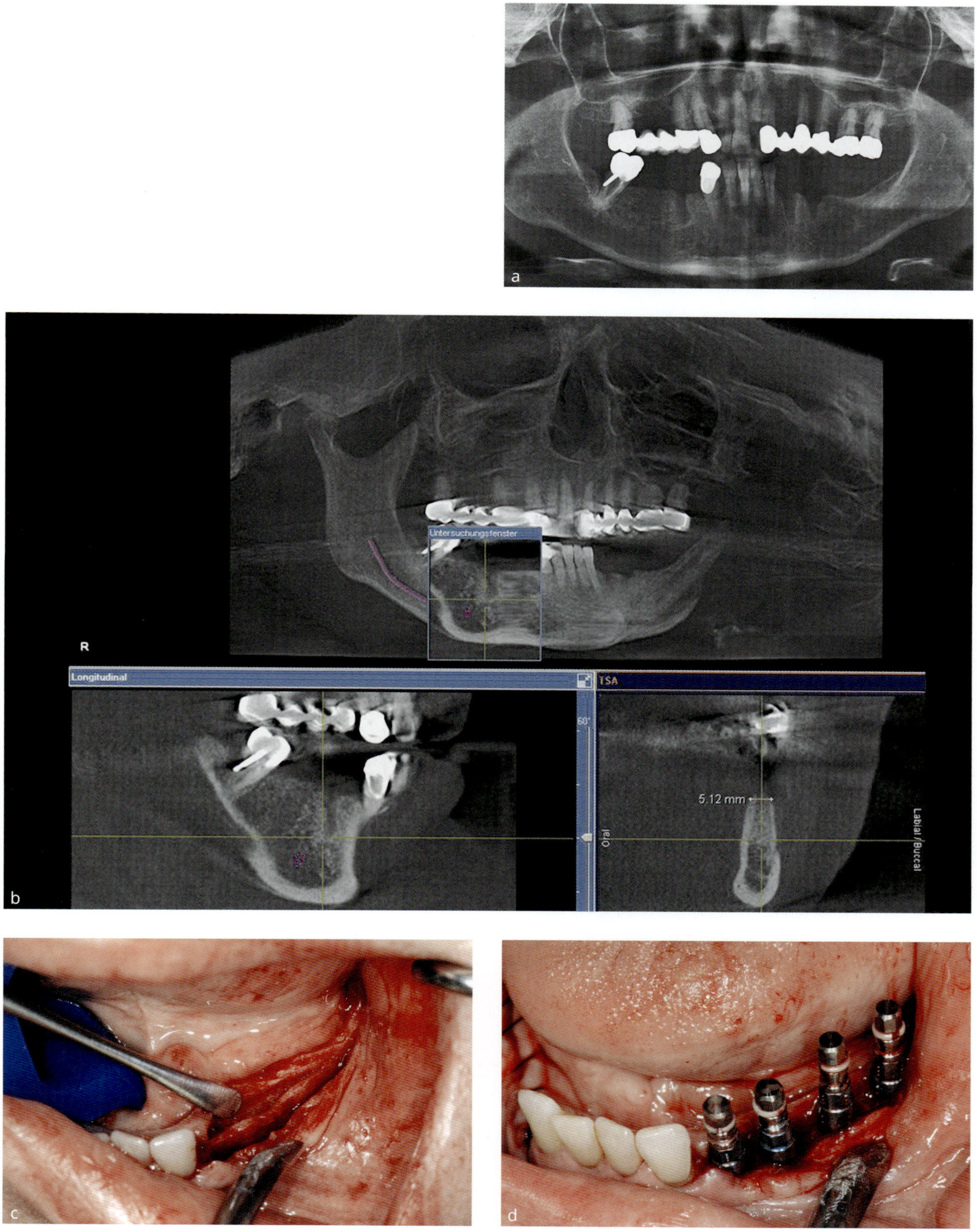
a
R
Untersuchungsfenster
Longitudinal
TSA
5.12 mm
Oral
Labial/Buccal
b
c
d

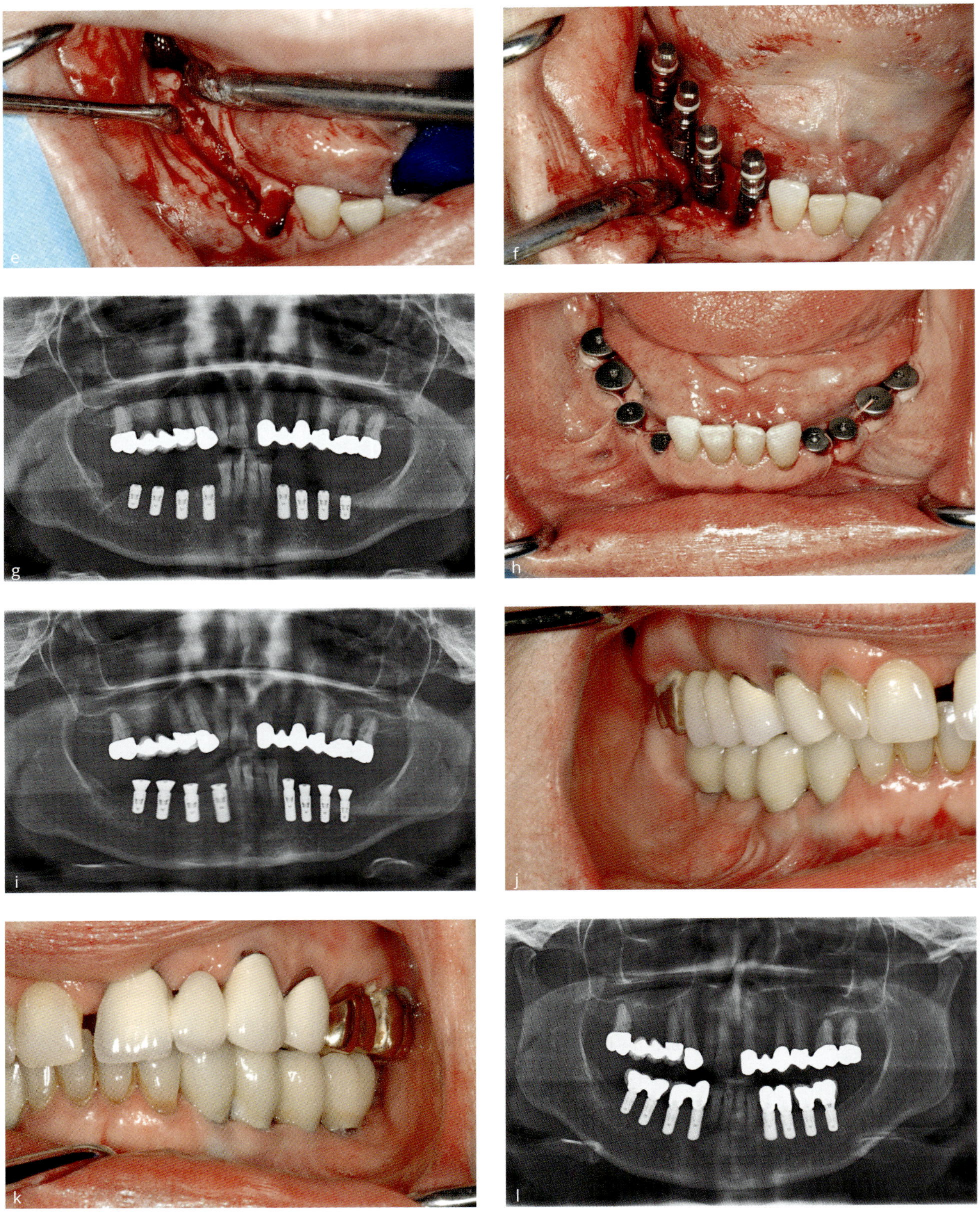

Abb. 8-17 Geschlossenes (gedecktes) Splitting. e. Gegenseite Osteotomie. **f.** Gegenseite Implantatinsertion. **g.** Postoperative Panoramaschichtaufnahme. **h.** Bei der Implantatfreilegung wird auch wieder über den Kieferkammmittenschnitt vorgegangen. Die Gingiva legt sich automatisch wie eine Manschette um die Gingivaformer ohne Bedarf für Transplantate („Weichgewebemanagement"). **i.** Panoramaschichtaufnahme nach Freilegung der Implantate. **j.** Prothetische Versorgung rechts. **k.** Prothetische Versorgung links. **l.** Panoramaschichtaufnahme nach prothetischer Versorgung.

Knochenmobilisation unter Sicht, dann nach Anheilen des Mukoperiostlappens Aufdehnen und Füllen des Splittingspaltes, schließlich drittens die Implantatinsertion.

Die vertikale Spaltung des Alveolarfortsatzes ist aufgrund der spongiöseren Knochenstruktur im Oberkiefer im Regelfall einfacher als im Unterkiefer. Das Splitting beginnt mit einer Längsosteotomie des Alveolarfortsatzes durch eine schmale Lindemannfräse. Hier kann auch das Piezogerät oder die weichgewebegeschützte Diamantkreissäge nach Khoury gute Dienste leisten. Meistens sind vertikale Entlastungsschnitte erforderlich, die aus dem Längsschnitt heraus von innen bis unter die Weichgewebebedeckung geführt werden ohne diese zu perforieren. Die weitere Spaltung des Kammes erfolgt durch Blattmeißel. In den entstehenden Spalt kann Knochen oder Ersatzmaterial interponiert werden, was nach einer randomisierten Studie die Höhenresorption um etwa 0,5 mm reduziert[30]. Im Unterkiefer ist diese Operationstechnik aufgrund der spröden Knochenstruktur erschwert. Sinnvoll ist eine vorherige Darstellung durch 3-D-Diagnostik, denn manche Alveolarfortsätze sind im Unterkiefer ampullenförmig und werden trotz guter Anfangsbreite unten sehr schmal. Dies tritt in Verbindung mit sehr sprödem Knochen mit Splitterneigung insbesondere bei Zahnlücken nicht angelegter Zähne auf. In diesen Situationen ist vom Splitting abzuraten.

Interpositionsosteoplastiken im zahnlosen Oberkiefer (Le-Fort-I-Osteotomie)

Die Interpositionsplastiken des zahnlosen Kiefers sind eine seit langem in der präprothetischen Chirurgie angewandte Methode. Die 10-Jahres-Implantatüberlebensrate wurde kürzlich in einer Metaanalyse von 26 Studien an 483 Patienten mit 90,2 % berechnet[31]. Im eigenen Krankengut des Autors betrug die 10-Jahres-Überlebensrate von 579 Implantaten bei 106 Patienten 95,9 %. Der mittlere Gewinn an Knochenhöhe betrug 8,7 mm, wovon bis zur Implantatinsertion 1,8 mm resorbierten. Ab der prothetischen Belastung der Implantate betrug die langfristige Resorption nur 0,13 mm.

Die Methode ist ganz ursprünglich aus der Dysgnathiechirurgie bekannt und hat daher den Vorteil, dass die häufig atrophiebedingte Retrognathie des Oberkiefers (Pseudoprogenie des Zahnlosen) ausgeglichen werden kann. Die Atrophie hat aufgrund der Schrägstellung des oberen Alveolarfortsatzes eine Bewegung des Kieferkamms nach hinten oben erzeugt, die durch die Le-Fort-Osteotomie nach vorne unten wieder in die Ausgangslage nach vorne unten revidiert werden kann (Abb. 8-18). Über einen Kieferkammschnitt wird das vestibuläre Mukoperiost des Oberkiefers bis zum Infraorbitalforamen beidseits abpräpariert, um diese Nerven unter Sicht zu schonen. Es ist sinnvoll, die Le-Fort-I-Osteotomie mit vorheriger Präparation der basalen Sinusschleimhaut durch Sinuslift sowie der basalen Nasenschleimhaut durch Nasenlift durchzuführen, weil so das Lager für die Knochentransplantate nach kranial geschlossen bleibt (Abb. 8-19). Danach werden die freigestellten Eckzahnpfeiler beidseits der Nase mit der Lindemannfräse getrennt. Vom präparierten knöchernen Nasenboden aus wird mit Meißeln die seitliche Nasenwand und das Os palatinum frakturiert. Mit einem gebogenen Meißel wird in der Fissura pterygomaxillaris der Oberkiefer vom Pterygoidfortsatz gelöst und nach Down-fracture mobil. Er bleibt an den Palatinalgefäßen und an der pharyngealen Schleimhaut gestielt. Nun kann der Oberkiefer nach kaudal und vorne verlagert werden und in dieser Position stabil durch Miniosteosyntheseplatten gesichert werden (2.0 Minisystem, KLS Martin, Tuttlingen). Man muß in dieser Phase vorsichtig vorgehen, damit der atrophierte Kiefer insbesondere bei Osteoporosepatienten nicht in einzelne Teile zerbricht. In die Le-Fort-I-Ebene wird nun ein gemischtes Knochentransplantat (25 %/75 %) eingelegt und der Oberkiefer dann reponiert. In der neuen Stellung, je nach Augmentationsbedarf zwischen 5 und 15 mm tiefer und entsprechend dem Gegenkieferkamm etwas weiter vorn, wird der Oberkiefer nun mit vier Osteosyntheseplatten (2,0-mm-Minisystem, KLS Martin, Tuttlingen) neu eingestellt. Die Interposition wird in der Regel mit einer anterioren und seitlicher Anlagerung von Beckenknochenblöcken kombiniert, die mit kleinen Mikrozugschrauben (1,5-mm-Mikrosystem, KLS Martin, Tuttlingen) zirkulär befestigt werden.

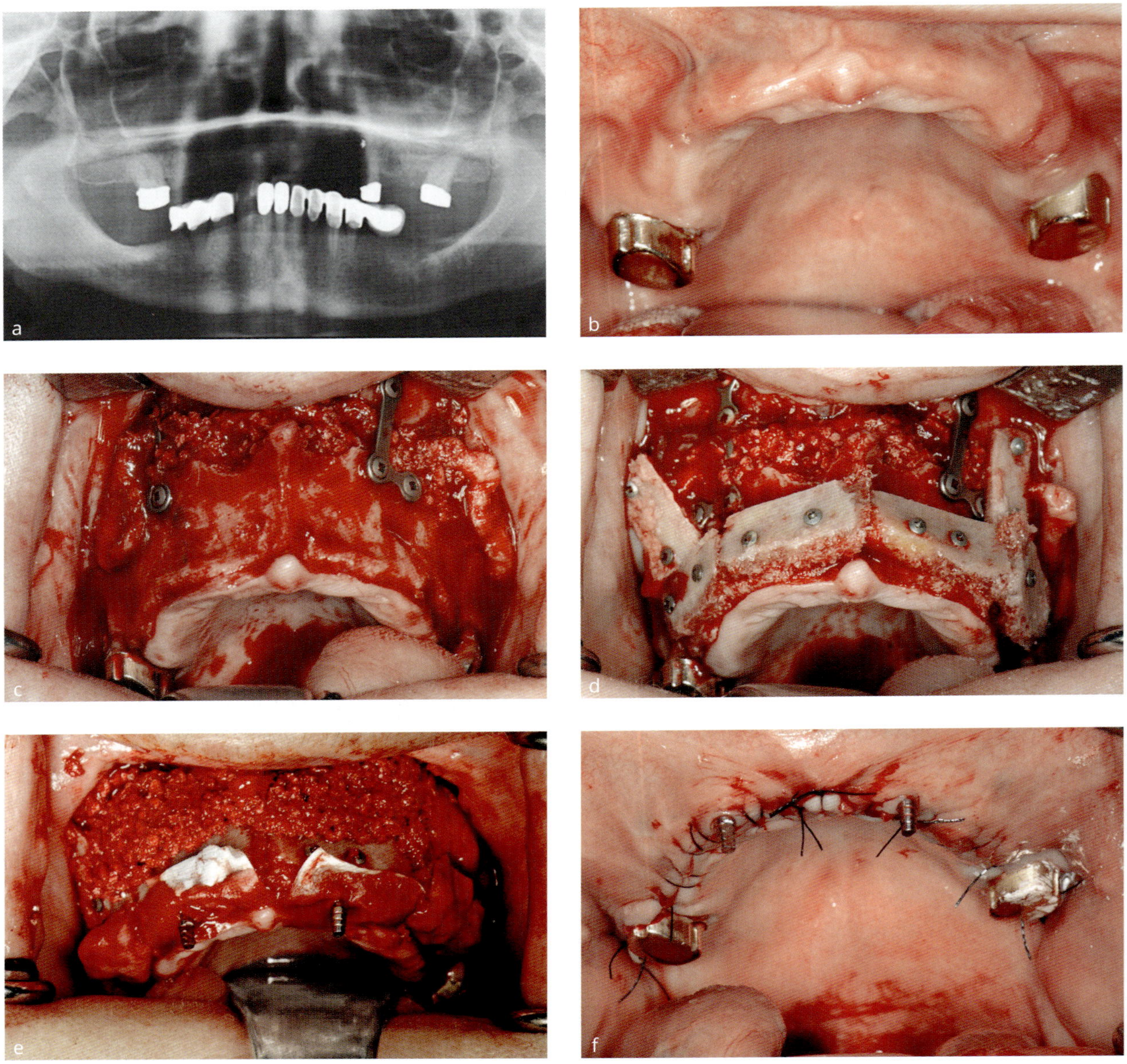

Abb. 8-18 Le-Fort-I-Osteotomie (teilbezahnter Fall). a. Ausgangslage mit Atrophie insbesondere anterior, erhaltbare obere Molaren. **b.** Klinische Ausgangssituation nach Extraktion 24. **c.** Durch die Le-Fort-I-Osteotomie konnte ein gedecktes Lager für partikuläre Knochentransplantate (75 zu 25 %) am Sinus und Nasenboden geschaffen werden. Zusätzlich wurde der Oberkiefer nach vorne unten verlängert, um lange protrudiert stehende Zahnkronen zu vermeiden. **d.** Um den vorderen Schmalkiefer zu verbreitern, wird ein Rahmen aus wenigen dünnen Streifen Beckenknochen erzeugt. **e.** Die Zwischenräume des Rahmens werden mit dem partikulären Knochentransplantat (75 zu 25 %) aufgefüllt und mit einer Kollagenmembran (Bio-Gide®, Geistlich, Baden-Baden) abgedeckt. **f.** Der primäre Wundverschluss erfordert keine so umfangreiche Weichgewebemobilisation wie vertikale Auflagerungen, erzeugt daher weniger Schwellungen und die befestigte Gingiva verbleibt exakt in Kieferklammmitte im späteren Implantatdurchtrittsprofil. **g.** Als Provisorium umgestaltete Prothese. **h.** Zwei provisorische Zahnimplantate (IPI®, Nobel Biocare, Köln) stützen die Prothese, sodass kein Druck auf die Knochentransplantat ausgeübt wird. **i.** Postoperative Panoramaschichtaufnahme. **j.** Präoperative seitliche Fernröntgenaufnahme mit anterioren Spitzkamm, der gegenüber der Lippe zu hoch liegt. **k.** Postoperative seitliche Fernröntgenaufnahme mit verbreitertem und etwa 8 mm verlängertem anterioren Oberkiefer. **l.** Bei der Osteosynthesematerialentfernung nach 4 Monaten zeigt sich außer einer Abrundung der Knochenkanten kaum eine Resorption der Knochentransplantate.

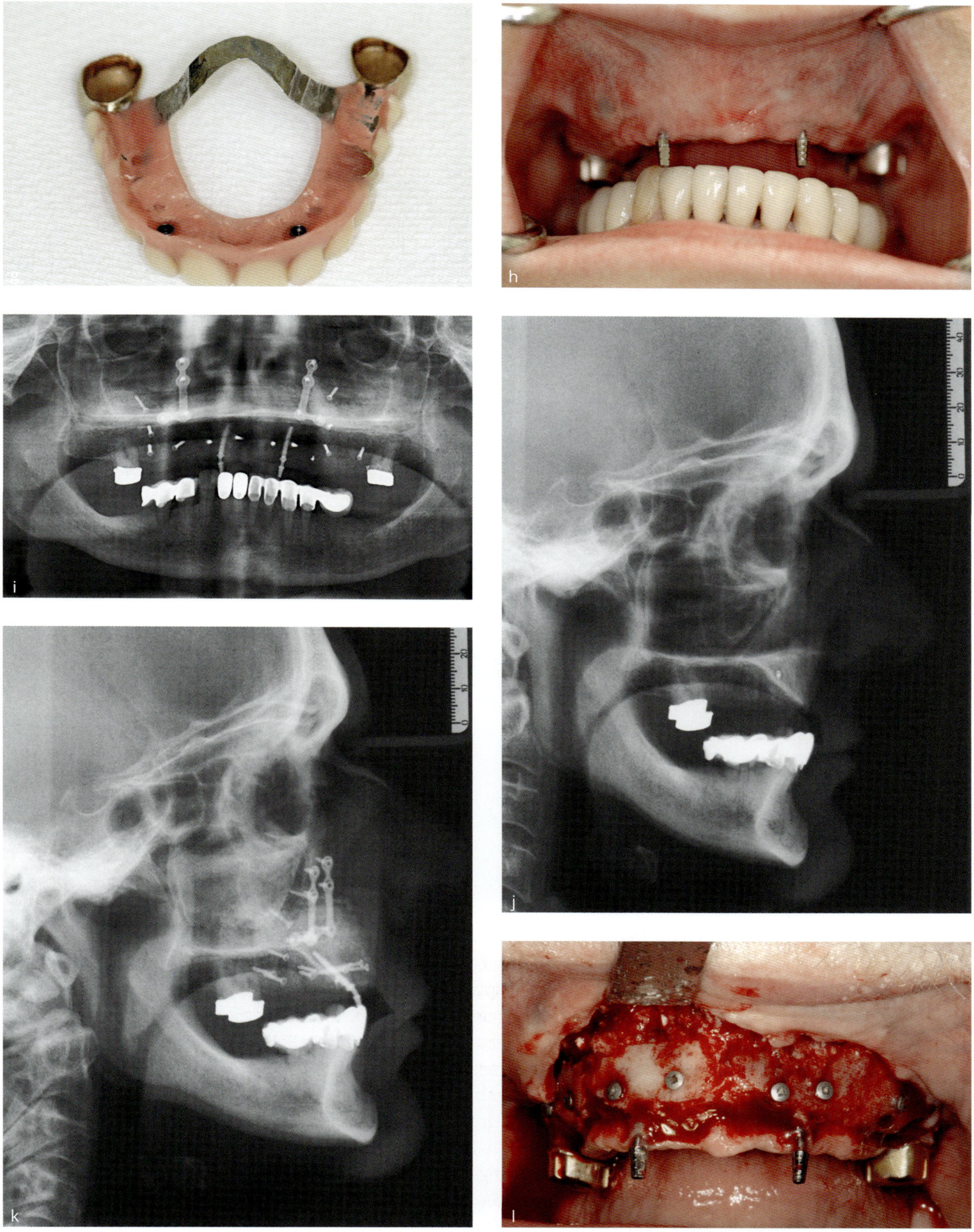

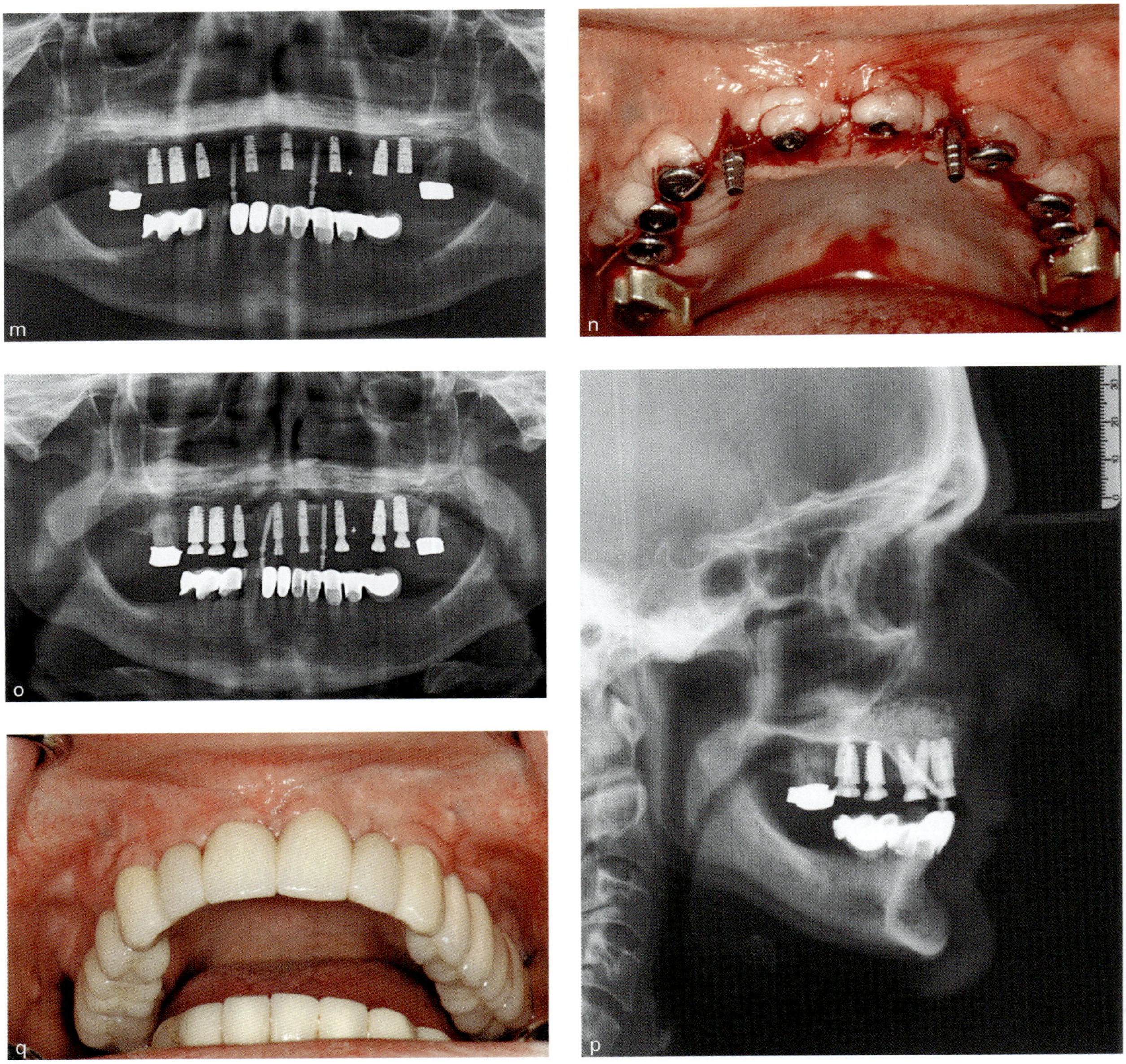

Abb. 8-18 Le-Fort-I-Osteotomie (teilbezahnter Fall). m. Panoramaschichtaufnahme nach Implantatinsertion. **n.** Bei der Freilegung legt sich die Gingiva spontan ohne Vestibulumplastik oder Transplantate wie eine Manschette um die Zahnimplantate. **o.** Panoramaschichtaufnahme nach Implantatfreilegung. **p.** Das seitliche Fernröntgenbild nach Freilegung zeigt die Implantate in optimaler prothetischer Stellung im Gegensatz zu den provisorischen Implantaten, die in dem alten nicht augmentierten Kiefer sehr schräg stehen. **q.** Prothetische Versorgung mit normal konfigurierten Zahnkronen, die aus natürlichem Zahnfleisch heraustreten.

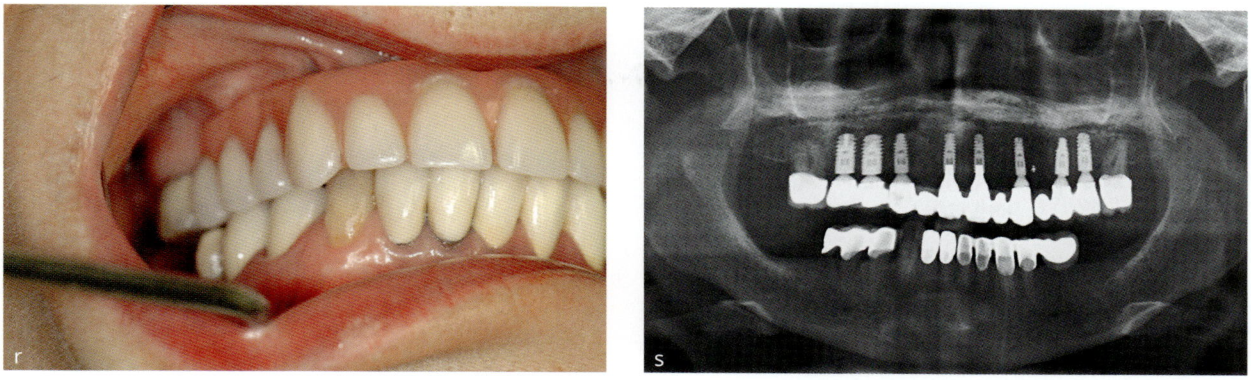

Abb. 8-18 Le-Fort-I-Osteotomie (teilbezahnter Fall). r. Im Vergleich präoperative Situation, bei der das transversale und vertikale Defizit durch Prothesenkunststoff zahntechnisch ausgeglichen werden musste. Die Implantatversorgung mit Augmentation ermöglichte also als Therapieziel die Rückkehr zu einer Zahnversorgung am Beispiel der Jugendjahre der Patienten; die Uhr wurde gewissermaßen zurückgestellt. **s.** Panoramaschichtaufnahme nach prothetischer Versorgung.

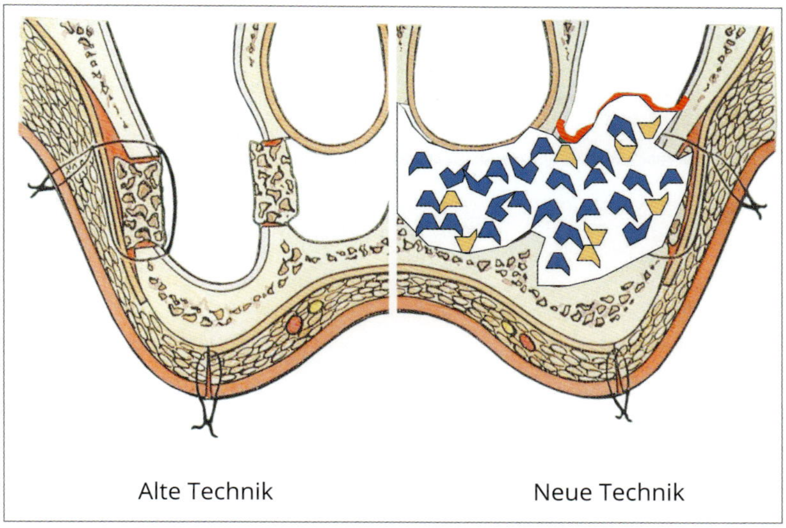

Abb. 8-19 Gegenüberstellung der alten und neuen Technik der Le-Fort-I-Interpositionsosteoplastik. Bei der alten Technik wurde kein Sinus- und Nasenbodenlift präpariert. Dadurch lagen die Knochentransplantate frei zur Kiefer- und Nasenhöhle, was nur mit hochwertigen Beckenkammblöcken mit entsprechender Entnahmemorbidität funktionierte. Diese Blöcke können bei der neuen Technik durch Knochenersatzmaterial ersetzt werden, denn das Empfängerlager ist zur Kiefer- und Nasenhöhle hin geschlossen (modifiziert nach Härle F. Präprothetische Operationen. Hanser, München 1989).

Interpositionsplastiken im zahnlosen Unterkiefer (Sandwich-Osteoplastik)

Auch die Sandwich-Osteotomie des zahnlosen Unterkiefers wurde in der Zeit der präprothetischen Chirurgie entwickelt, lange vor der Einführung der Zahnimplantate. Der Nachteil der damaligen Zeit war, dass die physiologische Kieferatrophie auch nach der Erhöhung durch Osteotomien weiter voranschritt und nach einiger Zeit wieder das Ausgangsniveau erreicht wurde. Dies hat sich erst in neuerer Zeit geändert, als man gelernt hatte, die bekannten Osteotomietechniken mit Zahnimplantaten zu kombinieren, die durch die eingeleiteten Kaukräfte den Knochen stimulieren und erhalten. Das bezeichnet man als den osteoprotektiven Effekt von Zahnimplantaten. In einer 10-Jahres-Studie im zahnlosen Kiefer betrug die Resorption nach Sandwichinterposition und Zahnimplantaten nur 0,2 mm[32].

Die Sandwich-Osteotomie kann interforaminär oder oberhalb des N. alveolaris inferior bei Cawood-Klasse IV auch bis in die Molarenregion erfolgen (Abb. 8-20). Die Extension in die Molarenregion ist bei der Cawood-Klasse V nicht möglich, ohne den Nerven auszufräsen und zu lateralisieren, was aufgrund von Gefühlsstörungen nicht zu empfehlen ist.

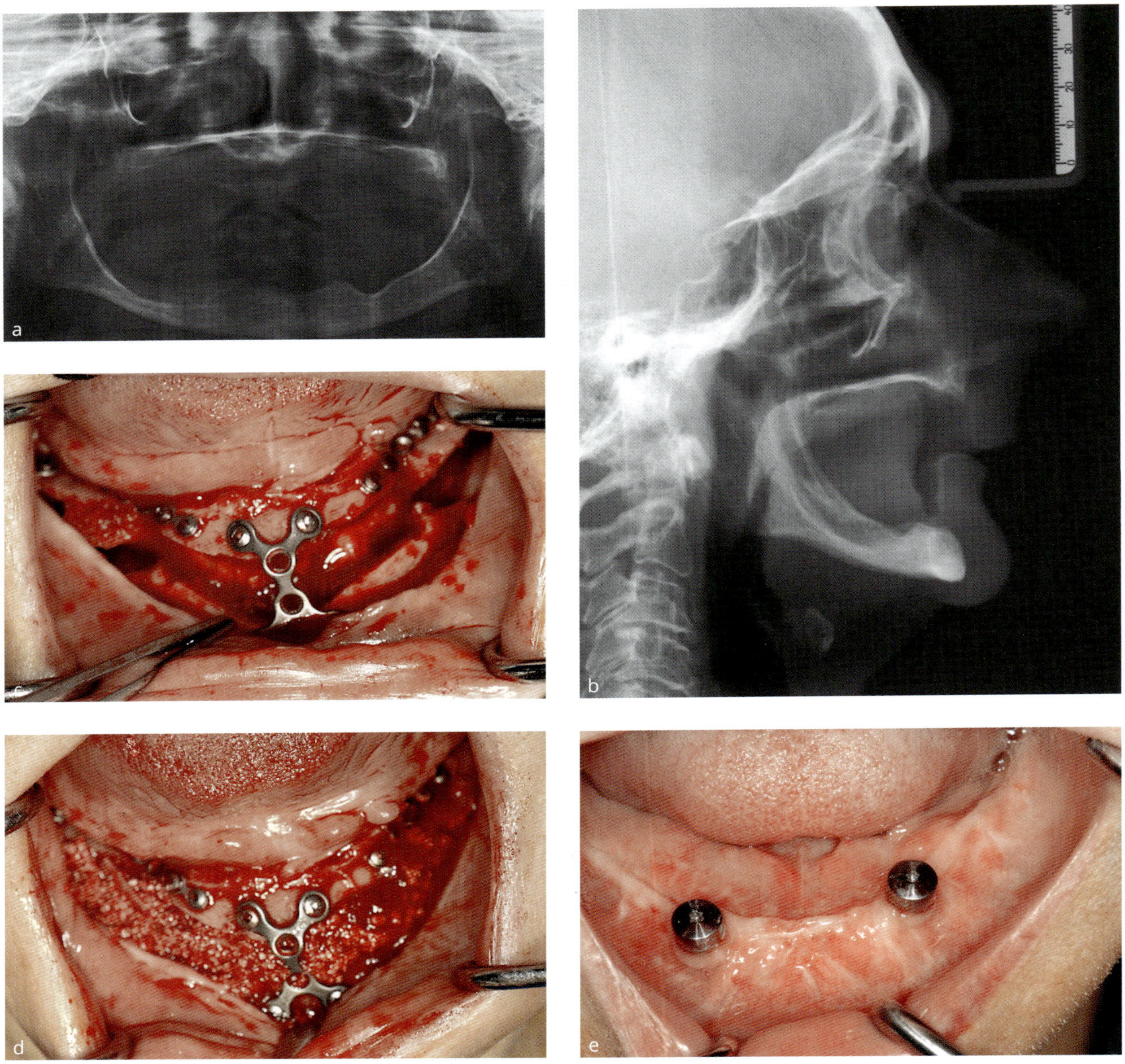

Abb. 8-20 Sandwich-Interpositionsosteoplastik im zahnlosen Unterkiefer. a. Ausgangslage: Panoramaschichtaufnahme mit Atrophie Cawood-Klasse V. **b.** Seitliches Fernröntgenbild mit Symphysenhöhe von 13 mm. **c.** Intraoperatives Bild nach Sandwichosteotomie. Die lingualen Weichgewebe und die befestigte Gingiva des Kieferkamms verbleiben am Transportsegment und stellen dessen Blutversorgung sicher. **d.** Der Sandwich-Interpositionsdefekt wird mit einem gemischten partikulären Knochentransplantat (75 zu 25 %) gefüllt. **e.** Postoperative Panoramaschichtaufnahme. Seitlich hinter dem interforaminären Sandwichsegment wurden Beckenkammblöcke aufgelagert.

Daher kann bei Cawood-Klasse V die Interposition im interforaminären Bereich mit beidseitigen Auflagerungen von Beckenknochenblöcken im posterioren Bereich kombiniert werden. Die Sandwichosteotomie ist operationstechnisch im Mittelstück des Unterkiefers besonders sicher möglich, weil das interforaminäre Knochensegment über lingual eintretende Gefäße unabhängig von der Arteria alveolaris inferior ausreichend mit Blut versorgt wird.

Die Methode ist technisch anspruchsvoll und umso mehr indiziert, je weiter fortgeschritten die Atrophie ist. Bei Symphysenhöhen unter 8 mm

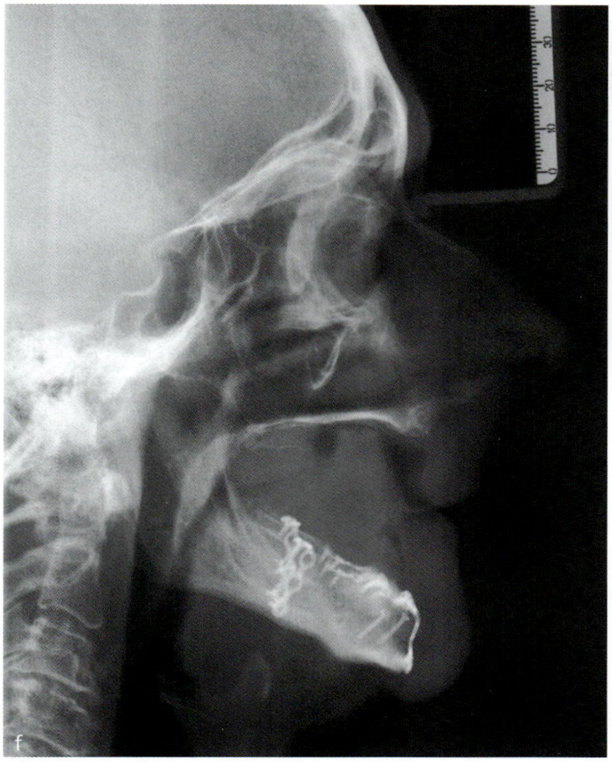

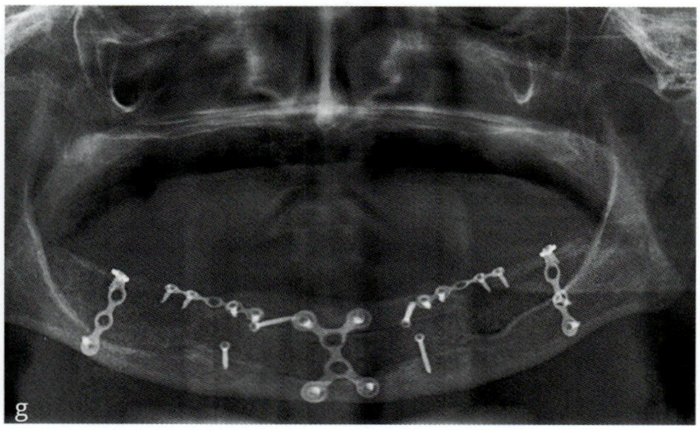

Abb. 8-20 Sandwich-Interpositionsosteoplastik im zahnlosen Unterkiefer. f. Das seitliche Fernröntgenbild zeigt den Höhengewinn um etwa 8 mm. **g.** Als Minimum sollten zwei Zahnimplantate eingesetzt werden, um das Augmentat kaufunktionell zu belasten und so einer Resorption und erneuten Kieferatrophie vorzubeugen.

liegt eine Grenze, weil die Frakturgefahr des Kiefers ansteigt. Man kann der Fraktur im stark atrophierten anterioren Unterkiefer vorbeugen, indem man die Osteotomie etwas schräg ansetzt. Man lässt aus Stabilitätsgründen außen etwas mehr vom anterioren kortikalen Kieferbogen stehen, während die Osteotomie innen etwas tiefer steht, sodass die lingualen Gefäße sicher im Segment enthalten sind. Bei Osteoporose ist die Frakturgefahr erhöht, sodass die Indikation hier vorsichtiger gestellt werden sollte.

8.3 Anlagerungsosteoplastiken

Gesteuerte Knochenregeneration, GBR (Membrantechnik)

Die Guided Bone Regeneration (GBR) nutzt als Kernelement eine resorbierbare oder nicht resorbierbare Barrieremembran (Abb. 8-21). Diese schirmt ein Knochenregenerationsvolumen gegen das umgebende Weichgewebe ab, damit keine Narbenfibroblasten einwachsen und möglichst echter Knochen und kein fibrokeramisches Narbenregenerat um die Knochenersatzmaterialien entsteht. Dass auch bei einer GBR echter Knochen entsteht, ist beispielsweise in einer histomorphometrischen Studie zur lateralen Augmentation am Menschen nachgewiesen, wo xenogenes Knochenersatzmaterial unter einer Kollagenmembran als Kontrollgruppe zu einer BMP-2-Gruppe diente. Hier wurde in der Kontrollgruppe eine Knochendichte von 30 % bei durchschnittlich 50 % Oberflächenbedeckung der Knochenersatzmaterialpartikel mit neuem Knochen festgestellt[33].

Ein zweites Element der GBR ist die Stützstruktur gegen das Kollabieren des Knochenregenrationsvolumens. Als Stütze können stabile partikuläre Knochenersatzmaterialien, Titanverstärkungen in der Membran, Meshes oder schirmförmige Stützschrauben dienen.

Ein drittes Element der GBR ist die Überkorrektur. Insbesondere, wenn simultan implantiert wird, stellt man fest, dass die GBR nur etwa 80 % der Defektlänge am Implantat knöchern regeneriert[34]. Dies liegt am Zusammensintern der Knochenaufbau-

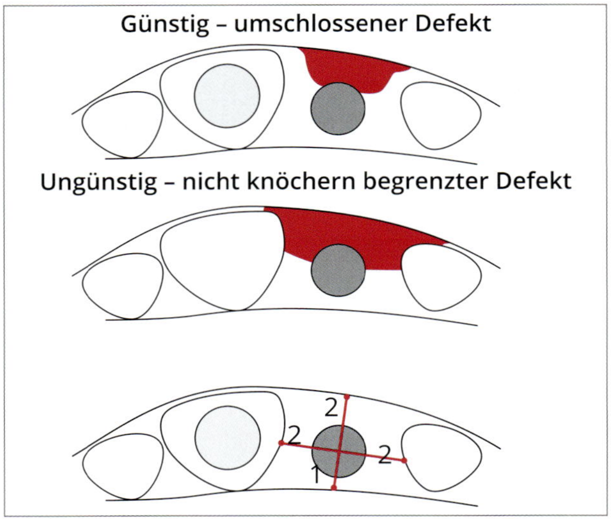

Abb. 8-21 Die einzeitige GBR funktioniert am besten in umschlossenen Defekten innerhalb des Envelopes und zwar dann, wenn ein Regenerationsraum zwischen Implantatoberfläche und Envelope verbleibt (a). Mangelnder Knochen an den Nachbarwurzeln, z. B. infolge einer marginalen Parodontitis, führt zum Verlust dieser Defektwände (b). Das Implantat sollte allseits 2 mm Freiraum aufweisen; es kann in der Regel direkt an die palatinale Wand gesetzt werden.

materialien, Resorption des Knochens und anderen Faktoren. Das hat aber zur Folge, dass vor Prothetik der empfindlichste obere Anteil des Implantats freiliegt, mit allen Folgen wie Periimplantitisgefahr und die Gefahr der Gingivarezession. Das Gegenmittel ist die Überkorrektur. Diese soll in allen Raumrichtungen etwa 2 mm betragen. Man erreicht die vertikale Überkorrektur durch Einschrauben eines 2 mm Gingivaformers anstelle der Verschlussschraube bei BoneLevel-Implantaten. Die horizontale Überkorrektur wird durch Überschichten mit Knochenersatzmaterial erreicht. Langfristig sind 2 mm bukkale Knochendicke am Implantat wünschenswert, um das graue Durchschimmern zu vermeiden, daher sollte etwa 4 mm Materialstärke bei der Augmentation aufgebaut werden. Mehr als 3,7 mm Knochenanwachsen ist in keiner Raumrichtung mit partikulären Materialien aus Gründen der Angiogenese (vgl. Kapitel 2) zu erwarten[35].

Ein viertes Element der GBR ist der sogenannte Envelope. Der Begriff des „Alveolar bone envelope" ist ein feststehender Sprachgebrauch ursprünglich aus der kieferorthopädischen und parodontologischen Literatur[36] und beschreibt die bukkale Konturverbindungslinie des Alveolarknochens im Zahnbogen. Die einzeitige GBR funktioniert zuverlässig nur innerhalb des Envelopes[37]. Besonders gute Ergebnisse werden mit der GBR in kurzen Defekten (z. B. Einzelzahnlücken) mit erhaltenen knöchernen Seitenwänden erzielt, die innerhalb der Kieferkonturverbindungslinie (Envelope) liegen. Die Seitenwände werden durch Zähne mit gesunden Nachbarparodontien gestellt. Solche Defekte nennt man umschlossene Defekte oder Contained defects. Die GBR ermöglicht dann die bukkale Knochenkontur der Nachbarzähne über das zahnlose Defektareal weiterzuführen und damit eine gute Kontur des Weichgewebes zu erreichen. Die sogenannte Konturaugmentation gleicht die bukkale Resorption der Knochenlamelle aus und wird am besten als Frühimplantation 8–12 Wochen nach Zahnextraktion eines Frontzahns ausgeführt.

Das Augmentationsvolumen hat dann eine gute Chance der Verknöcherung und Langzeitstabilität, wenn es innerhalb des Envelopes liegt. Daher ist im Zweifelsfall ein dünneres Implantat vorzuziehen, wenn dieses ein dickeres Augmentat ermöglicht. Aus diesem Grund sollte das Implantat auch an der palatinalen Wand des Alveolarfortsatzes stehen.

Die Heilung bis zur Freilegung dauert in dieser Konfiguration etwa 4 Monate. Es ist in Metaanalysen[38] und direkten randomisierten Vergleichsstudien (Fu et al. 2015) nachgewiesen, dass eine Membran besser ist als das alleinige Periost und zu einem dickeren Knochenregenerat führt[39].

In prospektiven Langzeitdaten über 10 Jahre wurde für die GBR eine Konturstabilität von nur 0,17 mm Weichgeweberezession auf der Bukkalseite und 1 mm Knochendicke auf der bukkalen Implantatschulter nachgewiesen[33], wobei diese Daten unter optimalen Studienbedingungen gewonnen wurden. Wegen der besseren Heilungstendenz und der geringeren Infektionsneigung sollten grundsätzlich Interpositionsosteoplastiken (Bone Splitting und Schwingosteotomie horizontal, Sandwich vertikal) als Differenzialtherapie abgewogen werden.

GBR mit Kollagenmembran und simultaner Implantatinsertion

Für die GBR empfiehlt sich eine Kieferkammmittenschnittführung ohne senkrechte Entlastungen, die am Alveolarfortsatz als Zahnfleischrandschnitt über einige Nachbarzähne weitergeführt wird (Abb. 8-22). Für seitlich gelegene Defekte z. B. am Eckzahn kann auch mittig im Lippenbändchen entlastet werden. Ein exakt subperiostal präparierter Lappen schont das Periost und macht den Knochen breit sichtbar. Die knöcherne Unterlage wird nun konditioniert und angefrischt. Dies gelingt gut durch sanftes Abschleifen mit einer Kugelfräse, wobei die Knochenspäne im Knochenfilter aufgefangen werden. Vorsicht ist an den Nachbarzähnen geboten, damit man nicht deren Wurzeln exponiert oder verletzt. Das Anfrischen des Knochens soll die Kambiumschicht abtragen, die ohnehin nur von der Periostseite ernährt ist. Außerdem sollen letzte Weichgewebereste, die von den Insertionsstellen des Musculus buccinator und der minimischen Muskulatur stammen, beseitigt werden. Diese würden ansonsten durch ihre andere Zelldifferenzierung die Knochenbildung behindern. Das Anfrischen kann auch gut mit dem Scraper geschehen, allerdings neigt dieser durch seinen starken Abtrag besonders zur Freilegung der Nachbarwurzeln und muß mit Übung und Vorsicht eingesetzt werden. Wenn der Knochen im Defekt jetzt noch nicht kräftig aus der Markhöhle blutet, dann sollte diese durch Perforationsbohrungen aufgeschlossen werden. Alle Späne werden im Filter gesammelt. Dann wird das Implantat nach Bohrschablone gesetzt, wobei man zunächst nur den Eintrittspunkt markiert, der beim 1/4-Defekt meistens auf einer Schräge steht. Wenn man nun arglos weiterbohren würde, dann wird der Bohrer durch die Schräge nach bukkal abgelenkt und wandert aus. Dies führt zu der gefürchteten bukkalen Fehlpositionierung des Implantats. Stattdessen schafft man nach Markierung des Eintrittspunktes zunächst einmal mit der Kugelfräse ein Plateau in der Breite des späteren Implantats. Wenn nun die Bohrschablone erneut eingesetzt wird, dann kann der Bohrer auf dem Absatz des Plateaus unbeeinflusst gerade bohren. Alle Knochenspäne werden aufgefangen. Das Implantat zeigt jetzt einen bukkalen Dehiszenzdefekt.

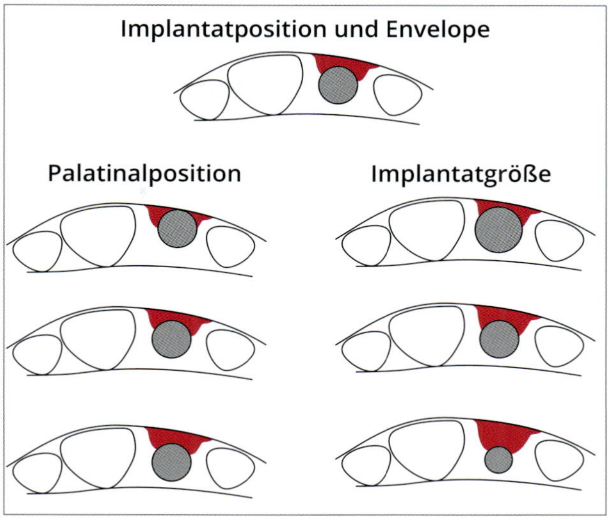

Abb. 8-22 Der Freiraum innerhalb des Envelopes kann durch eine weiter palatinale Positionierung des Implantates und durch einen kleineren Implantatdurchmesser begünstigt werden.

Weil der obere Alveolarfortsatz beim Menschen um etwa 20 Grad nach außen geneigt ist, zeigt ein in der prothetischen Achse gesetztes Implantat zwangsläufig auch einen apikalen Fenestrationsdefekt. Dies muß so sein, wenn das Implantat mit dem Schraubenkanal palatinal herauszeigen soll. Man kann die Schrägstellung des menschlichen anterioren oberen Alveolarfortsatzes aber auch prothetisch durch Winkelaufbauten oder zementierte Kronen ohne Schraubenkanal kompensieren.

Eine quadratische Kollagenmembran wird zugeschnitten, am besten indem man zunächst einmal einen Streifen für die spätere Doppellagentechnik abnimmt. Nun hat die Membran Rechteckform. Wenn man nun die Breite an den Stellen der Nachbarzähne um jeweils einen Viertelkreis reduziert, dann ergibt sich eine Zunge. Diese wird unter den palatinalen Lappen geklemmt, am besten solange die Membran noch trocken ist. Die Kollagenmembran soll an die Nachbarzähne angrenzen, aber nicht als Docht aus dem Sulkus herausschauen. Die Membran wird nun zunächst am Scharnier der Zunge hochgeklappt. Jetzt werden drei Schichten (autologe Knochenchips auf das Implantat, Gemisch von Chips und Knochenersatzmaterial (KEM), reines Knochenersatzmaterial zur Konturauffüllung) auf-

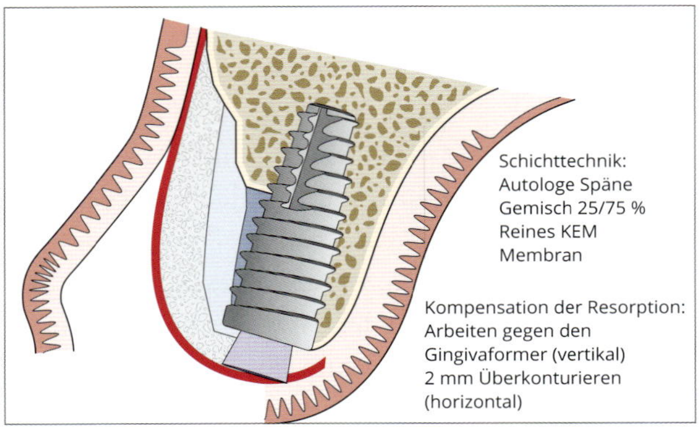

Abb. 8-23 Schema der gesteuerten Knochenregeneration (GBR) mit Schichttechnik und Überkorrektur.

gelegt. Situationsabhängig muß man nicht immer alle drei Schichten applizieren. Man sollte aber die Aufgaben der drei Schichten kennen:

- Autologe Chips – Osseointegration
- Gemisch – Regenerationsschicht minimal 2 mm
- Reines KEM – Konturauffüllung, Überkorrektur.

Das Ziel ist eine Aufbaudicke auf dem Implantat von etwa 4 mm, von der nach Sinterung und Einbau etwa 2 mm dauerhaft zurückbleiben. Indem man gegen einen 2-mm-Gingivaformer arbeitet, wird auch vertikal überkorrigiert. Danach wird die Membran über das Augmentat geklappt. Kollagenmembranen brauchen in der Regel nicht genagelt zu werden, sie halten im feuchten Zustand wie Löschpapier durch Adhäsion. Dazu werden nach Herunterklappen einige Tropfen Kochsalzlösung aufgeträufelt. Um den Lappen noch besser gegen spitze Kanten des Aufbaumaterials abzupolstern und um die Standzeit der Membran zu erhöhen, wird nun der vorher gewonnene Streifenabschnitt vestibulär an der Stelle der größten Lappenspannung (am oberen Knick des Lappens) in zweifacher oder dreifacher Schicht aufgelegt. Dieser Streifen kann auch gerne die Nachbarzähne mit abdecken und wird hier helfen, eventuelle Rezessionen der Gingiva auszugleichen.

Die Weichgewebedeckung erfolgt spannungsfrei durch sorgfältige Periostschlitzung und zusätzliche Lappenmobilisation. Sinnvoll ist jeweils eine kräftigere Einzelknopf-Haltenaht (4x0 Supramid, Resorba, Nürnberg) in den Papillen, gefolgt von feineren Einzelknopfnähten.

GBR mit offener Membran oder PRF-Membran

Analog zur Ridge Preservation, bei der üblicherweise die Membran frei zur Mundhöhle im Alveoleneingang liegt, gibt es den Ansatz, auch eine GBR offenzulassen oder nur mit PRF abzudecken. Man spart sich damit die Weichgewebemobilisation, die für den Großteil der postoperativen Beschwerden verantwortlich ist. Das Risiko, dass ein Teil des Transplantats abgestoßen wird, ist durch Überkorrektur ausgleichbar (Abb. 8-23). Das Gebiet ist im Fluss; man wird erst nach einigen Jahren die Daten zu diesem Vorgehen bewerten können.

GBR mit titanverstärkten nicht resorbierbaren ePTFE-Membranen

Nicht resorbierbare ePTFE-Membranen (expandiertes Polytetrafluorethylen = Teflon®) können mit gleich guten Ergebnissen wie resorbierbare Membranen eingesetzt werden, randomisiert gegen Kollagen getestet[40]. Teflonmembranen müssen aber operativ wieder entfernt werden. Auch die Nägel sollten herausgenommen werden, was manchmal schwierig ist und weite Deperiostierungen erfordert. Dieser traumatische Schritt fällt bei Kollagenmembranen weg. Die Ergebnisse können aufgrund der langen Barrierefunktion sogar besser als bei Kollagenmembranen ausfallen, wenn der ganze Aufbau nicht vorzeitig dehiszent wird. Sie gelten traditionell daher als techniksensitiver als Kollagenmembranen, weil sich das Teflon als Fremdkörper im Gegensatz zum Kollagen nicht lückenlos mit dem Körpergewebe verbindet und eine Grenzfläche zum Körper aufbauen kann. Grenzflächen sind immer empfindlich für Biofilmbildung. Eine aktuelle Metaanalyse fand mit etwa 18 % Expositionsrate keinen Unterschied zwischen Kollagen und Teflonmembranen[41], wobei in derartigen Studien die Schnittführung unbeachtet bleibt und eine vestibuläre Schnittführung viele Nachteile in Bezug auf Vernarbung, Ästhetik und Durchblutung erzeugt. Als Abstandshalter für eine Membran können auch Stützschrauben und zeitgleich inserierte Implantate verwendet werden. In diesen Fällen der Membranstabilisierung sind erfolgreiche Heilungen auch ohne weitere Füllmaterialien nur mit Eigenblutfüllung beschrieben.

Knochenblocktransplantation

Knochenblockauflagerungen zeigten in einer prospektiven Studie hervorragende Langzeitergebnisse mit 98,1 % Implantaterfolg nach 10 Jahren bei 0,38 mm Oberflächenresorption[42]. Sie erreichten bessere Knochenvolumina als partikuläre Materialien[43]. Die initiale Umbauphase dauert etwa 3 Jahre[44]. Mit der Blocktechnik ist an der bukkalen Knochenschulter bei korrekter Anwendung einer prospektiven Studie zufolge innerhalb von 5 Jahren mit nur 0,46 mm vertikalem Knochenverlust zu rechnen. Der Knochenblock ist eine sehr präzise Augmentationsform, insbesondere im ästhetischen Bereich[45]. Unter allen Kammaugmentationsformen ist der autologe Knochenblock das bestdokumentierte Verfahren, die Implantatüberlebensrate unterscheidet sich nicht von ortsständigem Knochen und beträgt einer Literaturübersicht zufolge über 95 % auf 5 Jahre[1]. Kleine Kieferabschnitte können mithilfe der Schalentechnik mit dünnen autologen Kortikalisschalen dreidimensional in die Höhe gebaut werden, wenn sie mit autologer Spongiosa oder Chips hinterfüllt werden[46], um den Knochenbohrkernen den Zutritt zu ermöglichen (vgl. Kap. 2).

Zur Standard-Kieferkammverbreiterung mit autologen Knochenblöcken wird ein blockförmiges Knochentransplantat mit Zugschrauben lückenlos angelagert oder mit Positionierungsschrauben (Schalentechnik) auf Abstand verschraubt. Letztere Schalen sollten mit autologen Chips, am besten Scraperchips, unterfüttert werden. Sie sollten nicht hohl liegen oder mit Knochenersatzmaterial unterfüttert werden.

Weil dieser Block aus langsam resorbierendem kompaktem Knochen besteht, im Idealfall von der Linea obliqua, ist die Methode präziser und stabiler als die resorptionsanfällige GBR, die nur etwa 80 % Defektauffüllung erreicht. Bei der Blocktransplantation ist keine Überkonturierung nötig wie bei der GBR, sondern die Augmentation wird exakt auf den Punkt ausgeführt. Die benötigte vestibuläre Knochenhöhe ergibt sich aus der in der Bohrschablone erkennbaren prospektiven Weichgewebehöhe. 3 mm unter dem geplanten Zahnfleischrand wird der Block als neue bukkale Knochenschulter platziert. Ab Höhe des Blocks können nach der Tarnow-Regel 5–6 mm interdentale Weichgewebehöhe bis zum Kontaktpunkt erwartet werden (Abb. 8-24). Die Blocktransplantation hat ein größeres regeneratives Potential als die GBR, sodass auch längere Defektstrecken und Augmentationen außerhalb des Envelope möglich sind.

Wichtig ist stets eine gute Vorbereitung der Unterlage durch Abschleifen der Kambiumschicht des kortikalen Knochens und die Anlage von Perforationslöchern (Späne dabei auffangen). Dann wird in die Unterlage eine Rille geschliffen, in die der Block wie eine Intarsie eingepasst wird. Sekundär wird auch der Block so zurechtgeschliffen, dass der Block möglichst bündig an die vestibuläre Knochenfläche gefügt ist. Durch die formschlüssige Anlagerung können die Knochenbohrkerne aus der Unterlage in den Block eintreten und diesen rasch umbauen. Wenn eine Verbreiterung von mehr als 3 mm oder auch eine stärkere vertikale Defektkomponente vorliegt, wird der Block als möglichst dünne Schale mit Positionierungsschrauben vorgelegt und mit autologen Spänen hinterfüllt. Je dünner die Schale ist, desto weniger Arbeit haben die Knochenbohrkerne. Auch autologe Späne führen zu schneller Geflechtknochenbildung, der die Knochenbohrkerne im Gegensatz zu Knochenersatzmaterial nicht behindert.

Ein Blocktransplantat wird im Regelfall mit zwei Zug- oder Positionsschrauben stabilisiert (Abb. 8-25). Eine einzelne Schraube lässt noch den Freiheitsgrad der Drehung. Wenn der Block sicher befestigt ist, gibt er bereits Höhe und Position der vestibulären Knochenschulter seitlich der späteren Implantate vor. Eine Implantatbohrschablone hilft bereits zu diesem Zeitpunkt. In einzelnen Fällen, wenn der Patient zuverlässig ist und keine größeren Risikofaktoren mitbringt, kann man auch einzeitig hinter dem Block implantieren. Danach wird die Kieferkammkontur vor und hinter dem Block durch Knochenpartikel und Scraperchips aufgefüllt und der gewünschten Form angepasst.

Wichtig ist die Glättung von scharfen Kanten an der Oberkante mit der Diamantkugelfräse. Es darf nicht zu einem Punktdruck auf die Lappenunterseite kommen. Ein gutes Abpolstern der Lappenunterseite wird durch Einschottern des Blocks mit Knochen-

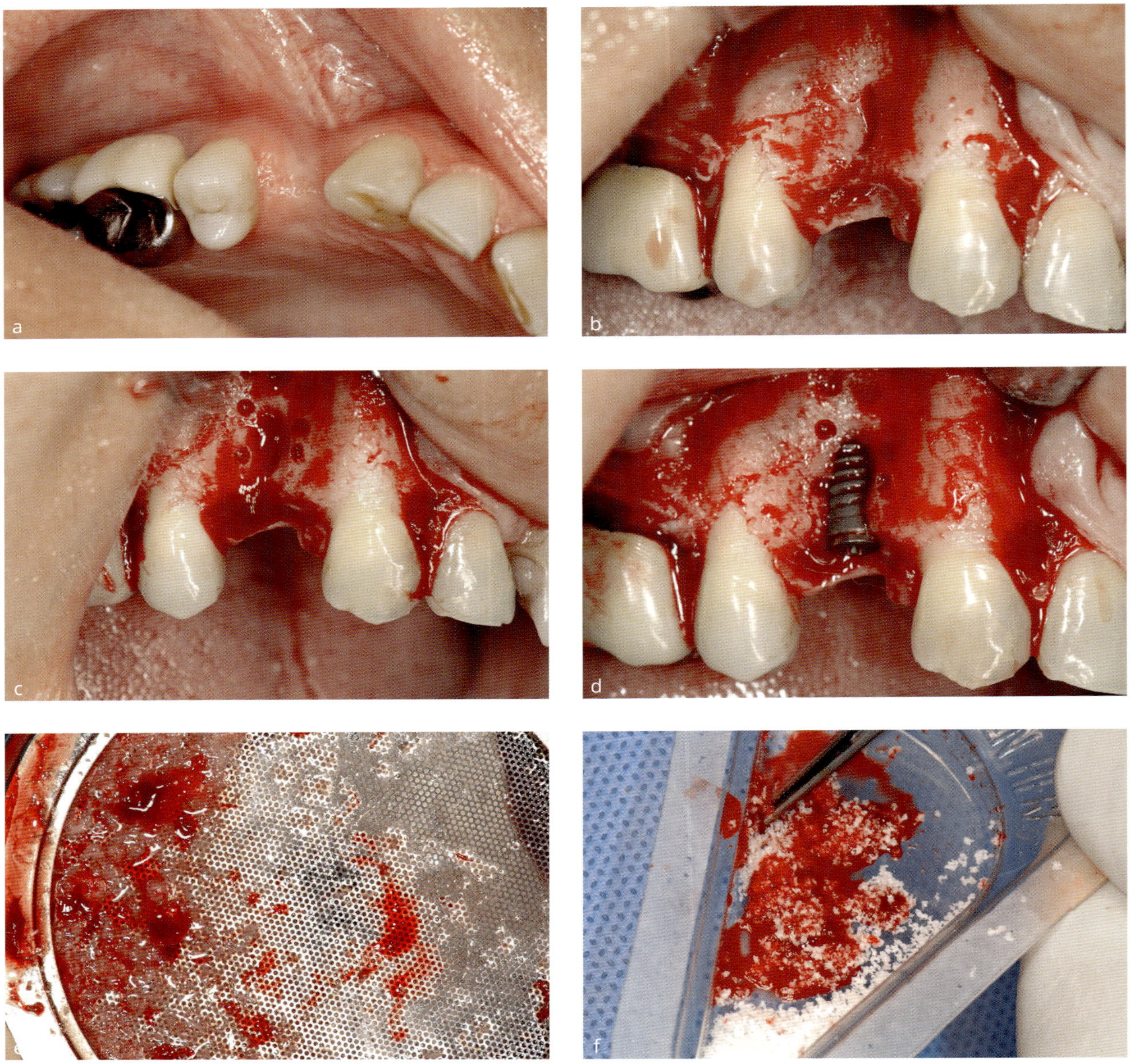

Abb. 8-24 Einzeitige gesteuerte Knochenregeneration, GBR. a. Die klinische Ausgangslage zeigt eine Einzelzahnlücke 14 mit horizontaler Atrophie (1/4-Defekt). Auffällig ist das Bändchen ins Vestibulum bedingt durch Hineinkriechen der Fasern des M. buccinator in die Atrophieregion. **b.** Freilegung über Zahnfleischrandschnitt. **c.** Perforation der Kortikalis und Entfernen der Kambiumschicht. **d.** Einzeitige Implantatinsertion mit bukkalem Dehiszenzdefekt (1/4). Das Implantat wurde mit einem kurzen Gingivaformer versorgt, um das Augmentat später zur Überkorrektur weiter hoch zu ziehen. **e.** Bei allen Osteotomien wurde der Filter eingesetzt. **f.** Knochenersatzmaterial (Bone Ceramic®, Straumann, Freiburg) wurde mit aspiriertem Wundblut und den Knochenchips aus dem Filter versetzt.

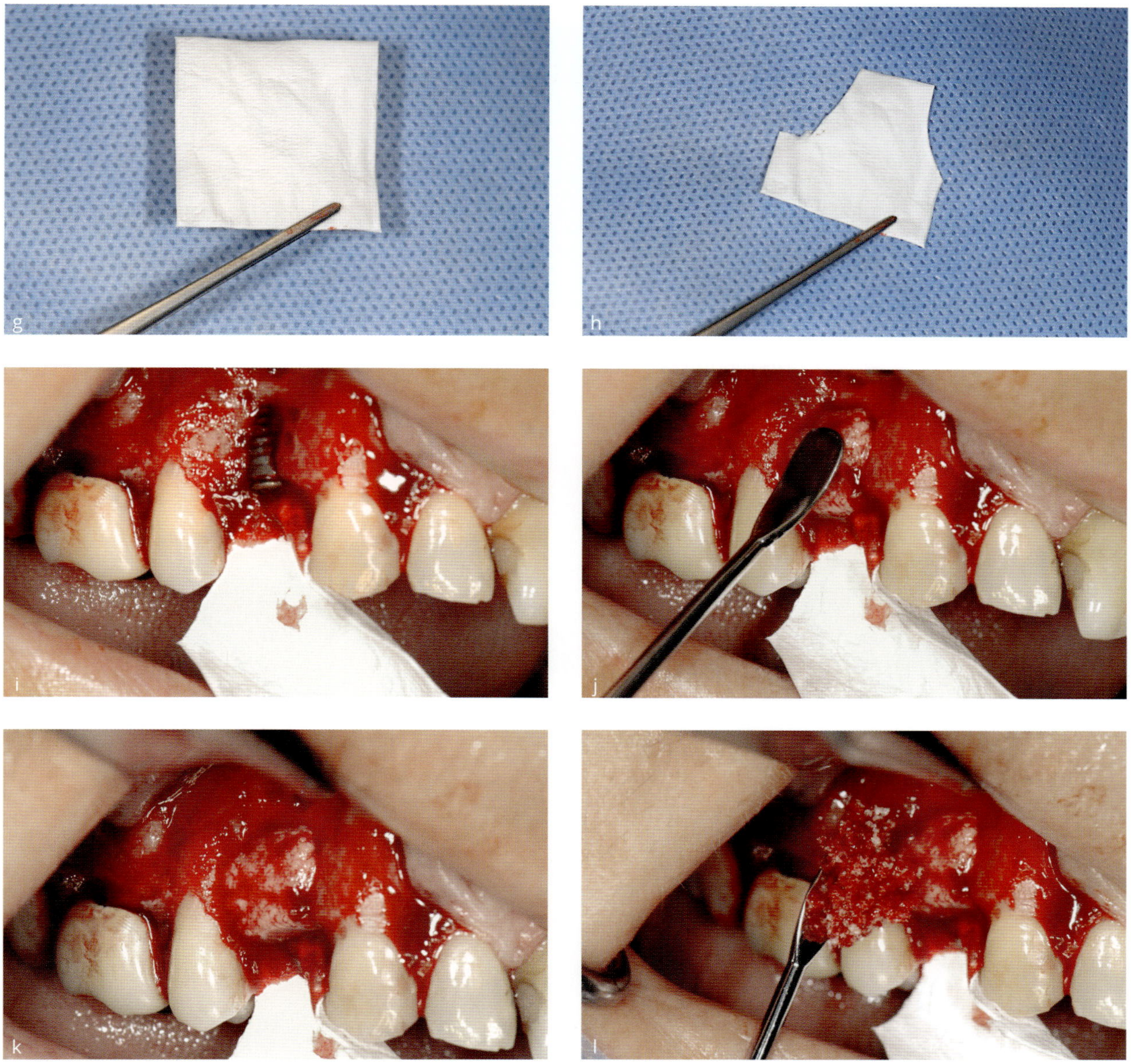

Abb. 8-24 Einzeitige gesteuerte Knochenregeneration, GBR. g. Die Bio-Gide®-Kollagenmembran (Geistlich, Baden-Baden) wird mit der Prägung „up" zum Weichgewebe hin platziert. **h.** Um eine Zunge zu formen, werden beidseits viertelkreisartige Segmente herausgeschnitten. **i.** Die Zunge wird mit dem Tamponadestopfer nach Luniatschek unter den palatinalen Lappen gesteckt, wo sie sich ohne zusätzliche Membrannagelung beklemmt. **j.** Reiner Filterknochen mit vitalen Zellen und BMPs wird auf die Implantatoberfläche gelegt, Knochenersatzmaterial sollte nicht direkt auf der unbelebten Implantatoberfläche lagern („Nicht tot auf tot!"). **k.** Der eigentliche Defekt wird durch vitales autologes Material gefüllt. **l.** Das Knochenersatzmaterialgemisch in der Matrix des koagulierten Blutes wird als Konturauffüllung, Überkompensation und Resorptionsschutz bukkal aufgelagert.

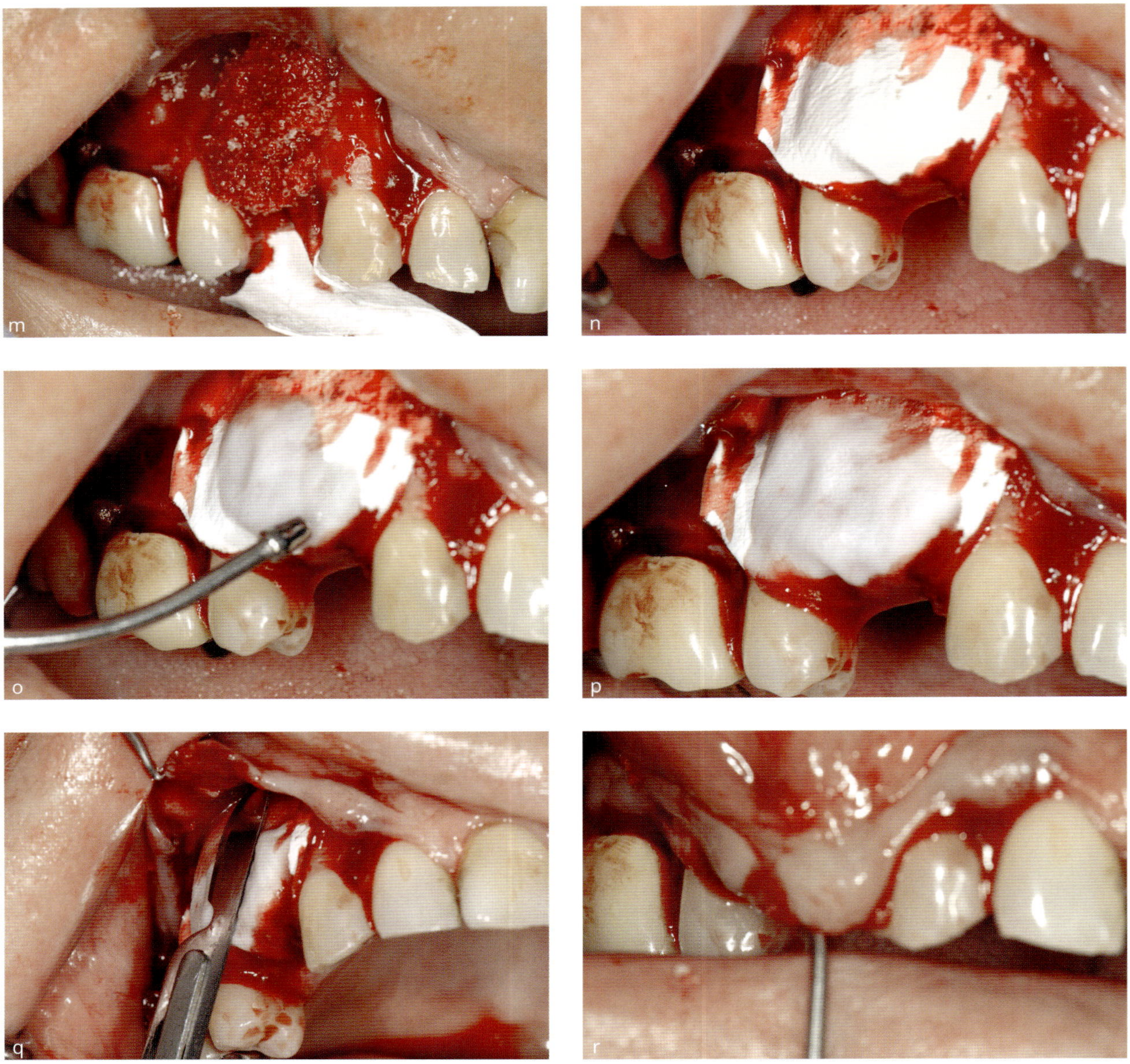

Abb. 8-24 Einzeitige gesteuerte Knochenregeneration, GBR. m. Eine Überkorrektur von mindestens 2 mm in vertikaler und horizontaler Richtung ist anzustreben. **n.** Die palatinal liegende Membran wird nach bukkal geklappt. **o.** Die Membran wird durch einige Tropfen Kochsalzlösung geschmeidig gemacht. **p.** Die Membran klebt nun durch Adhäsion infolge der Oberflächenspannung des Wassers am Augmentat. Eine zusätzliche Befestigung über Nägel ist verzichtbar. **q.** Die Weichgewebemobilisation ist notwendig, um das vergrößerte Kieferkammvolumen zu decken. Hier ist bereits die Periostschlitzung mit dem Skalpell erfolgt. Die Präparierschere nach Metzenbaum spreizt den Periostschlitz weiter auf. **r.** Die gewonnene Lappenlänge wird durch Zug mit dem Einzinkerhaken nach Gillies geprüft.

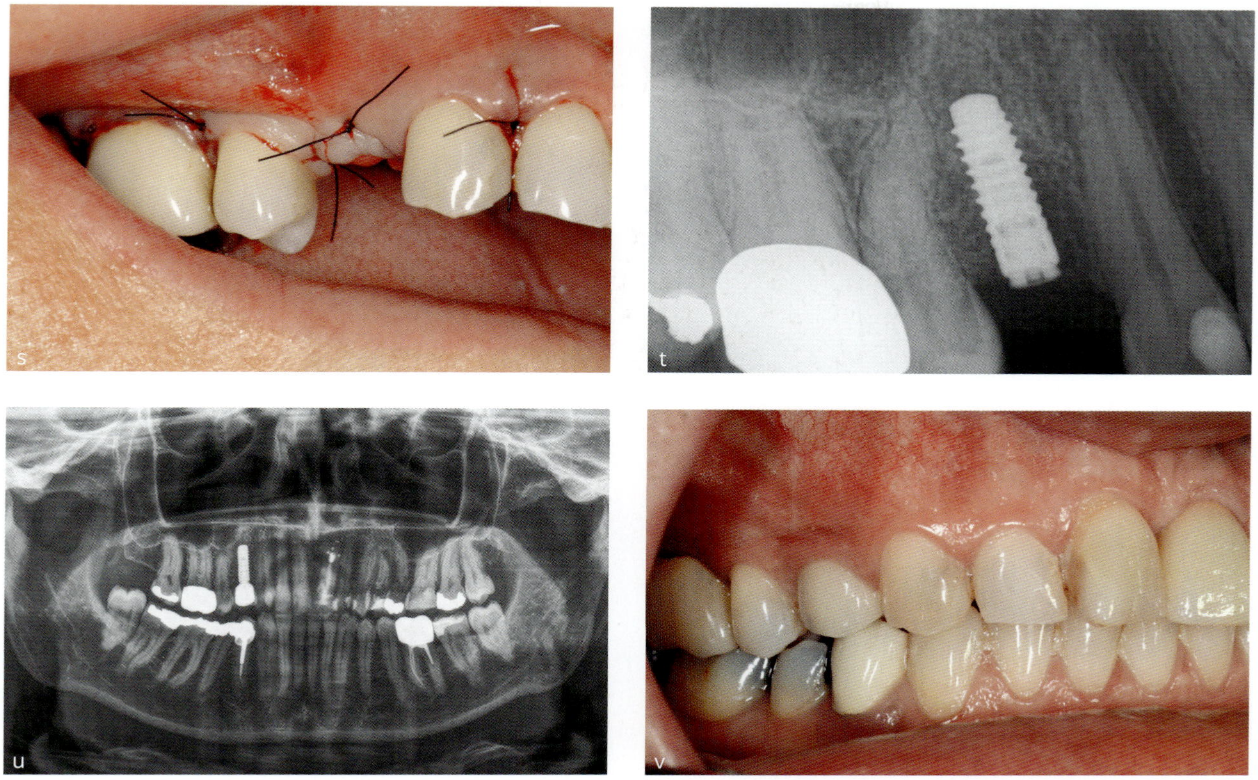

Abb. 8-24 Einzeitige gesteuerte Knochenregeneration, GBR. s. Der Wundverschluss gelingt sicher mit wenigen Einzelknopfnähten (Supramid® 5-0, Resorba, Nürnberg), weil sich infolge des Kieferkammmittenschnitts die befestigte Gingiva sehr gut nähen lässt. **t.** Postoperativer Zahnfilm mit eingehaltenen Abstandsregeln (vgl. Abb. 8-21). **u.** Postoperative Panoramaschichtaufnahme mit stabilem Langzeitergebnis. **v.** Die klinische Aufnahme nach prothetischer Versorgung zeigt, dass das Bändchen (vgl. Abb. 8-24a) von alleine ohne eine plastische Korrektur nur durch die knöcherne Augmentation verschwunden ist.

ersatzmaterial erreicht. Mit diesem Material können verbliebene Konturlücken in mesiodistaler Richtung aufgefüllt werden, sodass keine Stufen am Alveolarfortsatz entstehen. Man stelle sich das Durchscheuern durch horizontales Zähnebürsten über einer Stufe vor. Stattdessen soll das Augmentat sich gut in die Fluchtlinie des Alveolarfortsatzes einfügen.

Im Regelfall wird das Augmentat durch eine Kollagenmembran und ggf. auch durch Knochenersatzmaterial als Resorptionsschutz bedeckt, um die Präzision an der ästhetisch wichtigen bukkalen Knochenschulter zu steigern.

Die Wartezeit nach Einbringung eines kortikalen Blocktransplantats bis zur Wiedereröffnung und Osteosynthesematerialentfernung beträgt in Ober- und Unterkiefer etwa 4 Monate. Wenn das Implantat im Restalveolarknochen noch primär stabil inseriert werden kann, kann eine einzeitige Augmentation mit Knochenblock mit simultaner Implantation durchgeführt werden.

Im Gegensatz zur Entfernung einer Teflonmembran mit ihren Nägeln, die zur Entfernung eine weite Freilegung erfordert, können die Schrauben einer Blocktransplantation häufig minimalinvasiv entfernt werden. Damit kann eine erneute Deperiostierung und damit eine Oberflächenresorption und Ernährungsstörung des Augmentats vermieden werden. Zur minimal invasiven Osteosynthesematerialentfernung werden die Schraubenköpfe getastet und mit einer Stichinzision aufgesucht. Mit einem kleinen Exkavator als Mini-Raspartorium wird das Weichgewebe vom Schraubenkopf abgelöst. Auch ohne Sicht findet der Center-Drive-Ansatz des Schraubenziehers die Aufnahme in der Schraube durch fühlbares Einrasten. Dann kann die Schrauben zurückgedreht werden und erscheint nach kurzer Zeit an der Oberfläche.

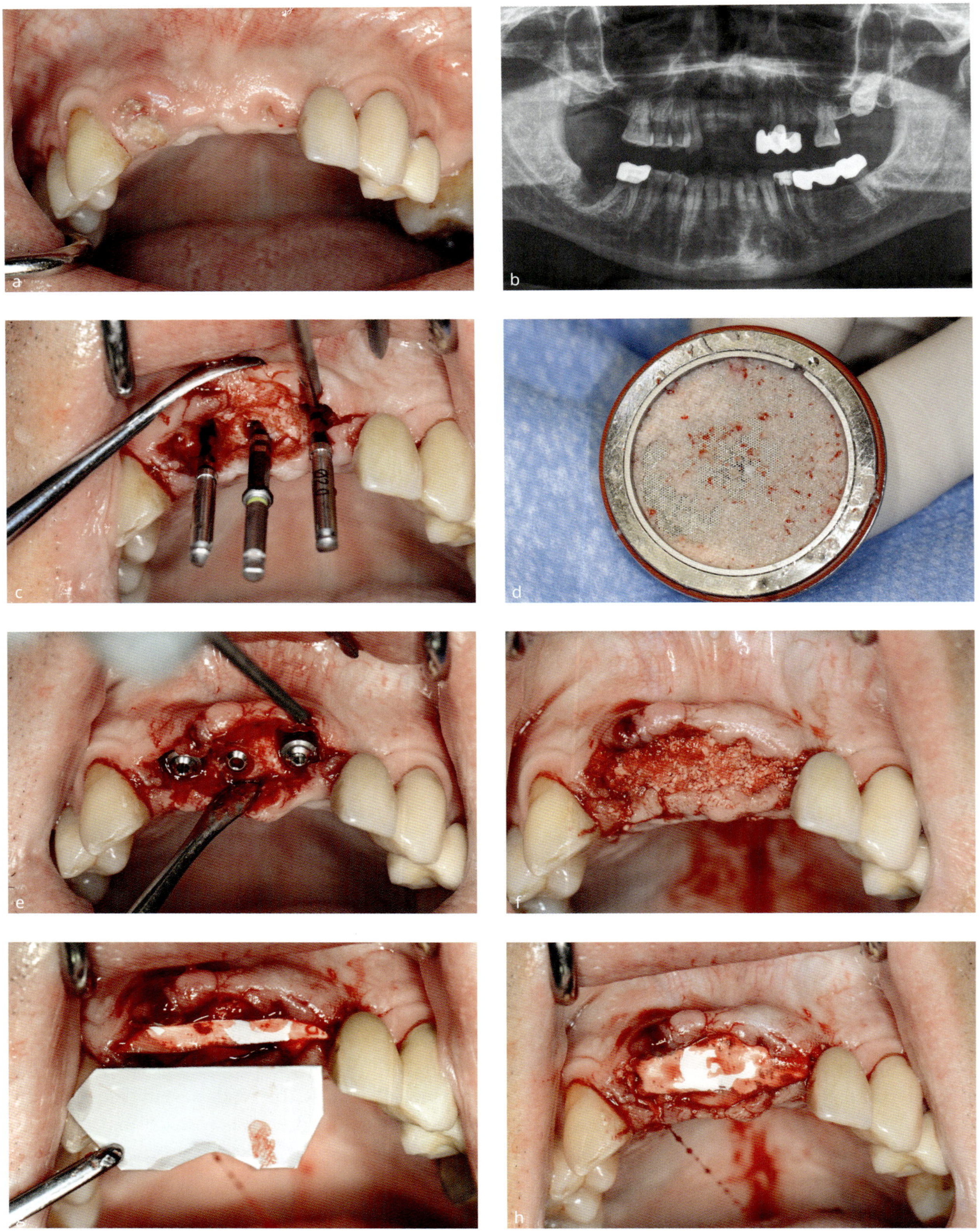

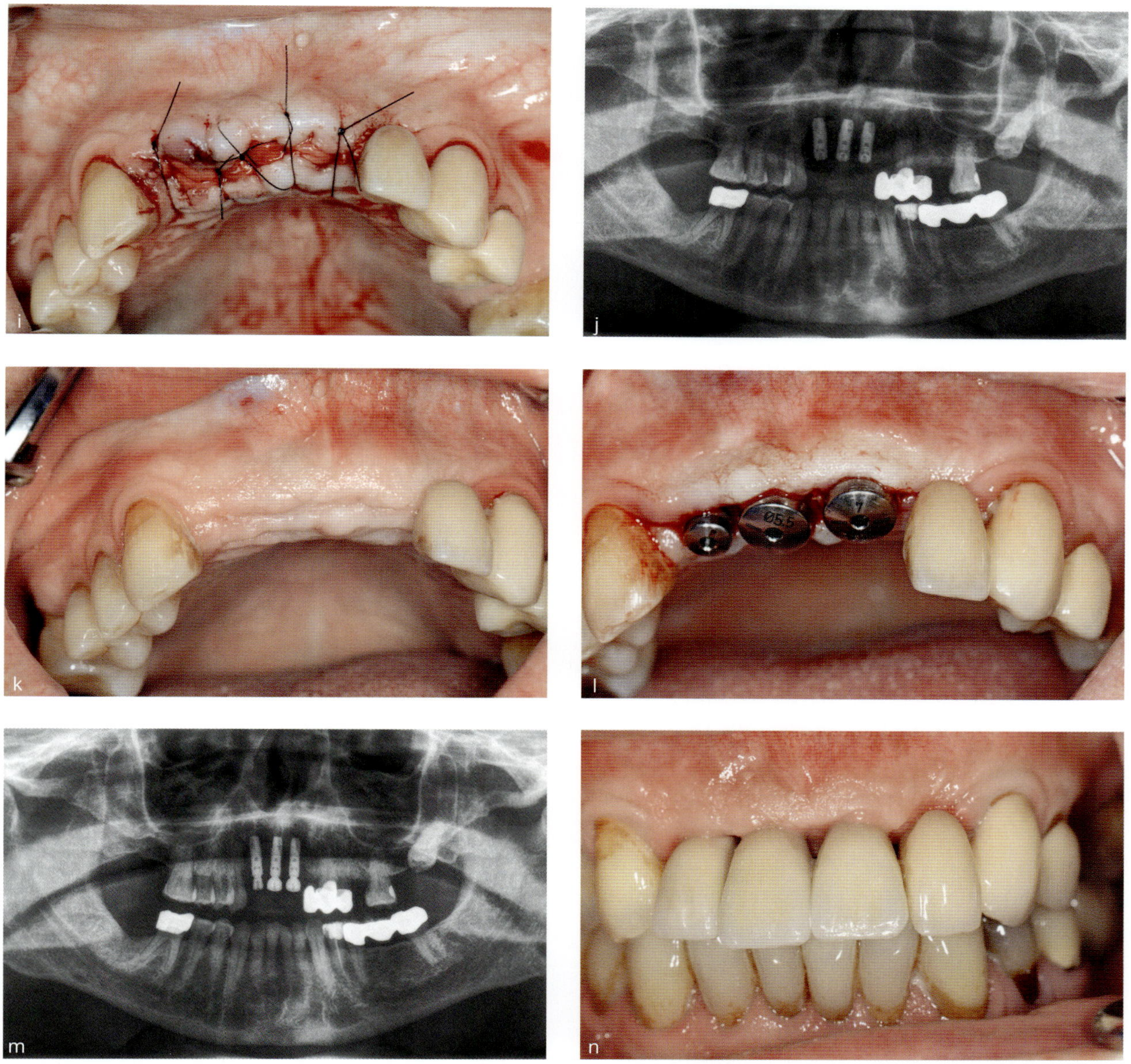

Abb. 8-25 GBR mit offener Heilung. a. Klinische Ausgangslage 6 Wochen nach Zahnextraktion. **b.** Panoramaschichtaufnahme zur Ausgangslage. **c.** Gering invasive Eröffnung über Kieferkammmittenschnitt ohne große Lappenmobilisation zur Vermeidung postoperativer Beschwerden und Schwellungen. Pilotbohrungen nach Bohrschablone an der Palatinalseite der teilverheilten Extraktionsalveolen. **d.** Knochenfilter zum Auffangen der Bohrspäne. **e.** Die Bone-Level-Implantate werden leicht unter das Niveau des palatinalen Knochens gesetzt, bukkal ergeben sich Dehiszenzdefekte. **f.** Ein gemischtes partikuläres Knochentransplantat (75 zu 25 %) wird im Überschuss eingebracht. **g.** Die Kollagenmembran individuell zugeschnitten. **h.** Die Membran wird unter die Lappenränder gesteckt ohne diese zu mobilisieren. **i.** Die Naht erfolgt adaptierend ohne einen primären Wundverschluss anzustreben (ohne Lappenzug). **j.** Postoperative Panoramaschichtaufnahme. **k.** Verheilter Situs 4 Monate später. **l.** Implantatfreilegung durch Schnitt in Kieferkammmitte und apikalen Verschiebelappen. Ausreichend befestigte Gingiva ohne Weichgewebetransplantate. **m.** Panoramaschichtaufnahme nach Implantatfreilegung. Das Knochenniveau liegt über den Implantatschultern der BoneLevel-Implantate. **n.** Weichgewebebild unmittelbar nach prothetischer Versorgung; das Gingivaniveau liegt höher als an den Nachbarzähnen und hat damit eine Reserve für das zu erwartende Remodeling. Ein interdentales Hochwachsen der Gingiva zum Verschluss der schwarzen Dreiecke ist zu erwarten (vgl. Tarnow-Regel, Kap. 7).

8.4 Auflagerungsosteoplastiken

Die vertikale Augmentation durch Blockauflagerung erfordert besseres Knochenmaterial als die horizontale Augmentation. Am besten dokumentiert sind monokortikale Spongiosablöcke vom Beckenkamm oder Blöcke vom Schädeldach (Abb. 8-26). Die Blockauflagerung sollte grundsätzlich zweizeitig durchgeführt werden. Weil diese durch Knochenbohrkerne einheilen, gibt es für Blöcke nicht die Höhenbegrenzung durch die Angiogenese von 3,7 mm. Das Implantatüberleben nach Beckenknochenauflagerung in der Unterkieferfront betrug in einer 10-Jahres-Studie aus den Niederlanden 97,5 % bei im Durchschnitt nur 1 mm Höhenverlust des Knochens und 0,6 mm Knochenabbau an den Implantaten[47]. Diese Studie beweist auch den knochenprotektiven Effekt von Implantaten, denn ohne Implantate werden Beckenknochenauflagerungen fast zu 100 % resorbiert.

Größere Defekte zahnloser Kiefer sind aufgrund der benötigten Transplantatmenge die Domäne des monokortikalen Beckenspans. Zur Formanpassung kann am Beckenkamm z. B. die obere innere Rundung der Crista iliaca als Ersatz für den ästhetisch anspruchsvollen anterioren Oberkiefer genutzt werden. Die Fixation des Knochenspans auf dem Alveolarkamm erfolgt nach Anpassung und Perforation der Auflagefläche durch Stell- und Zugschrauben und ggf. Platten. Abschließend sollte die krestale Form nochmals abgerundet und von scharfen Kanten befreit werden. Auch allogene Transplantate von menschlichen Spendern (entweder verstorbene oder lebende Spender, dann in der Regel Hüftköpfe) wurden erfolgreich zur Auflagerungsosteoplastik eingesetzt. Interessant ist der Ansatz, derartige Knochenblöcke präoperativ bereits basierend auf 3-D-Röntgendaten passgenau in Fräsmaschinen herzurichten. Obwohl es an Versuchen nicht mangelt, sind die Studien, die eine vertikale Augmentation mit xenogenen oder alloplastischen Blöcken versuchten, meistens gescheitert.

Die Weichgewebedeckung dieser Aufbauten ist erfahrungsgemäß schwierig. Der vestibuläre Lappen muss dreifach mobilisiert werden (Abb. 8-27). Er muss auf der vestibulären Seite am Transplantat hochgeführt werden, dann wird er nach oral über das Transplantat gezogen, ab da muss er meistens noch ein Stück nach palatinal/lingual heruntergezogen werden. Daraus resultiert eine weitere Verlagerung der mukogingivalen Grenzlinie. Daher sind sekundär meistens Vestibulumplastiken und Maßnahmen zur Schaffung befestigter Gingiva erforderlich, was ein echter Nachteil dieser Methode gegenüber von Sandwichtechniken ist. Ein weiterer Nachteil ist die Resorptions- und Dehiszenzneigung von Auflagerungsosteoplastiken.

Nach im Regelfall 4 Monaten ist ein Beckenknochen reif zur Osteosynthesematerialentfernung und Implantatinsertion. Wenn Implantate zu spät oder gar nicht gesetzt werden, kommt es im Regelfall zur Resorption des Transplantats.

Digitalisierung

Die im nächsten Kapitel besprochenen CAD/CAM-gedruckten patientenindividuellen Titangitter bedeuten eine Digitalisierung der Auflagerungsosteoplastik. Das neue Verfahren ändert nichts an den alten Nachteilen der Auflagerung. Diese sind unter anderem die 3,7-mm-Grenze der Neoangiogenese, die Weichgewebespannung durch dreifache Verlagerung der Mukogingivalgrenze, die Lage des Materials direkt unter der Naht und die daraus resultierende Neigung zur Biofilmbildung und erhöhter Bedarf für Antibiosen.

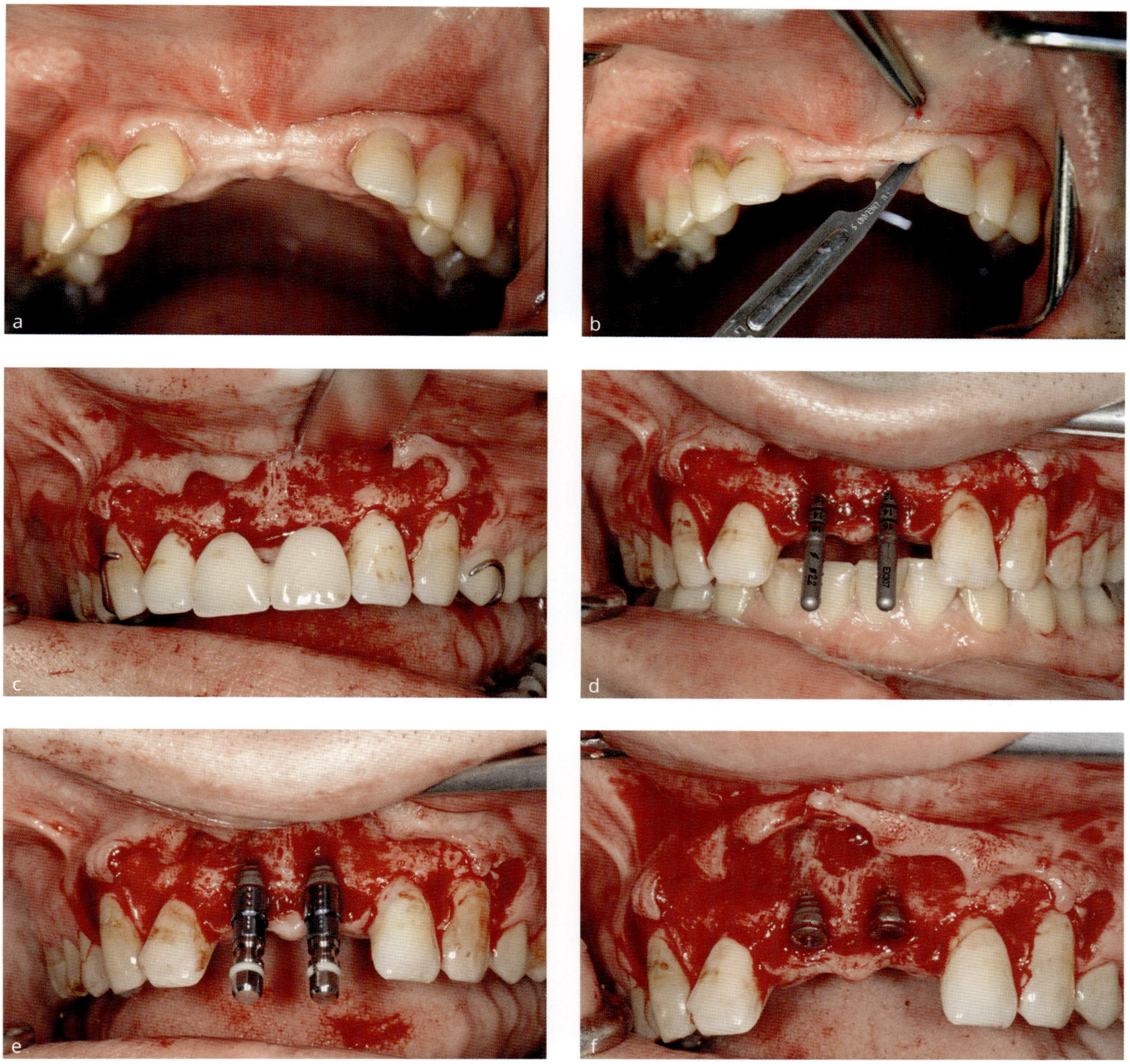

Abb. 8-26 Knochenblocktransplantation bei 1/4-Defekt. a. Klinisch Ausgangslage mit horizontaler Atrophie. **b.** Zugang über Kieferkammmittenschnitt, fortgeführt zu den Seiten als Zahnfleischrandschnitt. **c.** Das Provisorium als Bohr- und Ästhetikschablone zeigt, dass kein vertikales Defizit vorliegt. **d.** Pilotbohrungen. Ein einzeitiges Vorgehen ist dann möglich, wenn die Implantate im Restknochen sicher primär stabilisiert werden können. **e.** Die Bone-Level-Implantate dürfen nicht immer auf Knochenniveau gesetzt werden, dann wären sie in diesem Fall zu tief. Die vertikale Insertionstiefe liegt 3 mm unter der prospektiven Gingivahöhe, wird also durch die Ästhetik bestimmt. **f.** Die Implantate zeigen vestibuläre Dehiszenzdefekte (1/4-Defekte).

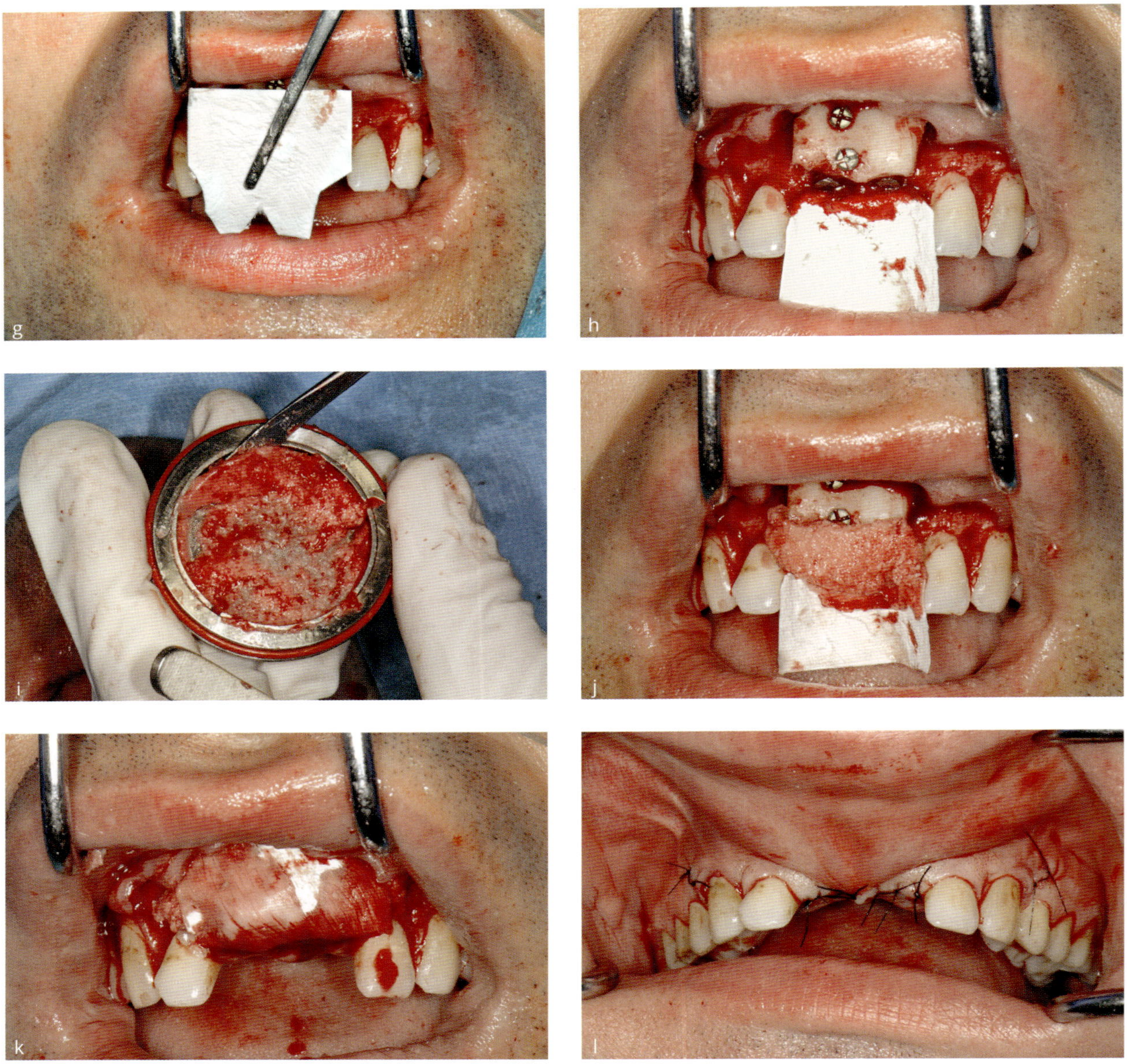

Abb. 8-26 Knochenblocktransplantation bei 1/4-Defekt. g. Die Membran wird mit zwei Zungen ausgestattet, damit das Foramen incisivum ausgespart werden kann. **h.** Der autologe Knochenblock von der Linea obliqua wird 3 mm unter der prospektiven Gingivahöhe eingestellt und mit zwei Osteosyntheseschrauben stabilisiert. **i.** Knochenspäne werden im Filter aufgefangen. **j.** Die autologen Knochenspäne werden in die Konturlücken des Knochenblocks gedrückt und vestibulär im Überschuss aufgelagert. **k.** Die Kollagenmembran (Bio-Gide®, Geistlich, Baden-Baden) verklebt durch Polymerisation des Fibrins auf den Knochenspänen und muss nicht genagelt werden. Die Stabilität dieses Knochenaufbaus ergibt sich aus dem Knochenblock und nicht aus der Membran. **l.** Durch Lappenmobilisation wird das zusätzliche Kammvolumen sicher gedeckt. Dadurch kommt es zu einer Verschiebung der mukogingivalen Grenzlinie nach palatinal.

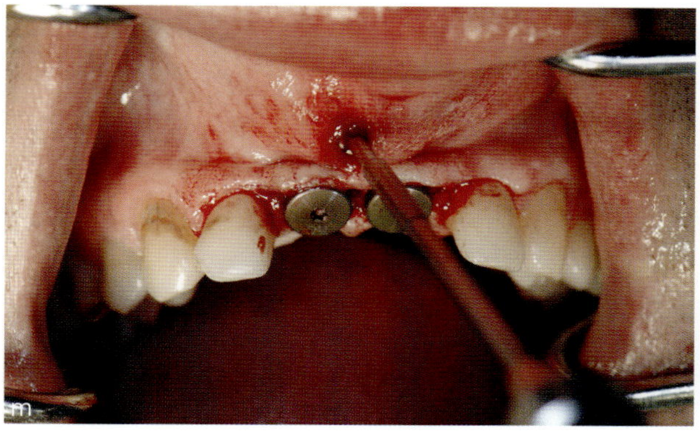

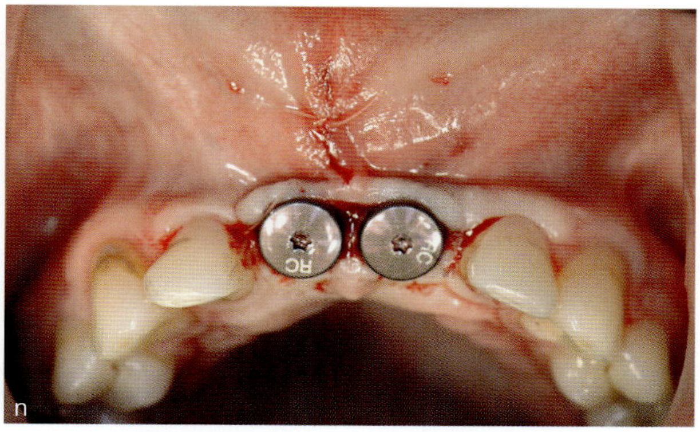

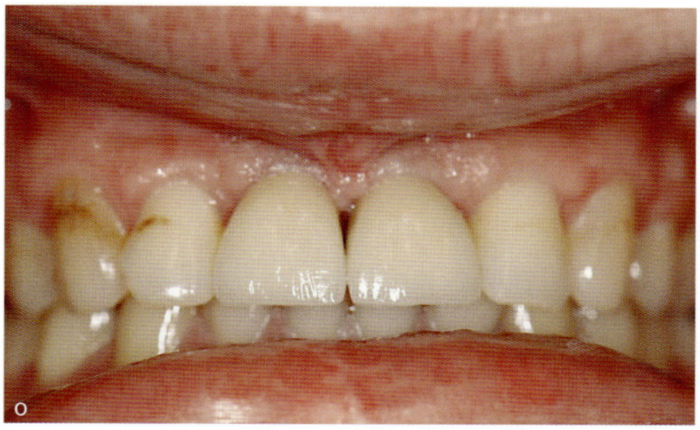

Abb. 8-26 Knochenblocktransplantation bei 1/4-Defekt. m. Die Entfernung der Osteosyntheseschrauben erfolgt minimalinvasiv, um keine Deperiostierung mit Resorption oder Wunddehiszenz über dem Knochenblock zu riskieren. **n.** Durch Kieferkammmittenschnitt und apikalen Verschiebelappen wird die verlagerte mukogingivale Grenzlinie zurückverlagert. Spontan bildet sich ausreichend befestigte Gingiva ohne Weichgewebe transplantationen. **o.** Prothetische Versorgung mit normal proportionierten Zahnkronen. Die Gingivahöhe ist eingetreten, wie durch die Knochenblocktransplantation vorgegeben. Bezüglich der interdentalen schwarzen Dreiecke ist entsprechend der Tarnow-Regel mit einer weiteren Auffüllung auf 5,5 mm zu rechnen.

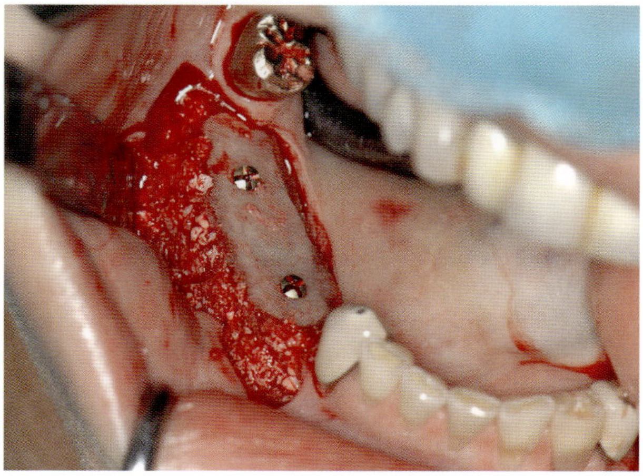

Abb. 8-27 Beispiel einer Auflagerungsosteoplastik mit einem autologen monokortikalen Beckenblock zum Ausgleich eines Vertikaldefekts im rechten seitlichen Unterkiefer.

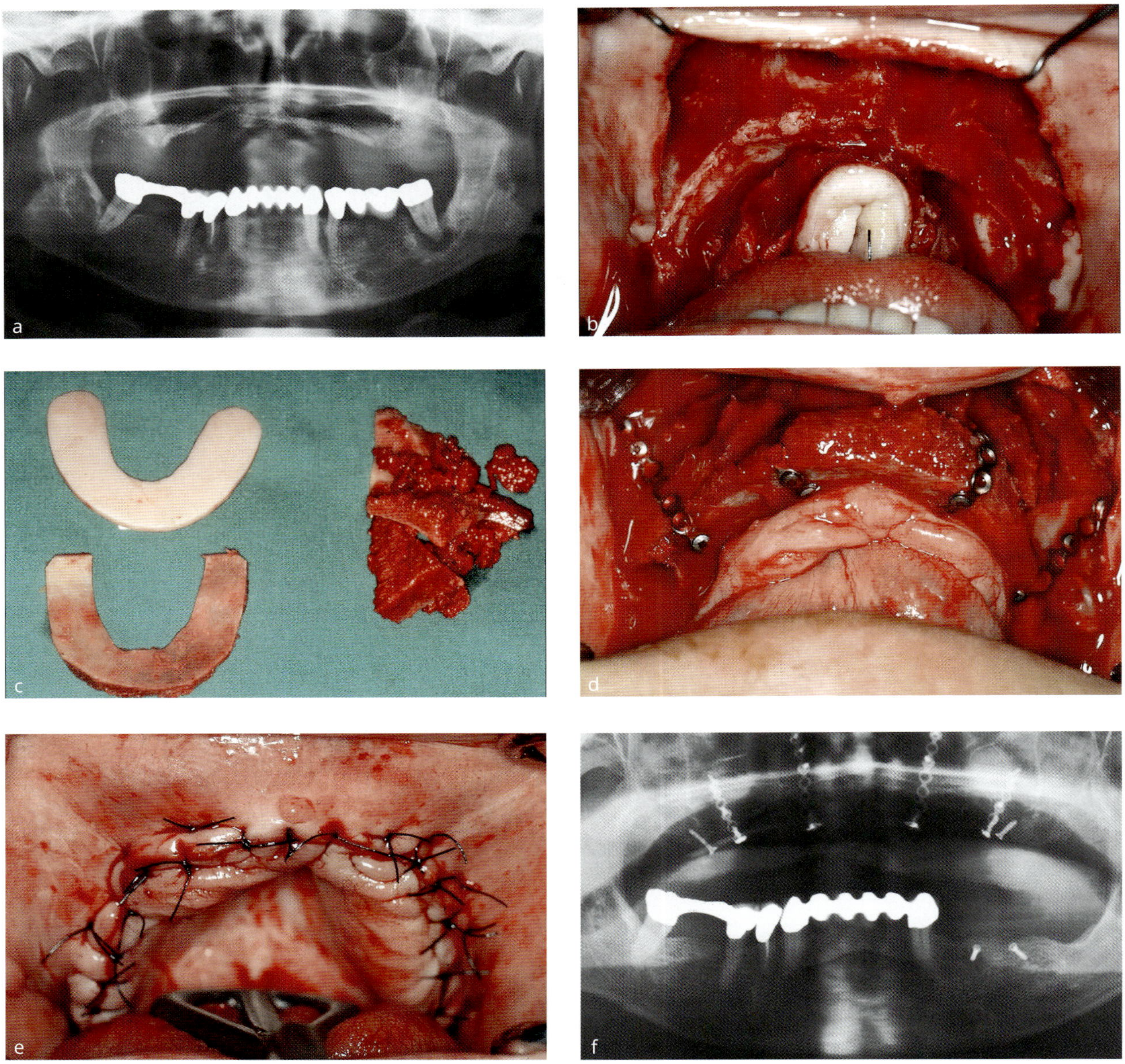

Abb. 8-28 Beckenknochenauflagerungsosteoplastik. a. Ausgangslage eines historischen Falls aus den neunziger Jahren mit ausgeprägter Atrophie des zahnlosen oberen Alveolarfortsatzes (Cawood-Klasse V). Der Fall soll die relativ traumatische Operationstechnik dieser Zeit illustrieren und würde heute anders operiert. **b.** Weite Deperiostierung des Oberkiefers und der Naseneingänge. **c.** Oben links: Die Knochenentnahmeschablone gibt die Ausdehnung des hufeisenförmigen Beckenknochentransplantats an. Zusätzlich wird weiteres Spanmaterial benötigt (rechts). **d.** Auflagerung des monokortikalen Spans mit Osteosynthese. **e.** Durch ausgiebige Weichgewebemobilisation bis in die Innenlippe gelingt die primäre Deckung des Transplantats. Die Mukogingivalgrenze hat sich weit nach innen verschoben. **f.** Postoperative Panoramaschichtaufnahme.

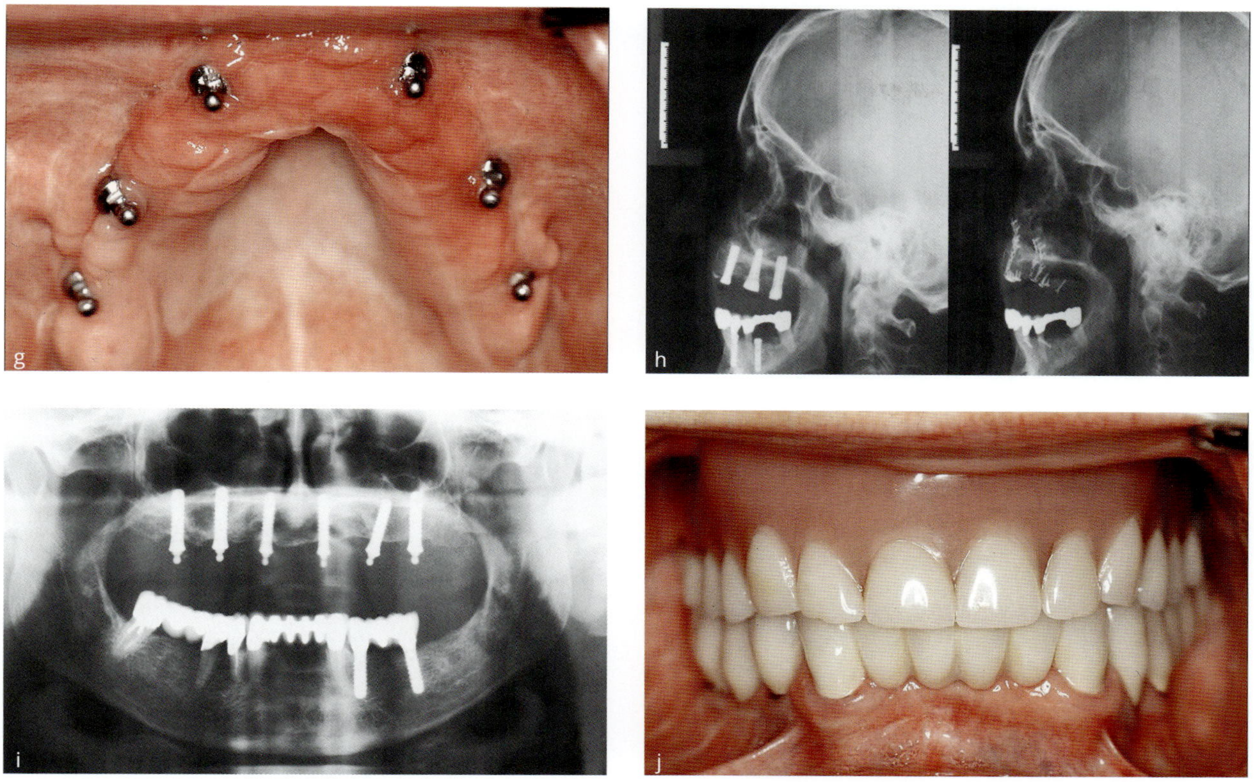

Abb. 8-28 Beckenknochenauflagerungsosteoplastik. g. Im Gegensatz zu den im diesem Buch vorgestellten Sandwich- und Interpositionstechniken ist es hier verfahrensbedingt zu einem Durchtritt der Implantate in der äußeren mobilen Alveolarmukosa gekommen. Die Manschette aus befestigter Gingiva fehlt. **h.** Die seitlichen Fernröntgenaufnahmen zeigen, dass sich auch mit Auflagerungen eine korrekte Okklusionsbeziehung und eine prothetikfreundliche Implantatstellung erzielen lässt. **i.** Panoramaschichtaufnahme nach prothetischer Versorgung mit Kugelkopfankern. **j.** Prothetische Versorgung durch Deckprothese.

8.5 Literatur

1 Jensen SS, Terheyden H. Bone augmentation procedures in localized defects in the alveolar ridge: clinical results with different bone grafts and bone-substitute materials. Int J Oral Maxillofac Implants 2009;24 Suppl:218–236.

2 Antonoglou GN, Stavropoulos A, Samara MD, Ioannidis A, Benic GI, Papageorgiou SN, Sándor GK. Clinical Performance of Dental Implants Following Sinus Floor Augmentation: A Systematic Review and Meta-Analysis of Clinical Trials with at Least 3 Years of Follow-up. Int J Oral Maxillofac Implants 2018;33:e45-e65.

3 Park WB, Kang KL, Han JY. Factors influencing long-term survival rates of implants placed simultaneously with lateral maxillary sinus floor augmentation: A 6- to 20-year retrospective study. Clin Oral Implants Res 2019;30: 977–988.

4 Park WB, Kang KL, Han JY. Factors influencing long-term survival rates of implants placed simultaneously with lateral maxillary sinus floor augmentation: A 6- to 20-year retrospective study. Clin Oral Implants Res 2019;30:977–988.

5 Liu R, Yan M, Chen S, Huang W, Wu D, Chen J. Effectiveness of Platelet-Rich Fibrin as an Adjunctive Material to Bone Graft in Maxillary Sinus Augmentation: A Meta-Analysis of Randomized Controlled Trails. Biomed Res Int 2019: 7267062.

6 Abdalla RIB, Alqutaibi AY, Kaddah A. Does the adjunctive use of platelet-rich plasma to bone graft during sinus augmentation reduce implant failure and complication? Systematic review and meta-analysis. Quintessence Int 2018;49:139–146.

7 Simonpieri A, Choukroun J, Del Corso M, Sammartino G, Dohan Ehrenfest DM. Simultaneous sinus-lift and implantation using microthreaded implants and leukocyte- and platelet-rich fibrin as sole grafting material: a six-year experience. Implant Dent 2011;20:2–12.

8 Kuchler U, Chappuis V, Bornstein MM, Siewczyk M, Gruber R, Maestre L, Buser D. Development of Implant Stability Quotient values of implants placed with simultaneous sinus floor elevation – results of a prospective study with 109 implants. Clin Oral Implants Res 2017;28:109–115.

9 Varela-Centelles P, Seoane J, Loira-Gago M, González-Mosquera A, Seoane-Romero JM. Diameter of alveolar antral artery in the lateral sinus wall: study of related factors. Br J Oral Maxillofac Surg 2017;55:413–415.

10 Atieh MA, Alsabeeha NH, Tawse-Smith A, Faggion CM Jr, Duncan WJ. Piezoelectric Surgery vs Rotary Instruments for Lateral Maxillary Sinus Floor Elevation: A Systematic Review and Meta-Analysis of Intra- and Postoperative Complications. Int J Oral Maxillofac Implants 2015; 30: 262–1271.

11 Srouji S, Ben-David D, Lotan R, Riminucci M, Livne E, Bianco P. The innate osteogenic potential of the maxillary sinus (Schneiderian) membrane: an ectopic tissue transplant model simulating sinus lifting. Int J Oral Maxillofac Surg 2010;39:793–801.

12 Barone A, Ricci M, Grassi RF, Nannmark U, Quaranta A, Covani U. A 6-month histological analysis on maxillary sinus augmentation with and without use of collagen membranes over the osteotomy window: randomized clinical trial. Clin Oral Implants Res 2013;24:1–6.

13 Suárez-López Del Amo F, Ortega-Oller I, Catena A, Monje A, Khoshkam V, Torrecillas-Martínez L, Wang HL, Galindo-Moreno P. Effect of barrier membranes on the outcomes of maxillary sinus floor augmentation: a meta-analysis of histomorphometric outcomes. Int J Oral Maxillofac Implants 2015;30:607–618.

14 Lundgren S, Cricchio G, Hallman M, Jungner M, Rasmusson L, Sennerby L. Sinus floor elevation procedures to enable implant placement and integration: techniques, biological aspects and clinical outcomes. Periodontol 2000 2017;73:103–120.

15 Shi JY, Gu YX, Zhuang LF, Lai HC. Survival of Implants Using the Osteotome Technique With or Without Grafting in the Posterior Maxilla: A Systematic Review. Int J Oral Maxillofac Implants 2016;31:1077–1088.

16 Lundgren S, Johansson AS, Cricchio G, Lundgren S. Clinical outcome and factors determining new bone formation in lateral sinus membrane elevation with simultaneous implant placement without grafting material: A cross-sectional, 3-17 year follow-up study.Clin Implant Dent Relat Res 2019;21:827–834.

17 Yang J, Xia T, Wang H, Cheng Z, Shi B. Outcomes of maxillary sinus floor augmentation without grafts in atrophic maxilla: A systematic review and meta-analysis based on randomised controlled trials. J Oral Rehabil 2019;46:282–290.

18 Summers RB. A new concept in maxillary implant surgery: the osteotome technique. Compendium 1994;15:152–158.

19 Del Fabbro M, Corbella S, Weinstein T, Ceresoli V, Taschieri S. Implant survival rates after osteotome-mediated maxillary sinus augmentation: a systematic review. Clin Implant Dent Relat Res 2012;14 Suppl 1:e159–168.

20 Qian SJ, Mo JJ, Si M, Qiao SC, Shi JY, Lai HC. Long-term outcomes of osteotome sinus floor elevation with or without bone grafting: the 10-year results of a randomized controlled trial. J Clin Periodontol 2020 Jan 24. doi: 10.1111/jcpe.13260. [Epub ahead of print]

21 Franceshetti G, Rizzi A, Minenna L, Pramstraller M, Trombelli L, Farina R. Patient-reported outcomes of implant placement performed concomitantly with transcresstal sinus floor elevation or entirely in native bone. Clinical Oral Implants Research 2017;28:156–162.

22 Testori T, Weinstein RL, Tashieri S, Del Fabbro M. Risk factor analyses following maxillary sinus augmentation: a retrospective multicentre study. Int J Oral Maxillofac Implants 2012;27:1170–1176.

23 Bruckmoser E, Gruber R, Steinmassl O, Eder K, Watzinger F, Bayerle-Eder M, Jesch P. Crestal Sinus Floor Augmentation Using Hydraulic Pressure and Vibrations: A Retrospective Single Cohort Study. Int J Oral Maxillofac Implants 2018;33:1149–1154.

24 Chen L, Cha J. An 8-year retrospective study: 1,100 patients receiving 1,557 implants using the minimally invasive hydraulic sinus condensing technique. J Periodontol 2005;76: 482–491.

25 Geng YM, Zhou M, Parvini P, Scarlat S, Naujokat H, Abraha SM, Terheyden H. Sandwich osteotomy in atrophic mandibles: A retrospective study with a 2- to 144-month follow-up. Clin Oral Implants Res 2019;30:1027–1037.

26 Roccuzzo A, Marchese S, Worsaae N, Jensen SS. The sandwich osteotomy technique to treat vertical alveolar bone defects prior to implant placement: a systematic review. Clin Oral Investig 2020;24:1073–1089.

27 Altiparmak N, Akdeniz SS, Bayram B, Gulsever S, Uckan S. Alveolar Ridge Splitting Versus Autogenous Onlay Bone Grafting: Complications and Implant Survival Rates. Implant Dent 2017;26:284–287.
28 Garcez-Filho J, Tolentino L, Sukekava F, Seabra M, Cesar-Neto JB, Araújo MG. Long-term outcomes from implants installed by using split-crest technique in posterior maxillae: 10 years of follow-up. Clin Oral Implants Res 2015;26(3):326–331.
29 Mounir M, Beheiri G, El-Beialy W. Assessment of marginal bone loss using full thickness versus partial thickness flaps for alveolar ridge splitting and immediate implant placement in the anterior maxilla. Int J Oral Maxillofac Surg 2014;43:1373–1380.
30 Tang YL, Yuan J, Song YL, Ma W, Chao X, Li DH. Ridge expansion alone or in combination with guided bone regeneration to facilitate implant placement in narrow alveolar ridges: a retrospective study. Clin Oral Implants Res 2015;26:204–211.
31 Poli PP, de Nunes Lima V, Souza FÁ, Garcia Junior IR, Maiorana C. Clinical Outcome of Dental Implant Therapy in Association with Le Fort I Osteotomy Preprosthetic Surgery: A Systematic Review. Int J Oral Maxillofac Implants 2019;34:47–60.
32 Stellingsma K, Raghoebar GM, Visser A, Vissink A, Meijer HJ. The extremely resorbed mandible, 10-year results of a randomized controlled trial on 3 treatment strategies. Clin Oral Implants Res 2014;25(8):926–932.
33 Jung RE, Glauser R, Schärer P, Hämmerle CH, Sailer HF, Weber FE. Effect of rhBMP-2 on guided bone regeneration in humans. Clin Oral Implants Res 2003;14:556–568.
34 Jensen SS, Terheyden H. Bone augmentation procedures in localized defects in the alveolar ridge: clinical results with different bone grafts and bone-substitute materials. Int J Oral Maxillofac Implants 2009;24 Suppl:218–236.
35 Troeltzsch M, Troeltzsch M, Kauffmann P, Gruber R, Brockmeyer P, Moser N, Rau A, Schliephake H. Clinical efficacy of grafting materials in alveolar ridge augmentation: A systematic review. J Craniomaxillofac Surg 2016;44: 1618–1629.
36 Wennström JL, Lindhe J, Sinclair F, Thilander B. Some periodontal tissue reactions to orthodontic tooth movement in monkeys. J Clin Periodontol 1987;14:121–129.
37 Jiang X, Zhang Y, Di P, Lin Y. Hard tissue volume stability of guided bone regeneration during the healing stage in the anterior maxilla: A clinical and radiographic study. Clin Implant Dent Relat Res 2018;20:68–75.
38 Sanz-Sánchez I, Ortiz-Vigón A, Sanz-Martín I, Figuero E, Sanz M. Effectiveness of lateral bone augmentation on the alveolar crest dimension: A Systematic Review and Meta-analysis. J Dent Res 2015;94(9 Suppl):128S–142S.
39 Fu JH, Rios H, Al-Hezaimi K, Oh TJ, Benavides E, Wang HL. A randomized clinical trial evaluating the efficacy of the sandwich bone augmentation technique in increasing buccal bone thickness during implant placement. II. Tomographic, histologic, immunohistochemical, and RNA analyses. Clin Oral Implants Res 2015;26:1150–1157.
40 Basler T, Naenni N, Schneider D, Hämmerle CHF, Jung RE, Thoma DS. Randomized controlled clinical study assessing two membranes for guided bone regeneration of peri-implant bone defects: 3-year results. Clin Oral Implants Res 2018;29:499–507.
41 Lim G, Lin GH, Monje A, Chan HL, Wang HL. Wound Healing Complications Following Guided Bone Regeneration for Ridge Augmentation: A Systematic Review and Meta-Analysis. Int J Oral Maxillofac Implants 2018;33:41–50.
42 Chappuis V, Cavusoglu Y, Buser D, von Arx T. Lateral Ridge Augmentation Using Autogenous Block Grafts and Guided Bone Regeneration: A 10-Year Prospective Case Series Study. Clin Implant Dent Relat Res 2017;19:85–96.
43 Benic GI, Eisner BM, Jung RE, Basler T, Schneider D, Hämmerle CHF. Hard tissue changes after guided bone regeneration of peri-implant defects comparing block versus particulate bone substitutes: 6-month results of a randomized controlled clinical trial. Clin Oral Implants Res 2019;30:1016–1026.
44 Michalczik V, Terheyden H. Langzeitstabilität von Knochenblöcken. Zeitschr Zahnärzt Implantol 2007;23:266–279.
45 Pieri F, Aldini NN, Marchetti C, Corinaldesi G. Esthetic outcome and tissue stability of maxillary anterior single-tooth implants following reconstruction with mandibular block grafts: a 5-year prospective study. Int J Oral Maxillofac Implants 2013;28:270–280.
46 Khoury F, Hanser T. Mandibular bone block harvesting from the retromolar region: a 10-year prospective clinical study. Int J Oral Maxillofac Implants 2015;30:688–397.
47 Boven GC, Meijer HJ, Vissink A, Raghoebar GM. Reconstruction of the extremely atrophied mandible with iliac crest onlay grafts followed by two endosteal implants: a retrospective study with long-term follow-up. Int J Oral Maxillofac Surg 2014;43:626–632.

9 Alternativen und Ergänzungen zu den Standardaugmentationstechniken

Die Innovationskraft der Zahnärzte, Chirurgen und Herstellerfirmen weltweit ist groß. Zahlreiche Verfahren und Modifikationen werden fast täglich in der Literatur publiziert, sodass die hier präsentierten Modifikationen und Ergänzungen der Standardtechniken nur eine unvollständige Sonderauswahl darstellen. Den meisten Verfahren dieses Kapitels ist gemeinsam, dass sie in den Händen guter Operateure in Sondersituationen funktionieren und in kleinen Fallserien zwar dokumentiert sind, aber nicht multizentrisch in größeren Studien vergleichend überprüft wurden.

9.1 Titanmeshes und CAD/CAM-gedruckte patientenindividuelle Titangitter

Knochentransplantate benötigen zur Einheilung Kontur und Stabilität, insbesondere, wenn jenseits des Envelopes gearbeitet wird. Beide Forderungen können durch ein Titanmesh erfüllt werden. Es gibt 10-Jahres-Daten zur Meshtechnik mit 94,1 % Implantatüberleben[1]. Meshes haben eine lange Geschichte in der rekonstruktiven Chirurgie, zum Beispiel in der Versorgung von Orbitafrakturen oder zur Schädeldachrekonstruktion.

Es ist erstens schwierig, die starre Meshstruktur dreidimensional zu formen. Zweitens ist die Materialentfernung schwierig, weil das Mesh sich in der Weichgewebenarbe verkrallt. Zur dreidimensionalen Formung haben die Firmen in der vordigitalen Zeit spezielle Gitterstrukturen erdacht (Micro Mesh, KLS Martin, Tuttlingen), die in zwei Richtungen nachgeben können und die der Arzt mithilfe von Dengelzangen ähnlich wie ein Karosseriebauer sphärisch dreidimensional verformen kann (Abb. 9-1). Mit etwas Erfahrung kann man so jede gewünschte Alveolarfortsatzrundung chairside darstellen. Für den weniger Erfahrenen wird dieser Schritt nun erleichtert, indem die Meshes nach elektronischer Vorplanung an CT- oder DVT-Daten durch selektives Laserschmelzen (SLM, Selective Laser Melting) additiv Schicht für Schicht in patientenspezifischer Form aufgebaut werden (Yxoss CBR®, ReOss GmbH, Filderstadt). Klinisch beeindruckt häufig die gute Passgenauigkeit. Das Gitter wird klinisch durch möglichst steril gewonnene Knochenchips unterfüllt (Knochenmühle, Scraper), ggf. gemischt mit Knochenersatzmaterial 50/50 %. Das Gitter kann mit Schrauben am

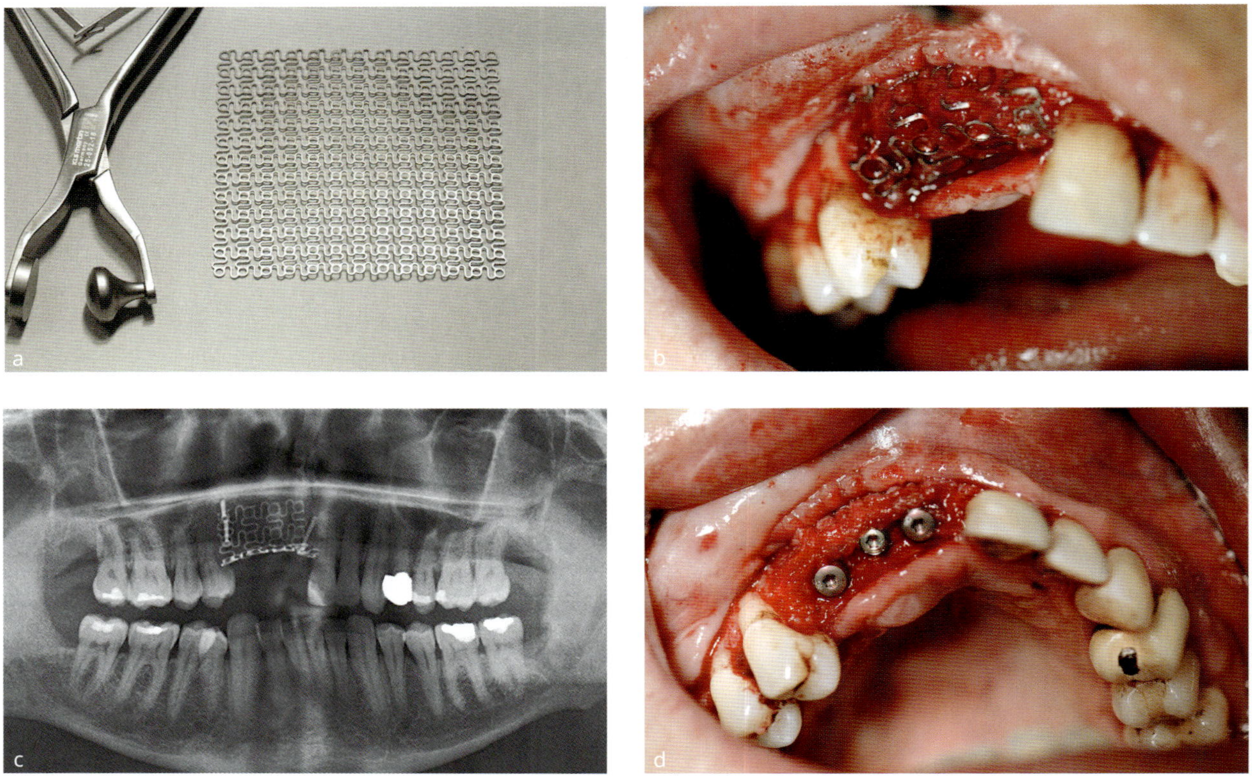

Abb. 9-1 Meshtechnik a. Das Micromesh (KLS Martin, Tuttlingen) hat spezielle Stege, die eine sphärische Formgebung erleichtern. Die Dengelzange erlaubt sphärische Rundungen in zwei Ebenen. **b.** Geformtes Micromesh in situ bei Vertikaldefekt 13-11 nach Trauma. Es ist mit autologer Beckenkammspongiosa gefüllt. **c.** Die Panoramaschichtaufnahme zeigt die Ausdehnung des Micromeshes. **d.** Regenerat nach Meshentfernung 4 Monate später. Die Implantate haben Primärstabilität, aber das Knochenregenerat ist noch nicht ausgereift.

Knochen befestigt werden. Es muss vor der Implantatinsertion im Regelfall operativ entfernt werden, weil die Gitterstrukturen den Implantaten im Weg sind und weil eine Gefahr der Exposition des Gitters im weiteren Leben des Patienten besteht. Die Verfahrenstechnik der Meshes ist ingenieursseitig gut ausgereift.

Das Problem ist, wie bei allen Auflagerungsosteoplastiken, die 3–4-mm-Grenze der Neoangiogenese und die Biofilmbildung. Das Weichgewebe einer Auflagerungsosteoplastik muss dreifach mobilisiert werden (siehe Kapitel 8), was eine Lappenspannung erzeugt, und das Material liegt unter der Naht. Eine vorzeitige Exposition der Meshes durch Biofilmbildung ist in Abhängigkeit der Defektgröße und Aufbauhöhe häufig und wurde in Studien bei individuell präfabrizierten Meshes zwischen 37 %[2] bis zu 66 % beziffert[3,4]. Die Arbeitsgruppe von Ghanati hat daher einen Weg vorgeschlagen, die Meshes in kritischen Fällen von vornherein offen einheilen zu lassen und nur mit Kollagenmembranen und L-PRF-Membranen abzudecken[5]. Die erfolgreiche offene ungedeckte Einheilung von Knochenersatzmaterialien kennen wir auch aus anderen Bereichen wie der Ridge Preservation. Bei CAD/CAM-Meshes, die zunächst einige Wochen problemlos eingeheilt sind, ist häufig eine spätere Exposition nach 6–8 Wochen zu beobachten. Der nicht von der Angiogenese eingebaute Materialanteil wird sekundär über einen Biofilm abgestoßen. Meshimplantationen über 3–4 mm Aufbauhöhe könnte man daher auch als Teilverluststrategie bezeichnen (Abb. 9-2 bis 9-3).

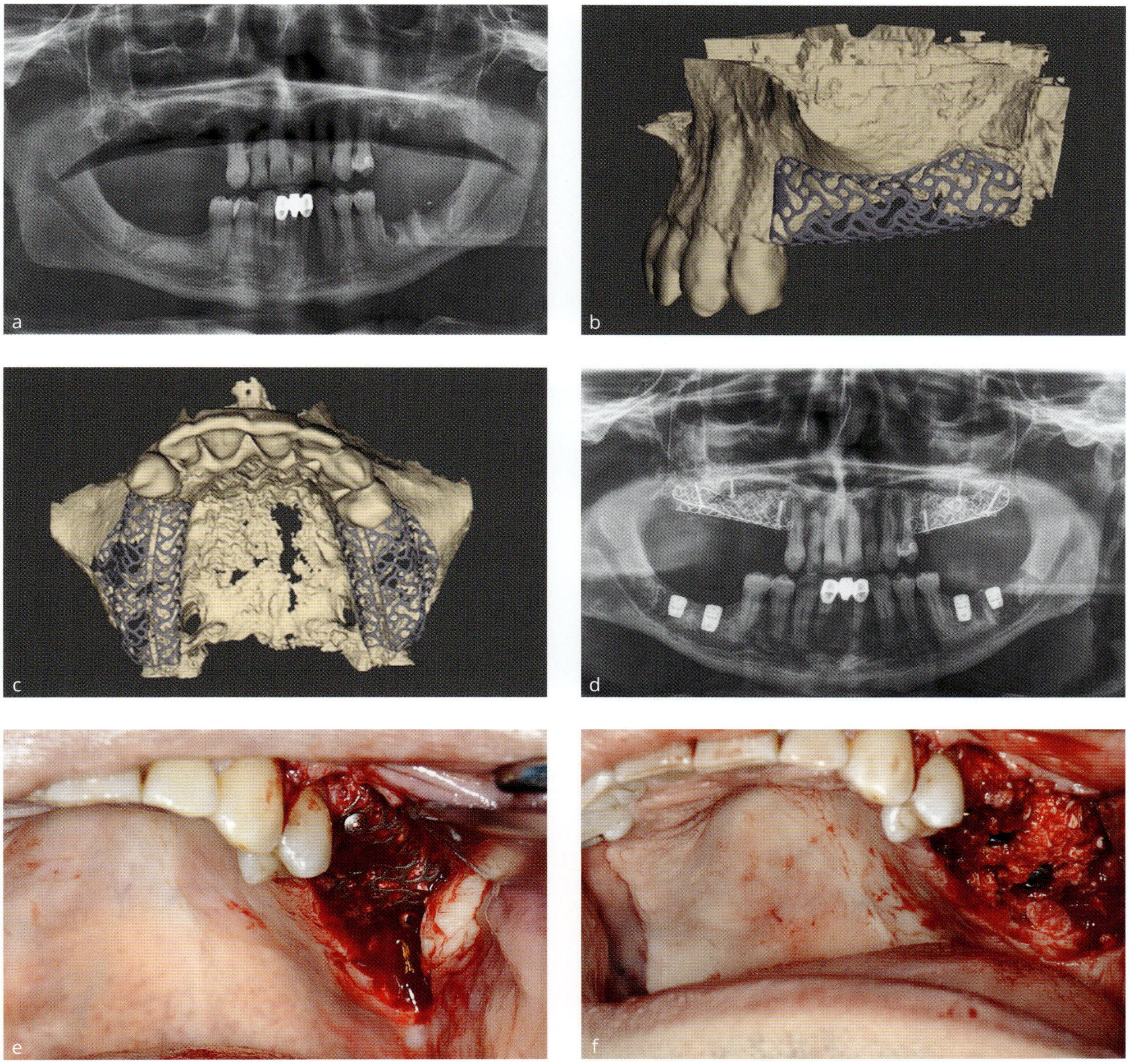

Abb. 9-2 Patientenindividuelle Meshtechnik. a. Die Panoramaschichtaufnahme zeigt als Ausgangslage eine beidseitige Freiendsituation im Oberkiefer mit zerklüftetem Kieferkamm 9 Monate nach Zahnextraktionen. **b.** Das virtuell aufgrund Daten eines digitalen Volumentomogramms (DVT) vorgeplante Mesh zeigt einen Aufbau der Kammhöhe auf das Niveau des Eckzahns. **c.** Okklusale Ansicht der Vorplanung des gedruckten patientenindividuellen Meshes (Yxoss CBR®, Filderstadt). **d.** Panoramaschichtaufnahme mit den Meshes in situ, jeweils gefüllt mit einem Gemisch aus 50 % xenogenem Knochenersatzmaterial und 50 % autologem Scraperknochen. 1,5 mm Mikroschrauben (KLS Martin, Tuttlingen) dienen zur Befestigung. Gleichzeitig wurden Sinusbodenaugmentationen durchgeführt. **e.** Zur Osteosynthesematerialentfernung anlässlich der Implantatinsertion 4 Monate nach Mesheinbau muss das Mesh komplett aus der Narbe exzidiert werden, was eine breite Weichgewebeeröffnung erfordert. **f.** Das Regenerat nach 4 Monaten hat noch eine körnige Struktur und ist knöchern noch nicht vollständig remodelliert. Trotzdem bietet es ausreichend Halt für die Zahnimplantate.

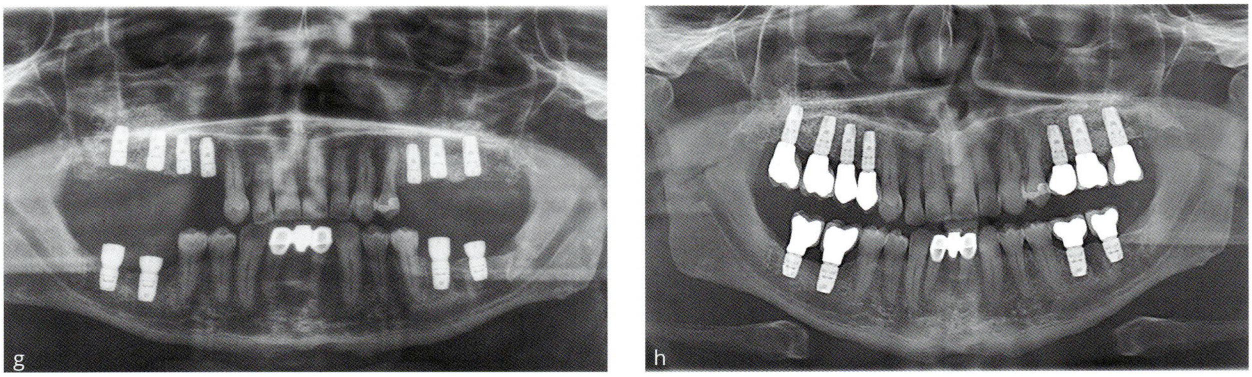

Abb. 9-2 Patientenindividuelle Meshtechnik. g. Die Zahnimplantate in situ, die für 3 Monate unbelastet einheilten. Im Unterkiefer wurden Kurzimplantate von 6 mm Länge verwendet. **h.** Panoramaschichtaufnahme der abgeschlossenen prothetischen Versorgung.

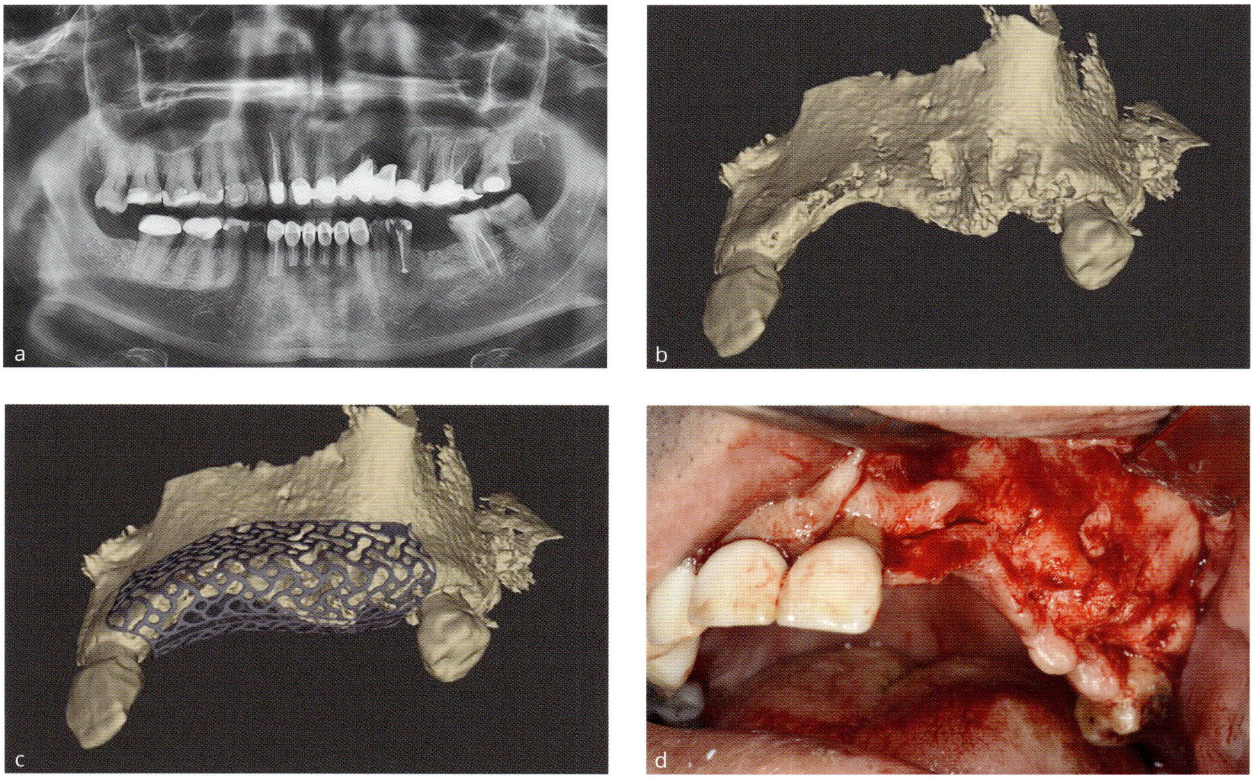

Abb. 9-3 Vorzeitige Meshexposition. a. Panoramaschichtaufnahme mit nicht erhaltungswürdiger Bezahnung 12 bis 26 und erheblichem vertikalen Knochendefekt am Brückenglied. **b.** 3D-Model des Defektareals aufgrund von DVT-Daten. **c.** Virtuelle Planung des patientenindividuellen Meshes (Yxoss CBR®, Filderstadt). **d.** Defektsituation nach Aufklappung über Kieferkammmittenschnitt.

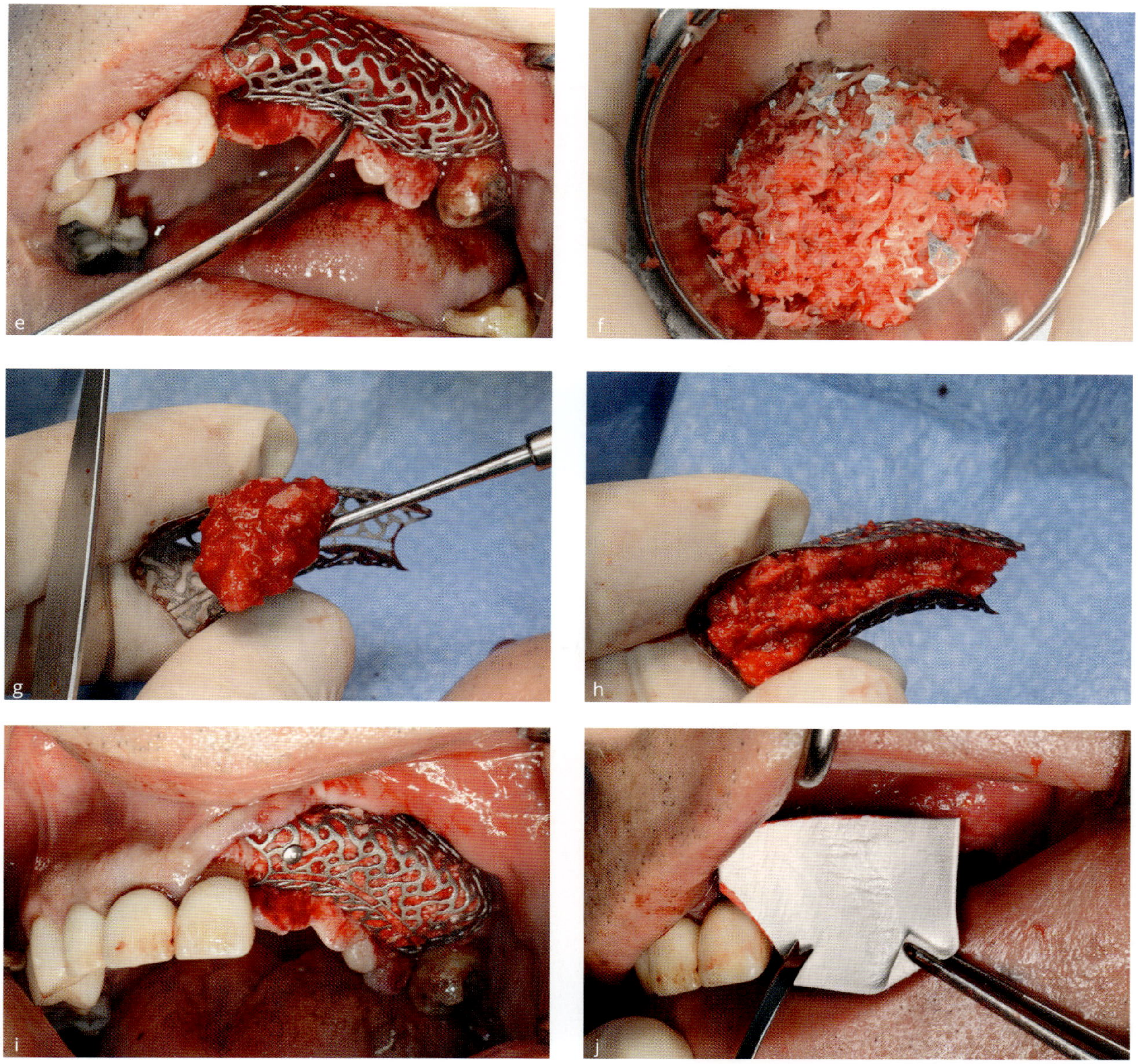

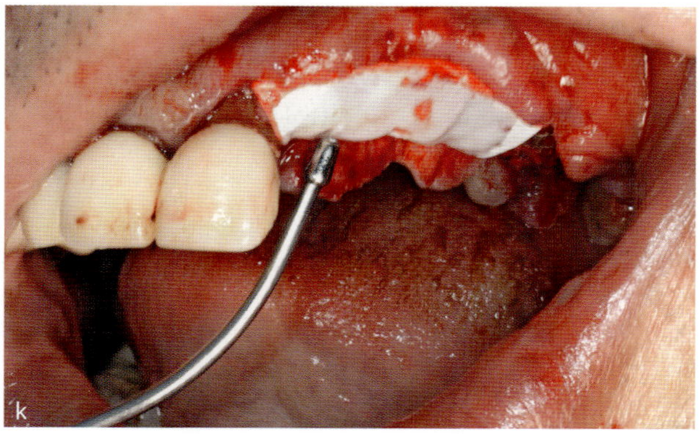

Abb. 9-3 Vorzeitige Meshexposition. e. Anpassen des vorgefertigten patientenindividuellen Meshes. Dafür ist eine weite Abklappung des Weichgewebes erforderlich. **f.** Mischung aus 50 % Scraperknochen und 50 % Knochenersatzmaterial sowie Venenblut. **g.** Das Gemisch wird im Überschuss in das Mesh eingefüllt. **h.** Das Gemisch wird im Mesh verdichtet. **i.** Durch Aufdrücken auf den Knochen wird des Gemisch weiter kompaktiert. Das Mesh ist mit einer Mikroschraube befestigt (KLS Martin 1,5 mm System, Tuttlingen). **j.** Eine Bio-Gide® Kollagenmembran wird im trockenen Zustand zurechtgeschnitten. **k.** Die Membran wird sauber unter den palatinalen und bukkalen Weichgewebelappen gesteckt und beklemmt sich hier. Danach wird das Kollagen der Membran durch Kochsalzlösung rehydriert.

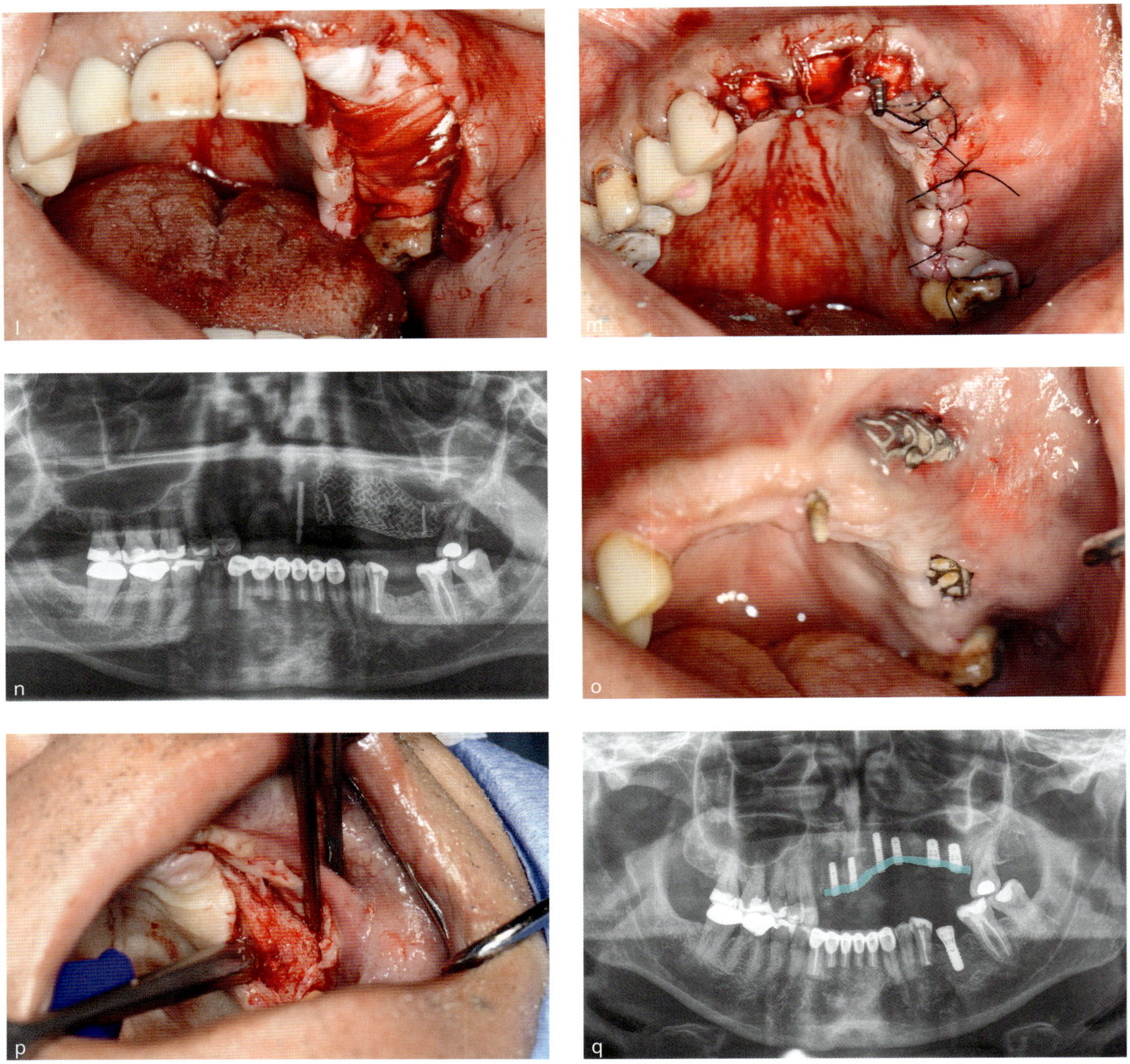

Abb. 9-3 Vorzeitige Meshexposition. l. Die rehydrierte Membran klebt durch Kapillarkräfte auf der Unterlage und benötigt deshalb keine zusätzliche Fixierung. **m.** Inzwischen wurden die Schneidezähne 12,11,21 extrahiert und die Alveolen durch Ridge Preservation versorgt. Ein provisorisches Zahnimplantat (IPI®, Nobel Biocare, Köln) wurde in das Interdentalseptum zwischen Zweier und Dreier inseriert, es stützt die provisorische Prothese und verhindert einen Druck auf das Weichgewebe über dem Mesh. **n.** Die Panoramaschichtaufnahme zeigt einen korrekten Sitz des Meshes in der geplanten Position. **o.** Das Weichgewebe ist störungsfrei abgeheilt, der Kieferkammmittenschnitt ist reizlos abgeheilt. Entfernt von der Kammmitte im Vestibulum tritt nach 8 Wochen eine Weichgewebedehiszenz auf, in einem Bereich, der von der provisorischen Prothese nicht berührt war. Zusätzliche Dehiszenz regio 25. **p.** Das Mesh heilte weitere 8 Wochen unter lokal desinfizierenden Maßnahmen weiter offen ein. Hier ist klirrend harter Knochen nach Meshentfernung mit Einbau der Knochenersatzmaterialpartikel zu sehen. **q.** Die Panoramaschichtaufnahme zeigt, dass gegenüber der Ausgangslage ein Knochengewinn von etwa 3–4 mm zu verzeichnen ist, aber keine vollständige Defektfüllung. Nach Teilverlust ist der knochennahe Anteil des Knochentransplantats eingeheilt, der Rest hat sich abgestoßen (vgl. Neoangiogenese Kapitel 2).

9.2 Partielle Zahnextraktionen

Die Belastung der desmodontalen Fasern stimuliert den Alveolarfortsatzknochen und kann dessen Resorption verhindern oder sogar neuen Knochen aufbauen. Es gibt verschiedene Vorschläge, Teile des zu extrahierenden Zahns temporär oder dauerhaft zu belassen. Die Socket-Shield-Technik ist eine Form der Ridge Preservation, um die Resorption des fazialen Bündelknochens nach Zahnextraktion zu vermeiden (Abb. 9-4). Auf der Ebene von retrospektiven Fallserien zeigten sich gute Ergebnisse, insbesondere für die Erhaltung des bukkalen Knochens[6]. Es kam jedoch in 18 % der Fälle zu Fisteln oder Abstoßungsreaktionen ausgehend vom belassenen Zahnfragment[7].

Durch forcierte Eruption eines Wurzelrestes kann vertikal Knochen entwickelt werden; der zu extrahierende Zahn wird dafür bis zur Gingiva gekürzt und mit einem Wurzelanker extrudiert, gegebenenfalls mehrfach wiederholt[8]. Das Tissue Master Concept geht noch einen Schritt weiter als die Socket-Shield-Technik, indem eine Scheibe eines extrahierten Zahnes replantiert wird und mit dem anhaftenden Knochen nach krestal extrudiert wird[9]. Diese Methode ist biologisch gut durchdacht. Ähnlich wie bei einer Distraktionsosteogenese bildet sich neuer Knochen in krestaler Richtung, sodass eine vertikale Augmentation resultiert (siehe auch Kapitel 10.8).

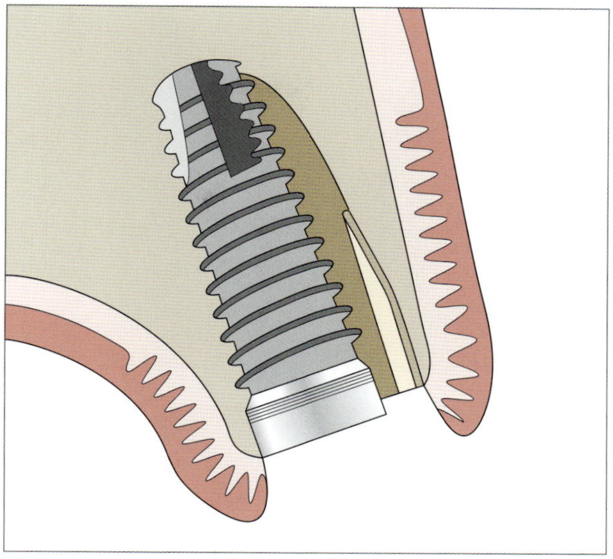

Abb. 9-4 Prinzip der partiellen Zahnextraktion. Bei der Socket-Shield-Technik wird ein Teil des Zahnes als Wurzelscherbe mit intaktem Parodontalligament belassen, sodass es nicht zum Verlust des vestibulären Bündelknochens kommt (vgl. Kapitel 10).

9.3 Implantatlagerpräparation durch Kondensation, Knochendehnungsschrauben und konische Implantate und Bone spreader

Der Oberkiefer hat im Gegensatz zum Unterkiefer eine dünne Kompakta, einen peripheren Blutversorgungstyp über multiple Periostgefäße und eine feinmaschige spongiöse innere Knochenstruktur. Deshalb haben sich für den Oberkiefer besondere Operationsverfahren entwickelt, die den spongiösen Knochen dehnen, mikrofrakturieren und neu ausformen. Wenn dabei der Knochen durch zylindrische Kondensatoren aufsteigender Größe verdichtet wird, kann die Primärstabilität eines Implantats in der meist lockeren Spongiosa des Oberkiefers (z. B. Typ-IV-Knochen nach Misch) verbessert werden. Man kann die Technik dadurch angenehmer machen, dass man die eingeklopften Kondensationsinstrumente durch Expansionsimplantate (Knochendehnschrauben) ersetzt, die durch ein Gewinde in den Kiefer mit hohem Drehmoment eingeschraubt werden. Den Kondensationstechniken ist gemeinsam, dass über den infrakturierten Knochenanteilen die Ernährung über eine intakte Weichgewebeanheftung erhalten bleibt. Aufgrund des minimalen operativen Zugangs und der nicht eröffneten Weichgewebe sind die Kondensationstechniken für den Patienten meistens gut verträglich. Es gibt aber Hinweise, dass der Knochen speziell im Unterkiefer auf den starken Druck bei der Kondensation mit verstärktem periimplantären Knochenabbau von bis zu 2 mm reagiert[10] und die Implantate mit hohem Insertionsdrehmoment >50 Ncm Weichgeweberezessionen entwickeln[11].

Ein normaler Beinscher Hebel eignet sich gut als Spreader (Abb. 9-5). Zwischen den Knochendehnschrauben, Spreadern und dem Bone Splitting gibt es fließende Übergänge. Allen Splittingverfahren gemeinsam gilt wie für die Expansionsimplantate, dass

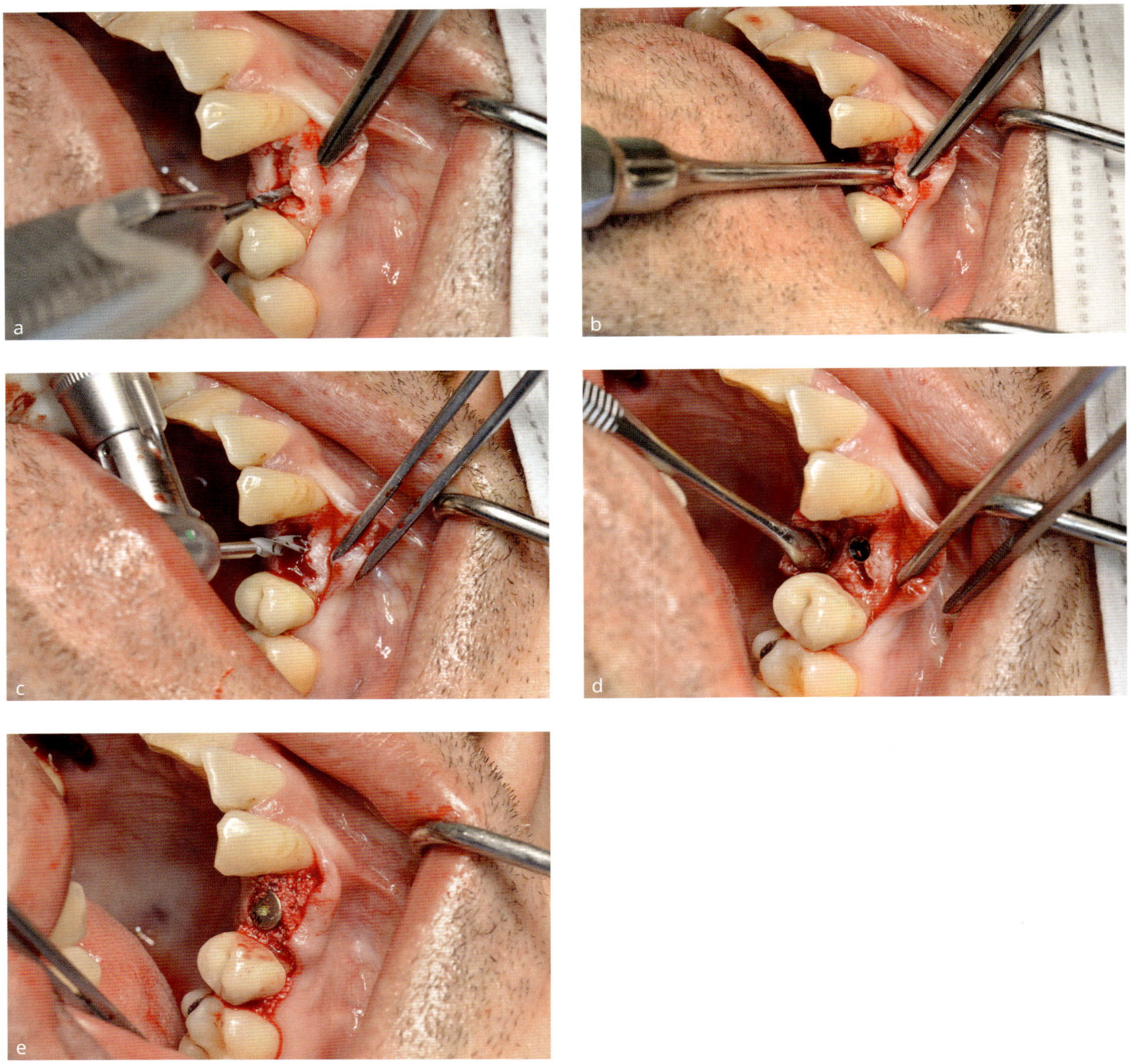

Abb. 9-5 Bone Spreading. a. Der horizontal atrophierte Kieferkamm wird über Kieferkammmittenschnitt dargestellt. Der bukkale Weichgewebelappen wird nicht abgelöst, sodass später eine periostale Blutversorgung der Fragmente erhalten bleibt. Der Kamm wird durch einen flammenförmigen Diamanten substanzschonend geschlitzt. Der Fräsenschnitt läuft bis knapp unter dem bukkalen Lappen aus, sodass eine vertikale Entlastungsschnittführung im Knochen resultiert. **b.** Eingehen mit einem Beinschen Hebel einige Millimeter tiefer als die geplante Implantatlänge. Der Hebel wird innerhalb der Spongiosaschicht entlang der Knochenachse vorangetrieben. Dann wird der Hebel nach außen geschwenkt und dehnt den Kamm auf. **c.** Hinter der federnd aufgedehnten Knochenlamelle erfolgt die Implantatlagerpräparation in Schrittgeschwindigkeit, sodass der bukkale Knochen ausweichen kann und die Bohrchips vorsichtig aufgenommen werden können. **d.** Die infrakturierte und gedehnte bukkale Lamelle ist von intaktem Weichgewebe bedeckt und darüber ernährt. **e.** Nachdem das Implantat eingesetzt ist, werden alle Spalten des Knochens mit den gewonnenen Knochenchips verfüllt.

man im Gegensatz zur echten Augmentation (Anlagerung) die Implantatachse nicht beeinflussen kann, die immer der Knochenachse folgt. Weiterhin besteht die Gefahr der Resorption der bukkalen Lamelle durch mangelnde Ernährung des Knochens.

9.4 Vertikale Distraktionsosteogenese (DOG) des Alveolarfortsatzes

Die Indikation zur DOG in der Implantologie besteht zur vertikalen Augmentation im teilbezahnten und vollständig zahnlosen Ober- und Unterkiefer. Einer Metaanalyse zufolge ist die Methode gut dokumentiert mit einem mittleren Implantatüberleben von 98 % bei durchschnittlich 7,9 mm vertikalem Knochengewinn bei nur 0,9 mm langfristiger Resorption[12]. Eine Kontraindikation gilt für Einzelzahnlücken, weil bei derartig schmalen Transportsegmenten die Ernährung des Knochensegments über den schmalen Weichgewebestiel unwahrscheinlich ist und die Osteotomien sehr schwierig werden. Gegenüber der Knochenauflagerung ist die Indikation der Distraktionsosteogenese auf durchbauten Knochen mindestens ein halbes Jahr nach Zahnextraktion beschränkt. Das zu transportierende Knochensegment muss stabil und fertig remodelliert sein. Die Distraktionsosteogenese ist ein schonendes Verfahren, das auch dann noch funktioniert, wenn durch fehlgeschlagene andere Augmentationsversuche oder Unfälle schwere Vernarbungen der Weichgewebe eingetreten sind (Abb. 9-6). Es kommt außerdem ohne Antibiotika aus.

Bei der vertikalen Augmentation im ästhetischen Gebiet steht man vor dem Problem, dass der Weichgewebemantel im Defekt erheblich vergrößert werden muss, um das augmentierte Knochenvolumen zu decken. Wenn dieses Problem durch Lappenvorschub mit Periostschlitzung gelöst wird, dann verschiebt sich im oberen Frontbereich die mukogingivale Grenzlinie auf die Palatinalseite. Diese Art der Deckung ist bei erheblichen Vernarbungen, beispielsweise nach Trauma, häufig gar nicht mehr durchführbar. Einen Ausweg bietet die Distraktionsosteogenese (DOG). Durch DOG wird durch langsames

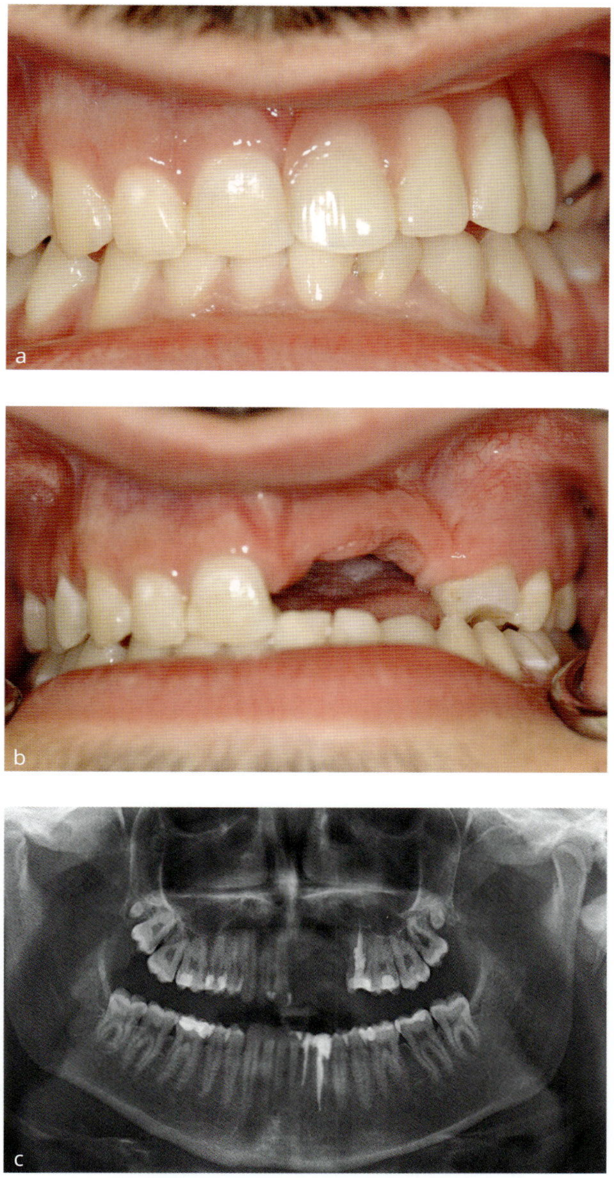

Abb. 9-6 Distraktionsosteogenese Oberkiefer. **a.** Provisorische abnehmbare Versorgung nach Unfall mit Defekt 11-24. **b.** Vertikaldefekt nach vorherigem Implantations- und Knochenaufbauversuch. **c.** Die Panoramaschichtaufnahme zeigt, dass das Weichgewebe den Knochendefekt teilweise kaschiert.

Heraufbewegen eines Transportsegmentes im Knochen der Weichgewebemantel so langsam gestreckt, dass das Weichgewebe nachwachsen kann und einen ausreichend großen Weichgewebemantel um das Augmentat bilden kann (Abb. 9-7).

Die Distraktionsosteogenese ist ein chirurgisch anspruchsvolles Verfahren, das eine entsprechende Aus-

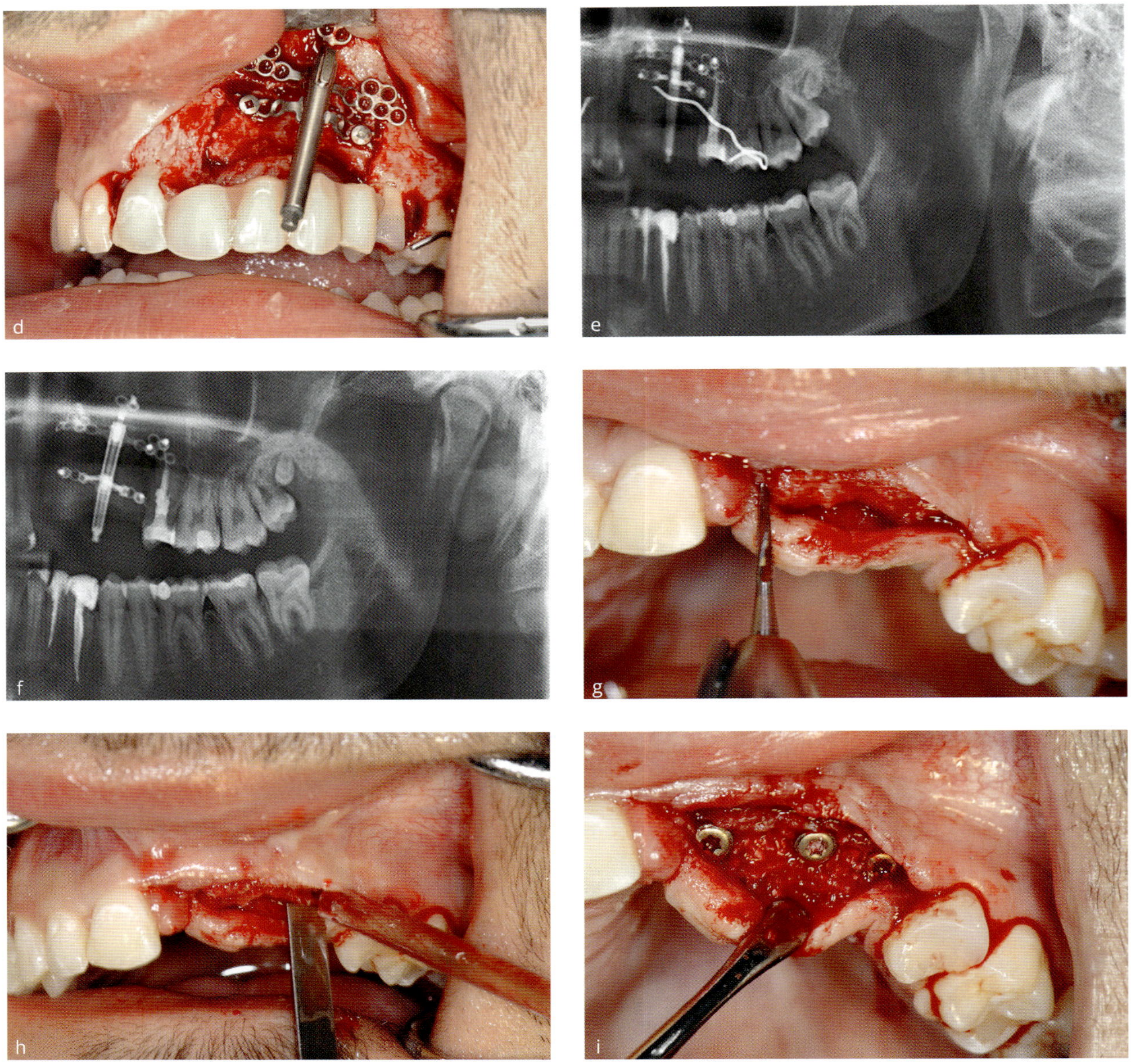

Abb. 9-6 Distraktionsosteogenese Oberkiefer. d. Die Osteotomien sind abgeschlossen und der Distraktor ist so angebracht, dass der Vektor bukkal der Gegenkieferbezahnung steht und der Pfosten sich am Provisorium abstützt (KLS Martin TRACK® 1.5, Tuttlingen). **e.** Der Distraktor in Ausgangslage zeigt das Ausmaß des Vertikaldefekts. **f.** Der Distraktor wird mit einer Rate von 0,3 mm pro Tag so lange aktiviert, bis das Transportsegment an die Gegenbezahnung stößt. **g.** Der Distraktor wurde entfernt und die Weichgewebeheilung 4 Wochen abgewartet. Weil die DOG nur eine Vertikalentwicklung ermöglicht, muss in den meisten Fällen in einem zweiten Schritt horizontal augmentiert werden. In diesem Fall erfolgte ein Bone Splitting. Zu diesem Zweck wird der Kieferkamm mit einer Diamantflamme längs geschlitzt. **h.** Das Bone Splitting wird mit einem Blattmeißel vervollständigt. **i.** Die Implantate wurden in den Splittingspalt eingesetzt und der Spalt wurde mit autologen Knochenchips (Knochenfilter) verfüllt.

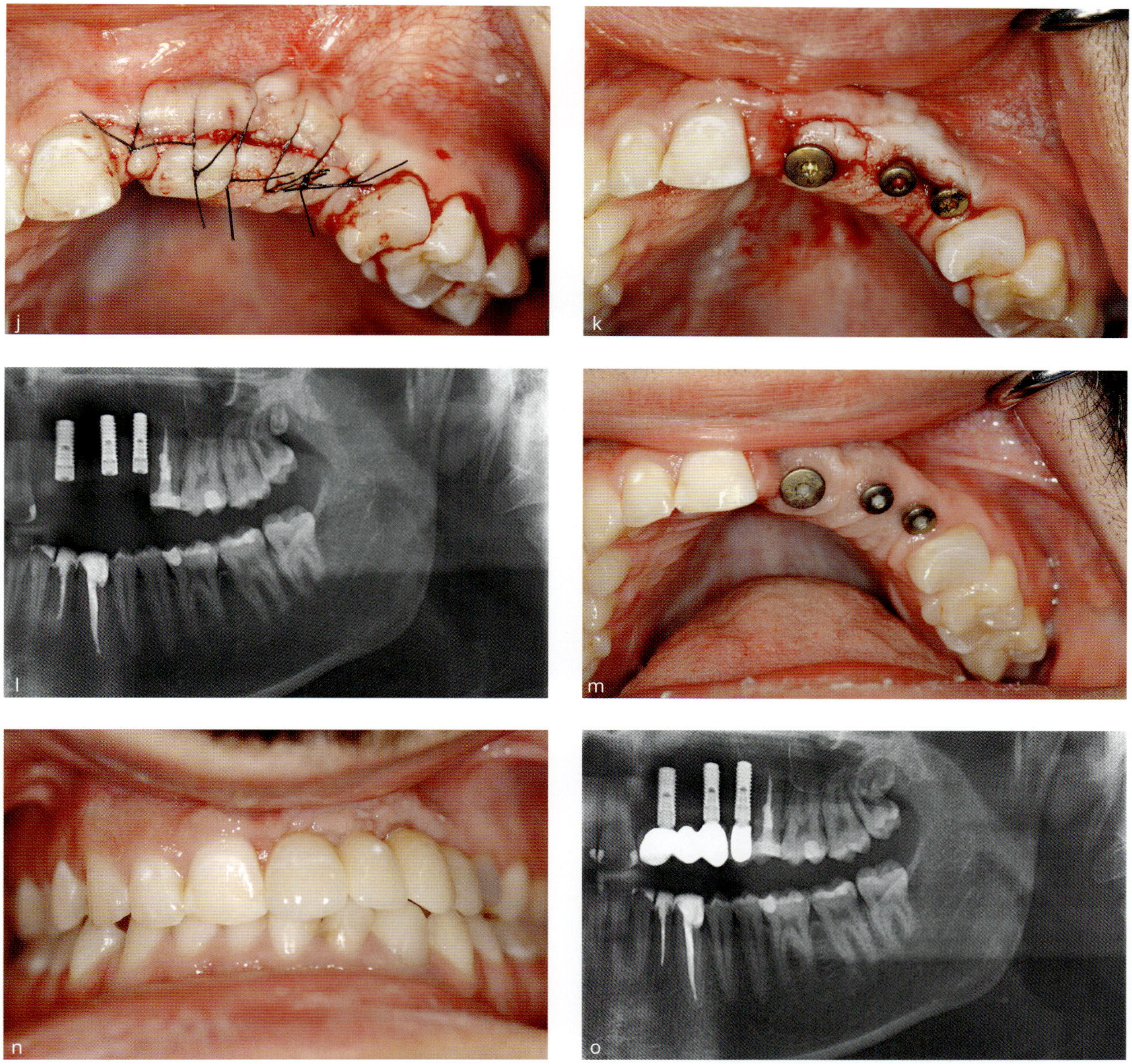

Abb. 9-6 Distraktionsosteogenese Oberkiefer. j. Nach einem Bone Splitting kann nur adaptierend genäht werden, weil der Weichgewebelappen das Knochensegment ernähren soll und deshalb nicht abgelöst wird. **k.** Weil immer mit Kieferkammmittenschnitt gearbeitet wurde und in keinem Operationsschritt eine Verschiebung der mukogingivalen Grenzlinie stattfand, liegt bei der Implantatfreilegung ausreichend befestigte Gingiva zirkulär der Zahnimplantate vor. **l.** Korrekte vertikale Positionierung der Zahnimplantate auf Höhe des Knochenniveaus der Nachbarzähne. **m.** Ohne weichgewebechirurgische Zusatzmaßnahmen nur mit knochenchirurgischen Methoden und einer konservativen Schnittführung in Kieferkammmitte liegt spontan eine gute Weichgewebesituation vor Beginn der Prothetikphase vor. **n.** Abschlussbild nach Eingliederung der prothetischen Versorgung.**o.** Pamoramaschichtaufnahme (Ausschnitt). Die Implantate stehen auf dem Knochenniveau der Nachbarzähne.

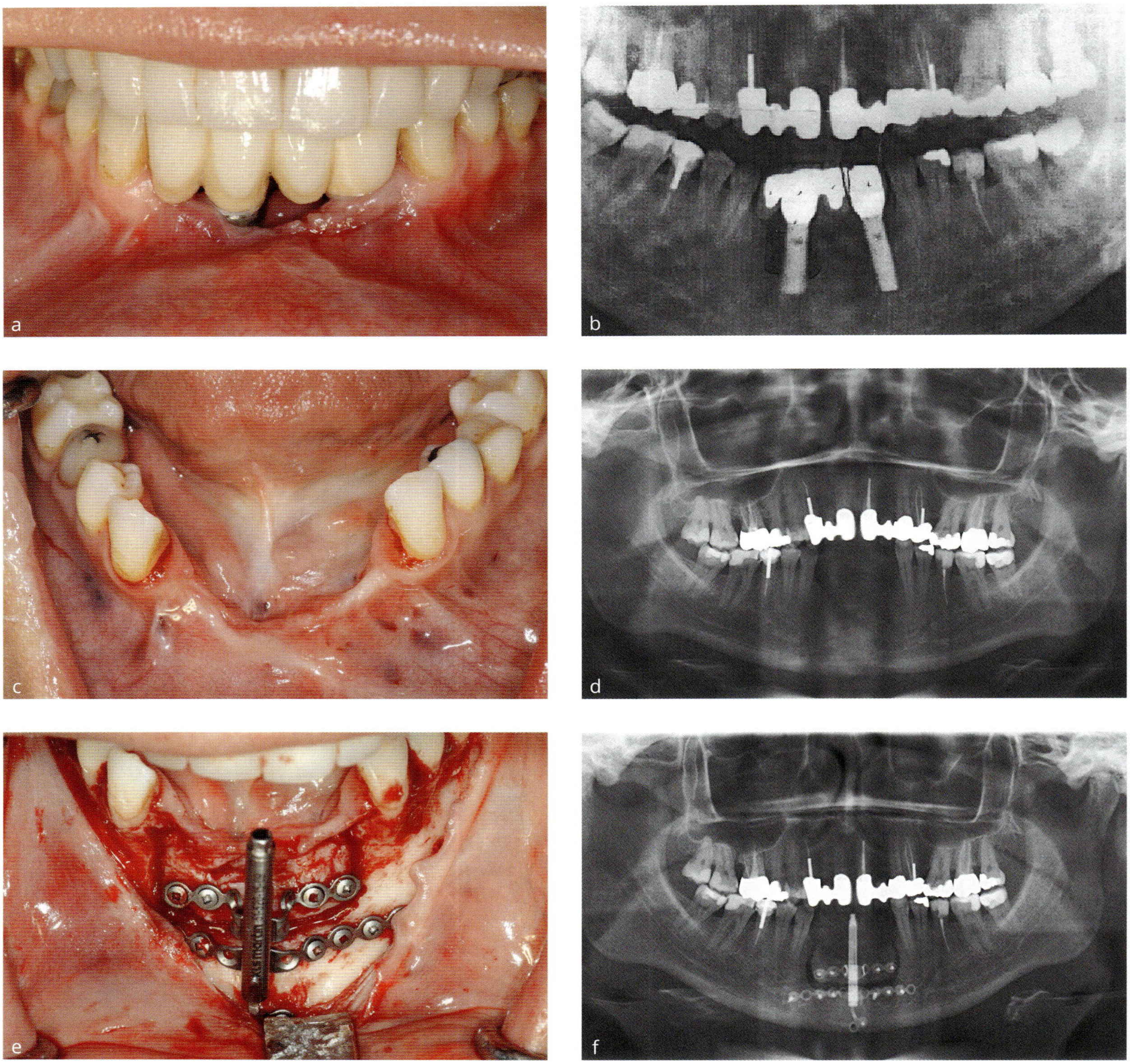

Abb. 9-7 Distraktionsosteogenese Unterkiefer. a. Periimplantäre Defekte 10 Jahre nach Versorgung einer Unterkieferfraktur nach Pferdehuftritt mit nachfolgender Beckenknochenauflagerung und Implantatversorgung. **b.** Abfotografierter Papierausdruck einer älteren Panoramaschichtaufnahme mit vertikalem Knochendefekt am Implantat 42, das nicht erhaltbar war. **c.** Schwierige Weichgewebesitutation nach Unterkieferfraktur mit Narbenzügen ins Vestibulum und in den Mundboden. Dadurch schlechtes Knochentransplantatlager. **d.** Panoramaschichtaufnahme mit 15 mm tiefem vertikalen Knochendefekt. **e.** Abgeschlossene Osteotomie des Transportsegments und ausgerichteter Distraktor (KLS Martin TRACK 2.0, Tuttlingen). Der Vektor zeigt auf die Bukkalfläche der Gegenbezahnung. Gegen den starken Zug der Zungenmuskulatur am Segment ist eine Distraktorfußplatte am Kinn verschraubt. **f.** Panoramaschichtaufnahme mit Distraktor in Ausgangslage.

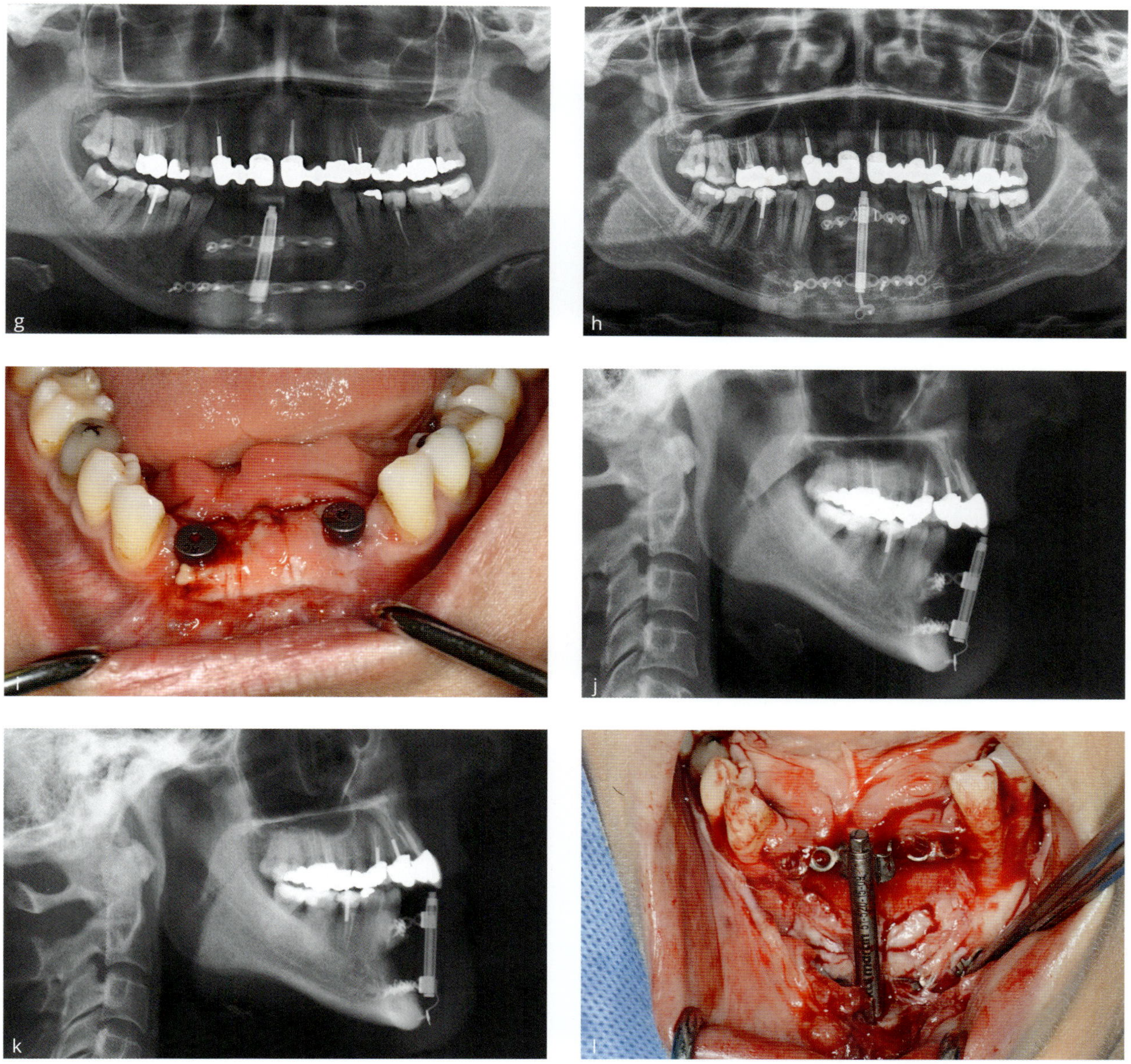

Abb. 9-7 Distraktionsosteogenese Unterkiefer. g. Teilaktivierter Distraktor, der pro Umdrehung 0,5 mm Höhengewinn erzeugt. **h.** Distraktorschlitten fast in Endstellung nach 18 mm Höhengewinn. Eine Überkorrektur um etwa 20 % ist anzustreben. **i.** Seitliches Fernröntgenbild, das die Ausrichtung des Vektors auf die Bukkalfläche der Gegenbezahnung verdeutlicht. **j.** Teilaktivierter Distraktor. Dank der Fußplatte ist der Vektor trotz des Zuges der Zungenmuskeln stabil geblieben. **k.** Zum Ende der Distraktion liegt eine leichte Verlagerung des Vektors nach lingual vor. **l.** Blick auf das Transportsegment und den Kallus anlässlich der Distraktorentfernung.

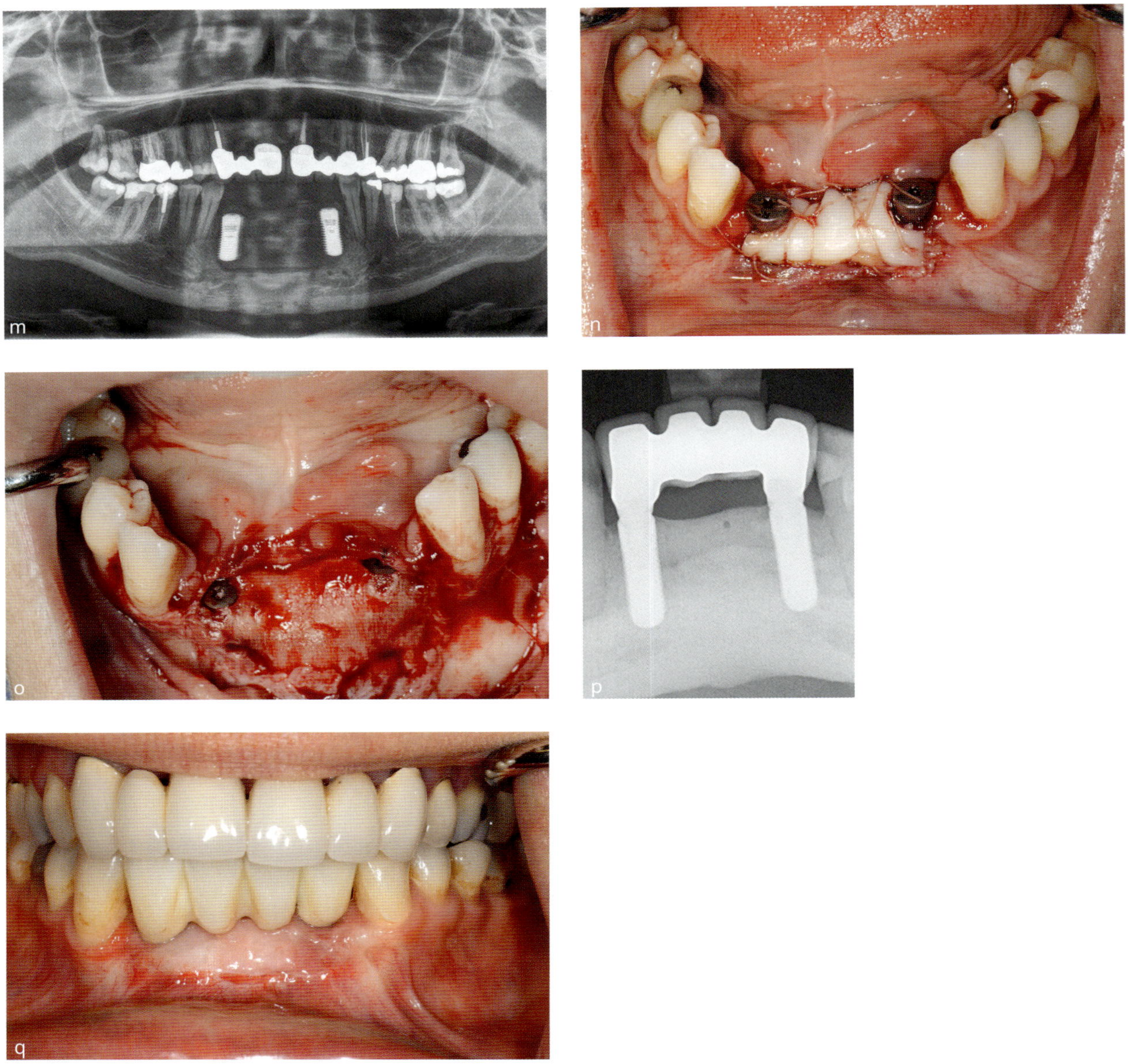

Abb. 9-7 Distraktionsosteogenese Unterkiefer. m. Sofort bei der Distraktorentfernung wurden zwei Zahnimplantate eingesetzt, um ein Zurückrutschen des Transportsegments in den noch weichen Kallus zu vermeiden. **n.** Freilegung der Zahnimplantate mit einem Gaumenschleimhauttransplantat zur Schaffung zirkulärer befestigter Gingiva. Vergleiche den Mangel an Gingiva auf Abb. 9-7c . **o.** Abgeheiltes Gingivatransplantat und Ausgangslage vor der prothetischen Versorgung. **p.** Zahnfilm mit Lage des distrahierten Knochens auf Höhe der Implantatschultern ohne Resorption oder Rezidiv 3 Monate nach prothetischer Versorgung. **q.** Prothetische Versorgung (Dr. Schwalm, Schwalmstadt)

bildung voraussetzt. Außerdem erfordert die DOG eine erheblich größere Patientenmitarbeit als eine GBR. Trotzdem entscheiden sich viele Patienten für die DOG, wenn sie vor die Wahl einer größeren Augmentation durch Beckenknochen oder DOG gestellt werden.

Distraktortypen für die vertikale Alveolarkammdistraktion

Grundsätzlich gibt es externe Distraktoren, die außen am Transportsegment verschraubt werden, und interne Distraktoren, die in einem Kanal im Inneren des Transportsegments laufen, sowie Kombinationstypen. Die internen Distraktoren werden in entfernbare Distraktoren und Distraktionsimplantate eingeteilt, die nach Beendigung der Distraktionsphase gleich als Implantat weiterversorgt werden können.

Klinisches Vorgehen (externer Distraktor)

Am Anfang der Distraktionsplanung steht die sorgfältige Analyse der intermaxillären Relation im Artikulator mit Festlegung des Vektors. In der Regel zeigt der Vektor auf die vestibulären Kanten der Gegenbezahnung.

Operationsdurchführung

Als Schnittführung zur Distraktionsosteogenese empfiehlt sich ein Kieferkammmittenschnitt, eventuell etwas außen angeschrägt, um möglichst die Durchblutung des Transportsegments zu erhalten. Die vestibuläre Knochenoberfläche wird dargestellt, der Distraktor probeweise aufgelegt und der Distraktionsvektor festgelegt. Falls der Vektor spontan nicht stimmt, ist eine Korrektur durch Verbiegung der Platten, durch partielle Unterlagerung von Unterlegscheiben oder durch Abfräsen von Knochen möglich. Danach wird der Distraktor mit einigen Schrauben provisorisch befestigt und die definitive Osteotomielinie markiert. Nun wird der Distraktor erneut entfernt. Die Osteotomie soll in allen Richtungen (vestibulooral, coronoapical) trapezförmig laufen, um Unterschnitte zu vermeiden, die bei der Aufwärtsbewegung zum Verklemmen des Segments führen würden (Abb. 9-8). Das geht am besten mit oszillierenden

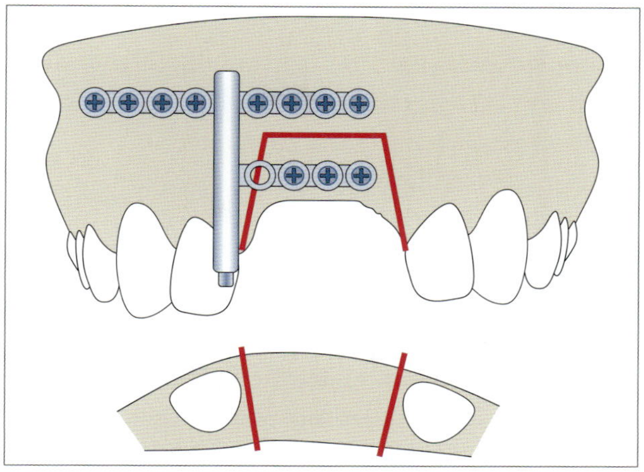

Abb. 9-8 Lage der Osteotomien bei der Schaffung des Transportsegments bei der Distraktionsosteogenese, stets trapezförmig in der Frontal- und Horizontalebene. Durch Vermeidung von Unterschnitten wird ein Verhaken des Transportsegments bei der Aufwärtsbewegung vermieden. Aufgrund der beengten Platzverhältnisse in der oberen Front muss häufig ein Arm der Platte des Transportteils des Distraktors abgetrennt werden. Der Distraktorpfosten liegt dann seitlich hinter der Oberlippe.

Sägen, weil diese nur wenig Knochen im Sägespalt opfern. Beim Sägen und Fräsen darf keine Weichgewebeperforation nach oral mit nachfolgender Ernährungsstörung des Segmentes verursacht werden. Danach wird der Distraktor mit mindestens zwei Schrauben auf jeder Seite erneut befestigt. In der Funktionsprobe wird der Distraktor aktiviert, um Störungen im Lauf des Transportsegmentes zu erkennen und zu beseitigen. Danach wird die Wunde mit Einzelknopfnähten verschlossen, wobei der Aktivierungspfosten transmukös herausgeführt wird und vestibulär in der Mundhöhle endet.

Latenzphase

Während der folgenden sieben Tage soll das Weichgewebe bis zur Nahtentfernung bakteriendicht abheilen.

Aktivierungsphase

Dann kann die Distraktion mit 0,3 bis 0,5 mm pro Tag, verteilt auf mehrere Schritte beginnen. Die Aktivierung erfolgt im Regelfall durch den Patienten selber mit einem Schraubenzieher und ist normalerweise schmerzfrei. In dieser Zeit soll sich der Distraktionspfosten am Provisorium abstützen, denn durch den Weichgewebezug hat der Pfosten immer die Tendenz, sich nach oral zu verlagern.

Konsolidierungsphase

Wenn die gewünschte Endhöhe um ca. 20 % überkonturiert ist[13] oder das Transportsegment an den Gegenkiefer anstößt, endet die Distraktion und es beginnt die Konsolidierungsphase. Auch in dieser Phase kann es noch durch Weichgewebezug zu einer Oralkippung des Transportsegmentes kommen, was durch das Provisorium verhindert werden soll.

Distraktorentfernung und Implantatinsertion

Die operative Entfernung des Distraktors erfolgt im Regelfall 12 Wochen nach Distraktionsbeginn. Es ist empfehlenswert, die Implantate zusammen mit der Distraktorentfernung zu setzen, weil die Implantate dann das Knochensegment vertikal stützen und ein Zurückrutschen des Transportsegments in den Kallus verhindern. Dies geht aber nicht immer, zum Beispiel wenn das Weichgewebe am Distraktorpfosten dehiszent oder entzündet war. Eine Möglichkeit der Entzündungsprophylaxe ist die submuköse Kürzung des Pfostens am Ende der Distraktionsphase, sodass die Schleimhaut dicht verheilen kann.

Gefahren und Komplikationen

Normalerweise verläuft die Distraktionsosteogenese komplikationsarm und gut vorhersehbar, unter anderem, weil eine Knochenentnahmeoperation entfällt und die Osteotomien von einem geübten Chirurgen schnell durchführbar sind. Die vertikale Distraktionsosteogenese des Alveolarkamms ist im Unterkiefer häufig ein Kompromiss. Je stärker atrophiert der Kiefer ist, desto indizierter ist die Augmentation, desto dünner wird aber auch die nach Osteotomie verbleibende Resthöhe der basalen Kieferspange. Entsprechend ist die Unterkieferfraktur eine bekannte Komplikation. Eine weitere Komplikation ist die Verlagerung des Distraktionsvektors in der Konsolidierungsphase insbesondere im zahnlosen anterioren Unterkiefer, weil hier lingual die geniohyoidale Muskulatur einen starken Zug auf das Segment ausübt.

Zweizeitige Verbreiterung des Transportsegmentes

Die Limitation der Distraktionsosteogenese ist, dass der Knochen nur vertikal vergrößert wird und nicht horizontal. Deshalb ist im ästhetischen Bereich im Regelfall eine zusätzliche horizontale Augmentation nach Beendigung der DOG erforderlich. Durch die DOG gelingt es, die befestigte Gingiva vestibulär zu erhalten, sodass man sich häufig Weichgewebeaugmentationsmaßnahmen erspart, insbesondere, wenn man in der Vertikalen überkompensiert.

9.5 Knochenringtechnik mit simultaner Implantatinsertion

Mittels Normfräsern können aus der Kinnprominenz autologe Trepanringe aus kompaktem Knochen entnommen werden, die exakt um den Hals eines Zahnimplantats passen. Solch ein Augmentat liegt dann optimal und kann zur einzeitigen vertikalen und horizontalen Augmentation in kleinen Defekten verwendet werden. Wie bei allen einzeitigen Verfahren ist das Risiko erhöht, unter anderem weil bei Dehiszenz und Infektion beides – das Implantat und der Knochenaufbau – zu Verlust gehen können. Besonders muss man darauf achten, dass die Implantatbohrung im Ring passgenau ist, denn sonst sprengt das Implantat den Ring entzwei. Daher funktioniert das Verfahren eher bei Implantattypen, die am Oberrand glatt sind und dort keine Gewinde oder Reliefs tragen.

Weil das Kinn als Spenderareal komplikationsreich (u. a. hängende Unterlippe und erhöhte untere Zahnschau) und auf einmalige Entnahme im Leben beschränkt ist, erfolgte der Vorschlag, Ringe aus allogenem Knochen zu verwenden. Das Implantatüberleben lag in einer retrospektiven Studie zu allogenen Knochenringen bei 97,5 %[14].

9.6 Extraorale Zeltpfostentechnik im anterioren Unterkiefer und Lower-border-Augmentation

Der anteriore Unterkiefer kann über einen Schnitt in der Submentalfalte von extraoral augmentiert und implantiert werden (Abb. 9-9). Dies hat den Vorteil einer absoluten Sterilität ohne Dehiszenzen. Die zeitgleich gesetzten Implantate dienen dabei als Abstandshalter. Die Technik ist als Tent-pole-Technik bekannt und erzielte in einer systematischen Übersichtsarbeit zwischen 94,4 und 100 % Implantatüberleben[15].

Über denselben Zugang kann der extrem atrophierte Unterkiefer auch mit Beckenblöcken vom Unterrand (lower border augmentation) her mit Beckenknochenblöcken augmentiert werden, hauptsächlich zur Frakturprophylaxe[16].

9.7 Schalen- und Zelttechnik

Eine alternative Strategie im Umgang mit Knochenblöcken besteht in dem dreidimensionalen Aufbau mehrerer Verschalungen auch palatinal und koronal in der gewünschten Kammkontur, die dann mit Spongiosa unterfüttert werden[17]. Als Verschalung eignen sich sehr dünne Knochenblocktransplantate von der Linea obliqua, die durch dünne Diamanttrennscheiben gespalten werden[18]. Zeltförmig koronal aufgelagerte Kortikalisschalen zur vertikalen Erhöhung werden Zelttechnik genannt, im Englischen Tenting; in einer Studie wurde damit aber nur 1,6 mm Erhöhung erreicht[19]. Resorbierbare Polylactidfolien als Verschalung sind über das Versuchsstadium bislang nicht hinausgekommen[20].

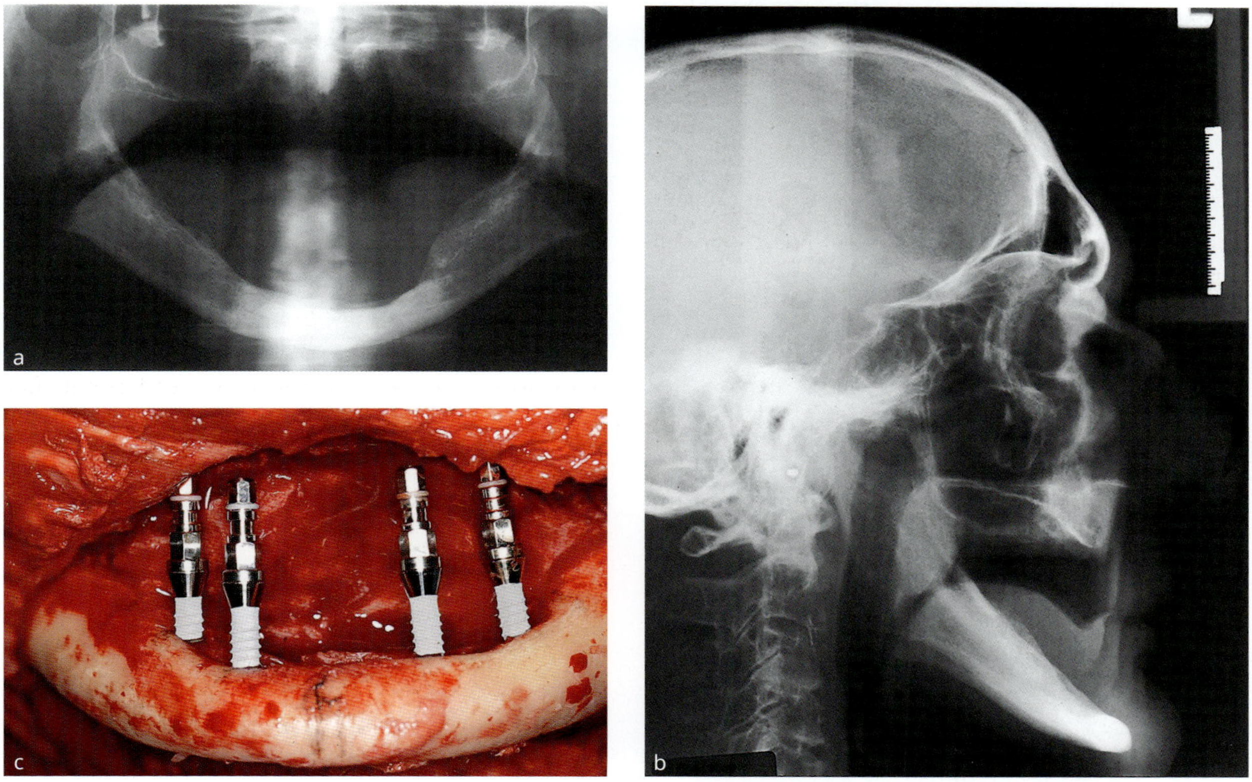

Abb. 9-9 Extraorale Zeltpfostentechnik. a. Panoramaschichtaufnahme mit anteriorem Defekt nach Tumorbehandlung. **b.** Seitliche Fernröntgenaufnahme, 10 mm Symphysenhöhe. **c.** Zugang von extraoral über einen Froschmaulschnitt in der Submentalfalte. Die Implantate werden als Zeltpfosten gesetzt.

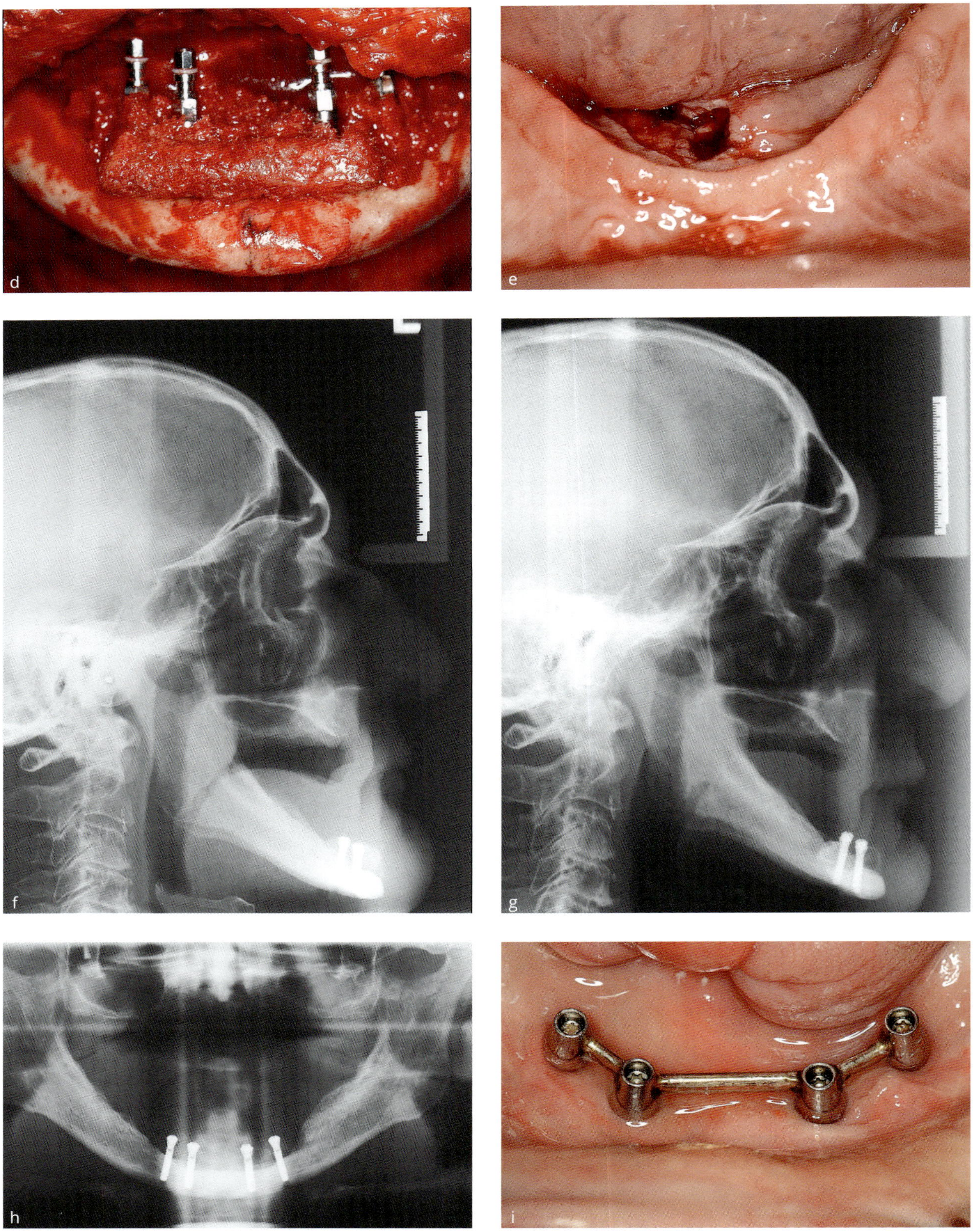

Abb. 9-9 Extraorale Zeltpfostentechnik. d. Autologe Beckenspongiosa wurde über Trepanstanzen gewonnen. Das Material wird in Rollen um die Implantate gelagert. **e.** Nach intraoral sind die Weichgewebe geschlossen. **f.** Seitliches Fernröntgenbild postoperativ. **g.** Nach 3 Monaten zeigt sich ein Remodeling der Beckenspongiosa mit Bildung einer Kortikalisschicht. **h.** Panoramaschichtaufnahme 3 Monate postoperativ. **i.** Intraorale Situation nach Stegversorgung.

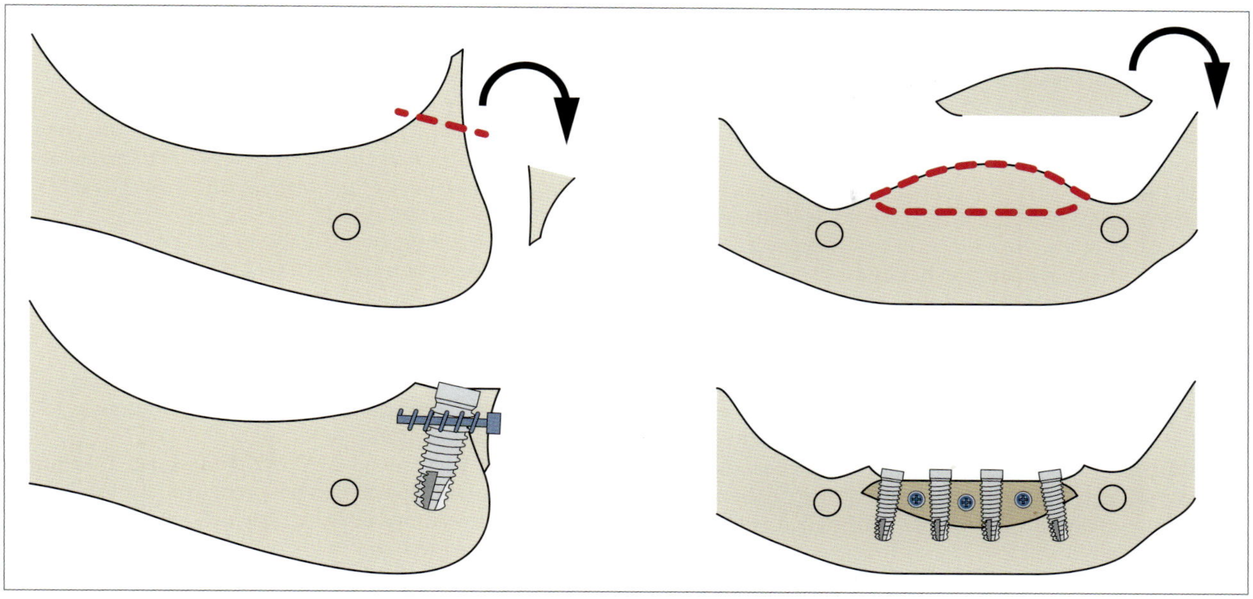

Abb. 9-10 Spitzkammumkehrplastik. Der Nachteil der Methode ist der Höhenverlust.

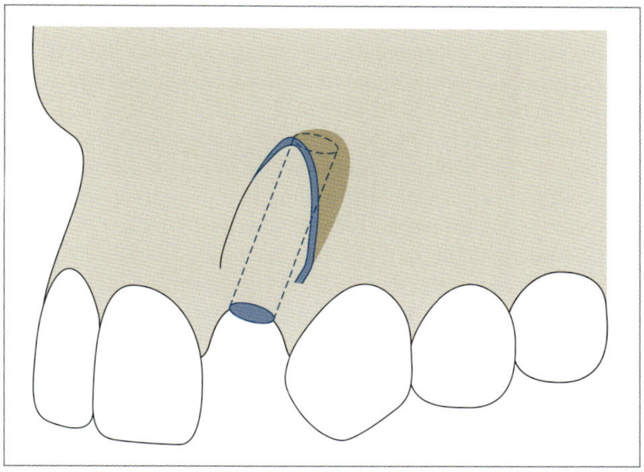

Abb. 9-11 Apikales U-Splitting bei Unterschnitt im Zweierbereich. Das Ausstellen des apikalen U kann mit dem Beinschen Hebel geschehen.

9.8 Spitzkammumkehrplastik

Das Knochentransplantat zur seitlichen Anlagerungsosteoplastik eines Knochenblocks im zahnlosen Unterkiefer kann auch vom Spitzkamm selber auf Kosten von dessen Höhe gewonnen werden, indem der Spitzkamm vor beiden Seiten deperiostiert wird und dann etwa 10 mm unterhalb des Firstes horizontal abgetrennt wird (Abb. 9-10). Dieses Segment wird entnommen und um 180 Grad gedreht. Dann wird es als freies Transplantat von fazial an den Restalveolarfortsatz geschraubt. Der Nachteil des Höhenverlustes zählt im zahnlosen Unterkiefer nicht so sehr.

9.9 Apikales U-Splitting

Weil der obere Alveolarfortsatz schräg steht und ein in der Prothetikachse gesetztes Implantat einen apikalen Fenestrationsdefekt zeigen würde, wurde das apikale U-Splitting für Unterschnittbereiche entwickelt (Abb. 9-11). Hier erfolgt eine u-förmige Kortikotomie am basalen oberen Alveolarfortsatz. Dieser Bereich wird durch einen Meißel von krestal ausgestellt, und zeitgleich wird das Implantat eingesetzt[21].

9.10 Literatur

1 Roccuzzo M, Savoini M, Dalmasso P, Ramieri G. Long-term outcomes of implants placed after vertical alveolar ridge augmentation in partially edentulous patients: a 10-year prospective clinical study. Clin Oral Implants Res 2017;28:1204–1210.

2 Hartmann A, Hildebrandt H, Schmohl JU, Kämmerer PW. Evaluation of Risk Parameters in Bone Regeneration Using a Customized Titanium Mesh: Results of a Clinical Study. Implant Dent 2019;28:543–550.

3 Pellegrino G, Lizio G, Corinaldesi G, Marchetti C. Titanium Mesh Technique in Rehabilitation of Totally Edentulous Atrophic Maxillae: A Retrospective Case Series. J Periodontol 2016;87:519–528.

4 Ciocca L, Lizio G, Baldissara P, Sambuco A, Scotti R, Corinaldesi G. Prosthetically CAD-CAM-Guided Bone Augmentation of Atrophic Jaws Using Customized Titanium Mesh: Preliminary Results of an Open Prospective Study. J Oral Implantol 2018;44:131–137.

5 Ghanaati S, Al-Maawi S, Conrad T, Lorenz J, Rössler R, Sader R. Biomaterial-based bone regeneration and soft tissue management of the individualized 3D-titanium mesh: An alternative concept to autologous transplantation and flap mobilization. J Craniomaxillofac Surg 2019;47:1633–1644.

6 Bäumer D, Zuhr O, Rebele S, Hürzeler M. Socket Shield Technique for immediate implant placement – clinical, radiographic and volumetric data after 5 years. Clin Oral Implants Res 2017;28:1450–1458.

7 Gluckman H, Salama M, Du Toit J. A retrospective evaluation of 128 socket-shield cases in the esthetic zone and posterior sites: Partial extraction therapy with up to 4 years follow-up. Clin Implant Dent Relat Res 2018;20:122–129.

8 de Molon RS, de Avila ED, de Souza JA, Nogueira AV, Cirelli CC, Margonar R, Cirelli JA. Forced orthodontic eruption for augmentation of soft and hard tissue prior to implant placement. Contemp Clin Dent 2013;4:243–247.

9 Neumeyer S. The Tissue Master Concept (TMC): innovations for alveolar ridge preservation. Int J Esthet Dent 2017;12:246–257.

10 Aldahlawi S, Demeter A, Irinakis T. The effect of implant placement torque on crestal bone remodeling after 1 year of loading. Clin Cosmet Investig Dent 2018;10:203–209.

11 Marconcini S, Giammarinaro E, Toti P, Alfonsi F, Covani U, Barone A. Longitudinal analysis on the effect of insertion torque on delayed single implants: A 3-year randomized clinical study. Clin Implant Dent Relat Res 2018;20:322–332.

12 Zhao K, Wang F, Huang W, Wu Y. Clinical Outcomes of Vertical Distraction Osteogenesis for Dental Implantation: A Systematic Review and Meta-Analysis. Int J Oral Maxillofac Implants 2018;33:549–564.

13 Reininger D, Rodriguez-Grandjean A, López-Quiles J. Analysis of Resorption and Need for Overcorrection in Alveolar Distraction Osteogenesis. Int J Oral Maxillofac Implants 2016;31:865–869.

14 Nord T, Yüksel O, Grimm WD, Giesenhagen B. One-Stage Vertical Ridge Augmentation and Dental Implantation With Allograft Bonerings: Results 1 Year After Surgery. J Oral Implantol 2019;45:457–463.

15 de Groot RJ, Oomens MAEM, Forouzanfar T, Schulten EAJM. Bone augmentation followed by implant surgery in the edentulous mandible: A systematic review. J Oral Rehabil 2018;45:334–343.

16 Soehardi A, Meijer GJ, Berge SJ, Stoelinga PJ. Lower border bone onlays to augment the severely atrophic (class VI) mandible in preparation for implants: a preliminary report. Int J Oral Maxillofac Surg 2014;43:1493–1499.

17 Khoury F, Hanser T. Three-Dimensional Vertical Alveolar Ridge Augmentation in the Posterior Maxilla: A 10-year Clinical Study. Int J Oral Maxillofac Implants 2019;34:471–480.

18 Yu H, Chen L, Zhu Y, Qiu L. Bilamina cortical tenting grafting technique for three-dimensional reconstruction of severely atrophic alveolar ridges in anterior maxillae: A 6-year prospective study. J Craniomaxillofac Surg 2016;44:868–875.

19 Novy LFS, Aguiar EG, de Arruda JAA, de Castro MAA, Moreira AN, Dos Santos EG, de Magalhães CS, Moreno A. Linear and volumetric gain after vertical bone augmentation in the posterior mandible using an autologous cortical tenting method. Int J Oral Maxillofac Surg 2019;48:1485–1491.

20 Iglhaut G, Schwarz F, Gründel M, Mihatovic I, Becker J, Schliephake H. Shell technique using a rigid resorbable barrier system for localized alveolar ridge augmentation. Clin Oral Implants Res 2014;25:e149–154.

21 Wu Q, Yang B, Gao S, Gong P, Xiang L, Man Y, Qu Y. Apical U-shape splitting technique for undercut areas of the anterior alveolar ridge: a prospective non-randomized controlled study. Int J Oral Maxillofac Surg 2019;48:388–394.

10 Die Behandlung der Extraktionsalveole

In der Natur ist die Heilung eines Zahnextraktionsdefekts auf einen schnellen bakteriendichten Verschluss hin optimiert, wofür zum Beispiel der Bündelknochen am Alveolenrand nach Zahnextraktion schnell resorbiert wird, sodass das Weichgewebe leichter über den Defekt schrumpfen kann. Diese Optimierung der Natur deckt sich nicht mit den Anforderungen der Funktion und Ästhetik von Zahnimplantaten. Es gibt mehrere therapeutische Ansätze mit dem Ziel, die Resorption des Bündelknochens und der fazialen Knochenlamelle zu kompensieren und so die Kontur des Emergenzprofils des natürlichen Zahns vollwertig auf die Implantatrekonstruktion zu übertragen. Zu diesen gehören die Sofortimplantation, die Ridge Preservation und die simultane Konturaugmentation durch GBR.

10.1 Schonende Zahnextraktion und chirurgische Versorgung der Extraktionswunde

Gute Voraussetzungen für eine ungestörte Wundheilung der Alveole bestehen in einer atraumatischen, möglichst axialen Extraktion des Zahnes. Die marginale Gingiva soll nicht mobilisiert werden, denn jede Deperiostierung führt zu einer Oberflächenresorption des unterliegenden Knochens. Deshalb sollen operative Zahnentfernungen möglichst nicht durch Aufklappung, sondern komplett intraalveolär durchgeführt werden. Granulationsgewebe und das innere Saumepithel bei Vorliegen einer marginalen Parodontitis des extrahierten Zahns sollen vollständig mit scharfen Skalpellklingen exzidiert werden. Das Blutkoagulum kann am Eingang der Alveole durch ein Stück angefeuchtetes Kollagenvlies stabilisiert werden, sodass das Koagulum möglichst nicht von Bakterien zersetzt wird[1]. Es ist sinnvoll, die marginale Gingiva über dem Kollagenvlies mit einigen Nähten zu adaptieren, um so auch die Blutung zu stillen. Wenn diese Voraussetzungen gegeben sind, ist beim gesunden Patienten mit einer raschen Weichgewebebedeckung durch ringförmige Schrumpfung der bukkalen und interdentalen Weichgewebe über den Knochendefekt innerhalb von etwa 3 Wochen zu rechnen. Die vollständige knöcherne Konsolidierung dauert im Oberkiefer etwa 3 Monate und im Unterkiefer häufig etwas länger. Störungen ergeben sich beispielsweise bei Entzündungen durch Plasminaktivierung durch den

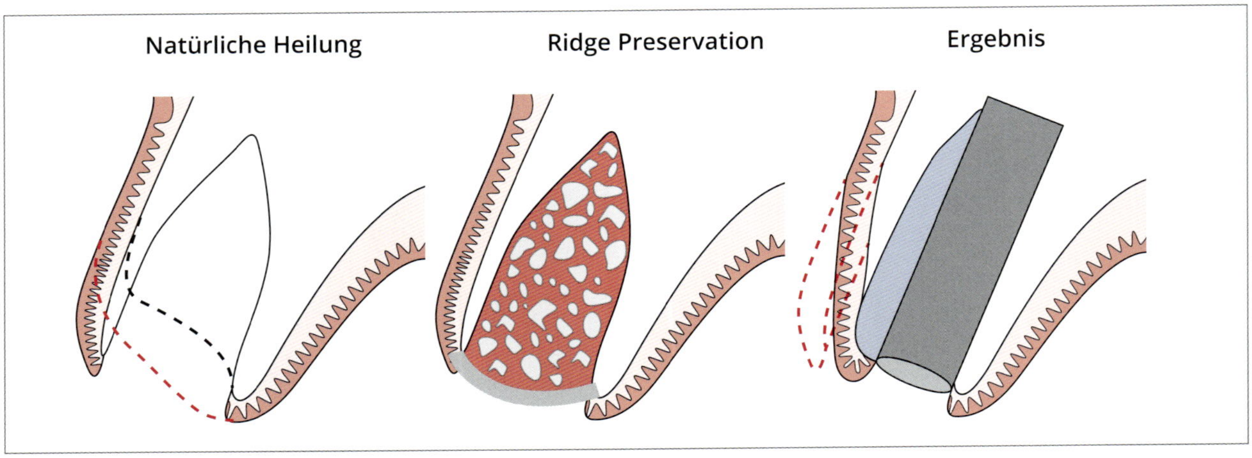

Abb. 10-1 Prinzip der Ridge Preservation: Ersatz des resorbierten Bündelknochens durch eine Alveolenfüllung von innen her.

Urokinase-Typ Plasminaktivator (uPA), durch bakterielle Streptokinase oder durch endogen bedingte Hyperaktivität der Fibrinolyse z. B. bei oralen Kontrazeptiva[2]. Die sogenannte trockene Alveole ist eine fibrinolytische Alveolitis, entsteht also durch sekundäre Auflösung des Blutkoagulums.

10.2 Ziele der Ridge Preservation

Das Ziel einer Ridge Preservation ist die Erhaltung der mittleren bukkalen Gingivahöhe (Mid Buccal Mucosal Level – MBML) für ein später folgendes Zahnimplantat. Dieses Ziel soll durch Beeinflussung der fazialen Knochenschulter erreicht werden. Wenn ein Zahn extrahiert wird, resorbiert der marginale Knochen physiologisch, vor allem durch Höhenreduktion der fazialen Knochenlamelle. Dies wird durch das Konzept des Bündelknochens erklärt (siehe Kapitel 1), einer Knochenart an der Insertionsstelle von Ligamenten und Sehnen, in diesem Fall des Parodontalligaments. Bei Wegfall des Ligaments schwindet auch der Bündelknochen. Dieser Schwund ist physiologisch vorprogrammiert und lässt sich mit Ausnahme der Socket-Shield-Technik (siehe auch Kapitel 9.2) nicht aufhalten. Das Ausmaß und die Geschwindigkeit der Resorption ist interindividuell variabel.

Das Prinzip der Ridge Preservation ist der frühzeitige Aufbau einer resorptionsstabilen Knochenstruktur im Inneren der Alveole, die die Weichgewebestützung der bukkalen Gingiva von innen her übernehmen kann, bevor der Bündelknochen schwindet (Abb. 10-1). So soll indirekt auch das zirkuläre Fasersystem des marginalen Zahnhalteapparates am Kollaps gehindert und erhalten werden und idealerweise vom zu extrahierenden Zahn ohne Verlust in Höhe und Qualität (Keratinisierung) auf das Zahnimplantat übertragen werden (Abb. 10-2). Dies geschieht durch Ausstopfen der Extraktionsalveole mit einem Knochentransplantat bzw. einem anderen Knochenersatzstoff. Bei Defektalveolen kann auf die Weise nicht nur die Resorption gemindert werden, sondern es kann sogar der Defekt von Innen aufgefüllt werden. Dies entspricht einer primären Alveolenrekonstruktion (Abb. 10-3).

Eine Modifikation ist die Ridge Preservation zusammen mit einer GBR, bei der bukkal auf die Alveolenwand Knochenersatzmaterial und eine Membran aufgebracht wird. Dies ist in der Regel mit einer Lappenbildung, Weichgewebenarben und einer Deperiostierung verbunden, die dem eigentlichen Ziel einer Ridge Preservation widersprechen würden, weshalb möglichst wenig Weichgewebe mobilisiert werden sollen.

Im Hinblick auf das Ziel der Übertragung der Weichgewebekontur des extrahierten Zahnes ohne Qualitäts- und Höhenverlust auf die Implantatrekonstruktion stehen zwei weitere Verfahren in Konkurrenz zur Ridge Preservation: die Sofortim-

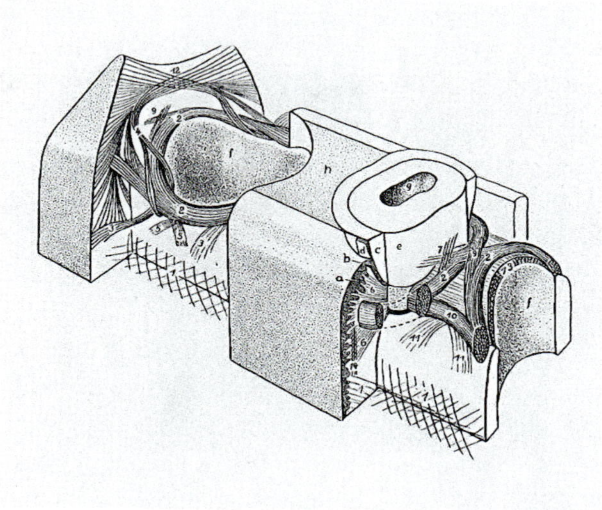

Abb. 10-2 Feneis'scher Faserapparat: Originalzeichnung aus dem Artikel von Heinz Feneis (Anatom Tübingen) aus der Deutschen Zahnärztlichen Zeitung 1952;8:467. Diese Arbeiten waren die Grundlagen für die Entwicklung der Sofortimplantation durch Willi Schulte (Oralchirurg Tübingen).

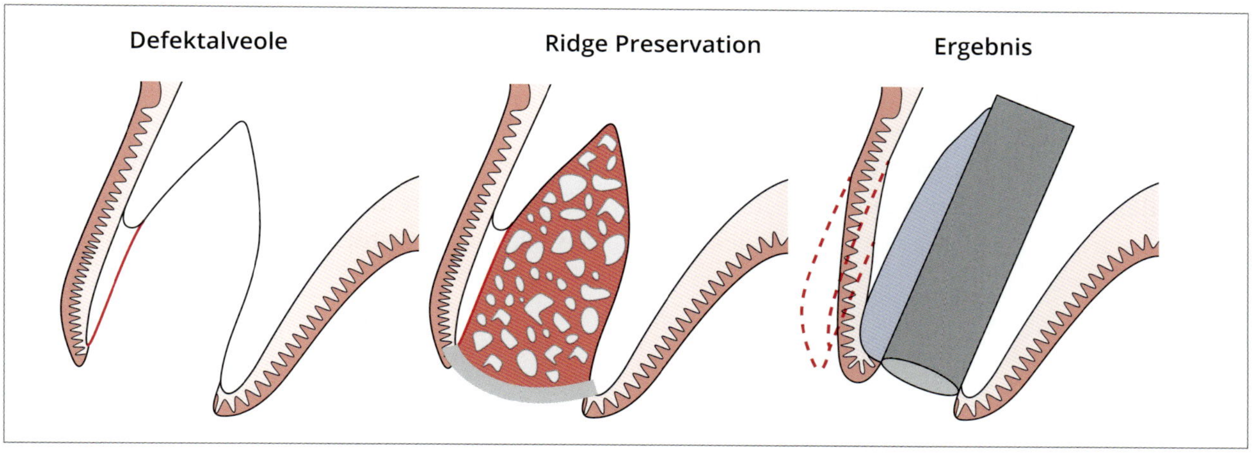

Abb. 10-3 Prinzip der primären Alveolenrekonstruktion: Auffüllen eines Wanddefektes von innen her.

plantation und die Frühimplantation mit Konturaugmentation[3]. Bei der Sofortimplantation wird das Implantat am palatinalen Alveolenrand gesetzt, und der Zwischenraum zwischen Implantat und bukkaler Wand wird mit einem Knochentransplantat, ähnlich wie bei der Ridge Preservation, aufgefüllt. Vorteile sind, dass das Implantat sofort mit einem Provisorium versorgt werden kann und dass der Patient Zeit und Kosten spart. Der Nachteil der Sofortimplantation ist, dass das sofort gesetzte Implantat die Remodelingphase der Extraktionsalveole noch vor sich hat, bei unsicherer Vorhersagbarkeit des Ausmaßes dieses Remodelings. Eine Metaanalyse zeigte eine höhere Implantatverlustrate bei der Sofortimplantation als bei der Frühimplantation[4]. Durch das nicht gut kalkulierbare Remodeling können auch Weichgeweberezessionen und ästhetische Misserfolge resultieren, insbesondere beim dünnen Gingivatyp.

Hingegen ist bei der Frühimplantation mit Konturaugmentation nach 8 Wochen der größte Teil des Remodelings schon abgelaufen, und man kann den entstandenen Verlust des Bündelknochens beurteilen und unter Sicht bedarfsgerecht durch ein stabiles Knochentransplantat mit niedriger Substitutionsrate ausgleichen. Dies hat eine erhöhte Sicherheit für die Ästhetik und Funktion des Implantats zur Folge. Diese Diskussion ist derzeit im Fluss.

10.3 Alveolenfüllung in intakten Alveolen

Das Ziel der Heilung nach Zahnextraktion aus implantologischer Sicht, insbesondere im ästhetischen Bereich, ist eine Erhaltung des Knochenvolumens des knöchernen Alveolarfortsatzes. Dies wird bei der Ridge Preservation durch Ausstopfen der Alveole mit verschiedenen Füllmaterialien versucht. Zur Ridge Preservation gehört neben der Füllung die Bedeckung der Extraktionsalveole. In Studien lässt sich nicht belegen, dass eine Weichgewebedeckung durch Lappenplastik Vorteile bringt, sondern eher das Gegenteil: Die Knochenresorption wird durch Lappenbildung erhöht, und es entstehen Narben und eine Abflachung des Vestibulums und mehr Knochenverlust als ohne Lappenbildung.

Die verschiedenen Füllmaterialien wurden wissenschaftlich großenteils in randomisierten Studien gegen die ungefüllte Spontanheilung verglichen. Bei diesen Studien ist zum Vergleich der Materialien die Effektgröße interessant. Zwar resorbiert die bukkale Lamelle auch bei Ridge Preservation, aber doch weniger als bei der Spontanheilung. Diese Differenz zur Spontanheilung ist die Effektgröße. In einer großen Metaanalyse war die Effektgröße von rekombinantem Bone Morphogentic Protein-2 am höchsten mit 2,7 mm Resorptionsunterschied zur Spontanheilung[5]. Wenn Füllungsmaterialien genutzt werden, war xenogenes Knochenersatzmaterial in den inkludierten Studien am effektivsten, übertroffen nur von rh-BMP-2. Alloplastische Materialien schnitten schlechter ab und L-PRF zeigten nur einen geringen Zusatzeffekt gegenüber der Spontanheilung. Im Mittelwert aller Studien konnte durchschnittlich 1,65 mm Resorptionsminderung in vertikaler und 1,62 mm in horizontaler Richtung festgestellt werden[6]. Wissenschaftlich ist mit mäßiger Evidenz aus Sicht eines Cochrane Reports nachgewiesen, dass eine Kammprophylaxe grundsätzlich zum Knochenerhalt sinnvoll ist, allerdings wurde keine Evidenz für eine bessere Ästhetik des späteren Implantats und keine Evidenz für weniger Augmentationsbedarf festgestellt[7]. Ob eine intakte Alveole, auch wenn keine Defekte vorliegen, mit Knochenersatzmaterial gefüllt werden soll, ist recht umstritten und wird teilweise abgelehnt[8]. Die Behinderung der Angiogenese durch die Ausstopfung spricht dafür, dass eine komplette Füllung die gute natürliche Knochenheilungstendenz der Alveole auch einschränken kann und deshalb nur bei Defektalveolen wirklich sinnvoll ist. Eine systematische Übersichtsarbeit wies auf die hohe Rate von Entzündungen und fibrös eingekapselten Knochenersatzmaterialpartikeln hin[9].

In den meisten Studien wurde zur Bedeckung eine Membran verwendet, die resorbierbar oder nicht resorbierbar sein kann. Diese Membran soll für einige Zeit den Knochenregenerationsraum des Knochentransplantats von den bakteriellen Einflüssen der Mundhöhle abtrennen, sodass ungestört eine Vaskularisation und Ossifikation der Knochentransplantate eintreten kann. Man kann die Membran auch durch ein Stück Kollagenvlies ersetzen (Abb. 10-4). Es ist günstig, ein ponticartiges Provisorium in den Alveoleneingang zu lagern, sodass die Papillen gestützt bleiben.

10.4 Alveolenfüllung von Defektalveolen

Die eigentliche Indikation zur Ridge Preservation besteht bei Defektalveolen. Selbst bei schweren Wanddefekten nach marginaler Parodontitis konnte in einer Studie 91,2 % des Alveolenvolumens knöchern regeneriert werden[10]. Elegant ist es, Defekte der bukkalen Alveolenwand von innen auszustopfen und zur Ausheilung zu bringen, bevor es zum Kollaps der Weichgewebe in den Defekt kommt (Abb. 10-5.)

Damit erspart man dem Patienten möglicherweise aufwendige spätere sekundäre Rekonstruktionen. Diese Ridge Preservation wird analog zur Sofortimplantation auch als Sofortrekonstruktion des Alveolarfortsatzes bezeichnet.

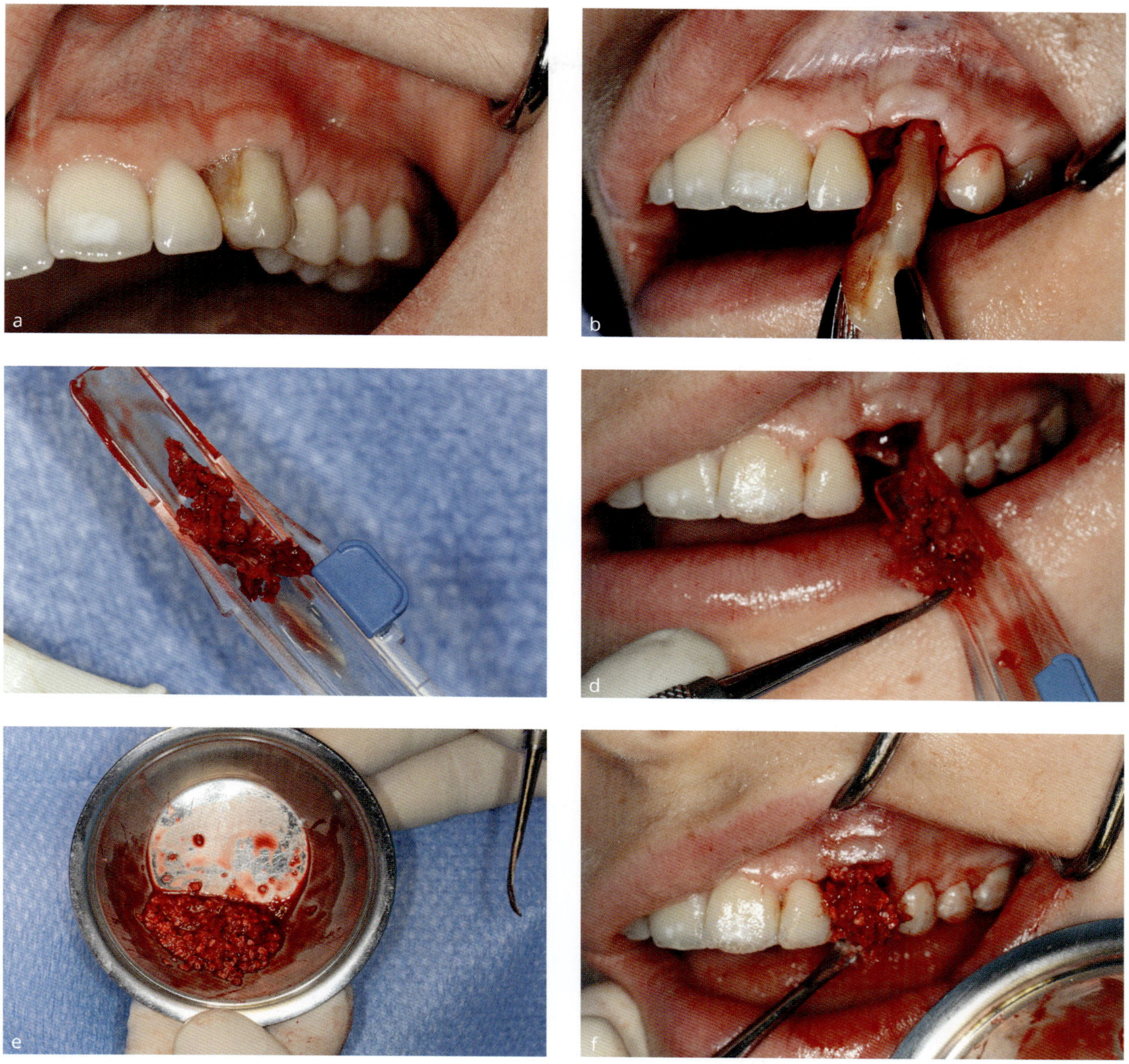

Abb. 10-4 Ridge Preservation. a. Ausgangslage mit extraktionsreifem Zahn 23 bei Wurzelresorption und bukkalem Wanddefekt der Alveole. **b.** Axiale Zahnextraktion möglichst ohne Berührung der marginalen Gingiva. **c.** Scraperchips, gewonnen an der Linea obliqua. **d.** Der Alveolenfundus wird mit rein autologen Scraperchips gefüllt. **e.** Knochenersatzmaterial gemischt mit Scraperchips und Venenblut. Das Material ist durch Polymerisation des Fibrins geronnen. **f.** Der Alveoleneingang und der bukkale Wanddefekt wird mit einem Pfropf aus dem gemischten Knochenersatzmaterial ausgelegt.

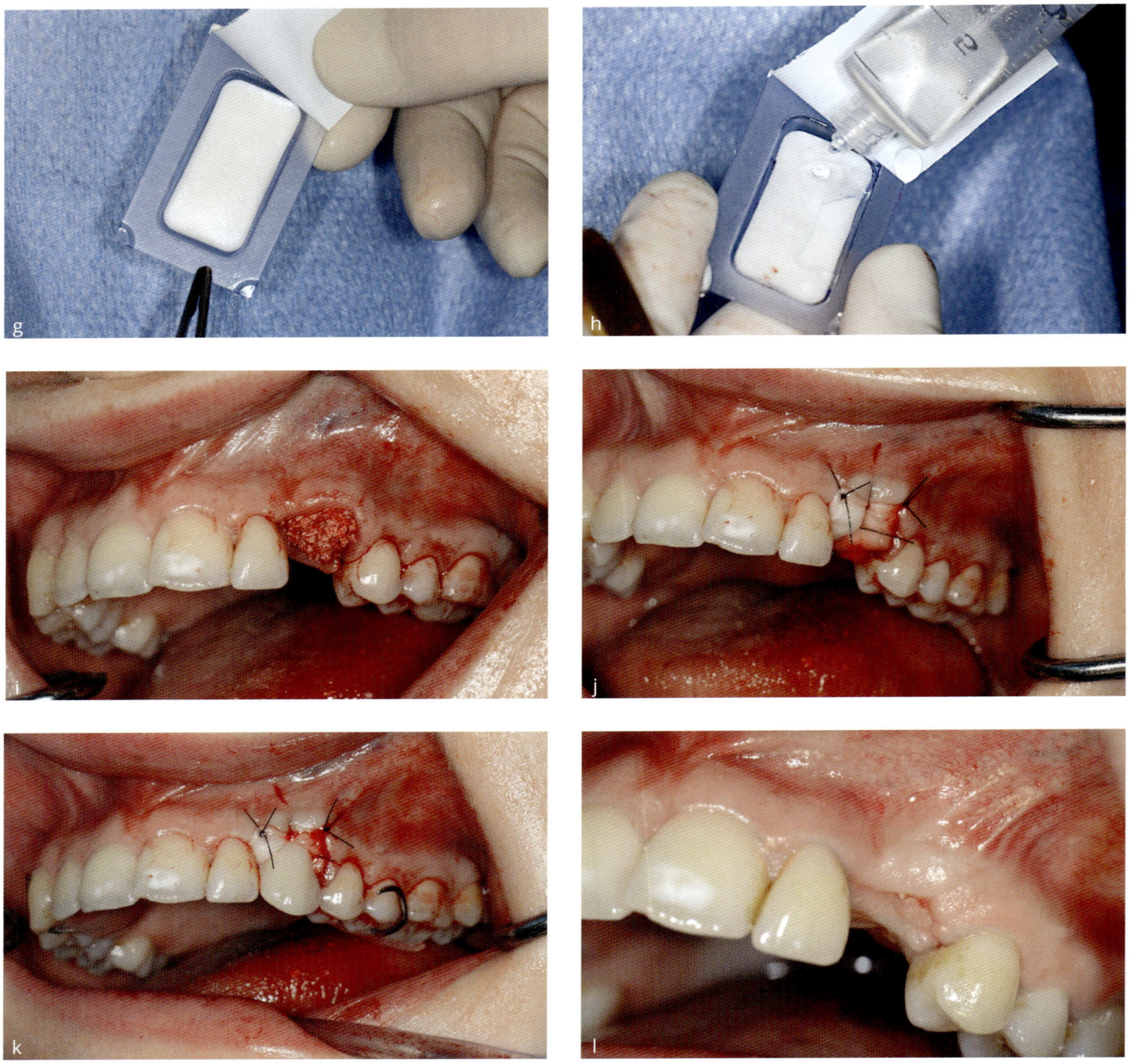

Abb. 10-4 Ridge Preservation. g. Kollagenvlies (Resorba, Nürnberg). **h.** Das Kollagenvlies wird äußerlich etwas befeuchtet, damit es nicht an den Instrumenten klebt. **i.** Zur Überkompensation über Knochenniveau gefüllte Alveole. **j.** Eingenähter Deckel aus Kollagenvlies. **k.** Ein Plättchenprovisorium wird mit einem eiförmigen (ovoid) Pontic ausgestattet, das etwas in den Alveolargang hineinragt und damit die Papillen provisorisch stützt. **l.** 4 Monate später Erhalt der bukkalen Kammkontur ohne wesentliche Dellenbildung und ohne wesentliche Verschiebung der mukogingivalen Grenzlinie nach palatinal.

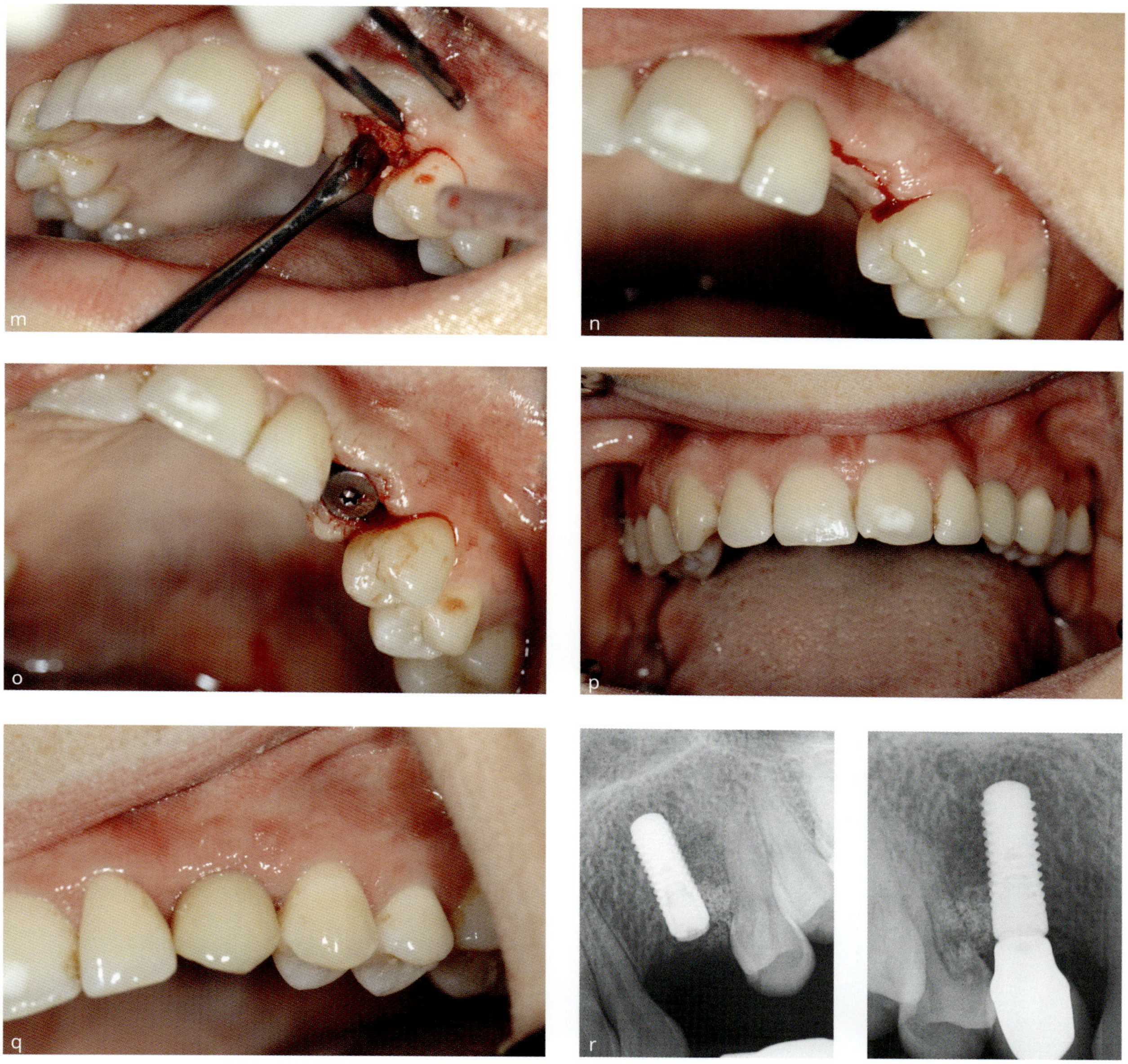

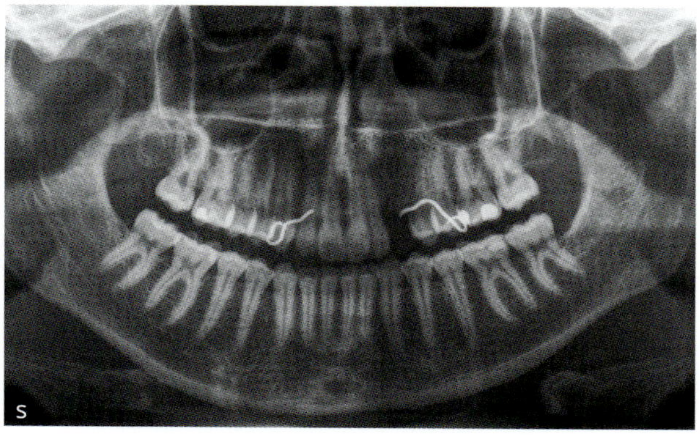

Abb. 10-4 Ridge Preservation. m. Bei Eröffnung zeigt sich ein klirrend hartes Regenerat, das dem nun folgenden Zahnimplantat einen guten Primärhalt verschafft. **n.** Wiederum 3 Monate später Eröffnung des Implantats durch Kieferkammmittenschnitt und apikalen Verschiebelappen. **o.** Eingesetzter Gingivaformer und spontan gute befestigte Gingiva ohne zusätzliche Maßnahmen zur Weichgewebeaugmentation. **p.** Prothetische Versorgung des Zahnimplantats. **q.** Prothetische Versorgung unmittelbar nach Eingliederung der Krone 23. **r.** Zahnfilm nach Implantatinsertion (links) und nach Eingliederung der Zahnkrone (rechts).

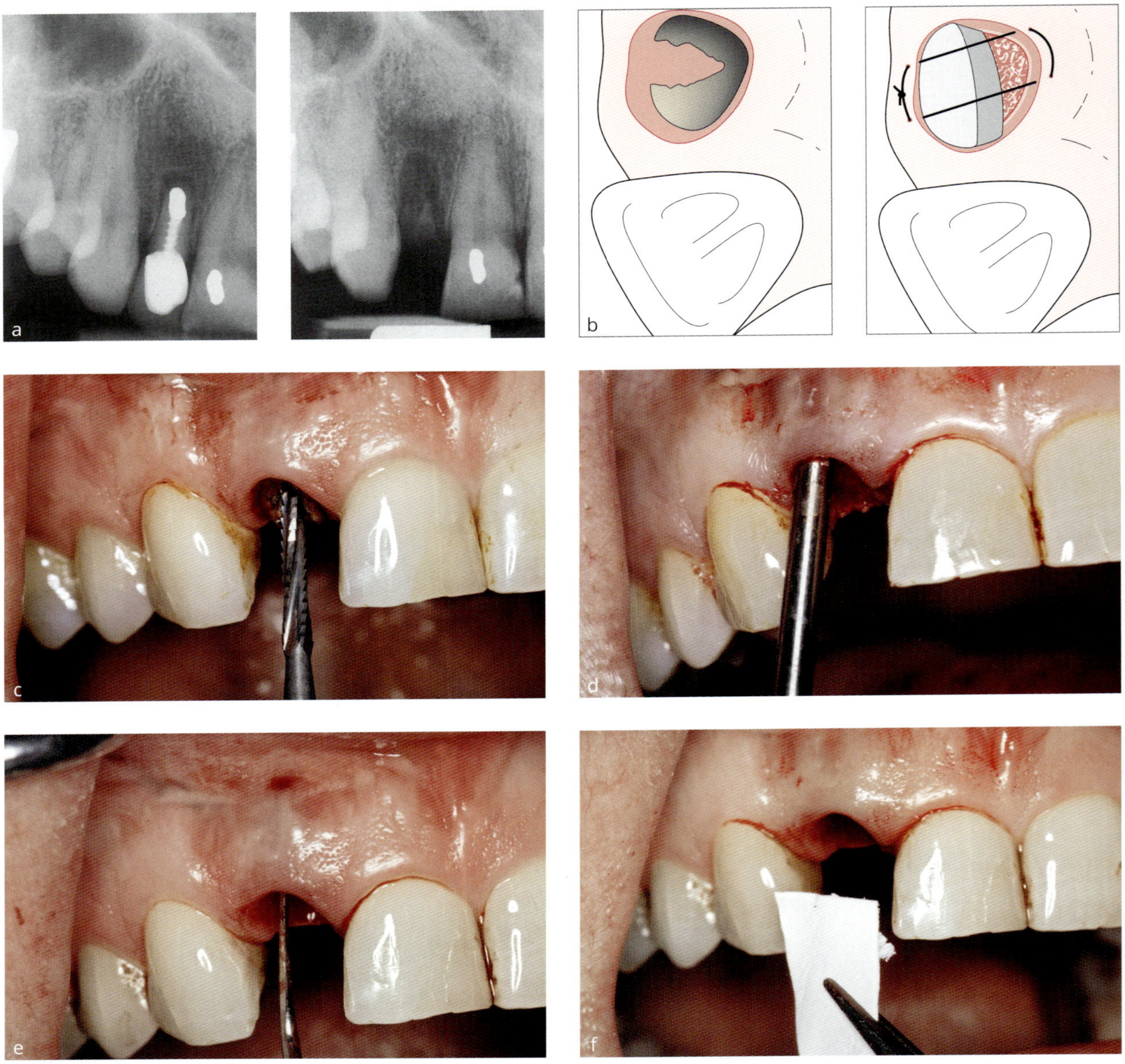

Abb. 10-5 Ridge Preservation mit Punch-Transplantat. a. Ausgangslage: Zahnfilm mit Rezidiv einer apikalen Parodontitis nach Wurzelspitzenresektion. **b.** Schemazeichnung einer Ridge Preservation mit bukkaler primärer Wandrekonstruktion bei bukkalem Wanddefekt (links) mithilfe einer untergeschobenen Kollagenmembran (rechts). **c.** Vorsichtige intraalveoläre Trennung des Wurzelrestes in axialer Richtung mit der Lindemannfräse ohne Berührung der Alveolenwände. **d.** Luxation der Wurzelhälften gegeneinander und in den Freiraum des Fräsenschlitzes. Bukkal Fistel sichtbar. **e.** Austasten des bukkalen Defektes durch eine Sonde. Etwa 12 mm tiefer Defekt. **f.** Nachdem die Periostränder des Defektes vorsichtig unterminiert wurden, wird eine Kollagenmembran (Bio-Gide®, Geistlich, Baden-Baden) zugeschnitten und unter den Lappen gelegt. Die Membran soll einen Prolaps des Knochentransplantats unter den bukkalen Lappen verhindern.

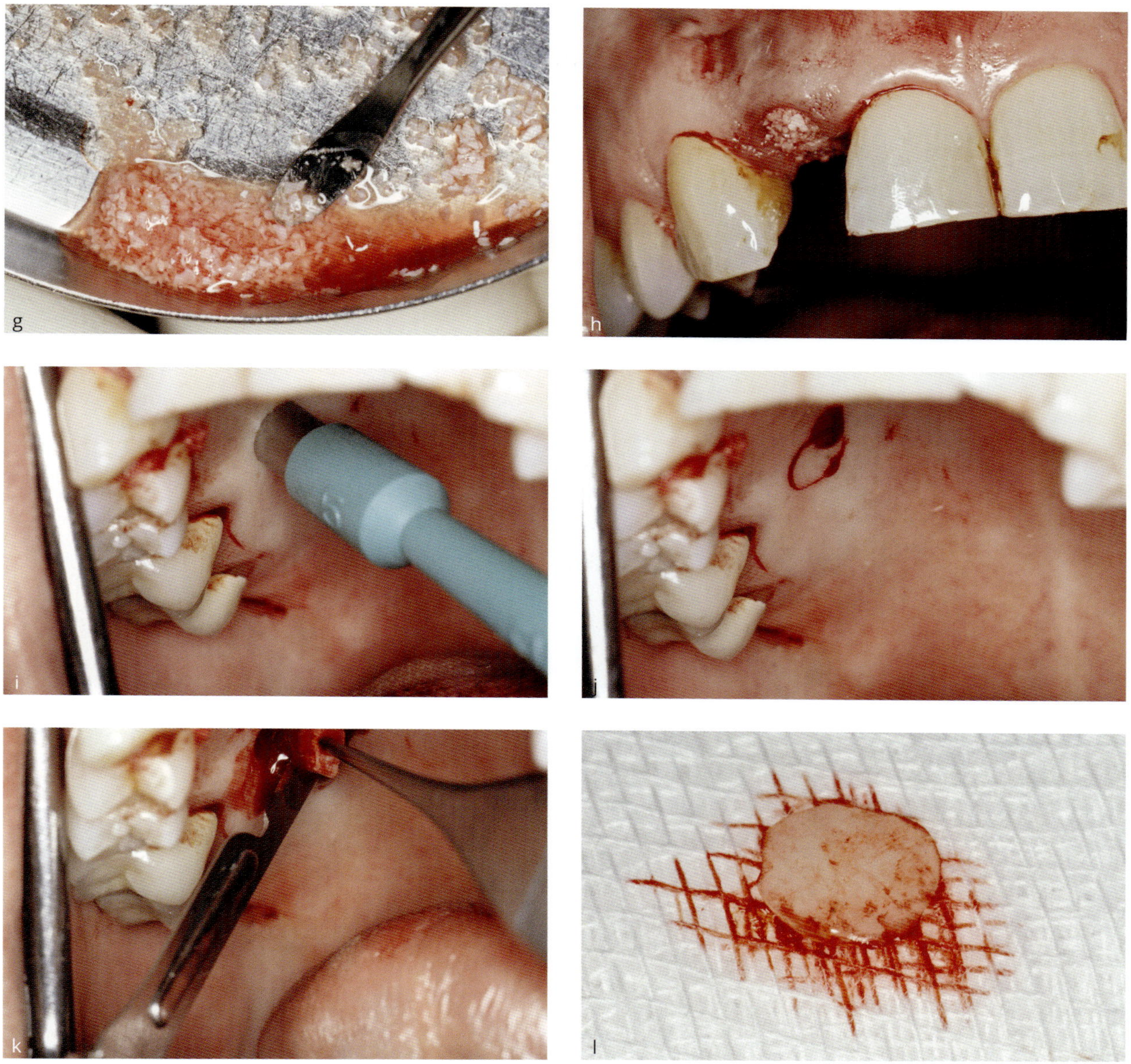

Abb. 10-5 Ridge Preservation mit Punch-Transplantat. g. Gemischtes Transplantat aus Scraperchips (Linea obliqua) und bovinem Knochenersatzmaterial. **h.** Die Alveole wird bis auf Höhe des marginalen Knochens straff gefüllt. **i.** Gewinnung einer 5-mm-Stanze (Fa. Stiefel, GlaxoSmithKline GmbH & Co. KG, München) am harten Gaumen auf der Innenseite der Prämolaren. **j.** Ringschnitt. **k.** Abtrennen der Stanze auf etwa 3–4 mm Dicke mit dem Skalpell. **l.** Stanztransplantat (englisch Punch).

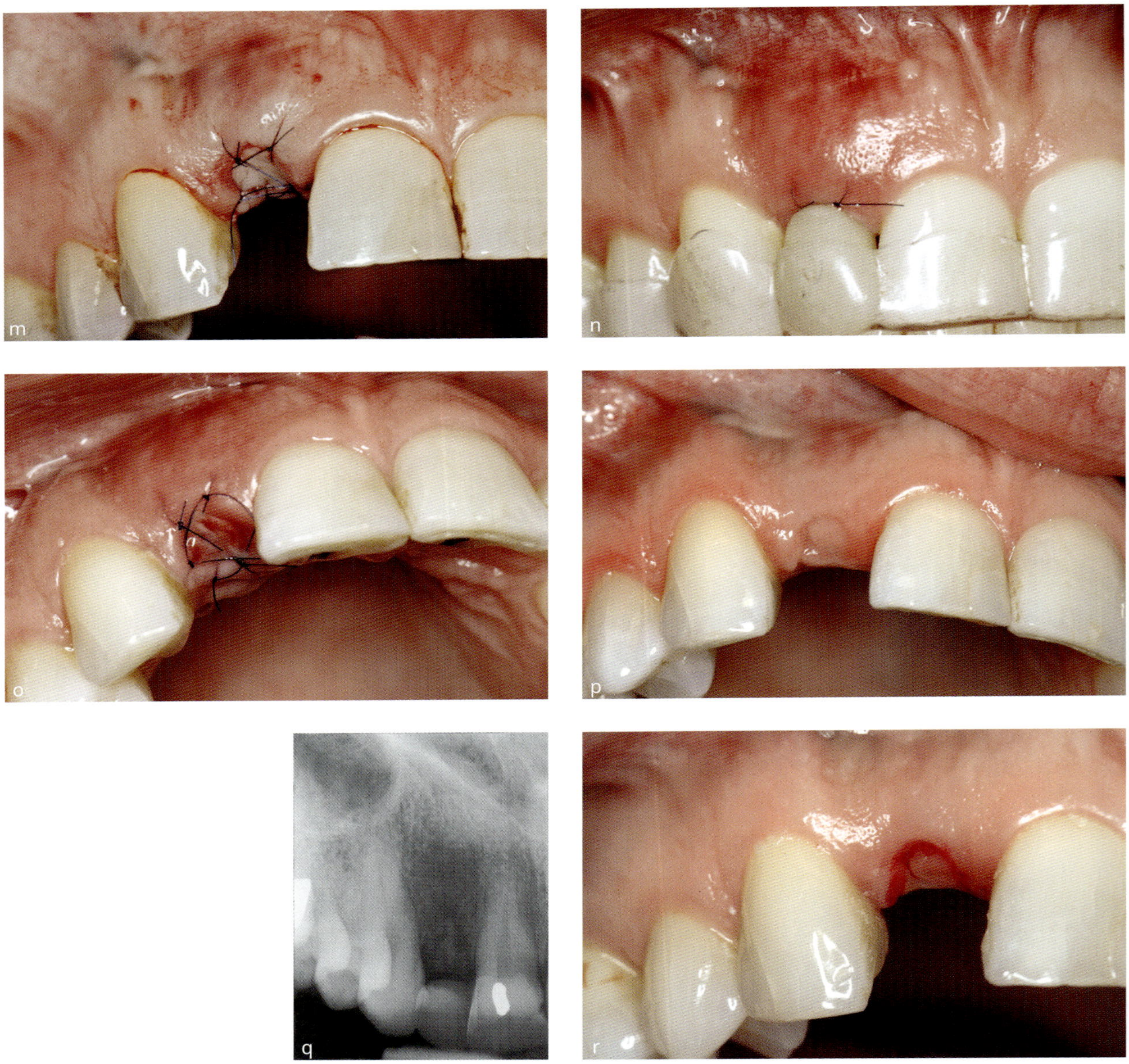

Abb. 10-5 Ridge Preservation mit Punch-Transplantat. m. Einnähen der Stanze ringförmig in den Alveoleneingang. **n.** Verwendung eines abnehmbaren Schienenprovisoriums mit einem eiförmigen Pontic, das sich in den Alveoleneingang einlagert und die Papillen abstützt. **o.** Bei Nahtentfernung ist ein Teil des Epithels durch vorübergehende Ernährungsstörung abgeschilfert, das Bindegewebe der Stanze ist jedoch vital eingeheilt und bereits vaskularisiert. **p.** 4 Monate nach Ridge Preservation ist der Ring der Stanze im Alveoleneingang noch erkennbar. Das Transplantat hat die tabaksbeutelartige Schrumpfung der marginalen Gingiva verhindert und damit den Feneis'schen Faserring an Ort und Stelle bewahrt. **q.** Zahnfilm nach Alveolenfüllung (links) und zunehmende Konsolidierung des Transplantats (rechts). **r.** Nach 4 Monaten minimalinvasive Eröffnung entlang der Grenzen des Punch. **s.** Implantatinsertion mit Indextechnik zur sofortigen Herstellung der Krone noch während der Einheilungszeit des Implantats (Prothetik Prof. Dr. St. Wolfart). **t.** Nach Implantatinsertion wurde ein eingeklebtes Pontic als ästhetisches Provisorium verwendet. **u.** Auch 7 Monate nach Punchtransplantation ist dieses Transplantat noch klar im Alveoleneingang erkennbar. Die Schrumpfung der Papillen und der marginalen Gingiva zur Mitte ist dadurch vermieden worden. Die Papillen haben nicht mehr die alte Höhe, aber sind in Bezug auf Vaskularisierung und Struktur unberührt erhalten worden.

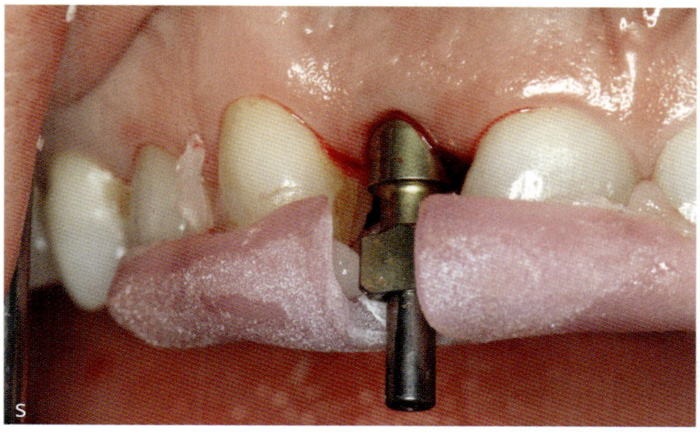

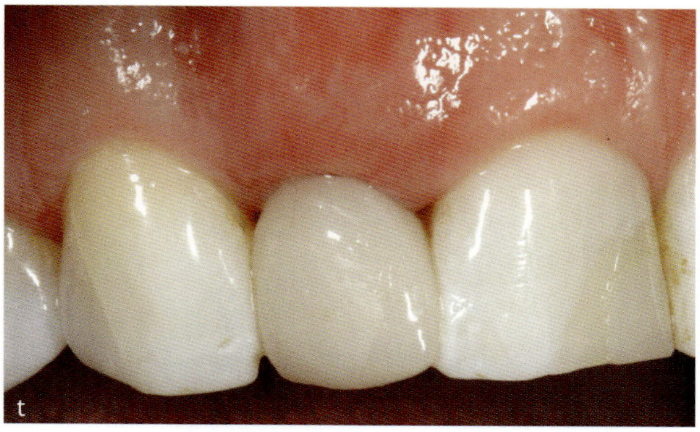

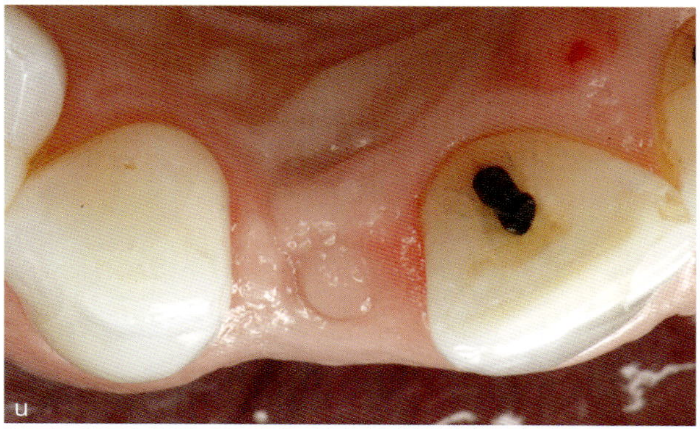

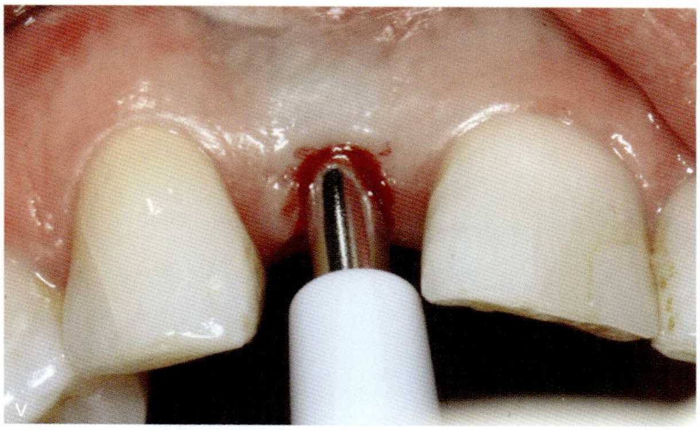

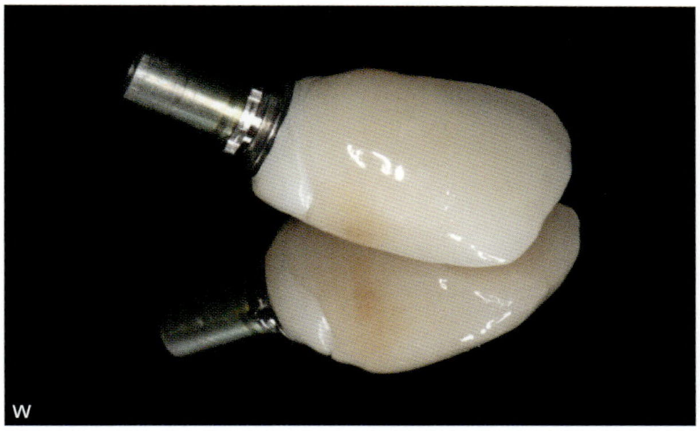

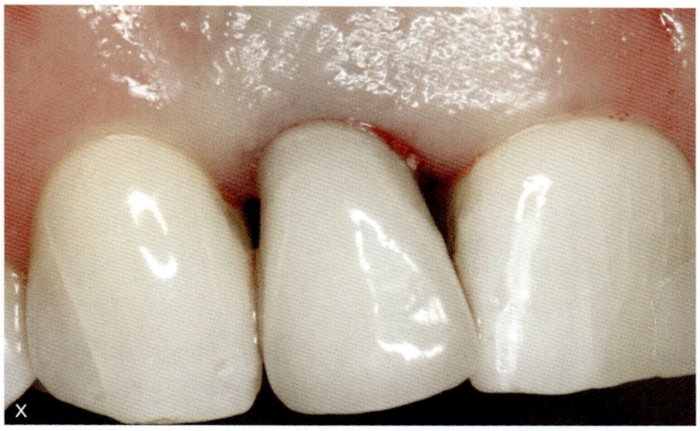

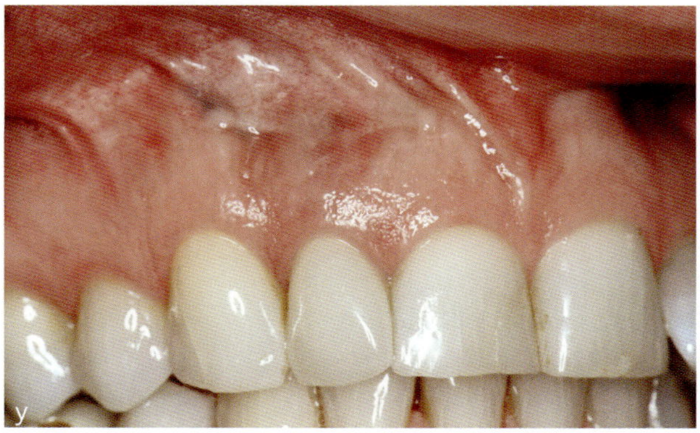

Abb. 10-5 Ridge Preservation mit Punch-Transplantat. v. Das Stanztransplantat sollte als überschüssiges Gewebe entfernt werden, weil sich ansonsten unschöne Narbenwülste in der bukkalen Gingiva ergeben könnten. Sie hat zum Zeitpunkt der Implantatfreilegung ihren Zweck erfüllt. **w.** Durch Indextechnik bereits vorbereitete Implantatkrone. Dadurch ist kein Gingivaformer nötig. **x.** Eingesetzte Implantatkrone. Es zeigen sich schwarze Dreiecke interdental trotz der zuvor beschriebenen Maßnahmen zur Stützung der Interdentalpapillen. **y.** Endgültiges Ergebnis einige Wochen später. Die Gingiva ist interdental spontan auf etwa 5,5 mm hochgewachsen, was der Tarnow-Regel entspricht. Es ist gelungen, die Architektur, Form und Farbe der marginalen Gingiva verlustfrei vom Zahn auf die Implantatrekonstruktion zu übertragen.

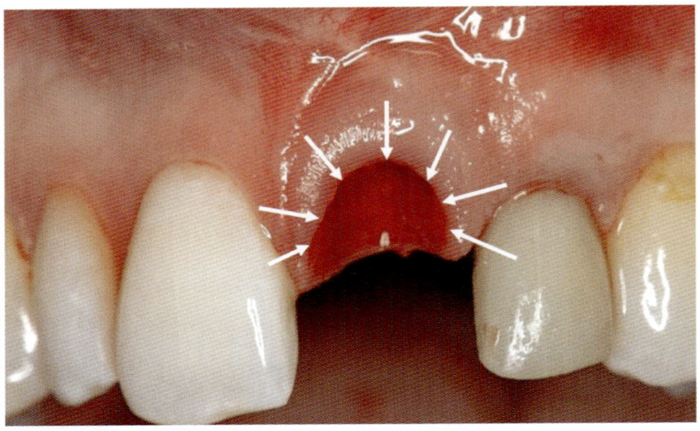

Abb. 10-6 Eine natürliche Alveolenheilung nach Zahnextraktion umfasst die Schrumpfung der marginalen Gingiva in Pfeilrichtung. Dabei flacht sich die am Zahn noch senkrecht stehende bukkale und palatinale Gingiva ab und legt sich horizontal. Zweitens flachen sich die Interdentalpapillen auf etwa die Hälfte ihrer Höhe ab und verlagern ihr Gewebe ebenfalls in die Horizontale.

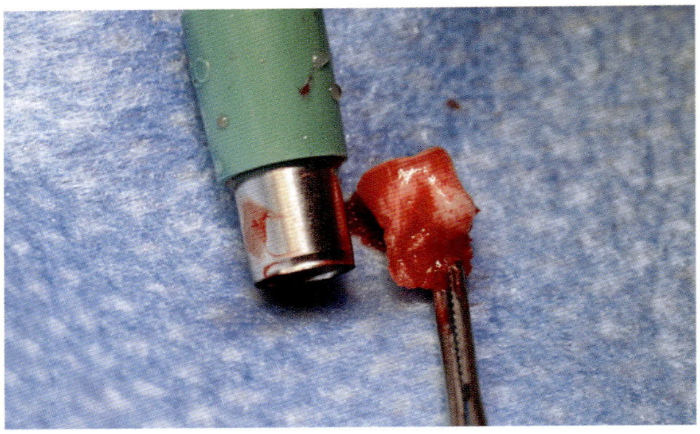

Abb. 10-7 Ein Stanztransplantat soll eine gewisse Seitenhöhe haben, denn über diese Anschlussflächen ans Gewebe wachsen neue Blutgefäße ein oder es kommt sogar zu mikroskopischer Anastomosierung bestehender Blutgefäße.

10.5 Primäre Wandrekonstruktion von Extraktionsalveolen durch Knochenblöcke

Die Wandrekonstruktion durch Knochenblöcke erfordert eine sichere Deckung durch einen mobilisierten Lappen. Derartige Lappen von vestibulär haben ästhetische und funktionelle Nachteile und widersprechen damit dem Ziel der Ridge Preservation, einen möglichst unveränderten Gingivarand vom Zahn auf das Implantat zu übertragen. In der Oberkieferfront gibt es aber die Option, einen vaskularisierten Lappen von palatinal zu bilden, um auch hochwertige Transplantate sicher zu decken. Ein entsprechender Fall wurde im Kapitel 7, Abb. 7-24 vorgestellt.

10.6 Socket Seal Surgery

Die Ridge Preservation hat den Fokus auf den Knochen und versucht, durch sofortigen Aufbau einer Knochenstruktur die geschwungene Architektur des Rings der marginalen Gingiva inklusive der interdentalen Papille für ein späteres ideales Emergenzprofil der Restauration zu stützen. Die Socket Seal Surgery setzt den Focus auf das Weichgewebe, mit dem gleichen Ziel, den Ring des dentogingivalen Anheftungsapparates und dessen geschwungene Form zu erhalten.

Der schnelle natürliche weichgewebige Alveolenverschluss erfolgt durch zentripetale (tabaksbeutelartige) Schrumpfung (Abb. 10-6). Bei der natürlichen Alveolenheilung stammt die Hautfläche zur Bedeckung der Alveole aus den aufgestellten Papillen und der aufgestellten Gingiva am Zahn, die sich nun abflachen und statt in die Vertikale in die Horizontale ausbreiten. Dadurch kommt es zum Papillenverlust und zu interdental schwarzen Dreiecken.

Das Ziel einer Socket Seal Surgery ist, die zentripetale Schrumpfung durch ein Epitheltransplantat zu unterbinden. Allgemein wird die Schrumpfung von offenen Wunden am sichersten durch ein Hauttransplantat eingedämmt. Dann fehlt dem Organismus der Anreiz zur weiteren Narbenkontraktur.

An der Extraktionsalveole kann man verschiedene Schleimhauttransplantate anwenden. Die einfachste Form eines solchen Transplantats ist die Weichgewebestanze (Punch) vom harten Gaumen oder vom Tuber. Dieses kann mit Einweg-Biopsie-Ringmessern in verschiedenen Größen (4, 5, 6, 8 mm, Stiefel, München) am Tuber gewonnen werden (Abb. 10-7) und in den Alveoleneingang eingenäht werden. Einige Patienten haben von Natur aus Tuberfibrome oder verdickte Schleimhautpartien distal medial der zweiten Molaren. Eine Studie zeigte für Tubertransplantate eine Effektgröße von 0,6 mm höherer mittlerer bukkaler Weichgewebehöhe am Implantat verglichen mit der Spontanheilung[11]. Je dicker diese Stanzen sind, desto eher besteht die Chance auf Einwachsen von Blutgefäßen über die seitlichen Stoßkanten, daher sind die dickeren Tubertransplantate gegenüber den Stanzen vom Gaumen zu bevorzugen. Man kann auch kombinierte Haut-Bindegewebe-Knochen-Stanzen (Triple graft, siehe Kapitel 3, Abb. 3-12) vom Tuber in die Extraktionsalveole einlagern, um auch den Knochendefekt der bukkalen Alveolenwand durch ein autologes Transplantat zur Ausheilung zu bringen[12].

Ein gegenüber den gestanzten Transplantaten etwas aufwendigeres Verfahren ist die Verpflanzung eines Bindegewebetransplantates mit keratinisierter Epithelinsel vom Gaumen. Dieses Transplantat wird durch Skalpelltechnik vom harten Gaumen medial der Prämolaren gewonnen. Dieses Verfahren ist bei Patienten mit sehr dünnem parodontalen Biotyp indiziert, um den Biotyp schon bereits zum Zeitpunkt der Extraktion zu verstärken. Damit sollen Rezessionen und Transplantatresorption vorgebeugt werden (Abb. 10-8).

10.7 Augmentierte Sofortimplantation

Die Sofortimplantation ist durch das in Ausmaß und Geschwindigkeit nicht gut vorhersagbare Remodeling zwar riskant. Aber durch eine Sofortversorgung mit einer Zahnkrone erübrigt sich die Socket Seal Surgery, wobei individualisierte Durchtrittsprofile der Zahnkronen im Vorteil gegenüber rotationssymmetrischen Gingivaformern sind[13]. Durch die provisorischen Kronen entfällt der Schrumpfungsreiz für die Weichgewebe, denn es können sich Hemidesmosomen zum Abutment bzw. Kronenmaterial ausbilden, die den darunter liegenden knöchernen Regenerationsraum abdichten. In diesen Raum können Knochenaufbaumaterialien und Weichgewebetransplantate eingebracht werden. Die Einlage von xenogenem Knochenersatzmaterial in den bukkalen Spalt erbrachte unterschiedliche Studienergebnisse, mal einen Vorteil[14], mal keine signifikante Erhöhung der mittleren bukkalen Weichgewebehöhe[15]. Die Einlage eines Bindegewebetransplantates unter die bukkale Gingiva führte zu einem leicht erhöhten Knochenabbau[16].

Wenn es durch Retraktion der bukkalen Lamelle zu einer Gingivarezession kommt, droht ein ästhetischer Misserfolg, beziehungsweise Periimplantitis durch die freiliegenden aufgerauten Implantatoberflächen. Daher sind die Vorschaltung der Ridge Preservation oder aber das Abwarten des Remodelings durch Frühimplantation und Konturaugmentation die sichereren Varianten, die eine bessere Kontrolle der knöchernen Bedeckung der bukkalen Implantatschulter erlauben. Studien haben klar gezeigt, dass die Resorption der bukkalen Lamelle von einem Sofortimplantat weder positiv noch negativ beeinflusst werden kann[17].

Daher wird bei der augmentierten Sofortimplantation das Implantat an die palatinale oder linguale Wand gesetzt, mit dem Ziel, im bukkalen Spalt (Jumping gap) eine zweite Knochenwand aufzubauen, bevor die äußere Alveolenwand resorbiert. Bei der augmentierten Sofortimplantation wählt man einen Implantatdurchmesser kleiner als den Alveolendurchmesser. Damit soll erreicht werden, dass auf der vestibulären Seite ein Jumping gap von mindestens 2 mm Breite offen bleibt. Dieser Spalt wird mit Knochentransplantat gefüllt, soll dann verknöchern und die resorbierte bukkale Wand als Weichgewebestütze dauerhaft ersetzen.

Bei der augmentierten Sofortimplantation werden häufig Implantattypen genutzt, die im apikalen Bereich sehr scharfe Gewindegänge haben und in die palatinale Wand der Extraktionsalveole mit hohem Drehmoment eingeschraubt werden. Dadurch soll eine hohe Primärstabilität erreicht werden. Das wiederum erlaubt die Sofortversorgung mit einer im Emergenzprofil an den alten Zahn angepassten Krone. Diese Krone legt sich von innen exakt an das innere Saumepithel des extrahierten Zahns im Alveoleneingang und führt zur Bildung von Hemidesmosomen. Damit wird eine bakteriendichte Deckung des bukkalen Regenrationsraums im Jumping gap erzielt, und der Feneis'sche Faserapparat[18] zusammen mit den Papillenerhebungen kann optimal abgestützt auf die Restauration übertragen werden.

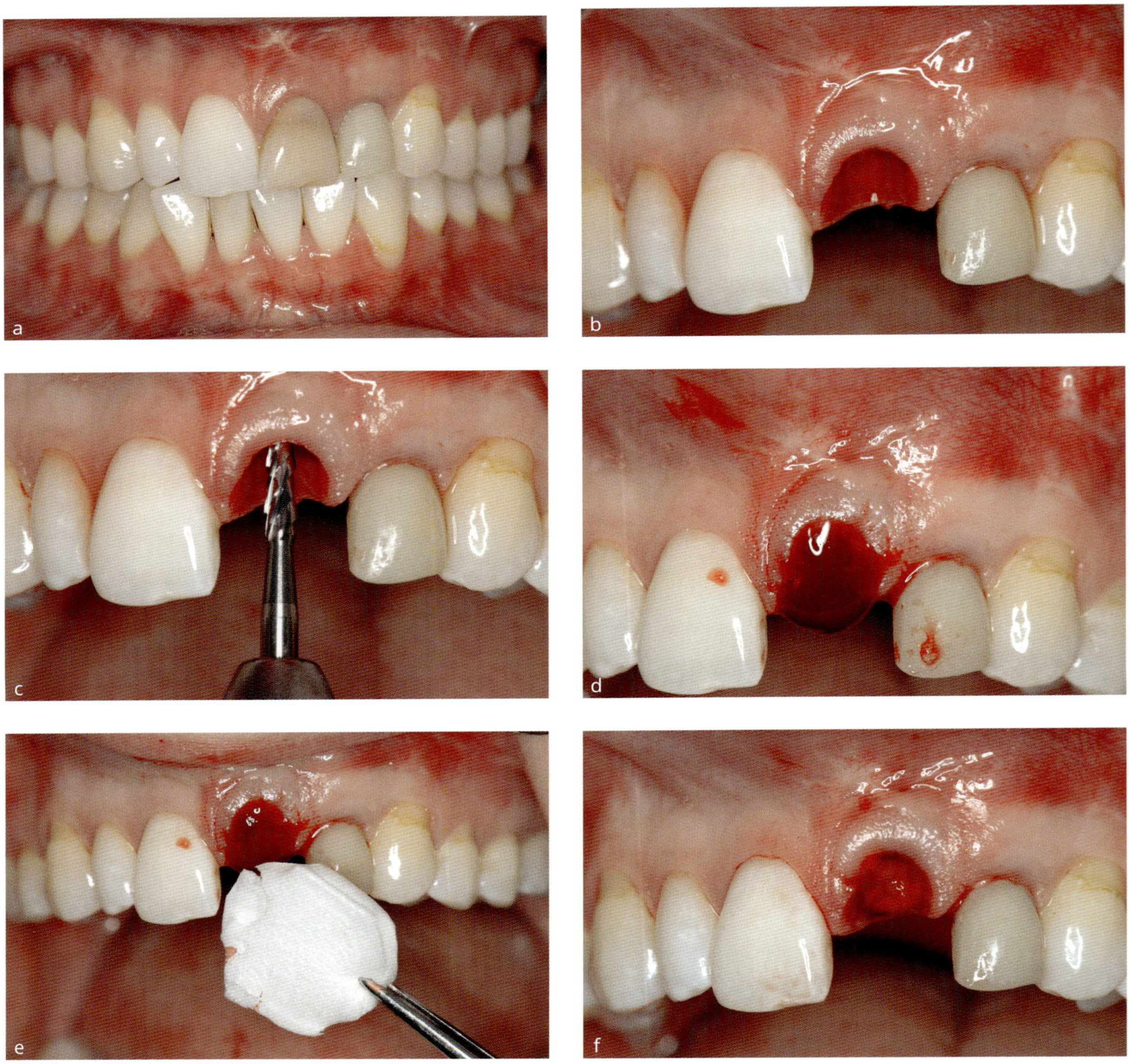

Abb. 10-8 Socket Seal Surgery durch keratinisiertes Bindegewebetransplantat. a. Extraktionsreifer Zahn 21 nach Frontzahntrauma. Patientin mit Rezessionsneigung bei dünnem parodontalen Biotyp. **b.** Nach Extraktion unzureichende Einblutung der Extraktionsalveole. **c.** Perforationen der palatinalen Wand zur Stimulation der Blutung. **d.** Kräftiger Blutfluss. **e.** Einlage von Kollagenvlies in den Alveoleneingang zur Stabilisierung des Blutkoagulums. **f.** Gestillte Blutung und stabilisiertes Koagulum.

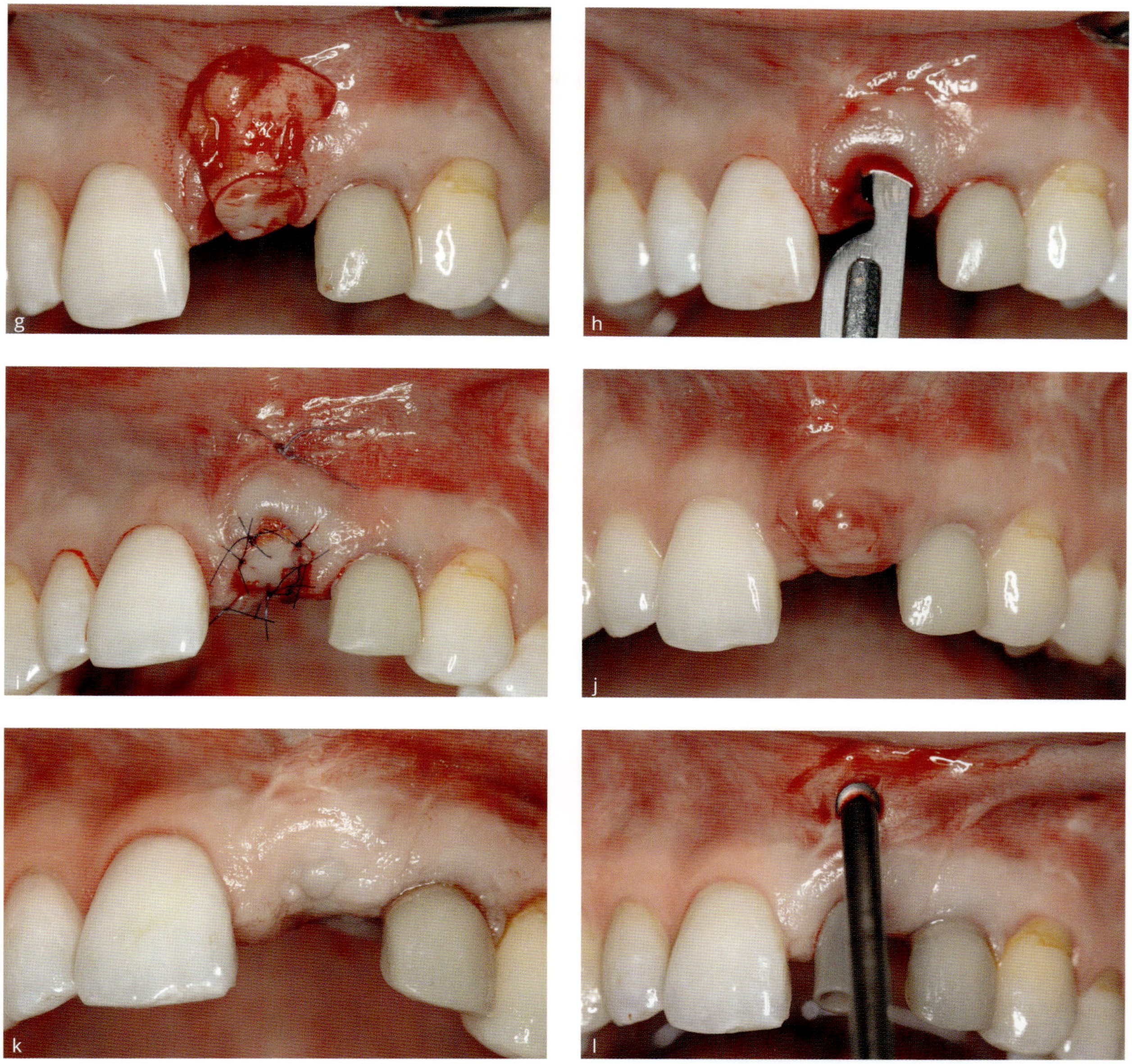

Abb. 10-8 Socket Seal Surgery durch keratinisiertes Bindegewebetransplantat. g. Anprobe eines Bindegewebetransplantats vom Gaumen zur Verdickung der rezessionsgefährdeten bukkalen Gingiva, im Verbund mit einer Epithelinsel. **h.** Präparation eines fächerförmigen Empfängerdefekts durch epiperiostale Präparation mit einem Skalpell. Die Tasche soll deutlich größer als das Transplantat präpariert werden. **i.** Das Transplantat wurde zirkulär mit der Epithelinsel eingenäht. Ein guter Wandkontakt im Alveoleneingang ist anzustreben, damit sich schnell Gefäßbrücken ausbilden können. Der Bindegewebelappen wurden mit einem resorbierbaren Durchzugsfaden (PGA 5-0, Resorba, Nürnberg) in die Tasche hineingezogen und dort ohne Knäuelbildung flach ausgebreitet. **j.** 2 Wochen nach der Weichgewebetransplantation zeigt sich eine Gewebeschwellung durch schnelle Vaskularisation und Granulationsgewebebildung. Dies ist ein Zeichen der guten Einheilung des Transplantats. **k.** Nach 4 Monaten wurde ein Zahnimplantat eingesetzt und zeitgleich mit einem Knochenblock der Knochen augmentiert. Dies erfolgte sicher unter der zuverlässigen Weichgewebedeckung der vorherigen Transplantate. Die keratinisierte Insel ist erkennbar. **l.** Ohne erneute Deperiostierung des Knochens und ohne neue Inzision der Weichgewebe erfolgt die minimalinvasive Entfernung der Osteosyntheseschraube des Knochenblocks.

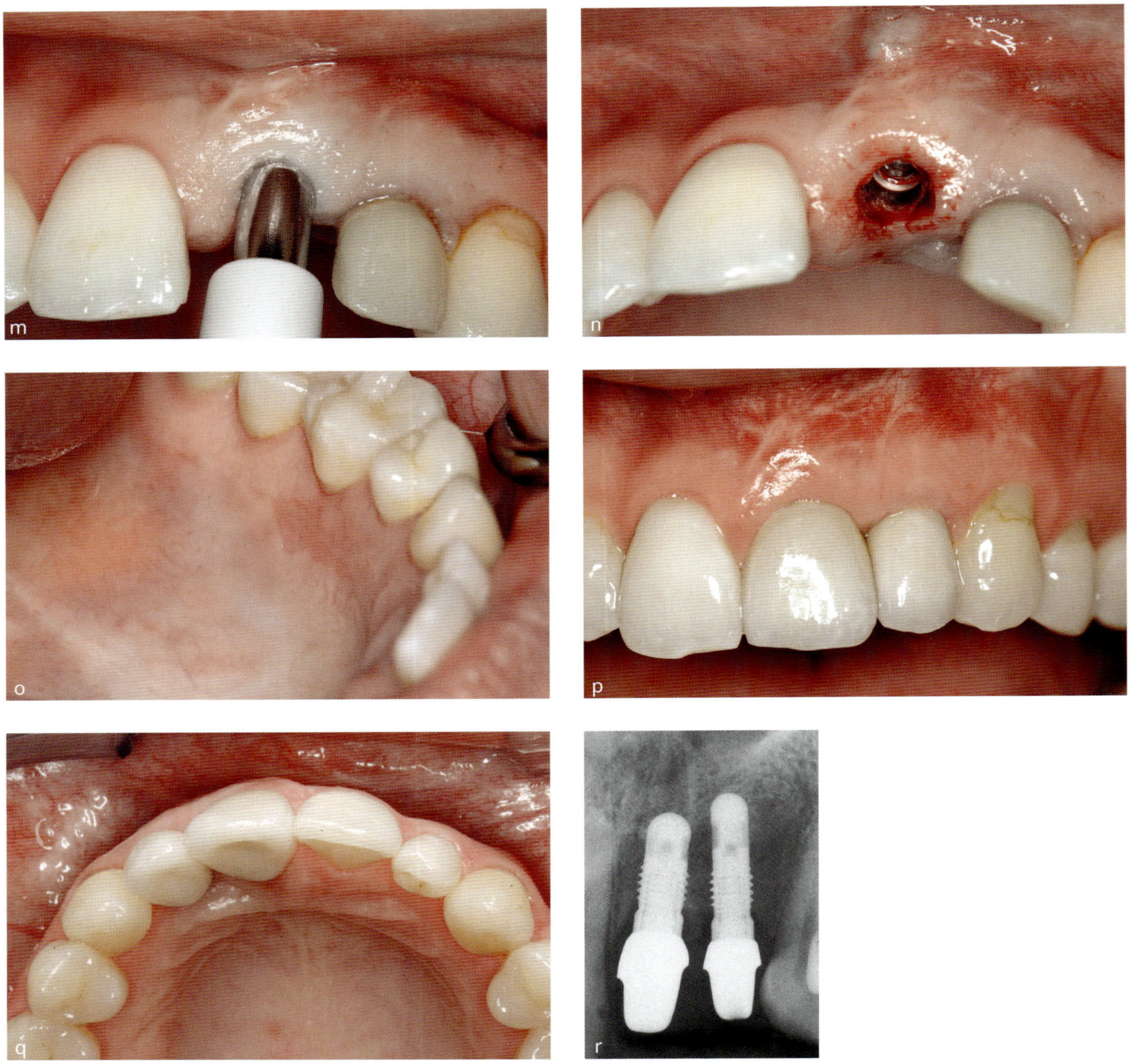

Abb. 10-8 Socket Seal Surgery durch keratinisiertes Bindegewebetransplantat. m. Die keratinisierte Insel hat ihre Aufgabe erfüllt und sollte zur Implantatfreilegung entfernt werden, ansonsten können sich auf der Bukkalseite Narbenwülste ergeben. **n.** Blick auf die Abutmentebene nach Freilegung. Es zeigt sich eine ca. 3 mm dicke Gingiva im Weichgewebedurchtrittskanal. Dieser Wert deckt sich mit der biologischen Breite und sollte weder unter- noch überschritten werden. **o.** Reizlose Abheilung der Entnahmestelle des keratinisierten Bindegewebetransplantats. **p** Prothetische Versorgung. Ausreichende Breite der keratinisierten Gingiva und ausgebliebene Rezession der bukkalen Gingiva am Implantat 21 trotz dünnem Parodontaltyp. Weitgehend fehlende Interdentalpapille angrenzend an das Nachbarimplantat 22. Dies ist ein bis dato ungelöstes Problem in der Implantologie. **q.** Die Aufsicht zeigt die Weichgewebeverdickung im Vergleich zur Nachbarregion 11. **r.** Zahnfilm nach prothetischer Versorgung nach Remodeling. Die Präparationsgrenzen der Abutments zeigen die physiologischen Weichgewebehöhen an. Die Implantatschultern stehen auf Knochenhöhe der Nachbarzähne.

10.8 Socket-Shield-Technik

Die Socket-Shield-Technik nach Hürzeler[19], auch Partial Extraction[20] oder Root Membrane Technique[21] genannt, ist eine Form der Ridge Preservation und eine Alternative zu den zuvor genannten Knochentransplantationen. Diese Therapie ist in der Lage, die Resorption des fazialen Bündelknochens nach Zahnextraktion zu vermeiden, indem die desmodontalen Fasern am Oberrand der fazialen Lamelle erhalten werden, indem das zugehörige Wurzeldentinstück erhalten bleibt. Sie wird auch in Kapitel 9.2 beschrieben. Die Innenwand der knöchernen Alveole besteht aus Bündelknochen, der nach Abriss der zugehörigen SharpeyFasern seine Funktion einbüßt und immer abgebaut wird, unabhängig davon, ob z. B. ein Sofortimplantat gesetzt wird. Dieses Maß an Knochenabbau, das insbesondere bei dünnen Alveolenwänden (siehe dünner parodontaler Biotyp) zu einer erheblichen Gefährdung der bukkalen Knochenlamelle führen kann, ist therapeutisch nach Entfernung des Zahns kaum beeinflussbar.

Der Lösungsvorschlag der Socket-Shield-Technik besteht in der partiellen Extraktion des Zahnes durch Trennung des Zahns mit einer Diamantfräse, sodass ein krestaler flacher vestibulärer Anteil der Wurzel des vorangegangenen Zahns zur Knochenerhaltung vestibulär bis zur Implantateinheilung erhalten wird. Allerdings kam es nach bisherigen Literaturdaten in etwa 19,5 % der Fälle zu einer Extrusion des belassenen Zahnfragmentes und auch zu eitrigen Komplikationen[22] (siehe auch Kapitel 9.2 mit Abb. 9-4).

10.9 Literatur

1 Kim JW, Seong TW, Cho S, Kim SJ. Randomized controlled trial on the effectiveness of absorbable collagen sponge after extraction of impacted mandibular third molar: split-mouth design. BMC Oral Health 2020;20:77.
2 Xu JL, Sun L, Liu C, Sun ZH, Min X, Xia R. Effect of oral contraceptive use on the incidence of dry socket in females following impacted mandibular third molar extraction: a meta-analysis. Int J Oral Maxillofac Surg 2015;44:1160–1165.
3 Buser D, Halbritter S, Hart C, Bornstein MM, Grütter L, Chappuis V, Belser UC. Early implant placement with simultaneous guided bone regeneration following single-tooth extraction in the esthetic zone: 12-month results of a prospective study with 20 consecutive patients. J Periodontol 2009;80:152–162.
4 Cosyn J, De Lat L, Seyssens L, Doornewaard R, Deschepper E, Vervaeke S. The effectiveness of immediate implant placement for single tooth replacement compared to delayed implant placement: A systematic review and meta-analysis. J Clin Periodontol 2019;46 Suppl 21:224–241.
5 Bassir SH, Alhareky M, Wangsrimongkol B, Jia Y, Karimbux N. Systematic Review and Meta-Analysis of Hard Tissue Outcomes of Alveolar Ridge Preservation. Int J Oral Maxillofac Implants 2018;33:979–994.
6 Barootchi S, Wang HL, Ravida A, Ben Amor F, Riccitiello F, Rengo C, Paz A, Laino L, Marenzi G, Gasparro R, Sammartino G. Ridge preservation techniques to avoid invasive bone reconstruction: A systematic review and meta-analysis: Naples Consensus Report Working Group C. Int J Oral Implantol (New Malden) 2019;12:399–416.
7 Atieh MA, Alsabeeha NH, Payne AG, Duncan W, Faggion CM, Esposito M. Interventions for replacing missing teeth: alveolar ridge preservation techniques for dental implant site development. Cochrane Database Syst Rev 2015;(5):CD010176.
8 Chappuis V, Araújo MG, Buser D. Clinical relevance of dimensional bone and soft tissue alterations post-extraction in esthetic sites. Periodontol 2000. 2017;73:73–83.
9 MacBeth N, Trullenque-Eriksson A, Donos N, Mardas N. Hard and soft tissue changes following alveolar ridge preservation: a systematic review. Clin Oral Implants Res 2017;28:982–1004.
10 Manavella V, Romano F, Corano L, Bignardi C, Aimetti M. Three-Dimensional Volumetric Changes in Severely Resorbed Alveolar Sockets After Ridge Augmentation with Bovine-Derived Xenograft and Resorbable Barrier: A Preliminary Study on CBCT Imaging. Int J Oral Maxillofac Implants 2018;33:373–382.
11 Zuiderveld EG, Meijer HJA, den Hartog L, Vissink A, Raghoebar GM. Effect of connective tissue grafting on peri-implant tissue in single immediate implant sites: A RCT. J Clin Periodontol 2018;45:253–264.
12 da Rosa JC, Rosa AC, Fadanelli MA, Sotto-Maior BS. Immediate implant placement, reconstruction of compromised sockets, and repair of gingival recession with a triple graft from the maxillary tuberosity: a variation of the immediate dentoalveolar restoration technique. J Prosthet Dent 2014;112:717–722.
13 Menchini-Fabris GB, Covani U, Crespi G, Toti P, Brevi B, Crespi R. Customized vs Conventional Implant-Supported Immediate Provisional Crowns for Fresh-Socket Implant: A Medium-Term Cone Beam Computed Tomography Study. Int J Oral Maxillofac Implants 2019;34:1505–1511.
14 Girlanda FF, Feng HS, Corrêa MG, Casati MZ, Pimentel SP, Ribeiro FV, Cirano FR. Deproteinized bovine bone derived with collagen improves soft and bone tissue outcomes in flapless immediate implant approach and immediate provisionalization: a randomized clinical trial. Clin Oral Investig 2019;23:3885–3893.
15 Bittner N, Planzos L, Volchonok A, Tarnow D, Schulze-Späte U. Evaluation of Horizontal and Vertical Buccal Ridge Dimensional Changes After Immediate Implant Placement and Immediate Temporization With and Without Bone Augmentation Procedures: Short-Term, 1-Year Results. A Randomized Controlled Clinical Trial. Int J Periodontics Restorative Dent 2020;40:83–93.
16 van Nimwegen WG, Raghoebar GM, Zuiderveld EG, Jung RE, Meijer HJA, Mühlemann S. Immediate placement and provisionalization of implants in the aesthetic zone with or without a connective tissue graft: A 1-year randomized controlled trial and volumetric study. Clin Oral Implants Res 2018;29:671–678.
17 Araújo MG, Silva CO, Souza AB, Sukekava F. Socket healing with and without immediate implant placement. Periodontol 2000. 2019;79:168–177.
18 Feneis H. Gefüge und Funktion des normalen Zahnfleischbindegewebes. Dtsch Zahnärztl Z 1952;2:467–476.
19 Bäumer D, Zuhr O, Rebele S, Hürzeler M. Socket Shield Technique for immediate implant placement – clinical, radiographic and volumetric data after 5 years. Clin Oral Implants Res 2017;28:1450–1458.
20 Gluckman H, Salama M, Du Toit J. Partial Extraction Therapies (PET) Part 2: Procedures and Technical Aspects. Int J Periodontics Restorative Dent 2017;37:377–385.
21 Mitsias MM, Bratos M, Siormpas K, Pikos MA, Kotsakis GA. Root Membrane Group. Longitudinal Soft Tissue Changes During Periodontal Ligament-Mediated Immediate Implant Placement with the Root-Membrane Technique. Int J Oral Maxillofac Implants 2020;35:379–385.
22 Gluckman H, Salama M, Du Toit J. A retrospective evaluation of 128 socket-shield cases in the esthetic zone and posterior sites: Partial extraction therapy with up to 4 years follow-up. Clin Implant Dent Relat Res 2018;20:122–129.

C

KLINISCHE HERAUSFORDERUNGEN UND ENTSCHEIDUNGS-FINDUNG

11 Entscheidungsfindung nach Defektstadium

Im Zeitalter von künstlicher Intelligenz, Evidenzbasierung und Leitlinien müsste die Entscheidung für einen bestimmten Therapieweg leichtfallen, vielleicht sogar maschinell möglich sein. Tatsächlich wird die Entscheidung aber auch schwerer. Die Fülle von Informationen und multiple Einflussfaktoren des Patienten (lokal, systemisch) sind in Einklang zu bringen. Die enorm variable Genetik und Epigenetik der Patienten steht schon biologisch allen Schemata entgegen, sodass die individualisierte Medizin die Gegenbewegung zur Automatisierung der Entscheidungsfindung darstellt. In den folgenden Kapiteln wird der Versuch unternommen, die Therapieentscheidung nach den Kriterien Defektstadium und Indikation zu strukturieren. Der Begriff Entscheidungsfindung (englisch: decision making) wird synonym mit dem medizinischen Fachterminus Differenzialindikation gebraucht.

11.1 Defektorientiertes Konzept zur Differenzialindikation der Augmentationsverfahren

Klinisch soll die Indikationsstellung durch den Arzt immer vom Patienten und dessen individueller Erkrankung, seinem Leiden, ausgehen. Es ist die Leistung des Arztes eben nicht von Techniken, Materialien und Methoden auszugehen. Diese wurden im bisherigen Buch vorgestellt und sind nun klinisch in ihrer Wertigkeit einzuordnen. In Bezug auf Augmentationen bedeutet dies, vom Defektstadium auszugehen. In diesem Kapitel wird ein defektorientiertes Konzept zur Differenzialindikation von Knochenaugmentationen vorgestellt und gegenüber der Erstveröffentlichung im ITI Treatment Guide 7 nochmals vertieft[1]. Dieses Konzept soll zunächst einmal Universallösungen für alle Kieferbereiche vorschlagen. Für bestimmte Indikationen werden in den folgenden klinischen Kapiteln dann die Besonderheiten vorgestellt, die Abweichungen von diesem Konzept erfordern, zum Beispiel aufgrund der großen Transplantatvolumina im zahnlosen Kiefer, sodass man nicht mehr mit dem intraoral gewonnenen Linea-obliqua-Block auskommt.

Ordnungsprinzip der Tabelle

Das Ordnungsprinzip des hier vorgestellten Konzeptes ist das Resorptionsstadium des Kiefers, basierend auf der Viertelklassifikation (Kapitel 2). Dieses Be-

Situation 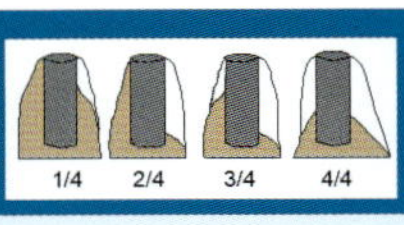	Indikation Knochenaufbaumethode
1/4-Knochendefekt	GBR mit KEM-Implantat einzeitig Alternativ: Block in OK-Front
2/4-Knochendefekt	Block-Transplantat Implantat ein- oder zweizeitig Alternativ: Splitting (> 4–5 mm)
3/4-Knochendefekt	Block-Schalentechnik Implantat zweizeitig Alternativ: Schwing-Interposition
4/4-Knochendefekt (beide Wände fehlen)	Interpositionsosteoplastik Implantat zweizeitig Alternativ: DOG z. B. OK-Front

Abb. 11-1 Entscheidungsfindung für ein Augmentationsverfahren je nach Defektstadium.

handlungsschema gilt für Einzelzahnlücken, Freiendsituationen und im Prinzip auch für zahnlose Kiefer, allerdings mit der Einschränkung der Knochentransplantatvolumina. Auch kann im zahnlosen Kiefer ein vertikales Defizit viel leichter prothetisch als augmentativ ausgeglichen werden, weil die Nachbarzähne als Referenz fehlen.

Haupttechnik und Alternativen

Für jedes Defektstadium wird ein Verfahren als gebräuchlichste Haupttechnik vorgeschlagen, daneben steht jeweils eine Alternative. In der Tabelle nehmen alle vier Stadien gleich viel Platz ein. In der Praxis jedoch befindet sich der allergrößte Teil der Fälle in Stadium 1/4 und kann daher auch mit der am wenigsten aufwendigen Technik suffizient behandelt werden.

Ambulante Durchführbarkeit

Alle in diesem Konzept vorgestellten Augmentationsverfahren können bei gesunden Patienten im Prinzip ambulant in örtlicher Betäubung oder gegebenenfalls mit Sedierung ausgeführt werden. Dieser Umstand macht das Konzept tauglich für die niedergelassene Praxis und hat für den Patienten den Effekt, dass Knochenaufbauten bezahlbar bleiben und keiner stationären Behandlung bedürfen.

Heilungszeit 4 Monate

Für alle hier vorgeschlagenen Verfahren gilt der Heilungszeitraum von 4 Monaten, entweder bis zur Implantatfreilegung oder bis zur Implantatinsertion bei zweizeitigen Verfahren.

11.2 Defektstadium 1/4

Der 1/4-Defekt ist das früheste Stadium der Resorption der Alveole, wenn einige Wochen nach Zahnextraktion größere Teile der oberen bukkalen Wand fehlen. Die GBR-Fälle machen in der Praxis meistens den Hauptteil der Patienten aus, denn die meisten Patienten und ihre Zahnärzte kümmern sich frühzeitig um die Zahnersatzfrage, wenn ein Zahn extrahiert werden musste. Im Stadium 1/4 ist basal noch genug Knochen vorhanden, um ein Implantat einzeitig zu stabilisieren (Abb. 11-2). Besonders sicher funktioniert die GBR in umschlossenen (contained) Defekten von Einzelzahnlücken innerhalb des Envelope mit erhaltenen Nachbarparodontien und Knochenwänden. Je langstreckiger der Defekt, je weiter außerhalb

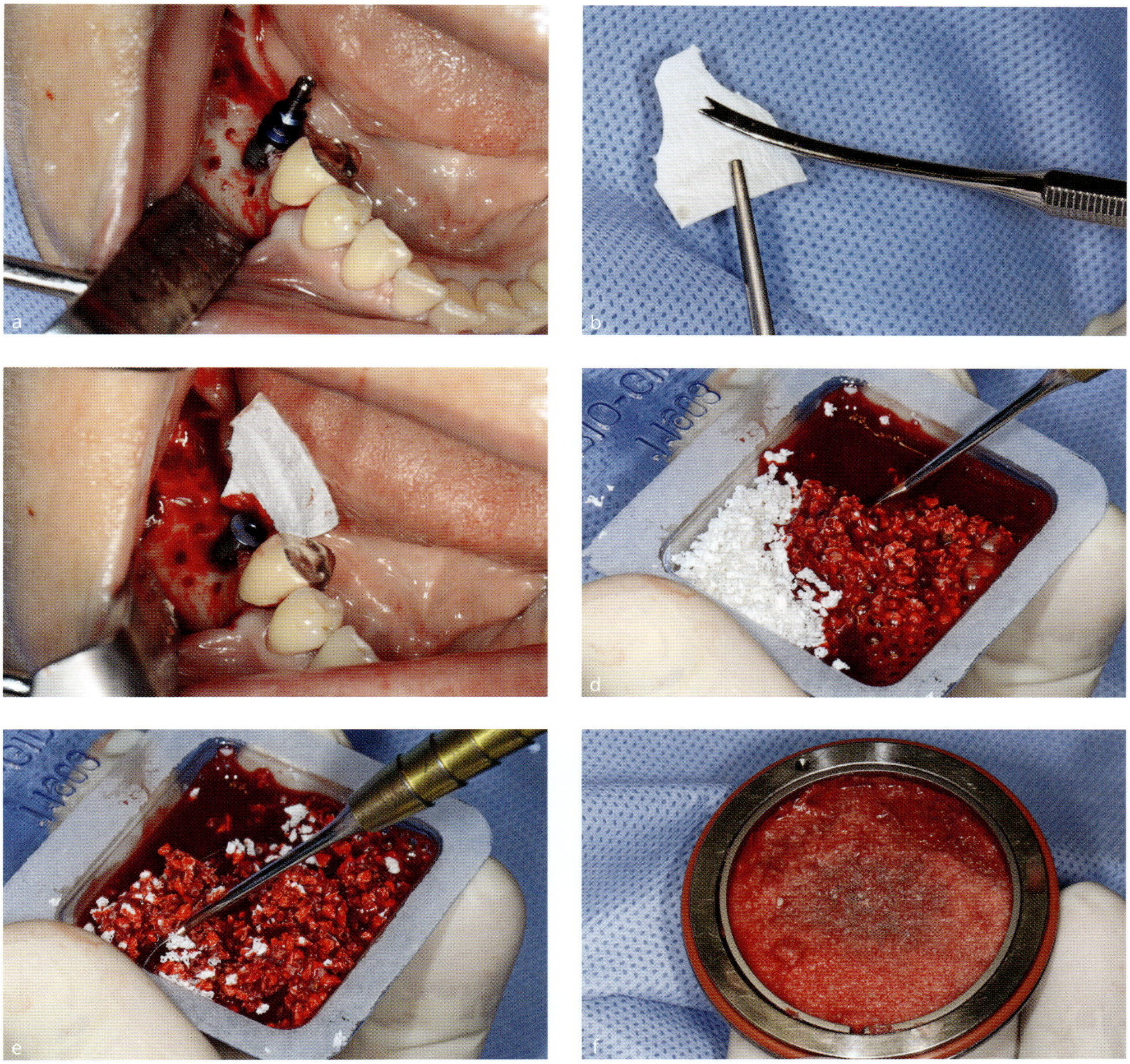

Abb. 11-2 1/4-Defekt, GBR-Technik. a. Ausgangslage nach Implantatinsertion und Perforation der Kortikalis. **b.** Eine Bio-Gide®-Membran (Geistlich, Baden-Baden) wird zungenförmig zurechtgeschnitten. **c.** Die Zunge der Membran wird unter den lingualen Lappenrand gesteckt und dadurch fixiert. **d.** Das Knochenersatzmaterial (Bio-Oss® Geistlich, Baden-Baden) wird mit sterilem Venenblut versetzt. **e.** Das sterile Blut soll in alle Hohlräume des Knochenersatzmaterials einziehen, damit diese nicht bei Applikation im Mund kontaminierten Speichel anziehen. **f.** Während aller Knochenarbeiten (Kortikalisperforation, Implantatosteotomie) wird jeweils kurz der Filter (Schlumbohm GmbH, Brokstedt) in den Sauger eingesetzt, um die Späne zu sammeln.

des Envelope die Implantatposition liegt und je weniger Nachbarzähne vorhanden sind, desto eher kommt der Knochenblock als Alternative zur GBR in Frage. Dieser hat eine höhere regenerative Potenz und mehr Eigenstabilität und Aufbauwirkung als die GBR. Zudem entfällt beim Block die Überkonturierung der partikulären Aufbautechniken, die Methode ist präziser als die GBR. Weil im Stadium 1/4 die Implantate in der Regel einzeitig gesetzt werden, entspricht dies „advanced" der SAC-Klassifikation.

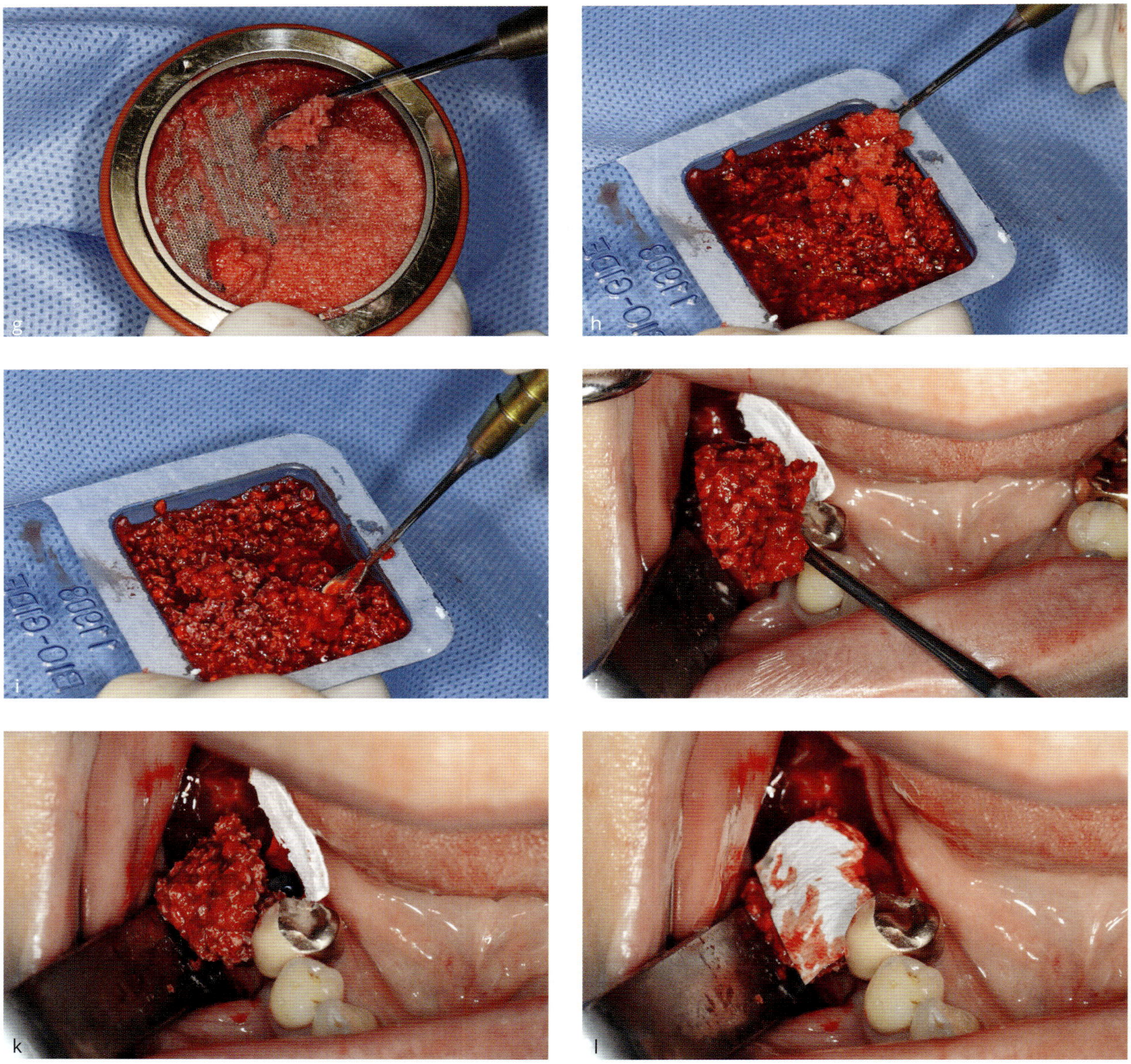

Abb. 11-2 1/4-Defekt, GBR-Technik. g. Die Späne werden vom Filtersieb abgenommen. **h.** Bislang ist das Blut mit dem Knochenersatzmaterial mangels Gewebethrombokinase noch nicht koaguliert. Zu diesem Zweck wird jetzt der Filterknochen im Verhältnis 25 zu 75 % eingemischt. **i.** Nach Zumischung des Knochens koaguliert das Blut und es entstehen leicht handhabbare Knochentransplantate, gewissermaßen als flache Teppiche oder dickere Stücke. **j.** Die Stücke können in den Defekt gelegt werden. **k.** Im Defekt können die Koagel modelliert werden. **l.** Die noch trockene Kollagenmembran wird über das Knochentransplantat geklappt.

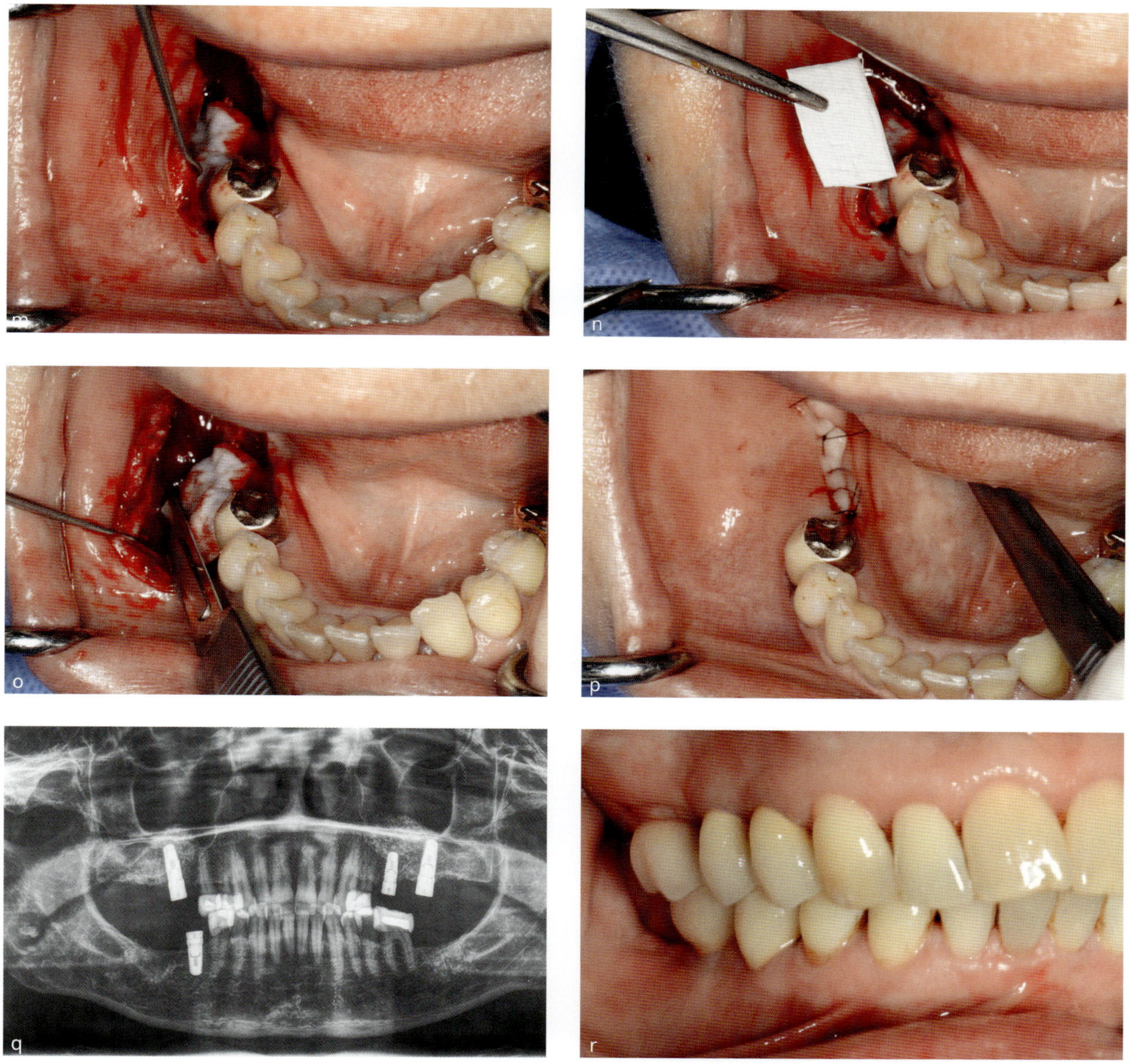

Abb. 11-2 1/4-Defekt, GBR-Technik. m. Durch Befeuchten mit einigen Tropfen Kochsalzlösung wird die Membran weich und legt sich wie Löschpapier relativ fest an das Transplantat an. Mit dem Einzinker wird jetzt schon einmal die Länge des Weichgewebelappens geprüft. **n.** Ein Abschnitt der Membran wird als Doppellage aufgelagert. **o.** Mithilfe des Einzinkers und dem Skalpell erfolgt die Lappenmobilisation durch Periostschlitzung. **p.** Bedingt durch den Schnitt in der Mitte der befestigten Gingiva sind nur wenige Nähte in relativ großem Abstand erforderlich, um die Wunde dicht zu verschließen. Dadurch ist eine Durchblutung des Lappenrandes gewährleistet. **q.** Stabiles Augmentat regio 46 zum Zeitpunkt der Implantatfreilegung. **r.** Stabile klinische Situation nach prothetischer Versorgung.

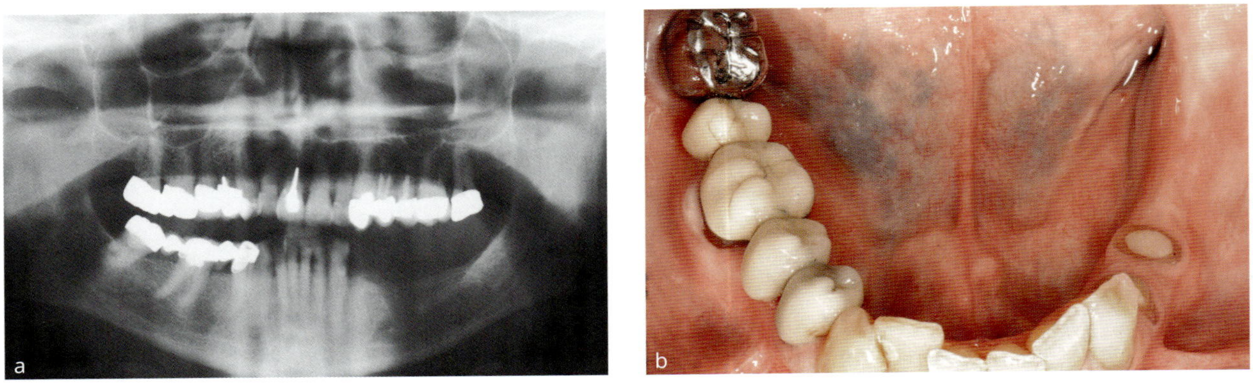

Abb. 11-3 2/4-Defekt, Einzeitiger Knochenblock. a. Panoramaschichtaufnahme Ausgangslage. **b.** Ausgangslage mit coronektomierten Prämolaren und horizontaler Atrophie.

11.3 Defektstadium 2/4

Das Defektstadium 2/4 tritt später nach der Zahnextraktion auf als das vorgenannte Stadium, frühestens einige Monate nach Zahnextraktion, besonders in Kiefern mit schmaler apikaler Basis. Eine breite apikale Basis verbleibt länger im vorgenannten Stadium 1/4. Das 2/4-Stadium kann bei Zahnnichtanlagen angeboren sein und ist dann meistens eine brettartige Atrophie zwischen den Nachbarzähnen. Die Knochenblocktransplantation ist eine Universalmethode, die fast zu jeder Defektform passt und entweder vollschichtig mit Zuschrauben oder in Schalentechnik mit Positionierschrauben eingesetzt wird (Abb. 11-3). Ab dem Defektstadium 2/4 werden die Implantate ein- oder zweizeitig gesetzt. Die Entscheidung basiert darauf, ob der Restalveolarfortsatz im 2/4-Stadium noch genug Knochen aufweist, um das Zahnimplantat primär zu stabilisieren. Dies ist vor allem eine Frage der Breite der apikalen Basis und der prothetischen Achse des Implantats. Im Zweifelsfall soll man lieber zweizeitig vorgehen. Bei Zweizeitigkeit sind die Operationen der Stufe „complex" in der SAC-Klassifikation zuzurechnen. Grundsätzlich ist die Zweizeitigkeit ein Sicherheitsfaktor, denn die Implantatinsertion erfolgt sekundär in ein vaskularisiertes Knochenbett und bei ausreichendem Aufbauvolumen kann die Implantatachse dann freier als bei der einzeitigen Methode nach prothetischen Gesichtspunkten gewählt werden.

Verschiedene Sonderbedingungen ermöglichen, im Stadium 2/4 alternativ das Bone Splitting anzuwenden. Dazu gehören zwei spaltbare Kortikalislamellen im DVT und die durch den Knochen vorbestimmte Implantatachse. Die Sprödheit des Unterkieferknochens, macht ein kontrolliertes Vorgehen im posterioren Unterkiefer schwierig. Im Unterkiefer gelingt das Splitting daher besser im anterioren interforaminären Bereich, durchaus auch im zahnlosen Kiefer. Die Sprödheit tritt häufig auch im Oberkiefer im Bereich von Zahnnichtanlagen auf und spricht gegen ein Splitting und für eine Auflagerungsosteoplastik. Das Splitting hat den Nachteil einer schlecht kontrollierbaren Höhenresorption der bukkalen Lamelle, die zwar durch Tiefersetzen des Implantats ausgeglichen werden kann, was aber kaum im ästhetischen Bereich geht, weil dann zu lange Zahnkronen resultieren können. Beim Splitting wird der Envelope erweitert, die zeitgleich gesetzten Implantate schieben praktisch eine Knochenplatte mit Weichgewebeanheftung nach außen. Zudem hat das Splitting eine exzellente Heilungstendenz und benötigt kaum Fremdmaterial. Das sind große Vorteile für das Verfahren, die die Gesamtbehandlung vorhersagbarer und preiswerter machen als die Blocktransplantation.

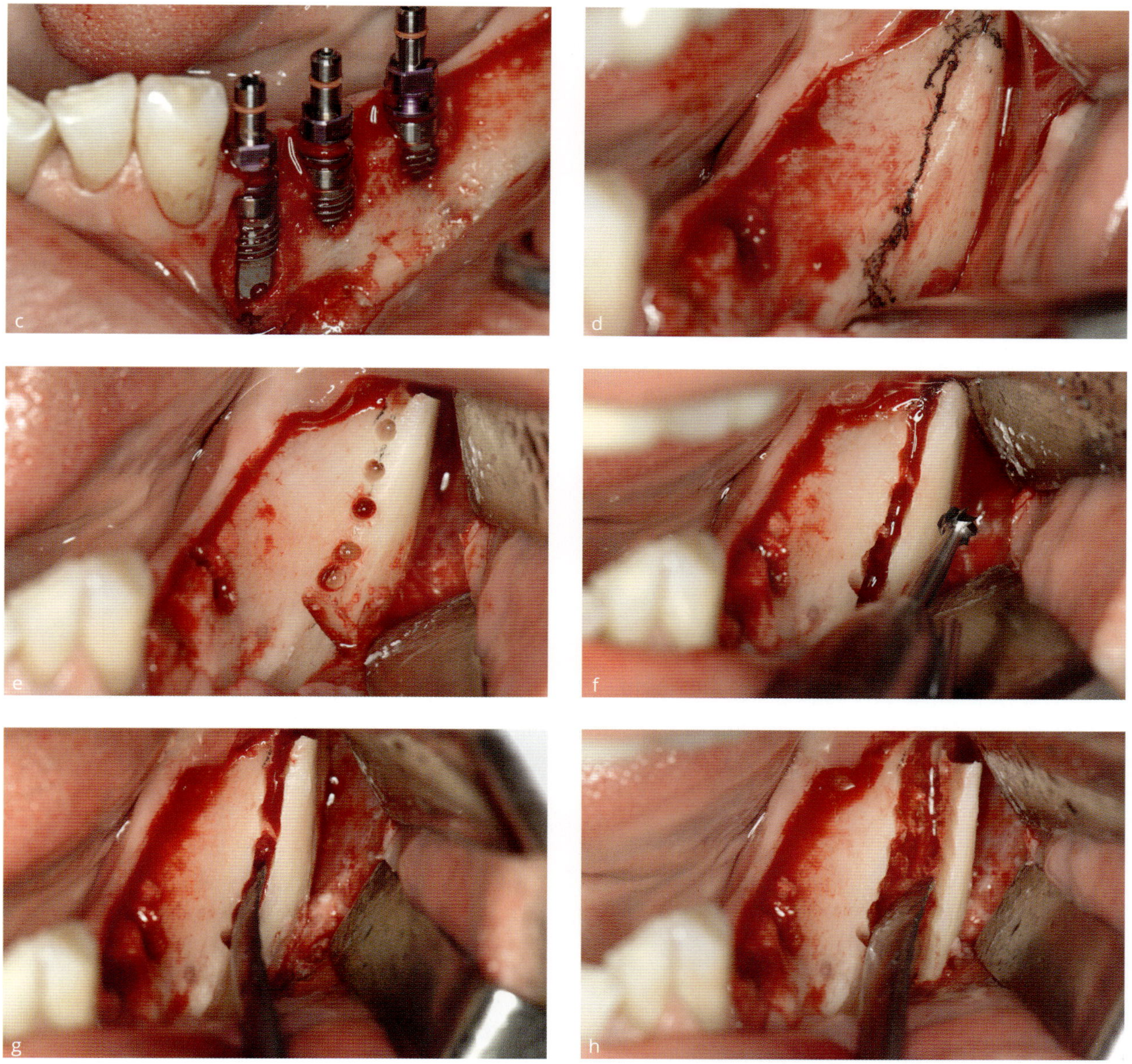

Abb. 11-3 2/4-Defekt, Einzeitiger Knochenblock. c. Knapp primärstabile Implantate. **d.** Anzeichnung eines Knochenblocks über dieselbe Inzision etwas weiter posterior an der Linea obliqua. **e.** Osteotomie streng monokortikal bis zur ersten Blutung. Der Längsschnitt wird durch Punkte vormarkiert. **f.** Nach Durchziehen des Längsschnittes erfolgt der apikale Schnitt durch die halb eingetauchte Kugelfräse. **g.** Ein Raspatorium wird in den Längsschlitz eingeführt. **h.** Durch Verdrehen des Raspatoriums wird die Kortikalis von der inneren Spongiosa gelöst.

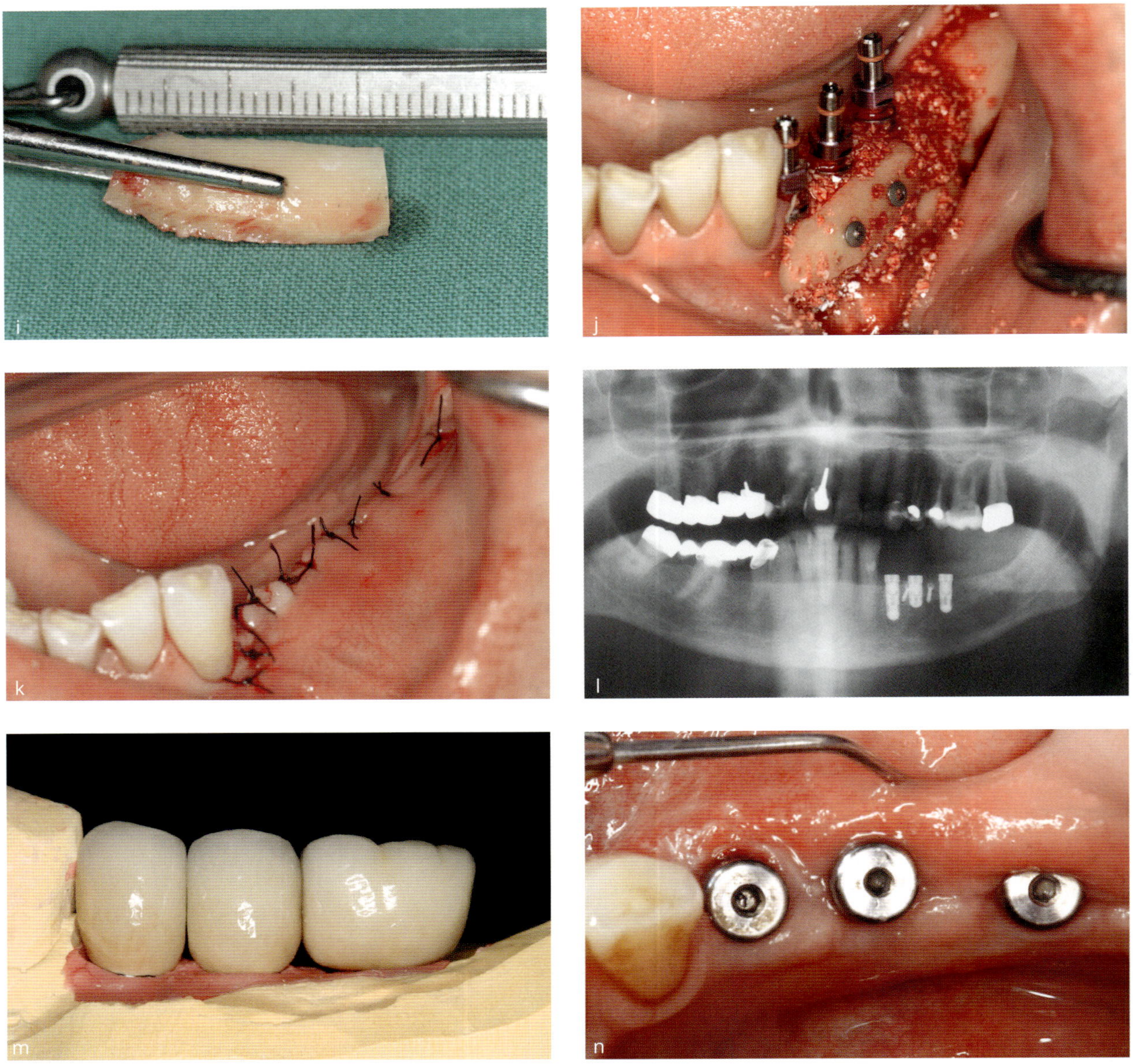

Abb. 11-3 2/4-Defekt, Einzeitiger Knochenblock. i. Das Linea-obliqua-Transplantat ist ein reines Kortikalisstück von etwa 3 mm Dicke und variabler Länge. **j.** Das Blocktransplantat wird durch Zugschrauben vor die Implantate gesetzt und stabilisiert diese zusätzlich. Ein Blocktransplantat ist enorm stabil durch die Kraft der Osteosyntheseschrauben. **k.** Bedingt durch die Inzision in der Mitte der befestigten Gingiva kann mit wenigen Stichen ein dichter Wundverschluss erreicht werden, was Zwischenräume für die Durchblutung frei lässt. **l.** Panoramaschichtaufnahme nach Implantatinsertion und Augmentation. **m.** Vorbereitung der prothetischen Versorgung durch Einzelkronen. **n.** Mangelnde befestigte Gingiva.

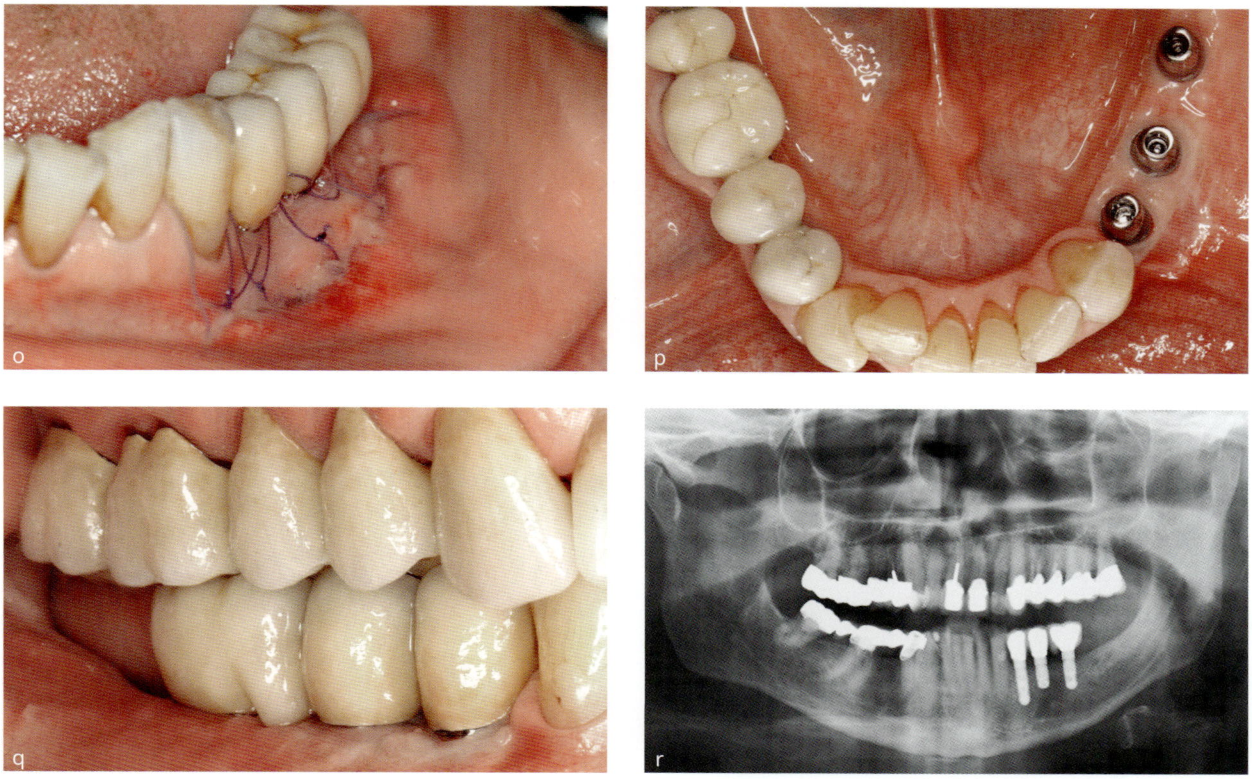

Abb. 11-3 2/4-Defekt, Einzeitiger Knochenblock. o. Vestibulumplastik mit Gingivatransplantat vom Gaumen. **p.** Verbesserte Weichgewebesituation. **q.** Spiegelaufnahme der prothetischen Versorgung. **r.** Panoramaschichtaufnahme nach Abschluss.

11.4 Defektstadium 3/4

Das Defektstadium 3/4 tritt später, meistens viele Jahre nach Zahnextraktion ein. Es kann aber auch die Folge einer schweren marginalen Parodontitis, eines Unfalls, einer operativen Zahnentfernung oder einer Explantation sein. Je kürzer die Zahnlücke ist, desto besser sind die Heilungschancen. Gute Heilungschancen bestehen auch im seitlichen Unterkiefer, wenn ein anteriores Restgebiss ohne vertikalen Knochenabbau besteht.

Die Basisversorgung geschieht durch die Universalmethode des Knochenblocks (Abb. 11-4). In dieser Situation ist der Block in Schalentechnik einzusetzen. Der Block wird basal in den Restkiefer in eine gefräste Rille gefügt und steht nach koronal in einer vertikalen Überlappung der Atrophie. Die obere Blockkante baut in der Regel die spätere bukkale Knochenschulter am Implantat auf und sollte daher unter prothetischen Gesichtspunkten positioniert werden. Im posterioren Unterkiefer ist ein defektüberbrückender langstreckiger Block in Schalentechnik geeignet, der vor und hinter der Senke gute Überlappungen zum Restkiefer aufweist. Im seitlichen Oberkiefer sollte zur Vorbeugung von Dehiszenzen eher mit einer tunnelierenden Präparation gearbeitet werden[2].

Insbesondere im seitlichen Unterkiefer bei langstreckigen und relativ flachen Atrophien funktioniert die alternative Schwing-Osteotomie besser als eine Auflagerungsosteoplastik. Diese ist zwar technisch schwieriger zu operieren, dafür jedoch als Interposition zuverlässiger und weniger infektionsgefährdet (Abb. 11-5).

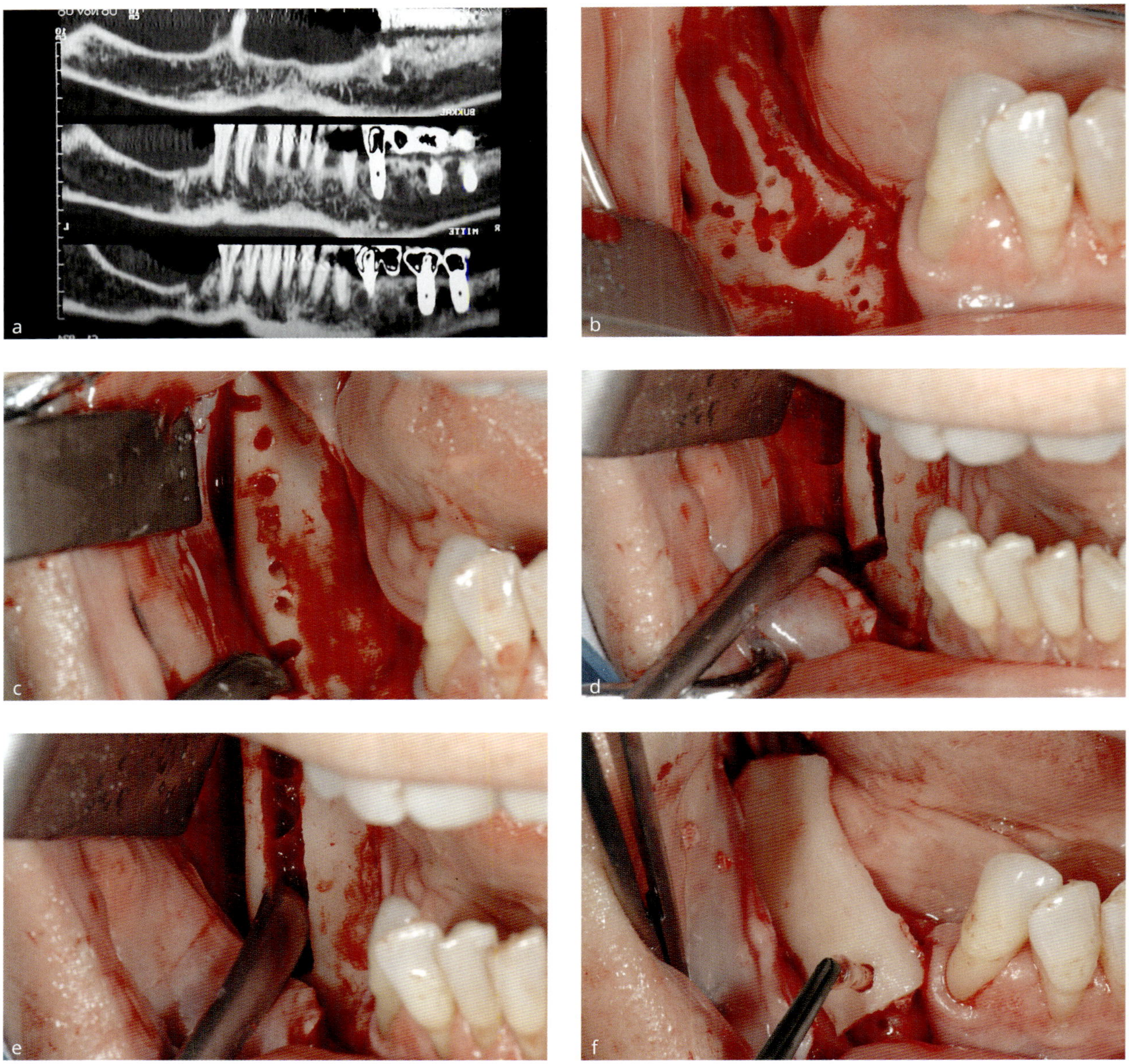

Abb. 11-4 3/4-Defekt, zweizeitiger Knochenblock. a. Ausgangslage: Dental-CT mit Höhenverlust auch der lingualen Seite. **b.** Freigelegter Defekt mit Rillenfräsung und Kortikalisperforation. **c.** In derselben Inzision etwas weiter posterior wird der Block von der Linea obliqua gehoben. Hier die vordere und hintere Kortikotomie und der anpunktierte Längsschlitz. **d.** Der Längsschlitz ist durchgezogen. **e.** In den Längsschlitz wird ein Raspatorium eingestellt, das verdreht wird und die Kortikalis lockert. **f.** In diesem Fall erfolgte eine resorbierbare Osteosynthese durch Resorb-X®-Pins aus PolyDL-Lactid (KLS Martin, Tuttlingen). **g.** Die resorbierbaren Pins werden mithilfe einer Sonotrode durch Ultraschall verformbar gemacht und in die Endposition eingerüttelt und eingeschmolzen. **h.** Die Vorbohrungen erfolgen wie bei der Zugschraubenosteosynthese durch Halte- und Gleitlochbohrung. **i.** Die resorbierbare Osteosynthese erreicht geringere Festigkeitswerte als Titanschrauben. Der Block überlappt den Defekt vertikal und wirkt daher als bukkale Verschalung. **j.** Die Höhe des Blocks wird nach den Anforderungen der Prothetik in der Höhe etwas reduziert, sodass etwa 10 mm interokklusaler Freiraum entsteht (3 mm für den Weichgewebedurchtritt und 7 mm für die Kronenhöhe). **k.** Eine große Kollagenmembran wird so zugeschnitten, dass eine Zunge unter den lingualen Lappen greift. **l.** Partikulärer Knochen wurde während aller Knochenbohrungen im Filter gesammelt und mit dem Knochenersatzmaterial und Venenblut gemischt. **m.** Der Raum zwischen Schale und Membran wird möglichst mit autologen Chips und im vorliegenden Fall mit einem gemischten Transplantat gefüllt. **n.** Die Membran saugt sich mit Blut aus dem gemischten Transplantat voll, das Fibrinbrücken ausbildet und dadurch die Membran fixiert.

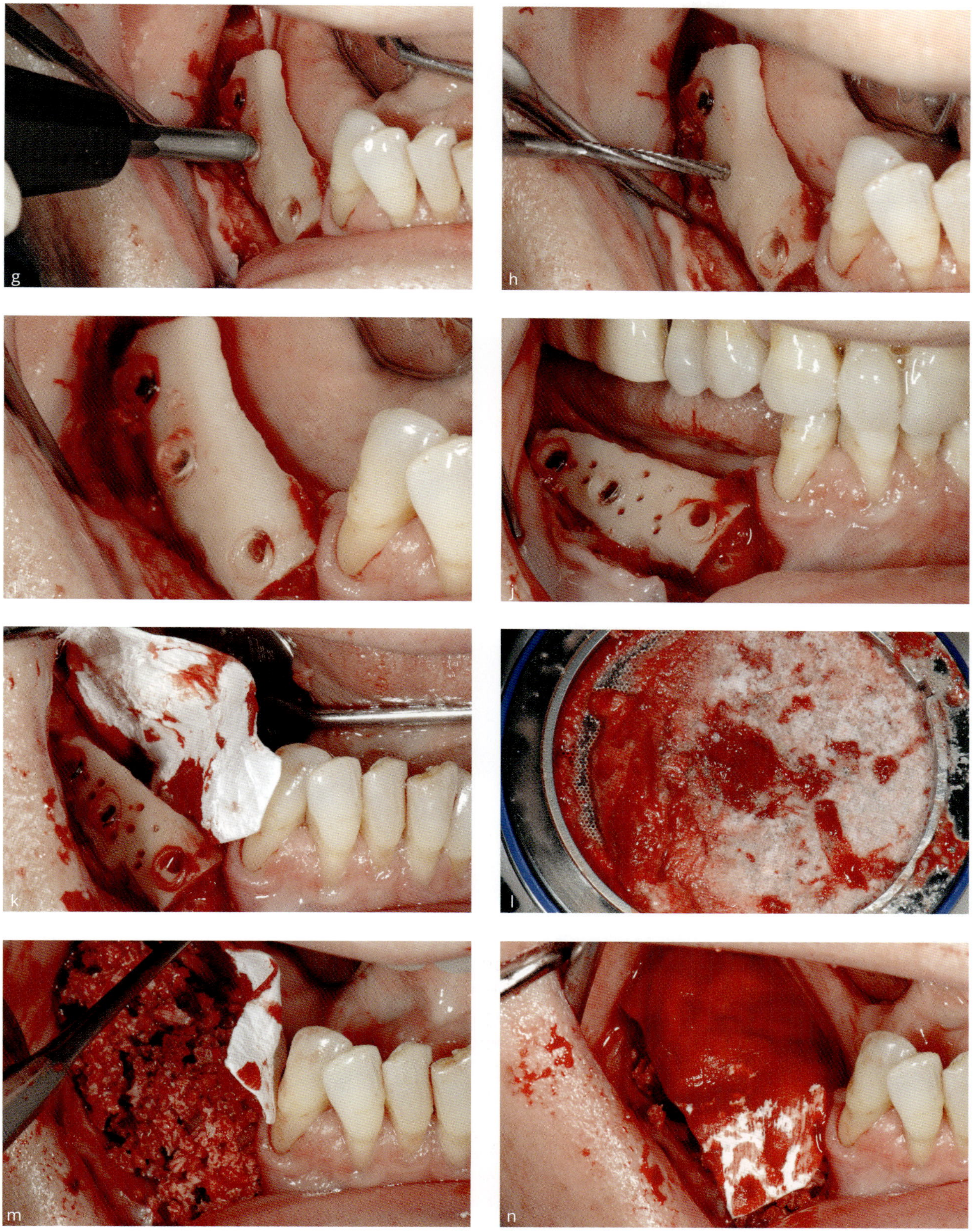
g
h
i
j
k
l
m
n

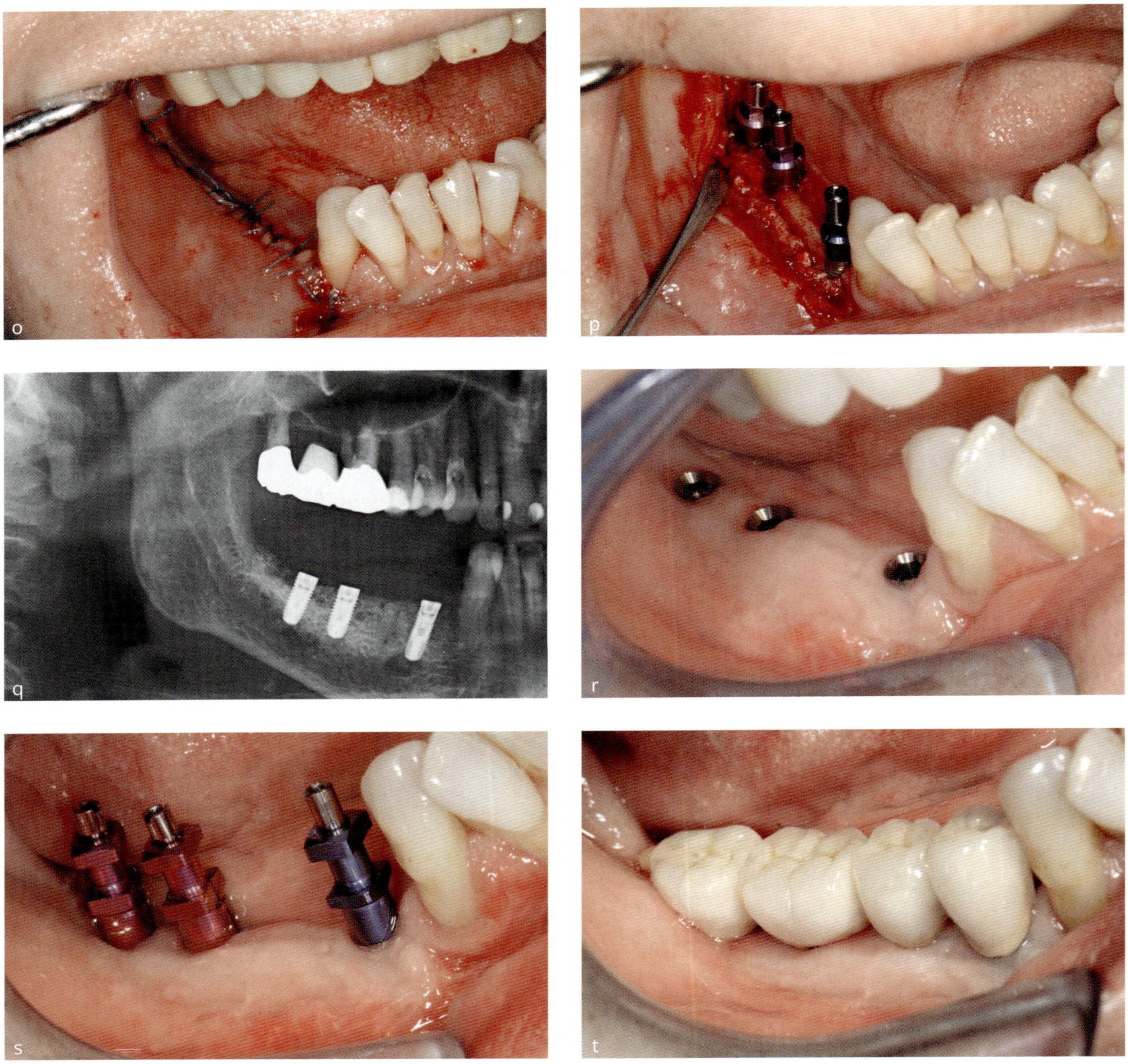

Abb. 11-4 3/4-Defekt, zweizeitiger Knochenblock. o. Naht in der befestigten Gingiva in Kieferkammmitte. **p.** 4 Monate später werden Zahnimplantate in den inzwischen konsolidierten Knochen inseriert. **q.** Ausschnitt Panoramaschichtaufnahme mit Knochenregenerat und inserierten Zahnimplantaten. **r.** Im Vergleich zu Abb. 11-4j spontan nur durch Knochenaugmentation verbreiterte befestigte Gingiva. **s.** Abdrucknahme. **t.** Prothetische Versorgung (Dr. Preusse, Mölln).

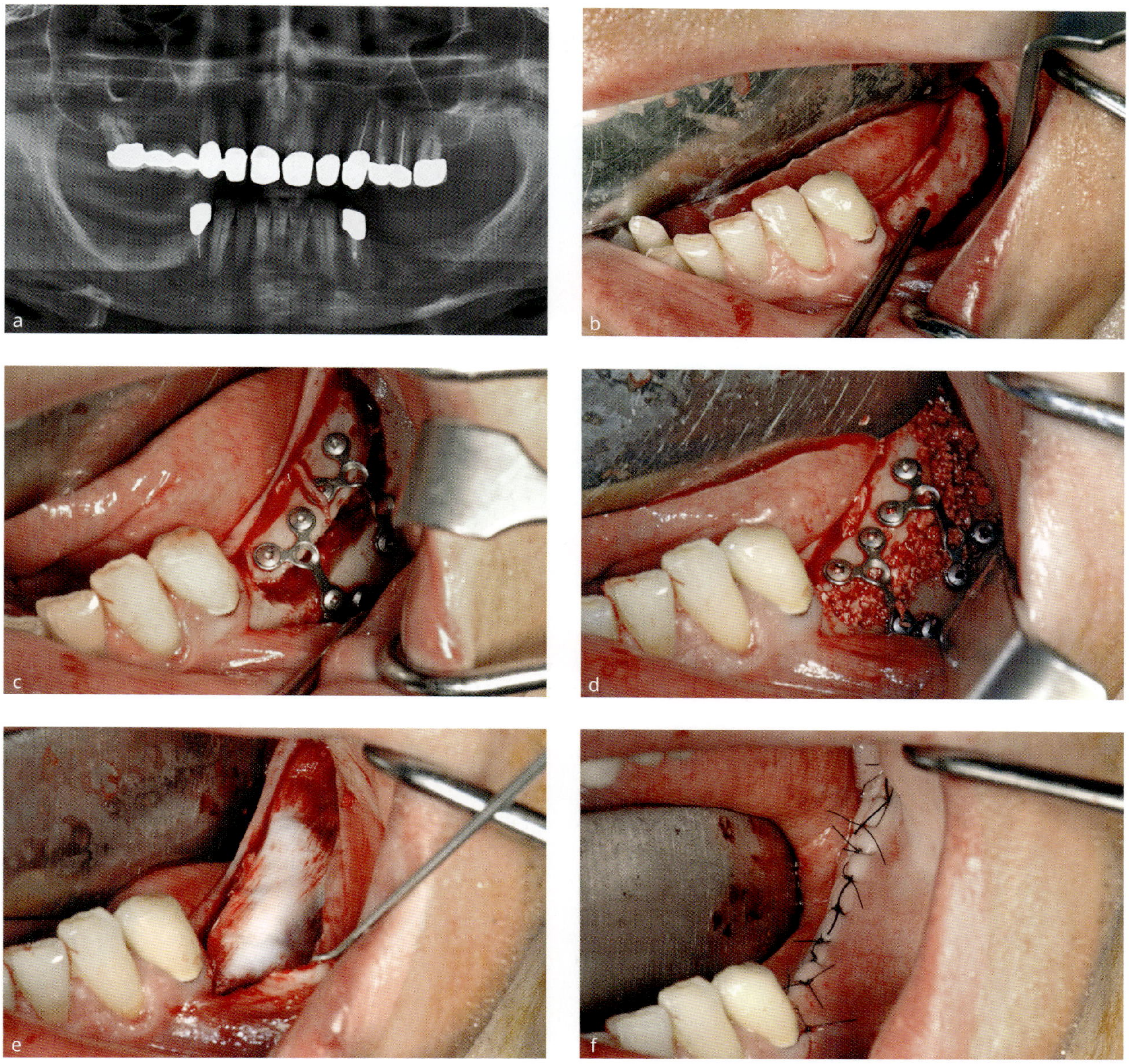

Abb. 11-5 3/4-Defekt, Schwing-Interposition. a. Ausgangslage Panoramaschichtaufnahme. **b.** Bukkale Kortikotomie. Die linguale Kortikotomie erfolgt durch den Meißel. **c.** Angehobenes Segment, lingual weichgewebegestielt und durchblutet. **d.** Knochenersatzmaterial ist in den Sandwichspalt eingefüllt. Interposition des Knochenersatzmaterials. **e.** Eine Kollagenmembran wird über das Transplantat gedeckt. **f.** Der Wundverschluss erfolgt durch Einzelknopfnähte, die relativ weit auseinanderliegen können, weil sich die befestigte Gingiva in Kieferkammmitte gut nähen lässt.

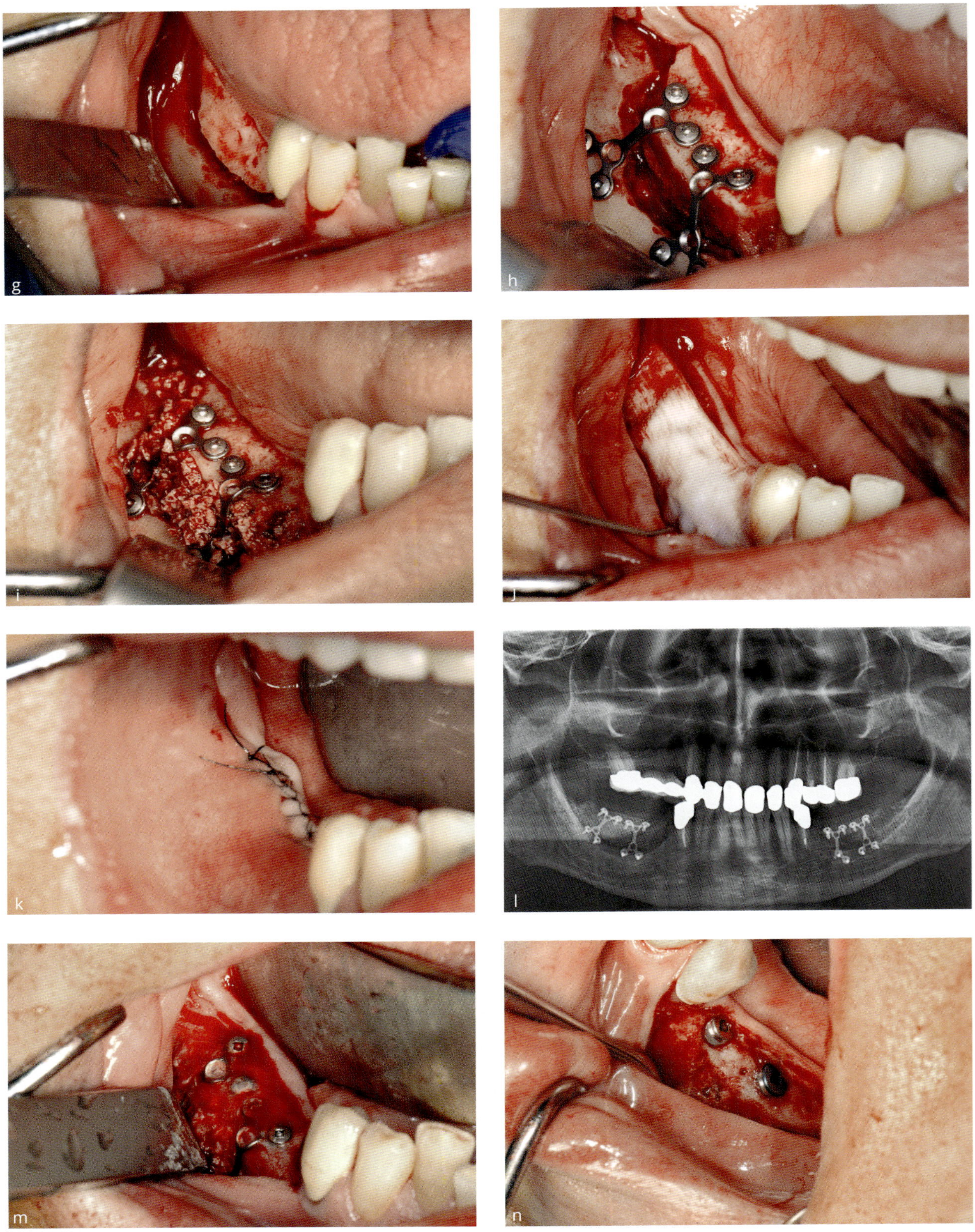
g
h
i
j
k
l
m
n

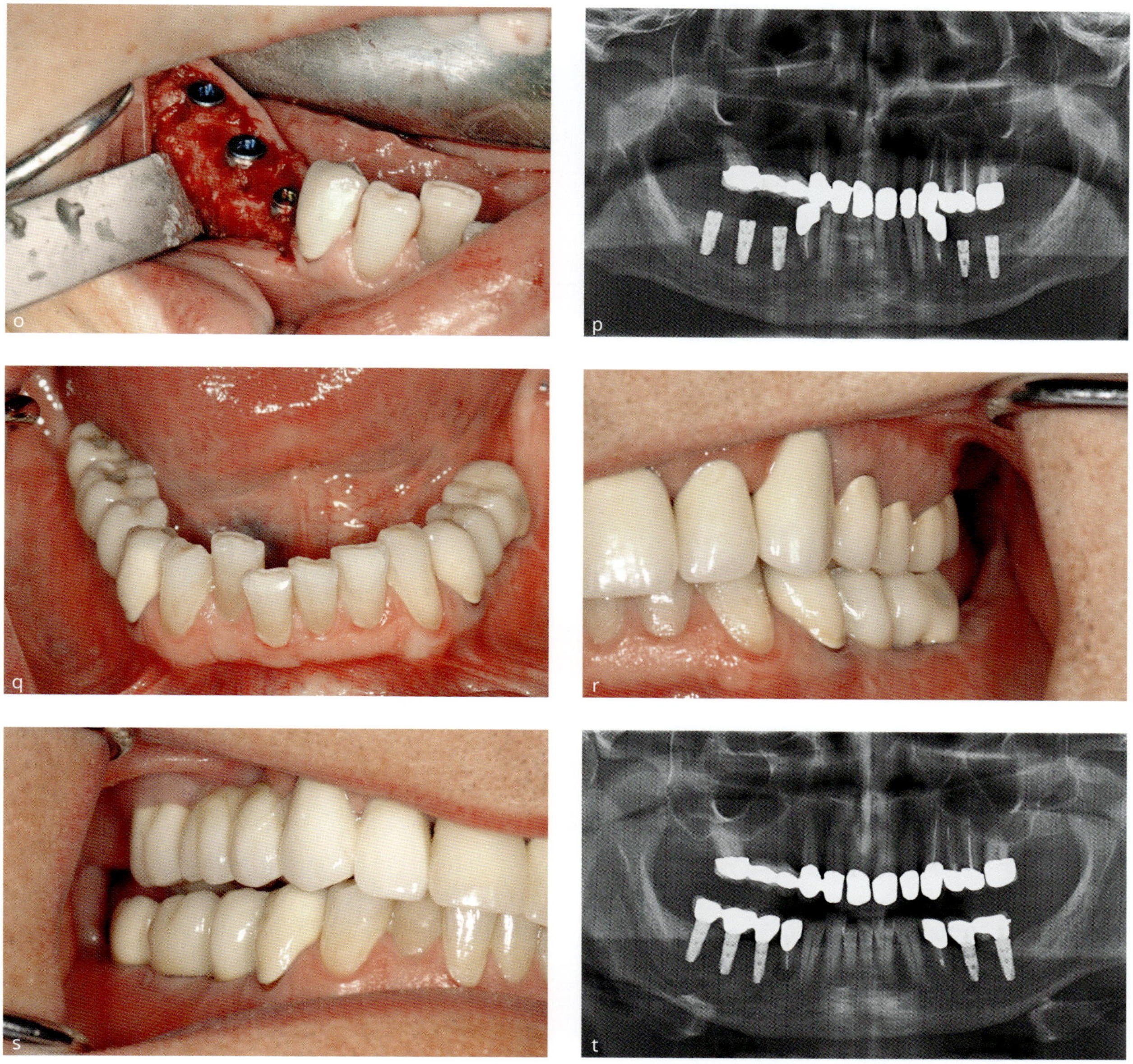

Abb. 11-5 3/4-Defekt, Schwing-Interposition. g. Osteotomie auf der rechten Seite. **h.** Angehobenes Segment und Osteosynthese. **i.** Das Knochenersatzmaterial wird interponiert. **j.** Es wird mit einer Kollagenmembran abgedeckt. **k.** Wundverschluss. **l.** Panoramaschichtaufnahme nach Sandwich-Interposition. **m.** Teils eingewachsene Osteosyntheseplatten zum Zeitpunkt der Materialentfernung 4 Monate später. **n.** Implantatinsertion Unterkiefer rechts in das Segment. Leichte Dehiszenz am vorderen Implantat bedingt durch eine unregelmäßige Form des Sandwichdefekts. Diese wird durch Knochenspäne ausgeglichen. **o.** Implantatinsertion Unterkiefer links. **p.** Panoramaschichtaufnahme nach Implantatinsertion. **q.** Prothetische Versorgung Aufsicht. **r.** Prothetische Versorgung links. **s.** Prothetische Versorgung rechts. **t.** Panoramaschichtaufnahme nach prothetischer Versorgung.

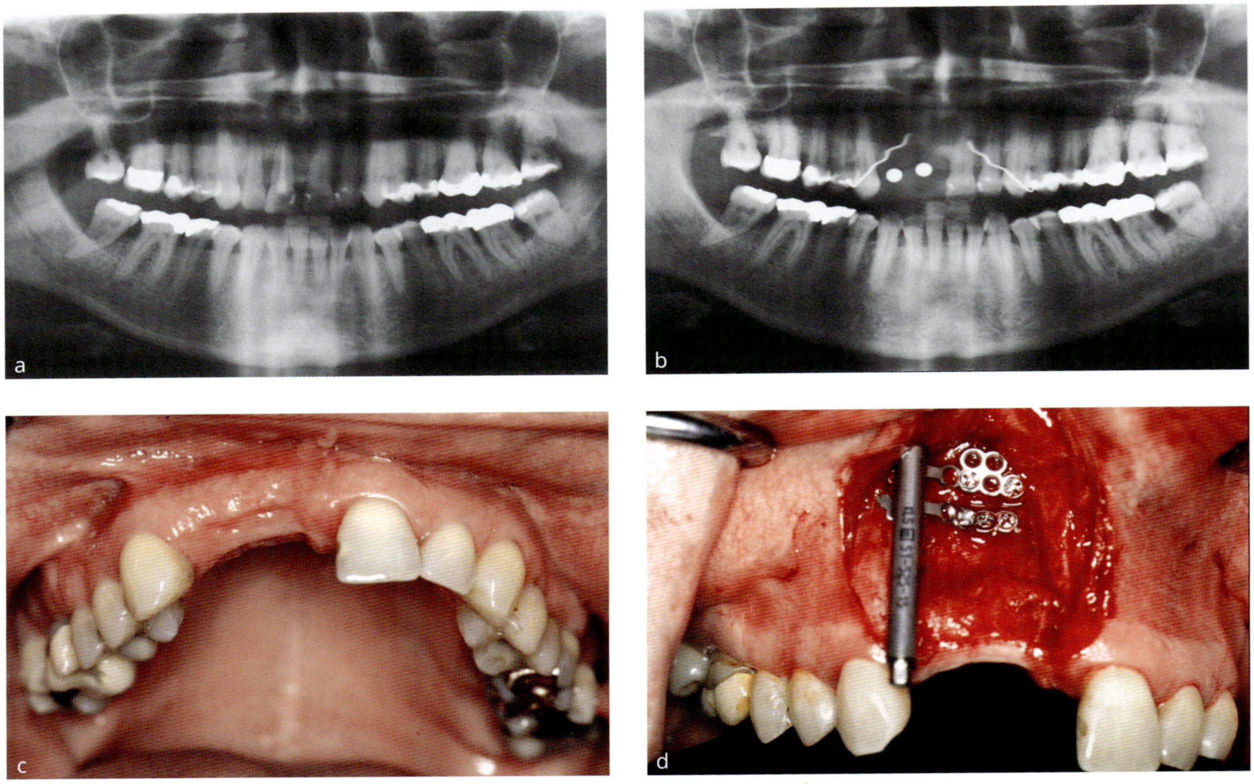

11.5 Defektstadium 4/4

Das Defektstadium 4/4 ist der nahezu vollständige Verlust des zahntragenden Alveolarfortsatzes. Wegen der großen Aufbauhöhen kommen einfache Auflagerungsosteoplastiken nicht mehr in Frage, denn diese wirken nur bis etwa 3,7 mm vertikal. Durch die Sandwichtechnik kann diese Höhe mindestens verdoppelt werden[3]. Der Name Sandwichmethode bezieht sich auf den Unterkiefer, der auf der Lingualseite im Mundboden ein recht nachgiebiges Weichgewebe hat, das vertikale Verlagerungen ohne Störungen der Durchblutung verträgt. Im posterioren Unterkiefer liegt der Nervus alveolaris inferior als limitierende Struktur. In der Regel sollten noch mindestens 5 mm Knochen oberhalb des Nervs vorhanden sein, um sicher ein Segment durch Osteotomie zu bilden (Abb. 11-7). Im anterioren Unterkiefer bestehen anatomische Limitationen allenfalls durch den Nervus incisivus als Verlängerung des Nervus mentalis nach vorne.

Im anterioren Oberkiefer kommt die Methode bei vertikalen Defekten in der Regel nicht in Frage, weil der palatinale Gefäßstiel zu rigide ist, um vertikal angehoben zu werden. Hier bietet sich als Alternative die Distraktionsosteogenese an (Abb. 11-6). Hier erfolgt die Streckung des Weichgewebestiels langsam über Wochen. Die Distraktionsosteogenese eignet sich auch gut für Fälle im Unterkiefer, wenn zum Beispiel die Weichgewebe durch Vernarbungen sehr derb sind.

11.6 Literatur

1 Cordaro L, Terheyden L. Ridge augmentation procedures in implant patients. In: Chen S, Buser D, Wismeijer D. eds. ITI Treatment Guide 7. Berlin: Quintessence, 2014.

2 Khoury F, Hanser T. Three-Dimensional Vertical Alveolar Ridge Augmentation in the Posterior Maxilla: A 10-year Clinical Study. Int J Oral Maxillofac Implants 2019;34: 471–480.

3 Geng YM, Zhou M, Parvini P, Scarlat S, Naujokat H, Abraha SM, Terheyden H. Sandwich osteotomy in atrophic mandibles: A retrospective study with a 2- to 144-month follow-up. Clin Oral Implants Res 2019;30:1027–1037.

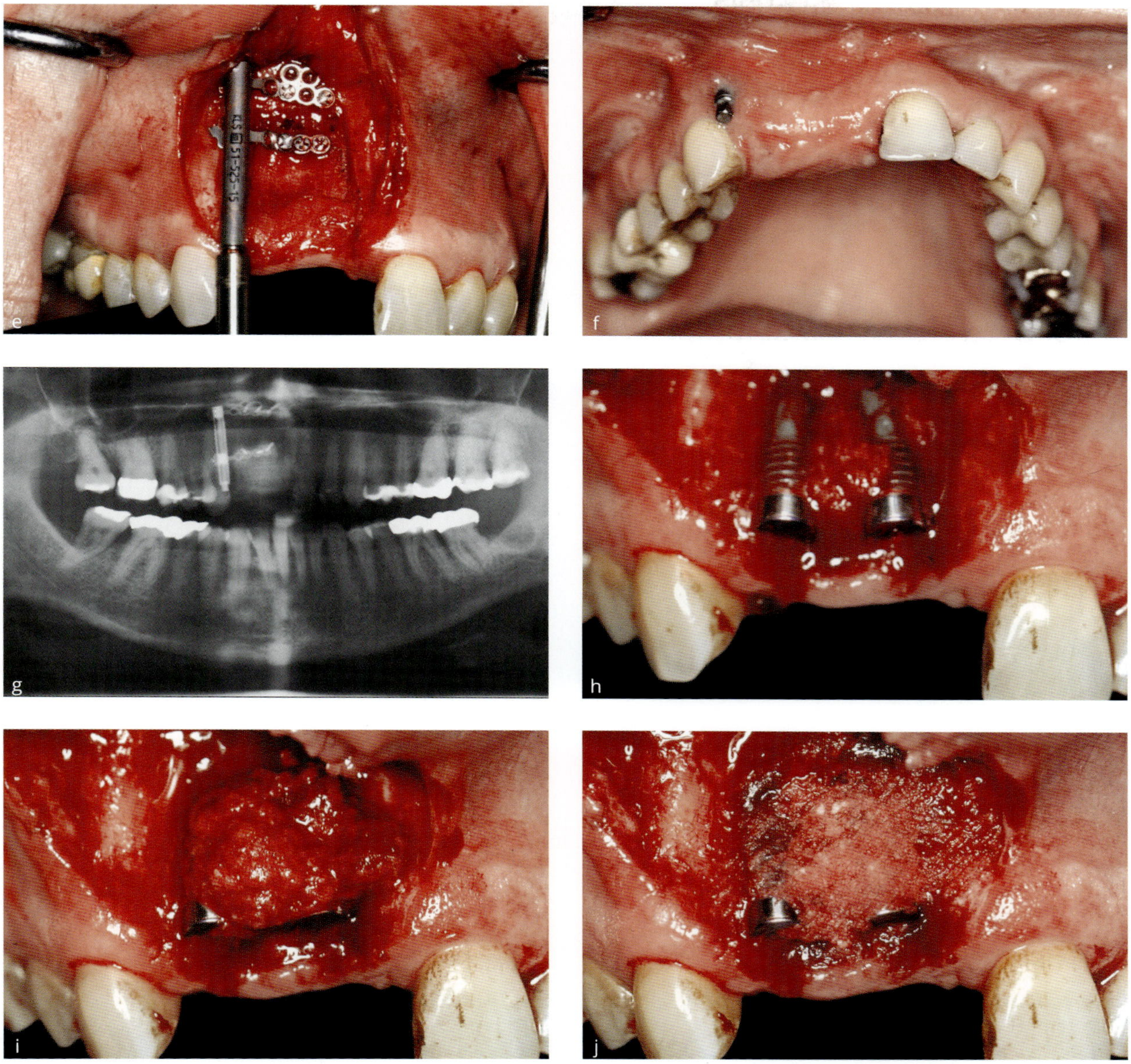

Abb. 11-6 4/4-Defekt, Distraktionsosteogenese. a. Panoramaschichtaufnahme mit marginaler Parodontitis an 12, 11. **b.** Panoramaschichtaufnahme mit vertikalem Knochendefekt regio 12,11 nach Zahnextraktion. **c.** Die Weichgewebe kaschieren eher den Vertikaldefekt von ca. 12 mm im Knochen. **d.** Der Distraktor wird probeweise verschraubt und danach wieder abgenommen. Nun erfolgt die Osteotomie des Transportsegments. Danach wird der Distraktor in den vorhandenen Schraubenlöchern reproduzierbar wieder befestigt. **e.** Mit dem Schraubenziehen wird der Distraktor probeweise ein Stück aktiviert, um die Vollständigkeit der Osteotomie und die Mechanik zu prüfen. **f.** Der Distraktorpfosten mit der Aktivierungsschraube ragt ein Stück aus der Gingiva heraus. Hier setzt die Patientin täglich den Schraubenzieher auf und aktiviert den Distraktor um eine Umdrehung, was je nach Distraktorgröße 0,3 bis 0,5 mm Erhöhung ausmacht. **g.** Panoramaschichtaufnahme nach Aktivierung des Distraktors. **h.** Durch die Distraktion ist es zwar zu einer vertikalen Erhöhung, aber nicht zu einer Verbreiterung des Kiefers gekommen. Dieser Schritt erfolgt zeitgleich mit der Implantatinsertion. **i.** Filterknochen wird auf die Implantatoberfläche gebracht. **j.** Der partikuläre Knochen wird durch Andrücken mit einem feuchten Tupfer verdichtet.

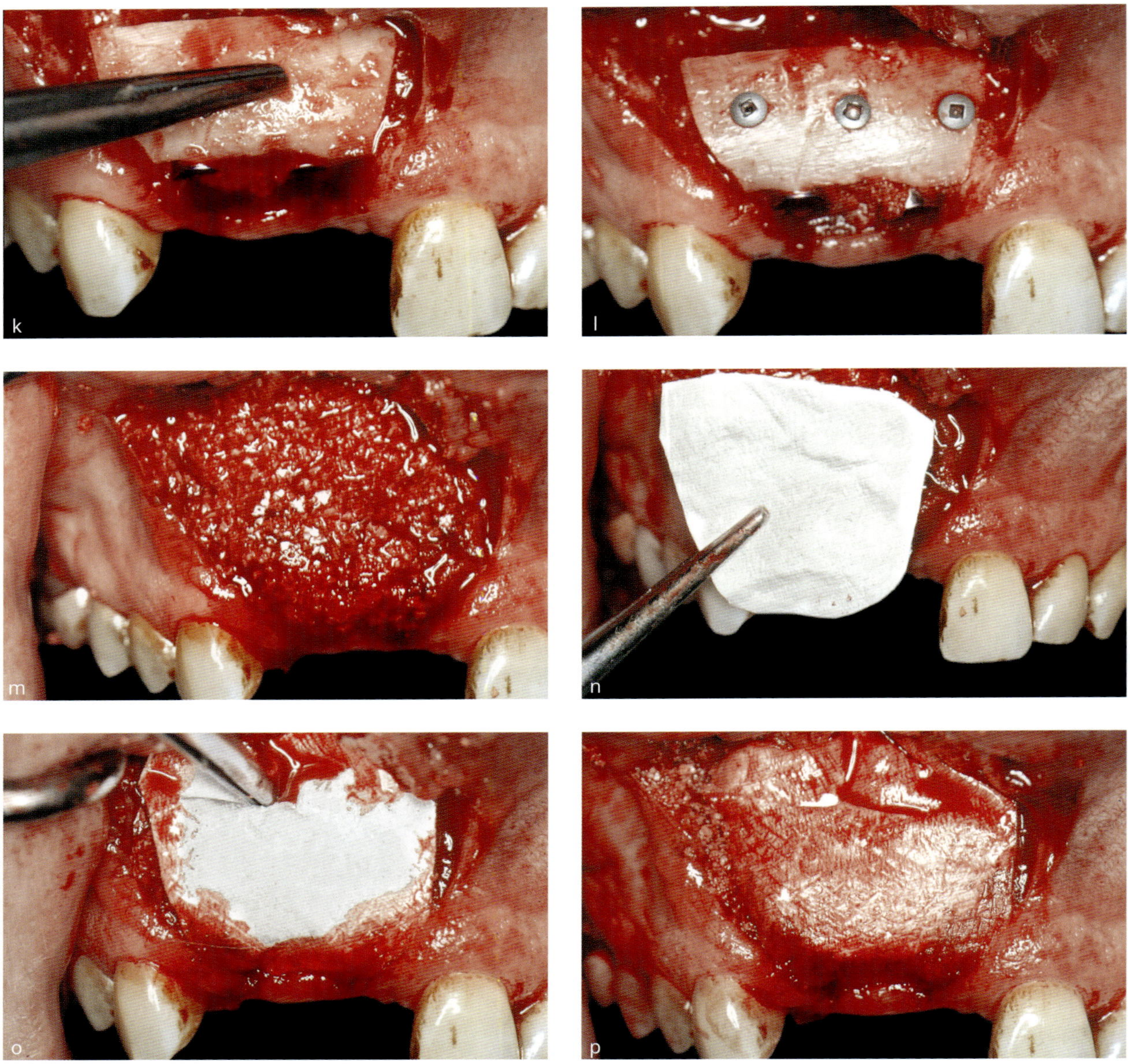

Abb. 11-6 4/4-Defekt, Distraktionsosteogenese. k. Ein Knochenblocktransplantat von der Linea obliqua wird angepasst. Es wird in der Höhe als neue bukkale Knochenschulter auf Höhe des Knochens an den Nachbarzähnen ausgerichtet. Die Feineinstellung erfolgt exakt 3 mm unter die prospektive Gingivahöhe der späteren Prothetik. **l.** Osteosynthese des Blocktransplantats. **m.** Als Resorptionsschutz und zur Erhöhung der Präzision im ästhetischen Gebiet wird der Block mit Knochenersatzmaterialpartikeln abgedeckt. **n.** Eine Kollagenmembran wird zurechtgeschnitten. **o.** Sie wird unter den palatinalen Lappen geklemmt. **p.** Durch Befeuchten wird die Membran geschmeidig und legt sich dem Knochentransplantat an. **q.** Wundverschluss nach Implantatinsertion. **r.** Provisorische Versorgung, festsitzend über eingeklebten Brückengliedern. **s.** Zur Freilegung wird der alte mehrfach genutzte Kieferkammmittenschnitt wieder eröffnet. **t.** Gingivaformer werden eingedreht. **u.** Die prothetische Versorgung zeigt zunächst einen zu tief stehenden Gingivarand und interdental schwarze Dreiecke. **v.** Nach wenigen Wochen ist die Gingiva vestibulär ca. 3 mm über dem Knochenblock emporgewachsen. Interdental schafft die Gingiva sogar 6 mm. Dadurch haben sich die geplanten Gingivaverhältnisse spontan eingestellt, ausgelöst durch die korrekte Positionierung des Knochenblocks. **w.** Abschlussbild (Prothetik Prof. Wolfart, Aachen). **x.** Verlaufsröntgenbild einige Jahre später mit korrektem marginalem Knochenabschluss nach Remodeling des Weichgewebeanheftungsapparates.

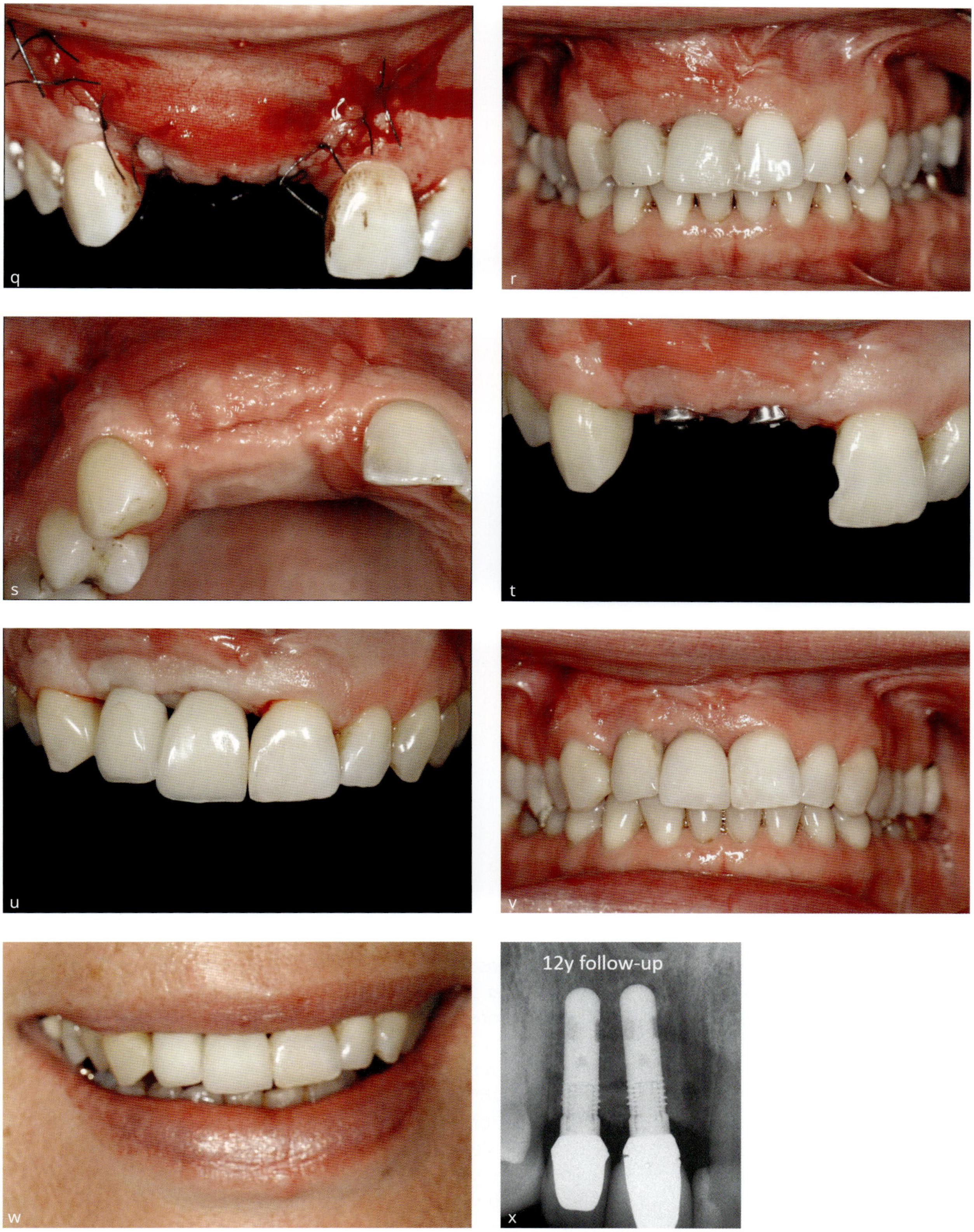
q
r
s
t
u
v
w
12y follow-up
x

Entscheidungsfindung im anterioren Kiefer – ästhetischer Bereich

Der ästhetische Bereich erfordert, verglichen mit der Standardimplantation, eine erhöhte Präzision und Vorhersagbarkeit der Augmentationsdicke und Augmentationshöhe über lange Zeiträume, um eine verlässliche Basis für den späteren Weichgewebeansatz und die rosa Ästhetik zu bieten. Man wünscht dauerhaft eine 1–2 mm dicke Knochenlamelle vestibulär bis hoch zur Implantatschulter, um ein graues Durchschimmern des Titans durch die Gingiva zu vermeiden. Rezessionen durch Transplantatresorption sind kontraproduktiv. Faked Gingiva, also rosa Keramik oder vestibuläre Kunststoffschilder als Zahnfleischersatz, sind zweite Wahl und lassen sich in der Regel durch korrekte Knochenaugmentation vermeiden. Der Unterkiefer liegt für Fremde zwar nicht im direkten Blickfeld, aber weil die Patienten ihre eigenen Unterkieferfrontzähne und das zugehörende Zahnfleisch im Spiegel direkt ansehen können, sollte hier auch die Selbstzufriedenheit durch einen ästhetischen Ersatz gefördert werden.

12.1 Anatomische Besonderheiten des anterioren Oberkiefers

Die Schrägstellung des oberen Alveolarfortsatzes hat Konsequenzen (Abb. 12-1). In Knochenrichtung gesetzte Implantatachsen erzeugen in der Regel eine Schraubenöffnung auf der vestibulären Fläche oder fordern prothetische Kompensationen. In der Richtung der Prothetik gesetzte Implantatachsen mit Schraubenkanal auf der palatinalen Fläche der Kronen erfordern dann eine Augmentation. Eine vertikale Knochenatrophie hat aufgrund der Schrägstellung des Alveolarfortsatzes immer auch eine sagittale Komponente, die zu einer Rücklage des atrophierten Kieferkamms führt. Um den Biss wieder auszugleichen, werden häufig die Implantatachsen und der Zahnersatz fächerförmig vorgeneigt und es resultiert ein mechanisch ungünstiges Überkragen des prothetischen Zahnersatzes (ridge lap design). Diese Kompensation resultiert in einer exzentrischen Implantatbelastung. Daher sollte der Knochen vertikal und horizontal augmentiert werden, um ein ästhetisches und funktionell belastbares Ergebnis zu erzielen. Überhaupt sollen sagittale Diskrepanzen wie

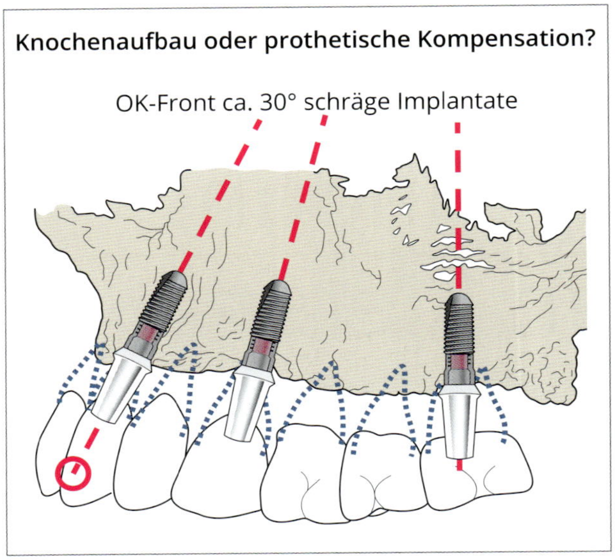

Abb. 12-1 Der atrophierte zahnlose Oberkiefer hat zwei Nachteile: den vertikalen Verlust und die durch die anteriore Schrägstellung bedingte Rücklage des Kieferkamms. Wenn diese Probleme nicht erkannt werden, dann kommt es zu langen protrudiert stehenden Frontzahnkronen (Pferdezähne).

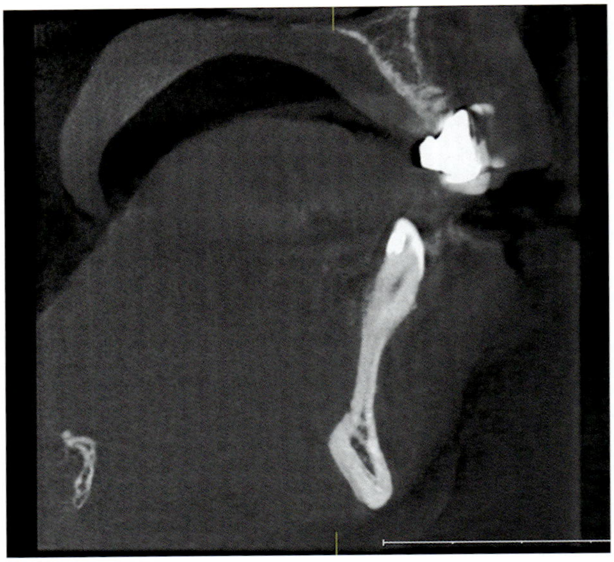

Abb. 12-2 Digitales Volumentomogramm mit ampullenförmigem Unterkieferquerschnitt durch eine Einziehung unterhalb der Frontzähne.

die Pseudoprogenie und die echte Dysgnathie nicht prothetisch kompensiert werden, auch nicht mithilfe von Zahnimplantaten. Hier bietet sich bei Gesunden die operative Korrektur durch Augmentation und ggf. Kieferumstellungen an. Weiterhin können anders als im Seitenzahnbereich Vertikalverluste nicht einfach durch lange Zahnkronen kompensiert werden. Wenn die letztgenannten Aspekte nicht berücksichtigt werden, resultieren sogenannte Pferdezähne – lange Frontzahnkronen, die sich ausgehend von der kleinen apikalen Basis des Oberkiefers auffächern und nach vorne neigen.

12.2 Anatomische Besonderheiten des anterioren Unterkiefers

Der vordere teilbezahnte Unterkiefer zeigt sehr häufig eine extrem schmale apikale Basis mit Ampullenform im Sagittalschnitt. Während im Seitenzahnbereich meistens eine gewisse orovestibuläre Schwenkung der Implantatachsen zur Anpassung an die Gegenbezahnung möglich ist, ist dies im anterioren Unterkiefer wegen der apikalen Engen selten möglich. Auch wegen der engen Zahnlücken ist eine DVT-Diagnostik und ggf. navigierte Implantatinsertion von Vorteil (Abb. 12-2). Probleme bereitet manchmal ein sehr prominenter Nervus incisivus, dessen Verletzung vermieden werden sollte, weil neuropathische Schmerzustände im Zusammenhang mit Zahnimplantaten in diesem Gebiet bekannt sind (Abb. 12-3)[1].

12.3 Gingivaler Biotyp

Nach klinischer Erfahrung hat der dicke und dünne gingivale Biotyp[2] vor allem Einfluss auf die Knochendicke der fazialen Lamelle und die Rezessionsneigung der Gingiva[3,4] am Zahnimplantat, auch wenn sich dies anhand wissenschaftlicher Daten nicht sicher belegen lässt[5]. Die in Kapitel 7 genannten Zahlen zur Weichgewebedicke wurden ohne Berücksichtigung des Gingivatyps genannt und müssen daher individuell angepasst werden[6]. Ein dicker Gingivatyp verzeiht eher Unterlassungen der Kno-

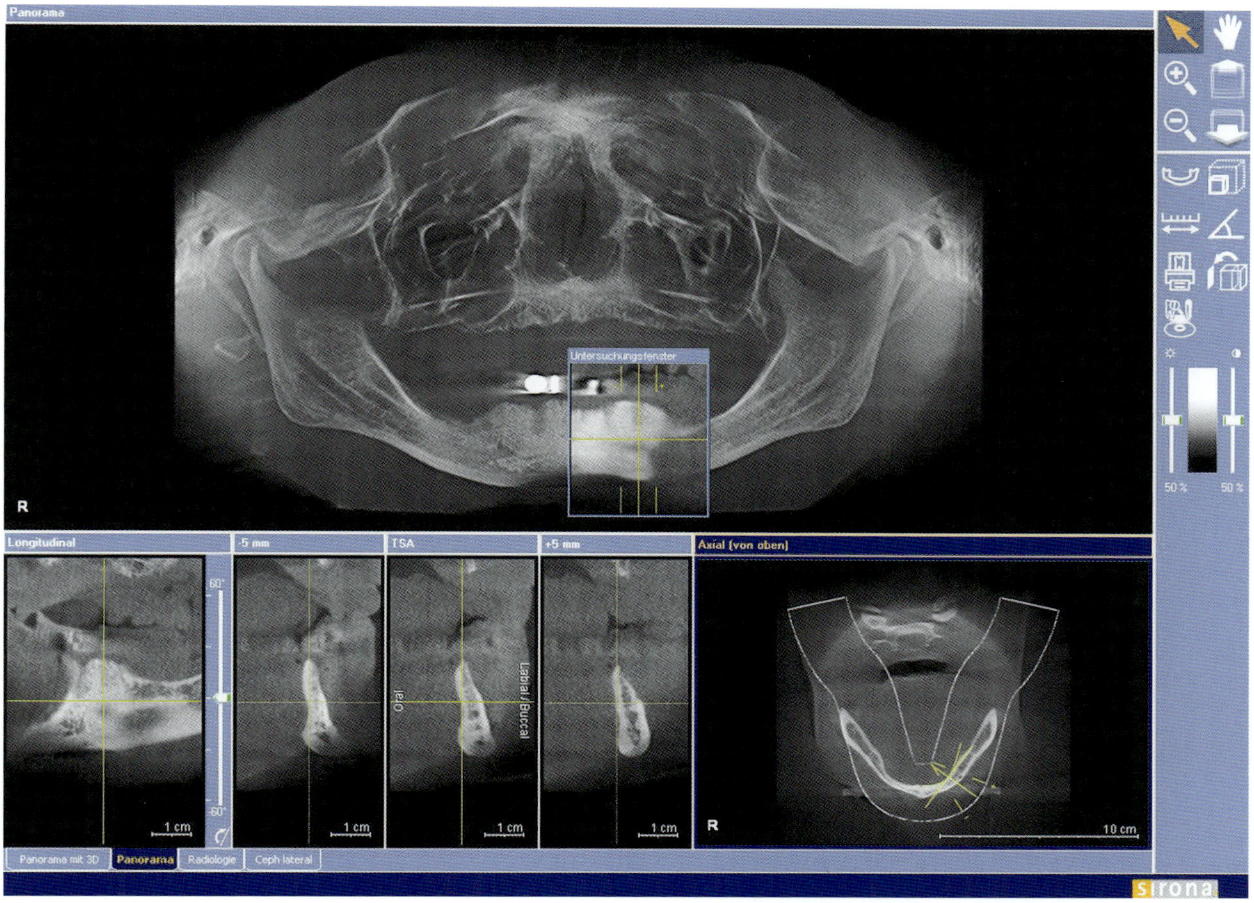

Abb. 12-3 Digitales Volumentomogramm. Man erkennt im anterioren interforminalen Unterkiefer den Nervus incisivus, der bei einer möglichen Implantatinsertion gefährdet wäre.

chenaugmentation als ein dünner Biotyp. In kurzen Lücken hängt die Gingiva des dicken Biotyps wie ein steifer Vorhang, befestigt an den Nachbarparodontien. Die Probleme des dicken Biotyps sind Narbenbildung bei Inzisionen der Zahnfleischkante und die Neigung zu Taschen mit Periimplantitisgefährdung, die lange unbemerkt bleiben können. Der dünne Morphotyp reagiert auf Mängel der Knochenaugmentation mit Rezession und freiliegenden Implantaträndern. Auch das graue Durchschimmern des Metalls ist unerwünscht. Daher besteht ein erhöhter Bedarf an Knochen- und Weichgewebeaugmentationen zur Verstärkung der Gingiva dieses Biotyps. Dafür ist die Gefahr der Periimplantitis geringer, weil die Gingiva vor dem Infekt „wegrennt" und gar nicht erst Taschen mit einer pathologischen Bakterienflora ausbildet.

12.4 Gingivahöhe und Rückwärtsplanung

Die Ästhetik und Höhe der Gingiva einer Implantatversorgung im anterioren Kiefer sollte sauber geplant werden, indem man das Endergebnis elektronisch oder in der Wachsaufstellung vorwegnimmt und am Patienten einprobiert oder zumindest mit ihm bespricht (Abb. 12-4a und b). Rückwärtsplanung (Backward Planning) ist das Rückrechnen von diesem Behandlungsziel. Man legt also zunächst anhand der ästhetischen Proportionen und der Gingivahöhe vorhandener Nachbarzähne den prospektiven Gingivaverlauf im Wax-up fest. Der entscheidende Faktor für den späteren Ansatz und Verlauf des Zahnfleischansatzes ist der Knochen, denn das Weichgewebe folgt dem Knochen passiv.

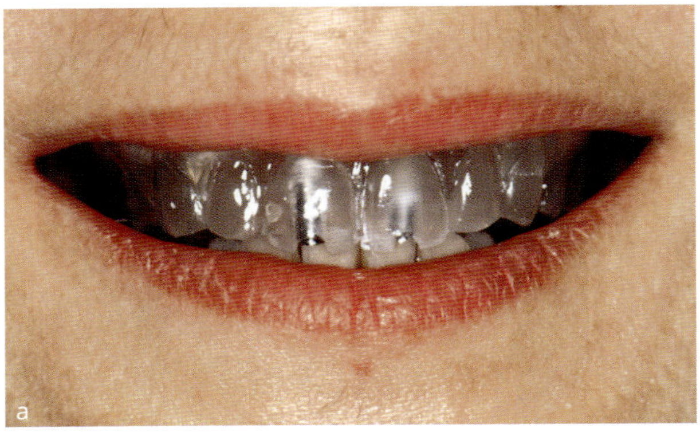

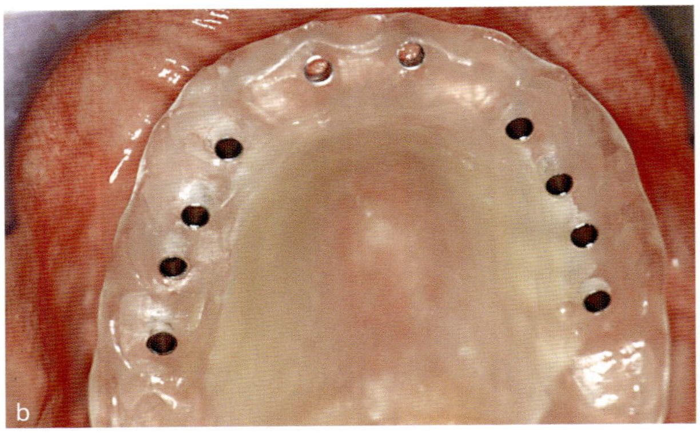

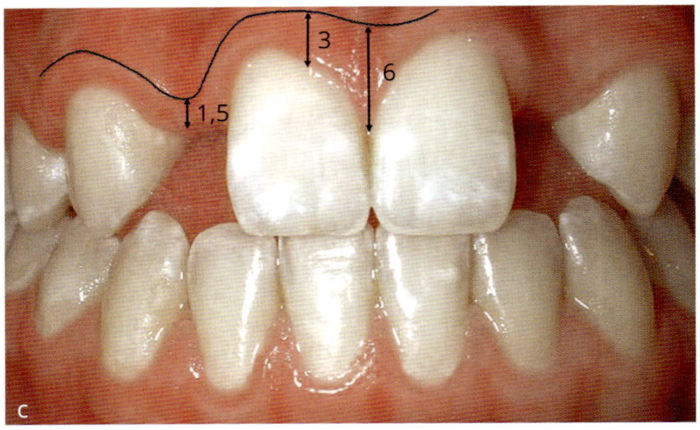

Abb. 12-4 **a.** Probeaufstellung einer oberen Frontbezahnung. **b.** Umsetzen in eine Bohrschablone durch Doublieren in glasklaren Kunststoff. **c.** Ausgehend von der Bohrschablone kann man anhand der hier vorliegenden Durchschnittszahlen den Verlauf des Knochens vorberechnen und dann durch Augmentation erzeugen.

Als Faustregel beträgt die Weichgewebehöhe (Kapitel 7) im unbezahnten Bereich 1,5 mm. Wenn die Gingiva sich einseitig an eine Krone auf der Vestibulärfläche anlehnen kann, erhebt sie sich auf 3 mm, was dem Durchschnittswert der biologischen Breite entspricht (Abb. 12-4c). Wenn die Gingiva sich zwischen zwei Zähnen beidseitig abstützen kann, dann erhebt sie sich mit einer Wahrscheinlichkeit von 95 % etwa 6 mm über den Knochen[7]. Lediglich zwischen zwei benachbarten Zahnimplantaten ist nur mit 3–4 mm Weichgewebehöhe zu rechnen, weshalb man diese Situation in der Front durch Einschalten von Brückengliedern oder Brückenanhängern möglichst umgehen sollte. Diesen Maßzahlen werden also von der festgelegten prospektiven Gingivahöhe abgezogen, wodurch man den für die Rekonstruktion benötigten Knochenverlauf erhält. Auf diese Höhe wird der Knochen durch Augmentation präzise durch autologe Blöcke aufgebaut[8]. Bei Augmentationsverfahren wie der GBR, die zur Sinterung oder Höhenresorption neigen, muss der Schrumpfungsbetrag einkalkuliert und überkorrigiert werden.

12.5 Präzise Augmentation durch Resorptionsvermeidung

Insbesondere wenn simultan zum Implantat augmentiert wird, ist eine präzise und resorptionsarme Einheilung des Augmentats erforderlich, um die bukkale Weichgewebehöhe mit dem Knochentransplantat exakt einzustellen. Der Resorptionsschutz von Knochenblocktransplantaten wurde in Kapitel 2 besprochen und besteht aus Verwendung harter Knochentransplantatarten wie dem Linea-obliqua-Block, Verwendung von Membranen und Überschichtung mit Knochenersatzmaterialien wie z. B. xenogenem Knochenersatzmaterial. Im Gegensatz zu den erstgenannten Methoden hat die zusätzliche Verwendung eines Knochenersatzmaterials in der Wunde auch Nachteile, weil sie den Fremdmaterialanteil erhöht und durch Grenzflächen zur möglichen Biofilmbildung direkt unter der Naht Infektionsgefahren schafft.

12.6 Implantatpositionierung

Vertikal

In der Regel werden im ästhetischen Bereich Implantate mit hochgezogener Rau-Glatt-Grenze und Platform Switch, sogenannte Bone-Level-Implantate eingesetzt. Dieser Name darf aber nicht suggerieren, dass die Implantate auf Höhe des vorhandenen Knochens gesetzt werden, sondern auf Höhe des prospektiven Knochens nach der Augmentation. Die Implantate werden demnach mit ihrer Rau-Glatt-Grenze in der Vertikalen auf die Höhe des prospektiven Knochenverlaufs entsprechend der prospektiven Gingivahöhe geplant. Hier hat man in der Vertikalen wenig Toleranz. Zwar fordert die Zahntechnik gerne ein etwas tieferes Setzen des Implantats, weil man dann über ein längeres Emergenzprofil die Kronen-Fehlpositionierungen besser kompensieren kann. Allerdings erzeugt man durch ein zu tief gesetztes Implantat eine Verletzung der biologischen Breite. Bei einer Einzelzahnlücke, bei der die Gingiva an den gesunden Nachbarparodontien befestigt ist, würde sich durch ein zu tief gesetztes Implantat eine Pseudotasche und ein Attachmentverlust an den Nachbarparodontien ergeben, weil der Körper bestrebt ist, das Gesetz der biologischen Breite einzuhalten. Ein zu tief gesetztes Implantat in einer Einzelzahnlücke erzeugt also einen iatrogenen Schaden am Nachbarzahn! Bei einer längeren Lücke wird sich bei zu tief gesetztem Implantat einfach die gesamte Gingiva tiefer einstellen, was zu interdentalen schwarzen Dreiecken und Speiseretention führt.

Mesiodistal

Man soll den Implantatdurchmesser so wählen, dass in einer Lücke 1,5 bis 2 mm Abstand zu den Nachbarzähnen verbleiben. Wenn man das Implantat näher an den Nachbarzahn setzt, hat der Weichgewebeanheftungsapparat nicht genügend Platz. Die sogenannte biologische Breite sollte eigentlich biologische Höhe heißen, aber in der Breite hat diese Struktur auch ihren Platzbedarf. Wenn man diesen Platzbedarf in der mesiodistalen Richtung unterschreitet, dann kommt es zu einem iatrogenen Schaden durch Attachmentverlust an den Nachbarzähnen mit Ausbildung einer niedrigeren Papillenspitze. Zwischen zwei Implantaten zeigt sich ein Unterschreiten der horizontalen Mindestabstände ebenfalls in einem Höhenverlust der Papillen durch Entstehen von interdentalen schwarzen Dreiecken bzw. Schmutzwinkeln. In sehr engen Lücken, beispielsweise bei unteren Frontzähnen und manchen oberen Zweiern, z. B. bei Lückenöffnung bei Nichtanlagen, muss man diese Mindestabstände manchmal etwas unterschreiten. Wenn man dann zumindest ein Platform-Switch-Implantat verwendet hat, dann kann man die Strecke des Platform Switch noch zur horizontalen biologischen Breite hinzurechnen. Dann ergibt sich z. B. für ein 2,9-mm-Implantat mit 2,2 mm Abutmentdurchmesser eine Mindestlückenbreite von 5 mm. Wenn die Lücke noch kleiner ist, sollte man eher über die Möglichkeit der einflügeligen Klebebrücke nachdenken.

Orofazial

Der Augmentationserfolg und auch der langfristige Erhalt des Alveolarfortsatzknochens ist zunächst einmal am besten innerhalb des Envelopes möglich. Es gibt Augmentationstechniken, die den Envelope versetzen können wie z. B. ein langstreckiges Bone Splitting oder ein langer Knochenblock. Aber für die einzelne Implantatposition sollte angestrebt werden, dass diese immer innerhalb der Konturverbindungslinie des gesamten Alveolarfortsatzes stehen sollte. Wenn der Gegenbiss z. B. bei einer Dysgnathie oder bei einer Pseudoprogenie eine andere Implantatpositionierung suggeriert, dann sollte man sich in Erinnerung rufen, dass man Dysgnathien nicht prothetisch kompensieren sollte, sondern skelettal durch entsprechende Chirurgie. Wenn der Grund eine Pseudoprogenie ist, dann muss die Bisshöhe korrigiert werden und nicht die orofaziale Implantatposition (siehe Kapitel 14). Im Grunde genommen gilt für die orofaziale Implantatposition in beiden Kiefern eine einfache Regel – immer an die linguale beziehungsweise palatinale Wand. Voraussetzung ist, dass man sich diese Wand durch Weichgewebeablösung auch sauber dargestellt hat und man sie intraoperativ beurteilen kann. Wenn diese Wand fehlt, sollte sie durch Augmentation aufgebaut werden (siehe 3/4-Defekt, Kapitel 11).

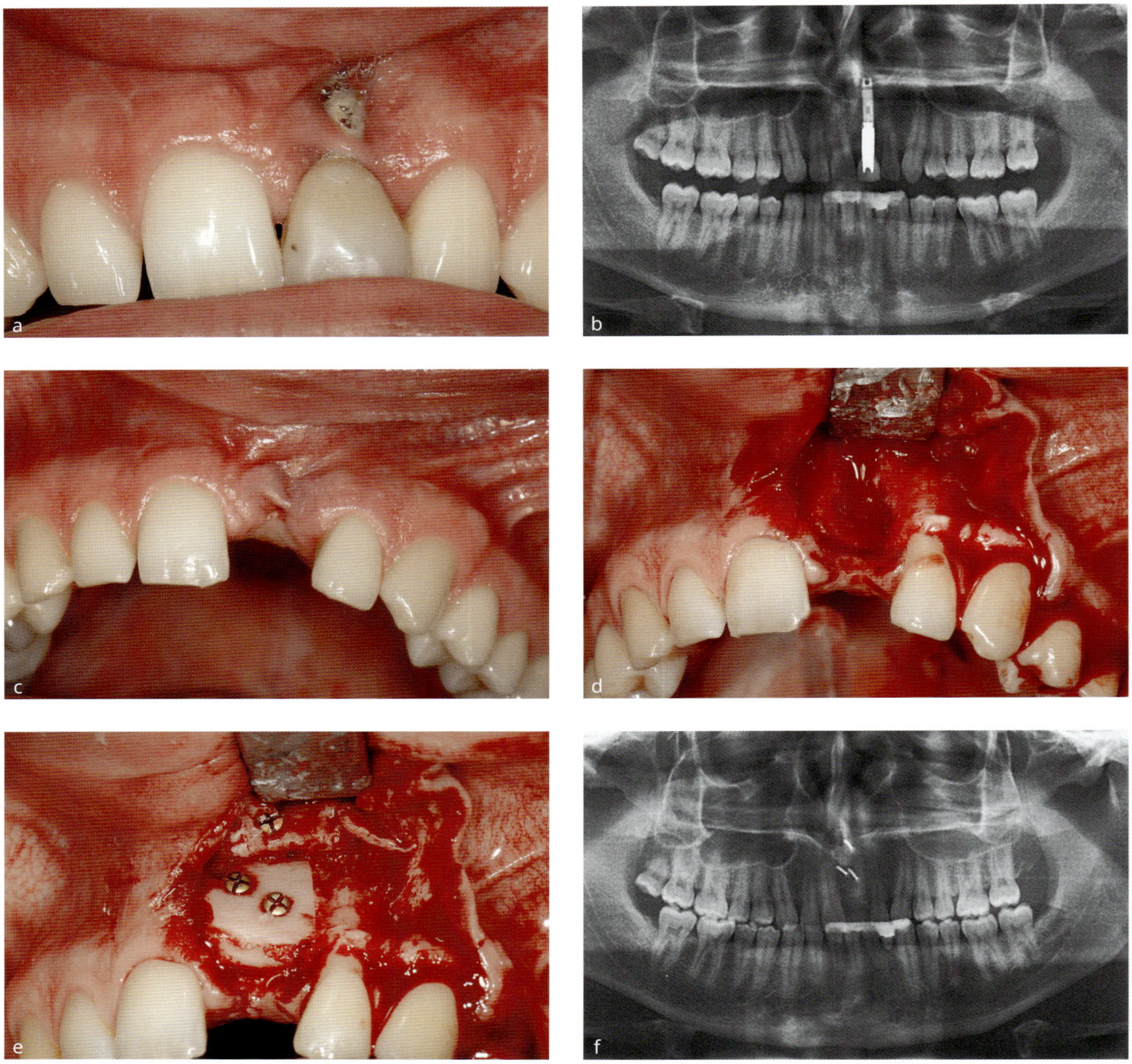

Abb. 12-5 Komplikationsmanagement Ästhetik. a. Infraokklusion nach Implantation vor dem Wachstumsschub. Vestibuläre Fistel. **b.** Panoramaschichtaufnahme mit etwa 7 mm Infraokklusion, nach Ausgleichsversuch durch überlanges Abutment. **c.** Knochendefekt nach Explantation großenteils durch das Weichgewebe kaschiert. **d.** Nach Eröffnung zeigt sich das Ausmaß des Knochendefekts. **e.** Behandlung des Knochendefekts durch autologen Knochenblock von der Linea obliqua. **f.** Panoramaschichtaufnahme mit Osteosyntheseschrauben.

12.7 Augmentationen bei Zahnnichtanlagen und Jugendlichen

Der Alveolarfortsatz wächst lebenslang durch weitere Eruption der Zähne. Dieses Wachstum wird erkennbar, wenn ein Frontzahnimplantat im Laufe der Zeit in Infraokklusion zu den Nachbarzähnen gerät, insbesondere bei Patienten mit vertikalem Wachstumsmuster (Abb. 12-5).

Das stärkste Wachstum ist in der Kindheit bis 12 Jahre mit bis zu 23,7 mm vertikal zu erwarten und ergibt sich aus der Vertiefung der Gaumenwölbung (dentoalveoläres Wachstum) und der Drift des Oberkiefers in der Vertikalentwicklung (kraniofaziales Wachstum) des Mittelgesichts[9,10] (Tab. 12-1). Ein an-

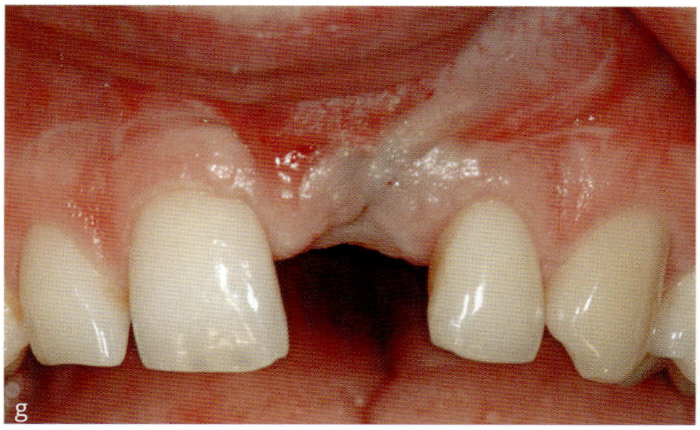
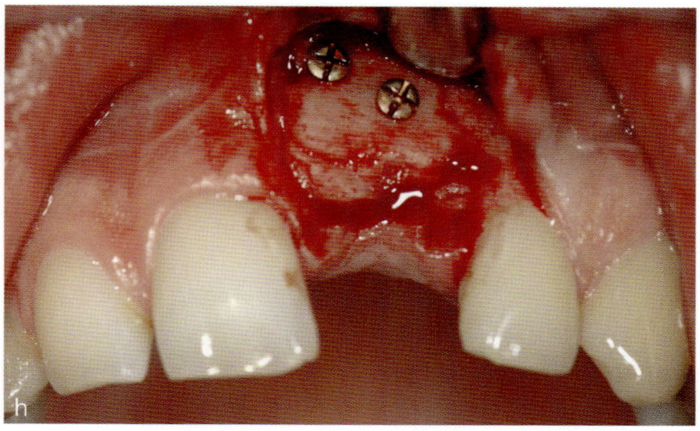
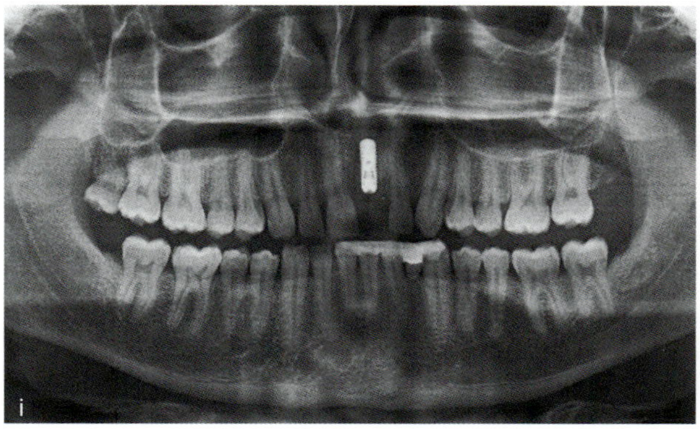
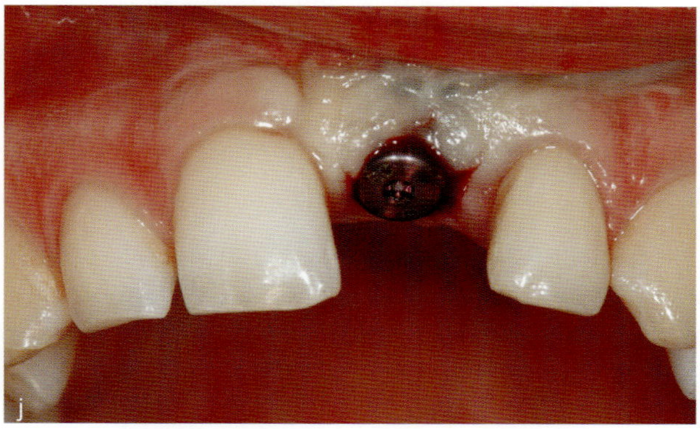
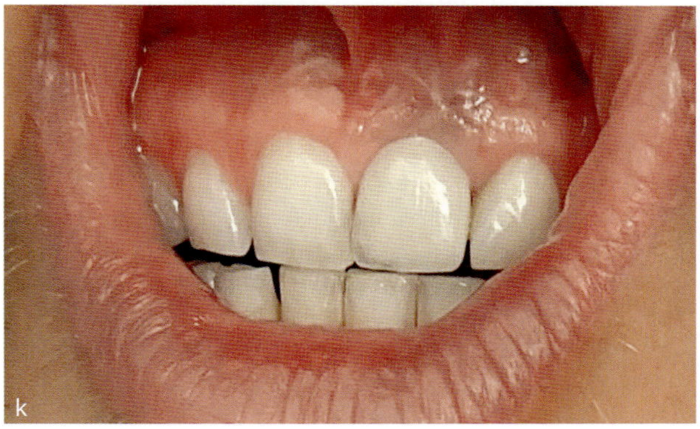

Abb. 12-5 Komplikationsmanagement Ästhetik. **g.** Weichgewebekontur nach Einheilung des Knochenblocks. **h.** Re-entry: Knochenblock aus Abb. 12-5e, 4 Monate später teilweise integriert. **i.** Panoramaschichtaufnahme nach Implantatinsertion in den Knochenblock. **j.** Implantatfreilegung als Zwischenergebnis. **k.** Verlaufsdokumentation 7 Jahre später. Der Patient ist in einen anderen Ort umgezogen und hat freundlicherweise ein privates Foto mit seiner Handykamera angefertigt.

Tabelle 12-1 Mittlere und maximal drohende Infraokklusionen der oberen Frontzähne bei Implantatinsertion im wachsenden Kiefer. Rechts das Implantatüberleben in den Altersgruppen mit deutlich reduzierter Implantatprognose im Kindesalter.

	Mittlere Infraokklusion (mm)	Maximale Infraokklusion (mm)	Implantat-überleben (%)
Kinder bis 12 Jahre	m 17,4 – w 14,0	m 23,7 – w 20,3	72,4
Adoleszenten (12–18 Jahre)	3,1	7,9	93
Junge Erwachsene (18–31 Jahre)	1,7	5,8	97,4
Erwachsene (> 31 Jahre)	0,3	> 1	bis 100

kylotisches Zahnimplantat würde diese Drift nicht mitmachen und gerät entsprechend gegenüber der Kauebene um diesen Betrag in Infraokklusion. In der Adoleszenz von 12 bis 18 Jahren ergeben sich bei einer Implantation im Adoleszentenalter aus Addition von dentoalveolärem und kraniofazialem Wachstum mittlere Infraokklusionen von etwa 3,1 mm, im ungünstigsten Einzelfall unter Berücksichtigung der beobachteten Datenspreizung aber bis zu 7,9 mm[11]. Jenseits des 18. Lebensjahrs ist von keinem weiteren kraniofazialen Wachstum auszugehen, aber es ergibt sich noch eine Vertikalentwicklung des Alveolarfortsatzes durch Eruption der Zähne von im Mittel 1,7 mm und 5,8 mm maximaler Infraokklusion eines Zahnimplantats. Jenseits des 31. Lebensjahrs bestehen Daten von im Mittelwert 0,3 mm weiterer Infraokklusion, die klinisch wohl tolerabel sind. Allerdings waren im Einzelfall bei 6,25 % der Patienten die Infraokklusionen so erheblich, dass Kronen neu angefertigt werden mussten. Es wurden keine exakten Werte in Studien[12,13] berichtet, aber der Autor geht davon aus, dass eine Kronenneuanfertigung bei Infraokklusionen über > 1 mm durchgeführt wird, was hier als Maximalwert für die Altersgruppe der älteren Erwachsenen angesehen wird.

Anders als vielleicht zunächst erwartet, verbessert sich die Implantatprognose mit zunehmendem Lebensalter, was mit dem verbesserten Knochenangebot und der reduzierten Immunantwort Älterer auf Fremdkörper zusammenhängen könnte[14].

Den pubertären Wachstumsschub durchlaufen Mädchen, erkennbar an der Menarche, mit etwa 13 Jahren und Jungen später mit ca. 15 Jahren. Danach ist das Alveolarfortsatzwachstum verlangsamt. Wenn eine Implantatversorgung geplant ist, dann ist das Abwarten des pubertären Wachstumsschubs der beste Kompromiss zwischen drohender Infraokklusion der Implantate und wachsendem Leidensdruck[15]. Unter Berücksichtigung des individuellen Leidensdrucks kann dann nach AWMF-Leitlinie auch schon vor dem achtzehnten Lebensjahr augmentiert und implantiert werden, ggf. mit einem Sicherheitsaufschlag von 1–2 mm auf die vertikale Position, denn es ist mit weiterer Elongation der Nachbarbezahnung bis zum dreißigsten Lebensjahr und länger zu rechnen[16]. Eine kieferorthopädische Lückenöffnung bei Nichtanlagen sollte möglichst in Absprache unmittelbar vor der Implantatversorgung stattfinden, damit der geschaffene zahnlose Bereich nicht durch Inaktivität horizontal atrophiert und größeren Augmentationsbedarf auslöst. Am elegantesten werden diese Knochendefizite beim Jugendlichen durch ein weichgewebegedecktes Bone Splitting gelöst, indem man die jugendliche Elastizität des Knochens ausnutzt. Man muss aber berücksichtigen, dass manchmal der Knochen in den zahnlosen Abschnitten einer Nichtanlage brettartig atrophiert ist und durch Verschmelzung der vestibulären und oralen Kompakta nicht mehr spaltbar ist. Hier ist meistens die zweizeitige Blockauflagerung zu bevorzugen.

12.8 Vertikalaugmentation zur Rettung von benachbarten Zähnen

Wie man an der Vorstellung des Envelopes sieht, versucht das Periost im Körper die Knochenkontur immer möglichst glatt zu ziehen. Stufen werden auf Dauer remodelliert und eingeebnet. Das ist beispielsweise bei einer dislozierten Trümmerfraktur auch gut so. Auf die Vertikale im Gebiss bezogen bedeutet diese Tendenz aber eine schwere Schädigung der Nachbarzähne. Wenn man eine vertikale Atrophie oder einen vertikalen Defekt in der Zahnreihe nicht ausgleicht und das Implantat tiefer setzt, dann kommt es zu einem Knochenabbau und Attachmentverlust der angrenzenden Nachbarzähne[17]. In der Folge bekommen diese Zähne Gingivarezessionen, Karies oder können locker werden. Daher sind bei einem Unfall mit vertikalem Defekt bei unzureichender Versorgung häufig auch die unbeteiligten Nachbarzähne bedroht und werden später extrahiert.

Eine vertikale Augmentation stützt nach der Erfahrung des Autors in diesen Fällen das parodontale Gewebe an den Nachbarzähnen, das in einigen Fällen über Monate langsam wieder an den Wurzeln hochkriecht (Creeping Attachment). Besonders gut klappt dieser Effekt, wenn die Augmentation nicht schlagartig erfolgt, sondern graduell über Wochen durch Distraktionsosteogenese.

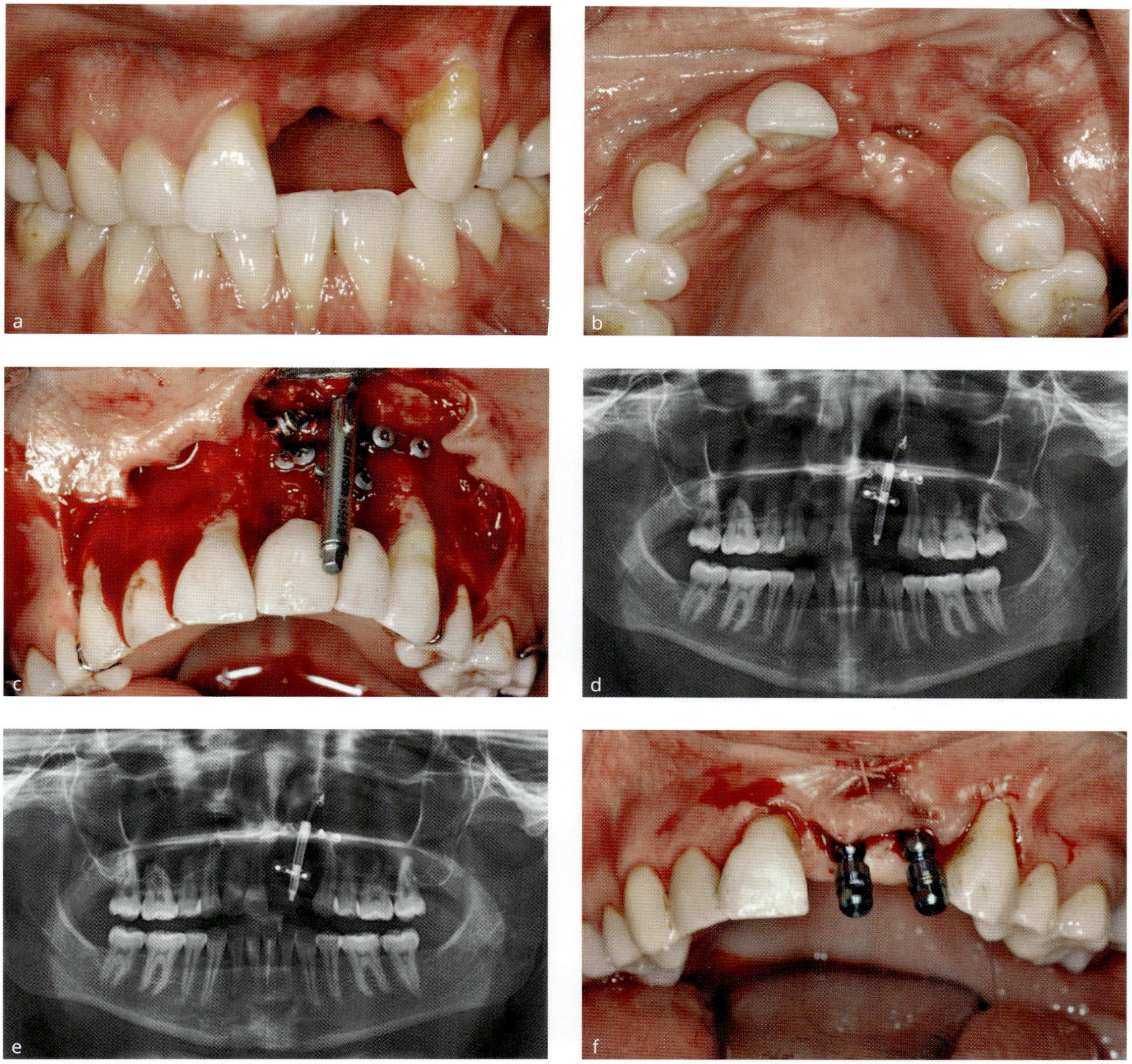

Abb. 12-6 Komplikationsmanagement Ästhetik. a. Defekt nach Fahrradsturz, Implantat- und Augmentatverlust, Behandlung mit Allografts alio loco. Nachbarzähne 11 und 23 mit Rezession, Zähne nach Einschätzung alio loco extraktionsreif. **b.** Fistelung und chronische Wunde nach Allograft. **c.** Segmentosteotomie und Einbau eines TRACK 1.0 Distraktors (KLS Martin, Tuttlingen). **d.** Panoramaschichtaufnahme vor Aktivierung. **e.** Panoramaschichtaufnahme während der Aktivierung etwa 10 Tage später. **f.** Implantatinsertion 3 Monate nach Beginn der Distraktionsosteogenese und Abwarten der Konsolidierungsphase.

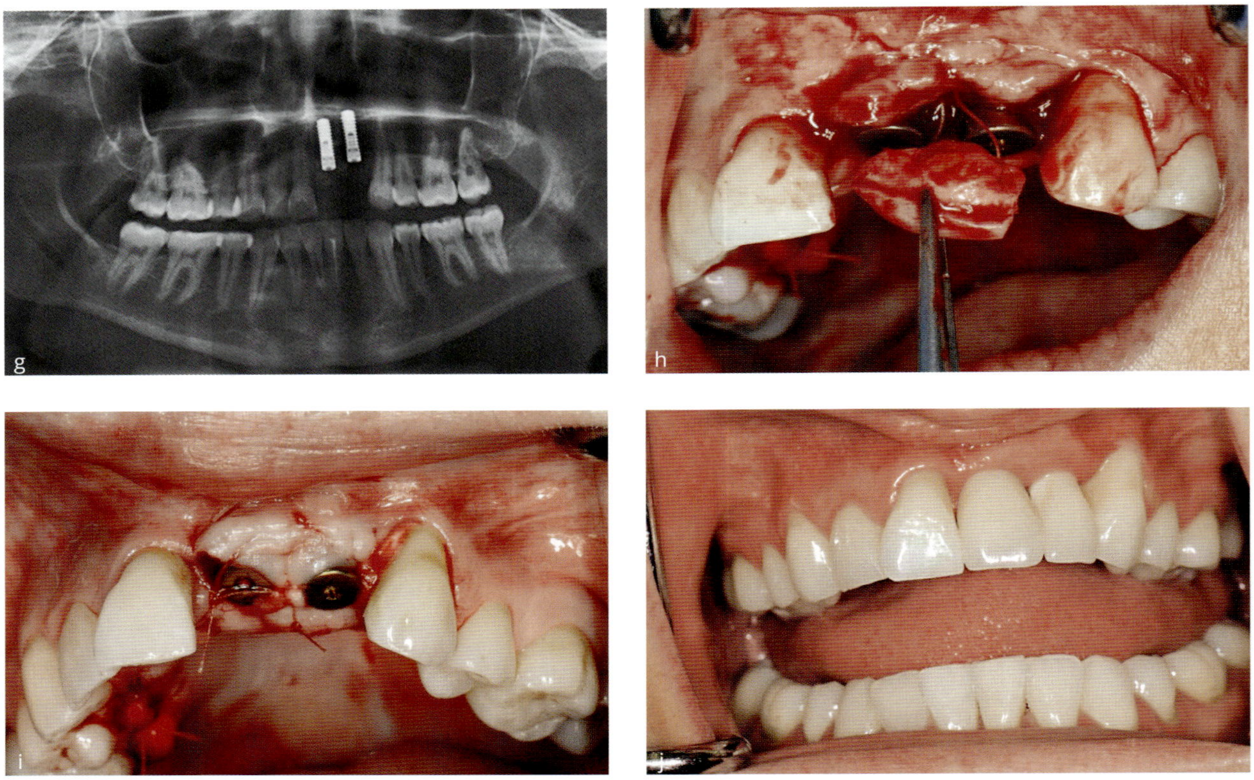

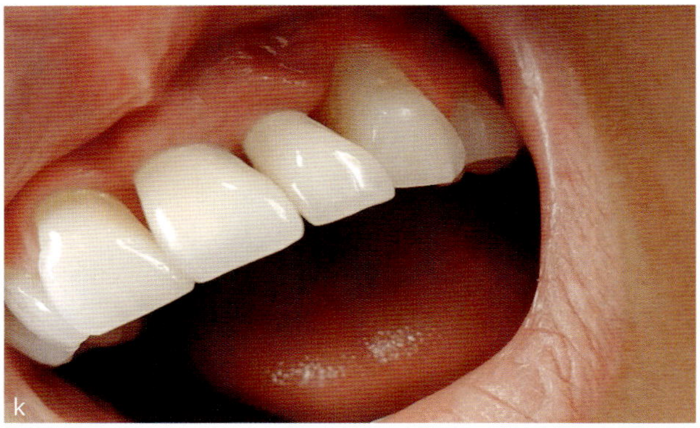

Abb. 12-6 Komplikationsmanagement Ästhetik. **g.** Panoramaschichtaufnahme nach Implantatinsertion. **h.** Bindegewebetransplantat bei der Implantatfreilegung. **i.** Augmentation der vestibulären Gingiva. **j.** Eingliederung der Kronen. **k.** Das Privatfoto der Patientin (Handykamera) einige Monate später zeigt Creeping Attachment an 11 und 23. Zähne fest und dauerhaft erhaltbar.

12.9 Implantate bei Vertikaldefekten im parodontal geschädigten Gebiss

Implantate sollten nur nach Sanierung der Parodontitis eingesetzt werden. Aber auch nach Sanierung und Supportivtherapie besteht eine Rezidivgefahr der Parodontitis marginalis und ein Risikofaktor für Zahnimplantate.

Über die grundsätzliche Verwendung von Zahnimplantaten im parodontal geschädigten Lückengebiss kann man unterschiedlicher Meinung sein. Abgesehen von dem erhöhten Risiko für Periimplantitis stehen die Implantate nach parodontalem Knochenverlust relativ zu den Nachbarzähnen zwangsläufig in den Lücken meistens zu tief, sodass eine Art Stufengebiss mit unterschiedlichen Knochenhöhen entsteht. Wenn die Parodontitis dann voranschreitet und weitere Zähne verlorengehen, hat man am Ende häufig einen Kiefer mit mehr oder weniger unmotiviert verteilten Implantaten verschiedener Hersteller, die prothetisch kaum vernünftig zu verwerten sind. Unter dieser Überlegung wäre konventioneller Zahnersatz im abgängigen

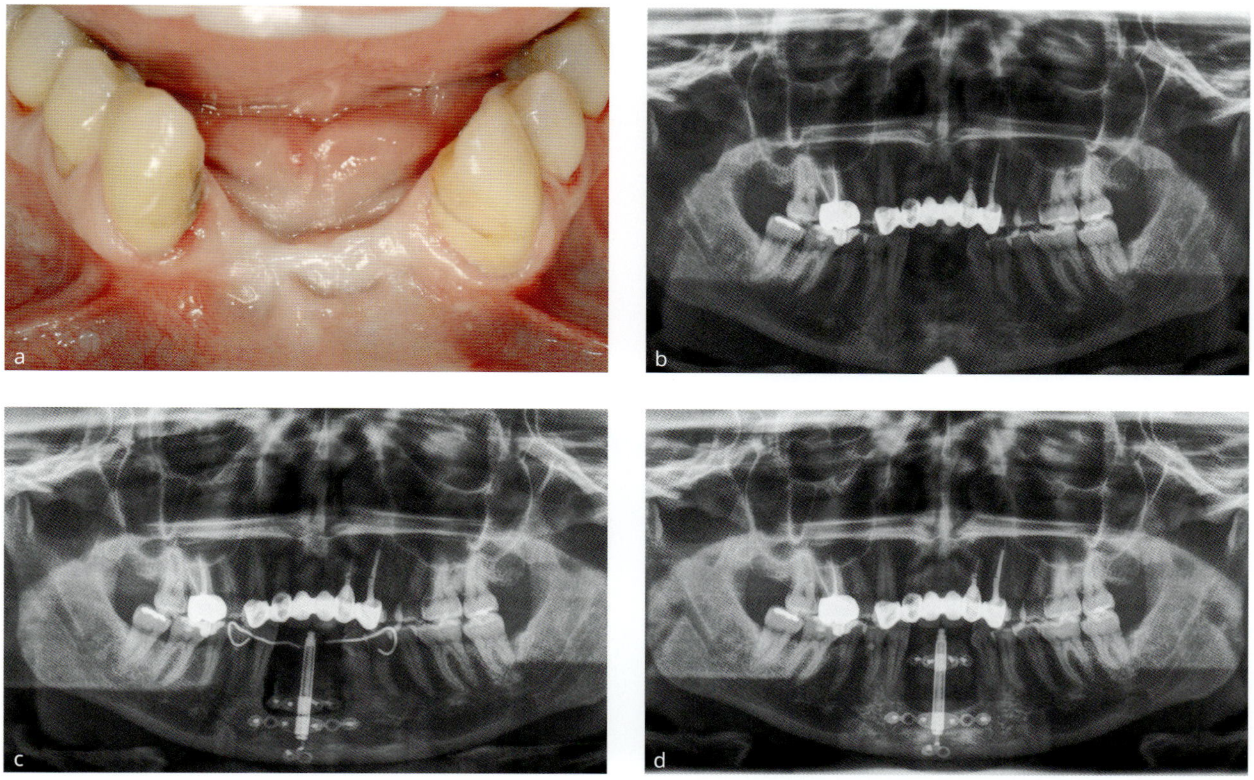

Abb. 12-7 Vertikalaugmentation im parodontal geschädigten Gebiss. a. Vertikaldefekt nach parodontitisbedingtem Zahnverlust in der Unterkieferfront. **b.** Panoramaschichtaufnahme in Ausgangslage mit Defekt. **c.** Segmentosteotomie und Einbau eines Distraktors TRACK 1.5 (KLS-Martin, Tuttlingen). **d.** Panoramaschichtaufnahme nach Aktivierung des Distraktors.

Gebiss vernünftiger. Vertikalaugmentationen in kurzen Zahnlücken sind in dieser Situation mit konventionellen Aufbautechniken schwierig, weil die parodontal geschädigten Nachbarparodontien keine Heilungsunterstützung (Wandigkeit) und eher Infektionsrisiken beitragen.

Andererseits geht von den Zahnimplantaten eine perioprothetische Stabilisierung für die Restzähne aus, sodass diese bei guter Hygiene und konsequenter parodontaler Supportivtherapie wieder fester werden und langfristig erhalten werden können. Man kann hier das Bild des Lattenzaunes wählen, bei dem einzelne schadhafte Latten erneuert werden, aber der Zaun bleibt lebenslang stehen. Die Indikation zur Implantatversorgung bei Parodontalschaden hängt von der Prognose des Gebisses und der Mitarbeit des Patienten ab.

Wenn häufig nach parodontal bedingtem Frontzahnverlust im Ober- oder Unterkiefer die Eckzähne noch relativ gut aussehen, ist die Versuchung groß, in die Lücke zwei Implantate für eine Frontzahnbrücke von 2 bis 2 zu setzen. Meistens endet dies mit überlangen Zahnkronen. In dieser Situation ist die Vertikalaugmentation durch Distraktionsosteogenese (Abb. 12-7) oder Interpositionsosteoplastik indiziert (Abb. 12-8), um das Knochenniveau passend zum übrigen Gebiss anzuheben.

12.10 Versorgung von Knochendefekten im anterioren Oberkiefer

Die Versorgung des ästhetischen Gebiets im Oberkiefer weicht nicht von Schema in Kapitel 11 ab. Sie sollte aber erweitert werden um die Aspekte Lückenlänge, knöcherne Begrenzung (gesunde Nachbarparodontien) und Lage im Envelope (Abb. 12-9).

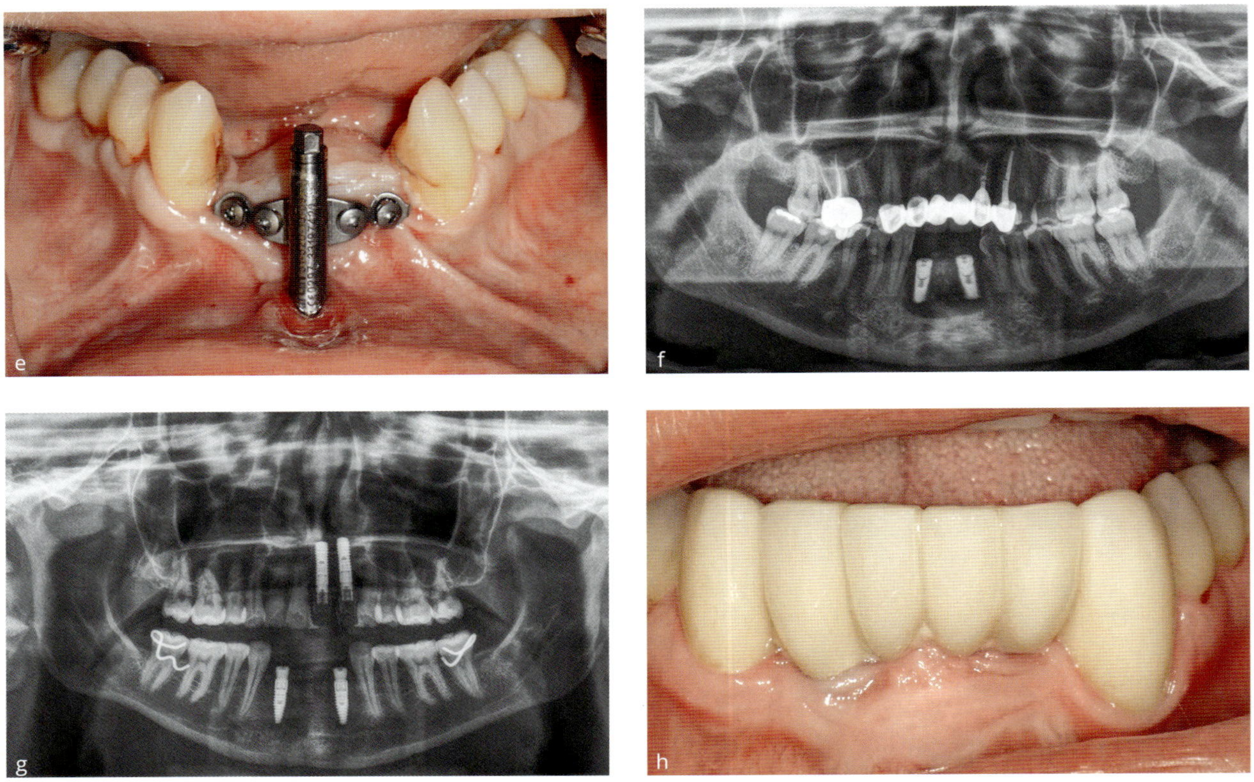

Abb. 12-7 Vertikalaugmentation im parodontal geschädigten Gebiss. e. Distraktor nach Aktivierung mit exponierter oberer Befestigungsplatte, Weichgewebedehiszenz ohne negative Folgen. **f.** Nach der Konsolidierungsphase nach insgesamt 3 Monaten Implantatinsertion in das Distraktionssegment. **g.** Panoramaschichtaufnahme nach Implantatfreilegung 3 Monate später. Konsolidierter Knochen. **h.** Prothetische Versorgung (Dr. Merk, Bad Nauheim).

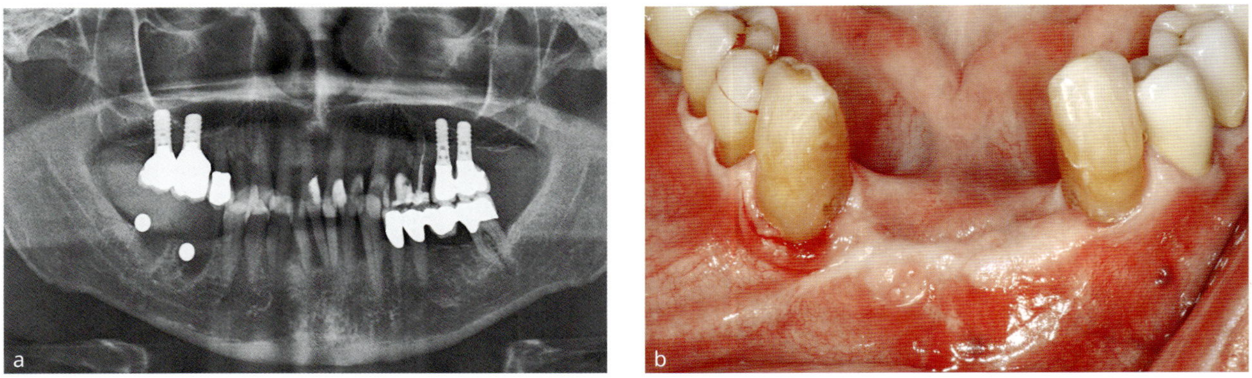

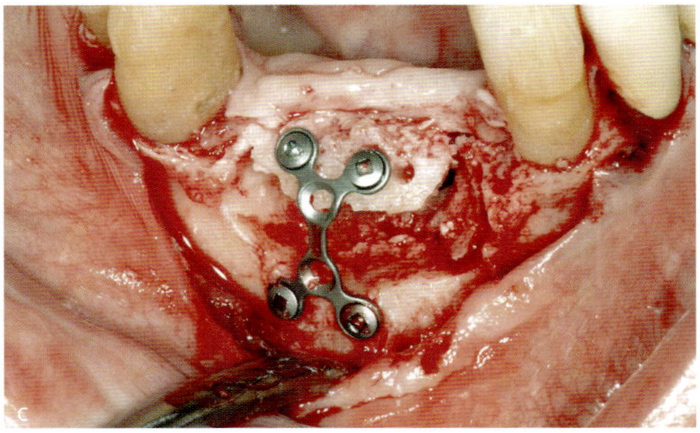

Abb. 12-8 Vertikalaugmentation im parodontal geschädigten Gebiss. a. Panoramaschichtaufnahme mit parodontal geschädigter Unterkieferfrontbezahnung. **b.** Vertikaldefekt nach Extraktion 32-42. **c.** Sandwich-Interpositionsosteoplastik zur vertikalen Erhöhung.

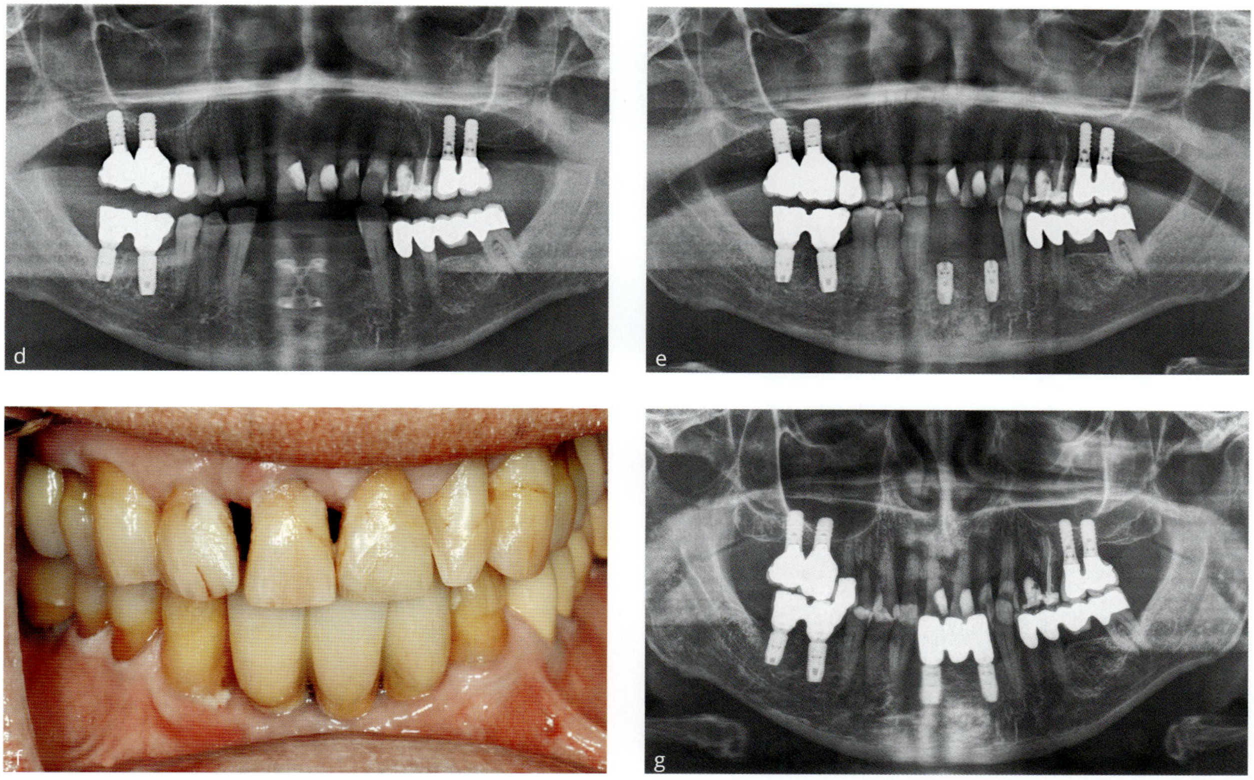

Abb. 12-8 Vertikalaugmentation im parodontal geschädigten Gebiss. d. Panoramaschichtaufnahme nach Sandwich-Osteoplastik. **e.** Implantatinsertion 4 Monate später. **f.** Prothetische Versorgung. **g.** Panoramaschichtaufnahme nach prothetischer Versorgung.

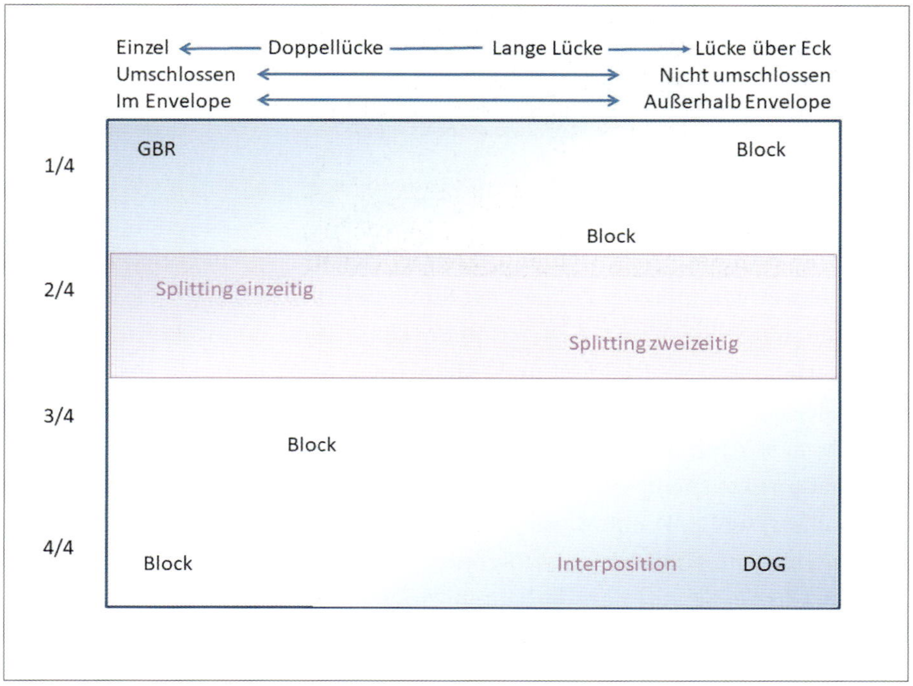

Abb. 12-9 Erweitertes Schema zur Entscheidungsfindung aus Kapitel 11. Für den ästhetischen Bereich erweitert um die Faktoren Lückengröße, Defektwandigkeit und Envelope.

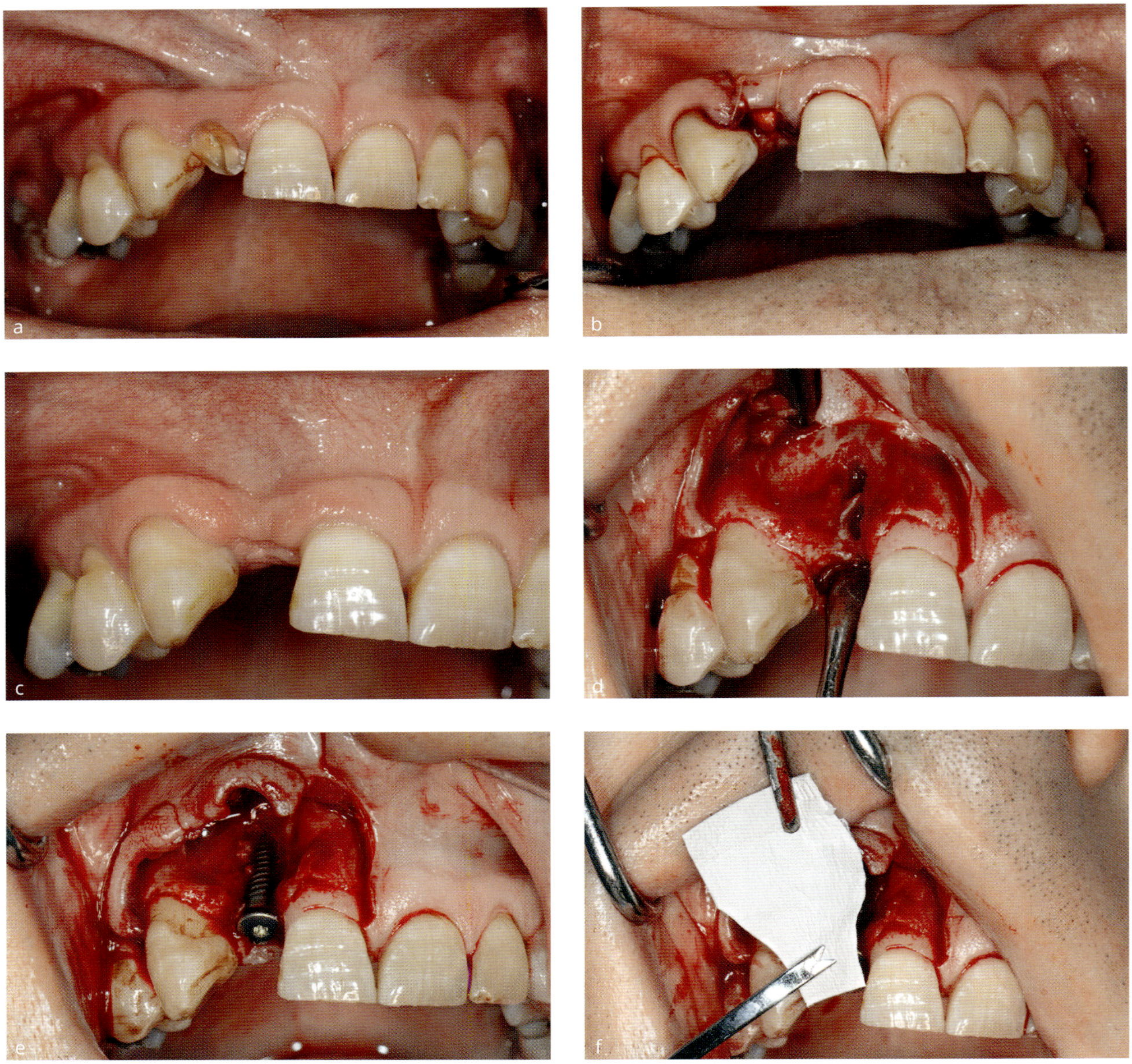

Je früher das Resorptionsstadium, je kürzer die Lücke, je besser von intakten Zähnen mit intakten Parodontien umschlossen und je weiter im Envelope der Defekt liegt, desto eher kommt die GBR in Frage. So reicht bei 2/4-Defekten in Einzelzahnlücken abweichend vom Schema eine GBR (Abb. 12-10). In Einzellücken kann abweichend vom Schema auch bei tiefen Vertikaldefekten (4/4) mit Meshes (Abb. 12-11) oder Knochenblöcken (Abb. 12-12) erfolgreich gearbeitet werden. Das liegt daran, dass die 3,7-mm-Angiogenesestrecke auch von den Wänden des Defekts bei gesunden Nachbarparodontien in der Horizontalen zählt.

Je höher das Resorptionsstadium (4/4), je länger die Lücke, je weniger umschlossen von intakten Parodontien und je weniger im Envelope die Defekte liegen, desto eher ist die Distraktionsosteogenese (DOG) indiziert. Die einfache Interpositionsosteoplastik ohne Distraktion hat im anterioren Oberkiefer wegen der harten Gaumenweichgewebe eine Beschränkung auf max. 3–4 mm und ist deshalb nicht indiziert, denn diese Höhe kann durch einfachere Verfahren gewonnen werden, z. B. GBR mit Meshtechnik. GBR und DOG stellen damit Extreme im Indikationsspektrum dar. Der Raum dazwischen kann durch

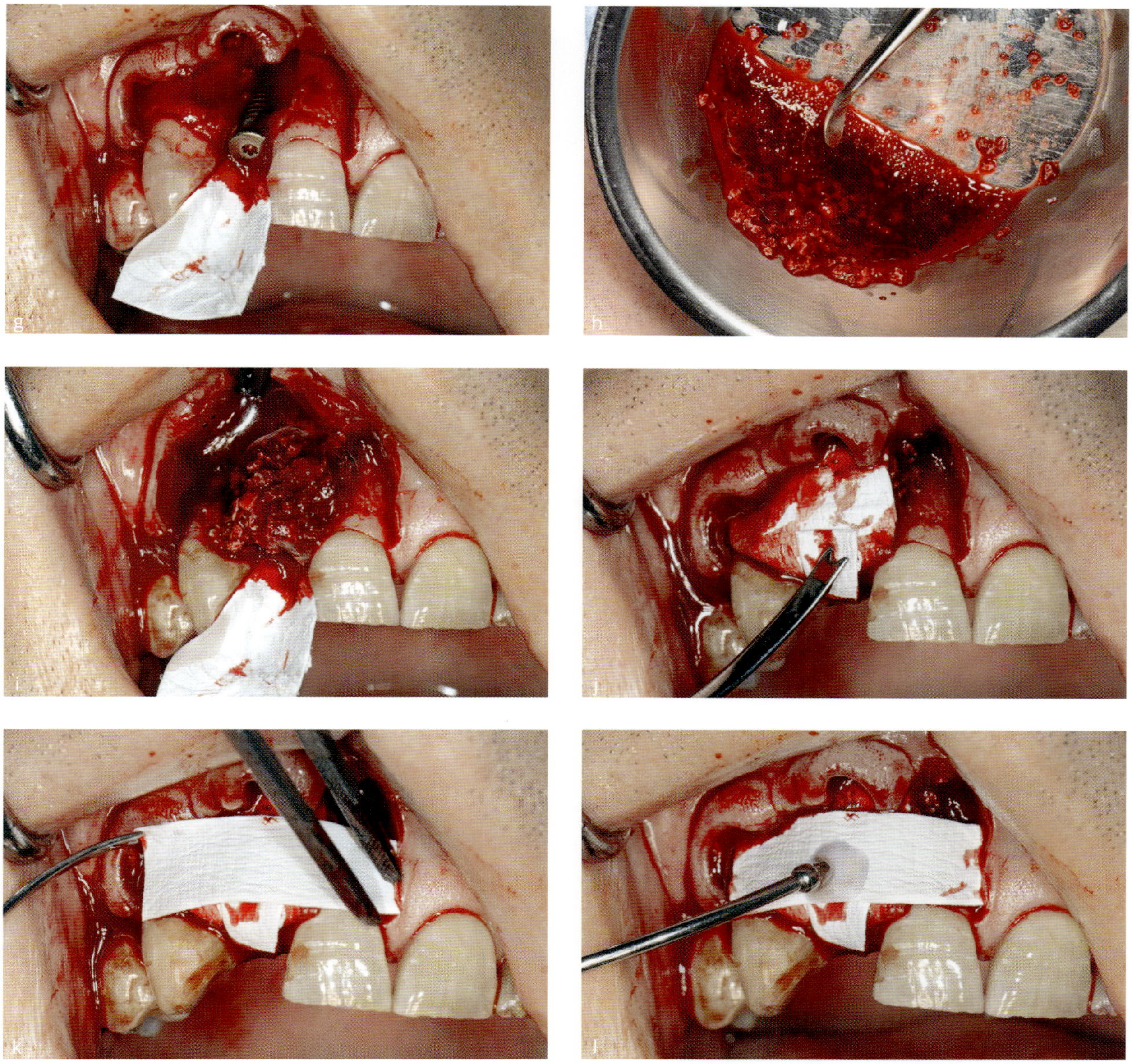

Abb. 12-10 Abweichung vom Schema bei oberem 2er. a. Frontzahntrauma 12. **b.** Operative Entfernung des Wurzelrestes einige Tage nach Trauma. Ridge Preservation durch Kollagenvlies in der Alveole. **c.** Defektsituation 6 Monate später. **d.** Sich andeutender 2/4-Defekt bei Implantatbohrung, Defekt innerhalb des Envelopes. **e.** 2/4-Defekt. **f.** Zungenförmig zugeschnittene Bio-Gide®-Membran (Geistlich, Baden-Baden). **g.** Zunge der Membran unter den palatinalen Lappen gesteckt. **h.** Gemischtes Knochentransplantat aus Knochenersatzmaterial Bio-Oss® (Geistlich, Baden-Baden), Bohrspänen und Venenblut nach Gerinnung. **i.** Laterale Augmentation, Verarbeitung des Knochenersatzmaterials in einem formbaren Stück dank der Gerinnung des Eigenblutes. **j.** Überdeckung mithilfe des Tamponadestopfers nach Luniatschek. **k.** Membran in Doppellage. **l.** Befeuchten der Membran, damit diese sich anschmiegt und klebt wie Löschpapier.

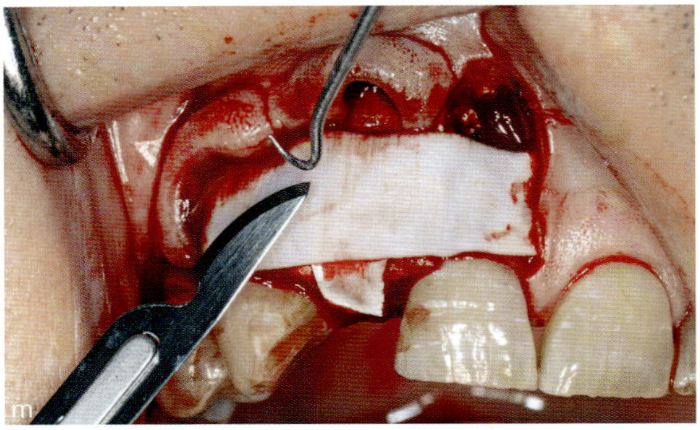
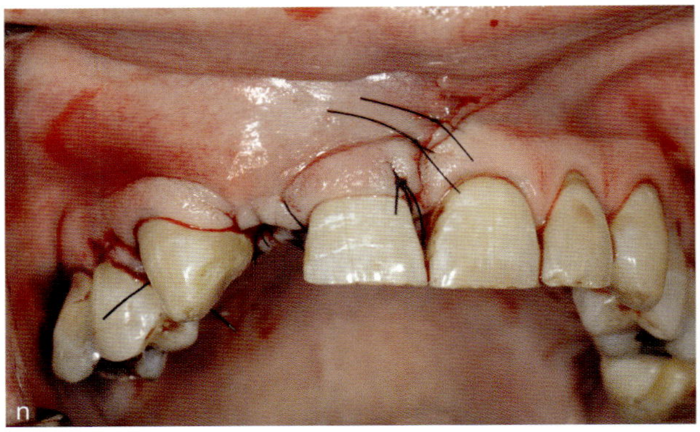
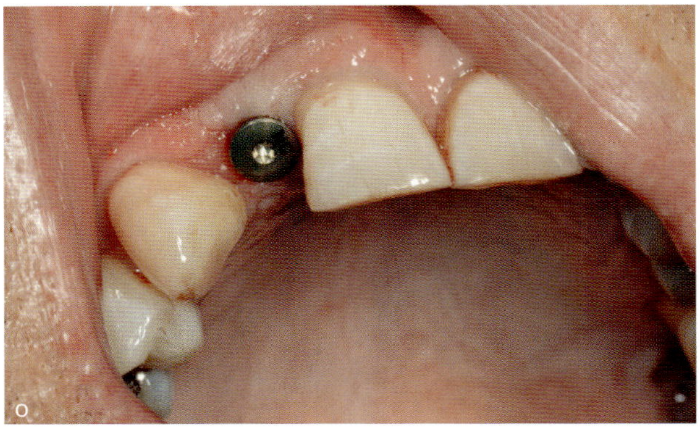
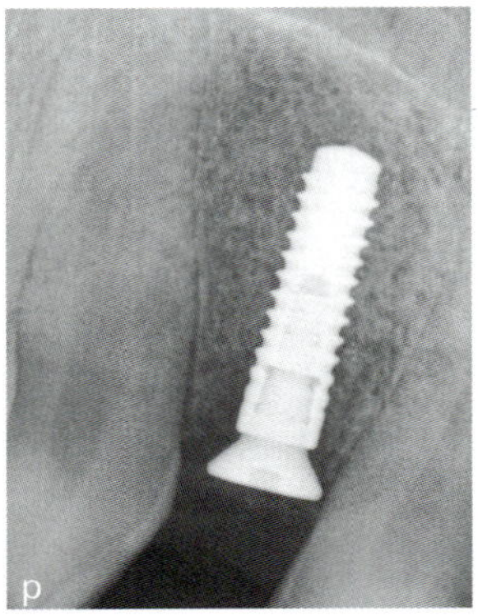
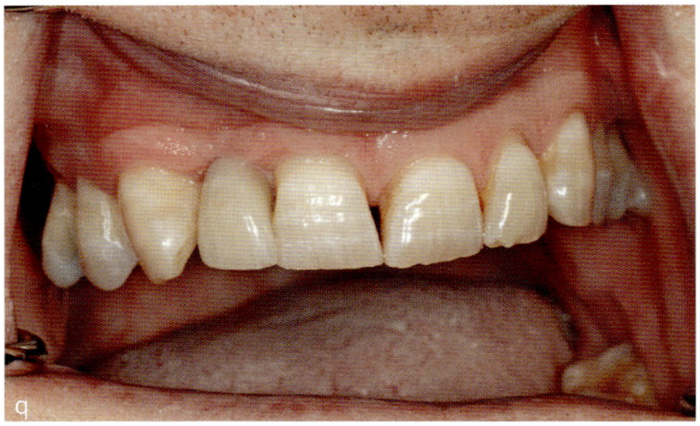

Abb. 12-10 Abweichung vom Schema bei oberem 2er. m. Lappenmobilisation durch Periostschlitzung mithilfe von Einzinker und frischem 15c-Skalpell. **n.** Wundverschluss dank der Schnitte in befestigter Gingiva mit relativ wenigen Stichen möglich (Supramid 5-0, Resorba, Nürnberg). **o.** Implantatfreilegung. **p.** Zahnfilm nach Freilegung. **q.** Zwischenergebnis nach prothetischer Versorgung.

Abb. 12-11 *(rechte Seite)* **Abweichung vom Schema, Vertikaldefekt GBR-Meshtechnik. a.** Panoramaschichtaufnahme mit Vertikaldefekt 26. Die Zähne 27 und 28 waren bereits zur Extraktion wegen Knochenmangels vorgesehen. **b.** Konstruktion des individuellen Yxoss®-Meshes (ReOss, Filderstadt). **c.** Defekt nach Freipräparation. **d.** Sinusliftfenster, freigelegte Schneider-Membran. **e.** Nach Hochpräparation akzidentelle Membranperforation an der Stelle des kleinen, in der Panoramaschichtaufnahme sichtbaren Septums in regio 26. **f.** Angefeuchtetes Kollagenvlies (Kollagen Resorb®, Resorba, Nürnberg). **g.** Einlage des Kollagenvlieses in den Sinus zur Abdeckung der Membranperforation mit dem Tamponadestopfer nach Luniatschek. **h.** Kollagenvlies in situ.

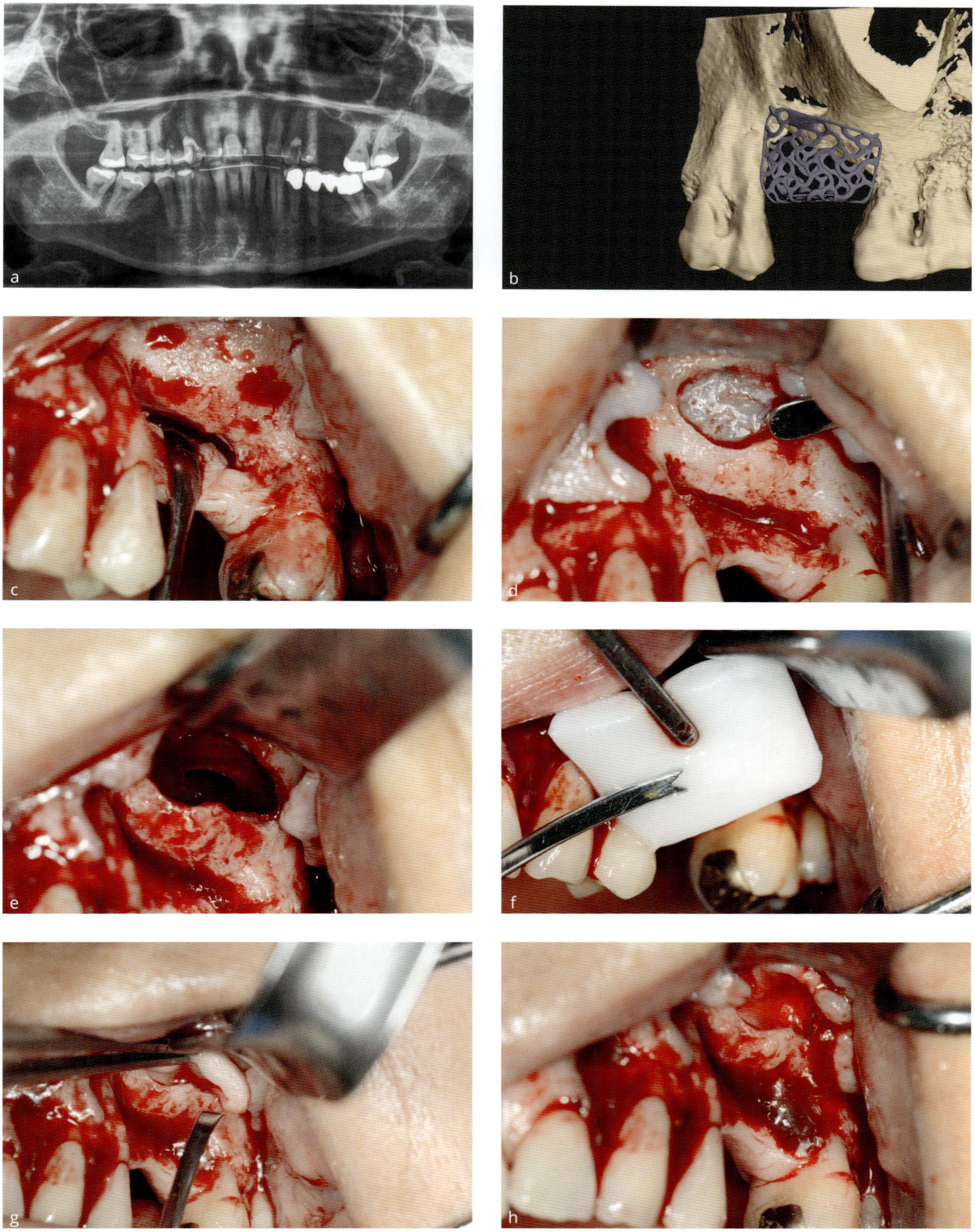
a
b
c
d
e
f
g
h

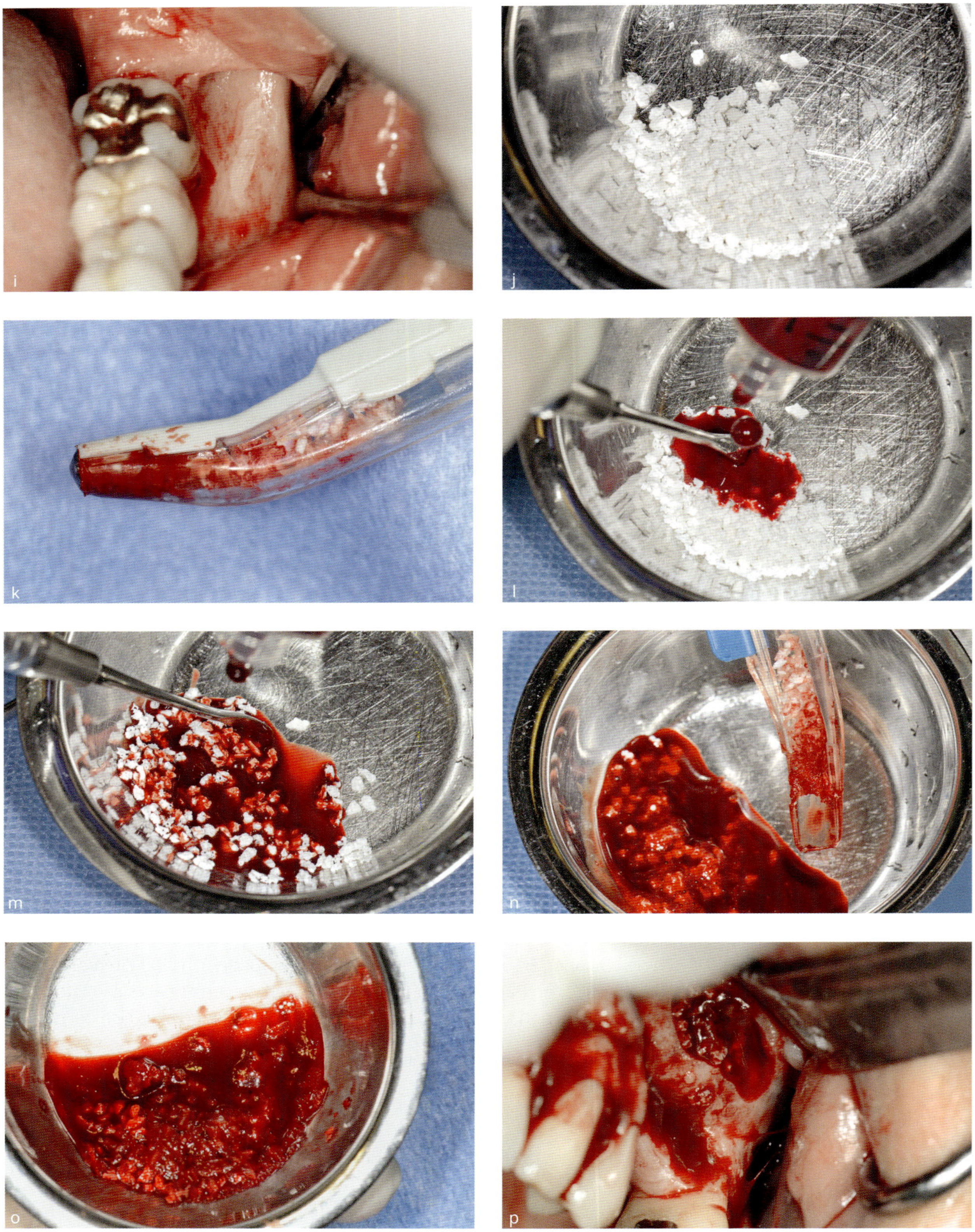
i
j
k
l
m
n
o
p

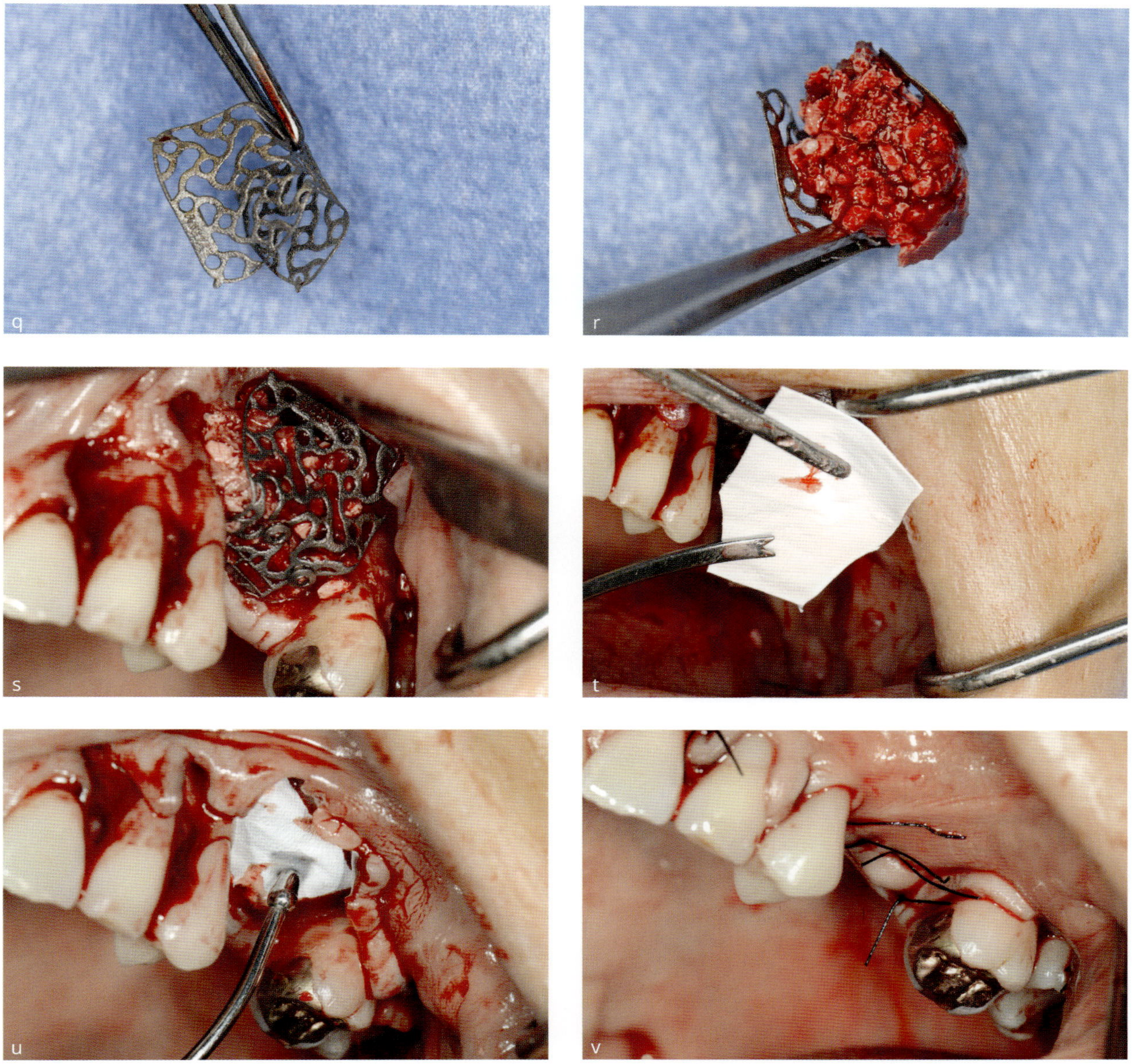

Abb. 12-11 Abweichung vom Schema, Vertikaldefekt GBR-Meshtechnik. i. Freigelegte Linea obliqua links mit Spuren der Knochengewinnung durch den Scraper. **j.** Safescraper® (Geistlich, Baden-Baden) mit gefülltem Behälter. **k.** Knochenersatzmaterial Bio-Oss® (Geistlich, Baden-Baden). **l.** Einfüllen von frischem Venenblut als sicher sterile Flüssigkeit. **m.** Benetzen aller Hohlräume des porösen Materials mit steriler Flüssigkeit, damit dieses sich bei der Applikation im Mund nicht mit kontaminiertem Speichel vollsaugt. **n.** Scraperknochen wird im Verhältnis von 25 zu 75 % zugesetzt, das Blut ist noch nicht geronnen. **o.** Durch die Gewebethrombokinase des Knochens gerinnt das Gemisch. **p.** Einfüllen eines Teils des Transplantats in den Sinusboden. Durch die Gerinnung besteht kaum Gefahr der Dislokation von Einzelpartikeln in den Sinus durch die Membranperforation. **q.** Das Mesh nach Sterilisation. **r.** Das Mesh ist mit dem Knochentransplantatgemisch gefüllt. Das geronnene Blut hält alle Partikel am Ort zusammen. **s.** Eingesetztes Mesh, gute Passgenauigkeit durch Individualisierung und Printtechnik. **t.** Die Bio-Gide®-Membran (Geistlich, Baden-Baden) wird zungenförmig zugeschnitten. **u.** Anfeuchten der Membran in situ mit Kochsalzlösung. **v.** Wundverschluss mit 4-0-Einzelknopf- und Interdentalnähten.

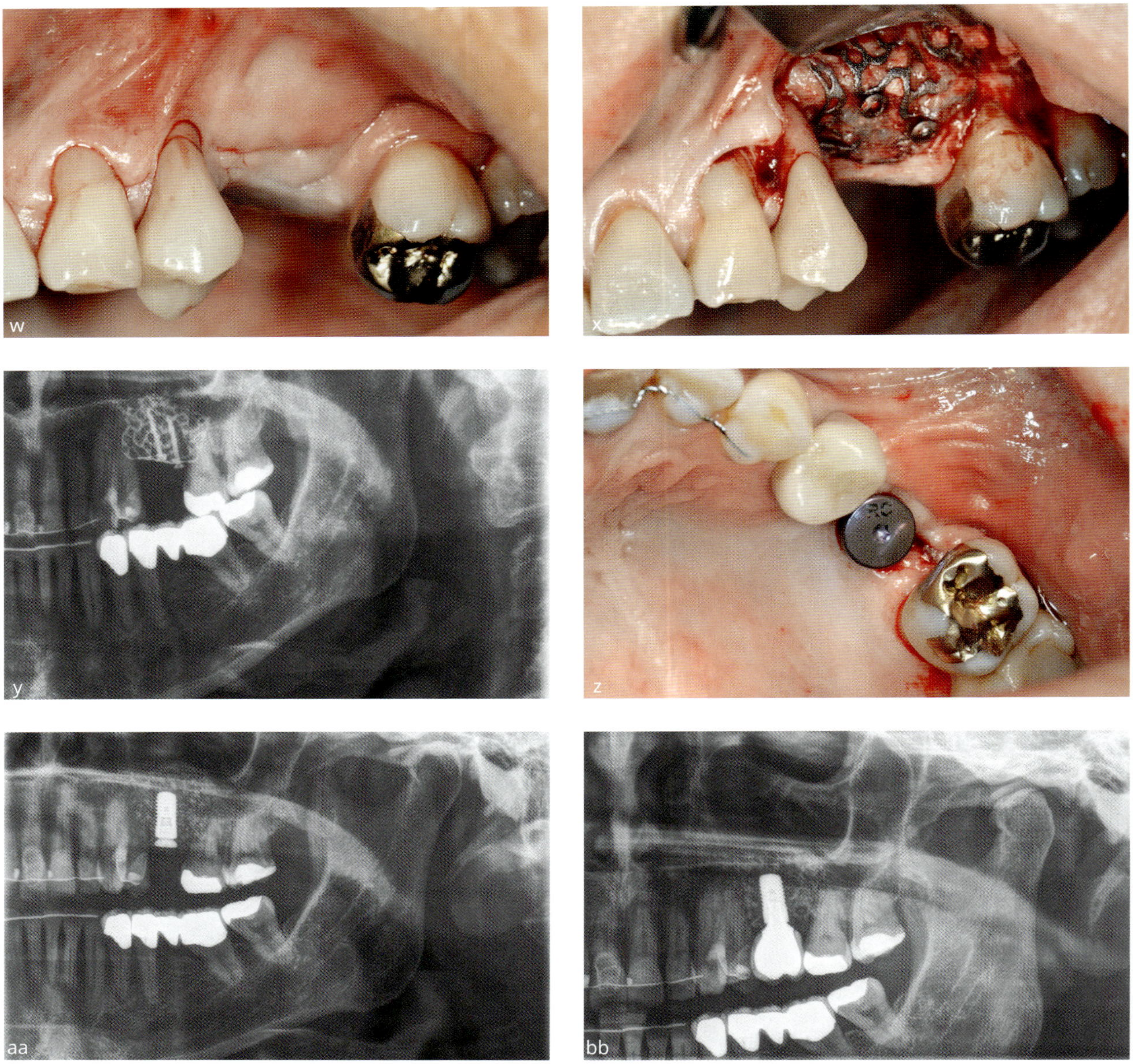

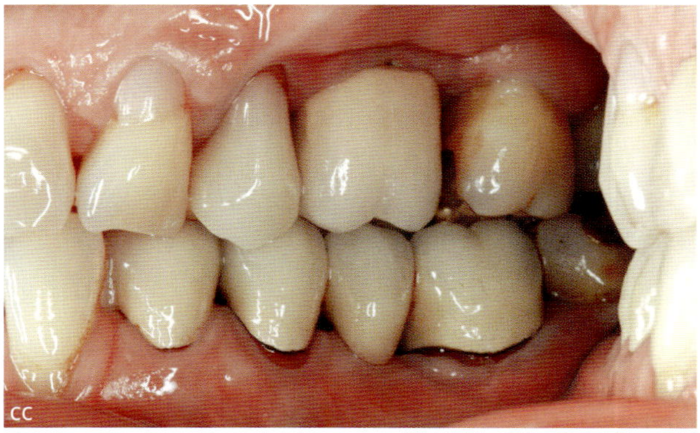

Abb. 12-11 Abweichung vom Schema, Vertikaldefekt GBR-Meshtechnik. w. Eingeheiltes Mesh ohne vorzeitige Exposition. **x.** Freilegung des Meshes zur Entfernung nach 4 Monaten. **y.** Ausschnitt einer Panoramaschichtaufnahme mit Mesh in situ. **z.** Implantatinsertion in den regenerierten Knochen. **aa.** Ausschnitt einer Panoramaschichtaufnahme mit Implantat als vorläufiges Ergebnis, prothetische Versorgung ist beim Hauszahnarzt erfolgt. **bb.** Panoramaschichtaufnahme (Ausschnitt) nach prothetischer Versorgung. **cc.** Prothetische Versorgung (ZA K. Schlichter, Offenbach a. d. Queich).

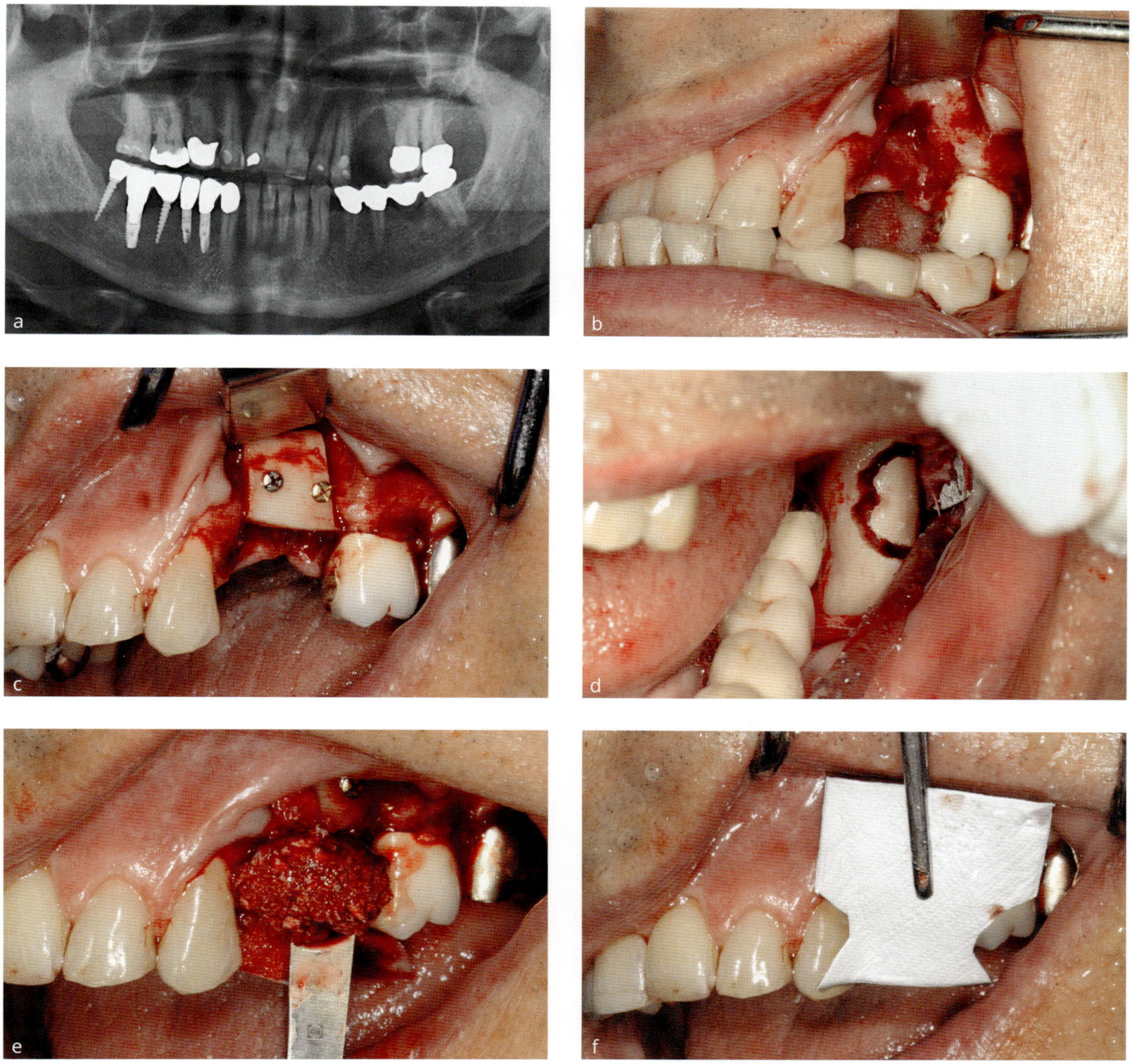

Abb. 12-12 Abweichung vom Schema, Vertikaldefekt Knochenblock. a. Panoramaschichtaufnahme mit Vertikaldefekt 24, 25. **b.** Freigelegter Defekt. **c.** Dicker defektangepasster Knochenblock von der Linea obliqua. **d.** Osteosynthese. **e.** Bedeckung mit gemischtem partikulärem Transplantat (Knochenersatzmaterial, Venenblut und 25 % Filterknochen) als Resorptionsschutz und Konturaugmentation. **f.** Membran zungenförmig mit Retention hinter Nachbarzähnen zugeschnitten.

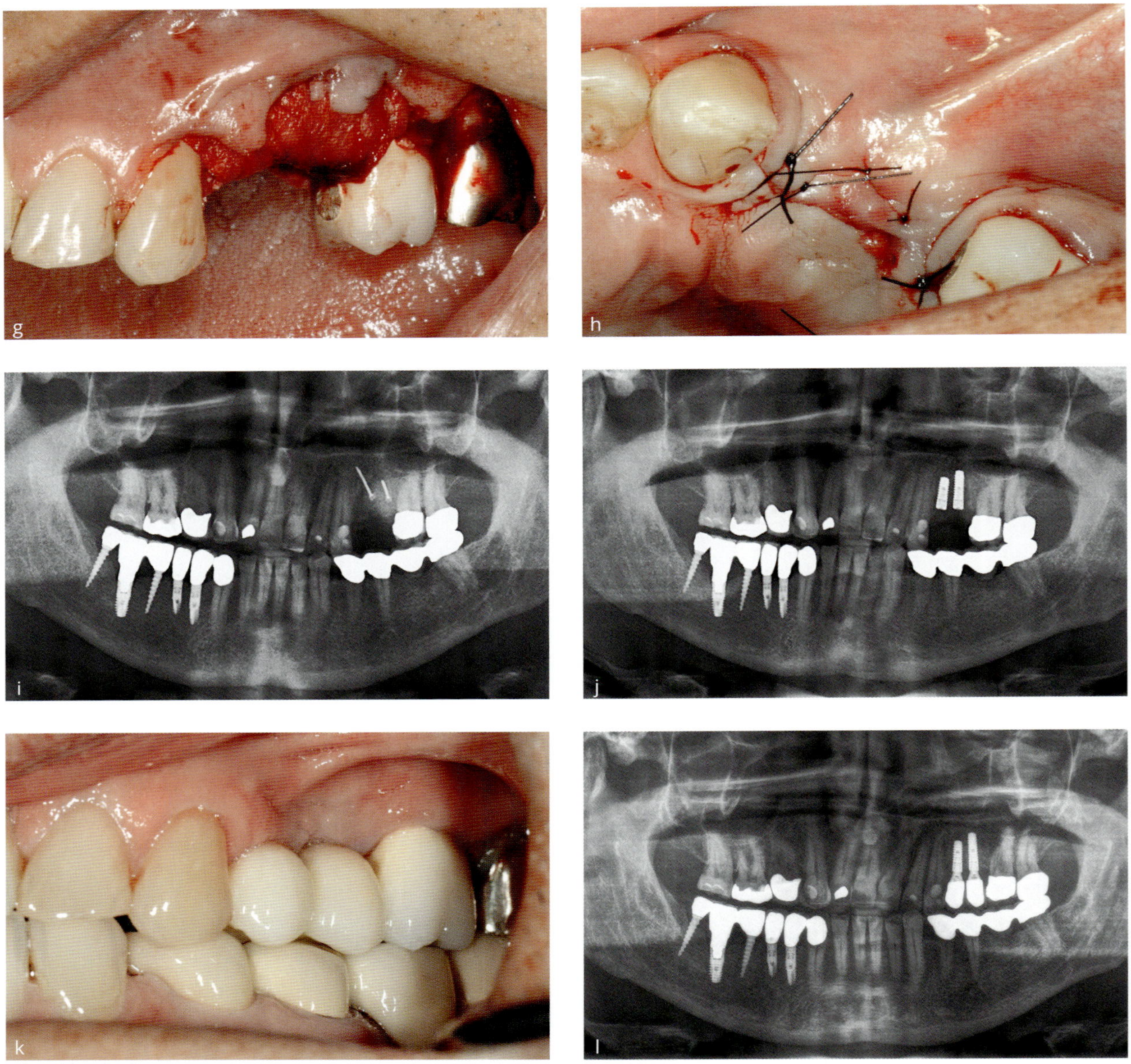

Abb. 12-12 Abweichung vom Schema, Vertikaldefekt Knochenblock. **g.** Die Membran hält durch den kapillären Effekt (Oberflächenspannung des Wassers) selbsttätig. **h.** Wundverschluss dicht, trotz weniger Nähte, denn es wurde in der Mitte der befestigten Gingiva geschnitten. Dadurch bleibt viel Platz für die Lappenranddurchblutung. **i.** Panoramaschichtaufnahme mit Block in situ. **j.** Nach 4 Monaten wurden Zahnimplantate inseriert. **k.** Prothetische Versorgung. **l.** Panoramaschichtaufnahme: Kontrolle 4 Jahre später mit stabilem Knochenniveau regio 24, 25.

autologe Knochenblocktransplantate versorgt werden, die damit recht universell einsetzbar sind.

Das Splitting ist eine Sonderindikationsgruppe für das 2/4-Stadium, die an spezielle Voraussetzungen gebunden ist (splittbare Lamellen, Achsabweichung und Gefahr der Höhenresorption der bukkalen Lamelle) (Abb. 12-13). Wegen der Höhenresorption der bukkalen Lamelle beim Splitting ist es angebracht, in langen Lücken das Splitting in der oberen Front eher zweizeitig durchzuführen und zunächst für 4 Monate das Remodeling abzuwarten (Abb. 12-14).

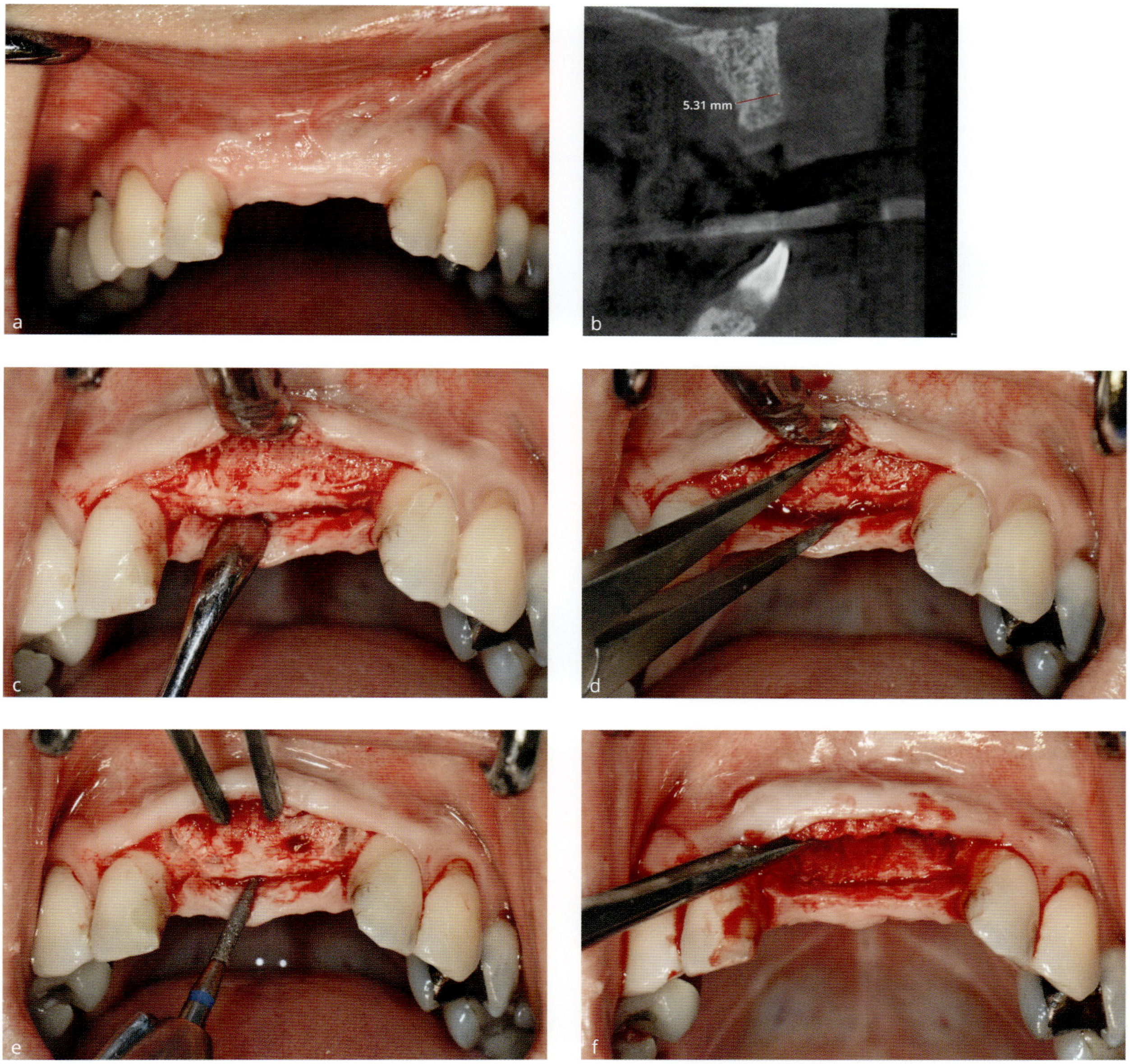

Abb. 12-13 Bone Splitting bei 2/4-Defekt. a. Ausgangslage mit schmalem, aber ausreichend hohem Kieferkamm. **b.** Das DVT zeigt eine spongiöse Struktur des anterioren Oberkiefers mit 5 mm Restbreite und wenig Kortikalisierung. Der anteriore Oberkiefer steht nicht sehr schräg, eher vertikal, eine gute Voraussetzung für das Splitting. **c.** Freilegung des Defekts über Kieferkammmittenschnitt, sodass man den Kamm überblickt, aber den vestibulären Knochen nicht denudiert. **d.** Ausmessung der Kammbreite mit dem Zirkel, 5 mm. **e.** Schlitzen des Kieferkamms mittig mit der Diamantflamme. Ausgehend von dem Schlitz wurden seitlich nach vestibulär bereits subperiostale gedeckte vertikale Entlastungschnitte angelegt, damit das vestibuläre Segment sich kontrolliert bewegen kann. **f.** Eingehen mit dem Blattmeißel bis etwa auf Nasenbodenhöhe und Ausschwenken des bukkalen Segments.

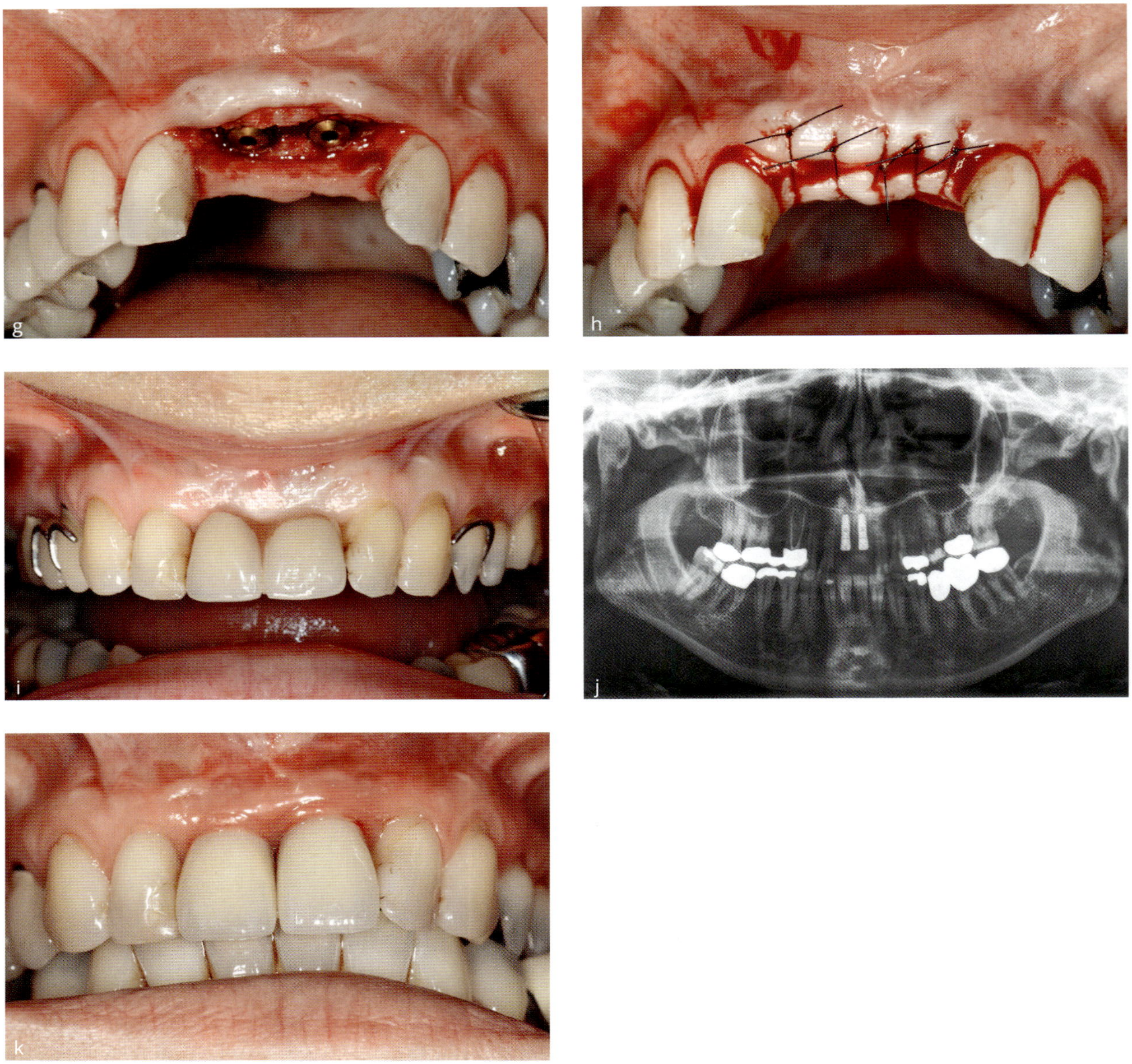

Abb. 12-13 Bone Splitting bei 2/4-Defekt. g. Die Zahnimplantate werden in den Splittingspalt eingeklemmt und zeigen wegen des Federns der vestibulären Knochenwand kaum Primärstabilität. Wegen der zu erwartenden Resorption werden sie eher etwas tiefer gesetzt als normal. **h.** Der Wundverschluss kann nur adaptierend unter Belassung einer Lücke erfolgen, weil der Lappen zur Vermeidung von Narben nicht mobilisiert wurde. **i.** Das abnehmbare Provisorium kann weiter getragen werden, allerdings muss wegen des Zusatzvolumens des Splittings der vestibuläre Schild abgetrennt bzw. stark reduziert werden. **j.** Panoramaschichtaufnahme mit Implantaten in situ. **k.** Prothetische Versorgung.

Abb. 12-14 *(rechte Seite)* **Kombination Blöcke und Splitting. a.** Nahezu zahnloser Oberkiefer. **b.** Das seitliche Fernröntgenbild zeigt als Schwierigkeit die starke Schrägstellung der oberen und unteren Alveolarfortsätze. **c.** Zweizeitige Knochenaugmentation durch Bone Splitting regio 12-22 und Knochenblöcke in Dreier- und Viererregion beidseits. **d.** Abgeheilte Augmentation und provisorische Implantate (IPI®, Nobel Biocare, Köln) in situ. **e.** Panoramaschichtaufnahme nach Augmentation mit IPI-Implantaten. **f.** Seitliches Fernröntgenbild mit Augmentationsgewinn. **g.** Nach 4 Monaten erfolgt die Implantatinsertion. **h.** Panoramaschichtaufnahme nach Implantatinsertion.

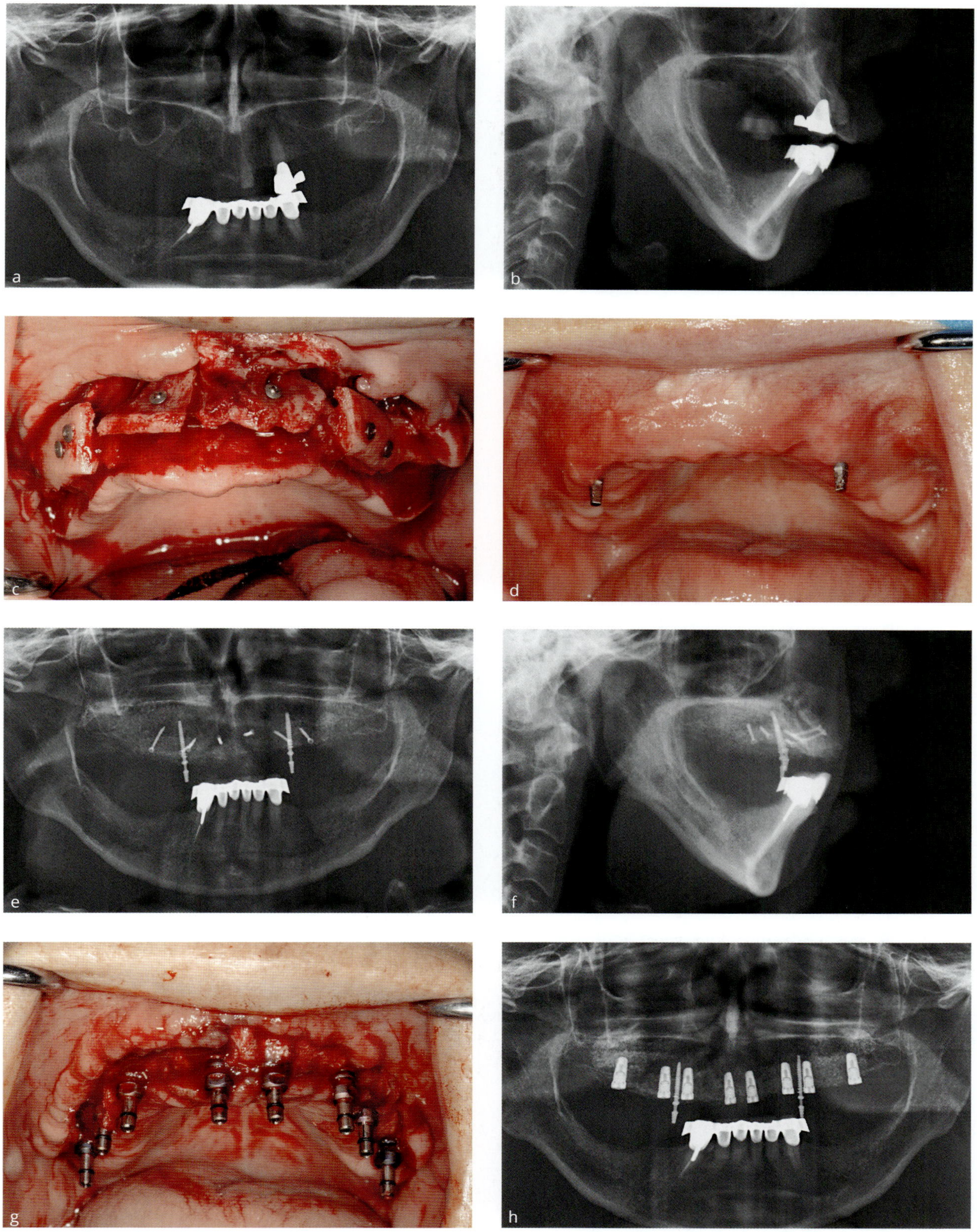
a
b
c
d
e
f
g
h

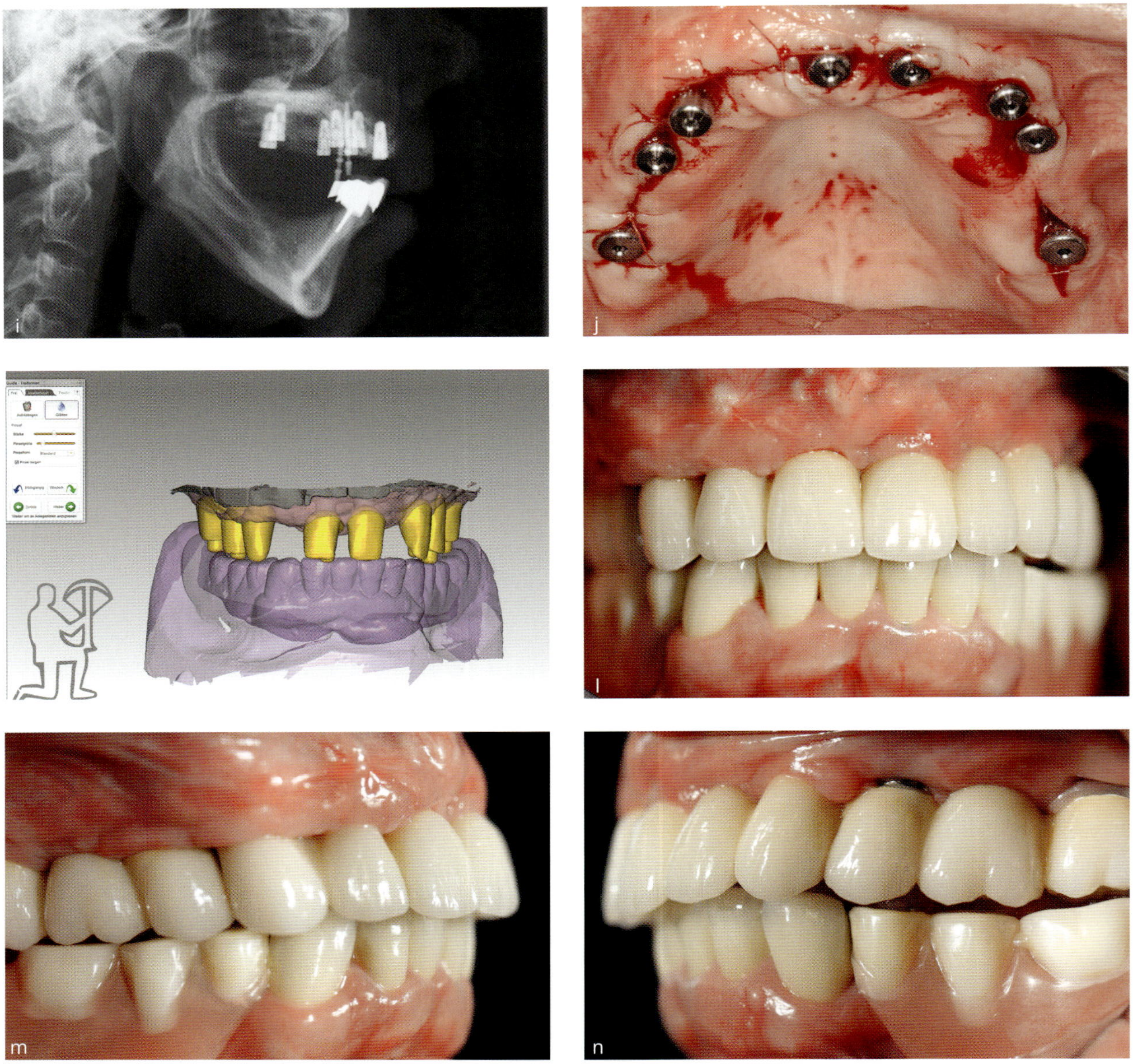

Abb. 12-14 Kombination Blöcke und Splitting. i. Seitliches Fernröntgenbild mit gerade stehenden Implantaten, vgl. Abb. 12-14b. Die Blockaugmentation ermöglichte eine Achsenkorrektur. **j.** Implantatfreilegung. Weil immer in Kieferkammmitte geschnitten wurde, ergibt sich automatisch ein Ring fester befestigter Gingiva um die Implantate ohne zusätzliche Gingivatransplantation oder sonstiges aufwendiges Weichgewebemanagement. **k.** Digitale Planung des Zahnersatzes. **l bis n.** Prothetische Versorgung (Dr. Volmar, Espenau).

Anmerkungen zur Differenzialindikation GBR versus autologe Blocktransplantation im ästhetischen Gebiet

Wegen der Sinterneigung partikulärer Knochentransplantate, die im Schnitt nur 80 % Defektdeckung erreichen, sollte mindestens 2 mm in alle Richtungen überkorrigiert werden. Dazu soll 4 mm dick aufgebaut werden. Auch vertikal soll man 2 mm überkonturieren, indem man z. B. gegen einen niedrigen Gingivaformer anstelle der flachen Implantatverschlussschraube arbeitet. In der Zwiebelschalentechnik wird ein Augmentat schichtweise aufgebaut. Vitales autologes Spanmaterial (Scraper) wird zuerst auf das Implantat gebracht. Darauf kann Knochenersatzmaterialgemisch zur Defektfüllung und außen zur Überkonturierung reines Knochenersatzmaterial gelegt werden. Ein Material mit niedriger Substitutionsrate (z. B. Bio-Oss®, Geistlich, Baden-Baden) sichert das gewonnene Volumen über Jahre[18]. Außen wird eine Kollagenmembran als Resorptionsschutz aufgelegt. Man kann die Augmentation auch durch verdickte Varianten der Kollagenmembranen (Bio-Gide Compressed®, Geistlich, Baden-Baden) oder Kollagenmembranen mit verlängerten Standzeiten bis hin zur Kombination von Teflonmembranen für die Standzeit mit aufgelegter Kollagenmembran für die Gewebeverträglichkeit modifizieren. Ganz außen folgt das unverletzte Periost des immer vollschichtigen Lappens. Hierbei ist sehr sorgfältig zu Nähen, denn falls es zu einem Teilverlust eines Augmentats auf der Vestibularfläche des Implantats käme, würde das zu einer Dehiszenz der Weichgewebe mit einem ästhetischen Misserfolg führen.

Das einzeitige autologe Knochenblockaugmentat war der GBR im direkten Vergleich einer randomisierten Studie in der Augmentationswirkung überlegen[19]. Um die Vorhersagbarkeit einer Augmentation zu erhöhen, haben im ästhetischen Bereich autologe Materialien einen hohen Stellenwert. Mit einem Knochenblock kann man auch über längere Strecken sehr präzise die Gingivahöhe einstellen (siehe Abb. 12-14). Wenn die Nachbarparodontien bereits geschädigt sind, spricht das eher für einen Block und gegen eine GBR. Konturlücken zwischen Block, Implantat und Restknochen werden mit partikulärem autologem Material überbrückt (Scraperknochen) und es entfällt beim Block das relativ unbestimmte Überkonturieren der GBR. Revisionssituationen mit Vernarbungen sprechen für den Block (Abb. 12-15). Ebenso sind exponiert stehende Zähne an der Grenze oder außerhalb des Envelope mit einem Block zu behandeln (Abb. 12-16). Allerdings ist die Blocktransplantation gegenüber der GBR aufwendiger und kann schwerere Komplikationen nach sich ziehen.

Anmerkungen zu Vertikaldefekten in größeren Lücken

Vertikaldefekte in der oberen und unteren Front treten nach Unfällen und nach marginaler Parodontitis auf. Der wichtigste Aspekt der Vertikalaugmentation im ästhetischen Bereich im Gegensatz zu Seitenzähnen ist die Vermeidung langer Zahnkronen (umgangssprachlich „Pferdezähne“). Diese machen die Patienten älter und erwecken beim Betrachter den Eindruck einer chronischen Parodontitis. Zur Behandlung vertikaler Defizite im ästhetischen Bereich haben sich bei geringer Lückenbreite angelagerte Knochenblöcke in Schalentechnik bewährt (siehe Kapitel 11, 3/4-Defekte).

Bei großen Vertikaldefekten sollte nicht zu spät die Indikation zur stationären Behandlung mit Auflagerung von Beckenknochen gestellt werden. Diese Methode hat aber den Nachteil von teilweise schwer einschätzbaren Resorptionen. Wenn sich unter dem Nasenboden noch ein Transportsegment bilden lässt, ist die Distraktionsosteogenese (DOG) die Methode der Wahl. Sie erlaubt eine langsame graduelle Streckung des derben palatinalen Gewebes bei vertikaler Segmentverlagerung. Eine vertikale Überkorrektur von etwa 20 % der Verlagerungsstrecke ist zu empfehlen. Sie muss häufig noch durch eine laterale Augmentation zur Kammverbreiterung ergänzt werden (Abb. 12-17). Zur Planung des Augmentationsbedarfs ist ein Backward Planning mit Probeaufstellung der Zähne vor Behandlungsbeginn hilfreich.

12.11 Versorgung von Knochendefekten im anterioren Unterkiefer

Frühe Defektstadien 1/4 bis 3/4 in kleineren Lücken können gut durch GBR behandelt werden. Für Blocktransplantate besteht bei Teilbezahnten im vorderen Unterkiefer aufgrund der kleinen Strecken und, weil die Dreier meistens noch fest stehen, nur selten eine Indikation. Geringe vertikale Defekte können durch längere Zahnkronen kompensiert werden. Bei 2/4-Defekten ist häufig auch ein Splitting möglich. Für große Vertikaldefekte 4/4 der gesamten unteren Front ist eine Interpositionsosteoplastik z. B. nach Tumordefekten oder Unfall die Methode der Wahl zur Erhöhung des Alveolarknochens (Abb. 12-18). Falls Vernarbungen vorliegen, ist die Distraktionsosteogenese besser geeignet (Abb. 12-19).

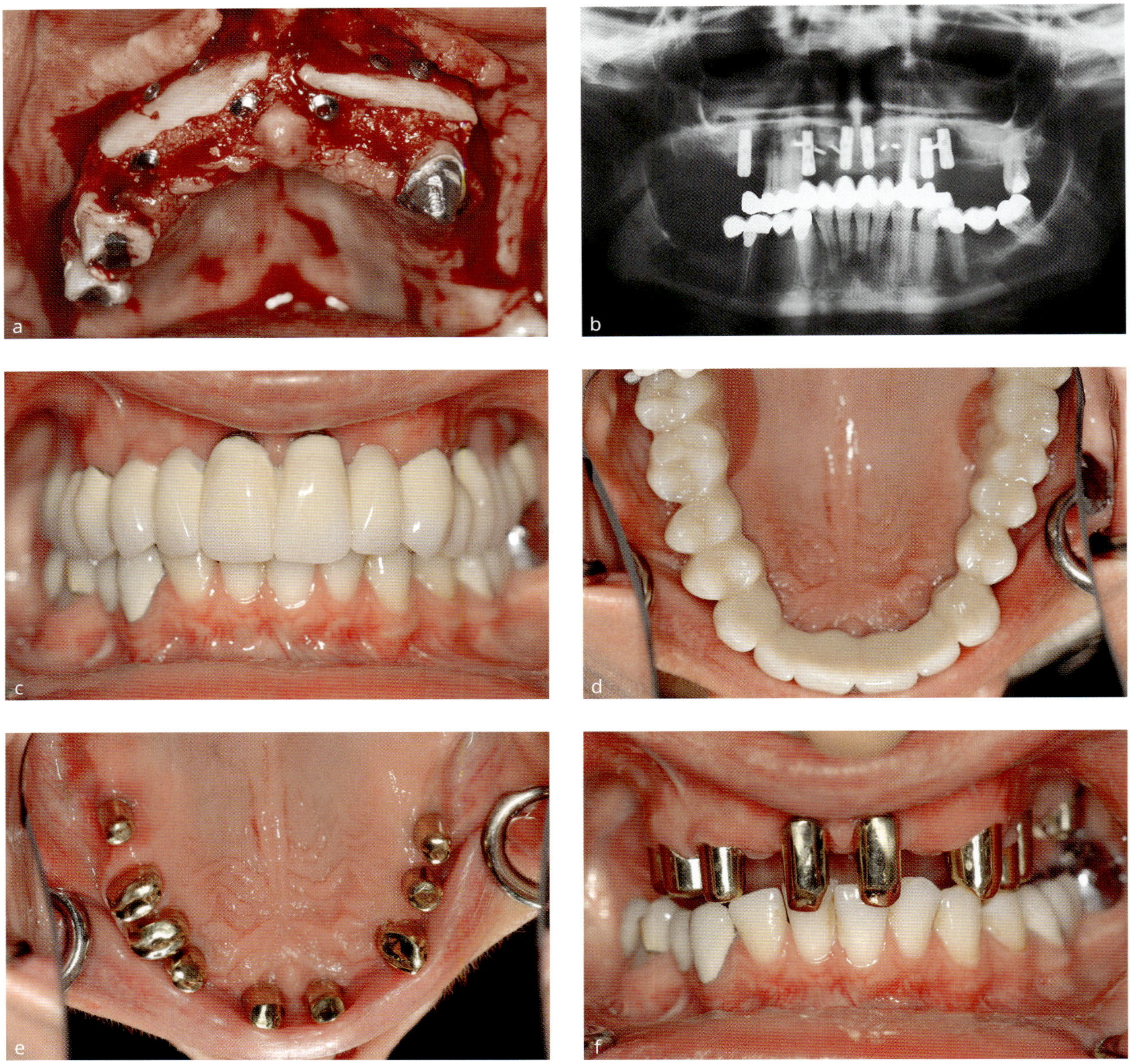

Abb. 12-15 Langstreckiger Defekt in der Oberkieferfront. a. Abweichung vom Schema durch einzeitiges Vorgehen bei 1/2-Defekt. Augmentation durch Blocktransplantat von der Linea obliqua beidseits, rein autologes Vorgehen in Schalentechnik ohne Knochenersatzmaterial. **b.** Panoramaschichtaufnahme mit einzeitiger Augmentation. **c.** Abnehmbare prothetische Versorgung auf Doppelkronen (Galvanoteleskope). **d.** Spiegelaufnahme. **e.** Spiegelaufnahme der Innenkoni. **f.** Frontalansicht der Innenkoni.

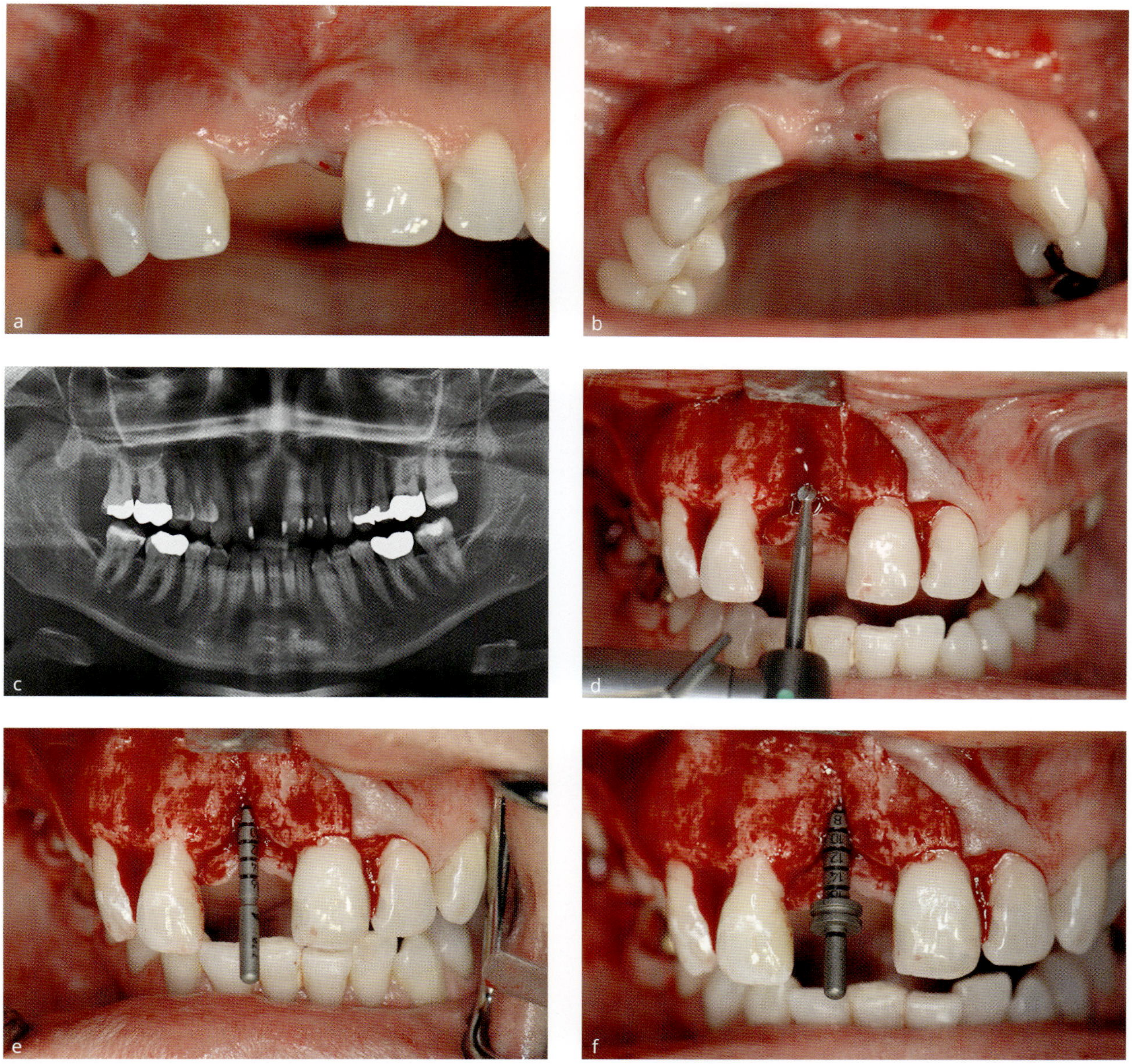

Abb. 12-16 Einzeitiger Knochenblock bei 1/2-Defekt nach Voroperation. a. Starke Vernarbung nach früherem Schnitt im Vestibulum alio loco. Zustand nach Implantatverlust. **b.** Horizontaler Defekt des Knochens. **c.** Panoramaschichtaufnahme Ausgangslage. **d.** Zahnfleischrand und Kieferkammmittenschnitt. Hier Pilotbohrung erschwert durch fehlenden vestibulären Knochen. **e.** Der Probepfosten zeigt den späteren Dehiszenzdefekt bereits an. **f.** Der letzte Probepfosten des Straumann BL-Systems (Straumann, Basel) ist eingesetzt.

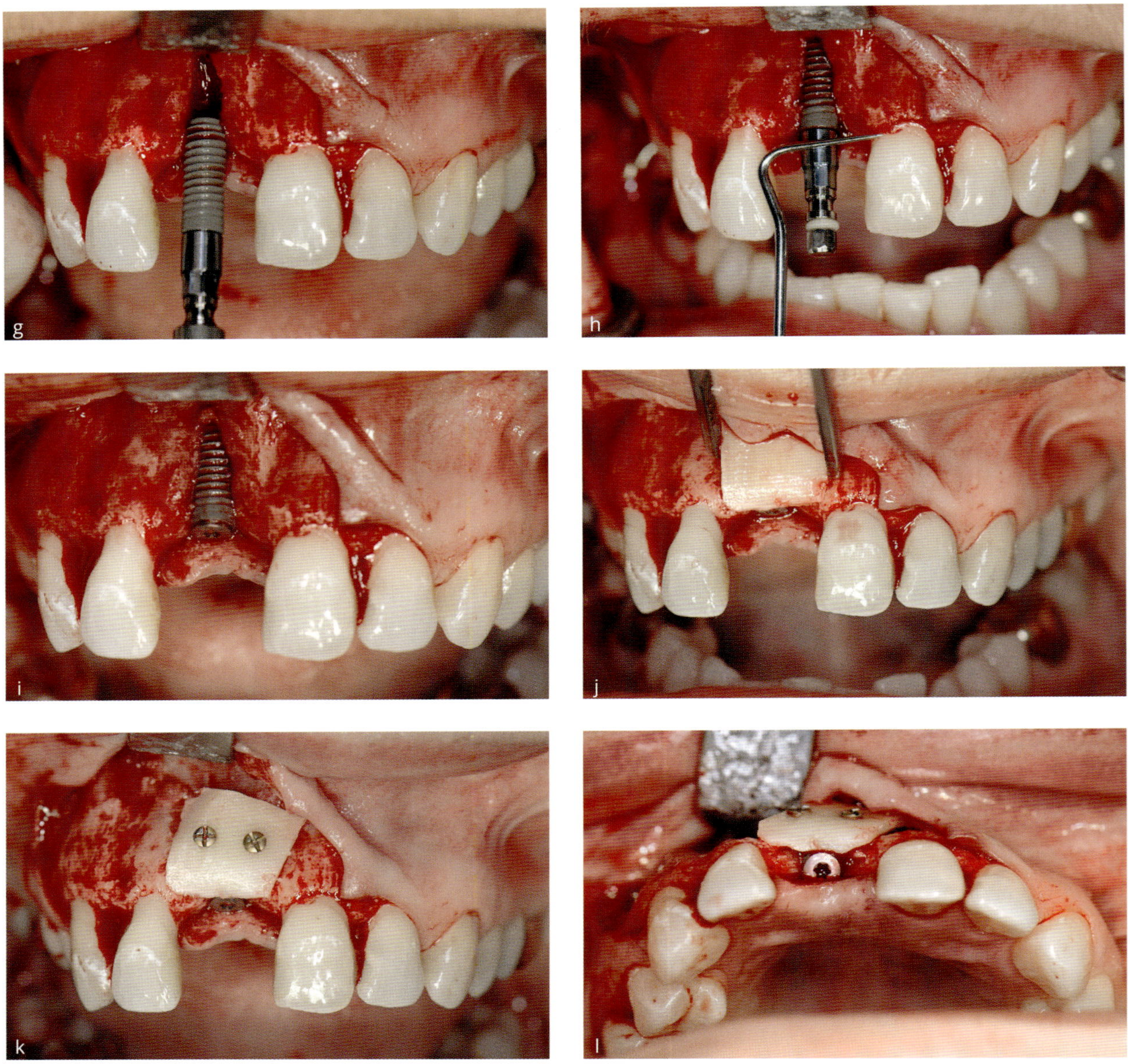

Abb. 12-16 Einzeitiger Knochenblock bei 1/2-Defekt nach Voroperation. g. Maschinelle Implantatinsertion in einem geraden Zug ohne zu wackeln, damit sich kein mehrfaches Gewinde ergibt. **h.** Die Insertionstiefe des Bone-Level-Implantats ist die Knochenschulter der Nachbarzähne. **i.** 1/2-Defekt mit freiliegendem Implantat >50 %. **j.** Anpassen des Knochenblocks von der Linea obliqua. **k.** Osteosynthese. Die Rundung der Linea obliqua wird nach kranial gelegt. Der Block steht 3 mm unter der prospektiven Gingivahöhe und definiert exakt die spätere Ästhetik, weil er kaum oder nicht resorbiert. **l.** Spaltfreies Fügen des Blockes, damit die Knochenbohrkerne störungsfrei eintreten können und der Block rasch integriert. **m.** Gemischtes Knochentransplantat zur weiteren Konturauffüllung. **n.** Die Bio-Gide®-Membran (Geistlich, Baden-Baden) wird zungenförmig zugeschnitten. **o.** Sie wird mit dem Tamponadestopfer nach Luniatschek unter den palatinalen Lappen gesteckt. **p.** Hier beklemmt sich die Membran und bedarf keiner weiteren Fixierung. **q.** Die Blutgerinnung bewirkt, dass das gemischte Knochentransplantat im Stück transferiert werden kann. **r.** Im Defekt wird es zunächst in die Konturlücken massiert. **s.** Ein größeres teppichartiges Stück wird als Resorptionsschutz vestibulär aufgelegt. **t.** Die Membran wird übergeklappt und befeuchtet.

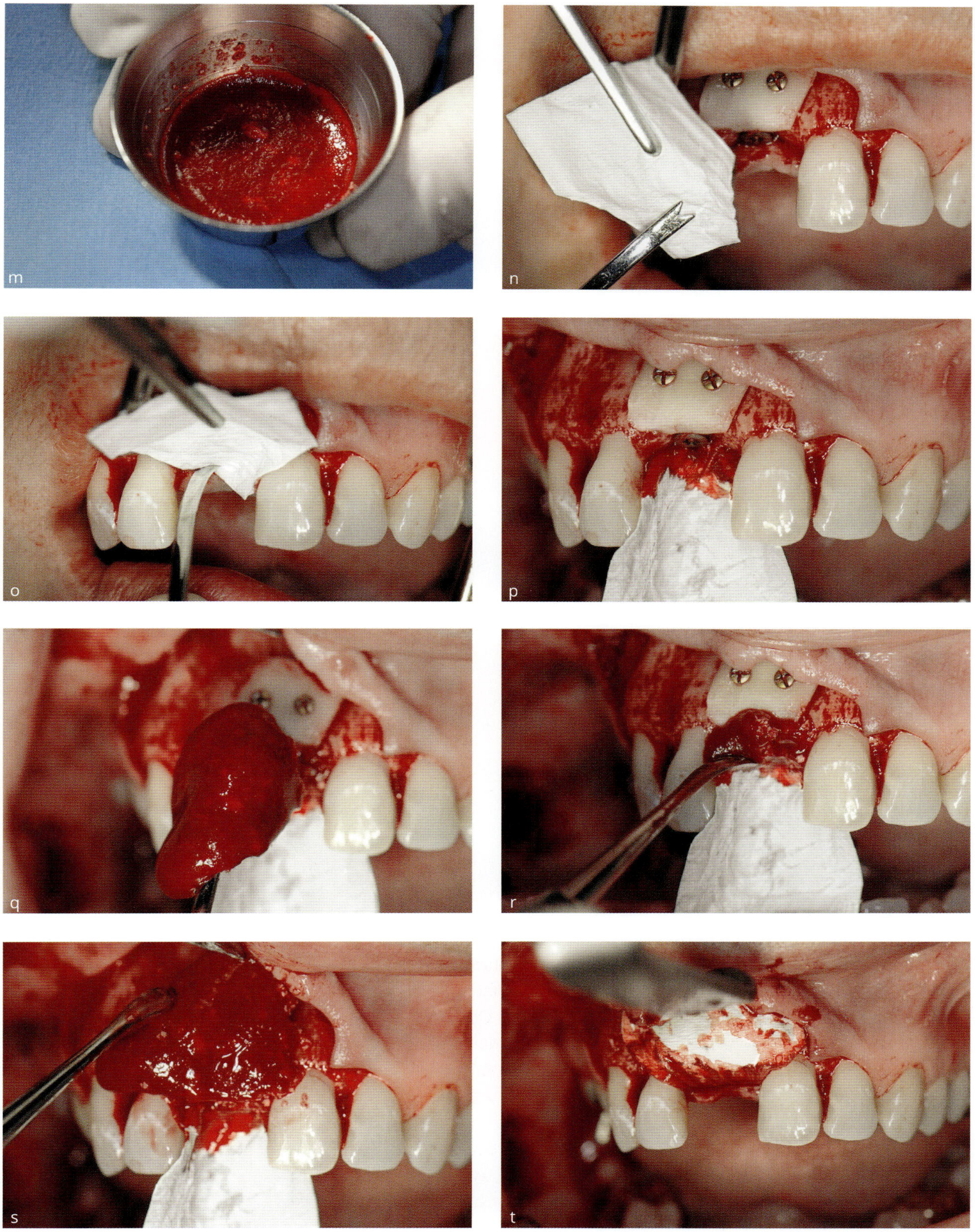
m
n
o
p
q
r
s
t

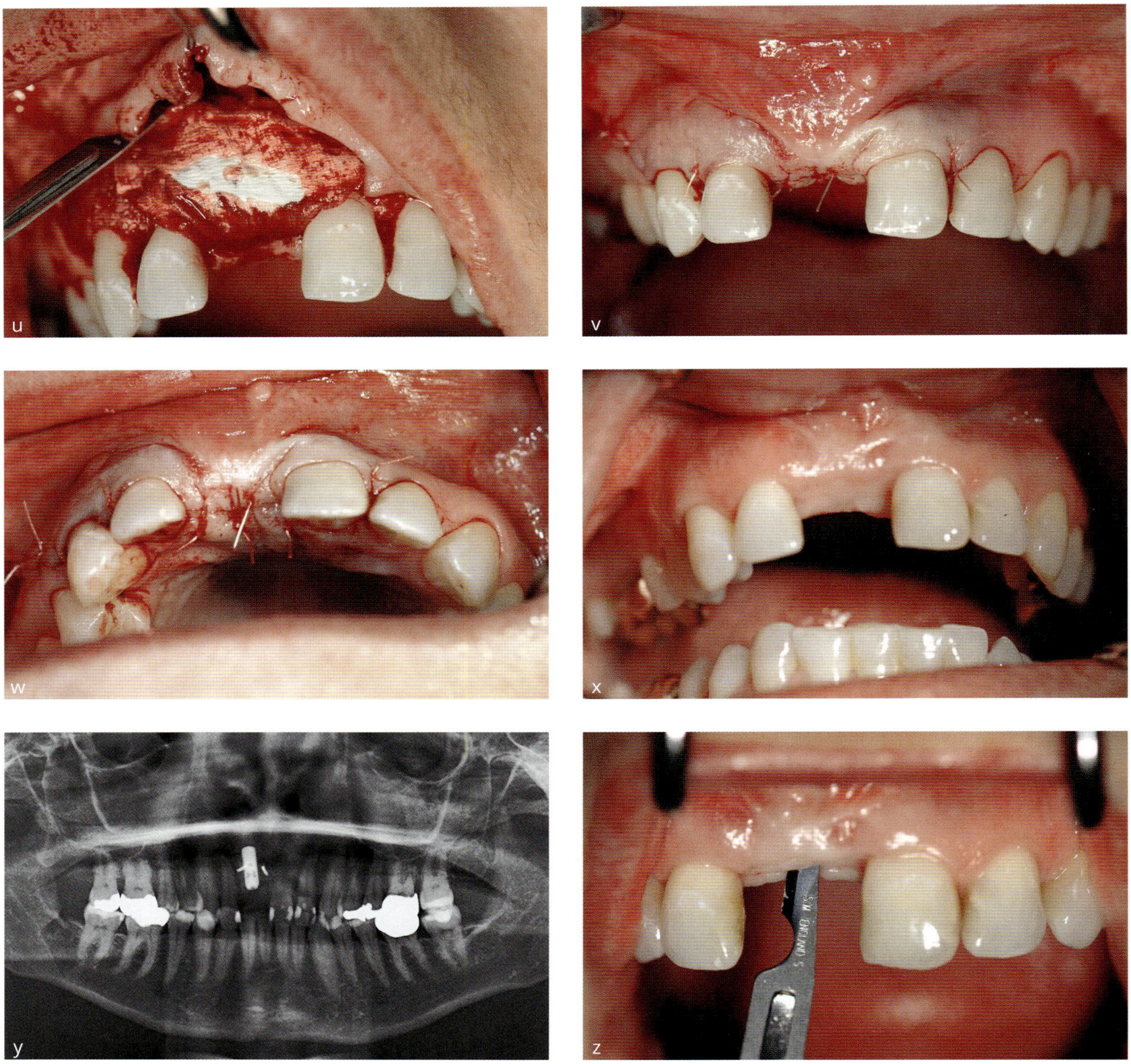

Abb. 12-16 Einzeitiger Knochenblock bei 1/2-Defekt nach Voroperation. u. Die Lappenmobilisation durch Einzinker und Skalpell ist durch die Voroperationen, ungünstige frühere Schnittführung und Vernarbung erschwert. **v.** Es kommt zu einer erheblich Verziehung des Vestibulums, weil der Lappen aufgrund der Vernarbungen seine natürliche Elastizität verloren hat. **w.** Aufsicht auf die plastische Deckung mit primärem Wundverschluss. **x.** Nach 4 Monaten hat sich das Vestibulum schon wieder spontan vertieft ohne weiteres sogenanntes Weichgewebemanagement. **y.** Panoramaschichtaufnahme mit vertikaler Implantatposition auf Kochenhöhe der Nachbarzähne. **z.** Implantatfreilegung innerhalb der Kieferkammmittenschnittführung mit Aufstellen der vestibulären Gingiva und geringem apikalem Verschiebelappen.

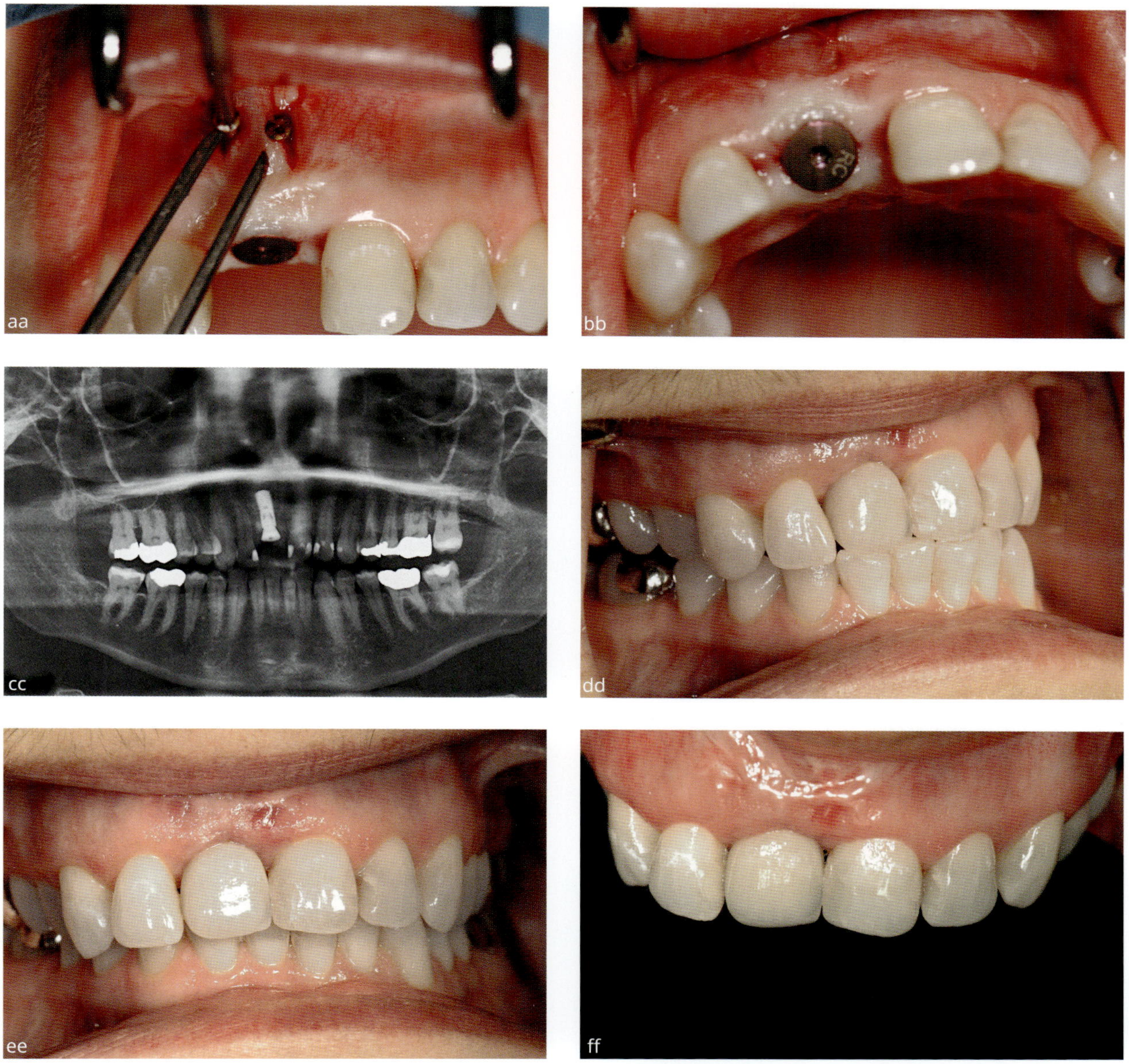

Abb. 12-16 Einzeitiger Knochenblock bei 1/2-Defekt nach Voroperation. aa. Osteosynthesematerialentfernung minimalinvasiv durch Stichinzision, um keine Oberflächenresorption durch Deperiostierung zu erzeugen, die wiederum eine Gingivarezession und gestörte Ästhetik zur Folge hätte. **bb.** Eingesetzter Gingivaformer. Die leichte Anämie der Gingiva bessert sich nach wenigen Minuten. Ansonsten muss der Gingivaformer wieder entfernt werden und der Lappen besser mobilisiert werden. **cc.** Panoramaschichtaufnahme nach Implantatfreilegung mit korrektem Knochenniveau am Implantat. **dd.** Prothetische Versorgung (Dr. Klatt, Kassel). **ee.** Frontalansicht mit ästhetischer Beeinträchtigung durch die Vernarbung. **ff.** Detail, korrekt eingestellte Gingivahöhe durch den Knochenblock.

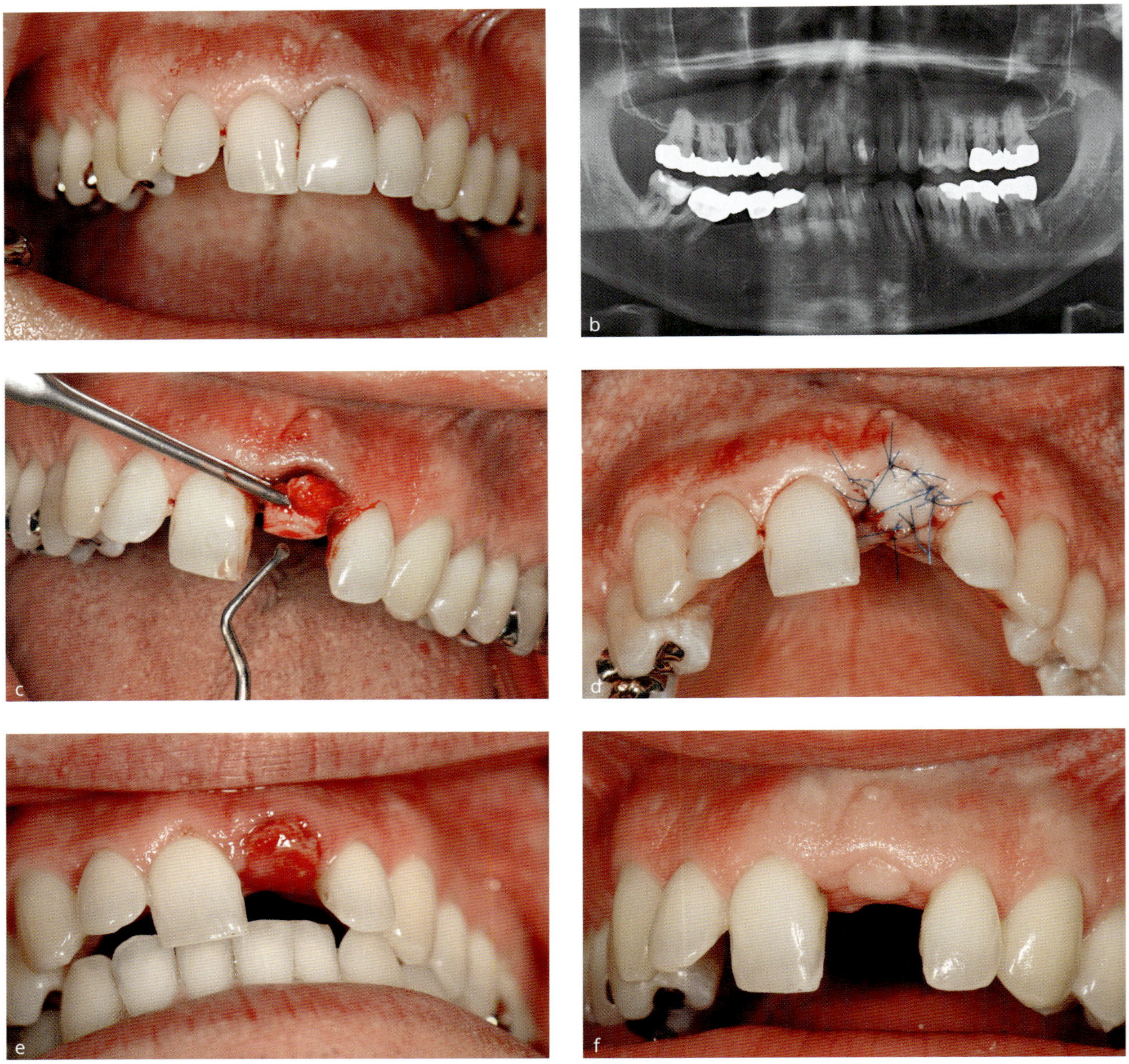

Abb. 12-17 Knochenblock bei 1/4-Defekt. a. Ausgangslage: prominent außerhalb des Envelopes stehender Zahn 21. **b.** Panoramaschichtaufnahme: apikale Parodontitis und unvollständige Wurzelfüllung 21. **c.** Nach Extraktion 21 Ridge Preservation durch Gingivastanze (Punch) vom Gaumen. **d.** Eingenähter Punch. **e.** Sehr aktive Einheilung des Punch nach rascher Vaskularisation nach einer Woche. **f.** Ergebnis einige Wochen nach Puncheinlage. **g.** Panoramaschichtaufnahme: Ausgangslage vor Augmentation. **h.** Defekteröffnung über Zahnfleischrand- und Kieferkammmittenschnitt. **i.** 1/4-Defekt mit freiliegender Implantatschulter. **j.** Der Knochenblock von der Linea obliqua wird 3 mm unter der prospektiven Gingivahöhe angebracht und mit einer Kollagenmembran abgedeckt. **k.** Es wurde nur autologer Filterknochen zur Konturauffüllung verwendet. **l.** Ein Abschnitt der Membran wird in Doppellage mit dem Tamponadestopfer nach Luniatschek ebenfalls unter den palatinalen Lappen gesteckt.

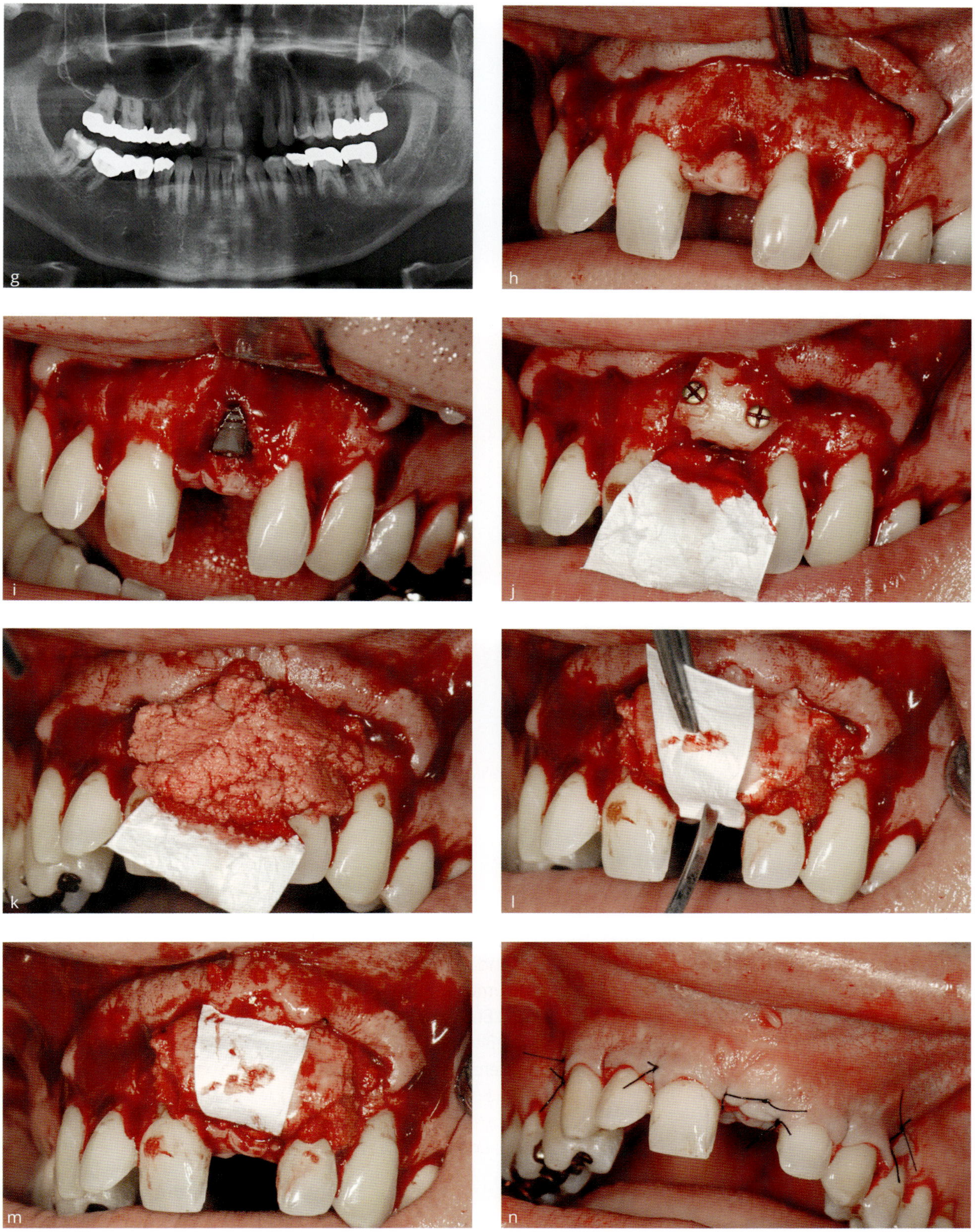
g
h
i
j
k
l
m
n

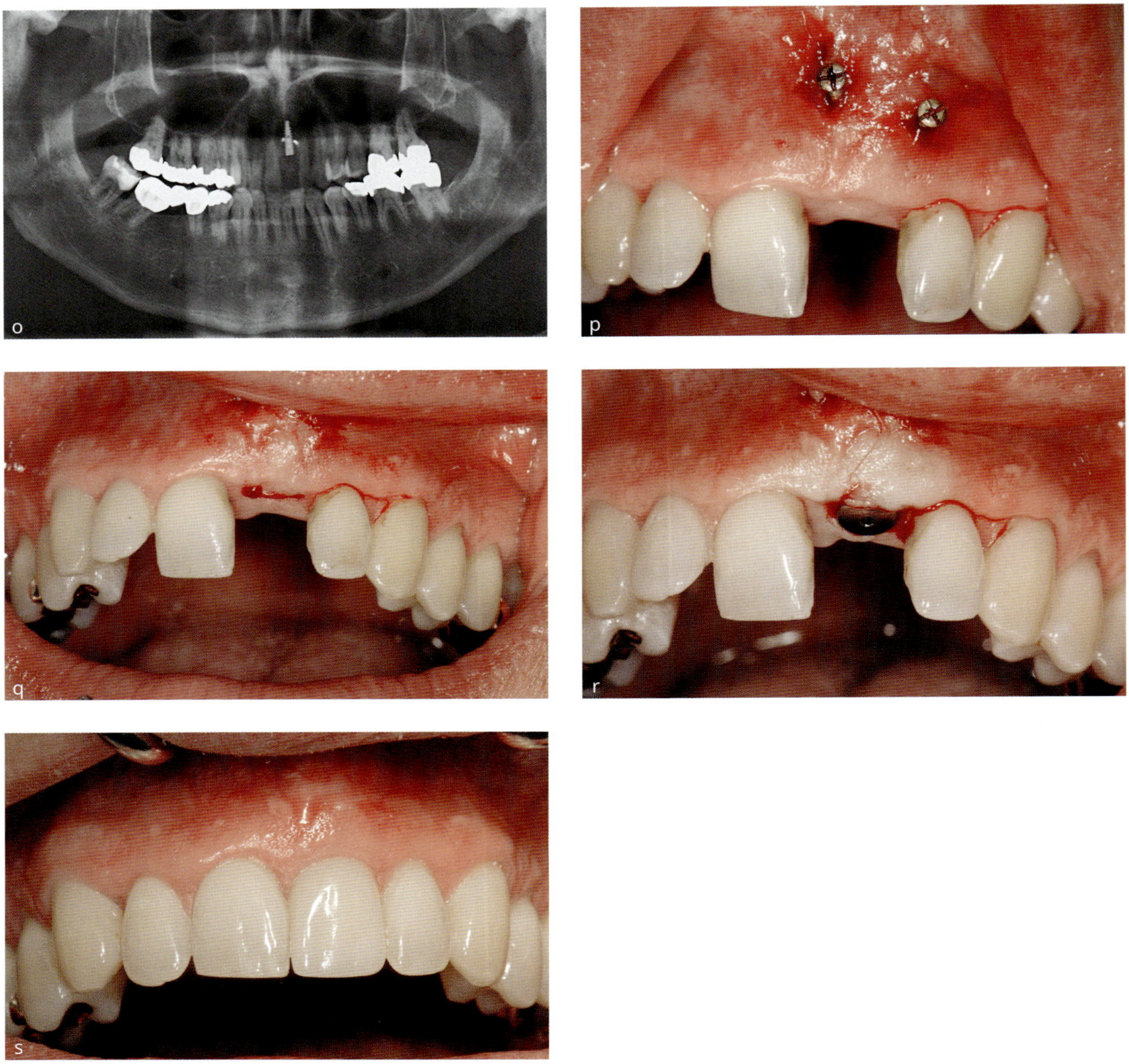

Abb. 12-17 Knochenblock bei 1/4-Defekt. m. Die Doppellage soll in diesem Fall eine maximale Sicherheit gegen Biofilmbildung auf dem Knochen bei möglicher Dehiszenz bieten. **n.** Der Wundverschluss ist mit einigen wenigen reduzierten Nähten möglich, um viel Raum für die Lappenranddurchblutung zu lassen. **o.** Panoramaschichtaufnahme nach einzeitiger Implantatinsertion. **p.** 4 Monate später erfolgt die minimalinvasive Entfernung des Osteosynthesematerials, um keine Oberflächenresorption des Blockes zu riskieren. **q.** Zur Freilegung wird lediglich der alte Kieferkammmittenschnitt wieder eröffnet ohne größeres Weichgewebemanagement. **r.** Am Gingivaformer wird der leicht epiperiostal nach bukkal präparierte Lappen auf 3 mm Höhe (entspricht biologischer Breite) aufgestellt. **s.** Prothetische Versorgung (Fr. Dr. Pindur, Frankfurt a. M.).

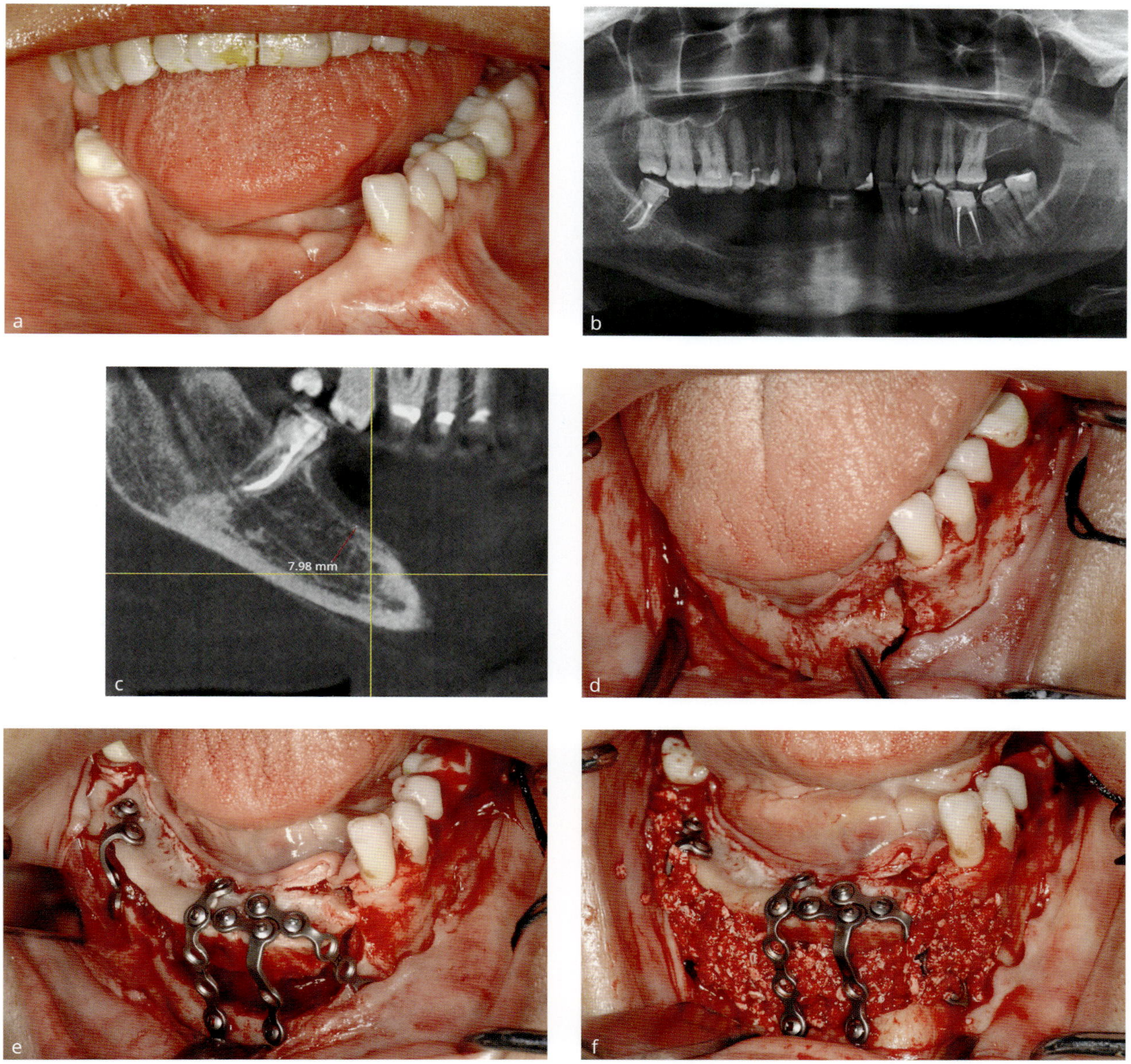

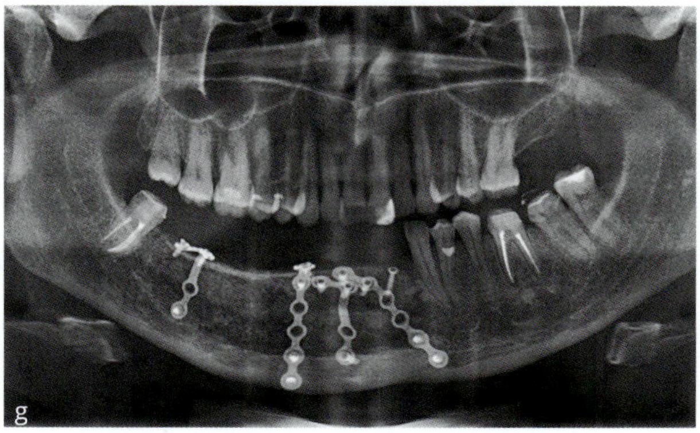

Abb. 12-18 Unterkieferfront-Sandwich-Interposition.
a. Ausgangslage mit ausgedehntem Vertikaldefekt nach Zystenoperation alio loco. **b.** Panoramaschichtaufnahme der Ausgangslage. **c.** Das Ausgangs-DVT zeigt eine günstige relativ tiefe Nervlage. Diese erlaubt ein voluminöses sicher gestieltes Knochensegment. **d.** Segmentosteotomie nach Freilegen des Defekts über Kieferkammmittenschnitt. **e.** Osteosynthese nach Anheben des Transportsegments mit 2.0-Miniplatten (KLS Martin, Tuttlingen). **f.** Interposition eines gemischten Knochentransplantats (Bio-Oss®, Geistlich, Baden-Baden).
g. Panoramaschichtaufnahme nach Augmentation.

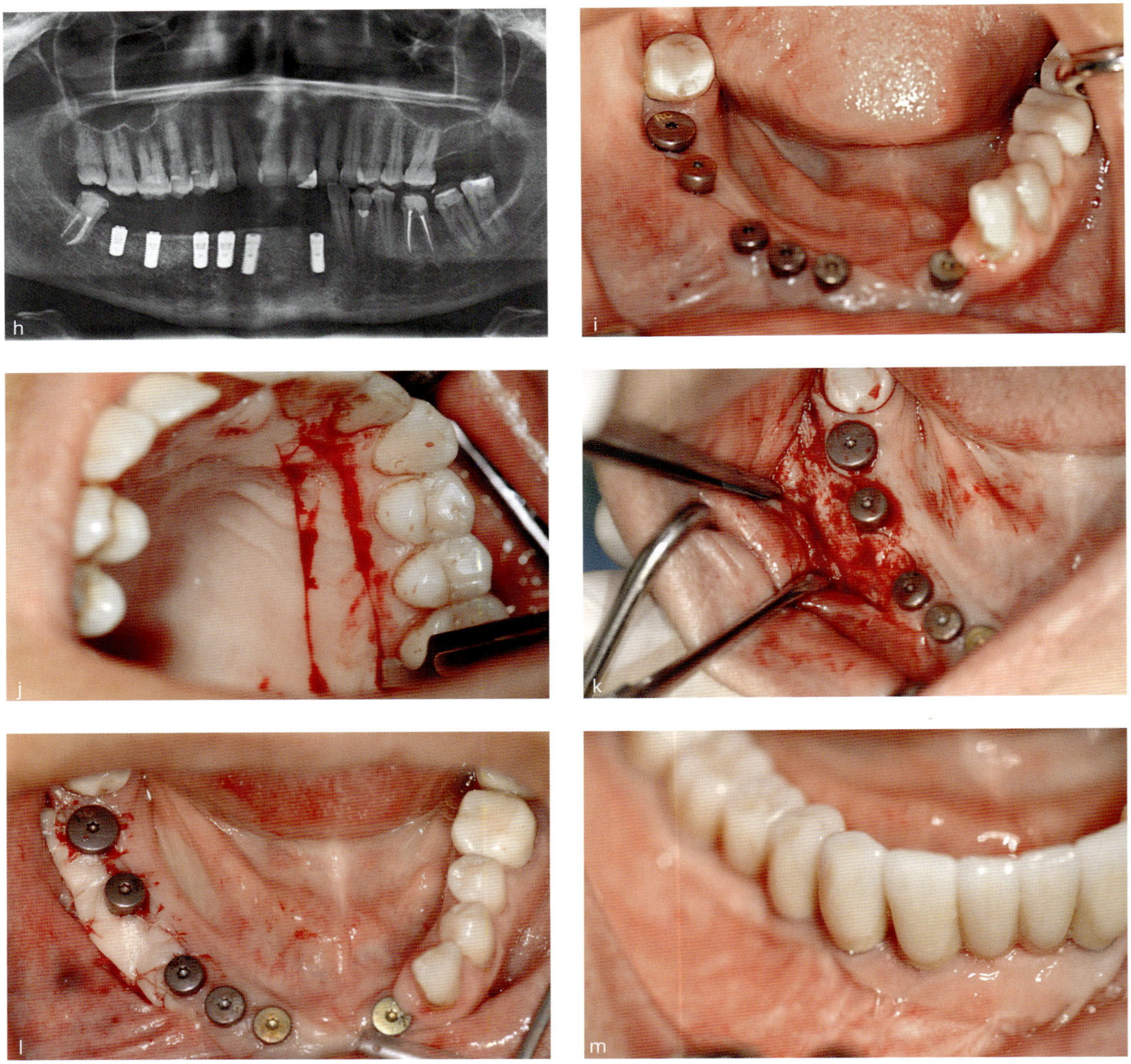

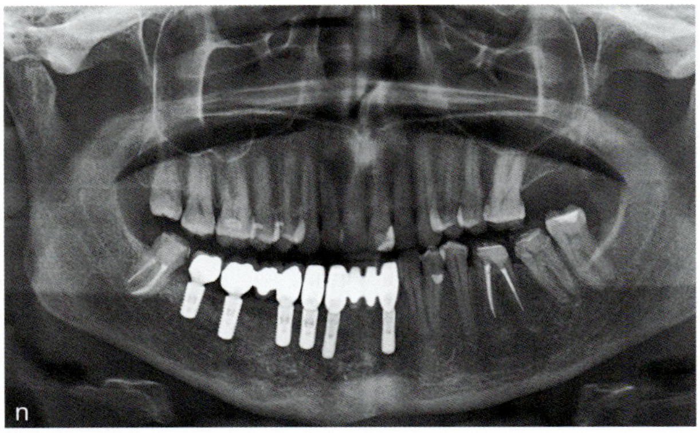

Abb. 12-18 Unterkieferfront-Sandwich-Interposition. **h.** Panoramaschichtaufnahme nach Implantatinsertion 4 Monate später. **i.** Wiederum 3 Monate später Implantatfreilegung. Es zeigt sich ein Mangel an befestigter Gingiva. **j.** Umschneiden eines kastenförmigen dicken Gingivatransplantats vom harten Gaumen. **k.** Vestibulumplastik mit epiperiostaler Präparation zur Schaffung eines vaskulären Empfängerbetts für das Gingivatransplantat. **l.** Eingenähtes Gingivatransplantat. **m.** Prothetische Versorgung (Fr. Dr. Trohorsch, Frankfurt a. M.). **n.** Panoramaschichtaufnahme nach prothetischer Versorgung.

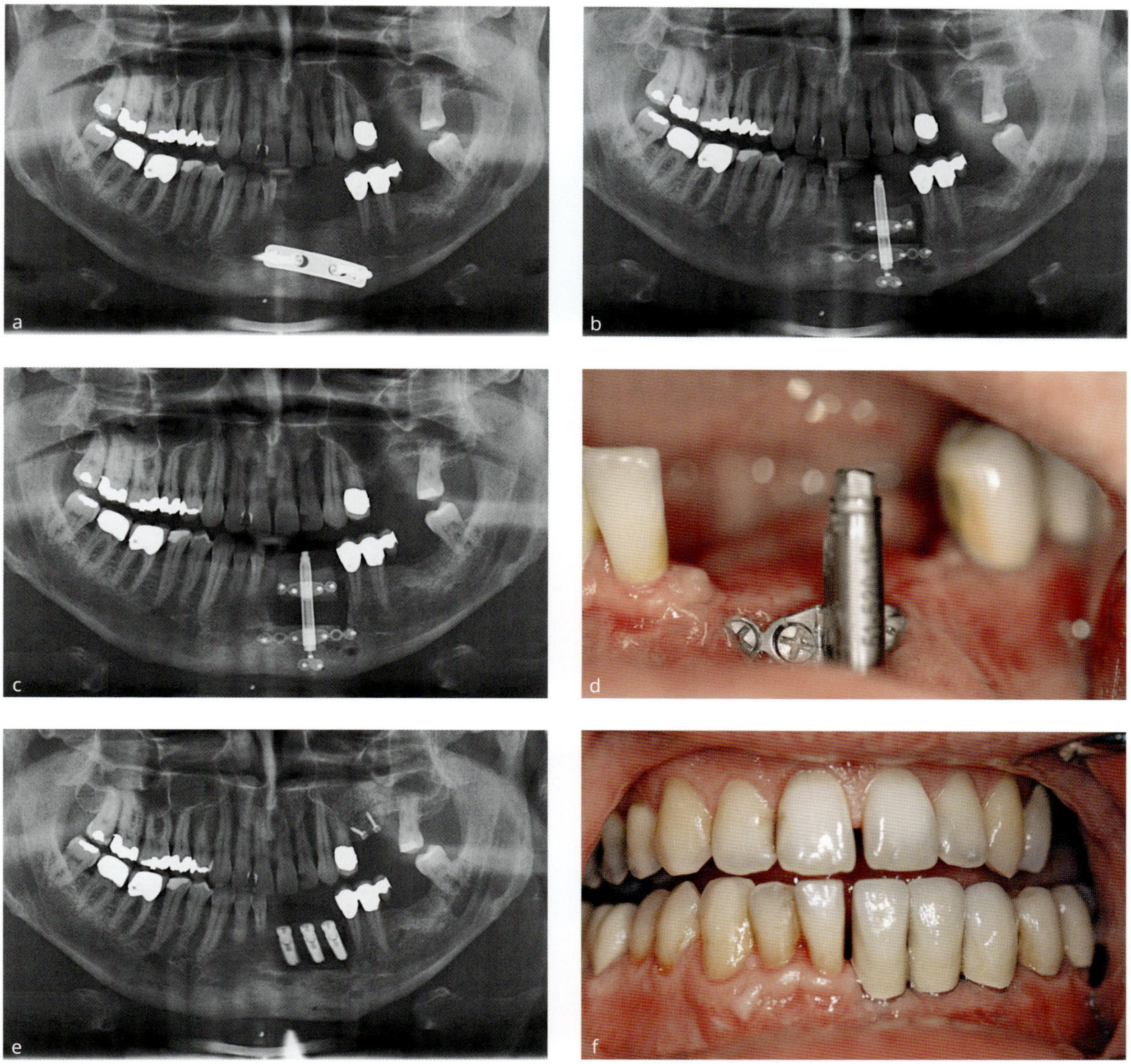

Abb. 12-19 Unterkieferfront-Distraktionsosteogenese. a. Panoramaschichtaufnahme, Ausgangslage mit Vertikaldefekt nach Motorradunfall mit Versorgung alio loco. **b.** Segmentosteotomie und Bildung eines voluminösen Transportsegments mit Distraktorbefestigung (TRACK 1.5, KLS Martin, Tuttlingen). **c.** Aktivierter Distraktor nach etwa 3 Wochen. **d.** Gegen Ende der Distraktion kommt es häufig zu einer Weichgewebedehiszenz über der oberen Befestigungsplatte ohne negative Folgen. **e.** Panoramaschichtaufnahme nach Implantatinsertion in das Transportsegment nach Abschluss der Konsolidierungsphase. **f.** Prothetische Versorgung (Dr. Kuhlmann, Kassel).

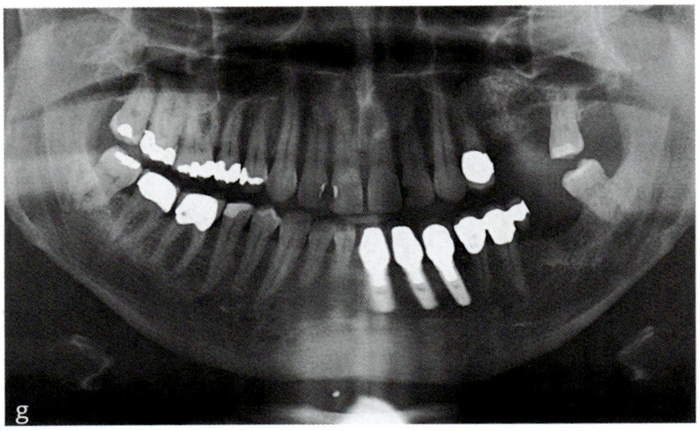

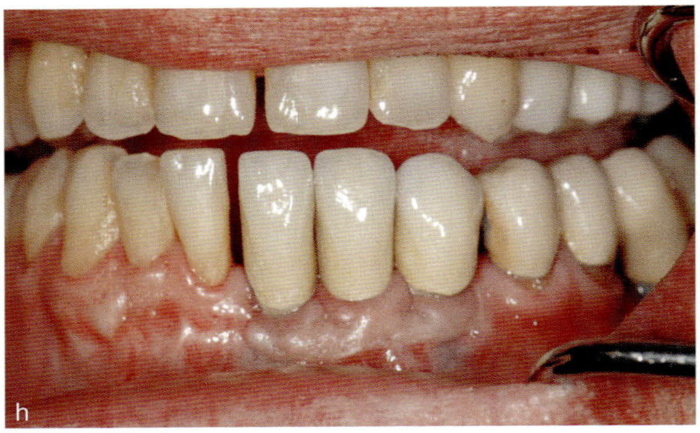

Abb. 12-19 Unterkieferfront-Distraktionsosteogenese. g. Panoramaschichtaufnahme nach prothetischer Versorgung. **h.** Verlaufskontrolle 10 Jahre später ohne Knochenrückgang.

12.12 Literatur

1 Politis C, Agbaje J, Van Hevele J, Nicolielo L, De Laat A, Lambrichts I, Jacobs R. Report of Neuropathic Pain After Dental Implant Placement: A Case Series. Int J Oral Maxillofac Implants 2017;32:439–444.

2 Olsson M, Lindhe J, Marinello CP. On the relationship between crown form and clinical features of the gingiva in adolescents. J Clin Periodontol 1993:20:570–577.

3 Evans CD, Chen ST. Esthetic outcomes of immediate implant placements. Clin Oral Implants Res 2008:19:73–80.

4 Nisapakultorn K, Suphanantachat S, Silkosessak O, Rattanamongkolgul S. Factors affecting soft tissue level around anterior maxillary single-tooth implants. Clin Oral Implants Res 2010:21:662–670.

5 Akcalı A, Trullenque-Eriksson A, Sun C, Petrie A, Nibali L, Donos N. What is the effect of soft tissue thickness on crestal bone loss around dental implants? A systematic review. Clin Oral Implants Res 2017;28:1046–1053.

6 Thoma DS, Mühlemann S, Jung RE. Critical soft-tissue dimensions with dental implants and treatment concepts. Periodontol 2000. 2014;66:106–118.

7 Roccuzzo M, Roccuzzo A, Ramanuskaite A. Papilla height in relation to the distance between bone crest and interproximal contact point at single-tooth implants: A systematic review. Clin Oral Implants Res 2018;29 Suppl 15:50–61.

8 Chiapasco M, Tommasato G, Palombo D, Del Fabbro M. A retrospective 10-year mean follow-up of implants placed in ridges grafted using autogenous mandibular blocks covered with bovine bone mineral and collagen membrane. Clin Oral Implants Res 2020 Jan 2. [Epub ahead of print].

9 Thilander B. Dentoalveolar development in subjects with normal occlusion. A longitudinal study between the ages of 5 and 31 years. Eur J Orthod 2009;31:109–120.

10 Antoun JS, Cameron C, Sew Hoy W, Herbison P, Farella M. Evidence of secular trends in a collection of historical craniofacial growth studies. Eur J Orthod 2015;37:60–66.

11 Yoon SS, Chung CH. Comparison of craniofacial growth of untreated Class I and Class II girls from ages 9 to 18 years: a longitudinal study. Am J Orthod Dentofacial Orthop 2015;147:190–196.

12 Andersson B, Bergenblock S, Fürst B, Jemt T. Long-term function of single-implant restorations: a 17- to 19-year follow-up study on implant infraposition related to the shape of the face and patients' satisfaction. Clin Implant Dent Relat Res 2013;15:471–480.

13 Bergenblock S, Andersson B, Fürst B, Jemt T. Long-term follow-up of CeraOne™ single-implant restorations: an 18-year follow-up study based on a prospective patient cohort. Clin Implant Dent Relat Res 2012;14:471–479.

14 Terheyden H, Wüsthoff F. Occlusal rehabilitation in patients with congenitally missing teeth-dental implants, conventional prosthetics, tooth autotransplants, and preservation of deciduous teeth-a systematic review. Int J Implant Dent 2015;1:30.

15 Terheyden H, Tetsch J. S3-Leitlinie Zahnimplantatversorgungen bei multiplen Zahnnichtanlagen und Syndromen. Z Zahnärztl Implantol 2019;35:190–194.

16 Terheyden H. Implantatversorgungen bei Kindern, Jugendlichen und jungen Erwachsenen. Indikation und Zeitpunkt. Implantologie 2018;26:115–122.

17 Thilander B, Odman J, Lekholm U. Orthodontic aspects of the use of oral implants in adolescents: a 10-year follow-up study. Eur J Orthod 2001;23:715–731.

18 Sanz M, Vignoletti F. Key aspects on the use of bone substitutes for bone regeneration of edentulous ridges. Dent Mater 2015;31:640–647.

19 Benic GI, Eisner BM, Jung RE, Basler T, Schneider D, Hämmerle CHF. Hard tissue changes after guided bone regeneration of peri-implant defects comparing block versus particulate bone substitutes: 6-month results of a randomized controlled clinical trial. Clin Oral Implants Res 2019;30:1016–1026.

13 Der seitliche Kiefer – Freiendsituationen

Auch im seitlichen Kiefer folgt die Entscheidungsfindung zu den Augmentationsverfahren dem Schema in Kapitel 11. Im seitlichen Kiefer kann Knochen damit zuverlässig horizontal und vertikal aufgebaut werden. Das Thema dieses Kapitels ist vorwiegend die Differenzialindikation zu Augmentationsalternativen. Im seitlichen Kiefer ist der regenerative Ansatz gegen den prothetischen Ersatz des Gewebes abzuwägen. Im posterioren Unterkiefer kann zum Beispiel ein vertikales Defizit meistens ohne große ästhetische Nachteile durch Kurzimplantate und lange Kronen ausgeglichen werden. Im posterioren Oberkiefer gibt es beispielsweise Bestrebungen, die Sinusliftoperation zu vermeiden. Im seitlichen Kiefer ist der regenerative Ansatz gegen den prothetischen Ersatz des Gewebes abzuwägen.

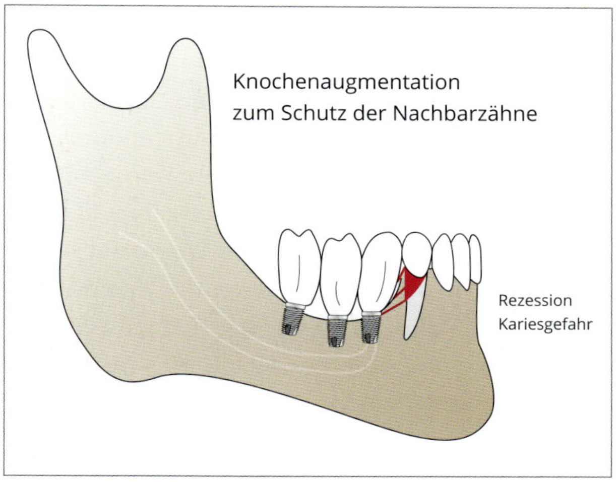

Abb. 13-1 Vertikale Augmentation, gewissermaßen als konservierende Leistung. Das Remodeling, benachbart zu einem Vertikaldefekt, führt am distalen Zahn zu Gingivarezession und Wurzelkaries. Durch die Augmentation entfällt der Reiz für den Knochenabbau am distalen Zahn. So wird Wurzelkaries und Attachmentverlust vorgebeugt.

13.1 Klinik der Freiendsituationen

Der Grundansatz dieses Kapitels ist, bei teilbezahnten Patienten mit Freiendsituationen die Knochendefekte auszugleichen, um für die Zahnimplantate und den Zahnersatz naturidentische Voraussetzungen zu schaffen. Dies ist auch die beste Prophylaxe für die atrophiebenachbarten Zähne, die ansonsten zu parodontaler Überbelastung, Gingivarezession und Wurzelkaries neigen (Abb. 13-1). Überhaupt ist die adäquate Versorgung einer Freiendsituation gewissermaßen eine konservierende Leistung, denn die

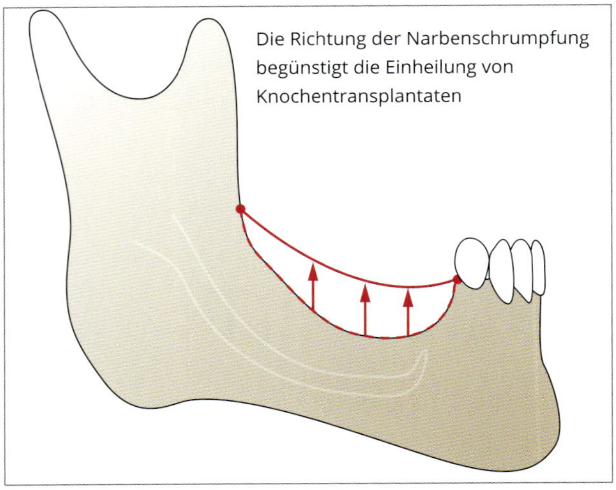

Abb. 13-2 Erklärung, warum Augmentationen im posterioren Unterkiefer in der Regel gut heilen. Die am aufsteigenden Ast und am Parodont des letzten Zahns aufgehängte Narbe hat bei Schrumpfung eher die Tendenz nach kranial zu wandern und damit das Augmentat zu bedecken.

Wiederherstellung der Stützzonen schützt das Kiefergelenk und ist Vorbeugung und Voraussetzung für die funktionelle Behandlung von Kiefergelenkproblemen durch okklusale Schienen. Auch die perioprothetische Stabilisierung des Restgebisses durch Implantatversorgung von Freiendsituationen ist zu erwähnen. Wenn ein anteriores Restgebiss dieselbe Kaukraft tragen muss wie zuvor ein Gebiss mit 14 Okklusionspaaren, dann sind parodontale Zahnwanderungen und Zahnlockerung durch Überbelastung möglich. Durch Wiederherstellung der Stützzonen mittels Knochenaugmentation und Zahnimplantaten kann dieser Tendenz vorgebeugt werden und damit ein gefährdetes Gebiss erhalten werden. Schließlich ist die ästhetische und funktionelle (Mundwinkelrhagaden) Wirkung einer Bisserhöhung über Rekonstruktion der Stützzonen durch Augmentation und Zahnimplantate zu erwähnen, denn bei Freiendsituation ist es zuvor meistens durch Abrasion und Zahnwanderung zu Bissabsenkung gekommen. Der Patient wird in der Idealvorstellung, also durch Knochenaufbauten und Zahnimplantate, in den Zustand seiner Jugend mit Vollbezahnung zurückversetzt. Ein solcher regenerativer Ansatz ist natürlich mit Aufwand und operativen Eingriffen verbunden. Ein Großteil dieses Kapitels befasst sich mit der Indikationsabstimmung, inwieweit man Kompromisse zu dieser Idealvorstellung machen kann.

13.2 Weichgewebeheilung bei Freiendsituationen im Vergleich Ober- zu Unterkiefer

Im posterioren Unterkiefer liegen für die Weichgewebeheilung günstigere Verhältnisse als im Oberkiefer vor. Eine Narbe hat immer Schrumpfungstendenz und ein Lappen hat Retraktionstendenz. Im gesamten Oberkiefer wirkt sich die Retraktionstendenz in Richtung einer Exposition der Augmentate aus, weil das Weichgewebe hinter dem Tuber relativ weit kranial befestigt ist und die gegenüber der engen apikalen Basis herauskragende *konvexe* Kieferform eher Weichgewebespannung über Aufbauplastiken erzeugt. Im seitlichen Unterkiefer liegen günstigere Verhältnisse vor. Hier ist das Weichgewebe durch die ansteigende Linea obliqua und die Raphe pterygomandibularis kranial der Aufbauplastik befestigt. Zusammen mit einem erhöht stehenden anterioren Restgebiss zieht sich daher eine Narbe selbsttätig über die *konkave* Kieferform des seitlichen Unterkiefers und ein Narbenzug führt nun eher zu einem Überdecken des Augmentates bei Lappenspannung (Abb. 13-2). Auch der seitliche Mundvorhof ist im Unterkiefer nicht so tief wie im Oberkiefer. Es liegen günstigere Bedingungen zur Einheilung von Osteoplastiken vor, was plausibel macht, dass es Berichte von GBR-Regenerationen gibt, die über die sonst üblichen 3–4 mm Knochenbildung hinausgehen[1]. Im Oberkiefer kann man der Lappenretraktion durch tunnelierende Techniken begegnen, sodass gar kein Kieferkammmittenschnitt gemacht wird, sondern über einen vertikalen Entlastungsschnitt im Eckzahnbereich subperiostal nach hinten präpariert wird[2].

13.3 Allgemeines zu Kurzimplantaten versus reguläre Implantate

Die Länge der natürlichen Zahnwurzeln zwischen 10 und 14 mm Länge war lange Zeit das Vorbild für die

Längenauswahl von Zahnimplantaten. Dabei wurde übersehen, dass Zahnwurzeln im Parodontalligament im Gegensatz zu Implantaten beweglich befestigt sind. Für den osseointegrierten festen Verbund reichen niedrigere Übertragungslängen der Kaukraft auf den Knochen. Es sieht für den erfahrenen Kliniker gewöhnungsbedürftig aus, aber laut prospektiven Studien können lange Einzelkronen für untere Molaren auf Implantaten von 4 mm Länge mit nur 3 mm Osseointegrationslänge verankert werden[3]. Selbst der Oberkiefer mit seiner weniger kortikalen Struktur als im Unterkiefer konnte in prospektiven Daten erfolgreich mit langen Einzelkronen auf 4-mm-Implantaten versorgt werden[4]. Einschränkend ist zu sagen, dass prospektive Daten zu den ultrakurzen 4-mm-Implantaten bislang nur kurze Zeiträume von bis zu 2 Jahren umfassen[5]. Prospektive Daten zu Kurzimplantaten zwischen 6 und 8 mm Länge reichen bis zu 8 Jahren Nachbeobachtungszeit[6]. Als Folge des oben angesprochenen Lernprozesses gelten Implantate ab 8 mm heute als Normalllänge, kürzer als 8 mm als Kurzimplantate.

Auch die Verblockung zur prothetischen Kompensation kurzer enossaler Implantatlängen im Oberkiefer[7] ist eine prothetische Vorstellung, die aus den Erfahrungen von desmodontal verankerten Zähnen übernommen wurde. Ob dieses Prinzip auch für Zahnimplantate gilt, wird sich zeigen, denn die Überlebensraten von unverblockten Einzelkronen auf Kurzimplantaten im Unterkiefer sind sehr gut[8].

Belastbastbarkeit und Typ der Abutmentverbindung von kurzen und durchmesserreduzierten Implantaten

Wenn man die okklusale Rehabilitation als nachhaltige medizinische Gesamtbehandlung betrachtet, und wenn man darüber hinaus in Studien feststellt, dass das Knochenniveau an osseointegrierten Implantaten lebenslang stabil bleiben kann, dann sollte auch die Mechanik der Implantat-Abutment-Verbindung auf diese möglicherweise lebenslange Funktion abgestimmt sein.

Bei einer technischen Fügung von zwei wechselbelasteten Teilen kann es zu Mikrobewegungen und elastischen Verformungen kommen. Dies gilt auch für den Konus, der zwar als die mechanisch beste Paarung zweier Teile angesehen wird. Aber unter der ständigen Wechselbelastung beim Kauen kann dieser Konus unter geringem Materialabtrag mit der Zeit weiter in den Außenkonus hineinrutschen und dadurch einen geringen Freiheitsgrad durch Drehen um die Befestigungsschraube gewinnen. Aus Röntgenfeinuntersuchungen von Implantatverbindungen am Synchroton unter hoher Last sind auch elastische Verformungen der Abutmentverbindung bekannt[9], insbesondere bei durchmesserreduzierten Implantaten[10]. Alle diese Mikrobeweglichkeiten können sich bei hunderten Kaukontakten pro Tag über die Jahre zu einer Makrobeweglichkeit ausweiten. Dann ist das Versagen des Bauteils bzw. der Bruch der Abutmentschraube nicht mehr weit. Im Zweifelsfall hat man durch mechanisches Versagen der Abutmentverbindung ein defektes osseointegriertes Implantat, das nur unter Aufwand entfernbar ist.

Dies spricht dafür, als Kliniker zum Schutz des Patienten lieber den nächst dickeren Implantattyp zu verwenden und dafür den Knochen zu augmentieren, wenn das biologisch unter Einhaltung der Abstandsregeln zu den Nachbarzähnen machbar ist.

Kurzimplantate haben häufig statt der regulären Innenverbindung für die kürzesten Typen Flachverbindungen mit Außenhexagon, die schlechtere mechanische Eigenschaften als Konus-Innenverbindungen haben[11]. Implantate mit Innenverbindungen wie Camlog®-Implantate (Camlog Vertriebs GmbH, Wimsheim) sind ab 9 mm Länge, Straumann BL®-Implantate (Straumann Deutschland, Freiburg i. B.) ab 8 mm, Conelog®-Implantate (Camlog Vertriebs GmbH, Wimsheim) ab 7 mm und Astra EV® (Dentsply Sirona Implants, Mannheim) ab 6 mm verfügbar. Der vertikale Platzbedarf, der aus Schraube, Drehsicherung und Konus resultiert, erlaubt keine kürzeren Varianten. Eine Ausnahme ist das ultrakurze Straumann TL-4-mm-Implantat, das zwar innen weitgehend hohlgebohrt ist, aber aufgrund der oben angesetzten Tulpe trotzdem die normale Ankopplung der TL-Implantate erhalten konnte (Abb. 13-3). Die andere Ausnahme sind Bicon®-Implantate (Bicon Deutschland, Büchenbeuren), deren Verbindung durch Verkeilen eines sehr steilen Konus ohne Verschrauben und ohne Drehsicherung funktioniert, und die ebenfalls den gleichen Innenverbindungstyp für

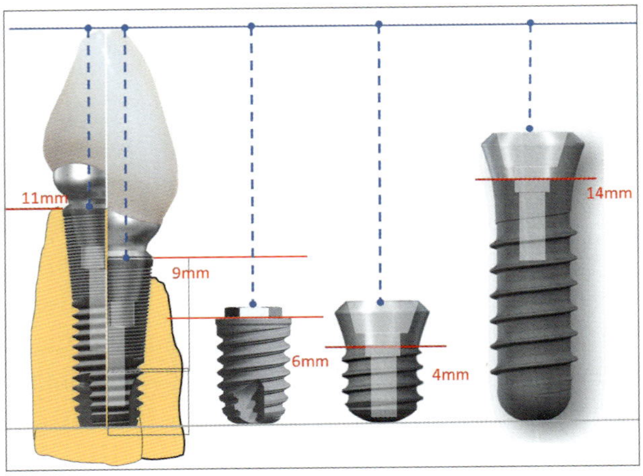

Abb. 13-3 Die minimale Implantatlänge wird durch den Bedarf an Innenbohrung für Konus, Drehsicherung und Schraubengewinde bestimmt. Sehr kurze Implantate können dies nur durch den Rückschritt auf Außenhexverbindungen lösen. Eine Ausnahme ist das 4-mm-Kurzimplantat Straumann TL (Straumann, Basel, Schweiz), bei dem die Innenverbindungsteile zum Teil in der Tulpe untergebracht werden können und das daher dieselbe bewährte Ankopplung aufweist wie z. B. 14-mm-Implantate.

alle Implantate bis herunter zu den kürzesten Implantaten aufweisen. Die Kompromisse bei der Abutmentverbindung können dafür sprechen, auf Kurzimplantate zu verzichten und stattdessen vertikal den Knochen zu augmentieren und reguläre Implantate zu verwenden.

Periimplantitis und Kurzimplantate

In prospektiven Studien ist dieser Knochenverlust bei Kurzimplantaten zwar immer um etwa einem Millimeter geringer als bei regulären Implantaten in vergleichbaren Situationen[15,16]. Aber bezogen auf die osseointegrierte Gesamtlänge ist auch ein kleiner Knochenabbau prozentual höher als bei regulären Implantaten, sodass auch bei Knochenabbau im Rahmen des regulären Remodelings eine Überlastung eintreten kann.

Wenn dann ein entzündlicher Knochenabbau hinzutritt, dann ist es um ein Kurzimplantat schnell geschehen. Die übliche Taschentiefe in periimplantären Läsionen, die zur Etablierung einer pathogenen Taschenflora führt, liegt etwa bei 6–10 mm Sondierungstiefe. Bei diesem Ausmaß ist ein Kurzimplantat längst verloren, es kann die Periimplantitis gar nicht mehr erleben. Ein reguläres Implantat ist jedoch über die apikalen 4 mm noch relativ lange kaustabil und damit noch zu retten.

Daher lohnt sich bei regulären Implantaten auch ein Rettungsversuch durch chirurgische Periimplantitistherapie. Die Erfolgsrate der kurzfristigen Infektionbeseitigung liegt bei chirurgischer Periimplantitistherapie bei fast 100 %, und mehr als zwei Drittel aller infizierten Implantate können nach Periimplantitistherapie auch langfristig gehalten werden (siehe Kapitel 15). Dies ist ein Argument für die vertikale Augmentation und Verwendung regulärer Implantatlängen.

13.4 Allgemeines zu durchmesserreduzierten Implantaten versus reguläre Implantate

Implantate unter 3,5 mm Durchmesser werden als durchmesserreduzierte Implantate definiert[12]. Das hat hauptsächlich Belastungsgründe[13], denn bei Implantaten mit Innenverbindungen sinkt die Wandstärke mit zunehmender Verschmälerung irgendwann unter den kritischen Bereich. Ein Implantat mit Innenverbindung und/oder Platform Switch muss hohlgebohrt sein, um die Elemente Schäftung, Indexierung und Schraubenaufnahme seriell unterzubringen. Diese Problematik verstärkt sich noch einmal bei konischen Innenverbindungen, bei denen der Konus als Keil eine Sprengwirkung auf das Implantat ausübt. Unter 3 mm Durchmesser spricht man von Mini-Implantaten. Diese haben aus Platzgründen meistens keine Abutmentverbindung mehr und werden einteilig verwendet. Eine Ausnahme ist das Straumann 2,9-mm-BL®-Implantat (Straumann Deutschland, Freiburg i. B.) mit einer konischen Innenverbindung.

Das Problem der Durchmesserreduktion ist die Implantatfraktur. Diese trat in einer großen Stichprobe von über 10 000 gemischten Implantattypen mit 0,44 % (etwa jedes zweihundertste Implantat) meistens zwischen 2 und 8 Jahren nach Insertion auf. Ein Millimeter Durchmesserreduktion gegenüber Standarddurchmesser brachte 96,7 % Risikoerhöhung für Frakturen. Härtere Titanlegierungen konnten diesen Effekt mit 72,9 % Risikominderung ausgleichen. Eine zwanzigfache Risikoerhöhung bestand für Bruxismus[14].

Durchmesserreduzierte Implantate stoßen beim Molarenersatz nicht nur an die Grenzen der Belastbarkeit. Wegen des großen Kronendurchmessers von Molarenkronen von etwa 10 mm entsteht bei solch kleinen Implantaten ein flaches Emergenzprofil (Sombrerokronen) mit entsprechender Behinderung der Mundhygiene (Abb. 13-4). Unter dieser Prämisse sollten Molaren eher mit durchmessererhöhten Implantaten (Wide Platform) versorgt werden, die um die 5 mm Durchmesser liegen. Zusätzlich kommt bei Tissue-Level-Implantaten wie dem Straumann TL®-Implantat noch die Tulpe als Verbreiterung bis zur Plattform entgegen, sodass sich mit Wide-Platform-Implantaten günstige Belastungswerte und harmonische Emergenzprofile ergeben. Ein 5-mm-Implantat benötigt mindestens 1 mm, besser 2 mm Knochen vestibulär und oral, sodass eine Mindestkammbreite von 7 bis 9 mm für die sichere Insertion zu fordern sind. Falls dieser Knochen nicht im Situs vorhanden ist, kann er durch Augmentation aufgebaut werden.

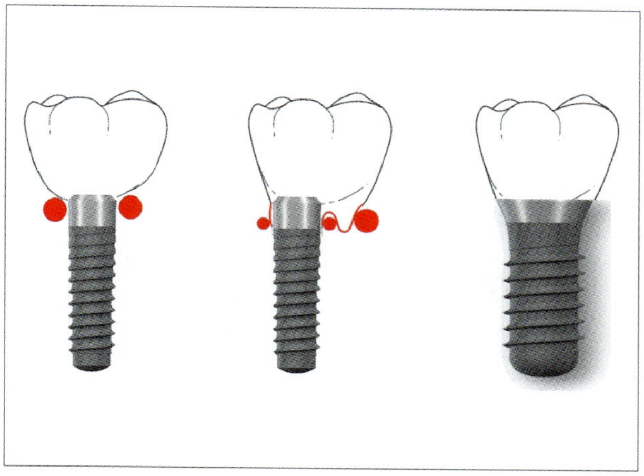

Abb. 13-4 Bei ausgeprägten Kronenüberhängen mit unstimmigem Emergenzprofil sollten Wege für Interdentalbürsten (Putzkanäle, rot) eingeplant werden. Manchmal ist es hygienisch günstiger, in einer sehr breiten Lücke das Implantat exzentrisch zu setzen und durch ein Pontic einen Putzkanal zu gestalten. Am günstigsten ist ein im Durchmesser an die Krone angepasstes Implantat (Crown-Down-Konzept, rechts) (modifiziert nach Wolfart S. Implantatprothetik. Berlin, Quintessenz 2014).

13.5 Pro und kontra vertikale Augmentation im seitlichen Unterkiefer

Prospektive Daten zu Kurzimplantaten im suffizienten Knochen zeigen zunächst einmal ein gleich gutes Überleben wie für reguläre Implantate, teilweise sogar noch besser. Nach 5 Jahren kippte die Statistik zugunsten der regulären Implantate, längere Zeiträume sind noch nicht untersucht[15]. Ein gleiches Bild ergab eine kürzlich angefertigte Meta-Analyse des Verfassers von randomisiert prospektiven Studien zu Kurzimplantaten versus vertikaler Augmentation, gefolgt von regulären Implantaten im seitlichen Unterkiefer[16]. Auch hier zeigte sich zunächst ein besseres Abschneiden der Kurzimplantate in Bezug auf die Outcomes Implantatüberleben, marginaler Knochenabbau und Komplikationsrate, aber ein Trend zugunsten der regulären Implantate mit zunehmender Liegedauer (Abb. 13-5). Die vertikale Kieferaugmentation hatte also ihren Preis nicht nur in Bezug auf Behandlungsdauer, Beschwerden und Kosten, sondern auch in Bezug auf Komplikationen. Die Kurzimplantation ist ein deutlich weniger komplikationsträchtiger Eingriff als die vertikale Augmentation des seitlichen Unterkiefers. Aber nach 5 Jahren und noch deutlicher nach 8 Jahren kippte die Statistik, denn es gingen mehr Kurzimplantate verloren als reguläre Implantate bei etwa 90 % Überleben in dieser Indikation.

Kurzimplantate sind ein vorhersagbarer Weg für den Patienten zu festem Zahnersatz, mit geringeren Kosten, weniger Belastung und Zweitaufwand sowie niedrigerem Komplikationsrisiko gegenüber einer vertikalen Augmentation und regulären Implantaten.

Es ist aber abzusehen, dass reguläre Implantate und vertikale Augmentation eventuell der nachhaltigere Weg sind. Man muß die Studiendaten der kommenden Jahre beobachten, aber es ist zu vermuten, dass Kurzimplantate schon bei geringen periimplantären Knochenverlusten verloren gehen. Reguläre

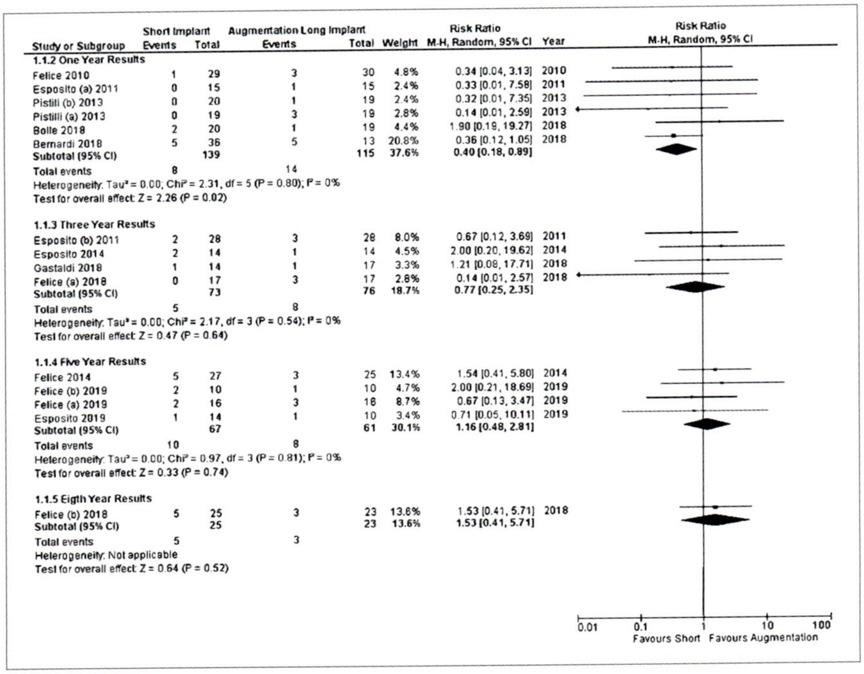

Abb. 13-5 Eine Metaanalyse seitens des Verfassers analysierte randomisierte Studien zum Vergleich der vertikalen Augmentation mit regulären Implantaten versus Kurzimplantaten im atrophierten seitlichen Unterkiefer. Hier ist für Kurzimplantate die Tendenz zu mehr Zahnimplantatverlusten mit zunehmender Studiendauer ablesbar.

Implantate können bei Periimplantitis am Apex länger osseointegriert bleiben, sodass man sie erfolgreich dekontaminieren und langfristig erhalten kann.

Eine Tendenz zu einer verkürzten Lebensdauer besteht bei vielen Konsumgütern, was einer nachhaltigen Wirtschaftsweise widerspricht. Manches technische Gerät hält nur wenig länger als die Garantiedauer und muss danach entsorgt und ressourcenverzehrend ersetzt werden. Diese Strategie der Konsumgüterwelt nennt sich geplante Obsoleszenz und wurde entsprechend kritisiert, weil es zwar der Wirtschaft nützt, aber der Umwelt und dem Verbraucher schadet.

Der Organismus Mensch ist aber kein technisches Objekt und eine kaufunktionelle Rehabilitation ist kein Konsumgut, sondern eine medizinische Therapie. Der Patient sollte Vor- und Nachteile beider Verfahren, geringe Komplikationsmöglichkeiten und Operationsbelastung der Kurzimplantate und die Langlebigkeit der regulären Implantate im augmentierten Knochen kennen. Das Problem kurzlebiger Implantate ist, dass diese einen voroperierten Situs mit Narben und Knochendefekten hinterlassen. Aus retrospektiven Daten ist bekannt, dass sich bei einer Reimplantation am selben Ort die Prognose des nachfolgenden Implantates immer weiter verschlechtert. In einer kürzlichen Studie an über 5000 Zahnimplantaten lag die Überlebensrate der Erstimplantation bei 95,4 %. Ein Zweitimplantat nach Verlust des ersten hatte noch 77,4 %, das Drittimplantat 72,4 % und das Viertimplantat 50 % Überleben[17]. Anders als bei technischen Geräten, die ersetzt werden können, leidet die biologische Potenz des Implantatlagers nach Implantatverlusten[18], was unter anderem an Reaktionen auf Metallpartikel oder Weichgewebevernarbungen liegen kann. Wiederholte operative Eingriffe an derselben Stelle belasten manche Patienten psychisch, was die Bereitschaft zu Reimplantationen im Laufe des Lebens wahrscheinlich nicht steigen lässt. Es lohnt sich also, beim ersten Implantat alles richtig zu machen und auch bei entzündlichen Komplikationen um das Implantat zu kämpfen. Im Gegensatz zu den Entwicklungen der Technik und Konsumgüterwirtschaft sollte der Arzt auf ein nachhaltiges Konzept achten, sodass die Implantatbehandlung kurativ und auf Lebenszeit angelegt ist. Damit ist man bei Implantatlänge und Durchmesser eher wieder beim Vorbild der natürlichen Zahnwurzel, was manchmal eine entsprechende Knochenaugmentation erfordert. Dieser Weg ist, wie so oft im Leben, zwar etwas mühsamer, vermutlich aber am Ende gesünder. Für den Zahnarzt und den Patienten bedeutet die Augmentation gelegentlich eine Überweisung an spezialisierte Kollegen zur Mitbehandlung.

13.6 Pro und kontra Sinuslift im seitlichen Oberkiefer

Im Oberkiefer liegt die Diskussion zur Differenzialindikation zwischen Kurzimplantaten und vertikaler Augmentation, gefolgt von regulären Implantaten etwas anders. Im Oberkiefer ist die vertikale Augmentation durch Sinuslift technisch deutlich einfacher als im Unterkiefer die Sandwichosteoplastik, auch weil kein Nerv in der Nähe liegt. Die Entscheidung zu regulären Implantaten versus Kurzimplantaten ist bei der guten Heilungstendenz und der niedrigen Komplikationsrate des Sinuslifts also einfacher als im Unterkiefer.

Zunächst sollte anhand des interokklusalen Abstandes in der Modellanalyse im Artikulator geklärt werden, ob der Knochenmangel durch eine äußere Alveolarkammatrophie oder, was häufiger der Fall ist, durch eine innere Atrophie durch Ausdehnung der Kieferhöhle bedingt ist (siehe Abb. 8-4).

Der Oberkiefer hat nicht die feste kortikale Struktur des Unterkiefers, sodass die Diskussion um ultrakurze Implantate zur Sinusliftvermeidung nicht so stark wie zum posterioren Unterkiefer geführt wird. Abgesehen von Studiensituationen ist eine Mindestlänge für Oberkieferimplantate von 8 mm derzeit klinisch akzeptiert[18]. Eine Diskussion pro und kontra Sinuslift kann also eher bei Restknochenhöhen am Sinusboden von 5–7 mm zur Insertion von 6-mm-Implantaten bestehen. Bei 4 mm und weniger ist die Indikation zum Sinuslift unbestritten, wenn man nicht gänzlich andere Therapien bevorzugen will. Wenn man den Knochen aber aufbaut, dann sollte dieser mindestens für 10-mm-Implantate ausreichen[19].

Die Kieferresorption durch Pneumatisierung der Alveolarbucht der Kieferhöhle verläuft nach Zahnextraktion relativ schnell, sodass viele Patienten sich im Stadium von 5–7 mm Restknochen gar nicht vorstellen, sondern erst erscheinen, wenn der Knochen ohnehin auf unter 2 mm reduziert ist. Dann ist die Sinusliftvermeidung durch Kurzimplantate bei der Freiendsituation keine Frage mehr.

Zu den Sinusliftvermeidungsstrategien gehören Implantate im Processus pterygoideus des Keilbeins, beziehungsweise im Oberkieferknochen der pterygomaxillären Fissur, der nicht atrophiert[20]. Diese Lösungen stellten häufig prothetische Kompromisse dar, weil diese Implantate z. B. nicht im Zentrum der kaufunktionellen Belastung standen und Implantate im Weisheitszahnbereich nicht leicht ohne Würgereiz für den Patienten bei der Mundhygiene zu erreichen sind. Diese Techniken zur Sinusliftvermeidung werden durch „Alles auf vier“-Verfahren in letzter Zeit wiederbelebt, indem die Implantate in den intersinusoidalen Knochen gesetzt werden und durch Schrägstellung (tilted implants) etwas nach posterior ragen und so in günstigen Fällen eine Zahnbogenunterstützung bis zum 5er erlauben.

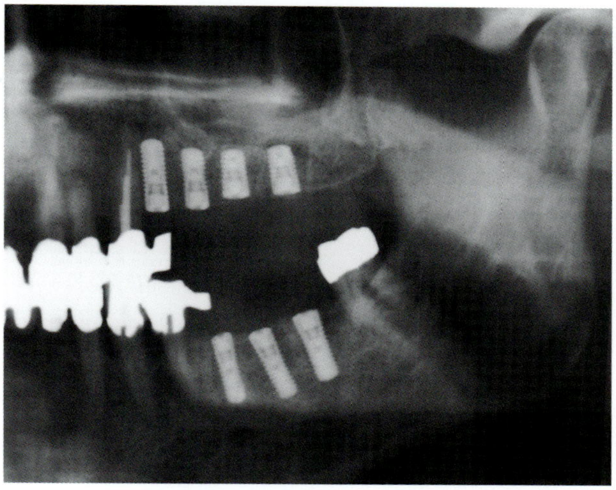

Abb. 13-6 Bikortikale Verankerung von 8-mm-Implantaten im posterioren Oberkiefer mit 6–7 mm Restknochenhöhe.

Studien zeigen, dass Kurzimplantate zwischen 5 und kleiner 8 mm am Sinusboden zuverlässig heilen[21], insbesondere, wenn sie bikortikal, also in der krestalen und apikalen Kortikalis verankert sind (Abb. 13-6). Trotzdem ist die Sinusbodenaugmentation gegenüber der ohnehin erfolgten Inzision für die Implantation auch bei Knochenhöhen zwischen 5 und 8 mm ein so geringer Zusatzaufwand, dass der Sinuslift zur Verankerung von 10–12 mm langen Implantaten häufig gemacht wird. Dies gilt insbesondere für hochbelastete distale Brückenanker bei langstreckigen Freiendsituationen. Die Vorteile dafür ergeben sich aus dem folgenden Kapitel. Die Sinusbodenaugmentation dient nicht nur dazu, um bei Freiendsituation mit geringer Knochenhöhe im seitlichen Oberkiefer osseointegrierten Zahnersatz zu ermöglichen. Manchmal ist der Sinuslift im extrem atrophierten zahnlosen Kiefer die einfachste Möglichkeit, um überhaupt irgendwo Knochen zu erzeugen. Im Regelfall ist die Sinusbodenaugmentation dann indiziert, wenn die Atrophie durch Pneumatisation der Kieferhöhlen aufgetreten ist. Wenn die äußere Kammkontur reduziert ist oder wenn der interokklusale Abstand der Kämme zu groß wird, können Le-Fort-I-Interpositionen oder Auflagerungsplastiken indiziert sein. Die Sinusliftvermeidung durch schräggestellte intersinusidale Implantate wird im nächsten Kapitel besprochen.

13.7 Fazit zur Differenzialindikation Augmentation versus s/n/t-Implantate im seitlichen Kiefer

Voraussetzung für eine Entscheidung pro oder kontra Augmentation und pro und kontra s/n/t-Implantate (short, narrow, tilted) ist, dass der Patient zu einer Augmentationsoperation gesundheitlich fähig ist und die Kosten dafür geklärt sind. Wenn die aufklärende Praxis fachlich oder infrastrukturell nicht zu einer Augmentationsoperation in der Lage ist, hat sie dennoch die Pflicht, über Risiken und Nutzen der Augmentation aufzuklären und ggf. an ein spezialisiertes Zentrum zu überweisen. Die prothetische Versorgung und spätere Nachsorge erfolgt dann in der Regel wieder in der Heimatpraxis.

13.8 Differenzialindikation von Knochenaugmentationsverfahren im posterioren Unterkiefer

Augmentative Versorgung des schmalen posterioren Unterkiefers

Für den seitlichen Kiefer leistet bei 1/4-Defekten eine einzeitige GBR in Einzelzahnlücken, aber auch durchaus langstreckig über den gesamten Seitenzahnbereich gute Dienste. Die GBR funktioniert grundsätzlich aus Gründen der Weichgewebesituation im seitlichen Unterkiefer besser als im Oberkiefer. Zweizeitige Blöcke sind eher für die höheren Resorptionsstadien 2/4 und 3/4 zu empfehlen. Durchmesserreduzierte Implantate sind bei horizontaler Unterkieferatrophie keine wirkliche Hilfe, denn auch ein 3,3-mm-Implantat benötigt mindestens 5,3 mm Knochen. Die meisten Spitzkämme sind aber schmaler, brettartig dünn oder sogar messerscharf, sodass der Knochen auch gleich für ein reguläres Implantat aufgebaut werden kann. Bei älteren Patienten, bei Zahnnichtanlagen und mit zunehmender Atrophie ist der Unterkieferalveolarfortsatzknochen so spröde, dass ein Splitting in Mikrofrakturierung und Scherben endet, weshalb davon eher abgeraten wird. Bei jüngeren Patienten und bei ausreichend spongiös aufgebauten Alveolarfortsätzen ist häufig bei Freiendsituation ein Bone Splitting möglich (Abb. 13-7).

Länge der Unterkiefersenke

Je kürzer und steiler eine Senke im seitlichen unteren Alveolarfortsatz ist, desto eher kann diese durch ein Knochenblocktransplantat von der Linea obliqua in Schalentechnik mit relativ geringem Aufwand überbrückt werden (Abb. 13-8). Dieser Defekt liegt dann voll im Envelope und ist von gesunden Knochenwänden von zwei Seiten umschlossen. Erst langstreckige Defekte von 2 oder mehr Zahnbreiten erfordern aufwendigere chirurgische Maßnahmen.

Sandwich-Interposition des seitlichen Unterkiefers bei weniger als 3 mm Restknochen über dem Nerven

Bis 5 mm Restknochen über dem Nerven ist die Sandwich-Osteoplastik mit 2 mm Sicherheitsabstand zum Nervus alveolaris inferior möglich. Bis 3 mm Restknochen über dem Nerven kann man versuchen, durch Abheben des osteotomierten Segments mit Exposition des Nervkanals (wie ein Knochendeckel) ein Transportsegment für eine Sandwich-Interposition zu bilden. Diese Situation ist grenzwertig und kann mit einer temporären oder bleibenden Beeinträchtigung des Nervus alveolaris einhergehen. Dieses Manöver ist aber immer noch weniger traumatisch für den Nerven als die vollständige Herauslösung des Nerven aus dem Kanal bei einer Nervlateralisation.

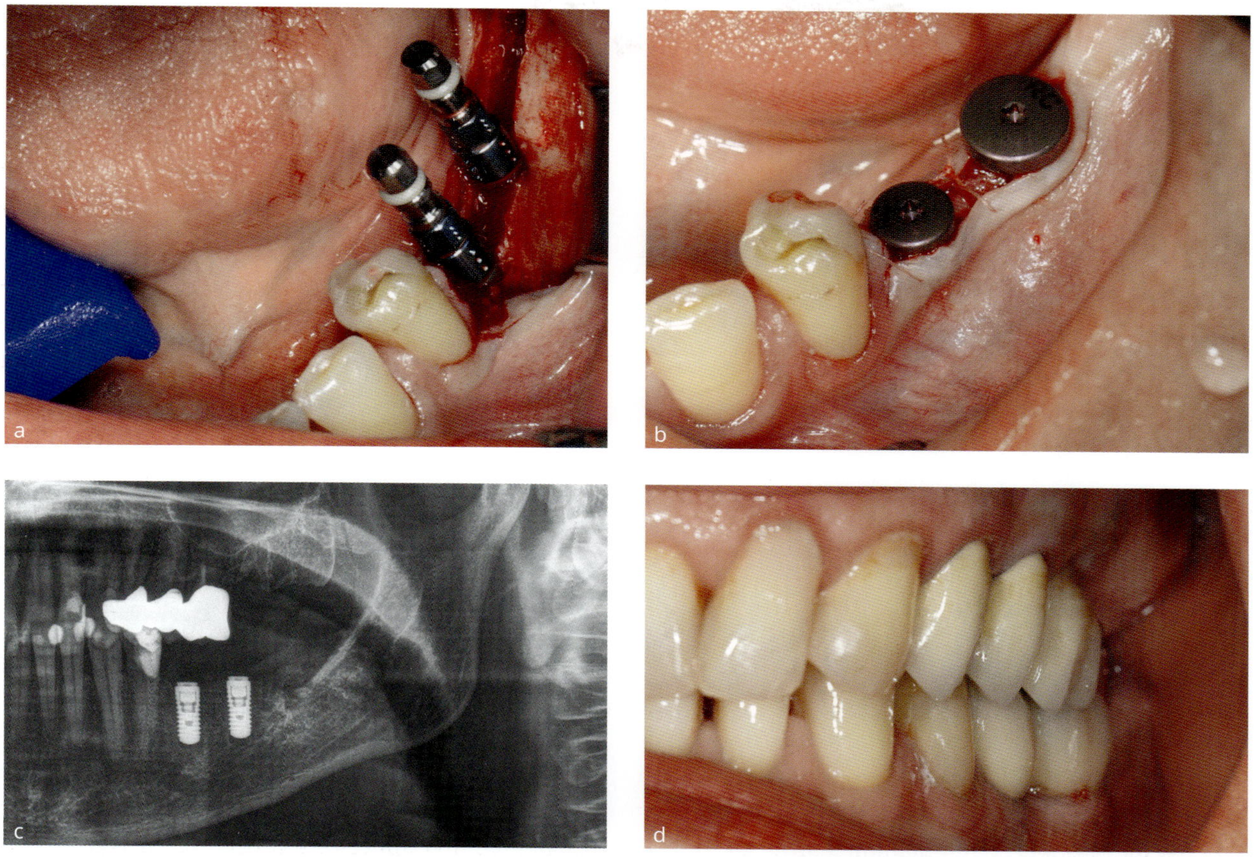

Abb. 13-7 **a.** Das Bone Splitting im seitlichen Unterkiefer ist durch die Sprödigkeit des Knochens erschwert. Hier stehen zwei reguläre Implantate im Splittingspalt. **b.** Die Freilegung der Implantate über den Kieferkammmittenschnitt führt zu einer schönen Manschettenbildung um das Implantat. **c.** Einheilung der Implantate ohne Höhenverlust der bukkalen Kompakta. **d.** Prothetische Versorgung.

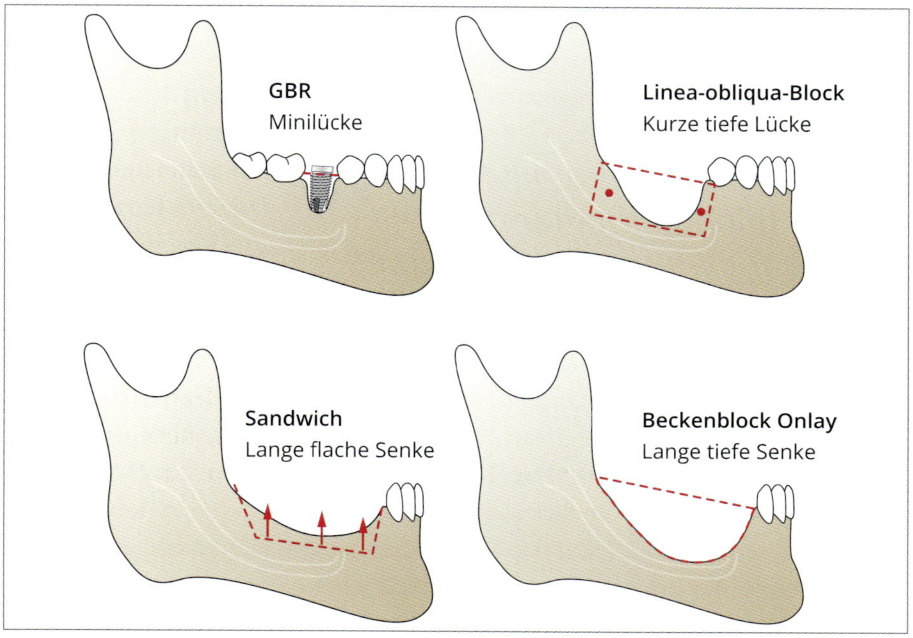

Abb. 13-8 Differenzialindikation des Knochenaugmentationsverfahrens im seitlichen Unterkiefer nach Lückenlänge und Defekttiefe.

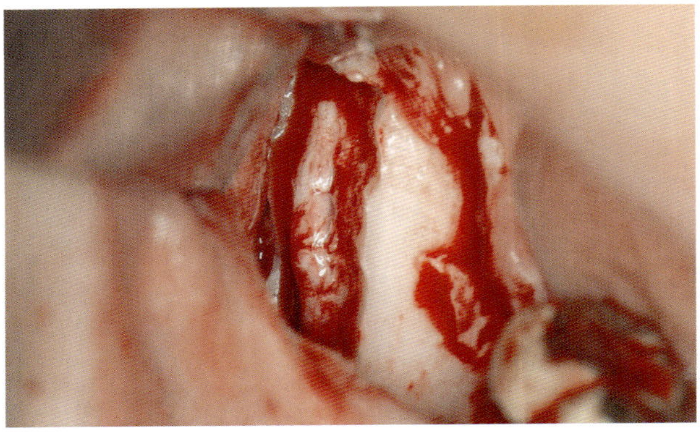

Abb. 13-9 Nervlateralisation. Ein Knochendeckel wurde im seitlichen Unterkiefer zur knochenschonenden Freilegung des Nervens abgehoben.

Indikation zur Nervlateralisation

Das Hauptproblem der Nervlateralisation ist die fast einhundertprozentige *temporäre* Gefühlsstörung[22] und die Ernährungsstörung des Unterkiefers durch Wegnahme des Zentralgefäßes (siehe Abb. 13-9). Die Ernährungsstörung wird als Grund für die häufigen verzögerten Spontanfrakturen angesehen[23,24]. Technisch wird die eigentliche Nervlateralisation (oder Medialisation[25]) von der Nervtransposition unterschieden. Bei der Nervlateralisation wird seitlich über dem Nervkanal ein langer Kortikalisdeckel abgehoben, der Nerv aus seinem Bett luxiert, das Implantat gesetzt und der Nerv wieder zurückverlagert. Dieses Manöver ist mit 1,56 % *permanenten* Gefühlsstörungen der Lippenregion assoziiert[25]. Bei der Nervtransposition wird der Nerv nach proximal, beginnend vom Foramen mentale, aus dem Kanal retrograd ausgefräst. Die Verlängerung des Nervus alveolaris inferior in den vorderen Unterkiefer, der Nervus incisivus, wird abgetrennt. Damit wird das Foramen mentale distalisiert. Dieses Manöver ist traumatischer als die Nervlateralisation und mit 12,12 % dauerhaften Gefühlsstörungen assoziiert[26]. Aus Sicht des Autors sind die augmentativen Behandlungsoptionen einfacher und weniger komplikationsträchtig als die Nervlateralisationsansätze. Die Nervlateralisation wird deshalb vom Autor nur in seltenen Spezialfällen eingesetzt.

Indikation zur Beckenknochentransplantation im posterioren Unterkiefer

Wenn eine Sandwichosteoplastik wegen zu geringer Knochenhöhe über dem Nervus alveolaris inferior nicht möglich ist, ist die Indikation zur Hebung und Transplantation eines monokortikalen Knochenblocks vom Beckenkamm gegeben (Abb. 13-10). Diese Technik kann zur Vermeidung von Wunddehiszenzen häufig tunnelierend durchgeführt werden.

Knochentransplantation im Vicrylstrumpf für den seitlichen Unterkiefer

Wenn eine Beckenknochentransplantation nicht möglich ist, kann man sich der alten Technik des Vicrylstrumpfes bedienen (Abb. 13-11)[27]. Diese Technik wird auch als „Kieler Wurst" oder englisch Sausage-Technik bezeichnet. Hierbei wird ein resorbierbares Vicryl®-Netz (Ethicon, Johnson & Johnson, Norderstedt) über einer Einwegspritze zu einem Strumpf vernäht. Dann wird der Vorderteil der Spritze abgeschnitten, der Kolben zurückgezogen und die Spritze mit partikulärem Augmentationsmaterial gefüllt. Dieses sollte einen hohen Anteil autologen Knochens enthalten, z. B. ein 25/75%-Gemisch. Dann wird die Spitze in den Strumpf eingeführt und ausgedrückt. Die Präparation im seitlichen Unterkiefer erfolgt über einen senkrechten Schnitt in der Eckzahnregion unter sorgfältiger Schonung des Nerven großzügig subperiostal tunnelierend nach hinten. Dabei muß das linguale und bukkale Periost gedehnt werden, um ausreichend Platz zu schaffen. Mit einem langen Nadelhalter wird ein resorbierbarer Durchzugsfaden im Weisheitszahnbereich herausgeführt. Dieser Faden zieht jetzt den gefüllten Vicrylstrumpf in seine Position auf dem Alveolarkamm. Die Dicke des Strumpfes und damit die Augmentationshöhe muß in etwa doppelt so hoch gewählt werden wie die später benötigte Knochenhöhe, denn das partikuläre Material sintert stark zusammen.

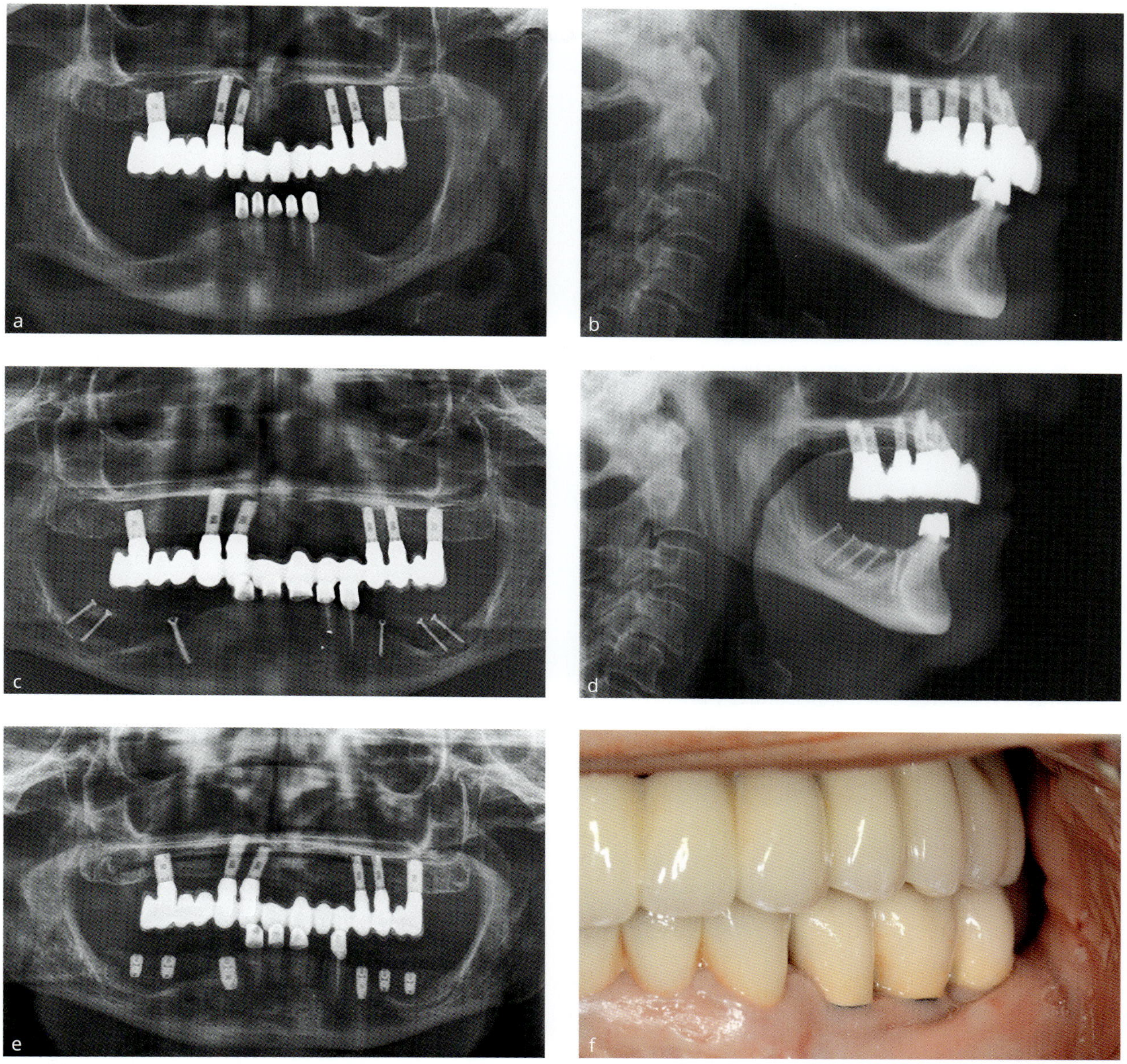

Abb. 13-10 Beckenknochenauflagerung. a. Panoramaschichtaufnahme mit Freiendsituation Unterkiefer beidseits, weniger als 3 mm Restknochen über dem Nerv. **b.** Das laterale Cephalogramm zeigt den enormen interokklusalen Abstand, der bei Kurzimplantaten mit einer langen Zahnkrone zu überbrücken wäre. **c.** Panoramaschichtaufnahme nach Beckenknochenauflagerung. Zugschraubenosteosynthese. **d.** Das laterale Cephalogramm zeigt die Korrektur des interokklusalen Abstandes. **e.** Versorgung mit Zahnimplantaten. **f.** Prothetische Versorgung.

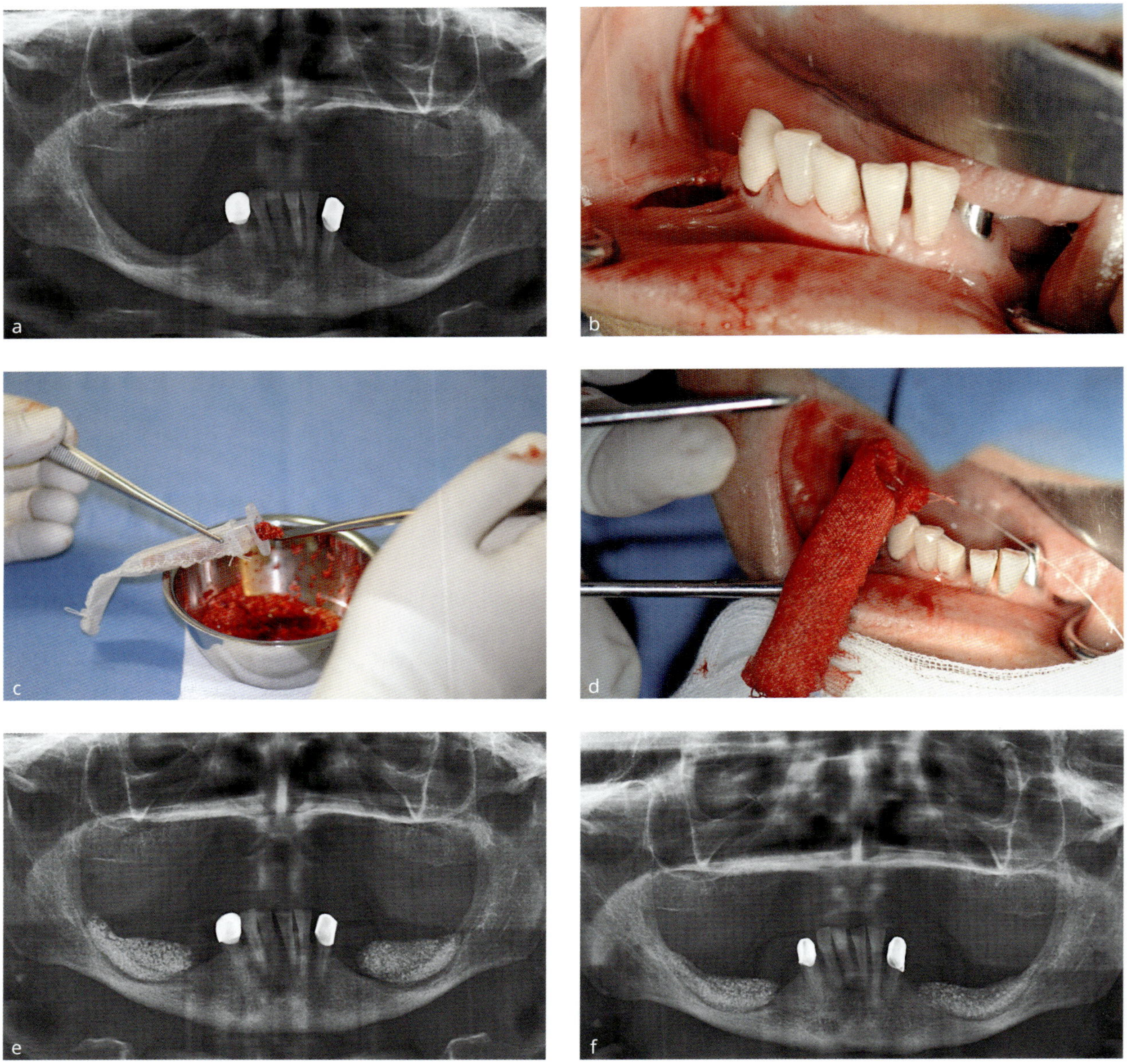

Abb. 13-11 Vicrylstrumpftechnik. a. Panoramaschichtaufnahme mit der Ausgangslage einer ausgeprägten Alveolarkammatrophie Cawood-Klasse VI bis in die Unterkieferbasis. **b.** Tunnelierende Präparation ausgehend von einer senkrechten Inzision vor dem Nervus mentalis. **c.** Auffüllen des Vicrylstrumpfes mit einem gemischten Knochentransplantat. **d.** Mithilfe eines posterior herausgeführten Durchzugsfadens wird der Vicrylstrumpf in den subperiostalen Weichgewebekanal eingeführt. **e.** Panoramaschichtaufnahme. Aufgefüllte seitliche Senken. Überkorrektur zum Ausgleich der Sinterung. **f.** Panoramaschichtaufnahme 4 Monate später mit ossifiziertem Aufbaumaterial. Durch Sinterung des partikulären Materials ist eine Höhenreduktion eingetreten.

13.9 Differenzialindikation von Knochenaugmentationsverfahren im posterioren Oberkiefer

Atrophie von lateral und krestal mit Veränderung der Bisslage

Weil der seitliche Oberkiefer bei enger apikaler Basis nach kranial schmaler wird, ist bei Höhenreduktion von krestal mit Kreuzbissen zu rechnen, was auch als zentripetale Atrophie des Oberkiefers bezeichnet wird. Eine sorgfältige Analyse des interokklusalen Freiraums und ggf. eine Modellanalyse kann helfen, diesen Umstand zu erkennen. Aber auch ohne vertikale Atrophiekomponente kann sich die Bissrelation verändern, denn nach Zahnextraktion kommt es bei enger apikaler Basis schnell zu einer horizontalen Kammatrophie, insbesondere im Prämolarenbereich vor den Kieferhöhlen, was auch als Lyraform des Oberkiefers bezeichnet wird. Der alleinige Sinuslift, so naheliegend und schnell er durchgeführt ist, sollte in diesen Fällen durch eine horizontale und vertikale Augmentation von krestal ergänzt werden, wenn die Implantate in korrekter Bissrelation stehen sollen.

Horizontale Augmentation des seitlichen Oberkiefers

Der horizontal schmale Kiefer im Prämolarenbereich vor einem lateralen Sinuslift entspricht der 2/4-Situation und ist daher laut Schema (Kapitel 11) mit einem Knochenblock zu behandeln (Abb. 13-11). Dieser kann aber häufig einzeitig zusammen mit der Implantatinsertion durchgeführt werden, zusammen mit einem einzeitigen Sinuslift. Die ausschließliche Verwendung von Knochenersatzmaterial ist nach Schema und klinischer Erfahrung beim 2/4-Defekt im seitlichen Oberkiefer nicht ausreichend. Alternativ ist dagegen ein Bone Splitting im Prämolarenbereich zu bedenken (Abb. 13-12). Ob dies durchführbar ist, hängt davon ab, wie steil der Kieferhöhlenboden ansteigt. Wenn sich die Kieferhöhle eher horizontal bis in der 4er-Bereich nach vorne ausdehnt, ist der Block indiziert. Wenn der Kieferhöhlenboden bereits beim 5er steil nach kranial ansteigt, kann der Bereich davor mit einem Splitting versorgt werden.

Vertikale Augmentation des seitlichen Oberkiefers

Die vertikale Augmentation des seitlichen Oberkiefers mit Knochenblöcken von der Linea obliqua ist schwierig, weil das Weichgewebe zu Dehiszenzen neigt. Dem kann man durch tunnelierende Präparation vorbeugen, was dann aber einen gleichzeitigen Sinuslift erschwert.

Im seitlichen Oberkiefer besteht eine gute Indikation für ein individuelles Titanmesh, gefüllt mit partikulären Materialien, das zunächst einmal eine gute Kontur und sichere Stabilität vorgibt. Falls es zu Teilverlusten des partikulären Aufbaumaterials durch Weichgewebedehiszenz kommt, ist das nicht so problematisch, weil ein Teil der Vertikalen auch durch längere Zahnkronen ausgeglichen werden kann. Daher kann die grundsätzlich mit partikulären Materialien erreichbare Aufbauhöhe auch einmal durch ein Titanmesh überschritten werden, wenn man im seitlichen Oberkiefer wegen der geringen ästhetischen Relevanz Teilverluste des Augmentats in Kauf nehmen kann.

Indikation zur Beckenknochentransplantation im seitlichen Oberkiefer

Bei langstreckigen Defekten wie kompletten Freiendsituationen mit etwa 1 cm oder mehr vertikalem Defizit sollte nicht zu spät die Indikation zur Auflagerung eines autologen monokortikalen Beckenkammblocks gestellt werden. Allograftblöcke sind wegen der Dehiszenz- und Infektionsneigung bei so großen Augmentationshöhen kritisch bei Freiendsituation im seitlichen Oberkiefer zu sehen. Ein autologer Beckenknochenblock kann hingegen auch bei Dehiszenz sekundär einheilen.

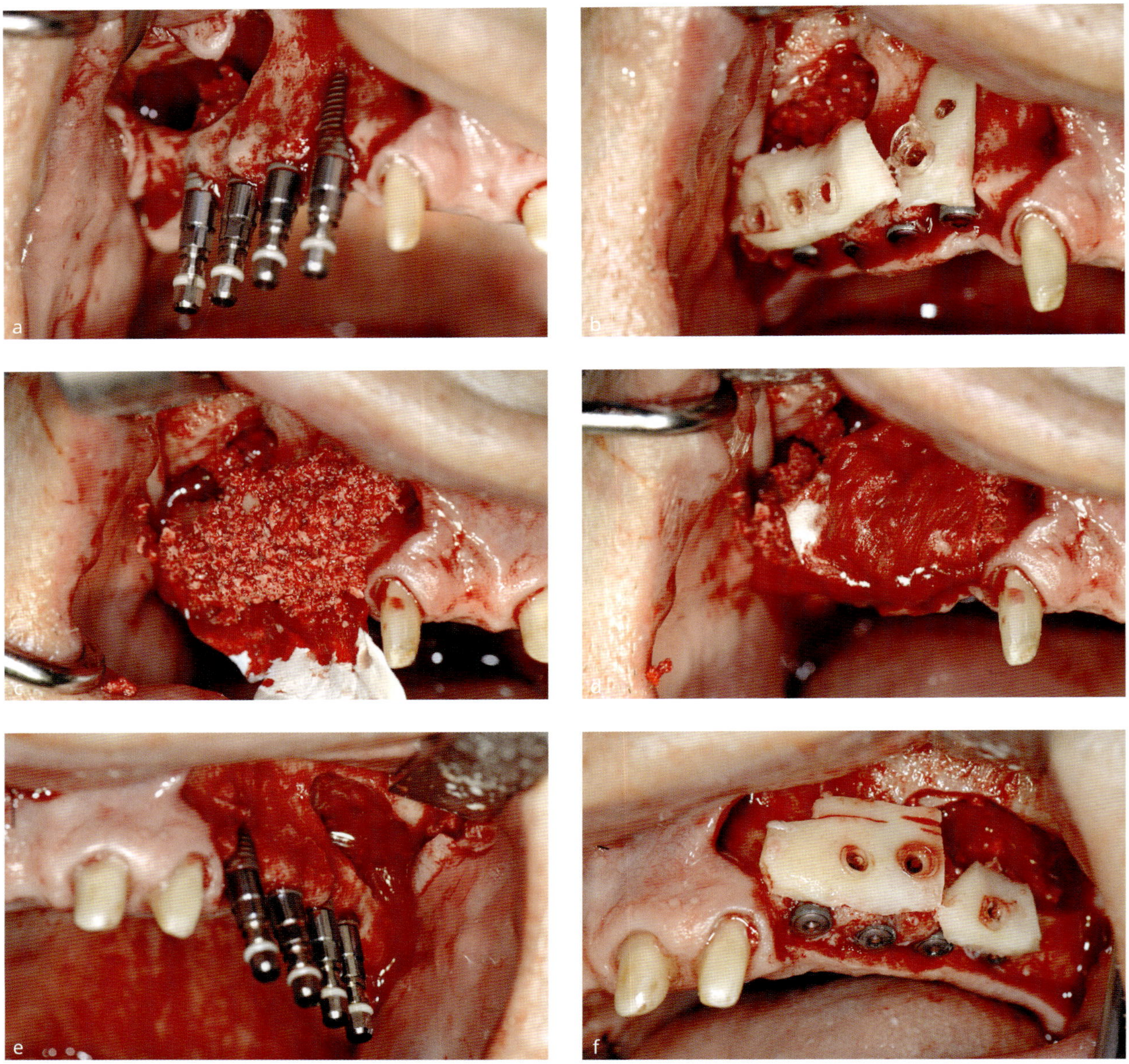

Abb. 13-12 Einzeitige Blockaugmentation bei 2/4-Defekt. a. Sinusbodendefekt mit typischem Schmalkiefer im Prämolarenbereich. **b.** Resorbierbare Osteosynthese (ResorbX®, KLS Martin, Tuttlingen) von Blocktransplantaten von der Linea obliqua. **c.** Konturaugmentation und Resorptionsschutz durch ein gemischtes Knochentransplantat. **d.** Deckung durch Kollagenmembran. **e.** Ähnliche Ausgangslage auf der Gegenseite. **f.** Resorbierbare Osteosynthese von Blocktransplantaten. **g.** Konturaugmentation und Resorptionsschutz durch ein gemischtes Knochentransplantat. **h.** Deckung durch Kollagenmembran. **i.** Postoperative Panoramaschichtaufnahme. **j.** Vorbereitung der festsitzenden prothetischen Versorgung (Prof. Wolfart, Aachen). **k.** Eingliederung der prothetischen Versorgung. Die Augmentation im Prämolarenbereich erlaubt, die Prämolaren im Zahnbogen zu überstellen und Kreuzbisse oder Schrägstellung der Implantate zu vermeiden. **l.** En-face-Ansicht 12 Jahre später. **m.** Linke Ansicht 12 Jahre später. **n.** Rechte Ansicht 12 Jahre später.

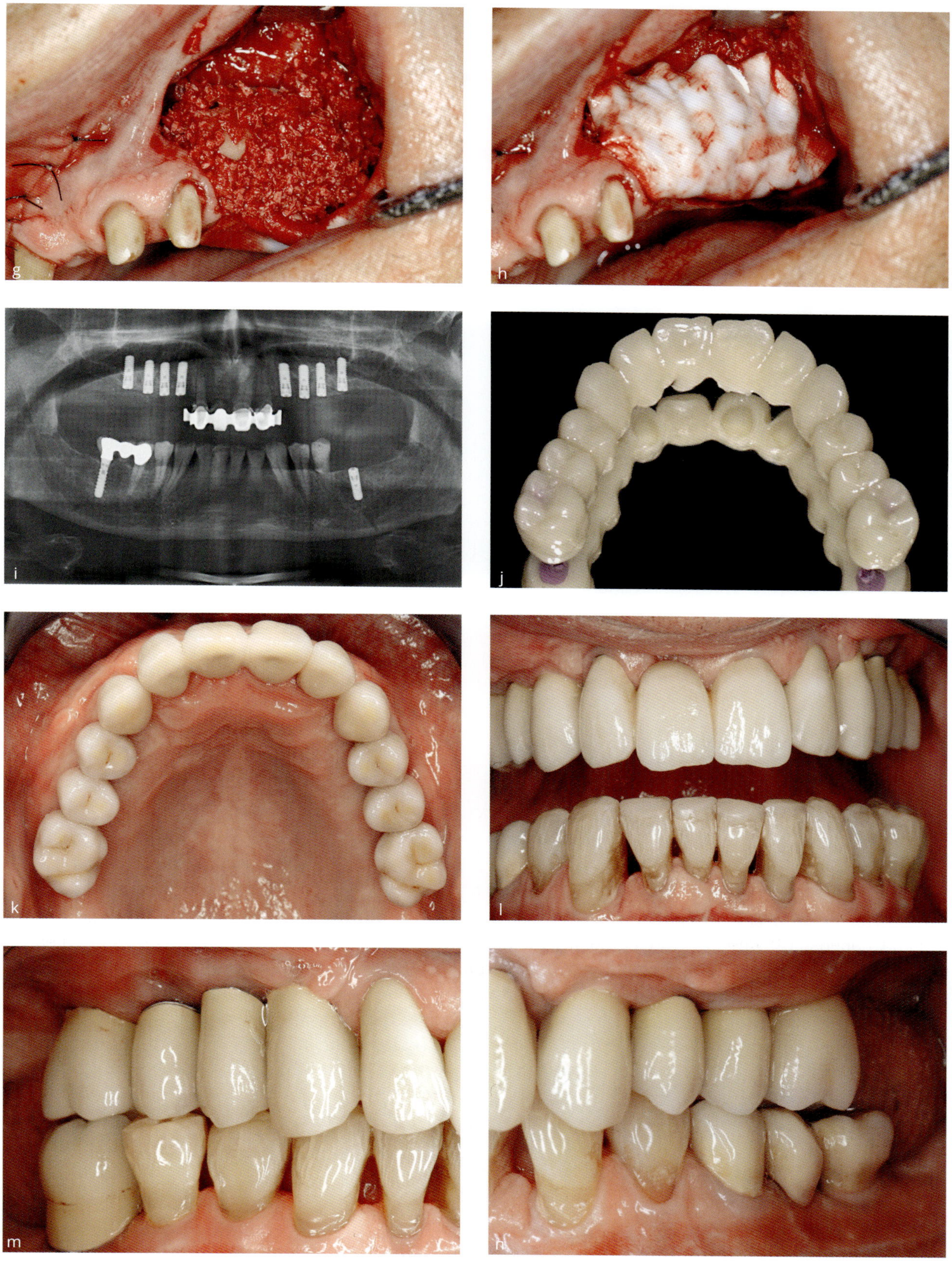
g
h
i
j
k
l
m
n

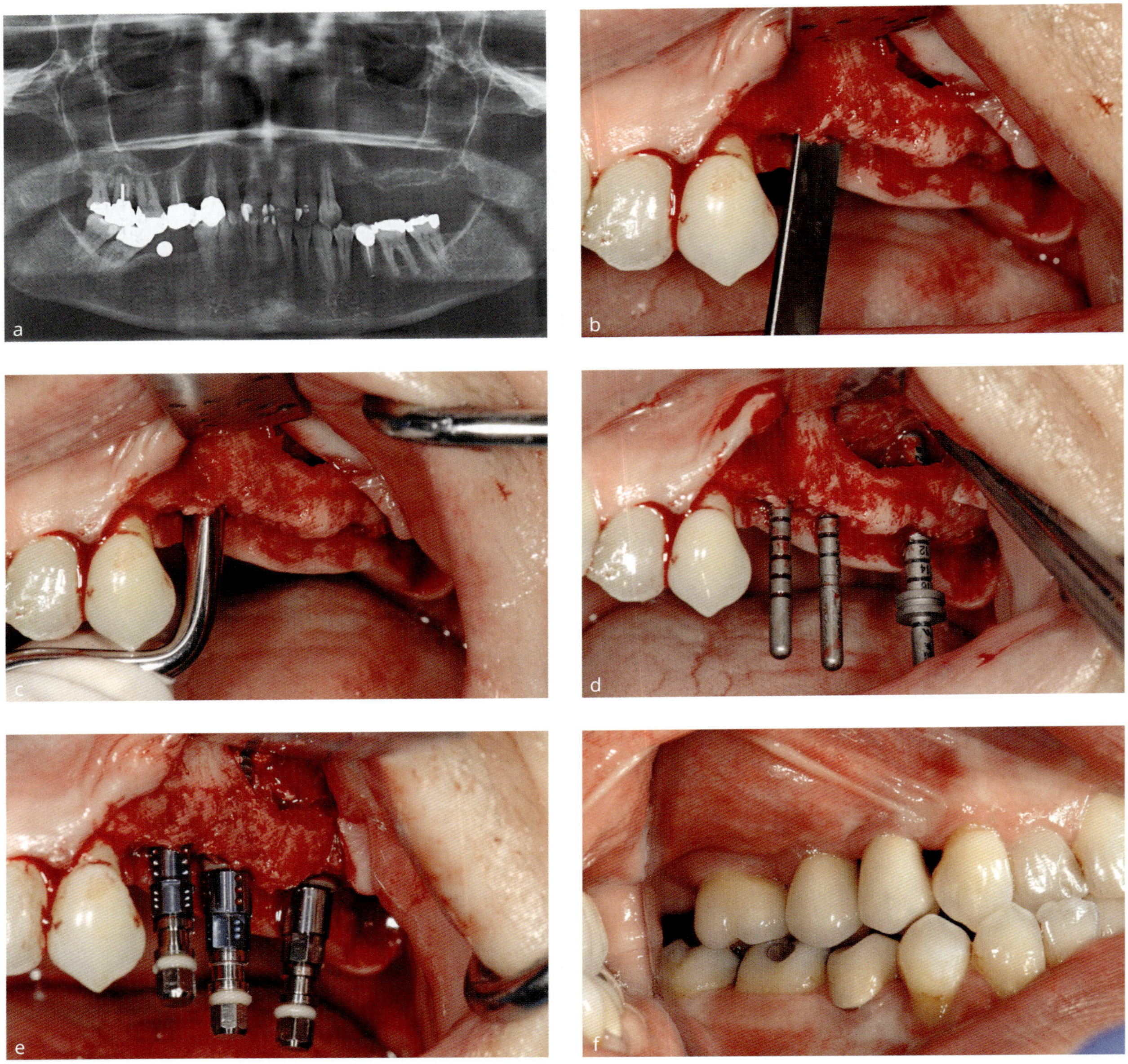

Abb. 13-13 Einzeitiges Bone Splitting bei 2/4-Defekt. a. Panoramaschichtaufnahme mit ansteigendem Kieferhöhlenboden und Raum für Splitting im 4er-Bereich. **b.** Nachdem der Kamm längs geschlitzt worden ist, Eingehen mit dem Blattmeißel bis in den Kieferhöhlenboden. Zuvor erfolgte die Präparation und Anhebung der Schneider-Membran. **c.** Vorsichtiges Aufdehnen des Splittingspaltes unter Ausnutzung der Knochenelastizität durch einen Wurzelheber nach Flohr. **d.** Probepfosten nach Implantatbohrung. **e.** Implantatinsertion in den Splittingspalt und den Sinusboden. Im Splittingspalt wurde ein durchmesserreduziertes 3,3-mm-Implantat verwendet. Dieses wurde im Zuge des Sinuslifts mit einem partikulären Knochentransplantat bedeckt. **f.** Spiegelaufnahme nach prothetischer Versorgung (Dr. Schaumburg, Baunatal).

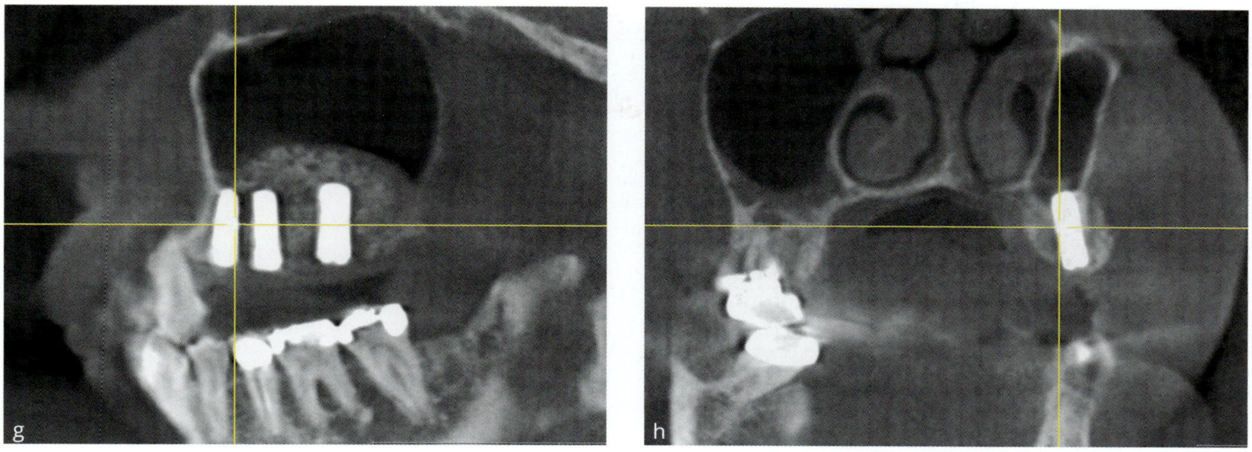

Abb. 13-13 Einzeitiges Bone Splitting bei 2/4-Defekt. g. Digitales Volumentomogramm 2 Monate nach Sinuslift-operation. **h.** Lage des 4er-Implantats mit der Spitze im Sinus, gut bedeckt durch Splittinglamelle und partikuläres Knochentransplantat.

13.10 Literatur

1 Malik R, Gupta A, Bansal P, Sharma R, Sharma S. Evaluation of Alveolar Ridge Height Gained by Vertical Ridge Augmentation Using Titanium Mesh and Novabone Putty in Posterior Mandible. J Maxillofac Oral Surg 2020;19:32–39.
2 Khoury F, Hanser T. Three-Dimensional Vertical Alveolar Ridge Augmentation in the Posterior Maxilla: A 10-year Clinical Study. Int J Oral Maxillofac Implants 2019;34:471–480.
3 Rokn AR, Monzavi A, Panjnoush M, Hashemi HM, Kharazifard MJ, Bitaraf T. Comparing 4-mm dental implants to longer implants placed in augmented bones in the atrophic posterior mandibles: One-year results of a randomized controlled trial. Clin Implant Dent Relat Res 2018;20:997–1002.
4 Bolle C, Felice P, Barausse C, Pistilli V, Trullenque-Eriksson A, Esposito M. 4 mm long vs longer implants in augmented bone in posterior atrophic jaws: 1-year post-loading results from a multicentre randomised controlled trial. Eur J Oral Implantol 2018;11:31–47.
5 Torassa D, Naldini P, Calvo-Guirado JL, Fernández-Bodereau E. Prospective, Clinical Pilot Study with Eleven 4-Mm Extra-Short Implants Splinted to Longer Implants for Posterior Maxilla Rehabilitation. J Clin Med 2020;9(2):357.
6 Felice P, Barausse C, Pistilli R, Ippolito DR, Esposito M. Short implants versus longer implants in vertically augmented posterior mandibles: result at 8 years after loading from a randomised controlled trial. Eur J Oral Implantol 2018;11:385–395.
7 Pieri F, Caselli E, Forlivesi C, Corinaldesi G. Rehabilitation of the Atrophic Posterior Maxilla Using Splinted Short Implants or Sinus Augmentation with Standard-Length Implants: A Retrospective Cohort Study. Int J Oral Maxillofac Implants 2016;31:1179–1188.
8 Esposito M, Buti J, Barausse C, Gasparro R, Sammartino G, Felice P. Short implants versus longer implants in vertically augmented atrophic mandibles: A systematic review of randomised controlled trials with a 5-year post-loading follow-up. Int J Oral Implantol (New Malden) 2019;12:267–280.
9 Rack T, Zabler S, Rack A, Riesemeier H, Nelson K. An in vitro pilot study of abutment stability during loading in new and fatigue-loaded conical dental implants using synchrotron-based radiography. Int J Oral Maxillofac Implants 2013;28:44–50.
10 Nelson K, Schmelzeisen R, Taylor TD, Zabler S, Wiest W, Fretwurst T. The Impact of Force Transmission on Narrow-Body Dental Implants Made of Commercially Pure Titanium and Titanium Zirconia Alloy with a Conical Implant-Abutment Connection: An Experimental Pilot Study. Int J Oral Maxillofac Implants 2016;31:1066–1071.
11 Semper W, Heberer S, Mehrhof J, Schink T, Nelson K. Effects of repeated manual disassembly and reassembly on the positional stability of various implant-abutment complexes: an experimental study. Int J Oral Maxillofac Implants 2010;25:86–94.
12 Schiegnitz E, Al-Nawas B. Narrow-diameter implants: A systematic review and meta-analysis. Clin Oral Implants Res 2018;29 Suppl 16:21–40.
13 Velasco-Ortega E, Flichy-Fernández A, Punset M, Jiménez-Guerra A, Manero JM, Gil J. Fracture and Fatigue of Titanium Narrow Dental Implants: New Trends in Order to Improve the Mechanical Response. Materials (Basel) 2019;12(22):3728.
14 Chrcanovic BR, Kisch J, Albrektsson T, Wennerberg A. Factors influencing the fracture of dental implants. Clin Implant Dent Relat Res 2018;20:58–67.

15 Ravidà A, Wang IC, Barootchi S, Askar H, Tavelli L, Gargallo-Albiol J, Wang HL. Meta-analysis of randomized clinical trials comparing clinical and patient-reported outcomes between extra-short (≤6 mm) and longer (≥10 mm) implants. J Clin Periodontol 2019;46:118–142.
16 Terheyden H, Meijer G, Raghoebar G. Vertical Bone augmentation and regular implants versus short implants in the vertically deficient posterior mandible – a systematic review and meta-analysis of randomized studies. Int J Oral Maxillofac Surg 2021 Feb 12:S0901-5027(21)00009-6. doi: 10.1016/j.ijom.2021.01.005. Online ahead of print.
17 Agari K, Le B. Successive Reimplantation of Dental Implants Into Sites of Previous Failure. J Oral Maxillofac Surg 2020;78:375–385.
18 Moy PK, Aghaloo T. Risk factors in bone augmentation procedures. Periodontol 2000. 2019;81:76–90.
19 Lundgren S, Cricchio G, Hallman M, Jungner M, Rasmusson L, Sennerby L. Sinus floor elevation procedures to enable implant placement and integration: techniques, biological aspects and clinical outcomes. Periodontol 2000. 2017;73:103–120.
20 Araujo RZ, Santiago Júnior JF, Cardoso CL, Benites Condezo AF, Moreira Júnior R, Curi MM. Clinical outcomes of pterygoid implants: Systematic review and meta-analysis. J Craniomaxillofac Surg 2019;47:651–660.
21 Palacios JAV, Garcia JJ, Caramês JMM, Quirynen M, da Silva Marques DN. Short implants versus bone grafting and standard-length implants placement: a systematic review. Clin Oral Investig 2018;22:69–80.
22 de Campos CG, Francischone CE, Souza Picorelli Assis NM, Devito KL, Sotto-Maior BS. Neurosensory Function and Implant Survival Rate Following Implant Placement With or Without an Interposed Bone Graft Between the Implant and Nerve: Prospective Clinical Trial. Int J Oral Maxillofac Implants 2019;33:1450–1456.
23 Kan JY, Lozada JL, Boyne PJ, Goodacre CJ, Rungcharassaeng K. Mandibular fracture after endosseous implant placement in conjunction with inferior alveolar nerve transposition: a patient treatment report. Int J Oral Maxillofac Implants 1997;12:655–659.
24 Kablan F, Abu-Sobeh A, Lorean A, Levin L. Spontaneous mandibular fracture as a complication of inferior alveolar nerve transposition and placement of endosseous dental implants in the atrophic mandible: a review of the literature and a report of two cases and their nonsurgical conservative management. Quintessence Int 2020;51:230–237.
25 Sharifi R, Beshkar M, Mobayeni MR, Hasheminasab M. Inferior Alveolar Nerve Medialization for Dental Implant Placement: Case Report with the Introduction of a New Technique. Int J Oral Maxillofac Implants 2018; 33: e113–e115.
26 Palacio García-Ochoa A, Pérez-González F, Negrillo Moreno A, Sánchez-Labrador L, Cortés-Bretón Brinkmann J, Martínez-González JM, López-Quiles Martínez J. Complications associated with inferior alveolar nerve reposition technique for simultaneous implant-based rehabilitation of atrophic mandibles. A systematic literature review. J Stomatol Oral Maxillofac Surg 2020;S2468-7855(19)30296-4.
27 Härle F, Kreusch T. Augmentation of the alveolar ridges with hydroxylapatite in a Vicryl tube. Int J Oral Maxillofac Surg 1991;20:144–148.

14 Der atrophierte zahnlose Kiefer

Die Augmentationen im zahnlosen Kiefer haben einige Besonderheiten gegenüber dem Schema aus Kapitel 11. Augmentationen und prothetische Maßnahmen haben nicht nur Einfluss auf die Zahnästhetik, sondern auf das gesamte Gesicht und die periorale Haut. Die Defektgröße und Transplantatvolumina erfordern manchmal extraorale Spenderregionen und stationäre Bedingungen in Vollnarkose. Der Übergang von den zweiten zu den dritten Zähnen ist für die Patienten eine psychologisch bedeutsame Schwelle im Leben, die durch eine sorgfältige Planung und Ausführung des Zahnersatzes respektiert wird. Eine sorgsame Abwägung ist zwischen konventionellen sowie augmentativen und augmentationsfreien implantologischen Versorgungsmöglichkeiten erforderlich. Große Eile und Versprechungen von neuen Zähnen in wenigen Stunden widersprechen dem.

14.1 Funktion (Kauen und Sprechen) und Alveolarfortsatzatrophie

Der Vorgang der Alveolarkammatrophie ist zwar physiologisch und in diesem Sinne keine Krankheit, aber das Ergebnis, die resorbierten Kieferkämme und die eingeschränkte Kaufähigkeit des Zahnlosen, ist doch als schwerer Organverlust zu werten, in diesem Falle des Kauorgans. Man sollte sich nur einmal klarmachen, welche unangenehme Erfahrung es ist, wenn in Gesellschaft die untere Prothese beim Teetrinken in die Tasse rutscht oder welche Gefahr damit verbunden sein kann, wenn ein Zahnloser beim Essen in Gesellschaft aus Scham das Fleisch unzerkaut zu schlucken versucht und Atemnot und Angst vor Boluserstickung erleidet. Eine Studie zur Kaufähigkeit von Testnahrung erbrachte, dass Patienten mit Totalprothesen auf atrophierten Kieferkämmen nur etwa 20 % der Kaufähigkeit von Bezahnten bzw. von Patienten mit festsitzendem Zahnersatz hatten (Abb. 14-1). Deckprothesen auf Zahnimplantaten erreichten mit 40 % auch nicht viel mehr Kaukraft als die Totalprothesenträger, nur waren die Prothesen lagestabilisiert[1]. Es ist klar nachgewiesen, dass durch eine ausreichende Zahl von Zahnimplantaten die Kaukraft und die Kaueffizienz steigt, sowohl für Einzelzahnlücken[2] als auch für implantatgestützte Totalprothesen[3]. Bei Patienten mit atrophierten Kieferkämmen verbesserte sich durch Implantatversorgung und kaufunktionelle Rehabilitation auch die Sprachfunktion und Artikulationsfähigkeit[4].

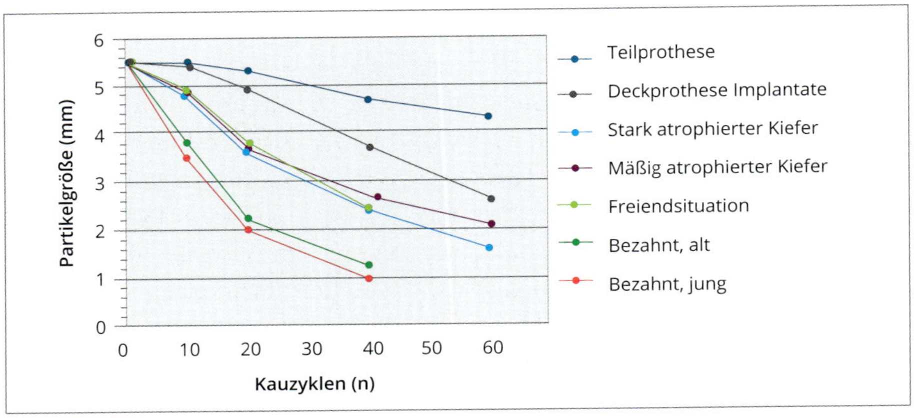

Abb. 14-1 Die Kaufähigkeit wurde in einer Studie durch Zerkauen einer zähen Testnahrung (ausgehärtetes Abdrucksilikon) nach der Zahl der Kauzyklen und nach Größenbestimmung der Partikel durch abgestufte Siebe experimentell bei Probanden bestimmt. Dabei zeigte sich, dass mit zwei Implantaten und einer Deckprothese im Unterkiefer (B) nur ein geringer Unterschied in der Partikelgröße und gar kein Vorteil bei der Kaudauer gegenüber Patienten mit Vollprothesen auf atrophierten Kiefern (J) besteht. Um wieder wie bezahnte Patienten kauen zu können, sind daher für zahnlose Patienten aufwendigere Prothesen auf mehr als zwei Implantaten nötig (modifiziert nach Fontijn-Tekamp[1]).

14.2 Ernährung und Alveolarfortsatzatrophie

Die meisten Prothesenträger mit atrophierten Kieferkämmen antworten intuitiv auf die Frage, ob sie gut kauen können, dass sie eigentlich alles essen könnten und kaum Einschränkungen hätten. Dies zeigt nur, wie anpassungsfähig der Mensch ist und wie schleichend langsam der Prozess des Kauverlustes eintritt. Ein genaueres Nachfragen erbringt dann, dass die Nahrung vorher auf dem Teller in kleine Happen geteilt wird, mehr oder weniger unzerkaut hinuntergeschlungen wird und die Nahrung insgesamt sehr einseitig kohlenhydratdominiert ist. Patienten mit schlechter Kaufunktion sind entgegen der Erwartung in der Regel nicht untergewichtig, sondern eher durch Fehlernährung übergewichtig. Der Mensch benötigt eine gewissen Menge Mineralstoffe (z. B. Kalzium, Eisen) und Vitamine und spürt dies auch intuitiv. Wenn sich das Spektrum der Nahrung durch mangelnde Kaufähigkeit verschiebt[5], die Nahrung weniger Rohkost und Fleisch, dafür mehr Kartoffelbrei oder Milchsuppe enthält, statt Äpfeln und Möhren mehr Bananen verzehrt werden, dann muss man insgesamt mehr essen, um aus der nährstoffärmeren Kost auf die benötigte Tagesmenge an Nährstoffen zu kommen. Bewegungsmangel verstärkt dies nochmals, denn wenn man früher unter körperlicher Arbeit die Nährstoffe aus 3000 Kalorien pro Tag extrahieren konnte, so müssen dafür in der heutigen modernen Lebenswelt aufgrund mangelnder Bewegung 1500 Kalorien Tagesbedarf als Essenmenge ausreichen. Dies gelingt nicht ausreichend und ist unter anderem ein Teil der Erklärung für die hohe Rate an Osteoporose. Die Nährstoffunterversorgung ist ein Antrieb zu kalorischer Überversorgung und das ist eine der Ursachen für Übergewicht in der modernen Gesellschaft. Die Ernährung leidet insgesamt unter mangelnder Kaufähigkeit, wenn die Nahrung nicht adäquat aufgeschlossen werden kann oder das Nahrungsspektrum sich verschiebt[6]. In einer vergleichenden Studie litten 22 % der Zahnprothesenträger unter Mangelernährung versus 0 % der Bezahnten[7].

Eine schleichende Verschiebung des Nahrungsspektrums des Zahnlosen hin zu Kohlenhydraten (z. B. Milchbrei) kann auch die Eintrittswahrscheinlichkeit eines Diabetes Typ II erhöhen oder diesen verschlimmern. Die rechtzeitige kaufunktionelle Rehabilitation kann also Ernährungsstörungen vermeiden und zur allgemeinen Gesundheit beitragen.

14.3 Demenz und Alveolarfortsatzatrophie

Kaufähigkeit ist keine Frage des hohen Alters, sondern eine Frage des Zahnbestandes[8]. Seit langem ist bekannt, dass der Zeitpunkt des Eintritts von Demenz mit der Kaufähigkeit korreliert, beziehungsweise der Zeitpunkt mit dem Verlust der Kaufähigkeit statistisch assoziiert ist[9], wobei auch immer wieder ein neuromuskulärer kausaler Zusammenhang diskutiert wird[10]. Auf jeden Fall ist plausibel, dass ein Mensch mit schlechter Kaufunktion aufgrund von Alveolarkammatrophie nicht mehr gut in Gesellschaft essen kann und sich vielleicht sozial zurückzieht und dadurch kognitiv verschlechtert. Die rechtzeitige kaufunktionelle Rehabilitation kann zur Vorbeugung von Demenz beitragen.

14.4 Lebensqualität und Alveolarfortsatzatrophie

Es bestehen klare Nachweise für die Verbesserung der Lebensqualität zahnloser Patienten mit Alveolarkammatrophie durch Zahnimplantatversorgungen[11]. In einer aktuellen Studie besserte sich ein OHIP-Score (Oral Health Impact Profile) von 15,89 auf 6,18, doch nicht nur die mundbezogene Lebensqualität bessert sich durch Zahnimplantate, sondern parallel auch die allgemeine gesundheitsbezogene Lebensqualität[12]. Die Lebensqualität nach Augmentation durch Beckenknochentransplantate lag in einem ähnlichen günstigen Niveau von 8,4. Das unterstreicht die gute Verträglichkeit der Methode der Knochenaugmentation bei zahnlosen Patienten mit Alveolarkammatrophie[13].

14.5 Gesichtsästhetik und Alveolarfortsatzatrophie

Die Vertikale: Bisshöhe und Untergesichtshöhe

Es gibt im Laufe des Lebens viele Einflüsse, die zur Abnahme der Bisshöhe führen. Zu diesen gehören Abrasion und Attrition, Intrusion und Zahnwanderung, kieferorthopädisch veranlasste und andere Zahnextraktionen. Die reduzierte Bisshöhe hat Folgen. Die Untergesichtshöhe nimmt ab und das Gesicht sieht breiter aus. Die Untergesichtsweichteile, die für einen gewissen Knochenrahmen bemessen sind, stauchen sich zusammen, was zu schmalen und eingerollten Lippen sowie zu einer scharfen Supramentalfalte und zu vertieften Nasolabialfalten führt. Die aufgestauchten Lippen bewirken auch eine eher negative Mundspaltenrundung (Emoticon: ☹).

Den positiven Effekt der Bisserhöhung kann man schon im Erstgespräch simulieren, wenn man im Rahmen des Planungsgespräches dem zahnlosen Patienten Watterollen auf die unteren Prothesen legt und den Biss um ein bis zwei Zentimeter sperrt. Zusätzlich kann man die Lippen von Innen mit etwas Flexaponalwachs unterstützen und so den funktionellen und ästhetischen Gewinn einer Zahnbehandlung simulieren (Abb. 14-2). Man kann beobachten, ob die Mundspaltenrundung positiv wird (Emoticon: ☺).

Die Horizontale: Pseudoprogenie

So kann man auch prüfen, ob eine echte Progenie oder eine Pseudoprogenie vorliegt, die bei der Bisserhöhung verschwindet (Abb. 14-3). Denn die finale Bisserniedrigung ist Folge des Verlusts der letzten Zähne und der konsekutiven Alveolarkammatrophie. Der Unterkiefer rotiert um die Drehachse im Kiefergelenk. Dadurch kommen das Kinn und der untere Alveolarkamm relativ zum Oberkiefer nach vorne, was zu einem Vorstehen des Kinns und einer Klasse-III-Bisslage, der Pseudoprogenie, führt. Die mimische Muskulatur verliert ihre Vorspannung in der Ruhelage. Daraus kann sich eine Speichelinkontinenz mit Mundwinkelrhagaden und Candidiasis entwickeln.

Mimische Muskulatur

Durch Atrophie nach Zahnverlust schwinden die Ansatzpunkte der mimischen Muskulatur. Durch Halteverlust des Musculus mentalis, der normalerweise auf Wurzelhöhe der unteren Frontzähne am vestibulären Alveolarkamm inseriert, sinkt das Weichteilkinn herab, was als Tropfenkinn, Kinnptose oder Witches Chin bezeichnet wird. Diese Deformität kann nicht durch zahnprothetische Maßnahmen

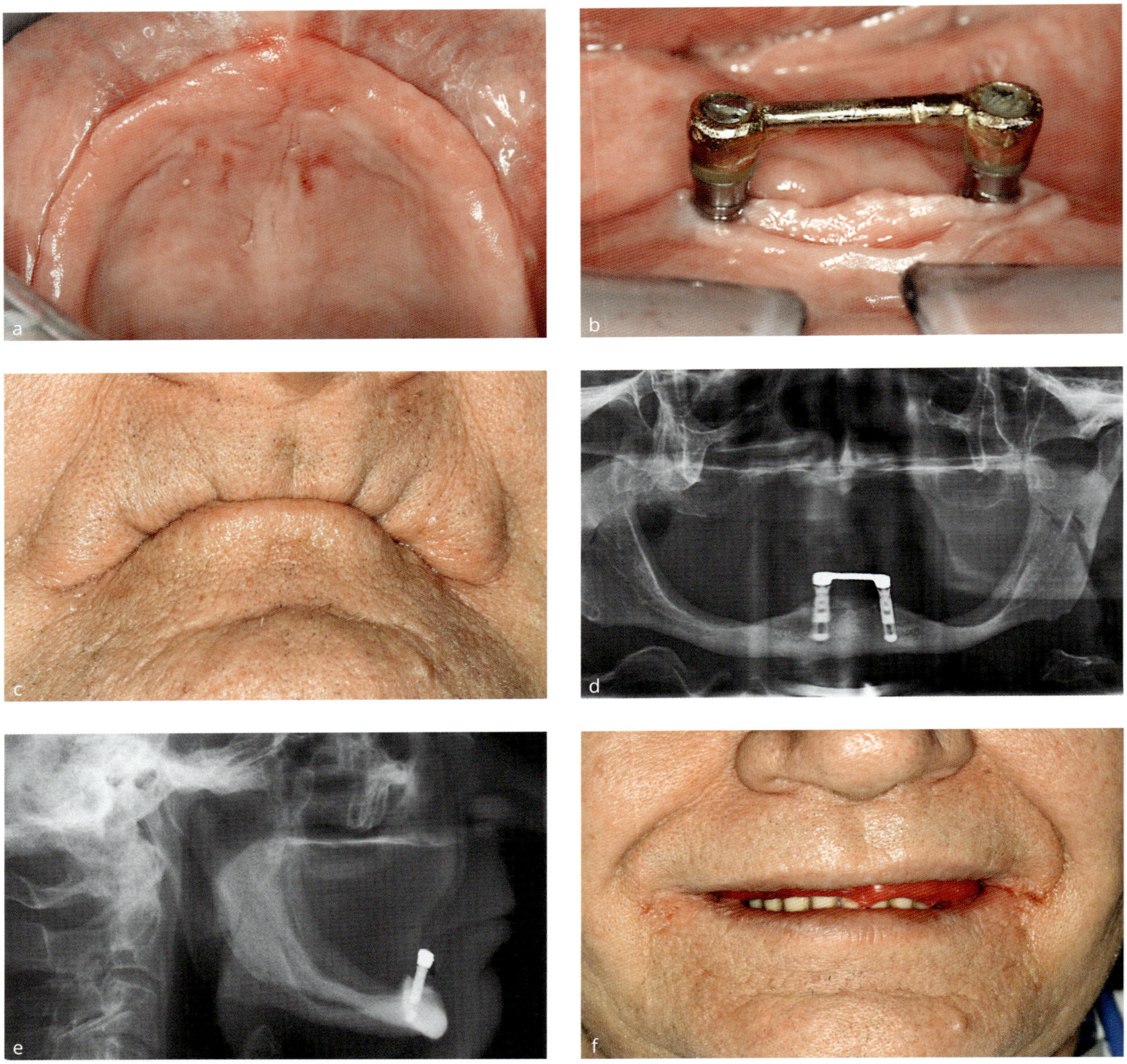

Abb. 14-2 Verbesserung der Kaufunktion durch Erhöhung der Implantatzahl. a. Ausgangslage bei einem 67-jährigen Patienten mit atrophiertem Schlotterkamm. **b.** Bestehende Versorgung mit Deckprothese und zwei Zahnimplantaten im Unterkiefer. **c.** Ausgangslage mit eingerollten Lippen, aufgestauchten Weichteilen infolge fehlender Zahn- und Alveolarfortsatzabstützung der Lippen. Es besteht eine Speichelinkontinenz der Mundwinkel mit Neigung zur Perlèche. Die perioralen Hautfalten sind vertieft und die Mundspalte zeigt eine negative Rundung. **d.** Panoramaschichtaufnahme mit Atrophie Cawood-Klasse V. **e.** Seitliches Fernröntgenbild mit insbesondere anterior atrophiertem Kieferkamm als Kombinationssyndrom durch den harten anterioren Aufbiss der beiden unteren Implantate. Diese führen zum ständigen Abkippen der oberen Prothese mit Schlotterkammbildung. Bei der Planung der beiden unteren Implantate hätte der Oberkiefer in die Implantatplanung einbezogen werden können, um dem Kombinationssyndrom vorzubeugen. **f.** Planungssimulation der Bisserhöhung und Knochenaugmentation durch Watterollen auf den Zahnreihen und Wachsstreifen auf den Prothesen zur Lippenunterfütterung (Flexaponal®, Dentaurum, Ispringen). Dadurch rollt sich das Lippenrot nach außen, die perioralen Falten verschwinden und der Mundspalt erhält eine positive Rundung.

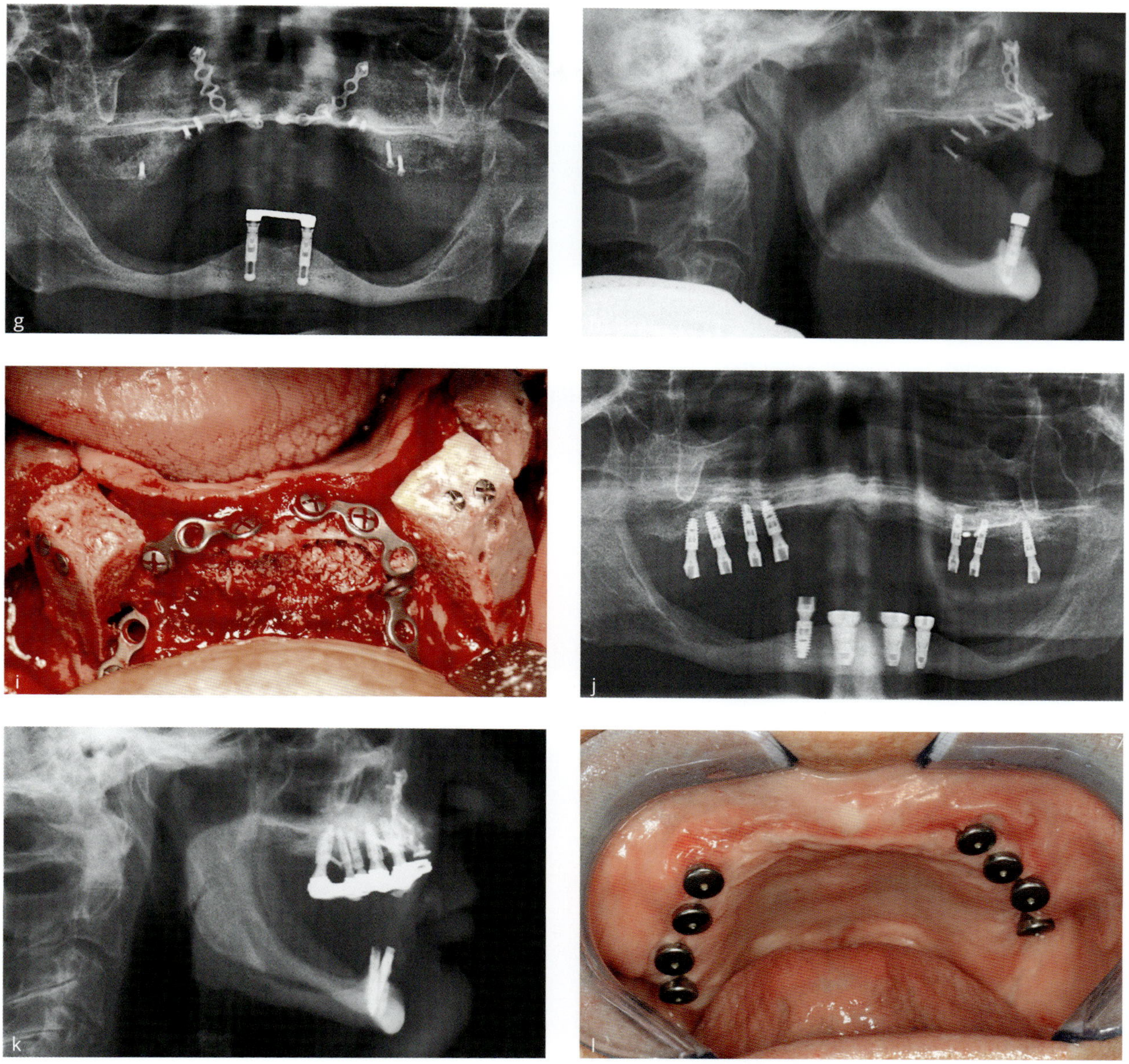

Abb. 14-2 Verbesserung der Kaufunktion durch Erhöhung der Implantatzahl. g. Panoramaschichtaufnahme nach Oberkieferalveolarfortsatzaugmentation durch Le-Fort-I-Interpositionsosteoplastik. **h.** Seitliches Fernröntgenbild nach Augmentation. **i.** Intraoperatives Bild: Le-Fort-I-Osteoplastik mit Interposition von Knochenersatzmaterial und zusätzlicher lateraler Anlagerung von monokortikalen autologen Beckenknochentransplantaten. **j.** Panoramaschichtaufnahme nach Implantatversorgung. **k.** Seitliches Fernröntgenbild nach Implantatversorgung. **l.** Freigelegte Implantate vor prothetischer Versorgung.

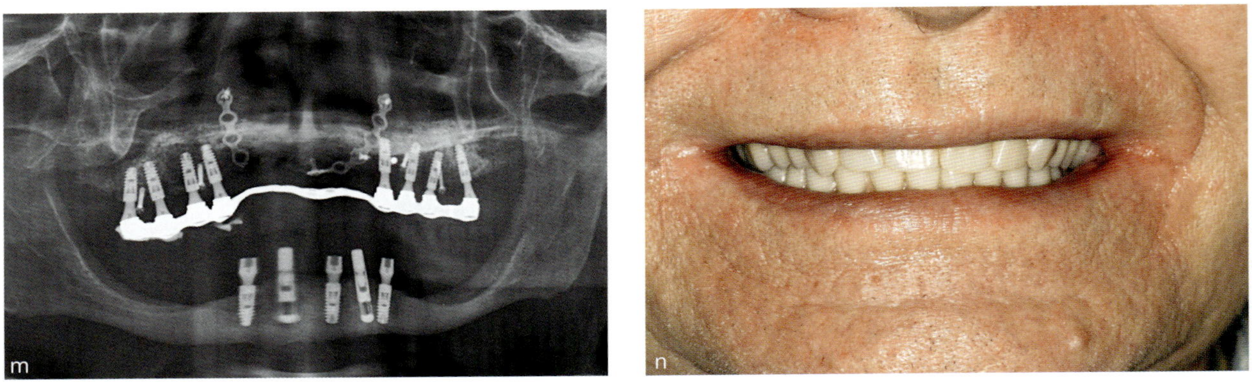

Abb. 14-2 Verbesserung der Kaufunktion durch Erhöhung der Implantatzahl. m. Panoramaschichtaufnahme nach Versorgung mit Stegprothese im Oberkiefer (Fr. Dr. Rauch, Melsungen). **n.** Lippenbild nach prothetischer Versorgung.

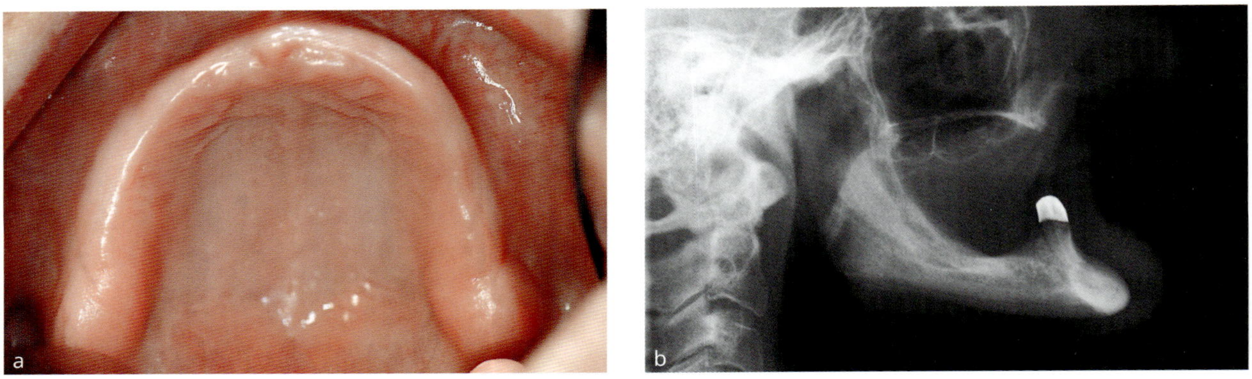

Abb. 14-3 Verbesserung von Funktion und Gesichtsästhetik durch Augmentation. a. Ausgangslage: atrophierter oberer Alveolarfortsatz mit insuffizientem Prothesenhalt bei einer 55-jährigen Patientin. **b.** Panoramaschichtaufnahme mit Atrophie Cawood-Klasse V im Oberkiefer und Klasse IV im Unterkiefer.

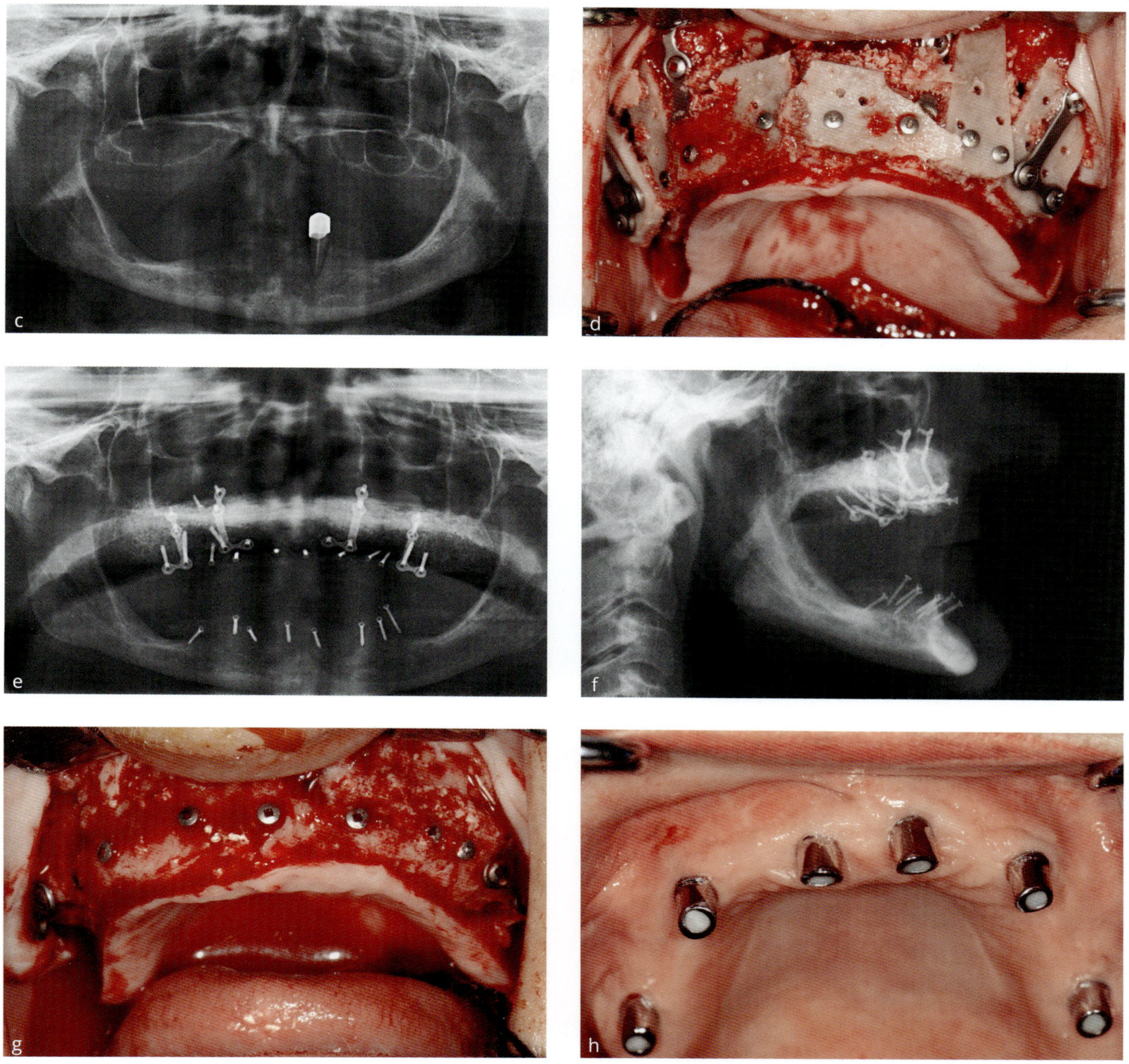

Abb. 14-3 Verbesserung von Funktion und Gesichtsästhetik durch Augmentation. c. Seitliches Fernröntgenbild mit Pseudoprogenie des Unterkiefers. **d.** Intraoperatives Bild: Le-Fort-I-Osteoplastik mit Interposition von Knochenersatzmaterial und zusätzlicher lateraler und anteriorer Anlagerung von monokortikalen autologen Beckenknochentransplantaten. **e.** Panoramaschichtaufnahme nach Oberkieferalveolarfortsatzaugmentation durch Le-Fort-I-Interpositionsosteoplastik. **f.** Seitliches Fernröntgenbild nach Augmentation. Pseudoprogenie durch verbesserte Bisshöhe bereits reduziert. **g.** Bei der Osteosynthesematerialentfernung 4 Monate nach Abb.14-3f zeigt sich eine Abrundung der Kanten der Knochentransplantate und eine normale geringe Oberflächenresorption, erkennbar an den freiliegenden Schraubenköpfen. **h.** Durch die Augmentation ist eine prothetikfreundliche zahnachsengerechte und parallele Ausrichtung der oberen Zahnimplantate möglich, sodass diese später ohne Winkelaufbauten axial belastet werden können.

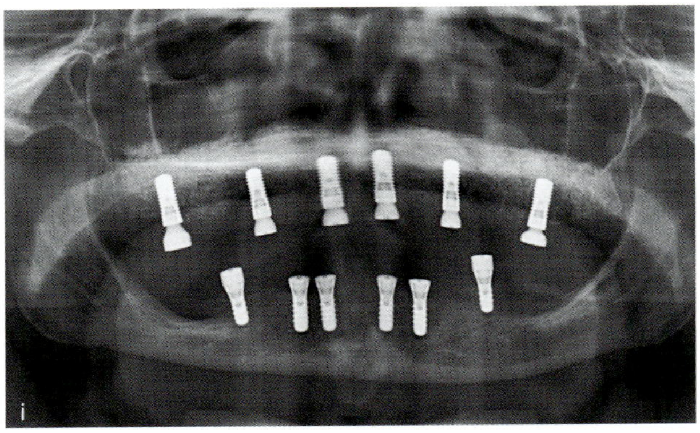
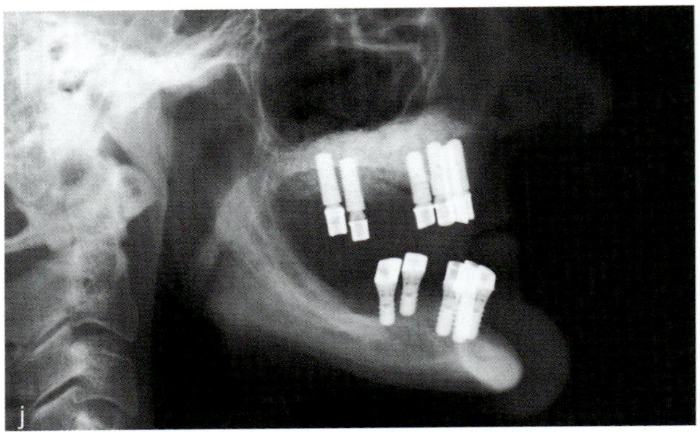
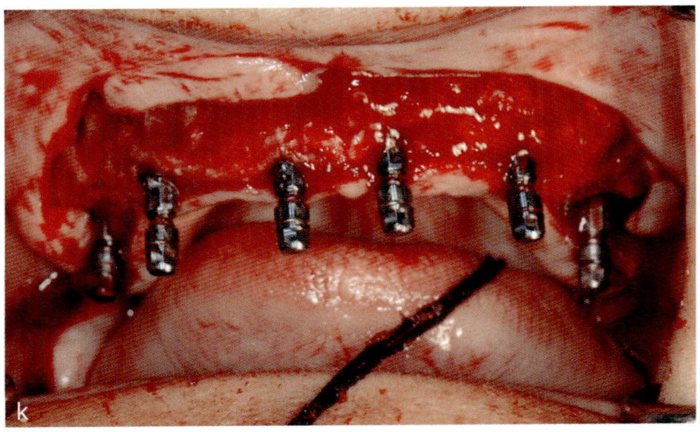
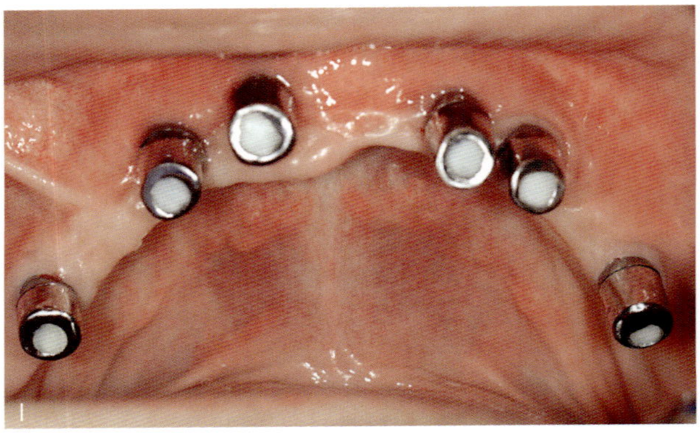
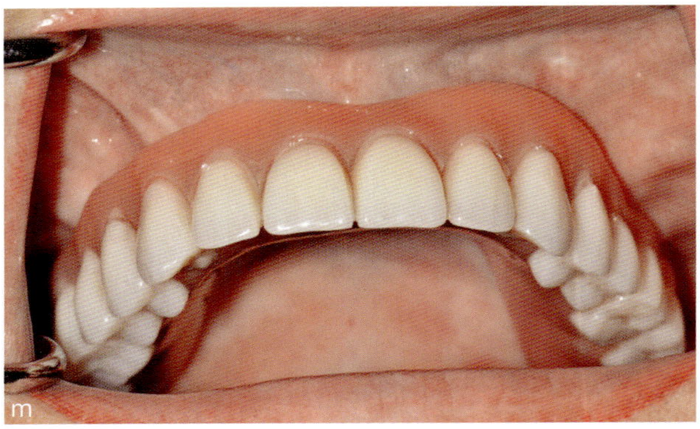
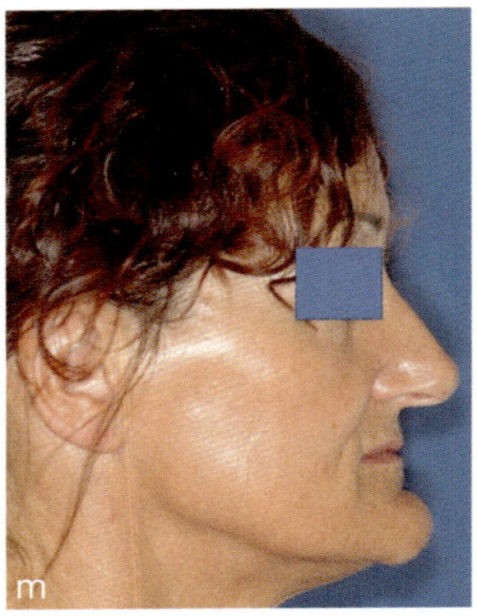
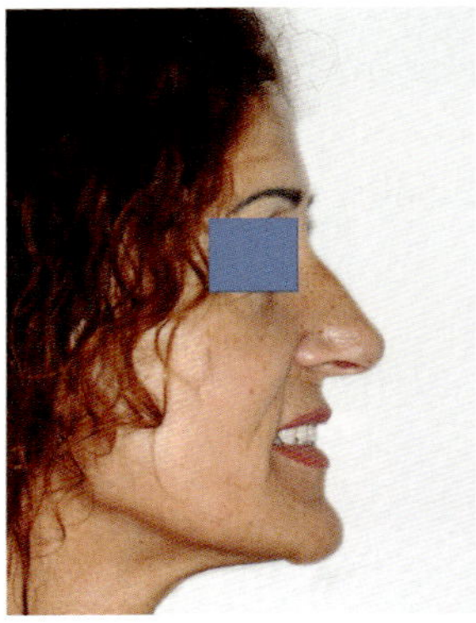
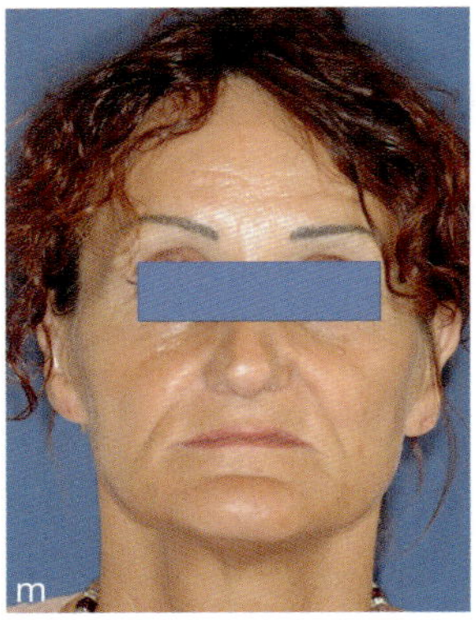
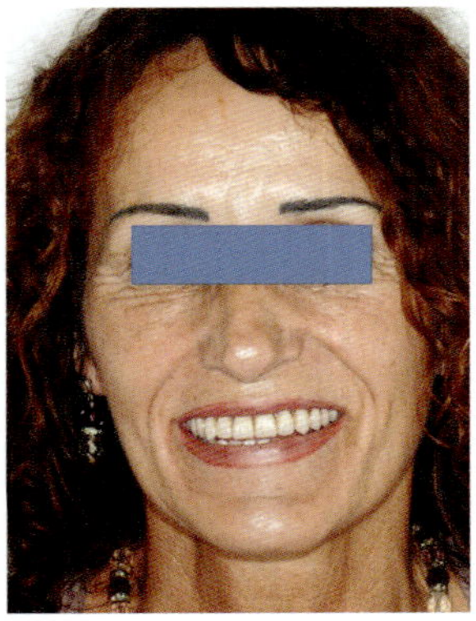

Abb. 14-3 Verbesserung von Funktion und Gesichtsästhetik durch Augmentation. i. Panoramaschichtaufnahme nach Implantatfreilegung 3 Monate nach Abb. 14-3h. **j.** Seitliches Fernröntgenbild nach Implantatfreilegung. **k.** Konus-Doppelkronen als Halteelemente im Oberkiefer. **l.** Konus-Doppelkronen als Halteelemente im Unterkiefer. **m.** Prothetische Versorgung durch Deckprothese im Oberkiefer (Dr. M. Braun, Kassel). **n.** Vorher-nachher-Bilder im Profil. Eine Minderung der Pseudoprogenie und Entfaltung der Lippen ist erkennbar. **o.** Vorher-nachher-Bilder en face. Eine Streckung der Gesichtsform durch verbesserte Bisshöhe sowie eine Glättung der Supramentalfalte und Verbesserung der Lippenfülle ist erkennbar.

behoben werden, weil der Muskelansatz durch Prothesenkunststoff nicht wiederhergestellt wird. Das Vorstadium der Kinnptose ist eine erhöhte untere Zahnschau, wie man sie bei vielen älteren Personen durch Nachlassen der Lippenspannung beobachtet. Auch die Lachmuskeln der Oberlippe verlieren ihren Ansatz und die Vorspannung, sodass das Lippen-Pouting (Schmollen der Lippen) wegfällt und die Lippe schmal wird und sich einrollt. Die durch den Alveolarknochen- und Zahnverlust fehlende Lippenstütze führt in Frühstadien zur feinen vertikalen Fältelung der Oberlippenhaut, in Spätstadien zum Einsacken der Wangenweichteile in die Mundhöhle. Dies wiederum hat ein relatives Hervorstehen der Nase mit Absenkung der Nasenspitze zur Folge, die gegenüber dem Restgesicht dann übergroß aussieht.

Alle diese Entwicklungen können durch eine sorgfältige zahnärztlich prothetische Therapie rückgängig gemacht werden. Kosmetische Maßnahmen wie permanent Make-up zur Verbreiterung eingerollter Lippen, Lippenaufspritzung, Skin Resurfacing, Facelift usw. gehen das Problem nicht von der Ursache an und sind daher meistens relativ erfolglos. Sie sollten allenfalls im Anschluss an eine okklusale Rehabilitation erfolgen.

14.6 Zahnprothetische Besonderheiten bei schwerer Alveolarfortsatzatrophie

Meistens sind zur befriedigenden kaufunktionellen Rehabilitation von zahnlosen Patienten mit Kieferatrophie Zahnimplantate und Augmentationen notwendig. Eine konventionelle Zahnprothese reicht häufig nicht aus.

Oberkiefer

Im Oberkiefer ist eine Lippenstütze zur Entfaltung der Lippenhaut gewünscht. Dies erfordert in der Regel eine Aufstellung der oberen Front- und Seitenzähne außerhalb, beziehungsweise vor dem Kieferkamm, denn dieser ist durch die zentripetale Atrophie des Oberkiefers relativ zum Unterkiefer zu klein geworden. Wegen dieses statisch ungünstigen Vorbaus würden konventionelle Zahnprothesen ohne Implantatverankerung schnell abhebeln. Das Abhebeln der Prothese tritt besonders bei Protrusion und Führungskontakten auf, auch bei voll balancierter Zahnaufstellung, was zu einem Walken des vorderen oberen Alveolarkamms führt. Das hat die verstärkte Atrophie des vorderen Oberkiefers mit Ausbildung eines gummiartigen Schlotterkamms zur Folge. Besonders extrem ist dieser Einfluss beim Kombinationssyndrom, wenn ein Unterkieferrestgebiss auf eine tegumental gelagerte Vollprothese im zahnlosen Oberkiefer trifft (Abb. 14-4). Noch gefährdeter für ein solches Syndrom ist die Kombination von vier Implantaten im Unterkiefer mit einem konventionell versorgten Oberkiefer. In diesen Fällen sieht man manchmal in der Mitte eine Alveolarkammatrophie bis zum Nasenboden, bei seitlich noch vorhandenem Alveolarfortsatz. Das Endstadium schlecht sitzender oberer Prothesen sind meistens eine Entzündung der Mundschleimhaut, chronische Druckstellen und Lappenfibrome. Eine wirklich effektive Lippenstütze ergibt sich erst durch Knochenaufbau der Alveolarfortsätze, weil dann die mimischen Muskeln wieder ihre natürlichen Ansatzpunkte finden und eine richtige Vorspannung erhalten. Das Alveolarfortsatzvolumen und die sagittale Position der Alveolarfortsätze ist für das Lippenbild wichtiger als die Position der Zähne.

Unterkiefer

Im Unterkiefer ist das Problem der zunehmenden Alveolarkammatrophie zunächst die schlechte Lagestabilisierung der Prothese gegen Scher- und Abzugskräfte. Wenn Zahnimplantate nicht in Frage kommen, kann dieses Problem bei 15 mm oder mehr anteriorer Symphysenhöhe (seitliches Fernröntgenbild) durch eine Kombination von Mundbodensenkung und Vestibulumplastik mit Spalthautdeckung beseitigt werden. Diese Verfahren werden zu den relativen Kieferkammerhöhungen gezählt. Nach dieser in Deutschland leider weitgehend in Vergessenheit geratenen weichteilchirurgischen Maßnahme hält eine untere Prothese in der Regel befriedigend. Der erzielbare Halt ist aber nicht mit dem Komfortgewinn durch Zahnimplantate vergleichbar. Unter 15 mm

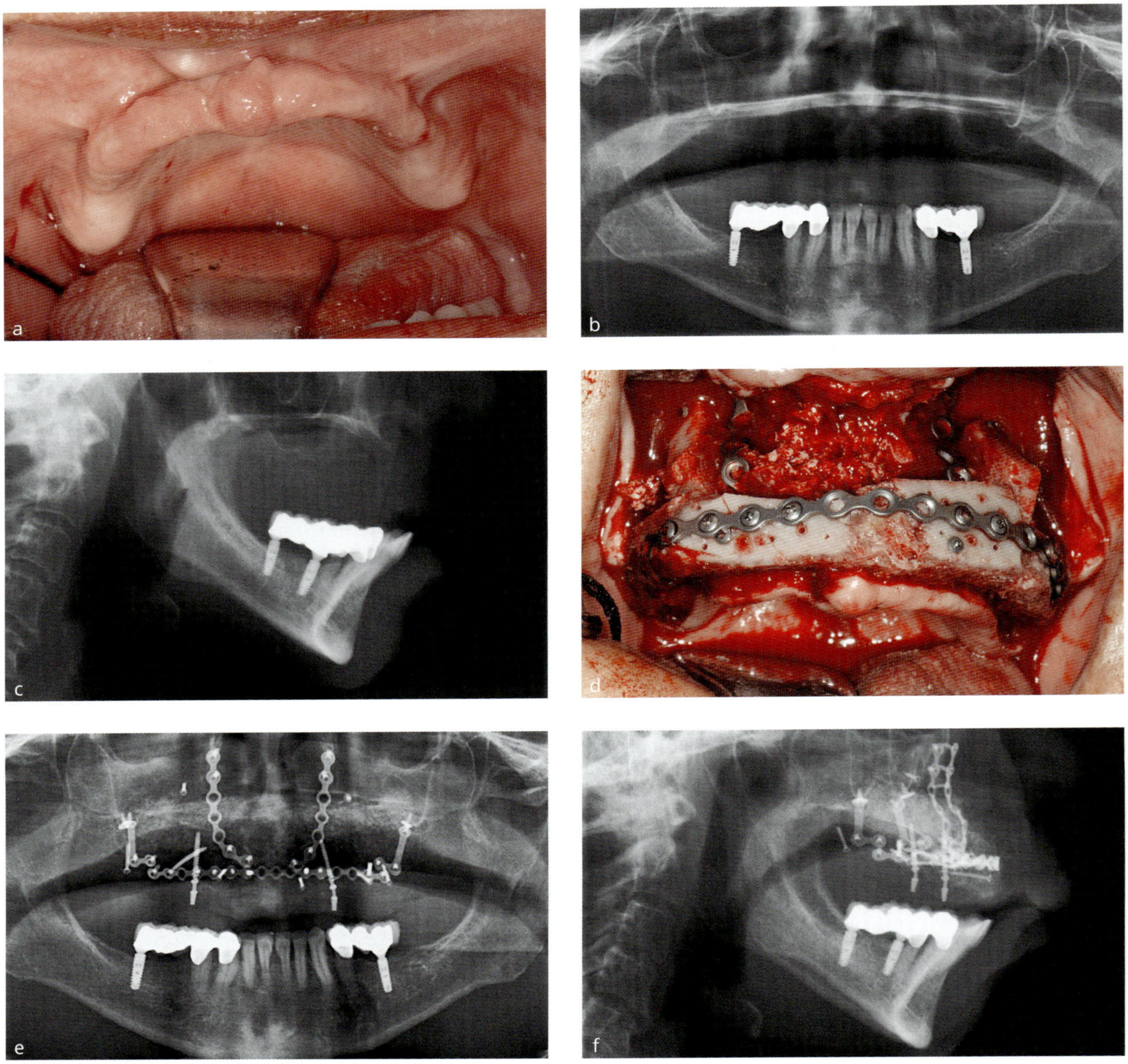

Abb. 14-4 Angleichung der Versorgungsform im Oberkiefer an den Gegenbiss bei Kombinationssyndrom. **a.** Ausgangslage: 59-jährige Patientin mit gummiartigem Schlotterkamm im anterioren Oberkiefer mit mangelhaftem Prothesensitz. **b.** Panoramaschichtaufnahme, Ausgangslage mit Kombinationssyndrom durch restaurierte annähernde Vollbezahnung im Gegenkiefer. Der Oberkiefer ist anterior stark atrophiert, was wie eine lokale Osteolyse aussieht. Der seitliche Oberkiefer weist einen viel geringeren Atrophiegrad auf. **c.** Ausschnitt seitliches Fernröntgenbild, negative Lippentreppe und Rücklage des Oberkiefers zum Unterkiefer. **d.** Intraoperatives Bild mit Le-Fort-I-Interpositionsosteoplastik unter Vorverlagerung und Interposition von Knochenersatzmaterial. Zusätzlich laterale und anteriore Anlagerung von autologen Beckenknochenblöcken mit entsprechender Osteosynthese. **e.** Panoramaschichtaufnahme nach Augmentation, man sieht zwei provisorische Zahnimplantate zur Lagestabilisierung der provisorischen Prothese. **f.** Ausschnitt seitliches Fernröntgenbild. Die Oberkieferrücklage ist beseitigt.

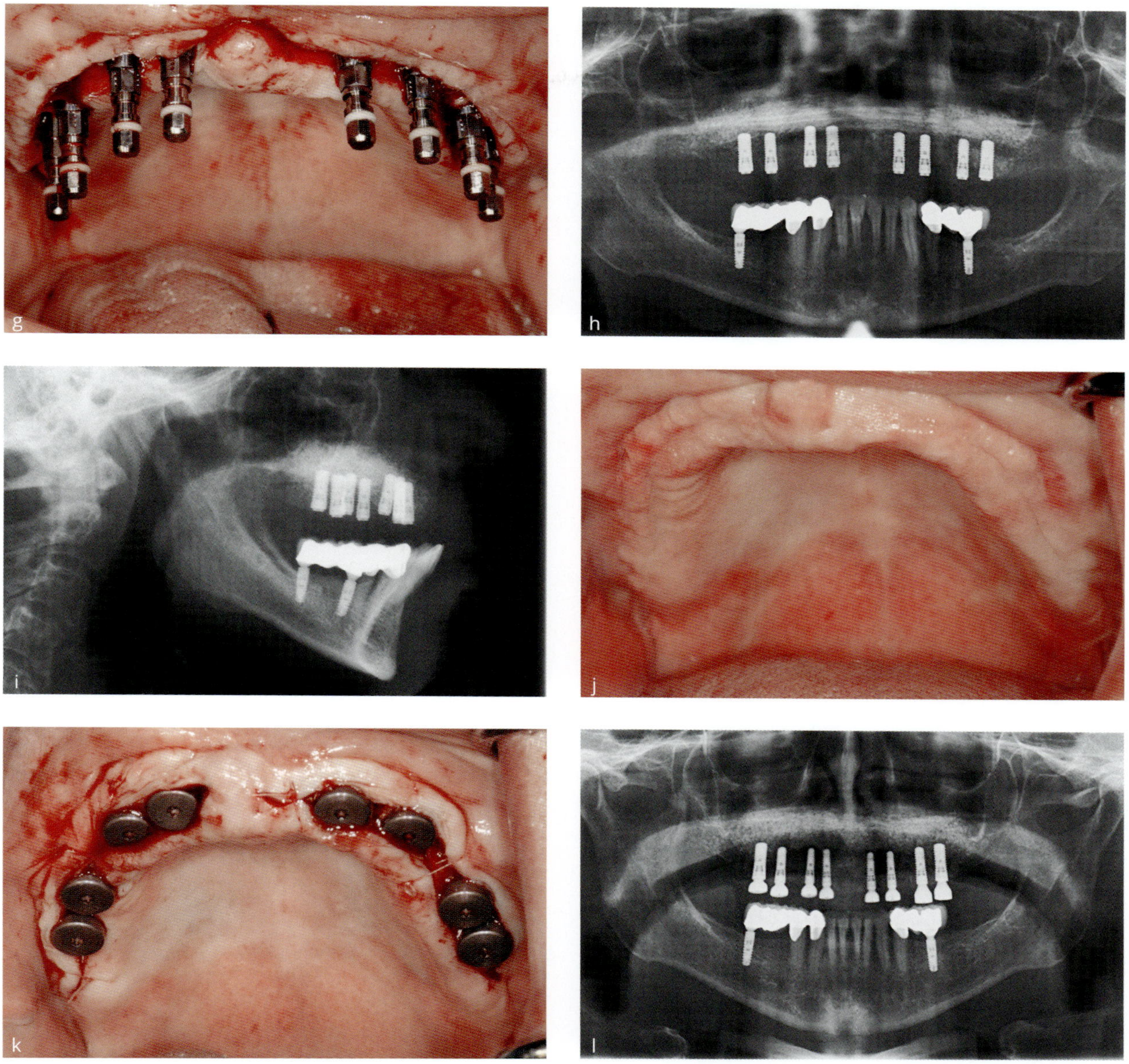

Abb. 14-4 Angleichung der Versorgungsform im Oberkiefer an den Gegenbiss bei Kombinationssyndrom. **g.** 4 Monate nach Abb. 14-4d können die Zahnimplantate bedingt durch die Augmentation achsengerecht zur späteren prothetischen Versorgung und parallel zueinander eingesetzt werden. **h.** Panoramaschichtaufnahme nach Implantatinsertion in paralleler Ausrichtung. Ohne Augmentation stünden die Implantate entsprechend der engen apikalen Basis des natürlichen Oberkiefers divergent (ähnlich wie ein Blumenstrauß). **i.** Ausschnitt seitliches Fernröntgenbild nach Implantatinsertion. **j.** Bereits vor der Freilegung zeigt sich eine deutliche Verbesserung der Menge der befestigten Gingiva im Vergleich zu Abb. 14-4a. Der Schlotterkamm wurde ausgebreitet. **k.** Weil immer in Kieferkammmitte geschnitten wurde und bei der Interpositionsosteoplastik das Weichgewebel vom palatinalen Knochen im Gegensatz zu einem Onlay niemals abgelöst wurde, können die Implantate spontan dort durchbrechen, wo früher bereits der Milchzahn und der bleibende Zahn durchgebrochen sind. Ein zusätzliches chirurgisches Weichgewebelmanagement erübrigt sich. **l.** Panoramaschichtaufnahme nach Implantatfreilegung. Es zeigt sich ein Knochenniveau bis zur Implantatschulter.

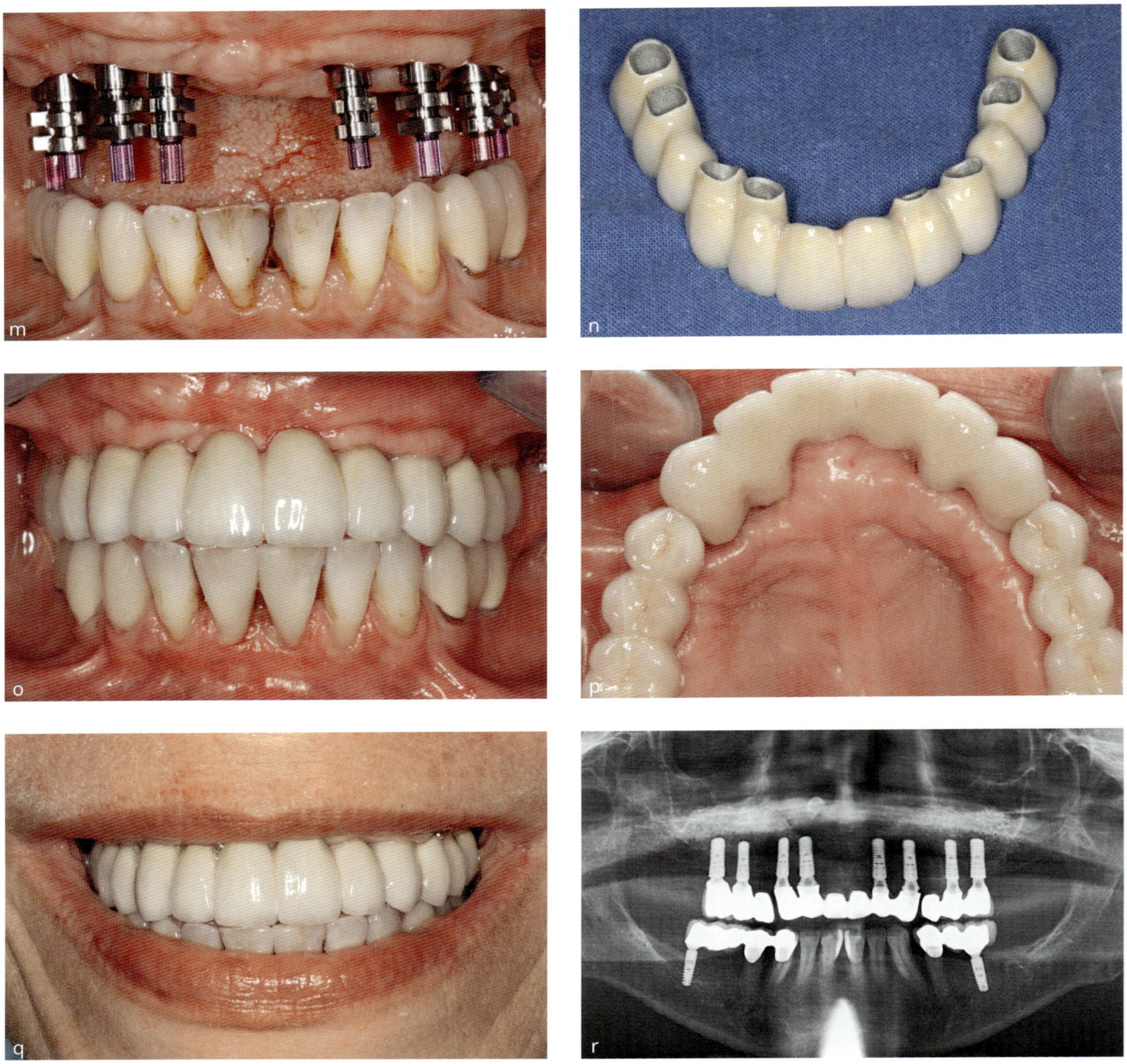

Abb. 14-4 Angleichung der Versorgungsform im Oberkiefer an den Gegenbiss bei Kombinationssyndrom. **m.** Die Abdruckpfosten stehen in der prothetischen Phase dank der geraden Implantatausrichtung parallel. Daher ist mit geringer elastischer Verformung der Abdruckmassen und damit mit einem geringen Abdruckfehler zu rechnen. Im Prinzip könnte man wie die historischen Zahnärzte mit Abformgips arbeiten. **n.** Festsitzende Prothese in Kronen-Brücken-Technik ohne Kunststoff oder Gingivaimitate (Dr. J. Tetsch, Münster). **o.** Festsitzende prothetische Versorgung nach vorheriger Extrematrophie. Die biologische Uhr des Kiefers ist gewissermaßen auf die Zeit vor der Zahnlosigkeit zurückgedreht worden. **p.** Aufsicht auf die Einstückbrücke. **q.** Lippenbild. **r.** Panoramaschichtaufnahme 1 Jahr nach prothetischer Versorgung ohne Zeichen des marginalen Knochenabbaus. Die prothetische Versorgung wurde nochmals durch geteilte Brücken modifiziert.

Symphysenhöhe war in der Zeit der präprothetischen Chirurgie die Indikation zur absoluten Kieferkammerhöhung gegeben. Ohne Zahnimplantate sind aber alle Erhöhungsmaßnahmen durch Knochentransplantate, Visier- und Sandwichosteotomien nur von kurzer Wirkdauer gewesen, denn der Erhöhungsbetrag schwindet innerhalb weniger Jahre wieder durch fortgesetzte Kieferatrophie. Einen wirklichen Stopp der Kieferatrophie hat erst die Kombination von knochenerhöhenden Maßnahmen mit Zahnimplantaten erbracht, was sich auch knochenprotektiver Effekt der Zahnimplantate nennt. Aber auch für den Unterkiefer gilt, dass das Lippenbild mehr durch die Alveolarfortsätze als durch die Zahnstellung geprägt wird, denn die mimischen Muskeln finden auf Prothesenkunststoff keine Ansatzpunkte.

Eine Besonderheit des Unterkiefers bei Atrophie kann der druckschmerzhafte Nervus mentalis sein, wenn das Foramen mentale durch Atrophie des Alveolarfortsatzes auf dem Kieferkamm mündet. Hier kann es zu chronischen Reizzuständen durch den Druck der Zahnprothese und schwersten Schmerzsyndromen kommen, die nur durch Kieferknochenaufbau befriedigend beseitigt werden können.

Eine weitere Besonderheit der schweren Alveolarfortsatzatrophie des Unterkiefers ist die Frakturgefahr, insbesondere in Verbindung mit Bohrungen für Zahnimplantate[14].

14.7 Schritt 1: Differenzialindikation von implantatgestützter Deckprothese versus implantatgetragenen Zahnersatz

Diese Differenzialindikation ist vorwiegend eine Frage der Kauleistung und der Kaugewohnheiten mit der bisherigen Versorgung. Wichtig ist auch zu beurteilen, aus welcher Situation der Patient bisher kommt. Hat er noch eigene Zähne, ist er schon an abnehmbaren Zahnersatz gewöhnt oder trägt er gar schon seit langem Vollprothesen? Wenn der Patient von einer konventionellen Vollprothese oder Deckprothese kommt, wird er höchstwahrscheinlich auch weiter mit dieser Lösung zufrieden sein, vielleicht sogar mit der Verbesserung, dass durch Zahnimplantate eine gaumenfreie Deckprothese erreicht werden kann. Wenn der Patient von eigenen Zähnen kommt und bis vor kurzem noch relativ gut kauen konnte, wäre dieser von einer Vollprothese, sei es auch nur als vorübergehendes Provisorium, wahrscheinlich enttäuscht. Solche Patienten sind eher in Richtung zu implantatgetragenem Zahnersatz zu beraten.

Auch das Lebensalter und die altersbedingten motorischen Fähigkeiten bei der Reinigung sowie die Wünsche an sozialer Teilhabe, wie z. B. Essen schwieriger Nahrung in Gesellschaft, beeinflussen die Entscheidung. Hier kann keine scharfe Grenze gezogen werden, aber bei über 80-Jährigen sollte man die Deckprothese zumindest deutlich ansprechen. Es soll aber auch erwähnt werden, dass eine Deckprothese hygienische Nachteile hat, denn sie ist nicht unterspülbar und in den gaumenbedeckenden Schleimhautarealen entwickelt sich oft eine schwere therapieresistente Prothesenstomatitis durch Candidaüberwucherung.

Der entscheidende Faktor für die Systemwahl Deckprothese versus implantatgetragener Zahnersatz ist aber der Wunsch an die Kaufähigkeit. Zahnlose Patienten mit Kieferatrophie kann man zunächst einmal danach fragen, was sie derzeit alles essen können, gefolgt von der Frage, was sie alles gerne Kauen möchten. Wenn dann kein großer Zusatzwunsch an die Kaufunktion besteht, geht die Therapie eher in Richtung lagestabilisier unterer Prothesen mit zwei Implantaten und einer gaumenfreien Deckprothese auf 4 Implantaten an Dreier- und Sechserposition oben (Abb. 14-5). Der Sinuslift ermöglicht auch in diesem Fall eine sichere Statik und bringt viele Vorteile gegenüber einer Deckprothese auf vier Implantaten in Reihe im intersinusalen Bereich, denn eine solche Lösung erfordert einen sehr breiten posterioren Sattel, um die Kippmomente abzufangen. Zwei Implantaten sind laut DGI-Leitlinie immer zu wenig im Oberkiefer. Auch Deckprothesen auf 4 Miniimplantaten erbrachten in einer prospektiven Studie keinen Gewinn an Kaufähigkeit gegenüber der konventionellen Vollprothese, sondern lediglich eine Lagestabilisierung der Prothese[15]. Implantatversorgungen sollten in beiden Kiefern empfohlen werden, als Minimum zwei Implantate im Unterkiefer und vier im Oberkiefer. Wenn man aus Kostengründen nur den Unterkiefer mit

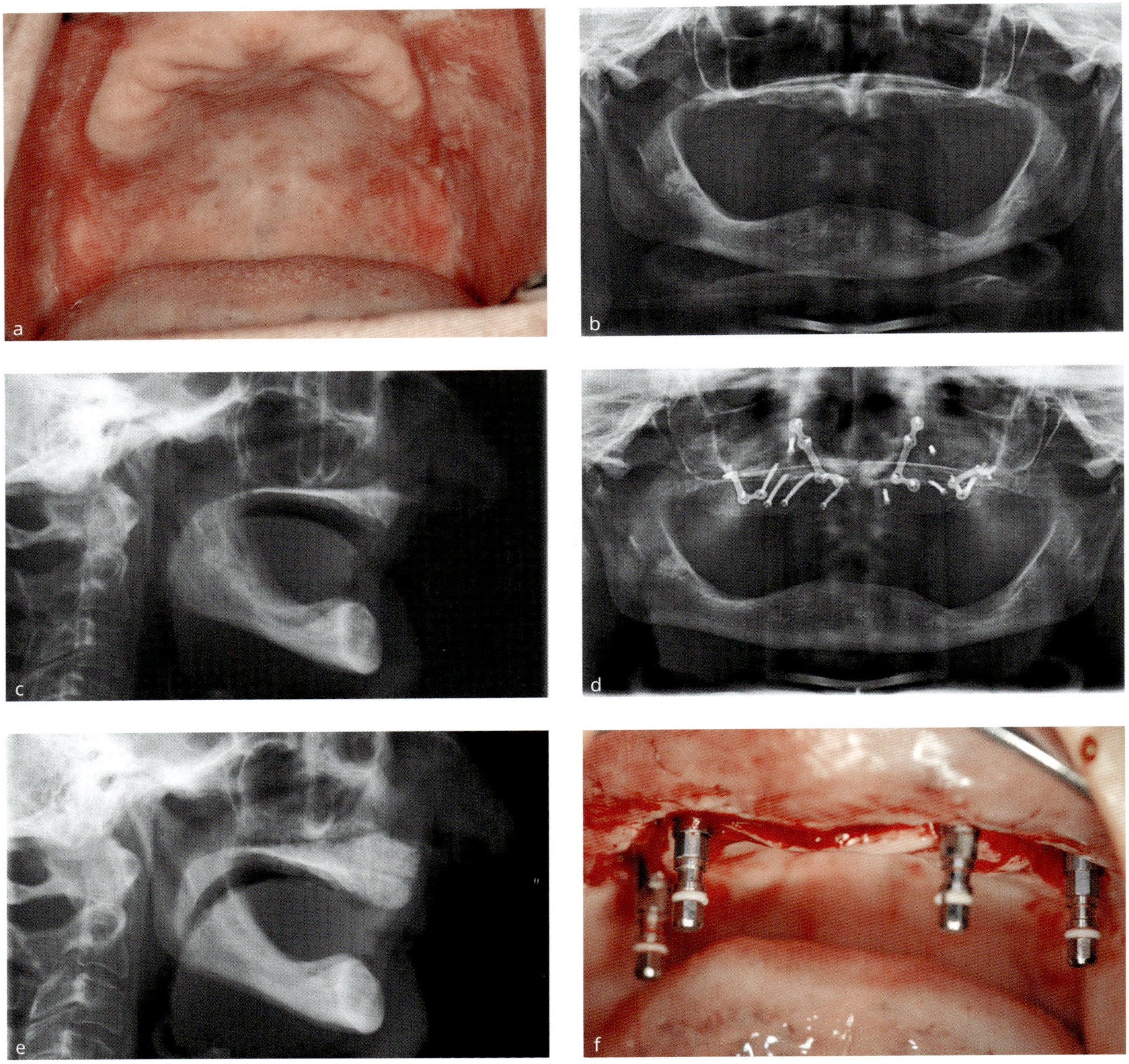

Abb. 14-5 Vorgehen für Deckprothesen. a. Ausgangslage: prothesenunfähiger atrophierter Oberkiefer bei einer 74-jährigen Patientin. **b.** Panoramaschichtaufnahme mit Oberkieferalveolarfortsatzatrophie Cawood-Klasse V. **c.** Das seitliche Fernröntgenbild zeigt den relativ voluminösen Knochen in der Symphyse des Unterkiefers. **d.** Panoramaschichtaufnahme nach Le-Fort-I-Interpositionsosteoplastik. **e.** Seitliches Fernröntgenbild nach Augmentation mit Knochengewinn. **f.** 4 Monate nach Abb. 14-5d erfolgt die Implantatinsertion. Die Einbringpfosten zeigen die prothetikfreundliche parallele Ausrichtung der Implantate.

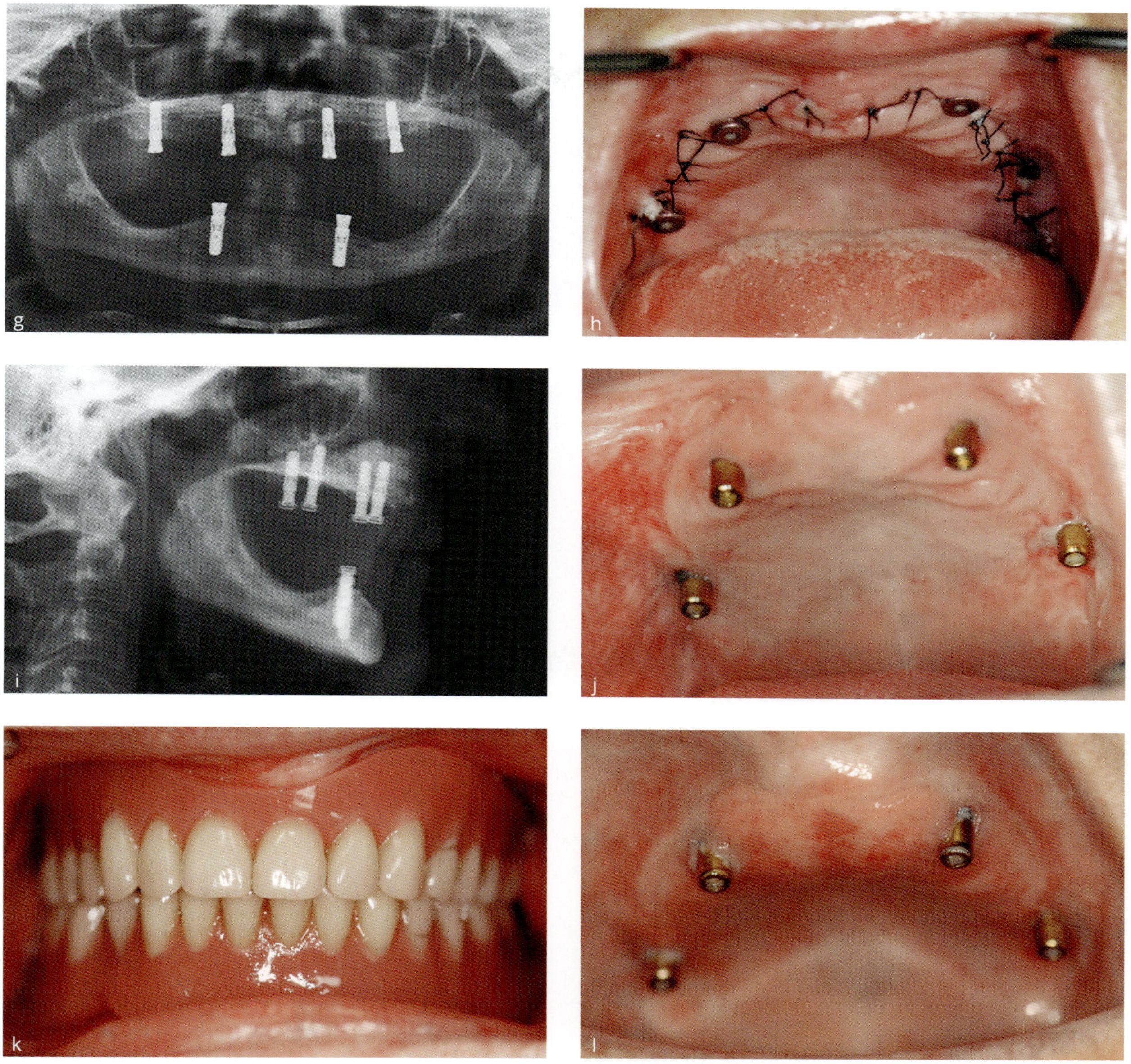

Abb. 14-5 Vorgehen für Deckprothesen. g. Die Panoramaschichtaufnahme zeigt die empfohlene Implantatzahl und -lokalisation zur Versorgung mit Deckprothesen. **h.** Weil immer in Kieferkammmitte geschnitten wurde und anders als bei Onlaygrafts keine Seitverschiebung der Mukosa auftritt, brechen die Implantate an ihrer angestammten Stelle in der Linea alba durch und benötigen kein augmentatives Weichgewebemanagement. **i.** Das seitliche Fernröntgenbild zeigt ein harmonisches Lippenprofil sowie eine gute Ausnutzung des augmentierten Knochens durch die Zahnimplantate in hoher anterior-posteriorer Pfeilerspreizung. **j.** Großes Unterstützungspolygon durch große anterior-posteriore Pfeilerspreizung. **k.** Versorgung mit Deckprothesen (Dr. St. Heine, Kassel). **l.** Eine Aufnahme 10 Jahre später zeigt die Stabilität der Versorgung, aber auch die unter Deckprothesen typische Rötung. Diese ist eine Prothesenstomatitis durch Candidapilze, die meistens in und auf der Prothese wachsen, weil diese nicht unterspülbar ist.

Implantaten versorgt, riskiert man durch den harten Aufbiss auf den anterioren Oberkiefer ein Kombinationssyndrom, also die verstärkte Atrophie des anterioren Oberkiefers mit Schlotterkammbildung. Die Widerlager gegen die Kaukraft sollten wie bei einer Schere in beiden Artikulationspartnern in etwa gleich stark sein, um effektiv die Nahrung zu zerkleinern.

Der Kaukomfort von Deckprothesen entspricht nicht der Kaukraft von natürlichen Zähnen. Wenn der Wunsch lautet, Brotkanten und Äpfel abzubeißen oder zähes Fleisch essen zu wollen, dann muss mehr Aufwand betrieben werden. Dann geht die Versorgung in Richtung einer festsitzenden oder abnehmbaren implantatgetragenen Prothese auf mindestens 4 interforaminären Implantaten im Unterkiefer und 4, besser 6 Implantaten im Oberkiefer.

14.8 Schritt 2: Differenzialindikation festsitzender oder abnehmbarer implantatgetragener Zahnersatz

Bei abnehmbarem Zahnersatz und den festsitzenden „Alles auf vier"-Lösungen hat eine Knochenaugmentation allenfalls das Ziel, ausreichend Knochen für die Osseointegration von Implantaten zu schaffen. Der eigentliche Gewebeersatz erfolgt durch die Kunststoffprothese. „Alles auf vier"-Lösungen unterschieden sich von abnehmbarem Zahnersatz dadurch, dass ersterer oberhalb der Lachlinie enden muss, weil die obere Kante der Kunststoffprothese hinter der Lippe versteckt werden muss. Damit das klappt, muss entweder eine ausgeprägte Atrophie vorliegen, oder diese muss durch radikale Knochenresektion geschaffen werden. Das ist kein gewebefreundliches Vorgehen und gleicht auch nicht den Vorteil der Sofortbelastbarkeit der Implantate aus. Das ist ein Grund, warum „Alles auf vier"-Lösungen unter dem Gesichtspunkt „Nihil nocere" in der Beratung zwar benannt werden sollten, aber keine echte Alternative darstellen. Physiologischer ist ein abnehmbarer Zahnersatz, der die Lachlinie bis hoch in das Vestibulum mit einem vestibulären Kunststoffschild überquert. Dann kann der hinter dem Lippenschild liegende Knochen in voller Höhe erhalten werden. Abnehmbarer Zahnersatz ruht in der Regel gaumenfrei auf 6 Implantaten an den Positionen 1, 3, und 6 mit Sinusbodenaugmentation und Kieferverbreiterung durch Splitting oder Blöcke im vorderen Oberkiefer und nutzt als Verbindungselemente Stege oder Teleskope (Abb. 14-6). Solch ein Zahnersatz fühlt sich an wie eigene Zähne und ist voll kaufähig. Manche Prothetiker wünschen keine Implantate an Einserposition, weil diese bei ungünstiger Stellung eine ästhetische Prothesenausformung behindern können. Das ist aber die Frage einer korrekten chirurgischen Implantatpositionierung, die ggf. durch Augmentation des Knochens korrekt durchgeführt werden sollte. Der Vorteil von Implantaten an Einserposition gegenüber posterioren Implantaten ist die Bogenunterstützung des Zahnersatzes gegen Abbeißkräfte. Der Zahnersatz kann bei vorhandener Bogenunterstützung leichter und zierlicher und damit verträglicher ausgeführt werden als Zahnersatz auf posterioren Implantaten, der von hinten her die Front überkragt. Eine weitere Alternative zum genannten Konzept ist die Position 2, 4, 6 je nachdem, wo besserer Knochen zu finden ist.

Die aufklärungsbedürftige Alternative zum oben genannten abnehmbaren Zahnersatz ist ein festsitzender Zahnersatz in Kronen-Brücken-Technik (Abb. 14-7). Bei Wunsch nach festsitzendem Zahnersatz in Kronen-Brücken-Technik muss der Knochenaufbau nicht nur die Osseointegration ermöglichen, sondern darüber hinaus ein natürliches Emergenzprofil für die Implantate einschließlich einer symmetrischen Stütze für die befestige Gingiva (rosa Ästhetik) bieten. Bei dieser Form kommen die Emergenzprofile der Kronen aus dem eigenen Zahnfleisch. Das setzt viel höhere Präzisionsanforderungen an die Implantatposition und mehr Aufwand bei der Knochenaugmentation voraus als bei abnehmbarem Zahnersatz, bei dem der Kunststoff vieles ausgleicht. Idealerweise werden 8 Implantate an den Positionen 6 und 4 sowie 3 und 1 gesetzt (siehe Abb. 14-7). Diese können dann mit reparaturfreundlichen kurzen Brücken versorgt werden, die im Gegensatz zu langspännigen Brücken wegen geringerer Gerüstspannungen einfacher herzustellen sind. Der Gegenbiss im Unterkiefer erhält 6 Implantate an den Positionen 4 und 6 sowie 3 und 3, die dann ebenfalls mit kurzen

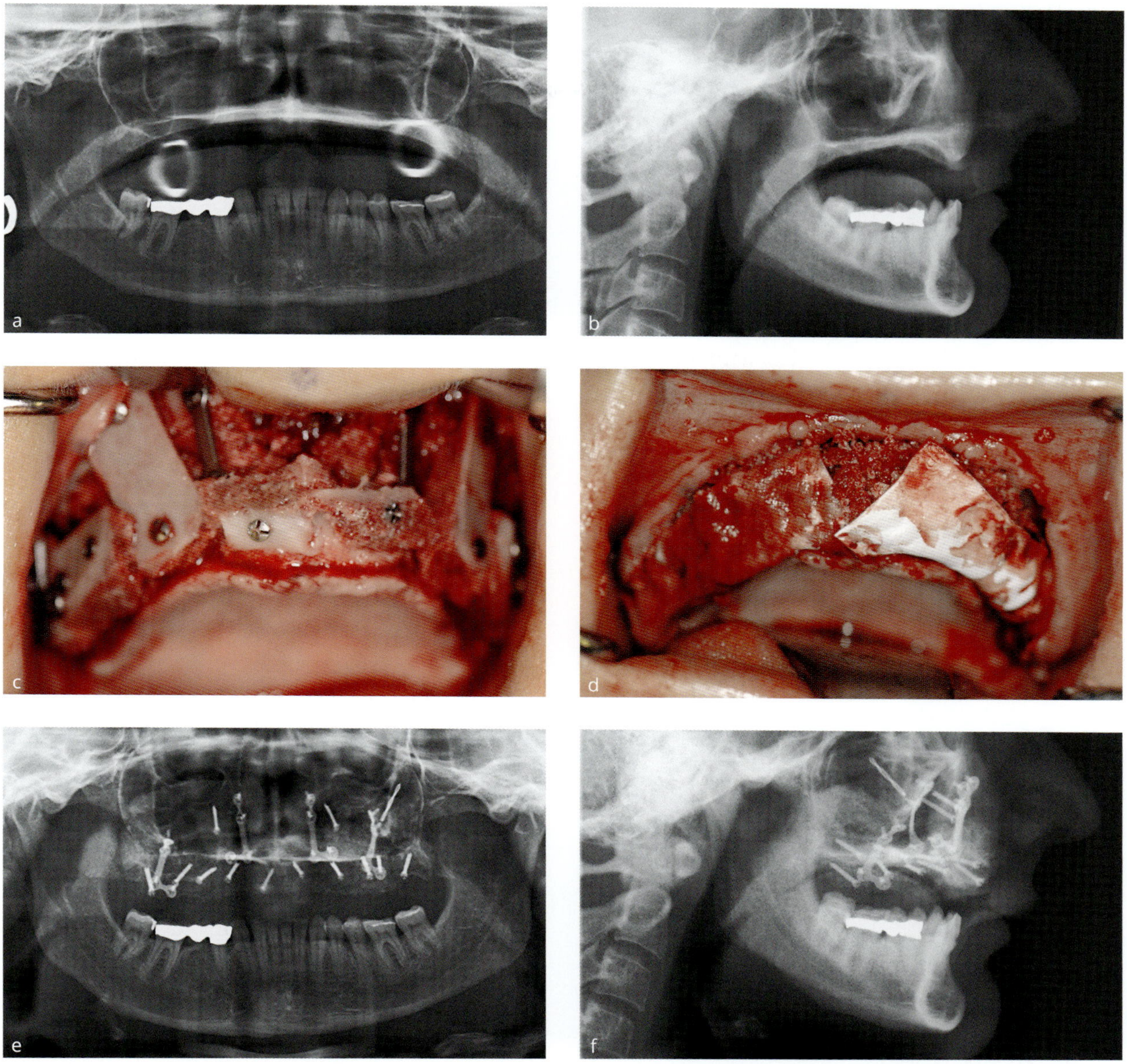

Abb. 14-6 Implantatgetragene abnehmbare Oberkieferversorgung auf 6 Implantaten. a. Ausgangslage: 33-jährige Patientin mit Alveolarfortsatzatrophie Cawood-Klasse V des zahnlosen Oberkiefers. Artefakte durch nicht entfernbare Ohrringe. **b.** Seitliches Fernröntgenbild mit ausgeprägter Atrophie, aber ohne Rücklage des Oberkiefers. **c.** Intraoperatives Bild. Le-Fort-I-Interpositionsosteoplastik, Aufbau eines Rahmens durch streifenförmige autologe Knochentransplantate vom Beckenkamm. **d.** Der Interpositionsspalt und alle Hohlräume werden mit Knochenersatzmaterialgemisch aufgefüllt, um die Beckenknochenentnahme zu minimieren. **e.** Panoramaschichtaufnahme nach Augmentation. **f.** Seitliches Fernröntgenbild nach Augmentation.

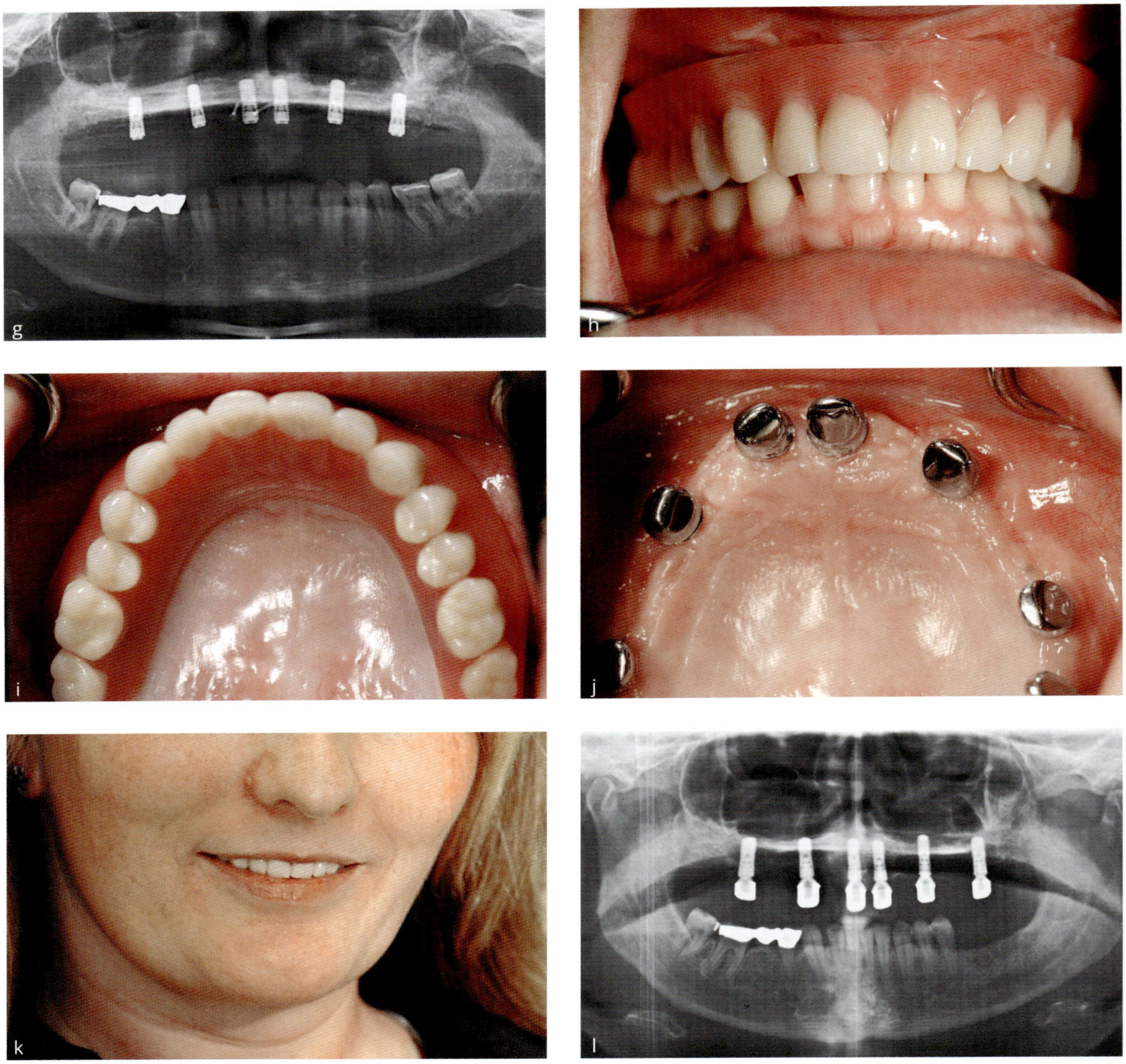

Abb. 14-6 Implantatgetragene abnehmbare Oberkieferversorgung auf 6 Implantaten. g. 4 Monate nach Abb. 14-6f erfolgt die Implantatinsertion. **h.** Prothetische Versorgung. **i.** Aufsicht auf die gaumenfreie Prothese. **j.** Doppelkronen als Verbindungselemente. **k.** Ausgewogenes Lippenbild durch Augmentation. **l.** Panoramaschichtaufnahme 5 Jahre postoperativ.

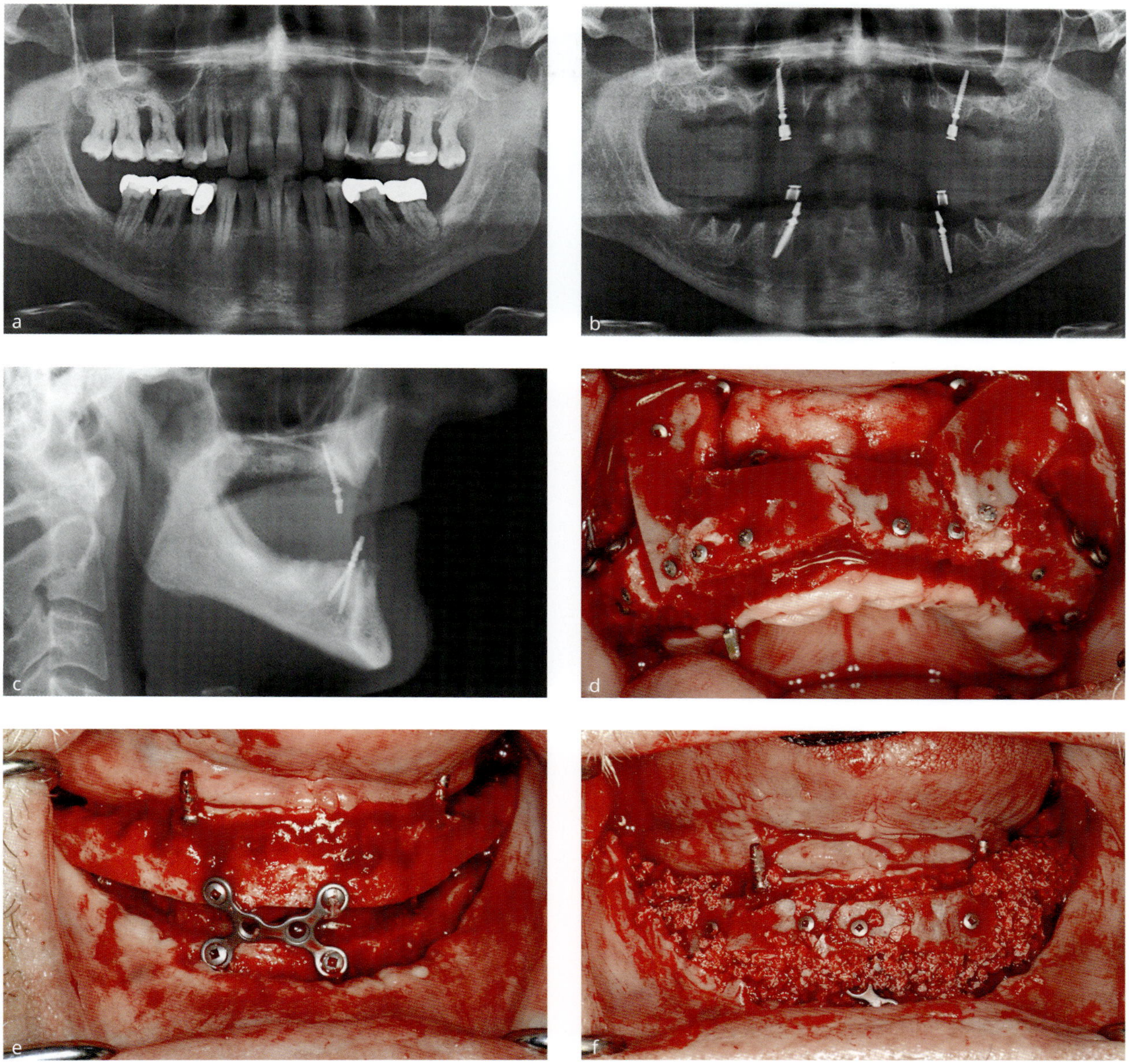

Abb. 14-7 Implantatgetragene festsitzende Versorgung mit kurzen Brücken auf 8 Implantaten. a. Ausgangslage: 50-jähriger Patient mit parodontalem Knochenverlust und Wunsch nach festsitzender Versorgung in Kronen-Brücken-Technik. Verlust von etwa 7 bis 10 mm Alveolarfortsatzhöhe durch die Parodontitis. **b.** Panoramaschichtaufnahme nach Extraktion; provisorische Zahnimplantate (IPI, Nobel Biocare, Köln) sichern die provisorischen Prothesen für einen Patienten, der nicht an Vollprothesen gewöhnt ist. **c.** Seitliches Fernröntgenbild 3 Monate nach Extraktion mit Spitzkammatrophie Cawood-Klasse IV in beiden Kiefern. **d.** Intraoperatives Bild, Aufbau eines Rahmens durch autologe Beckenknochentransplantate zur Kammverbreiterung und schnellen Überbrückung des Interpositionsspaltes. **e.** Sandwichinterpositionsosteoplastik im Unterkiefer. **f.** Im Unterkiefer wird der Spalt mit Knochenersatzmaterialgemisch gefüllt.

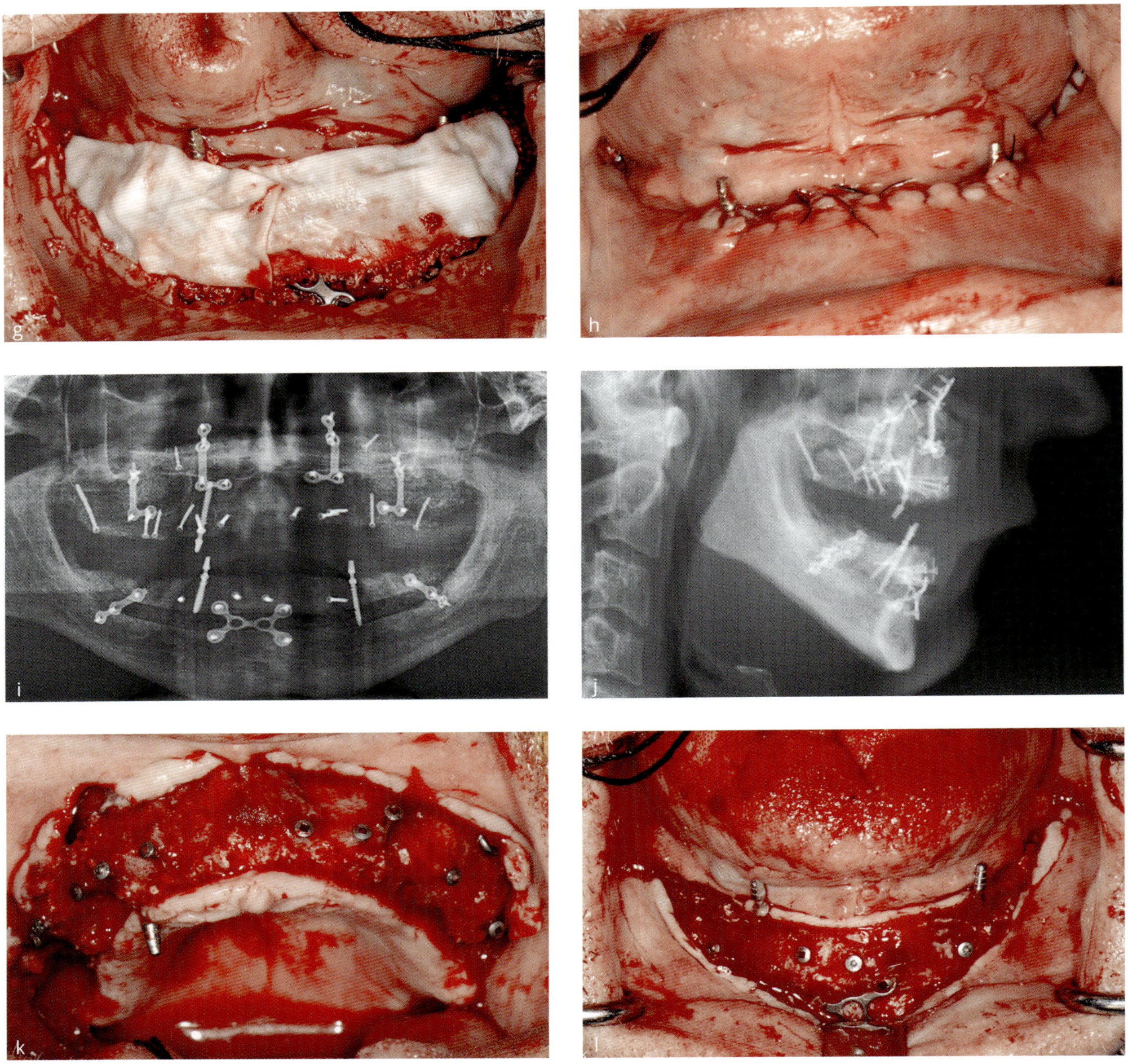

Abb. 14-7 Implantatgetragene festsitzende Versorgung mit kurzen Brücken auf 8 Implantaten. g. Abdeckung des Transplantats durch Kollagenmembranen (Bio-Gide®, Geistlich, Baden-Baden). **h.** Wundverschluss im Unterkiefer durch fortlaufende Naht. **i.** Panoramaschichtaufnahme nach vertikaler Augmentation in beiden Kiefern. **j.** Seitliches Fernröntgenbild nach Augmentation mit Höhengewinn im Oberkiefer von ca. 10 mm und etwa 7 mm im Unterkiefer. **k.** Osteosynthesematerialentfernung im Oberkiefer 4 Monate nach Abb. 14-7h. **l.** Osteosynthesematerialentfernung im Unterkiefer.

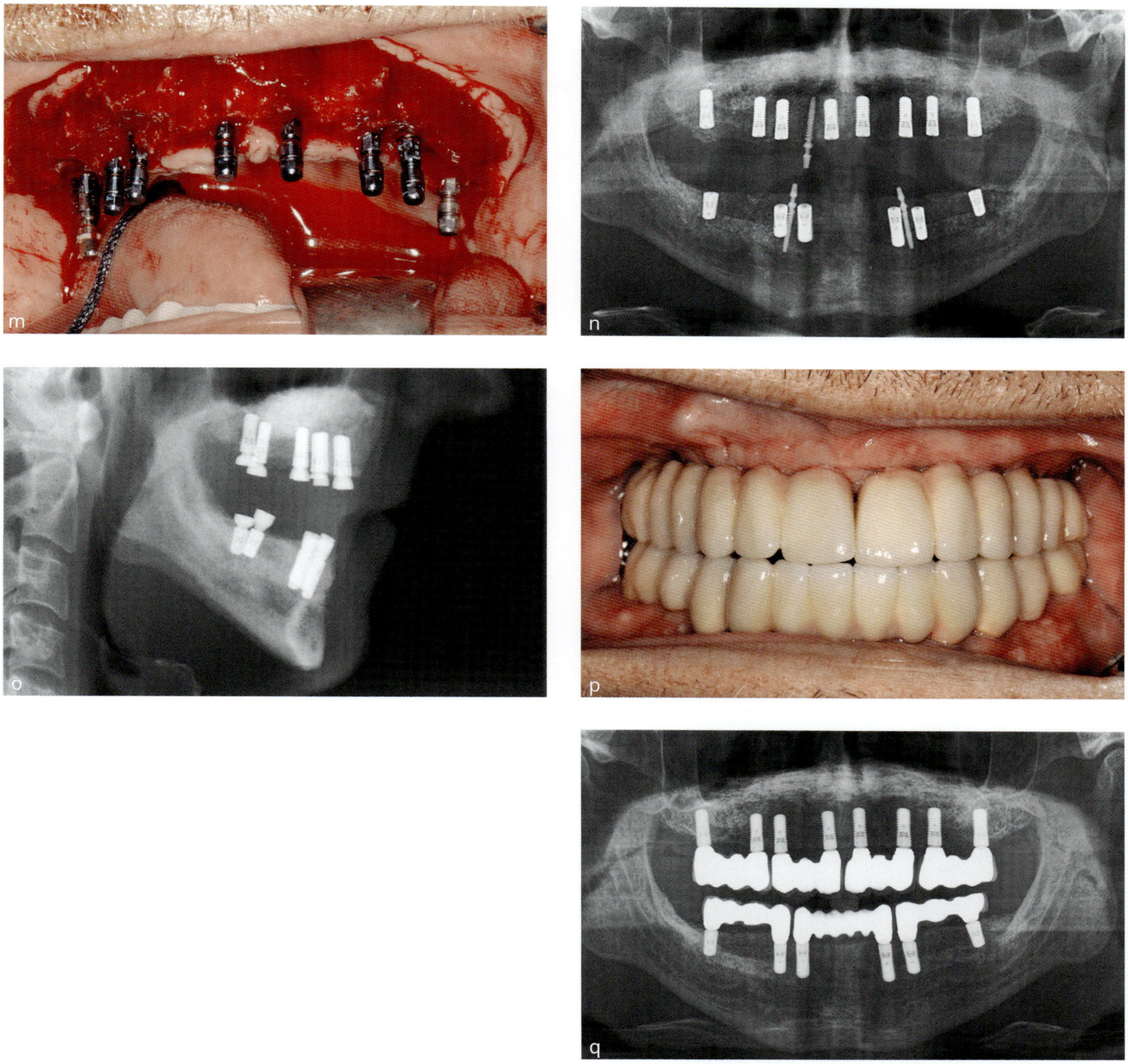

Abb. 14-7 Implantatgetragene festsitzende Versorgung mit kurzen Brücken auf 8 Implantaten. m. Bei der Implantatpositionierung gibt es nur geringe Toleranzen, da eine Kronen-Brücken-Versorgung geplant ist. **n.** Panoramaschichtaufnahme nach Implantatinsertion. **o.** Seitliches Fernröntgenbild nach Implantatinsertion. **p.** Prothetische Versorgung (C. Schmieder, Eggersdorf). **q.** Die Panoramaschichtaufnahme zeigt die geteilte Versorgung mit sieben kurzen Brücken.

Brücken versorgt werden. Die zahntechnischen Kosten der Kronen-Brücken-Versorgung sind oft niedriger als die mancher abnehmbaren Prothese. Festsitzend kann auch auf 6 Implantaten mit einer in der Mitte zweigeteilten Brückenversorgung gearbeitet werden. Der Knackpunkt der festsitzenden Versorgung in Kronen-Brücken-Technik ist die Länge der Zahnkronen sowie deren Vorneigung bei zurückliegendem Kieferkamm. Schnell zeigt sich bei vertikalem Knochenverlust das Bild der langen „Pferdezähne", denn die wenigsten Patienten haben sich von den letzten permanenten Zähnen ohne vertikalen Knochenverlust getrennt. Mit anderen Worten sollte man, wenn man sich in der Aufklärung gemeinsam mit dem Patienten für den festen Zahnersatz in Kronen-Brücken-Technik entscheidet, das Thema vertikale Augmentation besprechen.

14.9 Schritt 3: Differenzialindikation pro und kontra vertikale Augmentation

Die Option festsitzender Zahnersatz in Kronen-Brücken-Technik mit vertikaler Knochenaugmentation ist auch eine Frage des Alters, weil junge Patienten noch den Kaukomfort der eigenen Zähne lebhafter erinnern und eine sehr lange Nutzungsdauer der dritten Zähne zu erwarten ist. Das berechtigt zu hohem Aufwand. Die Möglichkeit, abnehmbar oder festsitzend zu versorgen, ist nicht nur eine Frage des Patientenwunsches, sondern natürlich auch der anatomischen Voraussetzungen und unter anderem der Hygienefähigkeiten in den kommenden Jahren. Man sollte den Wunsch nach festsitzenden Zähnen in Kronen-Brücken-Technik erfragen, um den daraus resultierenden Knochenaugmentationsbedarf zu kommunizieren.

Wenn sich daraus ein Knochenaugmentationsbedarf ergibt, sollte die Frage der Knochenherkunft geklärt werden. Bei gehbehinderten Patienten verbietet sich zum Beispiel die Beckenknochenentnahme. Der Patient sollte gefragt werden, ob er sich stattdessen Knochen von Verstorbenen oder Lebendspendern aus einer Knochenbank wünscht und die Zusatzkosten hierfür tragen möchte.

Wenn die Zielrichtung klar ist, wird geprüft, ob die patientenseitigen Voraussetzungen vorhanden sind. Der Anamnesebogen wird sorgfältig geprüft und auf Kontraindikationen für große Augmentationen wie Bisphosphonate geprüft. Auf Risikofaktoren wie Rauchen und Diabetes mellitus wird der Patient hingewiesen. Dann wird die Narkosefähigkeit geprüft. Daran schließt sich die Kostenklärung über einen Kostenvoranschlag an.

Die vertikale Augmentation des zahnlosen Ober- und Unterkiefers hat viele Vorteile. Durch Le-Fort-I-Interposition ergeben sich neben einer perfekten Implantatpositionierung und Ausgleich der Pseudoprogenie durch Kiefervorverlagerung unter anderem knöcherne Lippenstütze auf Alveolarfortsatzniveau und eine Unterpolsterung der paranasalen Haut mit Abflachung der Nasolabialfalten. Zusammen mit der automatischen Anhebung der Nasenspitze durch die bessere Knochenunterstützung an der Spina nasalis sieht der zahnlose Patient jünger und attraktiver aus.

Im Unterkiefer kann der Alveolarfortsatz durch Sandwich-Interpositionsosteoplastik angehoben werden. Dies hat den Vorteil, dass der Nervus mentalis automatisch einen weiter kranial gelegenen Ansatzpunkt findet. Dadurch mindert sich die untere Zahnschau und das Tropfenkinn verschwindet. Weiterhin bekommt die Unterlippe eine Stütze auf Alveolarfortsatzniveau, entfaltet sich durch Ansatzpunkte für die mimische Muskulatur, wird voller und die Supramentalfalte wird flacher.

Eine solche Verbesserung hat ihren Preis. Hier ist zunächst einmal ein stationärer Aufenthalt zu nennen sowie eine Operation in Vollnarkose, die einschließlich Beckenknochenentnahme 2 Stunden für einen Kiefer und etwa 3 Stunden für beide Kiefer benötigt. Die Differenzialindikation zu abnehmbarem Zahnersatz ergibt sich also vorwiegend aus der Bereitschaft und Fähigkeit, sich operieren zu lassen und der Übernahme der Kosten dafür.

Alternative Augmentationstechniken wie Onlay-Osteoplastiken mit Beckenknochenblöcken oder Schädelknochen sind in der Erfahrung des Autors Sondersituationen vorbehalten, denn die Interpositionsosteoplastiken haben gegenüber Onlays unzählige Vorteile und sind technisch schwieriger durchzuführen als Interpositionen.

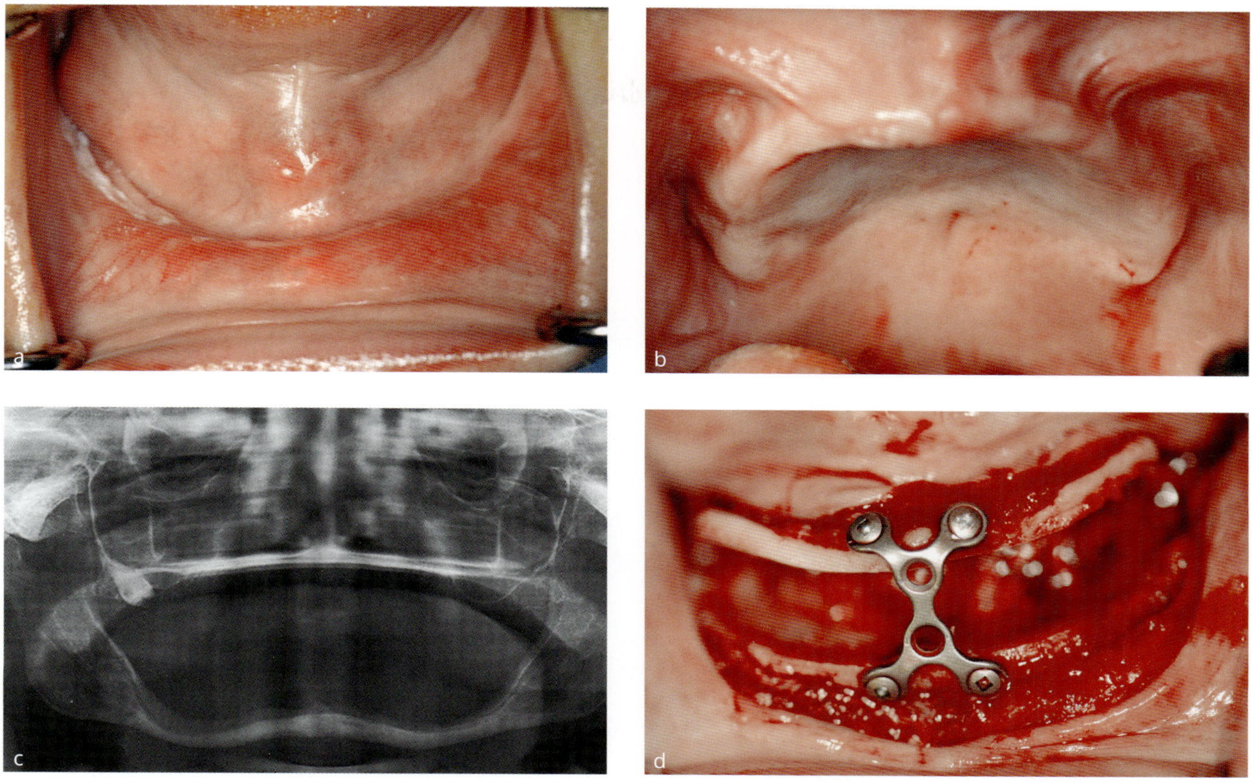

Abb. 14-8 Versorgung ausgeprägter Alveolarfortsatzatrophie durch Interpositionsosteoplastiken. a. Ausgangslage mit ausgeprägter Alveolarfortsatzatrophie beider Kiefer bei einer 69-jährigen Patientin. Der Kieferkamm liegt tiefer als der Mundboden; es ist keine befestigte Gingiva mehr vorhanden. In regio 46 Pachydermie durch chronische Druckstellen. **b.** Ebenfalls atrophierter Oberkiefer. **c.** Panoramaschichtaufnahme mit 8 mm Symphysenhöhe. **d.** Intraoperatives Bild, horizontale Osteotomie des anterioren interforaminären Unterkiefers.

14.10 Extrematrophien

Eine solche Sondersituation sind Extrematrophien des Unterkiefers, insbesondere wenn eine Osteoporose vorliegt, denn es droht eine Fraktur beim Trennen des Unterkiefers für eine Sandwich-Osteoplastik oder beim Bohren für Zahnimplantate (Abb. 14-8). Obwohl die ersten Kurzimplantatstudien im extrem atrophierten anterioren Unterkiefer durchgeführt wurden und diese zeigten, dass Kurzimplantate im interforaminären Bereich gute Langzeitergebnisse erzielen können[16], spricht einiges für die augmentative Versorgung der ausgeprägten Unterkieferatrophie. Die Frakturwahrscheinlichkeit durch die Implantatbohrung beträgt je nach Studie etwa 2 % der Implantatinsertionen bei diesem Atrophiegrad[17]. Derartige Frakturen sind mangels Knochenanlagerungsfläche schwer zu versorgen und sollten vermieden werden. Wenn der Unterkieferbogen beidseitig bricht, droht sogar durch Zungenrückfall eine lebensbedrohliche Atemnot. Die Augmentation kann also durchaus zur Frakturprophylaxe indiziert werden. Operationsfehler wie z. B. Kerbspannungen durch spitz auslaufende Osteotomien oder zu kräftiger Meißeleinsatz führen zur Fraktur. Andererseits kann bei vorsichtigem Vorgehen auch ein 8-mm-Unterkiefer noch mit der Sandwichtechnik behandelt werden, was enorme Vorteile gegenüber einer Auflagerung oder Lower-Border-Augmentation bietet.

Ein häufiger Grund für die Augmentation des atrophierten Unterkiefers ist auch der Druckschmerz oder sogar ein chronisches Schmerzsyndrom bei freiliegendem Nervus alveolaris inferior. Das Foramen mentale wandert mit zunehmender Atrophie immer weiter in die Kieferkammmitte. Bei Cawood-Klasse VI kann der Nerv sogar bis posterior komplett freiliegen.

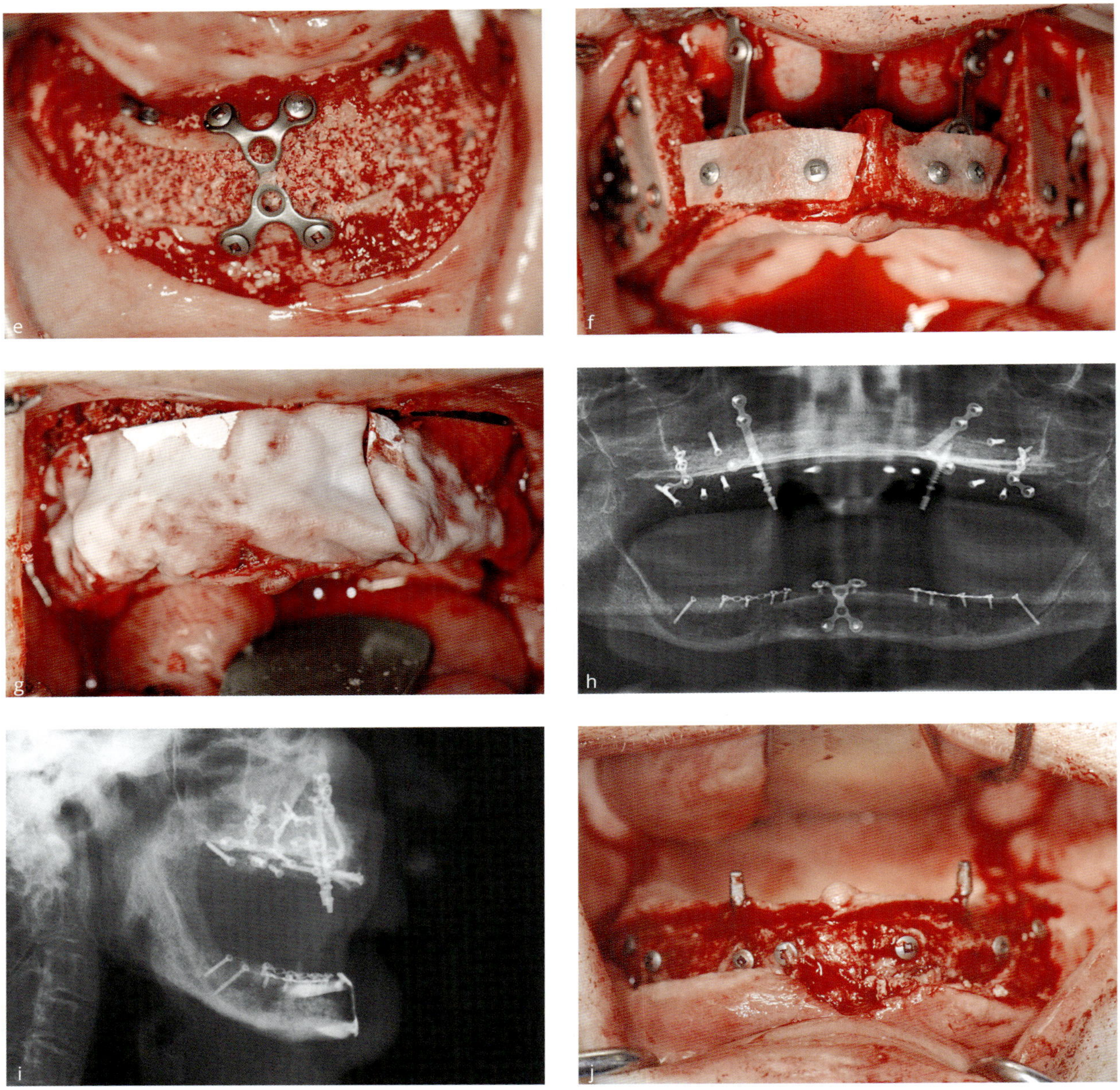

Abb. 14-8 Versorgung ausgeprägter Alveolarfortsatzatrophie durch Interpositionsosteoplastiken.
e. Der Interpositionsspalt ist durch Knochenersatzmaterialgemisch gefüllt worden. **f.** Intraoperatives Bild im Oberkiefer, wo nach Le-Fort-I-Osteotomie und Vorverlagerung des Oberkiefers ein Rahmen aus dünnen Streifen von autologen Beckenkammtransplantaten aufgebaut wurde. **g.** Der Interpositionsspalt, die Sinusböden und alle Hohlräume wurden mit einem Knochenersatzmaterialgemisch (25 zu 75 %) gefüllt, danach Abdeckung der Augmentate durch eine Kollagenmembran (Bio-Oss® und Bio-Gide®, Geistlich, Baden-Baden). **h.** Panoramaschichtaufnahme nach Augmentation und Insertion von provisorischen Zahnimplantaten im Oberkiefer. **i.** Das seitliche Fernröntgenbild verdeutlicht den Höhengewinn von 9 mm im Unterkiefer und 10 mm im Oberkiefer. **j.** Zum Zeitpunkt der Osteosynthesematerialentfernung haben sich die Knochenkanten gegenüber Abb. 14-8f abgerundet und die ehemaligen Blöcke sind vaskularisiert.

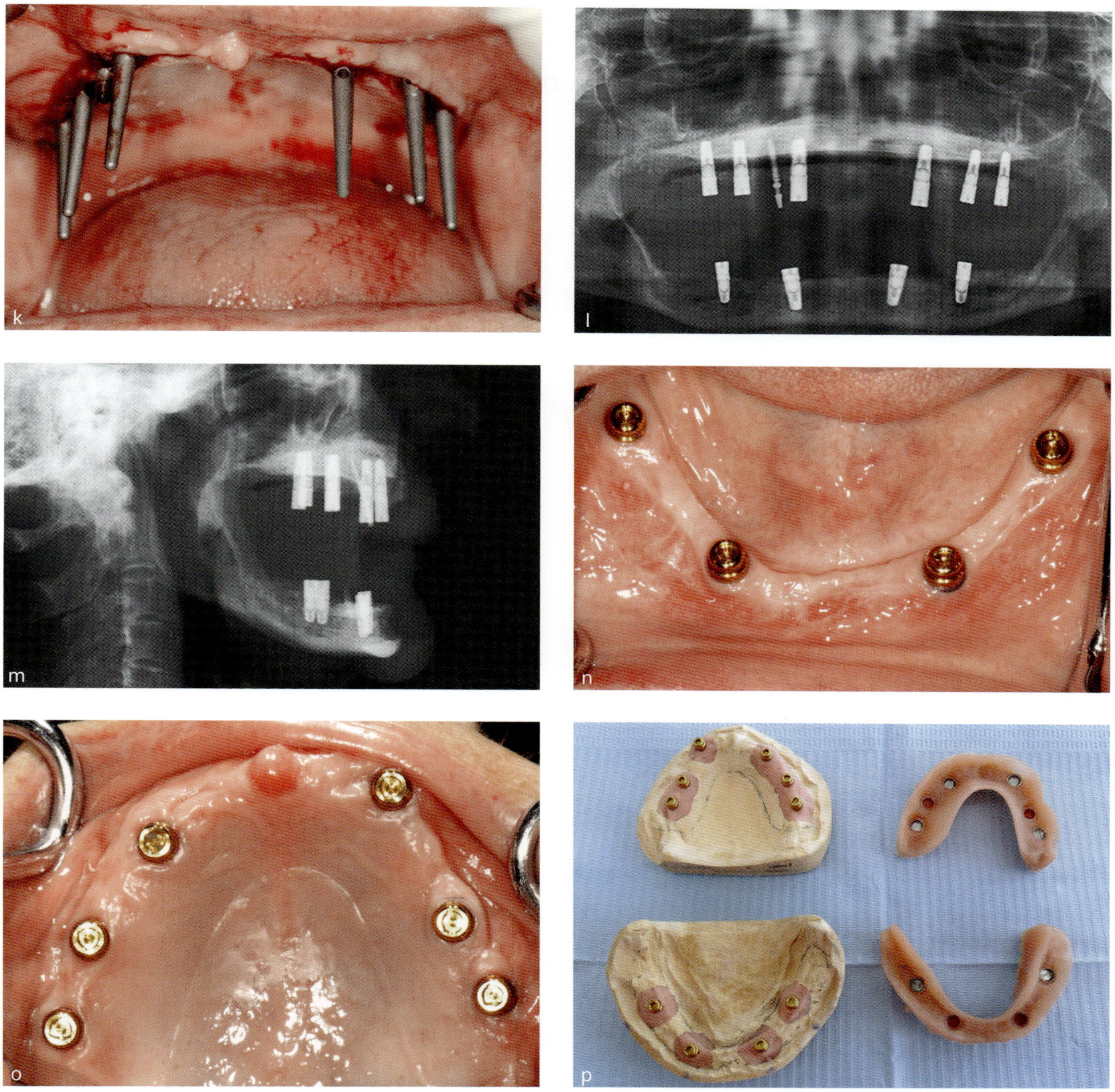

Abb. 14-8 Versorgung ausgeprägter Alveolarfortsatzatrophie durch Interpositionsosteoplastiken.
k. Die Positionsindikatoren zeigen die parallele prothetikfreundliche Ausrichtung der Zahnimplantatosteotomien im Oberkiefer. **l.** Panoramaschichtaufnahme nach Implantatfreilegung. Zu diesem Zeitpunkt wird auch das letzte provisorische Implantat an Position 14 entfernt. **m.** Seitliches Fernröntgenbild nach Implantatfreilegung. **n.** Versorgung mit Lokatoren im Unterkiefer (Dr. J. Schwalm, Schwalmstadt). Interessant ist die spontane Wiederkehr der befestigten Gingiva gegenüber Abb. 14-8a ohne Weichgewebemanagement. **o.** Versorgung mit Lokatoren im Oberkiefer. **p.** Vorbereitung der prothetischen Versorgung.

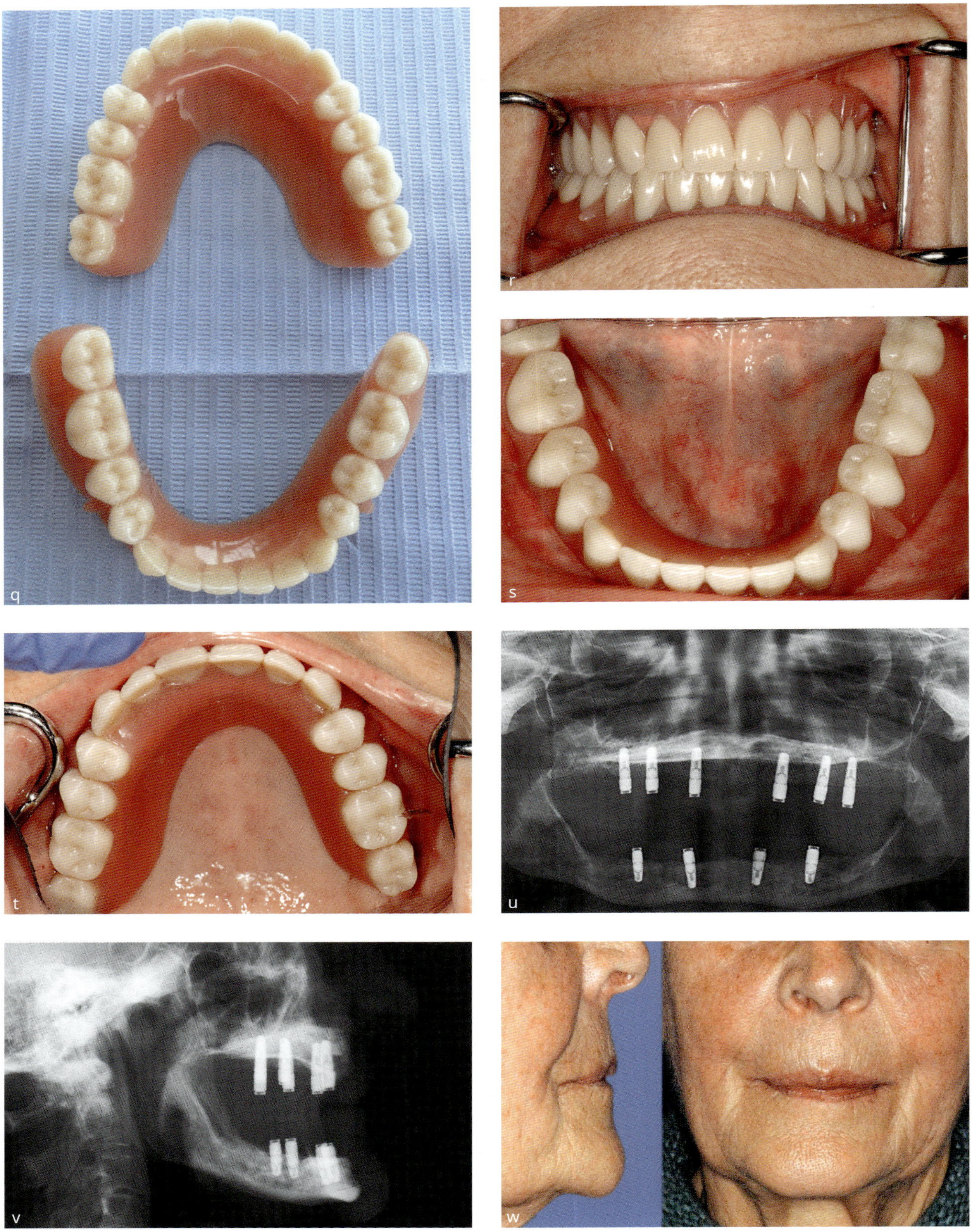
q
r
s
t
u
v
w

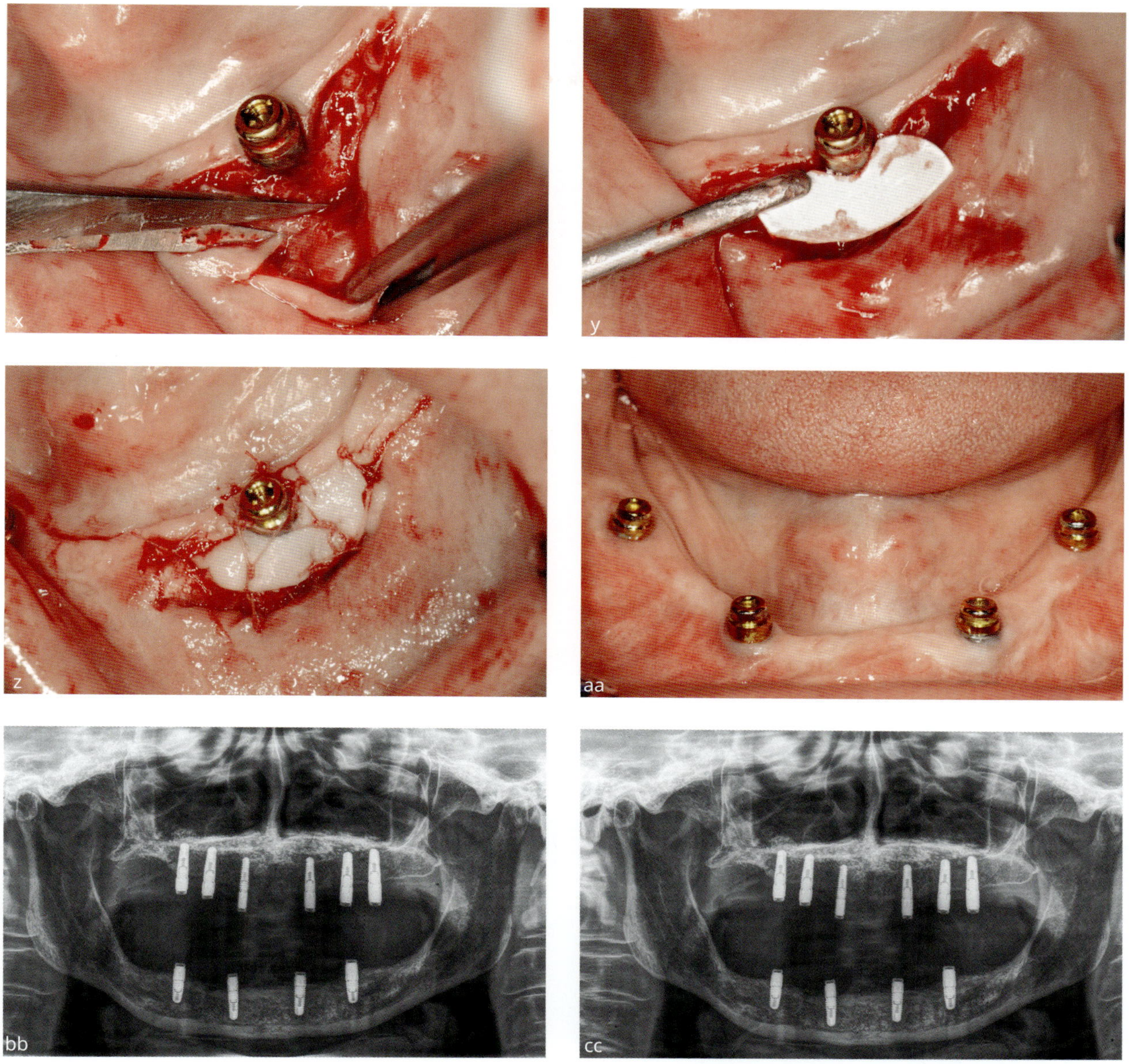

Abb. 14-8 Versorgung ausgeprägter Alveolarfortsatzatrophie durch Interpositionsosteoplastiken.
q. Gaumenfreie Deckprothese. **r.** Prothetische Versorgung (Dr. J. Schwalm, Schwalmstadt). **s.** Aufsicht Unterkieferprothese. **t.** Aufsicht Oberkieferprothese. **u.** Panoramaschichtaufnahme 1 Jahr nach prothetischer Versorgung. Es zeigt sich kein marginaler Knochenabbau. **v.** Seitliches Fernröntgenbild 1 Jahr nach prothetischer Versorgung mit stabiler Oberkieferposition. **w.** En-face- und Profilbild mit korrekter Untergesichtshöhe und schönem Lippenbild trotz vorheriger Extrematrophie. **x.** Lokale Vestibulumplastik zur Verbesserung der befestigten Gingiva regio 33. **y.** Papierschablone zur exakten Bemessung des Gingivatransplantats vom harten Gaumen. **z.** Gingivatransplantat mit Periostnähten und Kieferkammnähten befestigt. **aa.** Verbesserte Gingivasituation an 33 im Vergleich zu Abb. 14-8p. **bb.** Panoramaschichtaufnahme 5 Jahre nach prothetischer Versorgung. Stabile Situation ohne marginalen Knochenabbau oder Abbau des Kieferkamms. **cc.** Panoramaschichtaufnahme 10 Jahre nach prothetischer Versorgung. Weiter stabile Situation.

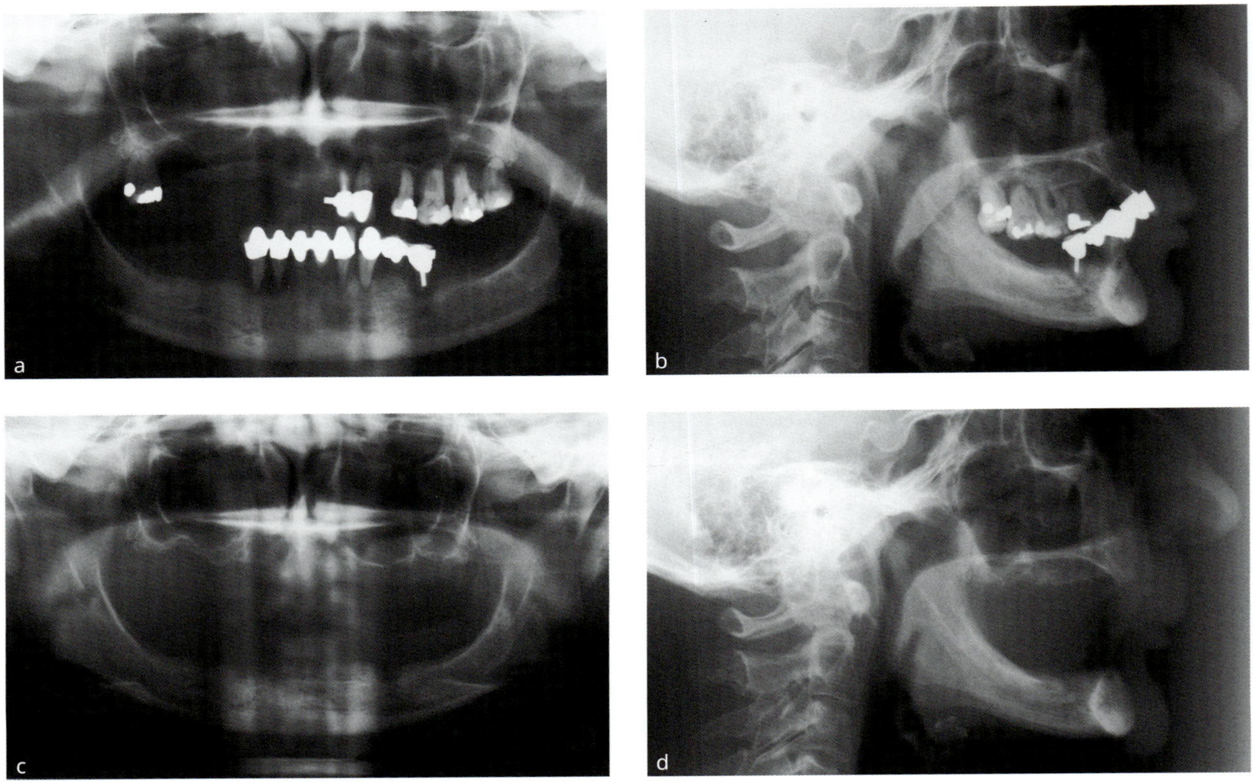

Abb. 14-9 Versorgung nach Parodontalschaden durch Interpositionsosteoplastiken. a. Ausgangslage mit hoffnungslosem Zahnstatus trotz jahrelanger Parodontalbehandlung bei einer 49-jährigen Patientin. **b.** Seitliches Fernröntgenbild mit abgesunkener Bisshöhe infolge parodontaler Zahnwanderung und Stützzonenverlust. **c.** Panoramaschichtaufnahme 3 Monate nach Zahnextraktion. **d.** Seitliches Fernröntgenbild mit deutlicher Höhenreduktion der Kiefer 3 Monate nach Zahnextraktion.

Der schwer atrophierte Unterkiefer ist meistens der tiefste Punkt des Mundraums, tiefer als der Mundboden. Entsprechend schlecht ist die Selbstreinigungsfunktion unter Prothesen, wenn der Kieferkamm kein Kamm mehr ist, sondern ein Tal. Dies führt zu Nahrungsimpaktierung. Die Augmentation kann den Kamm wieder herausheben.

Der Musculus mentalis befestigt das Weichteilkinn. Wenn man diesem wieder einen kranialen Ansatz schafft, kann man das Tropfenkinn und eine übertriebene untere Zahnschau rückgängig machen. Eine rein prothetische Versorgung, z. B. im Rahmen von „Alles auf vier"-Lösungen, bessert diesen Punkt nicht.

Auch die Extrematrophie des Oberkiefers kann, solange eine Gaumenplatte vorhanden ist, mit der Le-Fort-Interposition behandelt werden, sodass gegenüber Auflagerungsosteoplastiken große Mengen an Transplantatvolumen eingespart werden können. Dadurch wird der operative Eingriff viel verträglicher. Die Indikation zu mikrochirurgisch anastomosierten Knochentransplantaten besteht in der präprothetischen Chirurgie sehr selten, weil der Aufwand und die operative Belastung sehr hoch sind (Abb. 14-10).

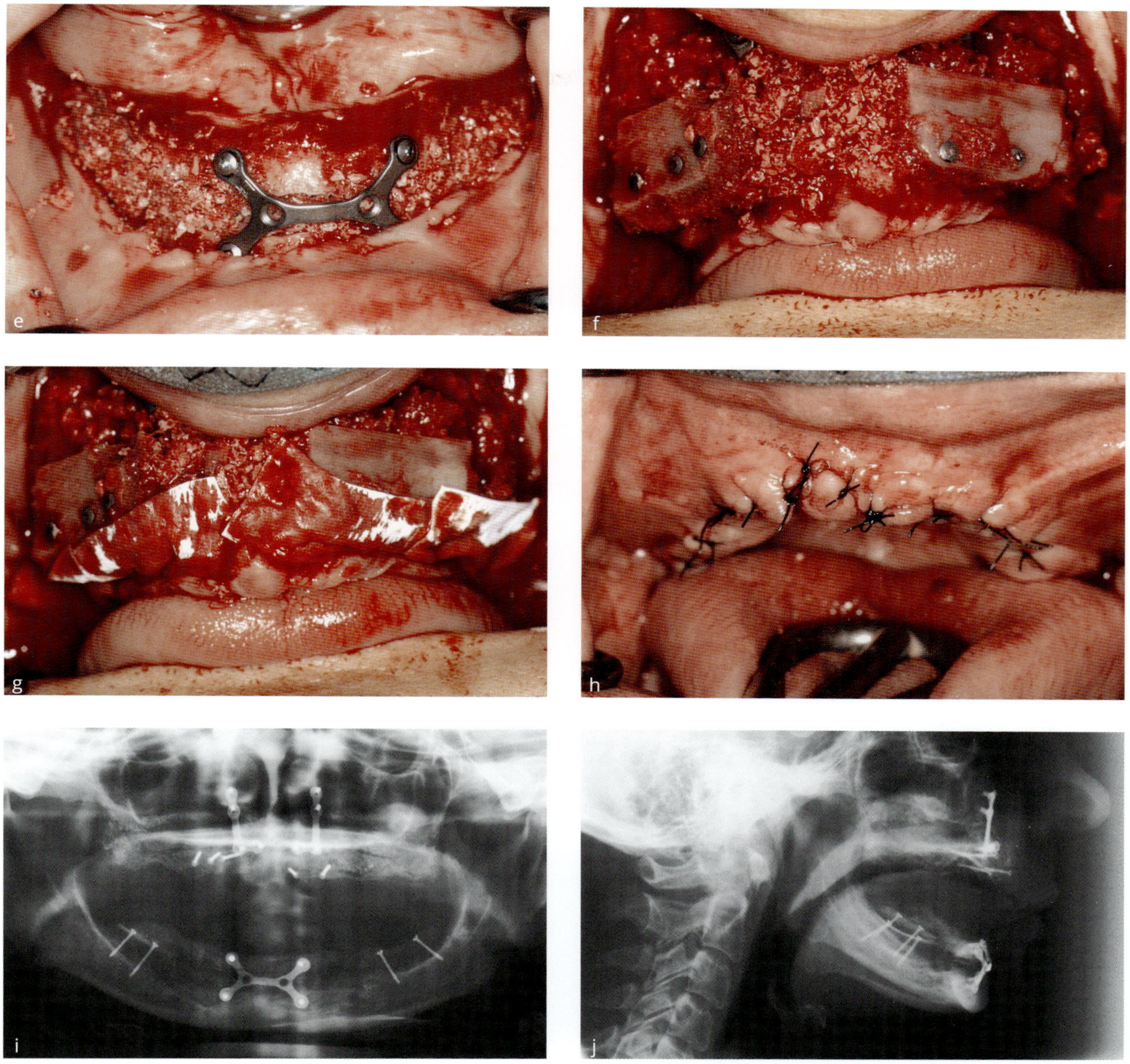

Abb. 14-9 Versorgung nach Parodontalschaden durch Interpositionsosteoplastiken. e. Intraoperatives Detail, Sandwichinterpositionsspalt gefüllt mit gemischtem Knochenersatzmaterial. **f.** Le-Fort-I-Interpositionsspalt gefüllt mit gemischtem Knochentransplantat. An beide Eckzahnregionen wurde ein monokortikaler Beckenspan angelagert, der auch den Interpositionsspalt nach kranial überlappt und so eine schnelle Fusion des Segments mit der Oberkieferbasis bewirken soll. **g.** Abdeckung der Knochentransplantate mit Kollagenmembranen. **h.** Wundverschluss im Oberkiefer mit wenigen reduzierten Nähten. Es zeigt sich noch die Zerklüftung und Vernarbung nach parodontal bedingtem Zahnverlust. **i.** Panoramaschichtaufnahme nach Augmentation. **j.** Das seitliche Fernröntgenbild zeigt nach Augmentation den Höhengewinn im Unterkiefer von etwa 7 mm und 10 mm im Oberkiefer zum Ausgleich des parodontitisbedingten Verlustes.

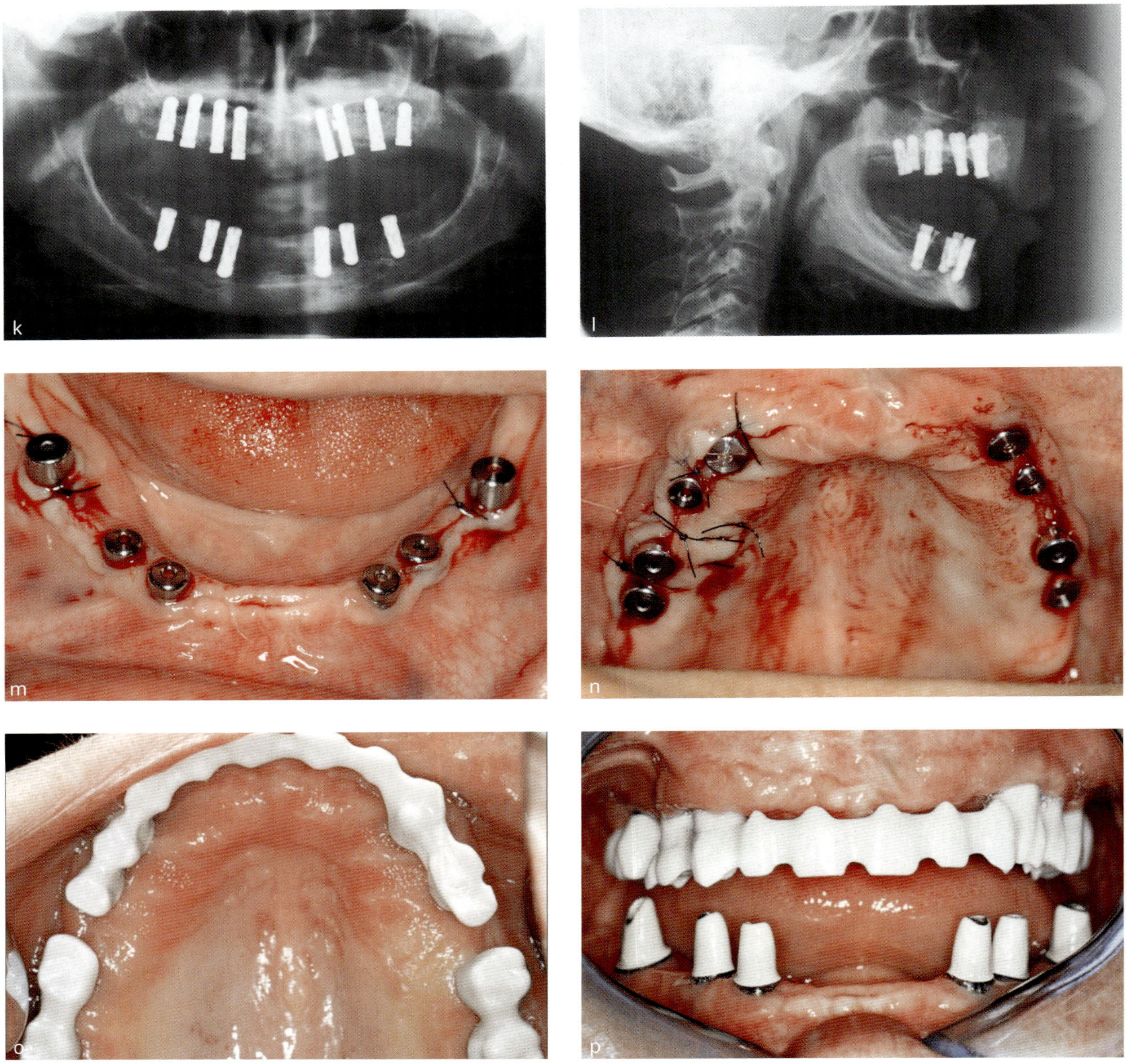

Abb. 14-9 Versorgung nach Parodontalschaden durch Interpositionsosteoplastiken. k. Panoramaschichtaufnahme mit guter Ausnutzung der neu gewonnenen Höhe durch ausreichend lange Zahnimplantate 4 Monate nach Augmentation. **l.** Seitliches Fernröntgenbild mit prothetikfreundlich parallel ausgerichteten Zahnimplantaten und korrekter Kieferrelation. **m.** Die Freilegung der Implantate 3 Monate nach Insertion erfolgt über Kieferkammmittenschnitt. Infolge der Interpositionstechnik wurde das Weichgewebe von der oralen Seite des Kieferkamms nie abgelöst. Daher bricht das Implantat an der Stelle des Milchzahns und des nachfolgenden bleibenden Zahns durch. Um eine Manschette von Gingiva zu bilden, ist kein zusätzliches Weichgewebemanagement nötig. **n.** Freilegung im Oberkiefer durch Kieferkammmittenschnitt und leichten apikalen Verschiebelappen. **o.** Gerüsteinprobe im Oberkiefer. **p.** Zirkonbrücke.

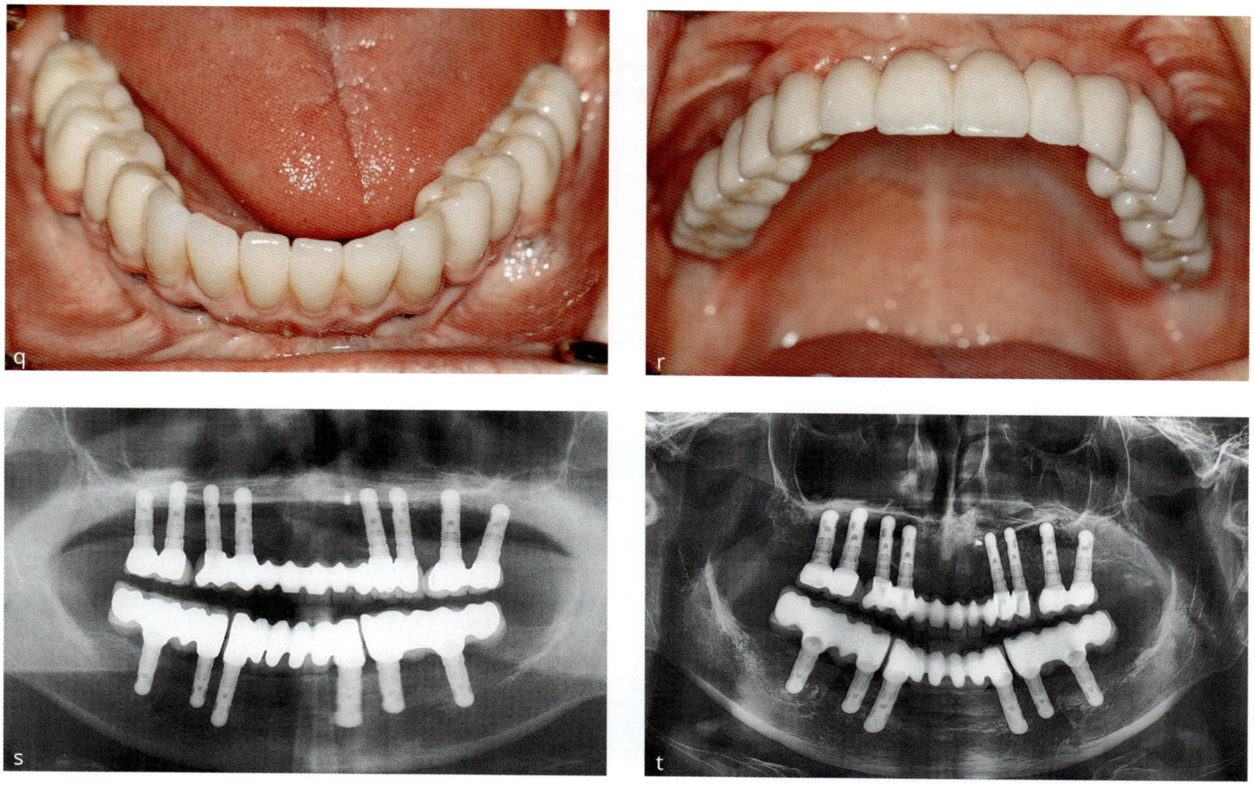

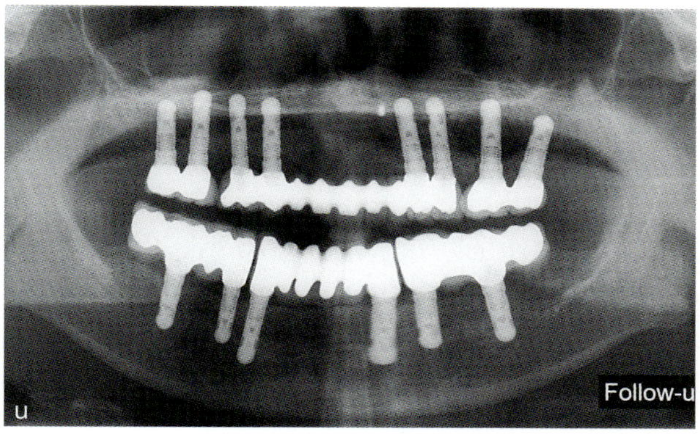

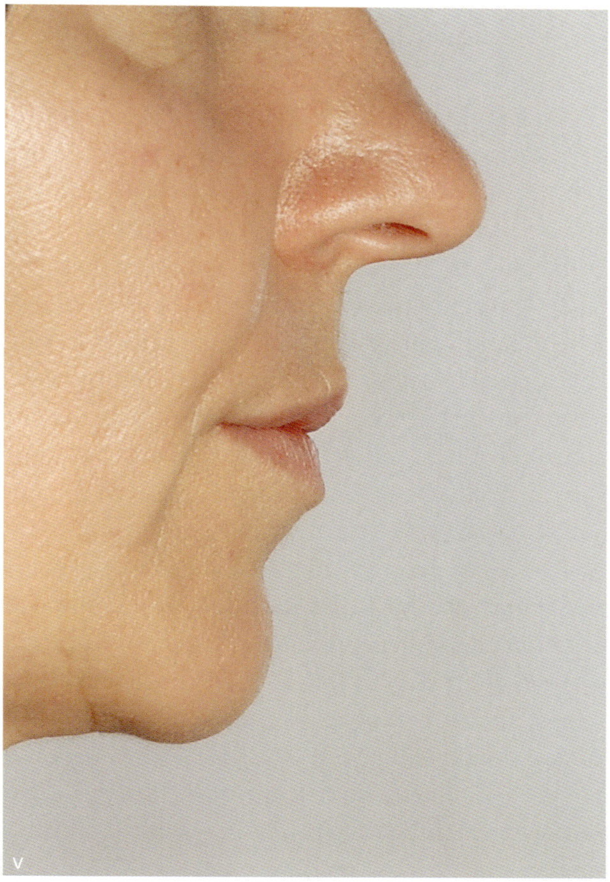

Abb. 14-9 Versorgung nach Parodontalschaden durch Interpositionsosteoplastiken. q. Versorgung im Unterkiefer durch abnehmbare Arbeit auf Doppelkronen. **r.** Prothetische Versorgung im Oberkiefer durch zementierte Brücke (Fr. Dr. B. Simon, Hamburg-Harburg). Vermeidung langer Zahnkronen durch vorherige vertikale Knochenaugmentation. **s.** Panoramaschichtaufnahme 1 Jahr nach prothetischer Versorgung. **t.** Panoramaschichtaufnahme 11 Jahre nach prothetischer Versorgung ohne Anzeichen von Knochenresorption an den Implantaten oder in den augmentierten Arealen. **u.** Panoramaschichtaufnahme 16 Jahre nach prothetischer Versorgung mit weiterhin stabiler Situation. **v.** Jugendliches Hautbild, korrekte Untergesichtshöhe, entfaltete Lippen.

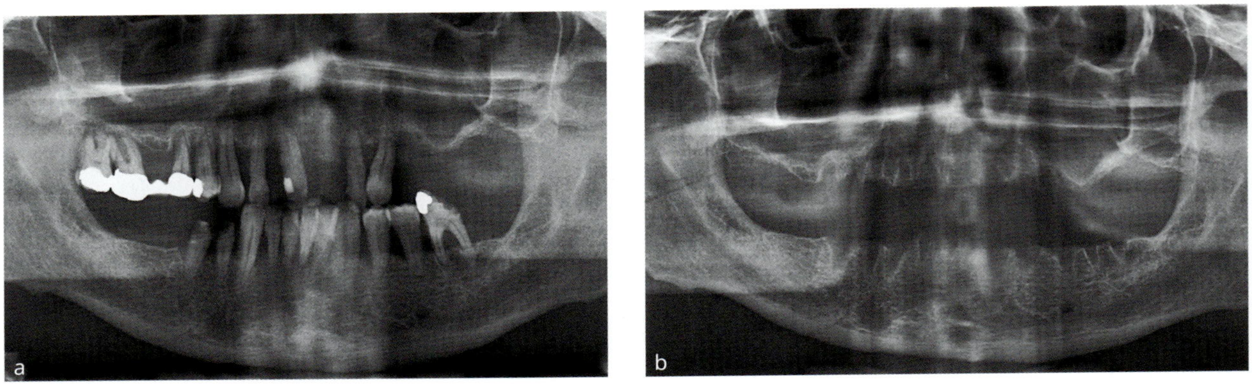

Abb. 14-10 Konventionelle Komplettsanierung mit Sinuslift. a. Ausgangslage, 52-jähriger Patient mit jahrelangem Sanierungsstau des Gebisses. **b.** Die Zähne wurden in Sedierungsbehandlung extrahiert, und vorher vorbereitete Vollprothesen wurden als Provisorien eingesetzt. 3 Monate Heilungszeit wurden abgewartet, dann erfolgte eine zweizeitige Sinusbodenaugmentation und laterale Augmentation (insgesamt 4 Monate nach Erstkontakt und Planungsbeginn).

14.11 Differenzialindikation zur augmentationsfreien Versorgung und Sofortbelastung auf schrägen Implantaten im Rahmen der „Alles auf vier"-Methoden

Die Indikationsstellung der „Alles auf vier"-Methoden besteht in einem früheren Stadium, als die eigentlichen Fälle dieses Buchkapitels, das sich mit bereits zahnlos gewordenen Patienten befasst. Über „Alles auf vier" denken vor allem Patienten nach, die einen starken konservierenden und parodontalen Behandlungsstau in der zweiten Dentition haben. Hier spielen Kosteninvestitions- und Zeitinvestitionsgedanken einer konventionellen Versorgung mit Sinuslift (Abb. 14-10) versus eine bequeme Sofortlösung in Vollnarkose eine Rolle, häufig auch die Behandlungsangst.

Die „Alles auf vier"-Methode nutzt aus, dass im anterioren Oberkiefer im Restgebisszustand apikal der Prämolaren meisten noch relativ viel Knochen besteht. Weil der Kieferhöhlenboden nach vorne schräg ansteigt, kann man entlang dieser Schräge lange Zahnimplantate mit scharfen Gewinden häufig so fest bekommen, dass sogar nach hinten in den Sechserbereich überkragende Prothesen aufgrund eines gespreizten Unterstützungspolygons sofort belastet werden können.

Im atrophierten Unterkiefer kann man wegen der mit zunehmendem Atrophiegrad immer kammnäheren Lage des Foramen mentale kaum einen Zusatzgewinn des Unterstützungspolygons durch Schrägstellung der Implantate erreichen. Hier ist oft die klassische axiale interforaminäre Implantatinsertion in Verbindung mit einer Stegarbeit mit distalen Überhängen ausreichend für einen implantatgetragenen Ersatz bis zum Sechser.

Opfer gesunder Zähne und gesunden Alveolarfortsatzes

Die „Alles auf vier"-Methode wird meistens in Vollnarkose durchgeführt und die Versprechung, die in einschlägigen ganzseitigen Zeitungsannoncen zu finden ist, lautet: Sie gehen mit schmerzenden und zerstörten Zähnen in die Narkose und wachen mit festen und gesunden Zähnen wieder auf. Solche Botschaften verfangen natürlich und verlocken Ärzte und Patienten wegen der Bequemlichkeit manchen erhaltungswürdigen Zahn und vor allem reichlich Alveolarfortsatzknochen zu opfern, denn die Grenze der fest eingeschraubten Prothese muss oberhalb der Lachlinie enden, damit das System funktioniert. In den Werbebotschaften steht nicht geschrieben, dass es sich bei den festen Zähnen oft nur um ein Kunststoffprovisorium handelt, das später noch kostenpflichtig auszutauschen ist.

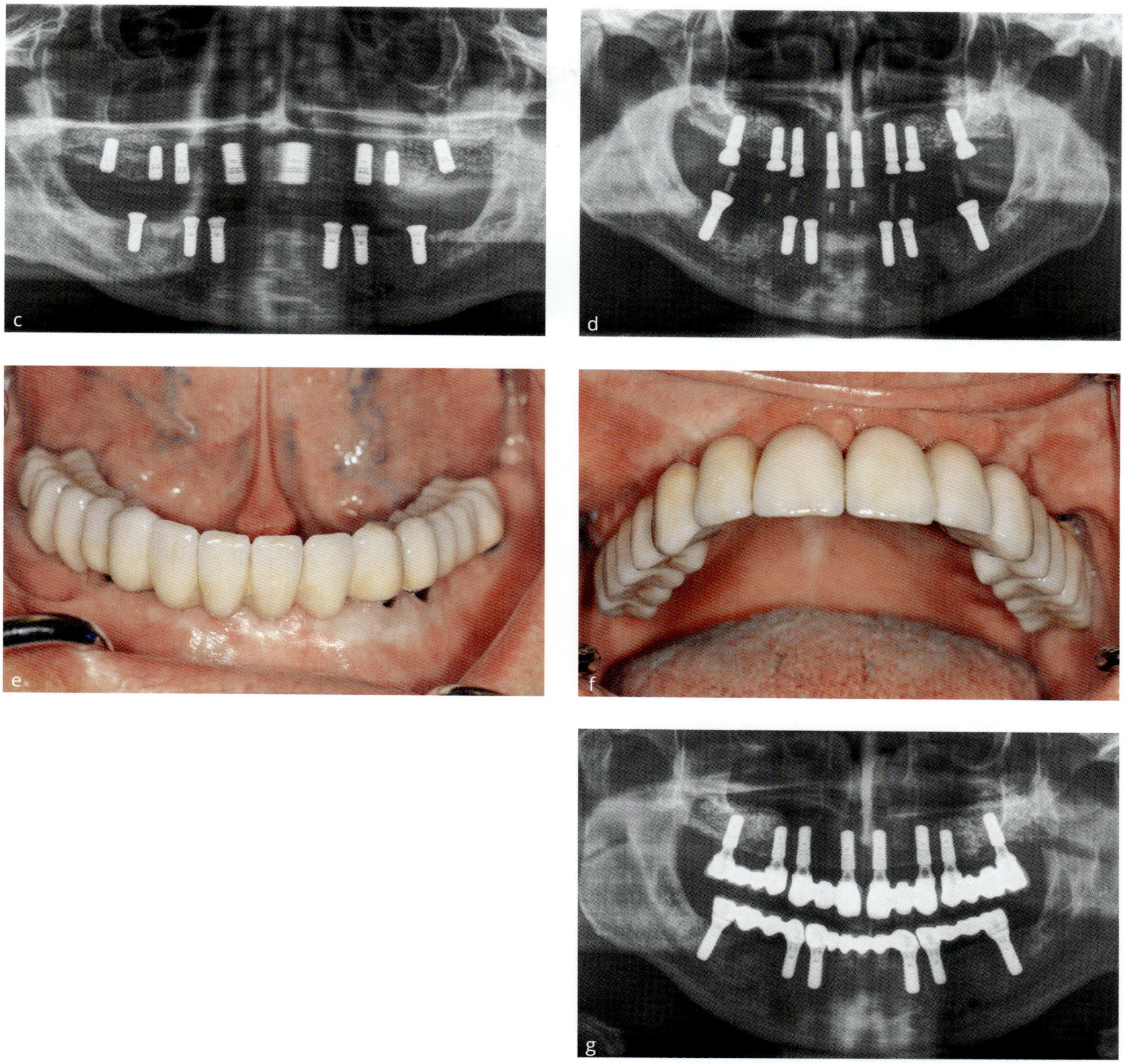

Abb. 14-10 Konventionelle Komplettsanierung mit Sinuslift. c. Insertion der Zahnimplantate 6 Monate nach Erstkontakt. Im Unterkiefermoralenbereich bestand 5 Monate nach Extraktion noch sehr weicher Knochen in den Extraktionsalveolen. **d.** Die Implantate 36 und 46 sind nicht korrekt eingeheilt und mussten nach insgesamt 9 Monaten erneuert werden. Zu diesem Zeitpunkt Freilegung der oberen Implantate nach 3 Monaten Heilungszeit. **e.** 14 Monate nach Erstkontakt Insertion der endgültigen Prothetik im Unterkiefer (Dr. M. Braun, Kassel). **f.** 14 Monate nach Erstkontakt Insertion der endgültigen Prothetik im Oberkiefer. Der Patient musste also 14 Monate mit einem herausnehmbaren Provisorium auskommen. **g.** Panoramaschichtaufnahme nach prothetischer Versorgung. Die Arbeit steht seit heute 1 Jahr unter Funktion und zeigt keinerlei funktionelle oder hygienische Probleme. Eine „Alles auf vier"-Sofortversorgung hätte für die definitive Prothetik nach endgültiger Implantateinheilung wahrscheinlich einen ähnlichen Zeitraum beansprucht, mit allerdings festsitzendem Provisorium.

Augmentationsvermeidung, Sinusliftvermeidung

Das andere Versprechen der „Alles auf vier"-Methoden vor allem an die nicht spezialisierten Zahnärzte ist, augmentationsfrei zu arbeiten und durch schräggestellte Implantate eine Methode der Sinusliftvermeidung anzuwenden. Abgesehen davon, dass der Sinuslift so wenig belastend ist, dass man ihn nicht vermeiden, sondern suchen sollte, ist die Sinusliftvermeidung mit Einschränkungen und späteren Risiken verbunden. Im Rahmen der „Alles auf vier"-Versorgungen werden Implantate absichtlich am Vorderrand der Kieferhöhle, wo der Kieferhöhlenboden schräg ansteigt, schräg eingesetzt. Um diese Stelle zu finden, ist aber doch ein kleiner Mini-Sinuslift notwendig, es sei denn, man implantiert voll geführt. Davon ist aus Erfahrung des Autors aber abzuraten, denn bei der voll geführten Schrägimplantation verliert man das Gefühl für den Bohrwiderstand des Knochens. Man kann nicht mehr gut durch teilweises untermaßiges Aufbereiten in Teilen der Implantatbohrung auf den spongiösen Knochen des Oberkiefers eingehen, was dann häufiger zu lockeren und nicht mehr sofortbelastbaren Implantaten führt. Damit kann dann das Versprechen der sofort festen Zähne nicht mehr eingehalten werden. Viele Kieferhöhlen sind bis weit nach vorne ausgedehnt, sodass auch mit schräggestellten Implantaten nur ein Unterstützungspolygon nur bis in die Prämolarenregion erreicht werden kann.

Sofortbelastung und Patientenzufriedenheit

Um in der genannten Situation wenigstens die Sofortbelastung der „Alles auf vier"-Methode nutzen zu können, wurde angegeben, die schräggestellten Implantate mit einer Sinusbodenaugmentation zu kombinieren[18]. Alle Bedenken werden kompensiert durch die nachgewiesene hohe Zufriedenheit der meisten Patienten und Ärzte über die sofortige Kaufunktion[19] und die Bequemlichkeit der Komplettbehandlung in einer Narkose und einem einzigen Anfahrtsweg, wobei Letzteres wohl eher in fernen Ländern eine Rolle spielt, wo die Zahnarztdichte nicht hoch ist und eine flächendeckende hochwertige zahnmedizinische Versorgung nicht selbstverständlich ist wie in Deutschland. Die Erfahrungen solcher Gesundheitssysteme beeinflussen aber stark die wissenschaftliche Literatur und damit auch die Fachmeinung in Ländern mit eigentlich normaler hauszahnärztlicher Versorgung und kurzen Anfahrtswegen. In letztgenannter Situation kommt es in der Familienbetreuung über Generationen eher auf einen nachhaltigen Behandlungserfolg als auf Bequemlichkeit beim Anreisen und eine kurze Freude über sofortige Kaufunktion an.

Komplikationen schräggestellter Implantate

Im Gegensatz zu einem axial gesetzten Implantat, hat ein schräges Implantat in der sagittalen Richtung zwar häufig eine Implantatschulter, die höher und eine Schulter, die tiefer steht als das Knochenniveau. Bei einer 45-Grad-Neigung macht das bei einem 4-mm-Implantat 2 mm Höhendiskrepanz mesial und 2 mm distal aus. Die biologische Breite beträgt etwa 3 mm, sodass die Diskrepanz durch Remodeling mesial zu einer Exposition aufgerauter Implantatanteile oder distal zu marginalem Knochenverlust und einer Pseudotasche führt. Beide Situationen sind theoretisch mit einem erhöhten Periimplantitisrisiko assoziiert[20]. In der Praxis scheint diese Situation aber vom Körper gut kompensiert zu werden, denn an schrägen Implantaten wurden zumindest bei kurzfristiger Betrachtung bis zu einem Jahr kein erhöhter Knochenabbau[21] und keine erhöhten Periimplantitisraten[22] festgestellt. An gewinkelten Abutments wurden allerdings mehr mechanische Komplikationen und ein höherer marginaler Knochenabbau als an geraden Abutments beobachtet[23].

Reinhaltung fest eingeschraubter Vollprothesen

Nach Erfahrung des Autors ist die Reinhaltung fest eingeschraubter Vollprothesen wie bei der „Alles auf vier"-Methode sehr schwierig. Dies funktioniert nur, wenn die Unterseite der Konstruktion im Querschnitt ponticartig aufliegt und Putzkanäle zu den Implantaten eingearbeitet wurden. Das aber widerspricht der Ästhetik, denn dann muss die Auflage der Prothese auf dem Alveolarfortsatz hoch oberhalb der Lachlinie liegen, eine was starke vertikale Knochenatrophie oder radikale Knochenresektionen voraussetzt. Die in der Praxis gemachten Kompromisse führen zu Nahrungsakkumulation unter den recht klobigen Prothesen. Grundsätzlich ist es in der rekonstruktiven Medizin vorteilhaft, so zierlich wie möglich zu arbeiten und die im Körper platzierte Materialmenge so klein wie möglich zu halten. Die klobigen „Alles auf vier“-Prothesen widersprechen dieser Regel. Dem Problem der mangelnden Hygienefähigkeit kann man durch eine abnehmbare Gestaltung der „Alles auf vier“-Prothese z. B. auf einem Steg begegnen, aber dann hat man so viele Kompromisse gegenüber den oben genannten Versprechungen gemacht, dass man auch gleich konventionell in Ruhe mit Sinuslift und axial in prothetischer Idealposition gesetzten Implantaten arbeiten kann.

14.12 Differenzialindikation zur augmentationsfreien Versorgung des Oberkiefers durch Zygomaimplantate

Eine Alternative zur Versorgung des atrophierten Oberkiefers Cawood-Klasse V sind Zygomaimplantate. Diese sind chirurgisch anspruchsvoll in Vollnarkose zu setzten, erzeugen aber ein stabiles Prothesenlager. Man sollte mithilfe von Sinusliftpräparationen und durch extrasinusidale Führung der Implantate darauf achten, dass kein Kontakt des Metalls zum Luftraum der Kieferhöhle entsteht, weil ansonsten chronische Sinusitiden und Fisteln innerhalb eines Jahres bei etwa 10 % der Fälle auftreten[24,25,26]. Freiliegendes Metall kann auch Schimmelpilzwachstum und eine Sinusitis begünstigen[27].

Es gibt randomisiert prospektive Daten, nach denen Zygomaimplantate bei 71 zahnlosen Patienten mit Alveolarkammatrophie mit Augmentation kombiniert mit konventionellen Implantaten verglichen wurden[28]. In der konventionellen Gruppe betrug die Zeitdauer bis zu einem festsitzenden Zahnersatz 444 Tage, in der Zygomagruppe 1,3 Tage. In der Zygomagruppe (28 von 35 Patienten) traten etwa doppelt so viele Komplikationen auf wie in der konventionellen Gruppe (14 von 31 Patienten), was hauptsächlich auf Sinusitiden und Fisteln in der Zygomagruppe und Osseointegrationsstörungen in der konventionellen Gruppe zurückzuführen war. In dieser Studie wurden die Augmentationen mit tierischen Blockmaterialien als Onlays und nicht mit autologem Beckenknochen durchgeführt, was in dieser Indikation eine fragwürdige Materialauswahl ist. Unter diesen Bedingungen war die Implantatüberlebensrate nach einem Jahr 85 % für die Augmentationsgruppe und 97 % in der Zygomagruppe. Trotz der etwas unfairen Studienbedingungen mit Verwendung einer komplikationsträchtigen Augmentationsart in der Kontrollgruppe ist doch festzustellen, dass Zygomaimplantate in dieser Studie geeignet waren, einen großen operativen Eingriff mit extraoraler Knochenentnahme zu vermeiden. Das Langzeitüberleben in einer Metaanalyse von vorwiegend retrospektiven Studien von bis zu 18 Jahren Nachbeobachtungszeit betrug 95,1 % nach 12 Jahren[29]. Wenn bei einer Cawood-Klasse IV bis V eine geringgradige Augmentation in Lokalanästhesie nicht ausreicht (z. B. beidseitiger Sinuslift und autologe Blöcke in der Front), sind Zygomaimplantate eine bedenkenswerte Alternative zu aufwendigen Augmentationen mit Beckenknochen in Vollnarkose. Allerdings sollten Zygomaimplantate eher durch erfahrene Chirurgen gesetzt werden, weil erhebliche Fehlpositionierungen in Augenhöhle[30,31] und sogar ins Temporalhirn[32] berichtet wurden.

14.13 Differenzialindikation zur augmentationsfreien Versorgung des atrophierten Unterkiefers bei Cawood-Klassen V bis VI mit Kurzimplantaten

Im Unterkiefer besteht bis hinunter zur Extrematrophie von wenigen Millimetern die Alternative der interforaminären Kurzimplantate mit einer Deckprothese, die z. B. für Patienten unter Antiresorptiva oder Antikoagulation sehr hilfreich sind. Eine randomisiert prospektive Studie erbrachte die geringsten Verlustraten nach 10 Jahren für die Gruppe der Kurzimplantate, verglichen mit transmandibulären

Implantaten und augmentierten Situationen[33]. In dieser Studie bedurften 30 % der Patienten mit transmandibulärem Implantat, 5 % der Patienten mit Augmentationen und keiner der Patienten mit Kurzimplantaten einer erneuten chirurgischen Maßnahme. Die Abwägung zur Augmentation ergibt sich aus der Frakturpropylaxe, der Ästhetik, der gewünschten Versorgung oberhalb des Standards der Deckprothese. Für die Osseointegration und Deckprothesenverankerung ist im Unterkiefer keine Augmentation notwendig.

14.14 Differenzialindikation zur augmentationsfreien Versorgung durch Subperiostalimplantate

Die neueste augmentationsfreie Versorgungsalternative für schwer atrophierte Kiefer sind durch CAD/CAM-Methoden additiv gefertigte patientenspezifische Subperiostalimplantate (z. B. IPS Preprosthetic, KLS Martin, Tuttlingen). Dieser Implantattyp erreicht durch Befestigung mittels Osteosyntheseschrauben eine enorme Primärstabilität und benötigt keinerlei Knochenaugmentation, weil er in Bereichen des Mittelgesichts befestigt wird, die nicht der Atrophie unterliegen (Abb. 14-11). Über die Langzeitbewährung kann mangels Daten noch nicht viel gesagt werden, es liegen nur Fallserien mit kurzer Beobachtungszeit vor[34,35]. Grundsätzlich haben subperiostale Implantate den Nachteil, dass sie wahrscheinlich keinen knochenprotektiven Effekt haben und die physiologische Kieferatrophie nicht aufhalten, sodass langfristige Versorgungen mit der Zeit hohl liegen[36]. Diese Versorgungsart befindet sich noch im Erprobungsstadium.

14.15 Empfehlungen zur augmentativen Versorgung von atrophierten zahnlosen Kiefern

Bei größeren Augmentationen sollte die endgültige Implantatplanung erst nach der abgeheilten Augmentation erfolgen. Nach Augmentation lässt sich das erreichte Knochenvolumen nach beginnendem Remodeling etwa 3 Monate postoperativ recht gut beurteilen. Dann kann die Frage nach festsitzendem oder herausnehmbarem Zahnersatz detailliert besprochen und entschieden werden. Auf dem Alveolarkamm erfolgt nun ein Wax-up als Backward Planning, das die Gesichtsästhetik, Zahnästhetik und die Machbarkeit aufgrund der Knochenverhältnisse berücksichtigt. Dieses Wax-up wird in eine provisorische Prothese überführt, deren Zahnstellung der Patient unter Funktion in Ruhe überprüfen kann. Intraoperativ dient die provisorische Prothese nach Durchbohren als Bohrschablone und wird postoperativ weiter als Provisorium bis zur Implantatversorgung genutzt. Eine elektronische Planung hilft dem Einsteiger bei den ersten Fällen, aber mit etwas Erfahrung ist man sicherer mit der konventionellen Bohrschablone. Eine wirkliche Notwendigkeit zur navigierten Implantation besteht selten, denn man muss ohnehin den Kiefer für die Osteosynthesematerialentfernung nach Augmentation freilegen und kann unter Sicht implantieren.

Röntgendiagnostik bei zahnlosen Patienten

Zum frühen Zeitpunkt des Erstberatungsgespräches werden bei Kieferatrophien zahnloser Patienten eine Panoramaschichtaufnahme und ein seitliches Fernröntgenbild benötigt. Dieses zeigt die untere Symphysenhöhe und die Bisslage. Eine dreidimensionale Röntgenuntersuchung durch DVT ist zu diesem Zeitpunkt nicht unbedingt erforderlich.

Im seitlichen Fernröntgenbild sieht man auch die Oberlippenlänge und kann den vertikalen und sagittalen Augmentationsbedarf des Oberkiefers beurteilen. Die natürliche Zahnschau (Inzisalpunkt) beträgt etwa 2 mm in Lippenruhe. Vom geplanten Inzisalpunkt 2 mm kaudal der Lippe misst man in gerader Strecke bis zum Restknochen des oberen Alveolarfortsatzes. Von der gemessenen Strecke zieht man 10 mm für die Höhe einer Frontzahnkrone ab sowie 3 mm für das Weichgewebedurchtrittsprofil des Implantats. Also wird 13 mm abgezogen. Der Rest dieser Linie ist der vertikale knöcherne Augmentationsbedarf. Wenn diese Linie schräger als 20 Grad zur Kauebene steht, ist zusätzlich eine Vorverlagerung des oberen Alveolarfortsatzes erforderlich. Das geht in

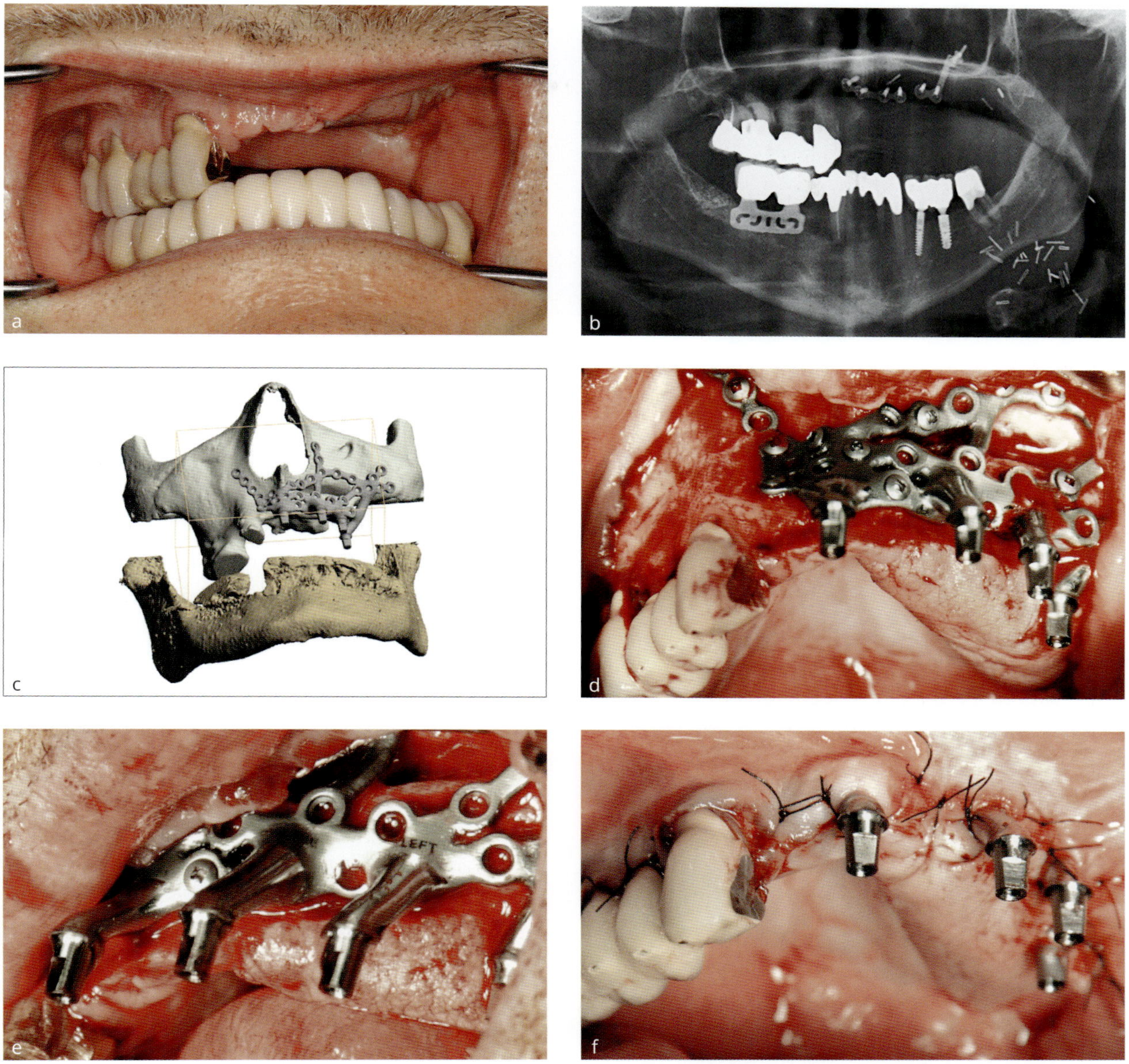

Abb. 14-11 Augmentationsfreie Versorgung durch digital hergestelltes Subperiostalimplantat. a. Ausgangslage: 65-jähriger Patient nach Tumorbehandlung im Oberkiefer mit Knochendefekt durch Radialislappen gedeckt. **b.** Panoramaschichtaufnahme der Ausgangslage mit Subperiostalimplantat, das zwar eine 8-mm-Tasche und Sondierungsbluten aufweist, aber ansonsten unter Funktion steht. **c.** 3-D-Planung des patientenspezifischen IPS-Preprosthetic®-Implantats am Computer aufgrund von computertomographischen Daten zusammen mit den Ingenieuren der Firma KLS Martin (Tuttlingen). Das Titanimplantat wird nach ärztlicher Freigabe der Konstruktion im Selective-Laser-Melting-Verfahren aus Titanpulver gedruckt. **d.** Intraoperatives Bild: nach Weichgewebeeröffnung perfekter Sitz des Implantats im Subperiostalraum. Die Befestigung erfolgt durch zahlreiche Schrauben in Knochenarealen, die nicht der Alveolarfortsatzatrophie unterliegen. Die Metallkonstruktion überbrückt alle Knochendefekte des Oberkiefers. Die Kieferhöhle wird nicht eröffnet. **e.** Die seitliche Ansicht zeigt, wie weit die Prothetikpfosten gegenüber dem Gerüst vorkragen. Dies ist konstruktiv problemlos möglich, weil die Metallstruktur enorm rigide ist. **f.** Weichgewebeadaption an die Prothetikpfosten.

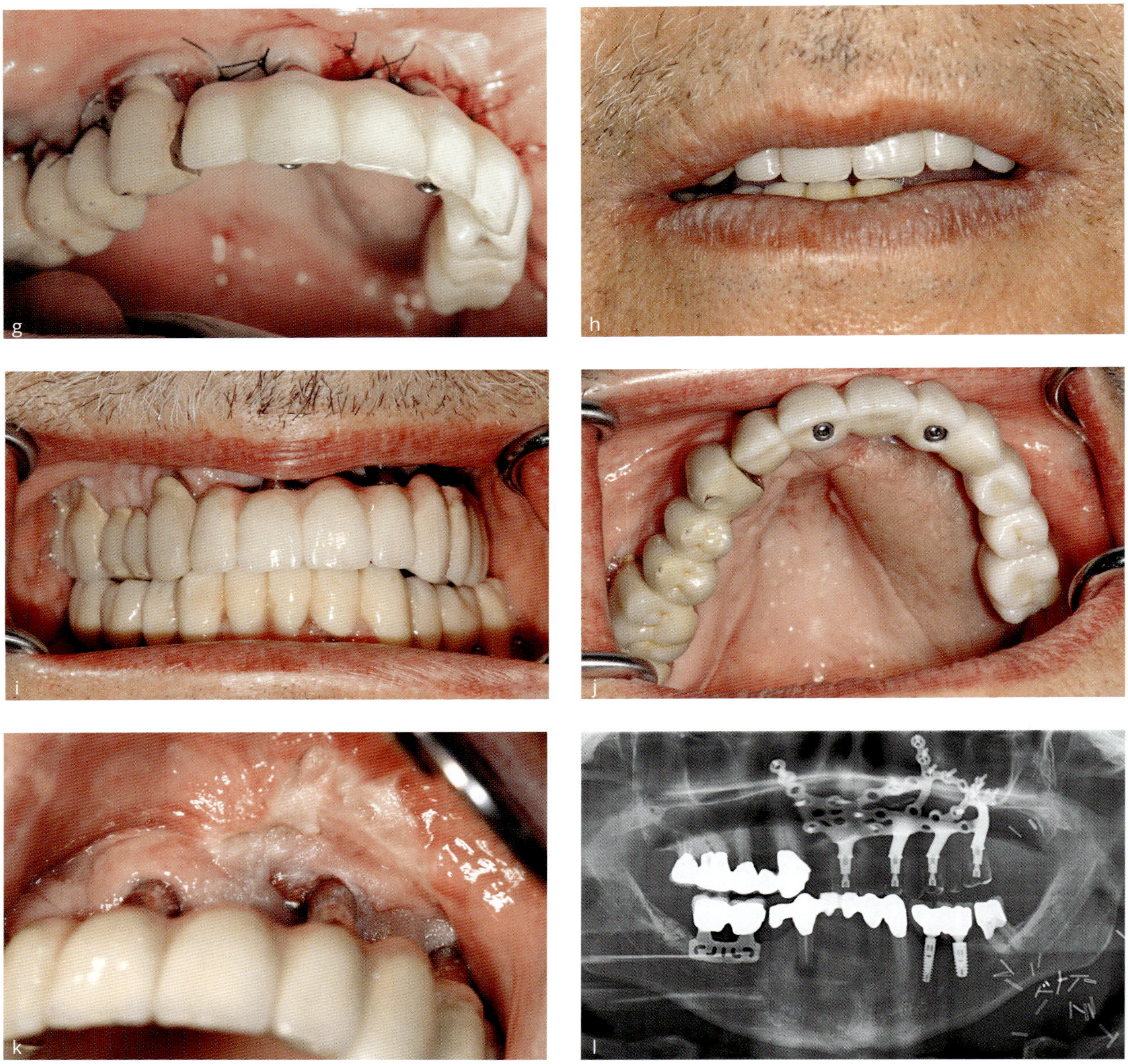

Abb. 14-11 Augmentationsfreie Versorgung durch digital hergestelltes Subperiostalimplantat. g. Bereits intraoperativ wird die präfabrizierte provisorische Prothese eingesetzt. Auffällig ist die enorme Stabilität des Implantats, die weit über das in der konventionellen Implantologie gewohnte Maß hinausgeht. **h.** Die volle Sofortbelastung des Implantats ist erlaubt; sofortige Wiederherstellung auch der Ästhetik. **i.** Die definitive Prothese wird einige Wochen später zahntechnisch hergestellt. **j.** Die Prothese wird verschraubt und ist bedingt abnehmbar. **k.** Detail der Weichgewebedurchtrittsregion, die seit einer Beobachtungszeit von 2 Jahren reizlos und der Mundhygiene sehr gut zugänglich ist. Es handelt sich um ein neues augmentationsfreies Verfahren, das erst seit 2017 in der Erprobung ist. Langzeitdaten liegen nicht vor. **l.** Panoramaschichtaufnahme nach Implantatinsertion.

der Kombination mit der horizontalen Auflagerung von Beckenknochenblöcken am besten mit einer Le-Fort-I-Interpositionsosteoplastik.

Augmentative Versorgung eines atrophierten Oberkiefers für 4 bis 6 Implantate und abnehmbare Versorgung bei Cawood-Klasse IV

Zur Vorbereitung eines augmentativen Eingriffs in Lokalanästhesie ist ein DVT hilfreich, um den Restknochen am Kieferhöhlenboden sowie die Restbreite in der oberen Front zu messen. Cawood-Klasse IV bedeutet, dass in der Front Spitzkamm mit ausreichender Höhe und zu geringer Breite vorliegt. Wenn abnehmbar versorgt werden soll, kann der Spitzkamm durch ein Bone Splitting in der Fronteckzahnregion beidseits behandelt werden, sofern im DVT 4 mm Restknochen und zwei spaltbare Kortikalislamellen vorliegen. Dann kann in der Regel die Versorgung zusammen mit beidseitigem Sinuslift einzeitig vorgenommen werden. Wenn diese Voraussetzung nicht besteht, kann eine zweizeitige Knochenblocktransplantation in die Fronteckzahnregion erfolgen, in Kombination mit einer GBR und beidseitigem Sinuslift, gefolgt von der Implantatversorgung 4 Monate später. Es ist auch eine Groß-GBR über den gesamten Kiefer beschrieben worden[37]. Die ideale Implantatverteilung im Oberkiefer ist Position 6 für den Aufbiss, 3 für die Führung und 1 für die Bogenunterstützung beim Abbeißen. Falls nur vier Implantate gezahlt werden können, kann auf die vorderen Implantate verzichtet werden und stattdessen ein fester Steg zur Aufnahme der Bogenkraft genutzt werden. Wichtig ist, dass mithilfe der Bohrschablone eine exakte prothetische Positionierung der vorderen Implantate erreich wird, damit diese später nicht der Ästhetik im Wege stehen.

Augmentative Versorgung eines atrophierten Oberkiefers für 4 bis 6 Implantate und abnehmbare Versorgung bei Cawood-Klasse V

Die kombinierte vertikale und horizontale Atrophie wird am besten durch eine Le-Fort-I-Interpositionsosteoplastik versorgt. Die alternative Auflagerungsosteoplastik durch Becken- oder Schädeldachblöcke hat mehrere Nachteile. Zunächst braucht man sehr viel mehr Knochentransplantatvolumen als bei der Interposition, was die postoperativen Beschwerden und das Entnahmetrauma erhöht. Weiterhin sind die Blöcke in der Auflagerungssituation stark dehiszenz- und vor allem resorptionsgefährdet. Drittens wird im Gegensatz zur Le-Fort-I-Interposition eine zusätzliche Vestibulumplastik benötigt (siehe Kapitel 8). Die Versorgung mit partikulären Transplantaten in Sinne einer Groß-GBR wurde zwar beschrieben[38], befindet sich aber im Versuchsstadium und führt wahrscheinlich auch nicht schnell zu belastbarem Knochen wie die anderen Techniken, die dafür nur 4 Monate bei Verwendung von Beckenknochen benötigen.

Augmentative Versorgung eines atrophierten Oberkiefers für 4 bis 6 Implantate und festsitzende Versorgung bei Cawood-Klasse IV und V

Auch ein stark atrophierter Kiefer kann in günstigen Fällen bei jungen Patienten so weit regeneriert werden, dass eine festsitzende Versorgung mit Kronen-Brücken-Prothetik möglich wird. Gebräuchlicher ist dieser Ansatz aber bei Cawood-Klasse IV bei Patienten im vierten bis sechsten Lebensjahrzehnt. Diese aufgebauten Kiefer können dann mit festsitzender Kronen-Brücken-Prothetik sehr ansprechend versorgt werden. Die Methode der Wahl ist die Le-Fort-I-Interpositionsosteoplastik. Diese kann bei geringem horizontalen Atrophiegrad auch ohne Beckenknochen mit Blöcken von der Linea obliqua des Unterkiefers durchgeführt werden, um postoperative Bewegungseinschränkungen vollkommen zu vermeiden.

Augmentative Versorgung eines atrophierten Unterkiefers für 4 Implantate Cawood-Klasse IV

Der atrophierte Unterkiefer Cawood-Klasse IV benötigt selten eine Augmentation, weil ein Spitzkamm meistens durch modellierende Osteotomie (Höhenreduktion) in einen breiten Kamm überführt werden kann. Hier gibt es aber Ausnahmen, die man durch

Palpation oder durch die empfehlenswerte Anfertigung eines DVTs identifizieren kann. Manche Kieferkämme sind bis zum Basalbogen brettartig schmal, manche werden sogar ampullenförmig nach unten schmaler. Letztere sind durch Blockauflagerung im interforaminären Bereich zu verbreitern.

Wenn man ein DVT des anterioren Unterkiefers anfertigt, dann ist man in dieser Röntgendarstellung manchmal überrascht, wie prominent und dick sich der Canalis incisivus als Verlängerung des Nervus alveolaris inferior bis etwa zum Zweier zieht. Der enthaltene Nerv kann am Anfang 4 mm im Durchmesser betragen[39]. Es sind Fälle von chronischen Schmerzen nach Implantatinsertion berichtet worden, die mit einer Verletzung des Ramus incisivus in Verbindung stehen könnten[40]. Wenn es möglich ist, sollte man den Ramus incisivus nicht durch die Implantatbohrung verletzen und stattdessen kürzere Implantate wählen und bei Spitzkamm lateral durch GBR, Splitting oder Blocke augmentieren.

Augmentative Versorgung eines atrophierten Unterkiefers für 4 Implantate Cawood-Klasse V

Die augmentative Versorgung gelingt am besten durch eine interforaminäre Sandwich-Osteoplastik mit Interposition eines gemischten Knochentransplantats. Das vordere Plateau der Interposition kann dann bis in die Retromolarregion durch monokortikale Blöcke vom Beckenkamm weitergeführt werden. Diese Technik gelingt bis hinunter auf 8 mm Symphysenhöhe, indem man den Unterkiefer leicht schräg trennt (siehe Kapitel 8), allerdings ist erhöhte Vorsicht bei Osteoporosepatienten geboten. Für noch weiter atrophierte Fälle können die Auflagerungsosteoplastik von Becken- oder Schädeldachblöcken und die extraoralen Techniken wie Lower-Border-Augmentation und Zeltpfostentechnik erwähnt werden.

14.16 Literatur

1 Fontijn-Tekamp FA, Slagter AP, Van Der Bilt A, van't Hof MA, Witter DJ, Kalk W, Jansen JA. Biting and chewing in overdentures, full dentures, and natural dentitions. J Dent Res 2000;79:1519–1524.

2 Nam DH, Lee DW, Chung CJ, Kim KH, Park KH, Moon IS. Change in masticatory ability with the implant restoration of second molars. J Prosthet Dent 2014;111:286–292.

3 Fontijn-Tekamp FA, Slagter AP, van't Hof MA, Geertman ME, Kalk W. Bite forces with mandibular implant-retained overdentures. J Dent Res 1998;77:1832–1839.

4 Fonteyne E, Van Doorne L, Becue L, Matthys C, Bronckhorst E, De Bruyn H. Speech evaluation during maxillary mini-dental implant overdenture treatment: A prospective study. J Oral Rehabil 2019;46:1151–1160.

5 Bradbury J, Thomason JM, Jepson NJA, Walls AWG, Mulvaney CE, Allen PF et al. Perceived chewing ability and intake of fruit and vegetables. J Dent Res 2008;87:720–725.

6 van der Bilt A. Assessment of mastication with implications for oral rehabilitation: a review. J Oral Rehabil 2011;38:754–780.

7 Cousson PY, Bessadet M, Nicolas E, Veyrune JL, Lesourd B, Lassauzay C. Nutritional status, dietary intake and oral quality of life in elderly complete denture wearers. Gerodontology 2012;29: e685–692.

8 Feldman RS, Kapur KK, Alman JE, Chauncey HH. Aging and mastication: changes in performance and in the swallowing threshold with natural dentition. J Am Geriatr Soc 1980;28:97–103.

9 Shin HE, Cho MJ, Amano A, Song KB, Choi YH. Association between mastication-related factors and the prevalence of dementia in Korean elderly women visiting senior centres. Gerodontology 2019 Dec 18. doi: 10.1111/ger.12453. [Epub ahead of print]

10 Weijenberg RAF, Scherder EJA, Lobbezoo F. Mastication for the mind – the relationship between mastication and cognition in ageing and dementia. Neurosci Biobehav Rev 2011;35:483–497.

11 Nickenig HJ, Wichmann M, Terheyden H, Kreppel M. Oral health-related quality of life and implant therapy: A prospective multicenter study of preoperative, intermediate, and posttreatment assessment. J Craniomaxillofac Surg 2016;44:753–757.

12 Farzadmoghadam M, Mohammadi TM, Goudarzi R, Mohammadi M, Hasheminejad N. Is there a relationship between general and oral health-related quality of life in partially edentulous patients before and after implant treatment? A quasi-experimental study. Clin Oral Implants Res 2020 Mar 2. doi: 10.1111/clr.13593. [Epub ahead of print]

13 Gjerde CG, Shanbhag S, Neppelberg E, Mustafa K, Gjengedal H. Patient experience following iliac crest-derived alveolar bone grafting and implant placement. Int J Implant Dent 2020;6:4.

14 Chrcanovic BR, Custódio AL. Mandibular fractures associated with endosteal implants. Oral Maxillofac Surg 2009;13:231–238.

15 Enkling N, Saftig M, Worni A, Mericske-Stern R, Schimmel M. Chewing efficiency, bite force and oral health-rela-

ted quality of life with narrow diameter implants – a prospective clinical study: results after one year. Clin Oral Implants Res 2017;28:476–482.

16 Stellingsma C, Meijer HJ, Raghoebar GM. Use of short endosseous implants and an overdenture in the extremely resorbed mandible: a five-year retrospective study. J Oral Maxillofac Surg 2000;58(4):382–387.

17 Raghoebar GM, Stellingsma K, Batenburg RH, Vissink A. Etiology and management of mandibular fractures associated with endosteal implants in the atrophic mandible. Oral Surg Oral Med Oral Pathol Oral Radiol Endod 2000;89: 553–559.

18 Testori T, Mandelli F, Mantovani M, Taschieri S, Weinstein RL, Del Fabbro M. Tilted trans-sinus implants for the treatment of maxillary atrophy: case series of 35 consecutive patients. J Oral Maxillofac Surg 2013;71:1187–1194.

19 Erkapers M, Segerström S, Ekstrand K, Baer RA, Toljanic JA, Thor A. The influence of immediately loaded implant treatment in the atrophic edentulous maxilla on oral health related quality of life of edentulous patients: 3-year results of a prospective study. Head Face Med 2017;13:21.

20 Schwarz F, Giannobile WV, Jung RE. Groups of the 2nd Osteology Foundation Consensus Meeting. Evidence-based knowledge on the aesthetics and maintenance of peri-implant soft tissues: Osteology Foundation Consensus Report Part 2-Effects of hard tissue augmentation procedures on the maintenance of peri-implant tissues. Clin Oral Implants Res 2018;29 Suppl 15:11–13.

21 Del Fabbro M, Ceresoli V. The fate of marginal bone around axial vs. tilted implants: a systematic review. Eur J Oral Implantol 2014;7 Suppl 2:S171–189.

22 Lin WS, Eckert SE. Clinical performance of intentionally tilted implants versus axially positioned implants: A systematic review. Clin Oral Implants Res 2018;29 Suppl 16:78–105.

23 Omori Y, Lang NP, Botticelli D, Papageorgiou SN, Baba S. Biological and mechanical complications of angulated abutments connected to fixed dental prostheses: A systematic review with meta-analysis. J Oral Rehabil 2020;47:101–111.

24 Jensen OT, Adams M, Cottam JR, Ringeman J. Occult peri-implant oroantral fistulae: posterior maxillary peri-implantitis/sinusitis of zygomatic or dental implant origin. Treatment and prevention with bone morphogenetic protein-2/absorbable collagen sponge sinus grafting. Int J Oral Maxillofac Implants 2013;28:e512–20.

25 Davó R, Bankauskas S, Laurincikas R, Koçyigit ID, Mate Sanchez de Val JE. Clinical Performance of Zygomatic Implants-Retrospective Multicenter Study. J Clin Med 2020;9. pii: E480.

26 Aleksandrowicz P, Kusa-Podkańska M, Grabowska K, Kotuła L, Szkatuła-Łupina A, Wysokińska-Miszczuk J. Extra-Sinus Zygomatic Implants to Avoid Chronic Sinusitis and Prosthetic Arch Malposition: 12 Years of Experience. J Oral Implantol 2019;45:73–78.

27 Sato FR, Sawazaki R, Berretta D, Moreira RW, Vargas PA, de Almeida OP. Aspergillosis of the maxillary sinus associated with a zygomatic implant. J Am Dent Assoc 2010;141: 1231–1235.

28 Davó R, Felice P, Pistilli R, Barausse C, Marti-Pages C, Ferrer-Fuertes A, Ippolito DR, Esposito M. Immediately loaded zygomatic implants vs conventional dental implants in augmented atrophic maxillae: 1-year post-loading results from a multicentre randomised controlled trial. Eur J Oral Implantol 2018;11:145–161.

29 Chrcanovic BR, Albrektsson T, Wennerberg A. Survival and Complications of Zygomatic Implants: An Updated Systematic Review. J Oral Maxillofac Surg 2016;74:1949–1964.

30 Haßfeld S, Scheerer F, Abel D, Linardi G, Böker T, Bonitz L. Periorbitaler Abszess nach Explantation eines Zygoma-Implantats. Zahnärztliche Mitteilungen 2019;17.

31 Van Camp P, Vrielinck L, Gemels B, Politis C. Intraorbital hemorrhage following a secondary intervention at integrated zygomatic implants: A case report. Int J Surg Case Rep 2018;43:21–24.

32 Reychler H, Olszewski R. Intracerebral penetration of a zygomatic dental implant and consequent therapeutic dilemmas: case report. Int J Oral Maxillofac Implants 2010;25: 416–418.

33 Stellingsma K, Raghoebar GM, Visser A, Vissink A, Meijer HJ. The extremely resorbed mandible, 10-year results of a randomized controlled trial on 3 treatment strategies. Clin Oral Implants Res 2014;25:926–932.

34 Mommaerts MY. Evolutionary steps in the design and biofunctionalization of the additively manufactured sub-periosteal jaw implant 'AMSJI' for the maxilla. Int J Oral Maxillofac Surg 2019;48:108–114.

35 Jehn P, Spalthoff S, Korn P, Stoetzer M, Gercken M, Gellrich NC, Rahlf B. Oral health-related quality of life in tumour patients treated with patient-specific dental implants. Int J Oral Maxillofac Surg 2020 Jan 25. pii: S0901-5027(20)30011-4 [Epub ahead of print]

36 Schou S, Pallesen L, Hjørting-Hansen E, Pedersen CS, Fibaek B. A 41-year history of a mandibular subperiosteal implant. Clin Oral Implants Res 2000;11:171–178.

37 Mordenfeld A, Aludden H, Starch-Jensen T. Lateral ridge augmentation with two different ratios of deproteinized bovine bone and autogenous bone: A 2-year follow-up of a randomized and controlled trial. Clin Implant Dent Relat Res 2017;19:884–894.

38 Gultekin BA, Cansiz E, Borahan MO. Clinical and 3-Dimensional Radiographic Evaluation of Autogenous Iliac Block Bone Grafting and Guided Bone Regeneration in Patients With Atrophic Maxilla. J Oral Maxillofac Surg 2017;75: 709–722.

39 Ferreira Barbosa DA, Barros ID, Teixeira RC, Menezes Pimenta AV, Kurita LM, Barros Silva PG, Gurgel Costa FW. Imaging Aspects of the Mandibular Incisive Canal: A PROSPERO-Registered Systematic Review and Meta-Analysis of Cone Beam Computed Tomography Studies. Int J Oral Maxillofac Implants 2019;34:423–433.

40 Politis C, Agbaje J, Van Hevele J, Nicolielo L, De Laat A, Lambrichts I, Jacobs R. Report of Neuropathic Pain After Dental Implant Placement: A Case Series. Int J Oral Maxillofac Implants 2017;32:439–444.

15 Reparaturchirurgie und Komplikationsmanagement

Wenn operiert wird, drohen stets Komplikationen:
Wer wenig operiert, hat viel Komplikationen.
Wer viel operiert, hat wenig Komplikationen.
Nur wer gar nicht operiert, hat keine Komplikationen.
(F. Härle)

15.1 Reparaturchirurgie und Zweitimplantation

Die Zahl der Patienten nimmt zu, die bereits dritte Zähne hatten und nach Implantatverlust Defekte der Kieferkämme erworben haben und sich zur Versorgung mit den vierten Zähnen vorstellen (Abb. 15-1). Man kann Defekte nach Implantatverlust nicht mit gleicher Erfolgsrate reparieren wie bei einer Erstoperation[1]. Dies hat sichtbare Gründe wie z. B. eine Weichgewebevernarbung nach dem Ersteingriff mit konsekutiv verschlechterter Durchblutung. Es gibt aber auch nicht sichtbare Gründe wie z. B. die lange Halbwertzeit von Proteinen wie den proinflammatorischen Zytokinen im Gewebe. Auch nach längeren Zeiträumen sind Reste des proinflammatorischen Zytokinmilieus nach einer Entzündung im Gewebe vorhanden.

In einer kürzlich veröffentlichten Studie zur Zweit- und Drittversorgung von Explantationen gescheiterter Implantatversorgungen kam folgende aufschlussreiche Statistik heraus. Die Gruppe der Erstimplantationen einer Kohorte von mehr als 5000 Patienten hatte 95,4 % Implantatüberlebensrate. Zweitimplantationen hatten 77,4 %, Drittimplantationen 72,7 % und Viertimplantationen 50 % Implantatüberlebensrate[2]. Eine andere Studie über mehr als 10 000 Patienten kommt zum ähnlichen Ergebnis mit 94 % Überleben der Erstimplantate und 73 % Überleben der Zweitimplantate[3]. Man sieht, dass die Erfolgsaussichten des Wiederholungseingriffs niedriger als beim Ersteingriff sind und diese mit weiteren Wiederholungseingriffen weiter sinken. Das ist anders als in der Technik und Konsumwelt, wo durch Reparatur und Ersatzteile ein neuwertiger Zustand erzielt werden kann. Als Arzt sollte man Patienten und Kostenträger bei Implantatverlust aus der Gedankenwelt der technischen Reparatur eines Konsumgutes lösen, ansonsten weckt man zu hohe Erwartungen (Abb. 15-2).

Diese Zahlen haben vor allem drei Konsequenzen. Erstens sollte man bei der Erstimplantation schonende Schnittführungen (Kieferkammmitte und

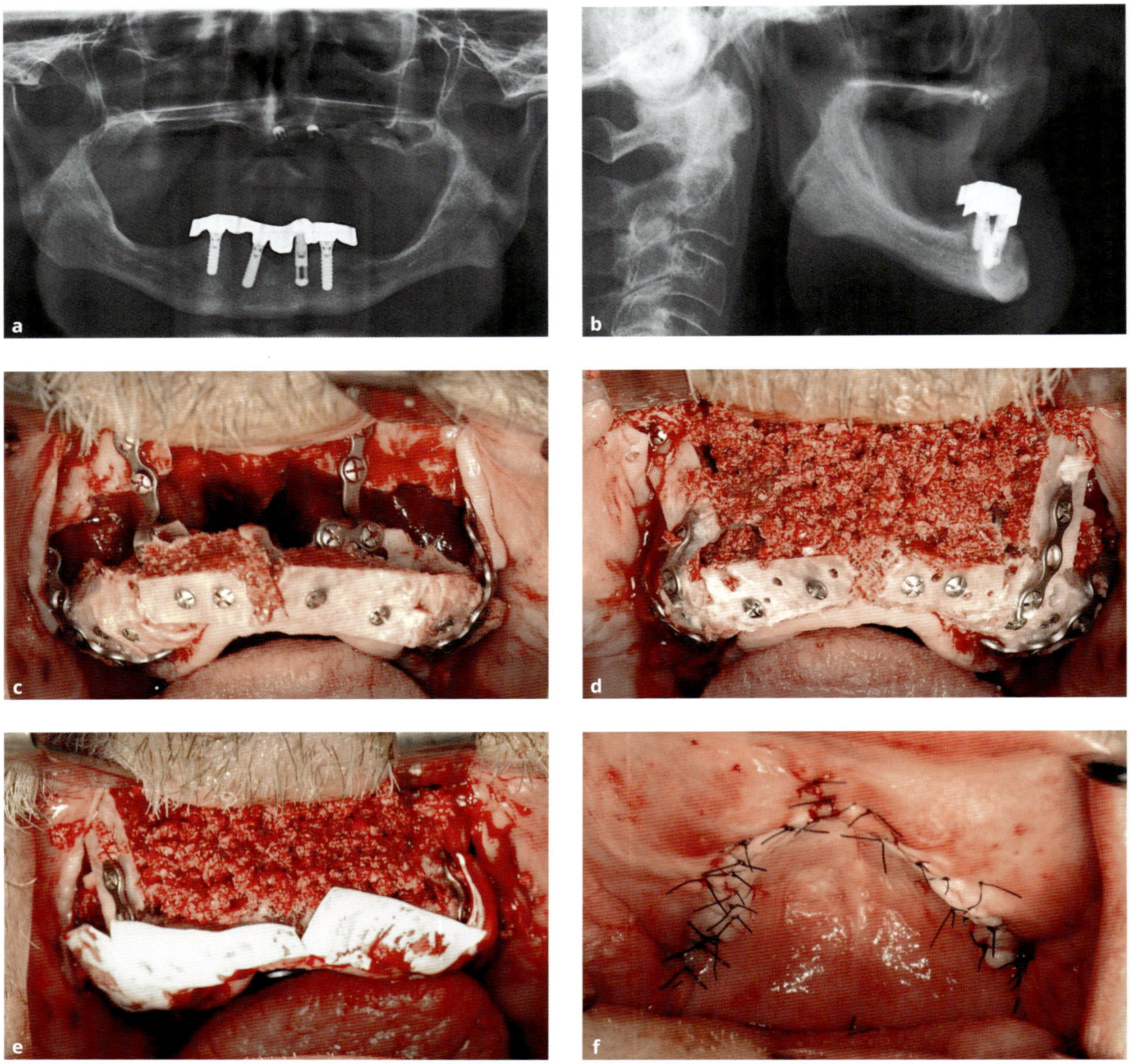

Abb. 15-1 Vierte Zähne – Reparatur nach Implantatverlust. a. 76-jähriger Patient, Panoramaschichtaufnahme mit Komplettverlust des oberen Alveolarfortsatzes nach 26-jähriger Tragezeit einer implantatgestützten Oberkiefer-totalprothese. Nach Explantation sind noch die apikalen Körbchen als Reste ehemaliger IMZ®-Implantate (Friatec, Mannheim) in regio 21, 23 sichtbar, siehe auch regio 32. **b.** Das seitliche Fernröntgenbild zeigt, dass vom Oberkiefer nur noch die Gaumenplatte geblieben ist, bei der Inspektion kann ein Spatel von anterior flach auf die Gaumen-platte gelegt werden. **c.** Intraoperatives Bild einer Le-Fort-I-Interpositionsosteoplastik. Nach Sinuslift und Down fracture wurde hier bereits ein Rahmen aus streifenförmigen autologen Beckenkammtransplantaten aufgebaut. Osteo-syntheseplatten stützen den Interpositionsspalt ab. **d.** Die Hohlräume zwischen den Knochenstreifen werden mit einem Gemisch 25/75 % auf autologen Chips und Knochenersatzmaterial gefüllt (Bio-Oss®, Geistlich, Baden-Baden). Dieses Material macht das Hauptvolumen der Transplantate aus. **e.** Die Knochentransplantate werden im Naht-bereich mit Kollagenmembranen unterlegt (Bio-Gide®, Geistlich, Baden-Baden). **f.** Weil der Oberkiefer durch Down fracture körperlich nach kaudal verlagert wurde und weil die Mukosa am Oberkiefer nicht abgelöst wurde, entsteht nur relativ geringer Mobilisationsbedarf der Weichgewebe. Auch dieser Aspekt macht die Operation verträglicher als eine Auflagerungsosteoplastik.

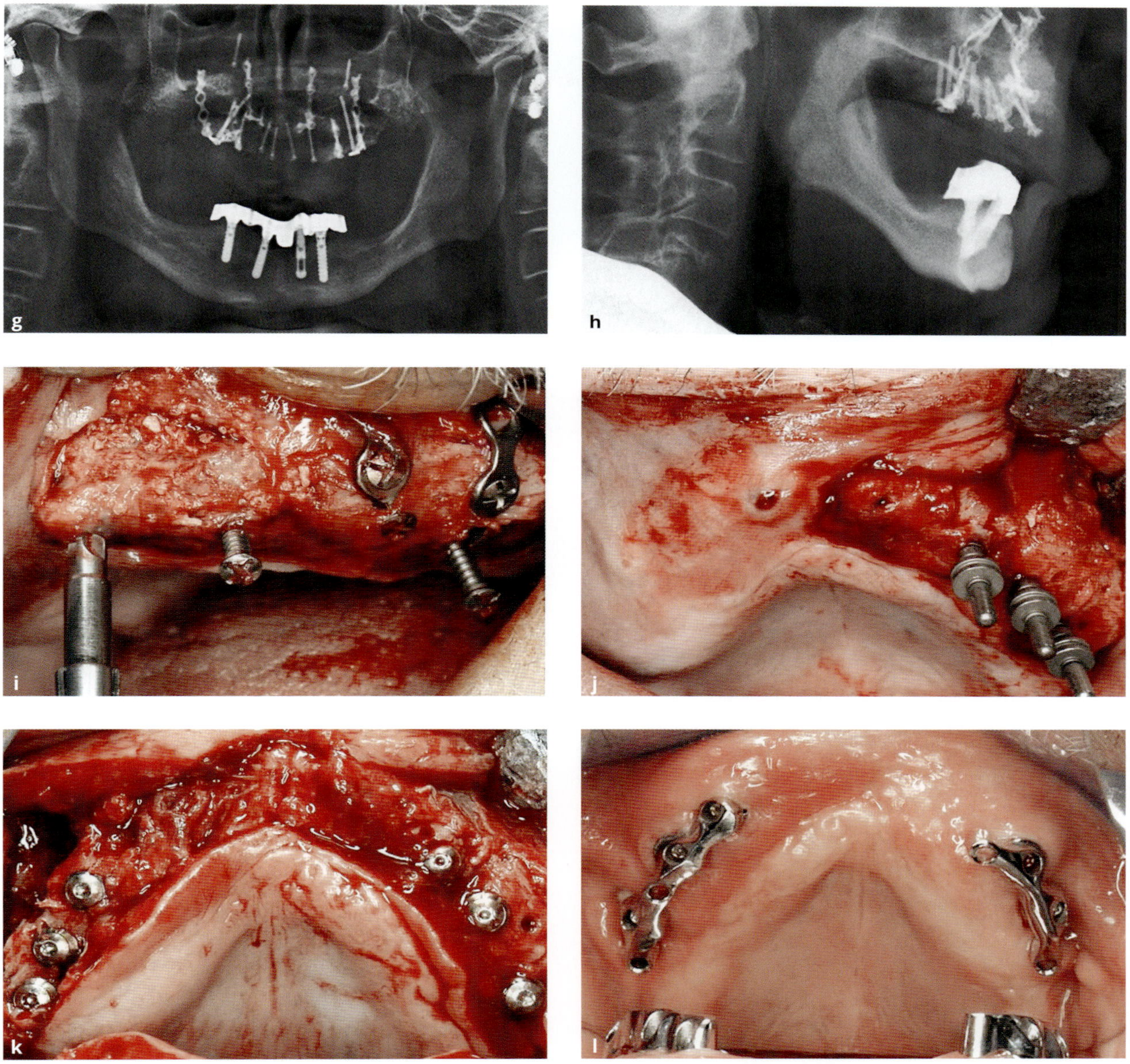

Abb. 15-1 Vierte Zähne – Reparatur nach Implantatverlust. g. Panoramaschichtaufnahme nach Augmentation. **h.** Das seitliche Fernröntgenbild zeigt einen erheblichen vertikalen und Volumengewinn im Vergleich zu Abb. 15-1b. **i.** 4 Monate nach Augmentation erfolgt die Osteosynthesematerialentfernung. Hier sind bereits die Positionsschrauben gelöst. Die noch festen Schrauben der Osteosyntheseplatten zeigen, dass außer einer leichten Abrundung der Knochenkanten keine größere Oberflächenresorption eingetreten ist. **j.** Der bereits vaskularisierte Knochen der Beckenkammtransplantate erlaubt korrekte Implantatosteotomien. Allerdings ist der Knochen zu diesem Zeitpunkt noch recht weich (wie Typ-IV-Knochen, Klassifikation nach Lekholm & Zarb). **k.** Inserierte Zahnimplantate. Das Implantat 24 ist später als Frühverlust verloren gegangen, was bestätigt, dass Zweitimplantationen am selben Ort eine schlechtere Prognose als die Erstimplantation haben. **l.** Prothetische Versorgung durch steggetragene Deckprothese (Dr. J. Tetsch, Münster).

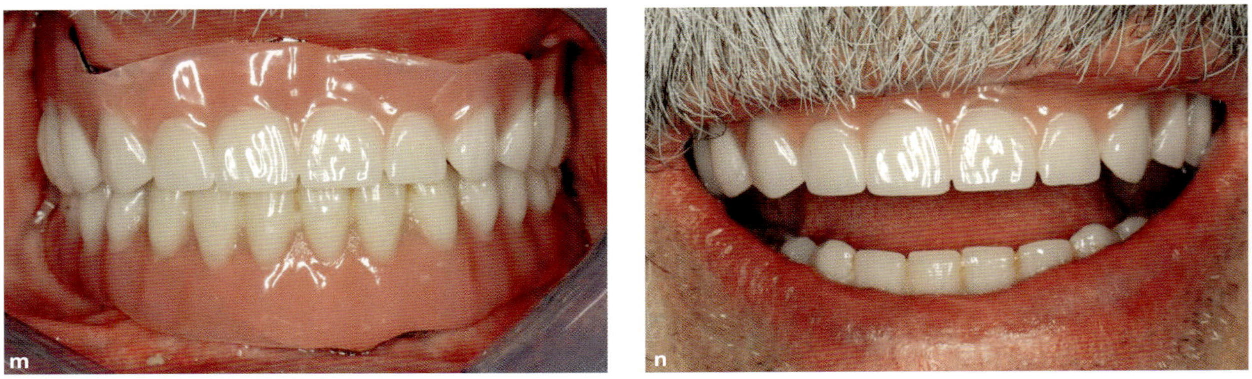

Abb. 15-1 Vierte Zähne – Reparatur nach Implantatverlust. m. Die Deckprothese ermöglichte noch 10 Jahre Kaufunktion, dann erlitt der Patient einen schweren Schlaganfall, von dem er sich nicht wieder erholte. **n.** Gute Ästhetik der vierten Zähne.

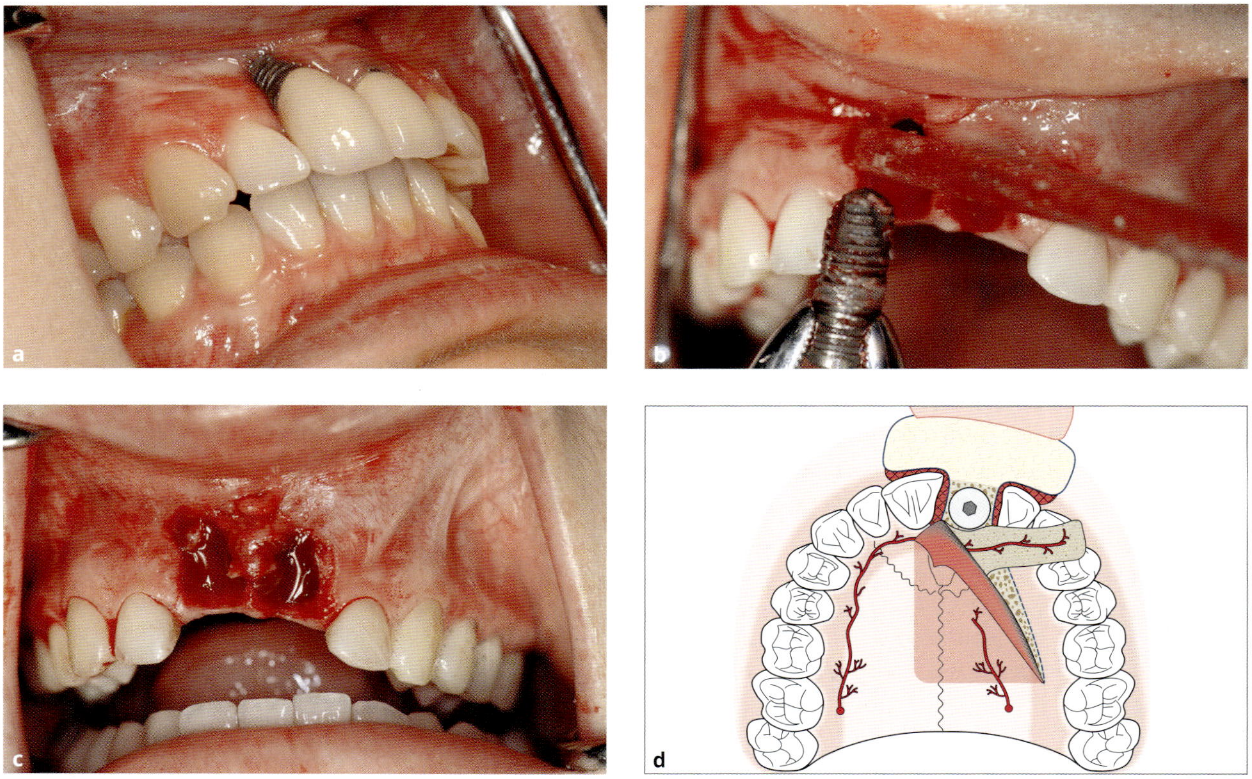

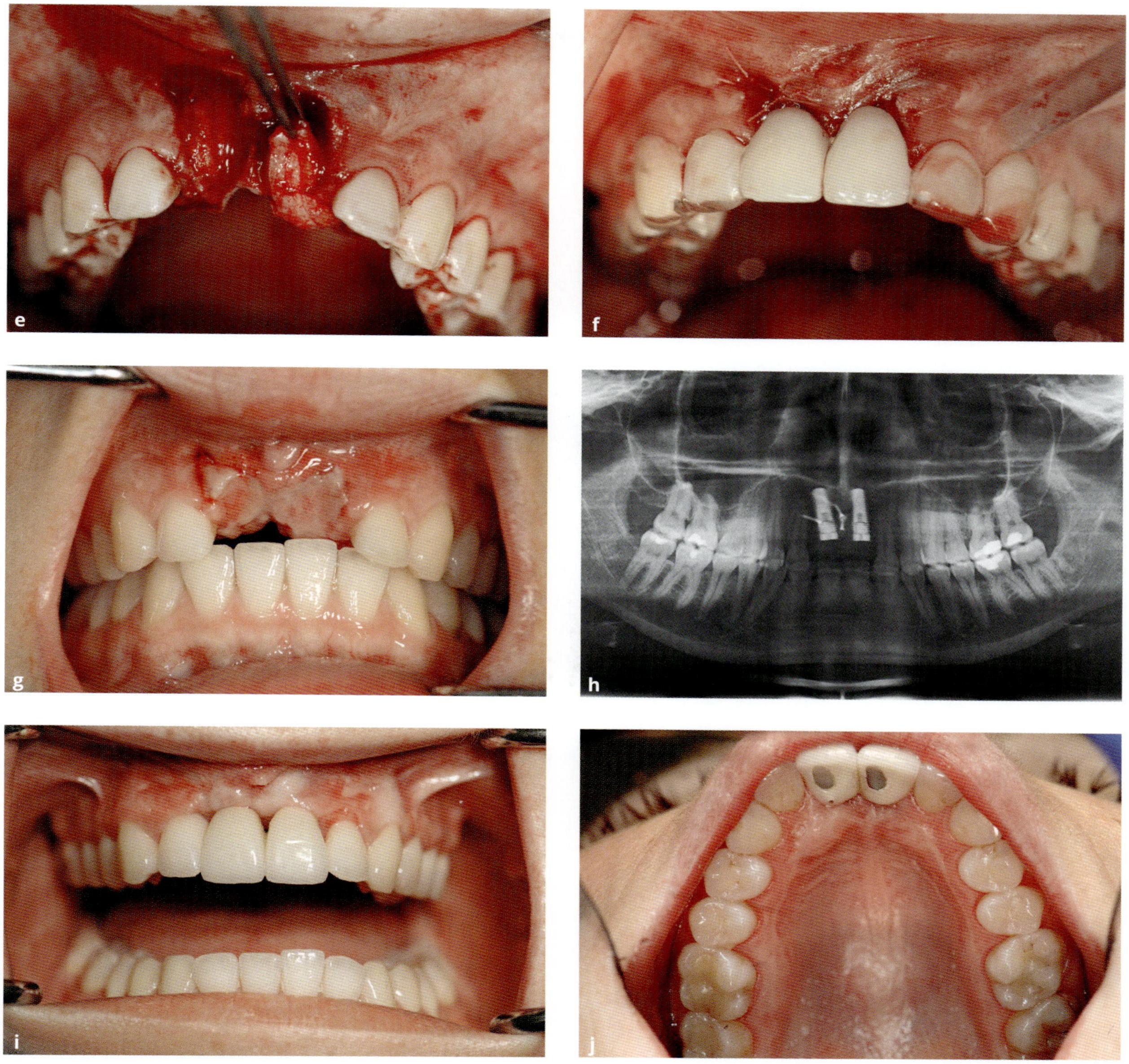

Abb. 15-2 Reparaturchirurgie nach Explantation. a. 27-jährige Patientin 5 Jahre nach Sofortimplantaten (alio loco) bei schwerem Frontzahntrauma. Ausgeprägter Knochen- und Weichgewebeverlust im ästhetischen Gebiet bukkal von 11 und 21. **b.** Explantation der alten Implantate, die einen im Vergleich zum Alveolarkamm zu großen Durchmesser haben. **c.** Ausgeprägte Weichgewebelücke nach Explantation. **d.** Der vaskularisierte palatinale Bindegewebelappen (Lappen 1. Ordnung) mit enthaltenem Zentralgefäß aus der Arteria nasopalatina im Foramen incisivum (modifiziert nach Sclar A. Weichgewebe und Ästhetik in der Implantologie, Quintessenz, Berlin 2004). **e.** Weichgewebedeckung durch beidseitige vaskularisierte Bindegewebelappen. **f.** Ein abnehmbares ponticartiges Provisorium wird in die Weichgewebe eingelagert, um das spätere Durchtrittsprofil zu formen. **g.** Einige Tage später zeigt sich auf dem Bindegewebe der vaskularisierten Lappen bereits ein Fibrinbelag und Granulationsgewebe, was beides eine aktive Leistung des Lappens ist und Stoff- und Zelltransport voraussetzt, der bei einem freien Transplantat nicht gegeben wäre. **h.** Panoramaschichtaufnahme, Implantatversorgung mit Knochentransplantation (autologer Block Linea obliqua). **i.** Eingliederung der neuen prothetischen Versorgung (Dr. H. Schröder, Kassel), es bestehen noch Weichgewebedefizite. **j.** Die Oberkieferspiegelaufnahme zeigt, dass dank der Augmentation trotz der anatomischen Schrägstellung des oberen Alveolarfortsatzes die Implantate senkrecht gestellt werden konnten, sodass die Schraubenkanäle palatinal austreten konnten und eine verschraubte Versorgung ermöglichten. Beidseits am Gaumen Narben nach Entnahme der Bindegewebelappen.

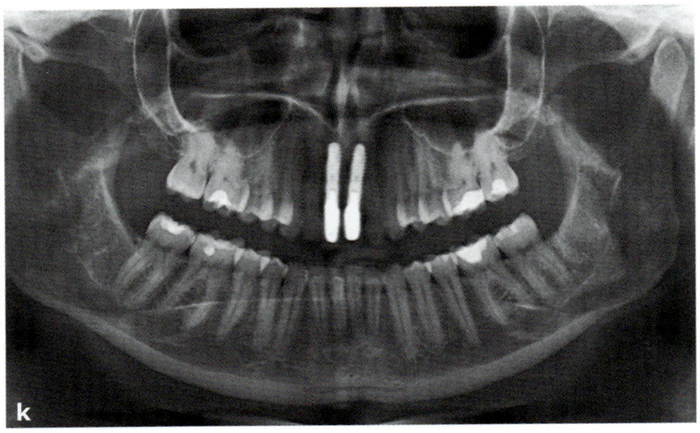

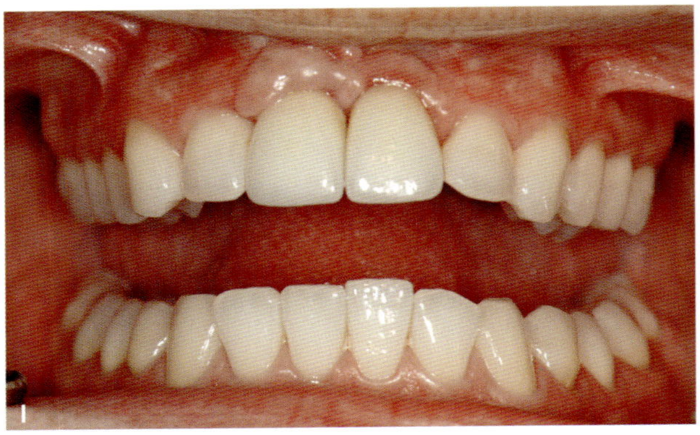

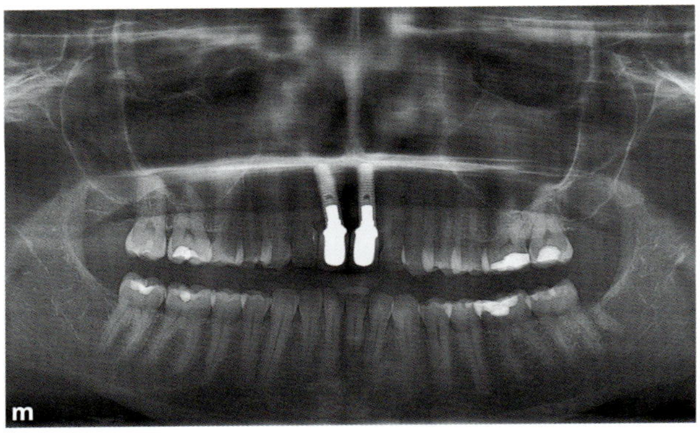

Abb. 15-2 Reparaturchirurgie nach Explantation. **k.** Panoramaschichtaufnahme nach prothetischer Versorgung. **l.** Kontrolluntersuchung 5 Jahre später mit Spontanverbesserung des Weichgewebedefizits, vgl. Abb 15-2i. Als Folge der Zweitimplantation nach Explantation wird lebenslang eine sichtbare Weichgewebenarbe bestehen bleiben. **m.** Die Panoramaschichtaufnahme nach 5 Jahren zeigt keine marginale Knochenresorption an den neuen Implantaten und damit sind für das weitere Leben der jungen Patientin stabile Verhältnisse zu erwarten.

Zahnfleischrand), eine vollschichtige subperiostale Lappenbildung und generell eher einen konservativen im Gegensatz zu einem invasiveren Therapieansatz wählen. Das Ziel ist, einen möglichen Zweiteingriff nicht durch enorme Narbenbildung zu erschweren. Hier ist etwas Demut des Erstoperateurs gefragt, sich selber etwas zurückzunehmen und an die Chance zu denken, dass er selber nicht der letzte Chirurg an dieser Stelle des Kiefers im Leben des Patienten ist.

Zweitens: Wenn eine biologische Implantatkomplikation wie Periimplantitis eingetreten ist, dann folgt aus den genannten Zahlen, den Erhalt des Erstimplantates gegenüber der Entfernung und Zweitimplantation zu priorisieren.

Drittens ist die Reparaturchirurgie aufgrund der reduzierten Erfolgschancen nicht mehr mit der SAC-Klassifikation abzubilden. Hier liegt in vielen Fällen ein Schwierigkeitsgrad jenseits von C vor und diese Probleme erfordern erfahrene Teams.

15.2 Augmentative Behandlung der Periimplantitis

Aus der verschlechterten Prognose der Zweitimplantation ergibt sich, dass in der Regel die operative Therapie der Periimplantitis gerechtfertigt ist, solange das Implantat noch fest ist. Eine andere Voraussetzung für die chirurgische Periimplantitistherapie ist, dass ein konservativer Therapieversuch nicht ausreichte, um Sondierungsblutung und Eiterung der Taschen zu beseitigen[4]. Eine therapieresistente Periimplantitis erfordert eine relativ schnelle chirurgische Intervention etwa in Monatsfrist, denn periimplantäre Infektionen können schnell voranschreiten und zum Implantatverlust führen.

Ein Erhaltungsversuch befallener Implantate im Gegensatz zur Explantation oder zum tatenlosen Abwarten bis zur Abstoßung wird durch die relativ guten Erfolgsraten der Periimplantitisbehandlung unterstützt. Eine Metaanalyse erbrachte Implantatüberlebensraten von 81,73%–100% nach 3 Jahren, 74,09%–100% nach 4 Jahren, 76,03%–100% nach 5 Jahren und 69,63%–98,72% nach 7 Jahren[5].

Die chirurgische Periimplantitisbehandlung hat das Ziel der dauerhaften Entfernung des Biofilms auf der Implantatoberfläche[6]. Dafür notwendig ist die Taschenelimination, denn die Zahnfleischtasche schützt den Biofilm und erlaubt ihm, sich der Mundhygiene des Patienten zu entziehen. Der Patient kommt mit normalen Mundhygienemaßnahmen nicht in die Tasche hinein. Die Therapie der Periimplantitis beginnt mit einer nicht-chirurgischen Vorbehandlung einige Wochen vor dem chirurgischen Eingriff, z. B. mit supragingivaler professioneller Reinigung, Glyzinpulver-Luftabrasion (AirFlow Perio®, EMS GmbH München) und Taschenspülung mit Chlorhexidinlösung. Dies hat erstens den Grund, eine nichtchirurgische Vorbehandlung zu testen, und zweitens, die Entzündung zu chronifizieren, um bessere Voraussetzungen für die chirurgische Behandlung zu erzeugen.

Der chirurgische Eingriff hat den Sinn, den Biofilm darzustellen und zugänglich zu machen (Abb. 15-3). Die chirurgische Schwierigkeit der Periimplantitistherapie besteht in der sauberen übersichtlichen Darstellung aller Implantatflächen, damit die Strahlgeräte und Bürsten im 90-Grad-Winkel in die Implantatwindungen eingreifen können, auch von lingual im Mundboden. Dafür ist viel chirurgisches Können und Patientenmitarbeit notwendig. Der operative Eingriff besteht aus den Schritten Degranulation, Dekontamination und Regeneration. Die Degranulation ist wichtig, um Titanpartikel[7] und toxische Granulozyten aus der Wunde zu entfernen und um das Taschenepithel zu resezieren. Die Dekontamination sorgt für die makroskopische Entfernung von Konkrementen (Airscaler), die mikroskopische Metallreinigung der Implantatwindungen (Titanbürstchen) und die möglichst vollständige Entfernung der

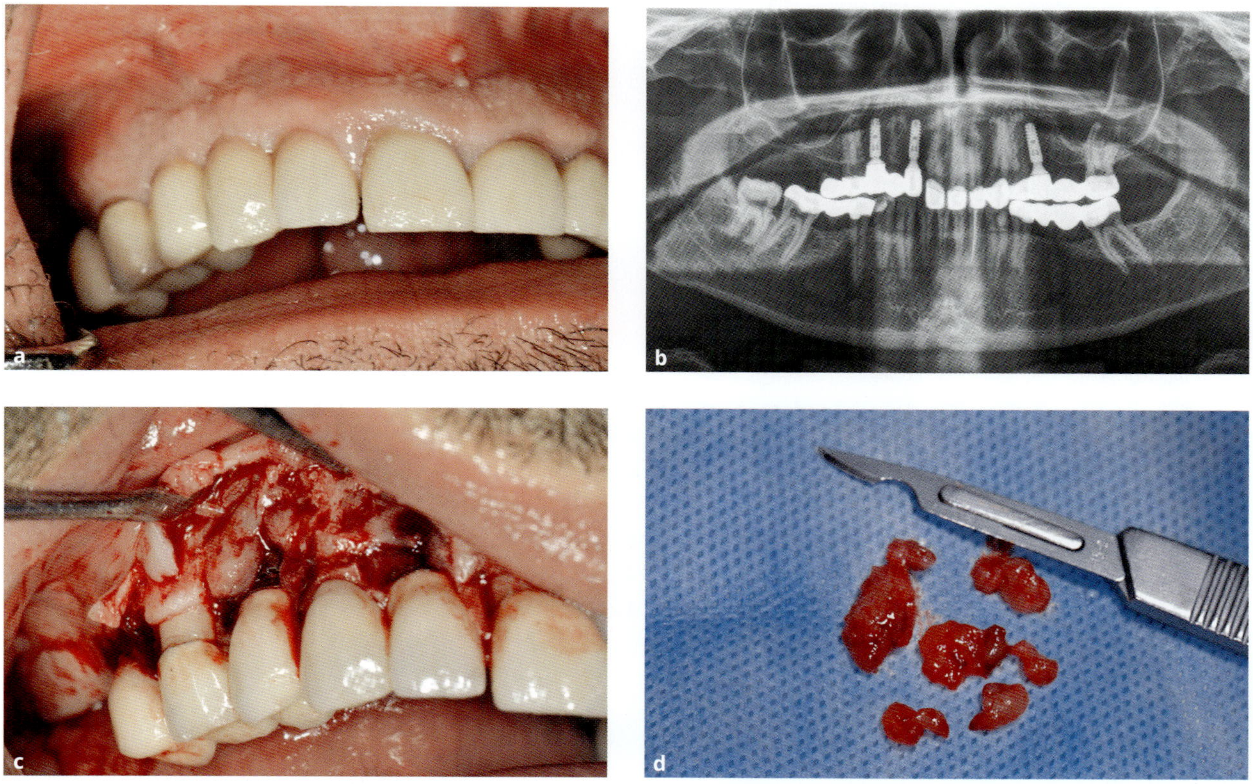

Abb. 15-3 Periimplantitisbehandlung – Degranulation, Dekontamination, Regeneration. a. Schwere Periimplantitis an 14,12,24 fast ohne äußerlich sichtbare Symptome, aber mit Sondierungstiefen > 10 mm. **b.** Die Panoramaschichtaufnahme zeigt schwere Osteolysen an 12 und 14 apexnah und an 24 periapikal. **c.** Nach konservativer antiinfektiöser Vorbehandlung über 4 Wochen erfolgte die Aufklappung über Sulkusinzision mit Darstellung des Granulationsgewebes. 24 wurde explantiert. **d.** Das Granulationsgewebe wird sorgfältig mit dem Skalpell von palatinal und bukkal exzidiert und zur pathohistologischen Begutachtung eingesandt.

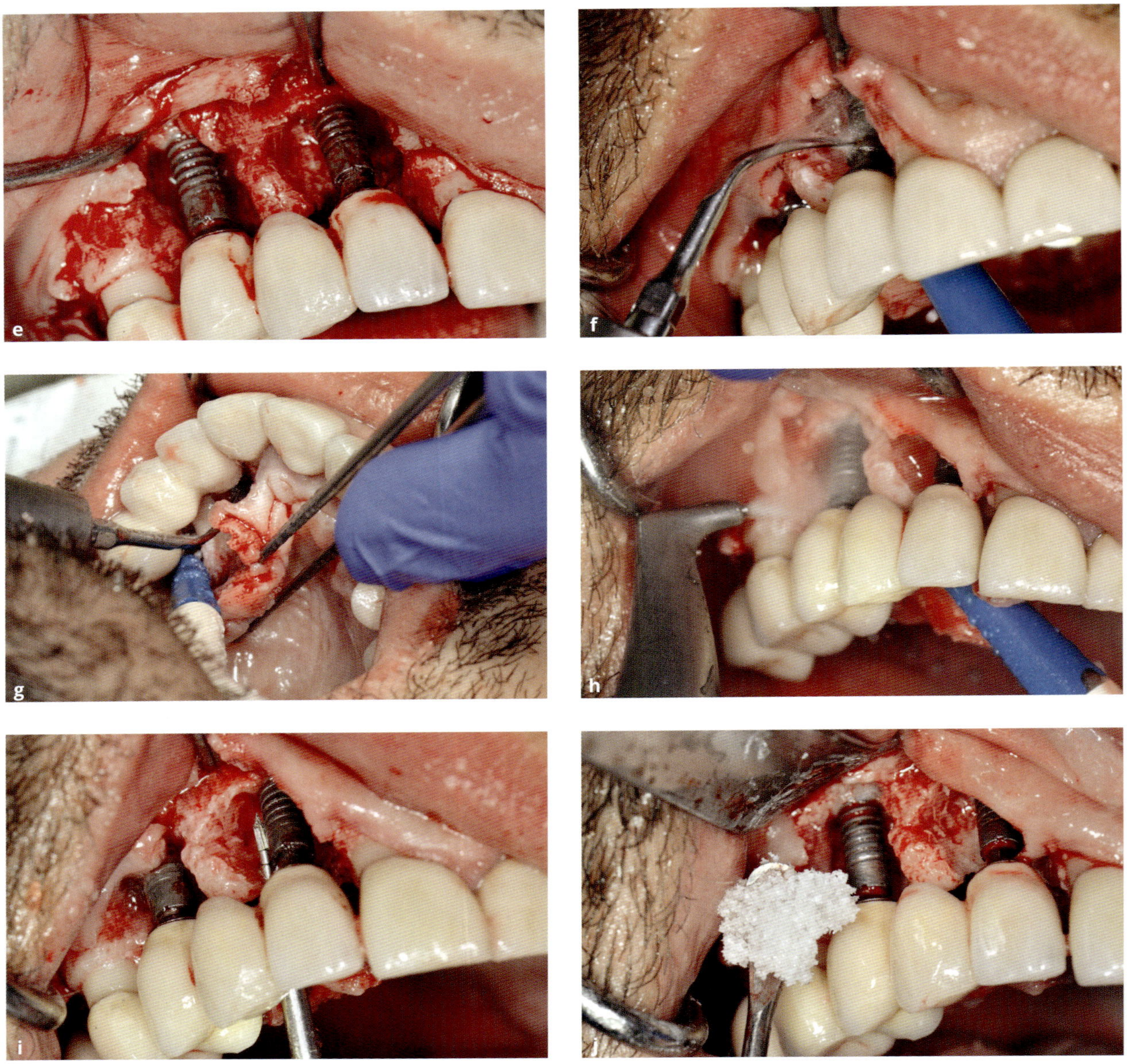

Abb. 15-3 Periimplantitisbehandlung – Degranulation, Dekontamination, Regeneration. e. Sorgfältige Exposition aller kontaminierten Metalloberflächen unter guter Sicht. **f.** Entfernung sichtbarer Konkremente durch Ultraschallscaler und Handinstrumente. **g.** Darstellung der palatinalen Implantatoberflächen über Palatinallappen. **h.** Ausbürsten der Titanoberflächen mit rotierenden Titanbürstchen (HANS Korea®, über Gebr. Brasseler, Lemgo). **i.** Fein-Dekontamination durch Glycin-Pulverstrahlen (Airflow®, E.M.S., Nyon, Schweiz). **j.** Anlagerung von Knochenersatzmaterial (Bone Ceramic®, Straumann, Freiburg).

Toxinmoleküle durch Glyzinpulver-Luftabrasion und chemische Spülungen beispielsweise mit Chlorhexidinlösung. Das Ziel der Behandlung der Periimplantitis ist die dauerhafte Elimination des Biofilms. Für die Verhinderung der Re-Infektion wird eine Taschenelimination beziehungsweise Taschenreduktion angestrebt. Dieses Ziel könnte nach Abschluss der beiden ersten Therapieschritte durch Apikalverlagerung des Mukoperiostlappens erreicht werden, was aber dann zu einer Rezession mit freiliegendem Titan führt und sich allenfalls im nicht sichtbaren Bereich anbietet. Der gewebeschonendere Ansatz ist die Regeneration zur Höherlegung des Taschenbodens durch Auffüllung des Knochendefektes. Hier kann keine

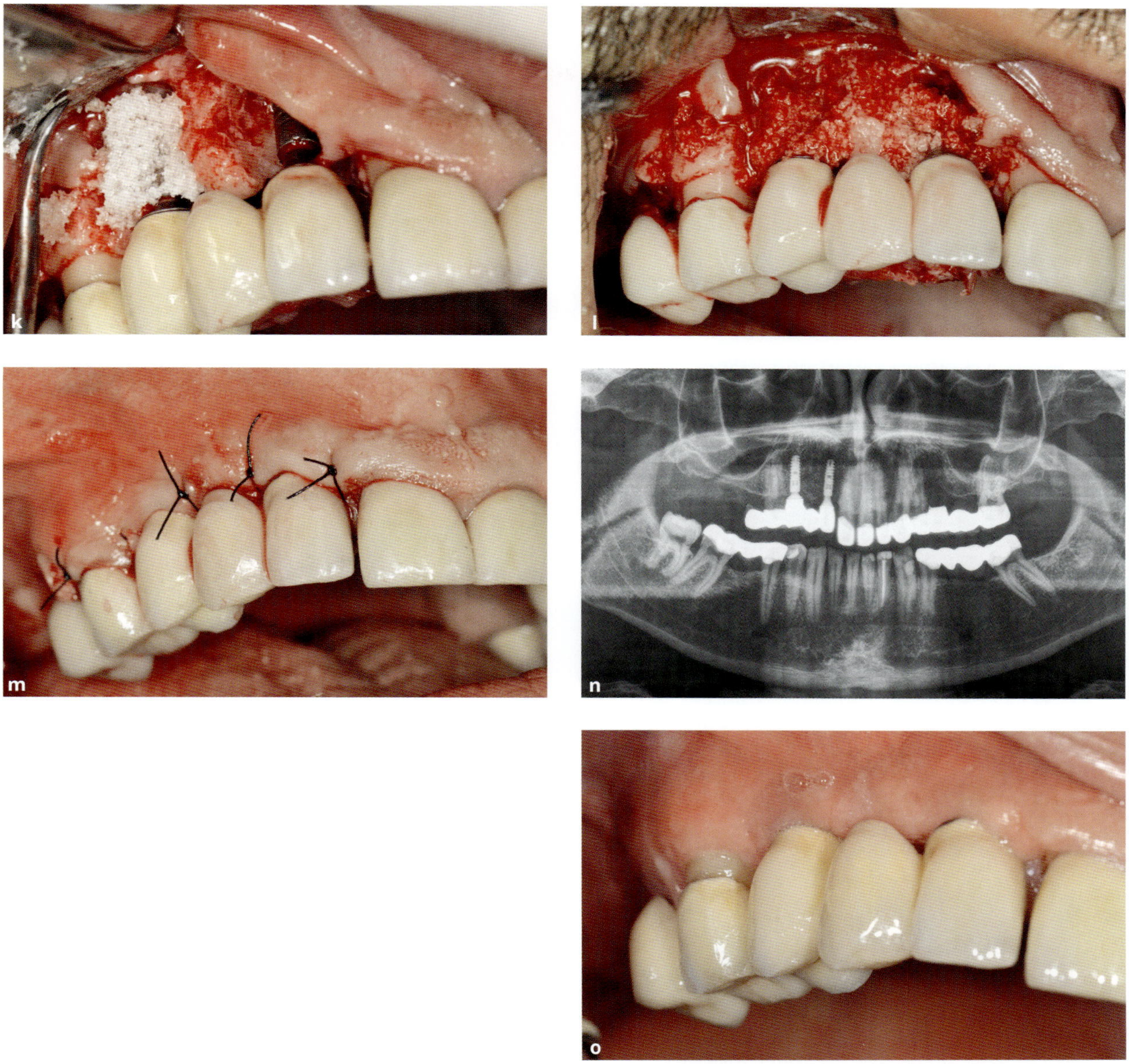

Abb. 15-3 Periimplantitisbehandlung – Degranulation, Dekontamination, Regeneration. k. Das Material hat durch Adhäsion und Scharfkörnigkeit einen gewissen Stand und Modellierbarkeit im Defekt. **l.** Das Material wird im Überschuss eingebracht, obwohl ein Effekt nur in den vertikalen Defektkomponenten zu erwarten ist. **m.** Wundverschluss durch Interdentalnähte nach Lindhe. **n.** Panoramaschichtaufnahme postoperativ mit Defektfüllung im Überschuss. **o.** Das Verlaufsfoto 2 Monate postoperativ zeigt eine Rezession gegenüber Abb. 15-3a von etwa 3 mm an 12 bis 15. Die Sondierungstiefe 12 und 14 beträgt 8 mm ohne Sondierungsbluten.

eindeutige Materialempfehlung gegeben werden. Knochenersatzmaterial mit und ohne Membranen, mit dem Ziel eines fibrokeramischen Regenerates, wird empfohlen. Dieses Regenerat begrenzt das Apikalwachstum des inneren Saumepithels. Eine Metaanalyse erbrachte im Schnitt 3,5 mm Reduktion der Sondierungstiefe durch diese Maßnahmen[8]. Eine Implantoplastik erbrachte keinen Vorteil gegenüber der Glycinpulverbestrahung[9]. Das Ziel der anschließenden Erhaltungsphase ist die Verhinderung einer Re-Infektion durch Patientenmitarbeit und parodontale Supportivbehandlung.

15.3 Infektiöse Komplikationen bei Augmentationen

Komplikationen augmentativer Eingriffe sind meistens infektiöser Natur (Abb. 15-4). Der naheliegendste Faktor für Zahnimplantatfrühverluste[10] – und Augmentatverluste sind Infektionen infolge der primären und sekundären Wundkontamination durch körpereigene Bakterien. Über die Infektionsmöglichkeit und deren mögliche Folgebehandlungen ist der Patient präoperativ aufzuklären, bzw. unrealistische Erwartungshaltungen sind zu korrigieren. Die gestörte Wundheilung kann durch Exposition von Implantaten und Aufbaumaterialien mit konsekutivem Verlust erheblichen wirtschaftlichen und psychologischen Schaden anrichten, der des Öfteren mit einem Vertrauensverlust gegenüber dem Arzt einhergeht:

- Wunddehiszenz mit freiliegendem Augmentationsmaterial;
- Membranexposition;
- Eiterung oder Fistelung;
- Osteosyntheselockerung;
- Implantatverlust;
- Transplantatverlust;
- Sinusitis nach Sinusbodenaugmentationen;
- Abszesse mit und ohne Ausbreitungstendenz;
- Osteomyelitis.

Die Mundhöhlenchirurgie gehört zur Klasse der sauber kontaminierten Operationen, denn sie findet immer in einem unsterilen Umfeld statt. In dieser infektiologischen Klasse ist nach allgemeinen Erfahrungen statistisch mit etwa 5 % Wundinfektionen bei kleineren Eingriffen und 20–50 % bei größeren Operationen mit Transplantationen zu rechnen[11]. Infektionen traten bei oralchirurgischen Eingriffen wie z. B. Weisheitszahnentfernungen je nach Studie und Zählweise zwischen 1 und 30 % der Fälle auf[12]. Von dieser Regel machen auch implantologische Eingriffe keine Ausnahme. Die meisten infektiösen

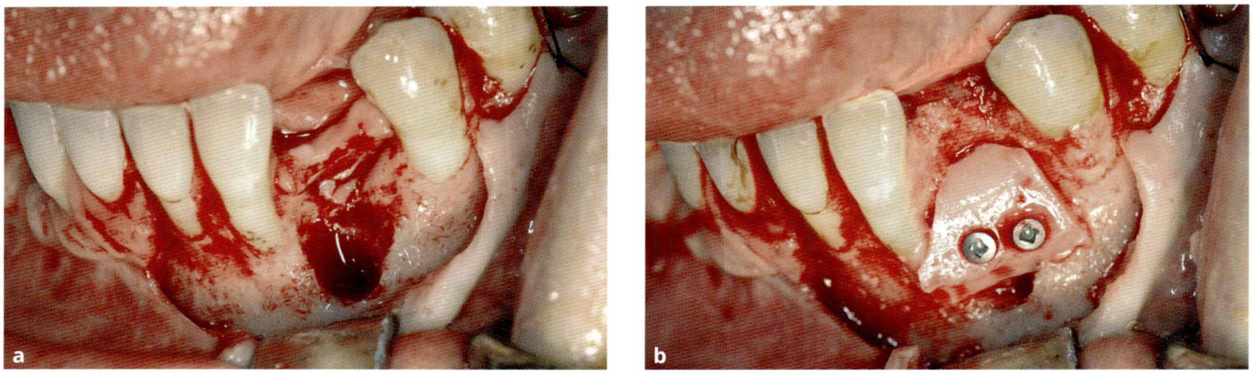

Abb. 15-4 Späte Extrusion eines Sequesters nach Blocktransplantation. a. 31-jähriger Patient, 14 Jahre zuvor Kieferbruch regio 33 mit Zahnverlust und nachfolgender Implantatversorgung, später Implantatverlust 33. Jetzt Knochendefekt regio 33. **b.** Zweizeitige Augmentation durch autologes Knochenblocktransplantat von der Linea obliqua. **c.** Verwendung der Bio-Gide®-Kollagenmembran (Geistlich, Baden-Baden). **d.** Autologe Chips zur Konturfüllung. **e.** Verwendung von Membranabschnitten und weiteren Knochenchips zur Rezessionsdeckung am Nachbarzahn 32. **f.** 4 Monate später Zweitimplantation. Wiederum 3 Monate später Panoramaschichtaufnahme nach Kronenversorgung des neuen Implantats. **g.** 6 Jahre postoperativ Wiedervorstellung des Patienten wegen Beschwerden regio 33, Befund war ein leichtes Sondierungsbluten im Sulcus 33 bei Sondierungstiefe 5 mm. Es folgte zunächst ein konservativer Behandlungsversuch. **h.** Nach chirurgischer Aufklappung zur Exploration regio 33 zeigte sich ein kleiner lockerer Knochensequester ausgehend von einem nicht vollständig vaskularisierten Knochenblock als Infektionsursache. **i.** Nach Debridement und Dekontamination der Implantatoberfläche zeigte sich ein marginaler Knochenverlust am Implantat. Dieser wurde mit Knochenersatzmaterial behandelt. **j.** Ergebnis nach Therapie der Komplikation.

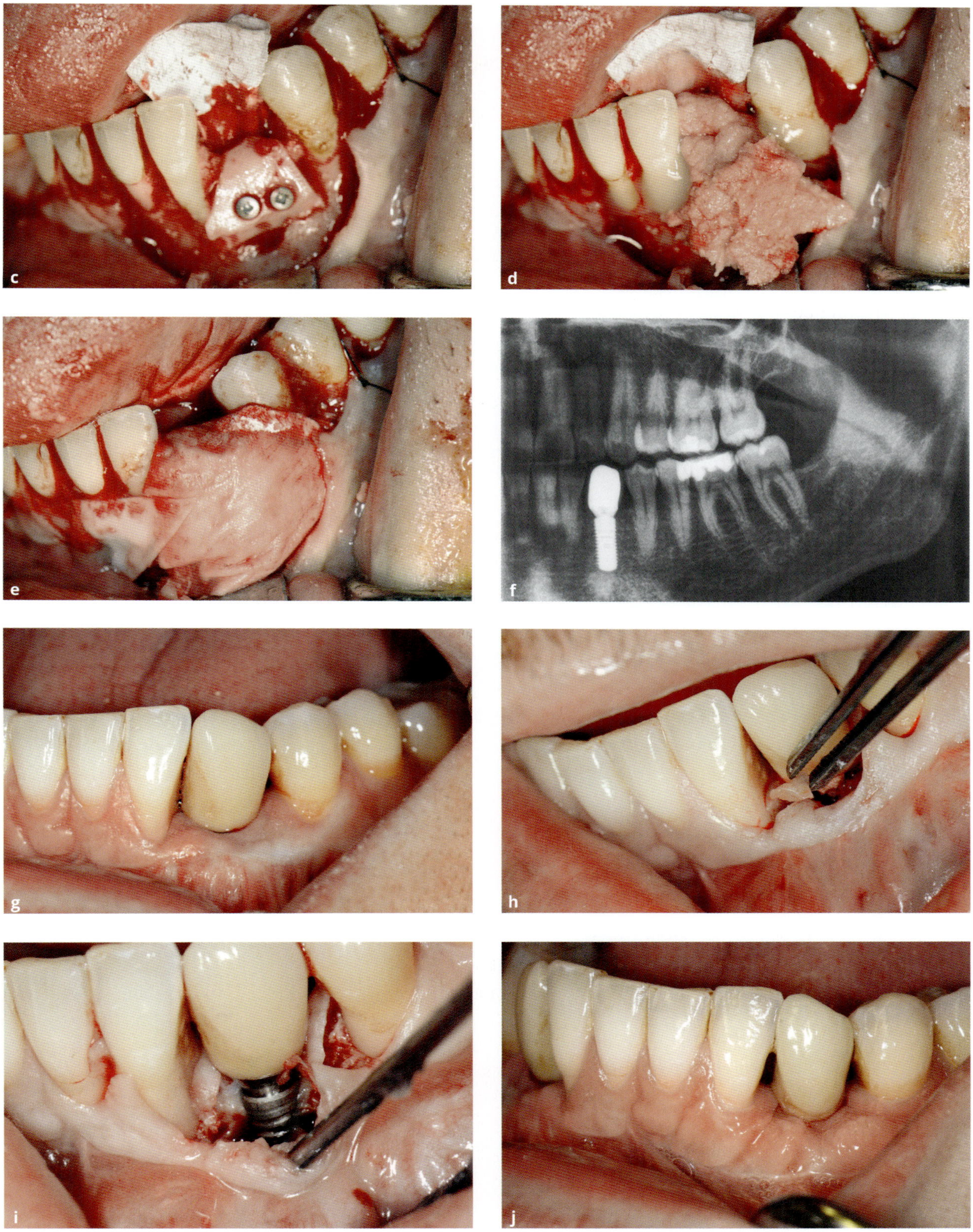
c
d
e
f
g
h
i
j

Komplikationen von Augmentationsoperationen beim gesunden Pateinten bleiben lokal begrenzt, weil über die Wunddehiszenz recht schnell Abfluss gewährleistet ist. Solche lokalen Infekte sollen auch nur lokal desinfizierend behandelt werden. Es ist wichtig, Logenabszesse und Infektionen mit Ausbreitungstendenz zu erkennen und rechtzeitig einer chirurgischen Sanierung in einer Klinik für MKG-Chirurgie zuzuführen.

15.4 Präoperative Maßnahmen zur Vermeidung von Wunddehiszenzen bei Augmentationen

Primäre und sekundäre Wundkontamination

Die Kontamination einer Wunde im Mund kann primär durch bakterielle Einsaat auftreten (Kapitel 2 und 5). Solche primären Infektionen treten recht schnell postoperativ nach 1–4 Tagen auf und sind sehr akut von Schmerzen und Schwellung begleitet. Die Kontamination der Wunde kann aber auch sekundär durch Einwachsen eines Biofilms auf den Augmentationsmaterialien eintreten. Solche Infektionen kündigen sich erst etwa eine Woche postoperativ langsam durch Wunddehiszenz an und sind nicht so foudroyant im Verlauf.

Allgemeine Infektionsprophylaxe

Das Ziel der allgemeinen Infektionsprophylaxe und Antisepsis ist, die Infektionsdosis der Wunde zu verringern. Das Ziel der Antisepsis im Mund ist kein steriles OP-Feld, sondern eine möglichst weite Reduktion der Keimbelastung der OP-Wunde. Durch bakterizide Antibiotika sollen eingedrungene Bakterien direkt inaktiviert werden, bevor diese sich etablieren und vermehren können. Das Stufenkonzept der allgemeinen Infektionsprophylaxe ist in Kapitel 5 (Patientenvorbereitung) aufgeführt.

Antibiotikagabe gegen die primäre Wundkontamination

Umfangreiche und langdauernde oder gar präoperative Antibiosen mit Reserveantibiotika sind nicht der richtige Weg, um chirurgische Wundinfektionen zu bekämpfen[13,14], denn sie fördern die Selektion resistenter Keime. Die Single-Shot-Antibiose soll nicht früher als 60 Minuten vor der OP verabreicht und wiederholt werden, wenn die Operation länger als 4 Stunden dauert[15]. Die Dosis der Penicilline muss ausreichend hoch sein, um bakterizid zu wirken. Die intravenöse Gabe von 3 g Ampicillin-Sulbactam erzielte in einer prospektiven Studie bei kieferchirurgischen Operationen gleiche Infektionsvermeidungsraten wie eine Langzeitantibiose über 5 Tage[16]. Bei oraler Gabe im Rahmen von Implantatoperationen waren laut einer Network-Metaanalyse 3 g Amoxicillin 1 Stunde präoperativ am wirksamsten[17]. In einer retrospektiven Studie zur Weisheitszahnentfernung waren beide Medikamentenapplikationen, peroral und intravenös, gleichwertig[18]. Dies kann dadurch erklärt werden, dass bakterizide Antibiotika wie Penicillin bei einmal ausreichendem Wirkspiegel im Inneren des Gewebes und im Inneren der autologen Transplantate alle Bakterien abtöten. Dann ist die dicht vernähte Wunde zunächst einmal im Inneren steril. Eine neue bakterielle Besiedlung findet erst sekundär über die Nahtlücken und Stichkanäle statt und das dauert einige Tage. Antibiotika in den ersten Tagen nach einer dicht vernähten Wunde sind deshalb eine Übertherapie, die nur Nebenwirkungen (Dysbiose im Darm) und Selektion resistenter Keime fördert.

Periorale Hautantisepsis und intraoperative Wundspülung mit Chlorhexidin

Es spricht nichts dagegen, vor Augmentationsoperationen eine präoperative periorale Desinfektion mit Chlorhexidin durchzuführen, da der Patient ohnehin auch intraoral damit spült. In der Hautantisepsis war Chlorhexidin gegenüber Povidon-Iod überlegen[19].

15.5 Intraoperative Maßnahmen zur Vermeidung von Wunddehiszenzen bei Augmentationen

Zehn-Punkte-Plan zur Vermeidung von Wunddehiszenzen

Die Hauptkomplikation und Unwägbarkeit einer Alveolarkammaugmentation ist die Wunddehiszenz mit Exposition der eingebrachten Materialien zur bakteriell kontaminierten Mundhöhle. Hier folgen nun zehn intraoperative Maßnahmen, mit denen dieses Ereignis unwahrscheinlicher gemacht werden kann, beziehungsweise die Folgen abgemildert werden können. Die präoperativen und postoperativen Maßnahmen sowie die allgemeine Antisepsis müssen natürlich zusätzlich eingehalten werden.

- **Schnitt in der Mittelspur der befestigten Gingiva.** Die derbe befestigte Gingiva lässt sich dichter adaptieren und einfacher nähen als die Alveolarmukosa.
- **Spannungsfreie Lappenmobilisation.** Lappenzug führt zur Minderdurchblutung. Die Lockerung des Lappens erfolgt durch Periostschlitzung, Spreizung mit der Präparierschere und Anheben des Lappens mit dem Elevatorium.
- **Abdeckung mit nativer Kollagenmembran und/oder PRF-Membranen.** Eine native PRF- oder Kollagenmembran bildet aufgrund ihres Gelzustandes in wässriger Lösung keine Grenzflächen, auf denen sich Bakterien anheften und in die Tiefe wandern können. Membranen versperren und verlängern den Weg der Bakterien von intraoral bis zum Knochentransplantat.
- **Lappenränder nicht mit der Pinzette quetschen, Einzinker benutzen.** Eine Wundrandnekrose gefährdet den Wundverschluss.
- **Spitze Kanten abrunden oder abpolstern.** Ein Punktdruck von der Lappenunterseite kann den arteriellen Perfusionsdruck übersteigen und eine ischämische Nekrose des Weichgewebe auslösen.
- **Pseudomonofiles Nahtmaterial.** Einer der Eintrittswege für Bakterien in Richtung auf das Biomaterial sind die Stichkanäle der Fäden, die daher möglichst glatt und mit wenig Retention für den Biofilm ausgestatten sein sollen.
- **Einzelknopfnähte mit Abstand oder fortlaufende Naht.** Je weniger Stichkanäle, umso weniger Eintrittspforten liegen für Bakterien vor. Jede Schlinge oder Nahtfigur (z. B. Rückstichnaht) führt im Gewebe zur Minderdurchblutung oder Nekrose. Bei zu dicht stehenden Nähten konfluieren die Ischämiezonen zu Wundrandnekrosen. Die beste Haltekraft im Vergleich zur Gewebeabschnürung hat die Einzelknopfnaht 4x0 bis 5x0. Die fortlaufende Naht hat zusätzlich nur die Hälfte der Stichkanäle der Einzelknopfnaht.
- **Partikuläre Materialien, Teilverlust ermöglichen.** Bei Blocktransplantaten gilt häufig: alles oder nichts. Bei partikulären Materialien kann der Teil im Einflussgebiet des Biofilms folgenlos abgestoßen werden. Der Nachteil der partikulären Materialien ist die geringere Präzision, der Höhenverlust durch Sinterung etc.
- **Binnendefekte nutzen, Materiallast verringern, Grenzflächen vermeiden.** Fremd- und Eigenmaterialien, die anfangs nicht durchblutet sind, steigern die Wahrscheinlichkeit der Biofilmbildung und sollen sparsam eingesetzt werden. Am günstigsten ist es, wenn diese Materialien weit entfernt vom Bakterieneintrittspunkt der Naht liegen. Daher sind Sandwichtechniken sicherer als Onlaytechniken.
- **Tunnelierende Präparation.** Die tunnelierende Präparation ist nur selten möglich, aber wenn sie angewendet wird, ist eine Dehiszenz sehr unwahrscheinlich.

In einer Metaanalyse zur Weisheitszahnentfernung erbrachte die Spülung der Extraktionsalveole mit Chlorhexidin eine Senkung der Infektionsraten. Die Number needed to treat betrug 8[20]. Ob dieses Verfahren der Wundausspülung auf Augmentationswunden in der Implantologie zu übertragen ist, ist sehr fraglich, denn Desinfektionsmittel wirken in antibakteriellen Konzentrationen auch gegen Körperzellen toxisch[21].

Die obenstehende Nummerierung ist auch eine Priorisierung aus der Erfahrung des Autors. Andere

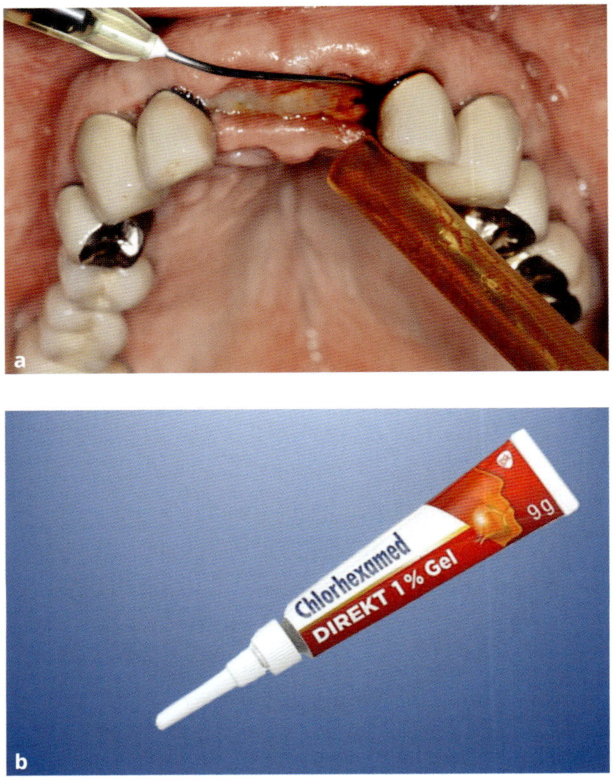

Abb. 15-5 **a.** Lokaldesinfizierende Pflege einer leicht dehiszenten Wunde nach Augmentationschirurgie durch Polyvidon-Iodlösung (Braunol®, B. Braun, Melsungen). Die Knochenaufbaumaterialien liegen noch nicht frei. Insbesondere an den Nachbarzahnwurzeln wird die Plaque entfernt um eine Biofilmbildung per continuitatem zu unterbinden. **b.** Täglich Selbstbehandlung der Wunde durch den Patienten durch 1 % Chlorhexidin-Digluconat-Gel (Chlorhexamed DIREKT Gel®, GlaxoSmithKline, München).

Maßnahmen sind zwar oft zu hören, aber aus wundphysiologischer Sicht unnötig oder kontraproduktiv. Dazu gehören Empfehlungen wie das feinste Nähen unter dem Mikroskop, denn auch damit kann man Wunden im bakteriellen Maßstab nicht dicht bekommen und die Zahl der Stichkanäle eines operativen Eingriffs steigt. Im Gegenteil, mit der Zeitdauer eines operativen Eingriffs steigt die Infektionswahrscheinlichkeit. Die Operationsdauer ist ein unabhängiger Risikofaktor für Wundinfektionen[22]. Viel effektiver ist es, den Weg der Bakterien zu verlängern und zu erschweren, damit der Organismus das Wettrennen zwischen Biofilmbildung und Angiogenese für sich entscheiden kann. Weiterhin gibt es bedenkliche Maßnahmen, die zwar gegen Dehiszenzen wirken, aber großen Schaden anrichten, wie z. B. die vestibulären Schnittführungen, die eine unwiederbringliche Zerstörung der Lappenanatomie anrichten und die Lappendurchblutung schädigen.

15.6 Postoperative Maßnahmen zur Vermeidung von Wunddehiszenzen bei Augmentationen

Postoperative desinfizierende Lokalbehandlung gegen die sekundäre Wundkontamination

Die Dehiszenzen bei Augmentationen treten in der Regel eine Woche postoperativ auf. Sie sind eher keine primären Wundinfekte durch die Wundkontamination, sondern durch das sekundäre Einwachsen von Biofilmen ausgelöst und benötigen nach der Erfahrung des Autors eine andere Strategie als die perioperative Antibiose. Die bakterielle Biofilmbildung auf Fremdmaterialien und Transplantaten in der Wunde findet über die Eintrittspforte der Nahtlücken statt und nutzt die Brücke der Stichkanäle und Nahtmaterialien aus. Eine Biofilmbildung dauert einige Tage, wie wir von der Zahnplaque wissen. Unter dieser Überlegung ist eine regelmäßige Lokalpflege der Wunde durch den Arzt ab dem dritten Tag sinnvoll. Zu diesem Zweck nimmt man sich eine stumpfe Kanüle auf einer kleinen Spritze und führt diese zunächst in den Sulcus der Nachbarzähne ein, um hier den Biofilm vom Zahn abzulösen, der ansonsten ein Wachstum per continuitatem in die Wunde ermöglichen würde. Als nächstes tastet man vorsichtig mit der Kanüle die Nahtlücken und versucht sie dazwischen einzuführen, wenn das widerstandslos geht. Meistens kann man so nach einigen Tagen in der Tiefe auch das Aufbaumaterial mit der Kanülenspitze spüren (Abb. 15-5a). Nun wird die Nahtlücke sanft gespült, um bereits etablierte Biofilme wieder hinauszubefördern oder abzutöten. Dies erfolgt für die kommenden 14 Tage, denn so lange benötigt die Vaskularisation, um aus der Tiefe das Aufbaumaterial zu erschließen.

Zusätzlich sollte der Patient eine sorgfältige Zahnhygiene durchführen und dort, wo es aufgrund der Wunden nicht möglich ist zu putzen, die Plaquebildung durch dreimal täglich Spülung mit 0,2 % Chlorhexidinlösung und Chlorhexidingel (Abb. 15-5b) minimieren. Das Ziel ist, das Wettrennen (Kapitel 2, Abb. 2-26) um die Biomaterialien und Transplantatoberflächen zwischen der Angiogenese und dem Biofilm zugunsten der Körperzellen zu gewinnen.

Sekundärnaht (Salvage surgery)

Eine Wunddehiszenz ist Vorreiter eines bakteriellen Infektionsprozesses und Transplantatverlustes. Die Dehiszenz zeigt ein proinflammatorisches bis toxisches Wundmilieu an, bei dem Proteasen aus Granulozyten freigesetzt werden, die zu einem Abbau des Kollagens im Wundrand führen. Dadurch wird das Gewebe locker und die Nähte reißen mechanisch aus. Zu diesem Zeitpunkt liegt in der Regel ein proinflammatorisches Wundmilieu vor, aber noch keine Eiterbildung. In diesem Stadium lohnt nach der Erfahrung des Autors ein Versuch der plastischen Weichgewebedeckung, um die eingebrachten Implantate und Transplantate zu retten.

Im Falle einer Weichgewebedehiszenz über dem Augmentat sollte schnell reagiert werden (Abb. 15-6). Solange noch keine Eiterung vorliegt, sind Debridement mit Kürettage lockerer Augmentatpartikel, Spülbehandlung mit Povidon-Iod-Lösung und ggf. ein Reinigen von Knochentransplantaten durch Abschleifen angezeigt. Der Biofilm muss von den Materialen entfernt werden. Nach lokalem Debridement ist ein Versuch der Sekundärnaht mit erneuter plastischer Deckung der Transplantate und Implantate gerechtfertigt. Hierzu wird weiter entfernt als bisher in den Wundrand eingestochen, und die Wunde wird mit wenigen Nähten wieder adaptiert. Meistens ist der Lappen durch die Erstoperation bereits ausreichend mobilisiert. Falls das nicht der Fall ist, sollte

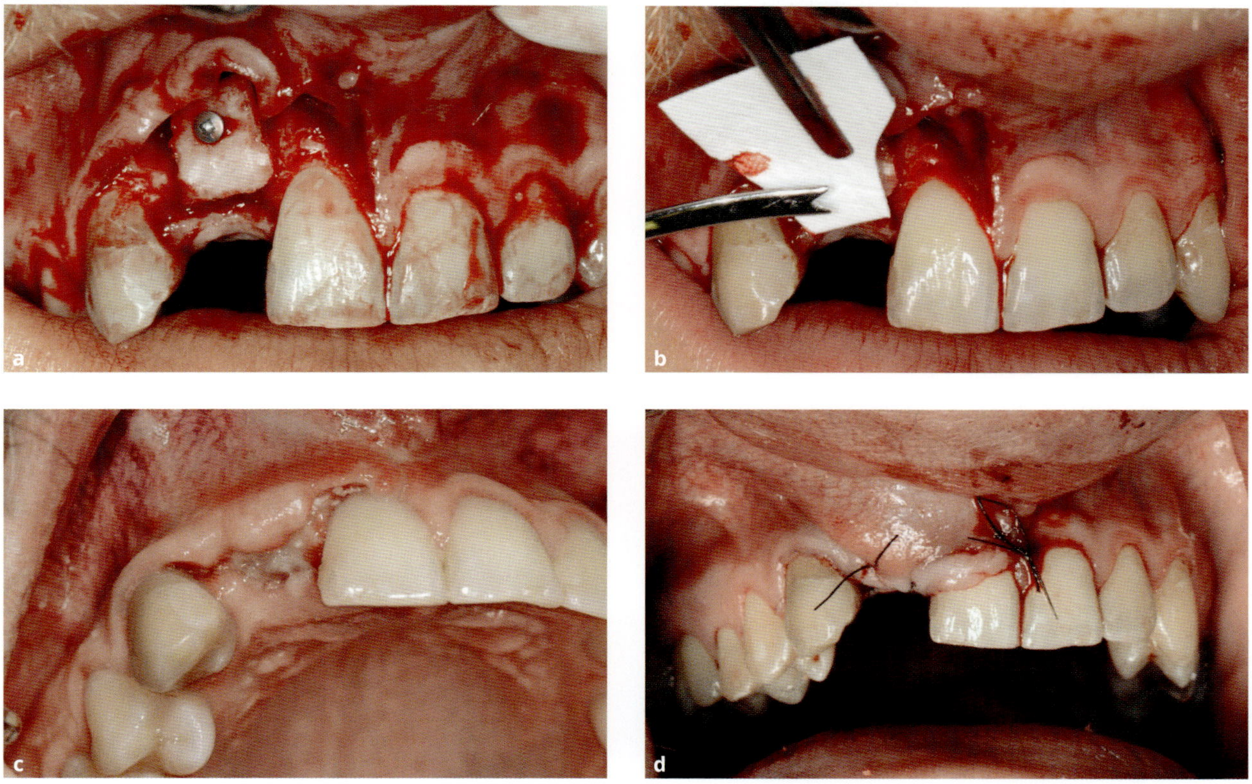

Abb. 15-6 Sekundäre plastische Deckung bei Dehiszenz (Salvage surgery). a. Autologe Knochenblocktransplantation zur Augmentation regio 12. **b.** Abdeckung durch Kollagenmembran. **c.** Beginnende Wunddehiszenz am 13ten postoperativen Tag mit Membranexposition. **d.** Sofortiges Debridement mit Biofilmentfernung und sekundäre plastische Deckung des Knochenblocks.

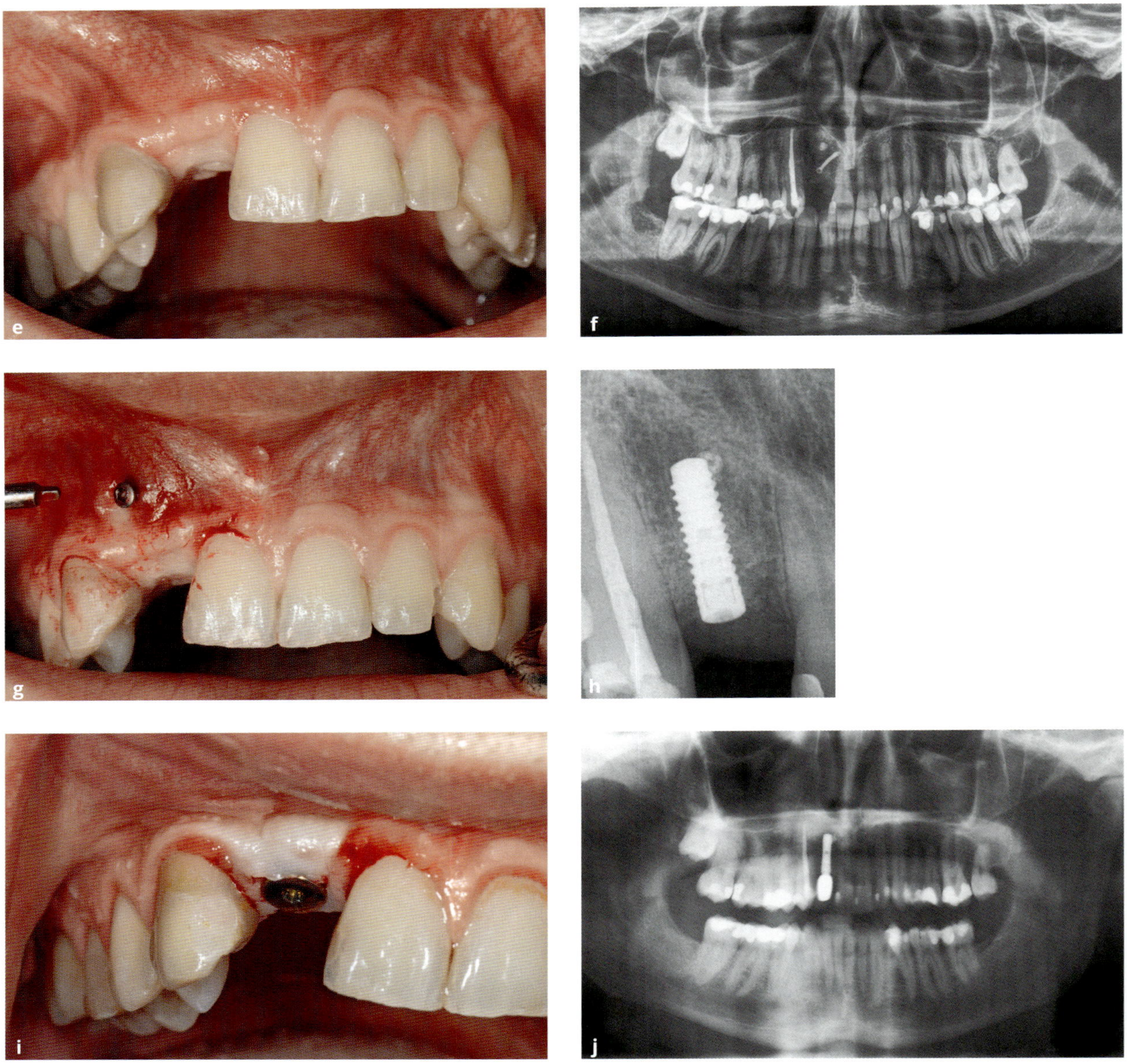

Abb. 15-6 Sekundäre plastische Deckung bei Dehiszenz (Salvage surgery). e. Nach erneuter Deckung vollständige Abheilung der Weichgewebe. **f.** Panoramaschichtaufnahme postoperativ. **g.** 4 Monate nach Transplantation minimalinvasive Entfernung der Osteosyntheseschraube. **h.** Implantatinsertion, Zahnfilmröntgenbild. **i.** Fallabschluss mit prothetischer Versorgung. **j.** Panoramaschichtaufnahme.

man durch submuköses Spreizen mit der Präparierschere den Lappen lockern, damit er spannungsfrei das Areal decken kann.

Bei orthopädischen Implantaten hat die sekundäre plastische Deckung exponierter Hardware wie Knieprothesen eine längere Tradition als in der Augmentationschirurgie. Hier werden nach Metaanalysen etwa 88 % Erfolg durch sekundäre plastische Deckung erzielt[23]. Aus der allgemeinen Wundheilungslehre stammt auch die Empfehlung, durch kollagenhaltige Produkte (z. B. Kollagenvlies, Membranen) die Gewebeproteasen durch Anbieten von Substrat abzufangen, sodass das körpereigene Kollagen sich im Gleichgewichtszustand von An- und Abbau etwas erholen kann.

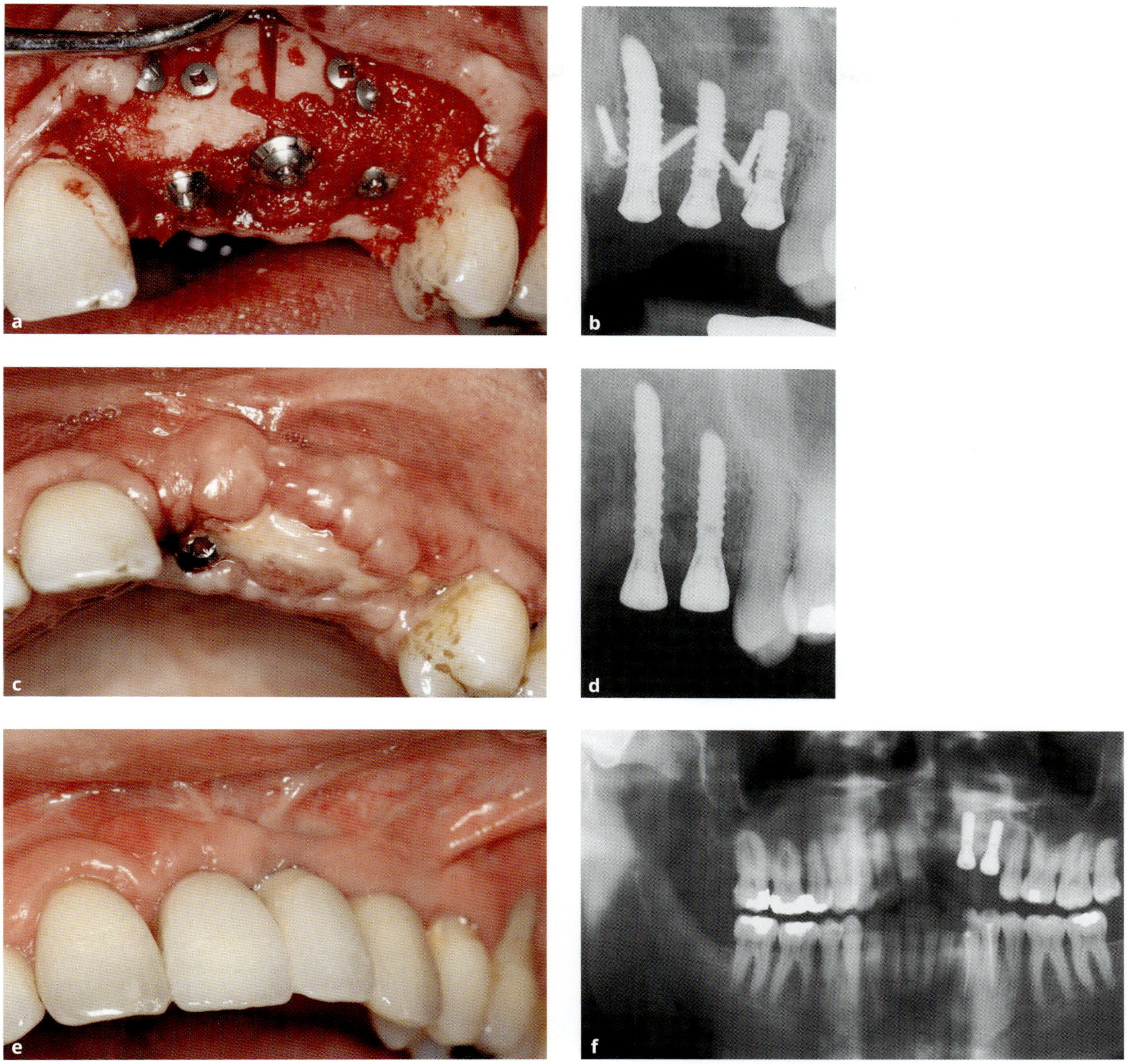

Abb. 15-7 Offene Nachbehandlung mit Debridement und Teilverlust. a. Einzeitige autologe Knochenblockaugmentation regio 21 bis 23. **b.** Zahnfilmröntgen mit Implantaten und Osteosyntheseschrauben. **c.** 3 Wochen postoperativ Entwicklung einer Dehiszenz mit Exposition der Knochenblöcke und des Implantats 21. Das Fremdmaterial (Implantat 21 und Osteosyntheseschrauben) wurden entfernt, der Knochen angefrischt, die Dehiszenz der Weichgewebe wurde lokal desinfizierend über mehrere Wochen weiterbehandelt. Insgesamt blander Verlauf mit Sekundärheilung ohne größere Beschwerden für den Patienten. **d.** Zahnfilmröntgen nach Debridement. **e.** Nach 4 Monaten erfolgte die Implantatfreilegung und prothetische Versorgung mit einem mesialen Freiendanhänger bei 21. **f.** Panoramaschichtaufnahme bei Implantatfreilegung ohne wesentlichen Knochenverlust.

Strategie des Debridements gefolgt von offener Nachbehandlung

Wenn die sekundäre plastische Deckung zu spät kam oder nicht erfolgreich ist, kann der Versuch einer offenen Nachbehandlung gemacht werden (Abb. 15-7). Diese hat den Vorteil, dass infektiöses Material nicht in der Tiefe liegt, sondern offen abfließen kann. Das verhindert eine Ausbreitung einer Infektion mit dem Biofilm auf dem Augmentationsmaterial als Ausgangspunkt.

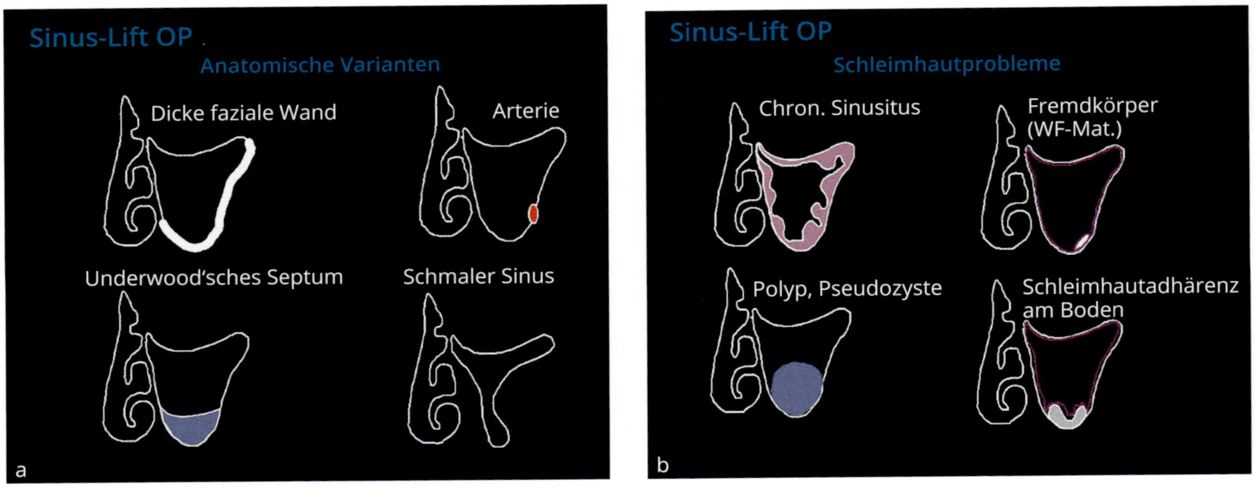

Abb. 15-8 Mögliche anatomische Risikofaktoren bei der Sinusbodenaugmentation. a. Die Situation schmaler Sinus tritt insbesondere nach anamnestischen Traumata oder Voroperationen auf. **b.** Abzuklärende pathologische Zustände bei der Sinusbodenaugmentation. Die Schleimhautadhärenz am Boden tritt häufig an der Stelle ehemaliger Zahnwurzeln auf, wenn man nicht mindestens 3 Monate nach Zahnextraktion abwartet.

Meistens beobachtet man daraufhin über Monate eine Sekundärheilung. Diese tritt bei partikulärem Material nach Teilverlust und Abstoßung eines Teils fast immer ein. Bei Blocktransplantaten kommt es meistens zu einer kompletten Abstoßung des Blocks, manchmal aber auch zu einem Abtrennen des nekrotischen Anteils als Sequester durch die Osteoklasten. Dann kann der in der Tiefe liegenden untere Teil des Blockes überleben. Auch beobachtet man häufig, dass der partikuläre Anteil der Transplantate unter dem Knochenblock z. B. bei der Schalentechnik überlebt und ein Teilaugmentationserfolg trotz offener Heilung eintritt. Häufig reicht es in solchen Situationen des offenliegenden Augmentationsmaterials, etwa 4 Wochen vor der Weiterversorgung mit Zahnimplantaten ein gründliches Debridement und eine vorzeitige Entfernung des Osteosynthesematerials durchzuführen. Dann liegen meistens bis zur Implantation eine reizlose Knochenoberfläche und ein reizlos verheiltes Weichgewebe vor.

15.7 Komplikationen und deren Vermeidung beim Sinuslift

Um Komplikationen beim Sinuslift zu vermeiden, ist eine vorherige saubere Anamnese und Diagnostik erforderlich (Abb. 15-8). Bei anamnestischen oder anatomischen Auffälligkeiten ist eine dreidimensionale Röntgendiagnostik indiziert.

Entzündliche Komplikationen

Eine bakterielle Sinusitis maxillaris tritt in etwa 5 % der Fälle[24] auf, wobei konventionelle Röntgenbilder die Häufigkeit aufgrund nicht infektiöser polypöser Schwellung überschätzen[25]. Heute weiß man, dass das Flimmerepithel der Nasennebenhöhlen auf unspezifische Reize häufig durch starke Ödembildung reagiert, was auf DVT-Aufnahmen eine Woche nach Sinusbodenaugmentation am stärksten war und 3 Wochen später ohne pathologische Bedeutung wieder abgeklungen war[26]. Eine Studie zeigte eine erhöhte Sinusitisrate bei Patienten, die mit dem Ausweichantibiotikum Clindamycin behandelt worden waren[27]. Die Sinusitisgefahr von Zygomaimplantaten wurde in Kapitel 14 besprochen (Abb. 15-9). Auch gasbildende Infektionen durch anaerobe Clostridien sind nach Sinuslift mit Allografts bekannt[28].

Bei Infektion eines Sinuslifts sollten zunächst die intraoralen Nähte entfernt werden, um Abfluss zu schaffen. Lockeres Knochenersatzmaterial kann durch Kürettage entfernt werden, eine lokal desinfizierende Spülung schließt sich an. Die begleitende

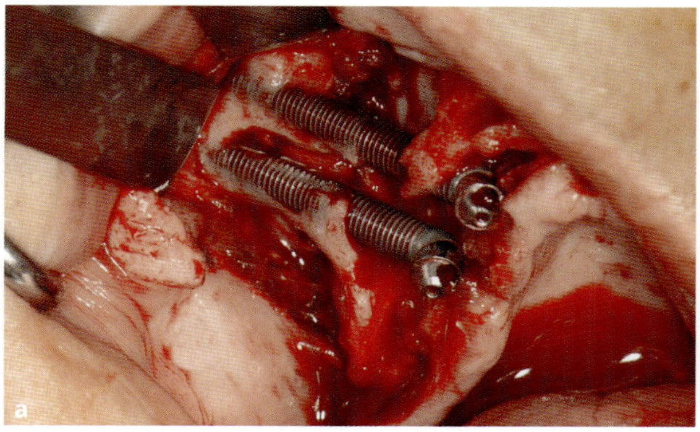

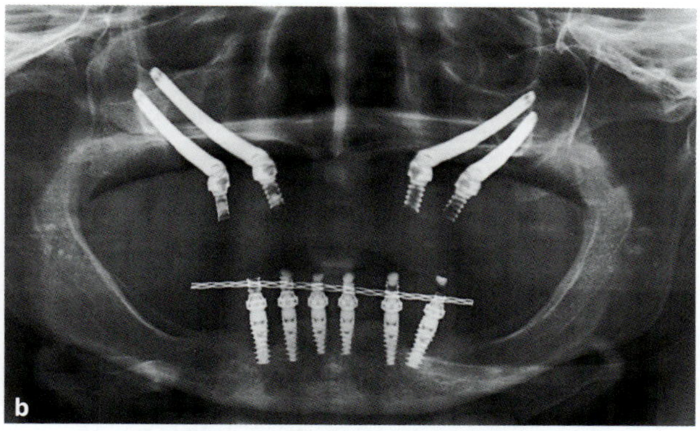

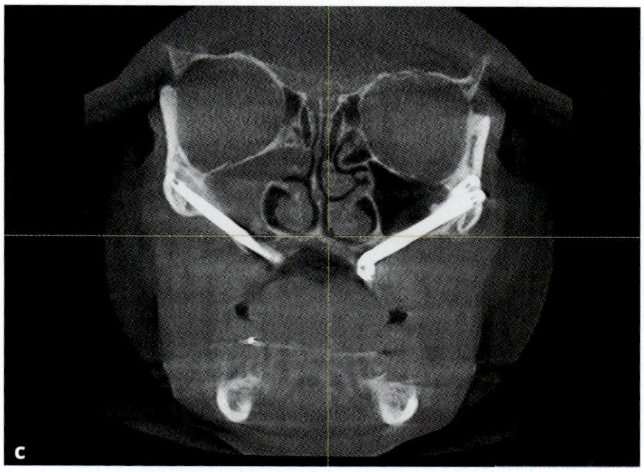

Abb. 15-9 **a.** Schwere entzündungsbedingte Osteolysen an Zygomaimplantaten im rechten Oberkiefer. Die Implantate wurden aus dem Jochbein entfernt. **b.** Panoramaschichtaufnahme. Ausgeprägte Alveolarfortsatzatrophie Oberkiefer, Cawood-Klasse V, Augmentationsvermeidung durch beidseitige doppelte Zygomaimplantate. **c.** Digitales Volumentomogramm mit schwerer Sinusitis maxillaris rechts unter kompletter Verdrängung des Luftraums (Opazität des rechten Sinus).

Sinusitis wird zunächst konservativ therapiert, indem durch abschwellende Nasentropfen und ggf. Inhalationen mit Kamilledampf die Schwellung im Infundibulum ethmoidale reduziert wird, damit die Kieferhöhle belüftet wird und Abfluss erhält. Diese Nasentropfen sollten möglichst im Liegen in Rückenlage eingeträufelt werden, damit sie im Sinne von hohen Einlagen in die mittleren Nasengänge kommen, die auf Höhe der Augen liegen. Falls die konservative Therapie nicht anschlägt, ist eine operative Sanierung mit Entfernung des Augmentates indiziert. Diese erfolgt am besten beim MKG-Chirurgen beziehungsweise in MKG-chirurgischen Kliniken. Fisteln vom Mund zur Kieferhöhle verschwinden meist von alleine nach Sanierung der Ursache. Wenn das nicht eintritt, sollte der Kieferhöhle durch Fensterung zur Nase operativ ein Abfluss geschaffen werden, damit die Fistel dann plastisch gedeckt werden kann.

Eine vorbestehende Sinusitis ist ein Risikofaktor[29]. Es ist wichtig, bei anamnestischem Hinweis durch DVT oder CT eine vorbestehende Sinusitis maxillaris auszuschließen, die vor Augmentation zu sanieren ist. Bei voroperierten Kieferhöhlen (z. B. Caldwell Luc) ist besondere Vorsicht geboten und in einigen Fällen eine Sinusbodenaugmentation kontraindiziert. Apikale Entzündungen der Nachbarzähne auf der Seite eines Sinuslifts sind unbedingt präoperativ zu sanieren oder spätestens intraoperativ durch Wurzelspitzenresektion oder Extraktion zu beseitigen.

Pseudozysten

Ebenso sollten größere basale Pseudozysten und Polypen der Kieferhöhle zunächst beseitigt werden. Es gibt zwar zunehmend Literaturberichte, dass Sinuslifts auch bei Anwesenheit von Pseudozysten erfolgreich waren oder diese zeitgleich zum Sinuslift endoskopisch abgesaugt werden können[30]. Aber die allgemeine Sorgfaltspflicht mahnt zur Beseitigung unnötiger Risiken vor einem elektiven Eingriff. Die Entfernung wird am besten durch Überweisung zum

MKG-Chirurgen organisiert, der die Pseudozyste meistens über einen minimalinvasiven Zugang endoskopisch entfernt. 6 Wochen später kann in Ruhe der Augmentationseingriff erfolgen.

Septen und Perforationen der Schneider-Membran

Vertikale Knochenwände in der Kieferhöhle (Underwood-Septen, beschrieben 1910 von Arthur S. Underwood, Anatom am King's College in London) in Quer-, Längs- und Horizontalrichtung erschweren die Operation und prädestinieren zur Membranperforation (Abb. 15-10). Weil die Membranperforation aber ein Risikofaktor für eine Infektion des Augmentates ist, sollte man Perforationen vermeiden. Septen liegen in 57 % der menschlichen Kieferhöhlen von Natur aus vor und sind demnach ein häufiger Befund[31]. Ihre Lage sollte bei Verdacht durch 3-D-Diagnostik identifiziert werden, denn die zweidimensionale Diagnostik ist angesichts längs verlaufender Septen häufig unzureichend. Wenn ein Septum vorliegt, sollte man nach Möglichkeit zwei Sinuslifts operieren, einen vor und einen hinter dem Septum. Über die Kante eines Septums die Schneider-Membran abzupräparieren ist extrem perforationsanfällig. Eine bessere Methode ist, vor einer Seite das Septum vorsichtig mit einer kleinen Diamantfräse oder einem Meißel vom Kieferhöhlenboden abzutrennen, bis es ganz locker ist und zusammen mit der übrigen Schneider-Membran hochgeschlagen werden kann[32].

Die Perforation der Schneider-Membran ist ein unerwünschter, aber doch häufiger Zustand in 20–40 % der Fälle, der im Regelfall komplikationslos abheilt[33]. Die Membranperforationen wurden konsequent chirurgisch nach untenstehendem Schema versorgt und zeigten keinen Negativeinfluss auf den Transplantationserfolg[34]. Das Kollektiv dieser prospektiven Studie wurde auch 10 Jahre später erneut untersucht, ohne auffällige Implantatverluste[35]. Allerdings gibt es auch Arbeiten, in denen eine erhöhte Infektions- und Implantatverlustrate mit Perforationen korreliert war (Nolan et al. 2014)[36]. Falls es bei der Sinusbodenaugmentation zu einer Schleimhautperforation gekommen ist, ist ihre zuverlässige chirurgische Versorgung abhängig von der Größe angezeigt:

- kleine Perforationen < 5 mm – Abdecken mit Kollagenvlies oder Kollagenmembran;
- mittlere Perforationen 0,5 bis 1 cm – Naht mit 6x0 resorbierbaren Fäden, Abdecken mit Kollagenvlies oder Kollagenmembran;
- subtotale Perforationen – Abbruch der Operation und Wiederholung 6 Wochen später.

Aspergillose durch Protrusion von Implantaten oder Knochenersatzmaterialien in die freie Kieferhöhle

Entzündliche Komplikationen der Kieferhöhle müssen nicht immer bakteriell bedingt sein (Abb. 15-11). Wenn man in der mit Flimmerepithel auskleideten menschlichen Kieferhöhle eine Grenzfläche eines Fremdkörpers schafft, dann können dies auch Pilze, meistens Aspergillus fumigatus, der Schimmelpilz, zur Bildung eines Biofilms nutzten. Solche Nistplätze ergeben sich z. B., wenn ein interner Sinuslift fehlschlägt und ein Implantat blank in den Luftraum der Kieferhöhle ragt. Solange Implantate schleimhautgedeckt in die Kieferhöhle protrudieren, auch wenn dies mehr als 4 mm ausmacht, ist das Risiko nicht erhöht[37]. Metall, das blank in den Luftraum der Kieferhöhle ragt[38] oder als akzidentell verlagertes Implantat in einer Nebenhöhle liegt[39], kann ein Ansiedlungsplatz für Schimmelpilze sein. Auch sollte man vermeiden, bei Membranperforationen versehentlich Augmentationsmaterial in die freie Kieferhöhle zu dislozieren. Knochenersatzmaterialien sind eine Wachstumsgrundlage für Aspergillus fumigatus, was experimentell[40] und klinisch beobachtet wurde[41]. Auch durch Allografts kann eine Aspergillose ausgelöst werden[42].

Dislokation von Zahnimplantaten in den Sinus und die Nachbarhöhlen

Die Sinusbodenaugmentation ist im C-Level der SAC-Klassifikation angesiedelt, auch weil schwere Komplikationen auftreten können. Im Zusammenhang mit Implantationen im seitlichen Oberkiefer sind Dislokationen von Zahnimplantaten in den Si-

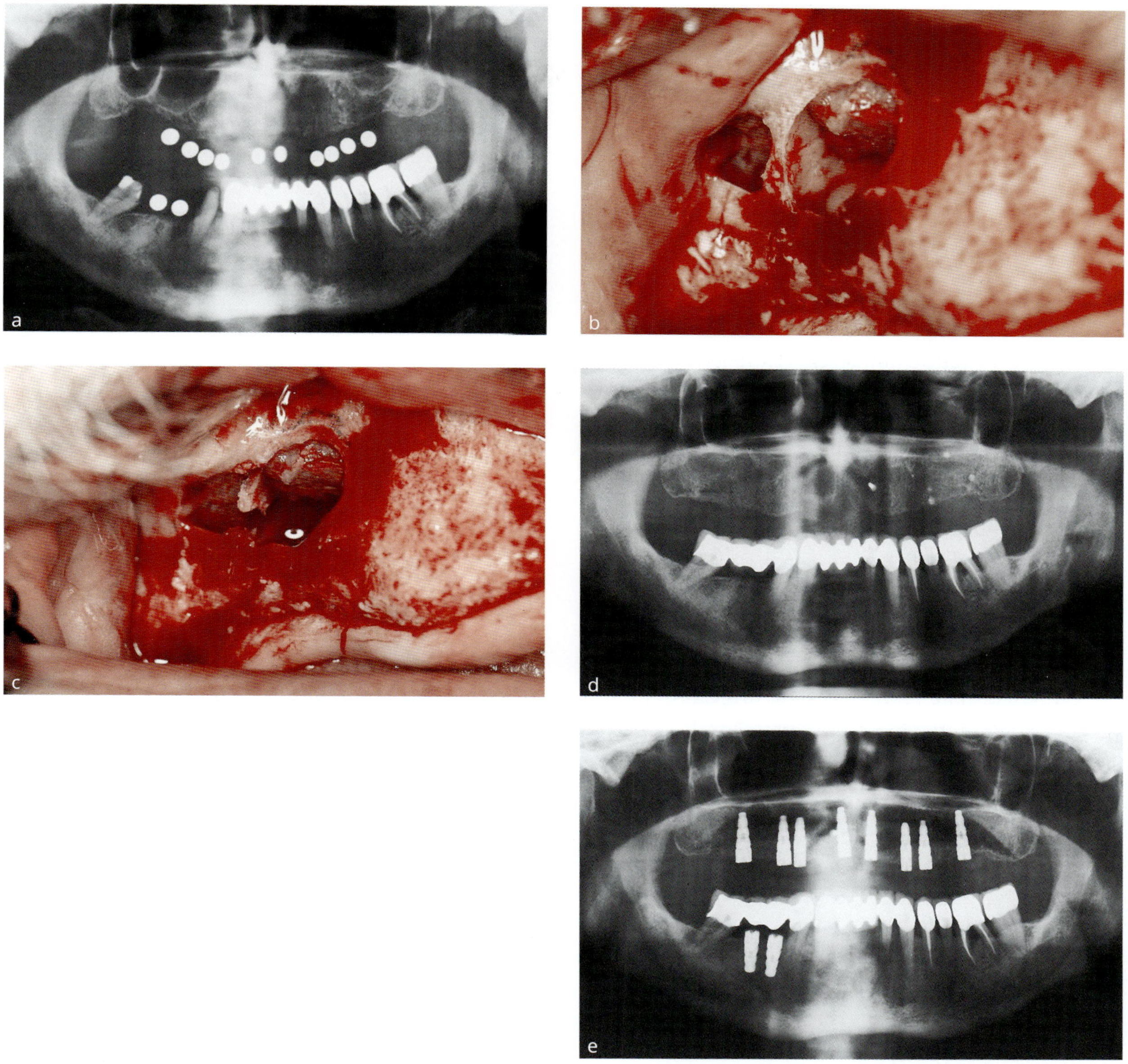

Abb. 15-10 **a.** Präoperative Panoramaschichtaufnahme mit deutlicher Darstellung eines Underwood-Septums. In Zweifelsfällen ist eine dreidimensionale präoperative Röntgendiagnostik indiziert. **b.** Zur korrekten Ausführung einer Sinusbodenaugmentation bei Septen werden zunächst zwei getrennte Sinusliftpräparationen vor und hinter dem Septum durchgeführt. **c.** Dann wird das Septum am Boden abgefräst und mobilisiert. Es kann nun zusammen mit der adhärenten Sinusschleimhaut nach kranial angehoben werden. Wenn man dagegen versucht, über die Kante eines Septums hinweg zu präparieren, kommt es fast immer zur Membranperforation. **d.** Röntgenaufnahme nach Augmentation. **e.** Röntgenaufnahme nach Implantatinsertion.

nus (Abb. 15-12) und alle Nachbarhöhlen in der Literatur berichtet worden, inklusive Nasenhaupt- und Nebenhöhlen, Orbita[43], Keilbeinhöhle[44], vordere Schädelgrube[45] und sogar Temporalhirn[46]. Wenn so etwas intraoperativ eintritt, ist eine sofortige Überweisung des Patienten zum MKG-Chirurgen oder in eine MKG-chirurgische Klinik indiziert. Hier wird der Körper meistens endoskopisch oder über einen osteoplastischen Zugang von der fazialen Kieferhöhlenwand entfernt, bevor er Schaden anrichten kann[47].

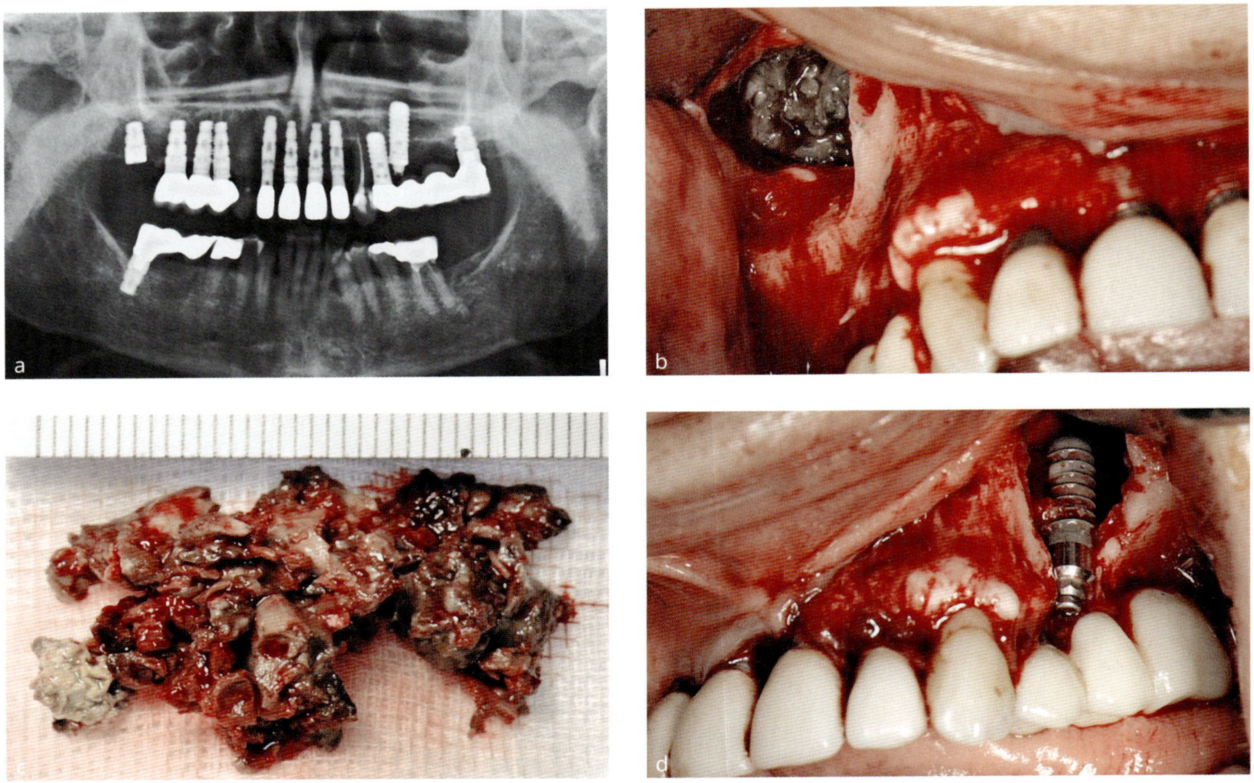

Abb. 15-11 **a.** Panoramaschichtaufnahme mit funktionslosen Zahnimplantaten 17 und 25, die wahrscheinlich nach der Insertion blank in den Luftraum der Kieferhöhle ragten. **b.** Die Patientin klagte über mehrere Jahre über Unwohlsein, Ausfluss und Geruchsbildung aus beiden Nasenseiten, aber nicht über Schwellung, Fieber oder Schmerzen. Bei der Eröffnung der Kieferhöhlen quoll braunes krümeliges Material hervor. **c.** Unter sorgfältiger Schleimhautschonung aus der Kieferhöhle herauskürettiertes Material – pathohistologisch als Pilzhyphen bestätigt. **d.** Ein in den Kieferhöhlenluftraum blank hineinragendes Zahnimplantat 25 war die Ursache der Pilzbesiedlung auf der linken Seite, rechts analog 17.

Neben der akuten intraoperativen Verlagerung ist auch die chronische Migration von mangelhaft osseointegrierten Zahnimplantaten in die Nachbarhöhlen beschrieben[48].

Blutungen nach Sinuslift

Blutungen nach Sinuslift können lebensbedrohliche Ausmaße annehmen[49] und sollten nicht unterschätzt werden, insbesondere wenn der Patient nach Hause entlassen wird. Auf der anderen Seite sollte der Patient vor Entlassung nach Hause aufgeklärt werden, dass leichtes Nasenbluten nach Sinuslift häufig ist und lediglich anzeigt, dass die Kieferhöhle Abfluss zur Nase hat.

Blutungen aus der Kieferhöhle sollten möglichst präoperativ vermieden und intraoperativ gestillt werden. Die häufigste Blutungsquelle ist der intraossäre Anteil der Infraorbitalarterie beziehungsweise der Arteria alveolaris superior posterior in der seitlichen Kieferhöhlenwand[50] (Abb. 15-13). Die Präparation des Zugangsfensters zum externen Sinuslift sollte gar nicht erst so hoch in Reichweite dieser Arterie erfolgen, sondern möglichst bodennah. Wenn man aber nur den Boden der Kieferhöhle als Orientierung nimmt, kann man mit dem Fenster trotzdem zu hoch liegen, denn es kann sein, dass der Kiefer von krestal her atrophiert ist und der Kieferhöhlenboden in Wirklichkeit schon hoch liegt. In diesem Fall wäre die gesamte Indikation zum Sinuslift zu überdenken und dieser ggf. durch eine Le-Fort-Interposition oder eine Auflagerungsplastik zu ersetzten.

Wenn es intraoperativ blutet, sollte mit bipolarer Koagulation gearbeitet werden. Wenn das nicht hilft,

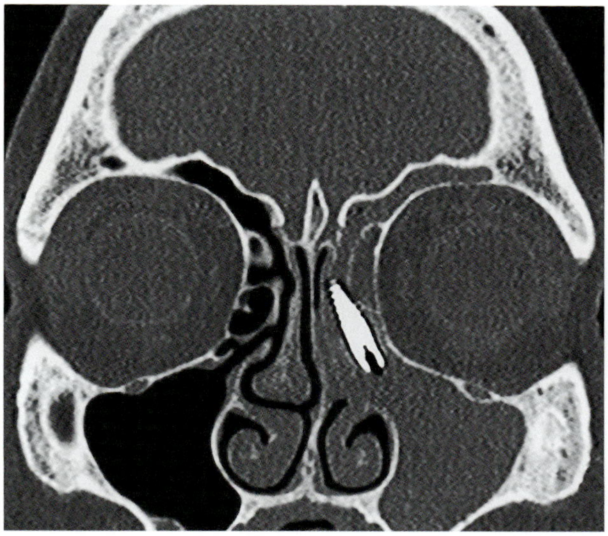

Abb. 15-12 Ein akzidentell in die Kieferhöhle disloziertes Zahnimplantat wird auf die Dauer bei Nichtbeachtung durch die Aktivität des Flimmerepithels in Richtung des natürlichen Ostiums transportiert. Hier hat sich das Implantat im Infundibulum ethmoidale aufgrund seiner Größe verkeilt und zur Entzündung der umliegenden Schleimhaut geführt. Diese wiederum führte zu einer Blockade des Ostiums mit sekundärer schwerer Sinusitis maxillaris, ethmoidalis und frontalis.

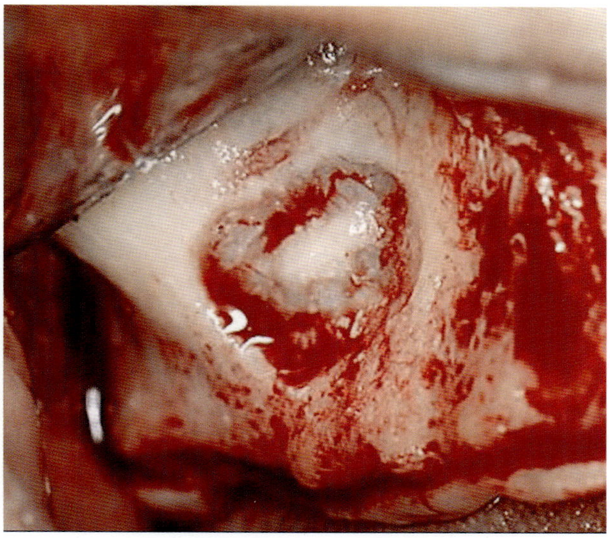

Abb. 15-13 Intraoperative Ansicht des intraossären Anteils der Arteria infraorbitalis in der rechten fazialen Kieferhöhlenwand. Diese Arterie hat nicht immer einen so großen Durchmesser wie in diesem Fall. Sie kann aber trotzdem erhebliche Blutungen verursachen, wenn das Kieferhöhlenfenster zu hoch gelegt wird, was mit zunehmender Atrophie der Höhe des Alveolarfortsatzes leicht passieren kann.

kann man versuchen, den Knochenkanal mit einem Stößel zu verbolzen oder Knochenwachs hineinzudrücken. Bei starken Blutungen aus der Kieferhöhle sollte man den Blutdruck überprüfen und normalisieren.

Flimmerepithelzysten nach Sinuslift

Diese Komplikation tritt sehr selten einige Jahre nach Sinuslift auf[51,52] (Abb. 15-14). Ausgehend von Resten der Schneider-Membran, die am Boden der Kieferhöhle unter einem Augmentat verbleiben, kommt es zur Bildung von Okklusionszysten. Diese schmiegen sich manchmal um die dort gesetzten Zahnimplantate herum und machen sich durch ein Knistern bei der Palpation bemerkbar. Wegen der Vergrößerungstendenz ist eine Zystostomie zur Restkieferhöhle analog zu Okklusionszysten die Therapiemethode der Wahl.

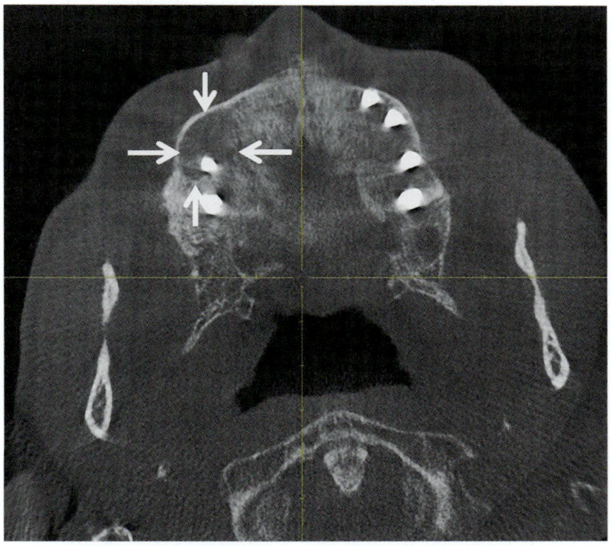

Abb. 15-14 Beispiel einer Flimmerepithelzyste ein Jahr nach einer Sinusbodenaugmentation im Bereich eines Zahnimplantats am rechten Kieferhöhlenboden. Die Zyste zeigte sich klinisch durch eine schmerzlose Knochenauftreibung mit Pergamentknistern. Die Zyste war mit Schleim gefüllt und konnte durch Kürettage entfernt werden. Dieser Zystentyp geht von belassenen Fetzen von Sinusschleimhaut bei einer unvollständig durchgeführten Sinusbodenaugmentation aus und wird auch als Okklusionszyste bezeichnet.

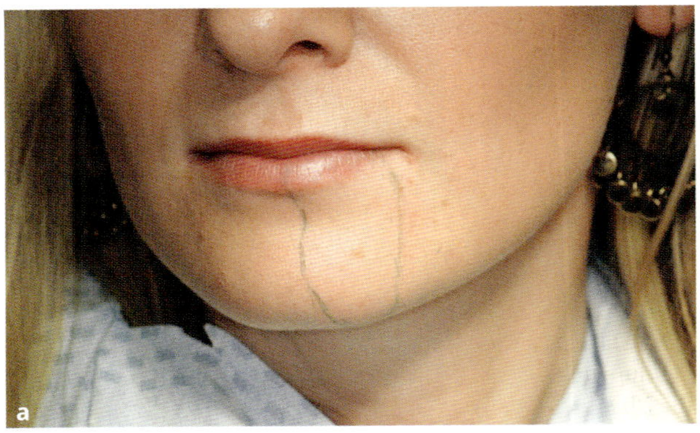
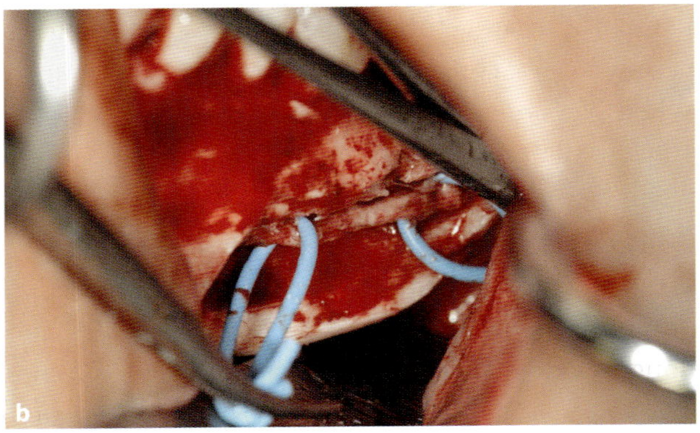

Abb. 15-15 **a.** Nach Auftreten einer Gefühlsstörung wird ein detaillierter Befund aufgenommen, zu dem auch die fotografische Dokumentation des Areals der Anästhesie gehört. Im Fotovergleich kann man bei Verlaufsuntersuchungen Tendenzen einer Verkleinerung dieses Areals erkennen. **b.** Operative Dekompression eines Nervus alveolaris inferior nach iatrogener Verletzung.

15.8 Allgemeine Komplikationen bei Augmentationsoperationen

Unterkieferfrakturen

Bei Knochenblockentnahmen an der Linea obliqua, aber auch bei Implantatinsertionen im atrophierten Kiefer, bei Nervlateralisationen (siehe Kapitel 13) oder bei Sandwich-Interpositionsosteoplastiken kann es zu Frakturen des basalen Unterkiefers kommen. Die Therapie ist situationsabhängig und kann aus weicher Kost, mandibulomaxillärer Fixierung oder am häufigsten aus einer Osteosynthese bestehen. Die Behandlung erfolgt in einer MKG-chirurgischen Klinik.

Aspiration von Implantaten oder Materialien

Wenn Material bei Rückenlage in den Rachen fällt, sollte man Ruhe bewahren[53]. Idealerweise befindet sich in der linken Hand des Chirurgen (bei Linkshändern rechts) eine anatomische Pinzette, mit der das Teil meistens reaktionsschnell herausgenommen werden kann, bevor der Patient schluckt und würgt. Wenn das Werkzeug, Zahnimplantat oder die Zahnkrone in den Rachen abgegangen ist, dann muss diagnostisch geklärt werden, ob es aspiriert wurde. Dies geschieht durch Thoraxröntgenaufnahme. Falls sich der Fremdkörper in der Lunge zeigt, muss er bronchoskopisch entfernt und gesichert werden. Wenn er sich hier nicht zeigt, ist von einem Abgang in die Verdauungswege auszugehen, aus denen er durch Stuhlvisite nach natürlichem Abgang wieder hervorgeholt werden kann. Wenn der Fremdkörper spitz oder scharf ist, sollte eine endoskopische Entfernung aus dem Magen erfolgen. Dafür ist zunächst eine Röntgenaufnahme in Abdomenübersicht indiziert. Dies geschieht alles durch Überweisung an eine MKG-chirurgische Hauptabteilung, die das Weitere veranlasst.

Nervverletzungen

Wenn die peripheren Äste des Nervus trigeminus postoperativ eine Gefühlsstörung zeigen, muss die Ursache geklärt werden. Wenn diese bekannt ist, z. B., weil ein Zahnimplantat in das Gefäß-Nerven-Bündel des Unterkiefers gesetzt wurde oder den Nerven komprimiert, dann muss das Implantat unverzüglich entfernt werden oder durch ein kürzeres ersetzt werden[54]. Eine Fallserie aus England zeigte, dass nur Patienten mit Dekompression innerhalb der ersten 48 Stunden eine Erholung des Nervens erlebten[55]. Zu diesem Zweck ist der Patient in fraglichen Fällen nach Abklingen der Lokalanästhesie, spätestens am Folgetag einzubestellen. Die Abklärung einer Nervkompression durch Implantate erfolgt über dreidimensionale Bildgebung durch DVT, aber auch das MRT kann in fraglichen Fällen zur Klärung beitragen[56]. Falls eine komplette Anästhesie durch ein Implantat vorliegt oder ein intraoperatives Durchtrennen bekannt ist, dann erfolgt sofort die Überweisung an eine MKG-chirurgische Klinik zur mikrochirurgischen Nervrekonstruktion, die in einer Studie zu 100 % eine zumindest teilweise Besserung ergab, wenn sie innerhalb der ersten 90 Tage nach Verletzung erfolgte[57]. Wenn keine Ursache für die Nervverletzung bekannt ist, muss man von einem Schaden durch die Lokalanästhesie ausgehen. Die Entscheidung zu einem abwartenden Verhalten und ggf. einer Kortisontherapie ist schwierig. Grundsätzlich empfiehlt sich die Überweisung in eine Fachklinik für MKG-Chirurgie, unter anderem weil dann der Gefühlsschaden zum beiderseitigen Nutzen objektiv dokumentiert wird.

Die experimentelle Nervregeneration schafft 3,7 mm neues Axonwachstum pro Tag in myelinisierten und unmyelinisierten Fasern[58]. Das bedeutet, dass ausgehend von der Schadensstelle, beispielsweise an der Position des ersten Molaren im Unterkiefer, 10 cm Strecke bis zur Lippe vorliegen und nach Division von 100:3,7 frühestens nach etwa 27 Tagen (1 Monat) mit beginnenden Zeichen einer Wiederkehr der Sensibilität gerechnet werden kann. Diese kann man durch verschiedene Tests, unter anderem die Zweipunktdiskriminierung der Lippenberührung über die verschiedenen Zeitpunkte objektivieren. Kribbeln (Parästhesie) ist ein gutes Zeichen der Regeneration.

15.9 Literatur

1 Moy PK, Aghaloo T. Risk factors in bone augmentation procedures. Periodontol 2000. 2019;81:76–90.
2 Agari K, Le B. Successive Reimplantation of Dental Implants into Sites of Previous Failure. J Oral Maxillofac Surg 2020;78:375–385.
3 Chrcanovic BR, Kisch J, Albrektsson T, Wennerberg A. Survival of dental implants placed in sites of previously failed implants. Clin Oral Implants Res 2017;28:1348–1353.
4 Khoury F, Keeve PL, Ramanauskaite A, Schwarz F, Koo KT, Sculean A, Romanos G. Surgical treatment of peri-implantitis – Consensus report of working group 4. Int Dent J 2019;69 Suppl 2:18–22.
5 Roccuzzo M, Layton DM, Roccuzzo A, Heitz-Mayfield LJ. Clinical outcomes of peri-implantitis treatment and supportive care: A systematic review. Clin Oral Implants Res 2018;29 Suppl 16:331–350.
6 Berglundh T, Jepsen S, Stadlinger B, Terheyden H. Peri-implantitis and its prevention. Clin Oral Implants Res 2019;30:150–155.
7 Mombelli A, Hashim D, Cionca N. What is the impact of titanium particles and biocorrosion on implant survival and complications? A critical review. Clin Oral Implants Res 2018;29 Suppl 18:37–53.
8 Faggion CM Jr, Chambrone L, Listl S, Tu YK. Network meta-analysis for evaluating interventions in implant dentistry: the case of peri-implantitis treatment. Clin Implant Dent Relat Res 2013;15:576–588.
9 Lasserre JF, Brecx MC, Toma S. Implantoplasty Versus Glycine Air Abrasion for the Surgical Treatment of Peri-implantitis: A Randomized Clinical Trial. Int J Oral Maxillofac Implants 2020;35(35):197–206.
10 Chang LC. Risk factors associated with early failure of maxillary versus mandibular implants: A retrospective study. Int J Oral Implantol (New Malden) 2020;13:55–63.
11 Vander Poorten V, Uyttebroek S, Robbins KT, Rodrigo JP, de Bree R, Laenen A, F Saba N, Suarez C, Mäkitie A, Rinaldo A, Ferlito A. Perioperative Antibiotics in Clean-Contaminated Head and Neck Surgery: A Systematic Review and Meta-Analysis. Adv Ther 2020 Mar 5. [Epub ahead of print]
12 Susarla SM, Sharaf B, Dodson TB. Do antibiotics reduce the frequency of surgical site infections after impacted mandibular third molar surgery? Oral Maxillofac Surg Clin North Am 2011;23:541–546.
13 Blatt S, Al-Nawas B. A systematic review of latest evidence for antibiotic prophylaxis and therapy in oral and maxillofacial surgery. Infection 2019;47:519–555.
14 Ploegmakers IB, Olde Damink SW, Breukink SO. Alternatives to antibiotics for prevention of surgical infection. Br J Surg 2017;104:e24–e33.
15 Dulguerov P, Leuchter I, Harbarth S, Pittet D. Antibiotic prophylaxis in head and neck surgery. Med Hyg 2003; 61:1974–1982.
16 Bartella AK, Lemmen S, Burnic A, Kloss-Brandstätter A, Kamal M, Breisach T, Hölzle F, Lethaus B. Influence of a strictly perioperative antibiotic prophylaxis vs a prolonged postoperative prophylaxis on surgical site infections in maxillofacial surgery. Infection 2018;46:225–230.
17 Romandini M, De Tullio I, Congedi F, Kalemaj Z, D'Ambrosio M, Laforí A, Quaranta C, Buti J, Perfetti G. Antibiotic prophylaxis at dental implant placement: Which is the best protocol? A systematic review and network meta-analysis. J Clin Periodontol 2019;46:382–395.
18 Reiland MD, Ettinger KS, Lohse CM, Viozzi CF. Does Administration of Oral Versus Intravenous Antibiotics for Third Molar Removal Have an Effect on the Incidence of Alveolar Osteitis or Postoperative Surgical Site Infections? J Oral Maxillofac Surg 2017;75:1801–1808.
19 Chen S, Chen JW, Guo B, Xu CC. Preoperative Antisepsis with Chlorhexidine Versus Povidone-Iodine for the Prevention of Surgical Site Infection: a Systematic Review and Meta-analysis. World J Surg 2020 Jan 29. [Epub ahead of print]
20 Wright C, Mistry V, Smyth J, Saik WN, Innes N, Lamont T. The use of chlorhexidine in the prevention of alveolar osteitis after third molar extractions. Evid Based Dent 2018;19: 18–19.
21 Sanchez IR, Nusbaum KE, Swaim SF, Hale AS, Henderson RA, McGuire JA. Chlorhexidine diacetate and povidone-iodine cytotoxicity to canine embryonic fibroblasts and Staphylococcus aureus. Vet Surg 1988;17:182–185.

22 Leong G, Wilson J, Charlett A. Duration of operation as a risk factor for surgical site infection: comparison of English and US data. J Hosp Infect 2006;63:255-262.

23 Economides JM, DeFazio MV, Golshani K, Cinque M, Anghel EL, Attinger CE, Evans KK. Systematic Review and Comparative Meta-Analysis of Outcomes Following Pedicled Muscle versus Fasciocutaneous Flap Coverage for Complex Periprosthetic Wounds in Patients with Total Knee Arthroplasty. Arch Plast Surg 2017;44:124–135.

24 Barone A, Santini S, Sbordone L, Crespi R, Covani U. A clinical study of the outcomes and complications associated with maxillary sinus augmentation. Int J Oral Maxillofac Implants 2006;21:81–85.

25 Wiltfang J, Schultze-Mosgau S, Merten HA, Kessler P, Ludwig A, Engelke W. Endoscopic and ultrasonographic evaluation of the maxillary sinus after combined sinus floor augmentation and implant insertion. Oral Surg Oral Med Oral Pathol Oral Radiol Endod 2000;89:288–291.

26 Quirynen M, Lefever D, Hellings P, Jacobs R. Transient swelling of the Schneiderian membrane after transversal sinus augmentation: a pilot study. Clin Oral Implants Res 2014;25:36–41.

27 Khoury F, Javed F, Romanos GE. Sinus Augmentation Failure and Postoperative Infections Associated with Prophylactic Clindamycin Therapy: An Observational Case Series. Int J Oral Maxillofac Implants 2018;33:1136–1139.

28 Choukroun J, Simonpieri A, Del Corso M, Mazor Z, Sammartino G, Dohan Ehrenfest DM. Controlling systematic perioperative anaerobic contamination during sinus-lift procedures by using metronidazole: an innovative approach. Implant Dent 2008;17:257–270.

29 Kozuma A, Sasaki M, Seki K, Toyoshima T, Nakano H, Mori Y. Preoperative chronic sinusitis as significant cause of postoperative infection and implant loss after sinus augmentation from a lateral approach. Oral Maxillofac Surg 2017;21:193–200.

30 Chiapasco M, Palombo D. Sinus grafting and simultaneous removal of large antral pseudocysts of the maxillary sinus with a micro-invasive intraoral access. Int J Oral Maxillofac Surg 2015;44:1499–1505.

31 Bornstein MM, Seiffert C, Maestre-Ferrín L, Fodich I, Jacobs R, Buser D, von Arx T. An Analysis of Frequency, Morphology, and Locations of Maxillary Sinus Septa Using Cone Beam Computed Tomography. Int J Oral Maxillofac Implants 2016;31:280–287.

32 Jung J, Hwang BY, Kim BS, Lee JW. Floating septum technique: easy and safe method maxillary sinus septa in sinus lifting procedure. Maxillofac Plast Reconstr Surg 2019;41:54.

33 Becker ST, Terheyden H, Steinriede A, Behrens E, Springer I, Wiltfang J. Prospective observation of 41 perforations of the Schneiderian membrane during sinus floor elevation. Clin Oral Implants Res 2008;19:1285–1289.

34 Beck-Broichsitter BE, Westhoff D, Behrens E, Wiltfang J, Becker ST. Impact of surgical management in cases of intraoperative membrane perforation during a sinus lift procedure: a follow-up on bone graft stability and implant success. Int J Implant Dent 2018;4:6.

35 Beck-Broichsitter BE, Gerle M, Wiltfang J, Becker ST. Perforation of the Schneiderian membrane during sinus floor elevation: a risk factor for long-term success of dental implants? Oral Maxillofac Surg 2020 Jan 30. [Epub ahead of print]

36 Nolan PJ, Freeman K, Kraut RA. Correlation between Schneiderian membrane perforation and sinus lift graft outcome: a retrospective evaluation of 359 augmented sinus. J Oral Maxillofac Surg 2014;72:47–52.

37 Ragucci GM, Elnayef B, Suárez-López Del Amo F, Wang HL, Hernández-Alfaro F, Gargallo-Albiol J. Influence of exposing dental implants into the sinus cavity on survival and complications rate: a systematic review. Int J Implant Dent 2019;5:6.

38 Sato FR, Sawazaki R, Berretta D, Moreira RW, Vargas PA, de Almeida OP. Aspergillosis of the maxillary sinus associated with a zygomatic implant. J Am Dent Assoc 2010; 141:1231–1235.

39 Lee DH, Yoon TM, Lee JK, Lim SC. Dental implant and fungus ball in the ethmoid sinus. Int J Oral Maxillofac Surg 2019;48:1594–1596.

40 Stacchi C, Del Lupo V, Berton F, Lombardi T, Bressan R, Di Lenarda R, Lagatolla C. Aspergillus fumigatus biofilm formation on different bone substitutes used in maxillary sinus augmentation: an in vitro analysis. Int J Implant Dent 2019;5:22.

41 Scolozzi P, Perez A, Verdeja R, Courvoisier DS, Lombardi T. Association between maxillary sinus fungus ball and sinus bone grafting with deproteinized bovine bone substitutes: a case-control study. Oral Surg Oral Med Oral Pathol Oral Radiol 2016;121:e143–147.

42 Sohn DS, Lee JK, Shin HI, Choi BJ, An KM. Fungal infection as a complication of sinus bone grafting and implants: a case report. Oral Surg Oral Med Oral Pathol Oral Radiol Endod 2009;107:375–380.

43 Griffa A, Viterbo S, Boffano P. Endoscopic-assisted removal of an intraorbital dislocated dental implant. Clin Oral Implants Res 2010;21:778–780.

44 Felisati G, Lozza P, Chiapasco M, Borloni R. Endoscopic removal of an unusual foreign body in the sphenoid sinus: an oral implant. Clin Oral Implants Res 2007;18:776–780.

45 Cascone P, Ungari C, Filiaci F, Gabriele G, Ramieri V. A dental implant in the anterior cranial fossae. Int J Oral Maxillofac Surg 2010;39:92-93.

46 Reychler H, Olszewski R. Intracerebral penetration of a zygomatic dental implant and consequent therapeutic dilemmas: case report. Int J Oral Maxillofac Implants 2010; 25:416–418.

47 Biglioli F, Chiapasco M. An easy access to retrieve dental implants displaced into the maxillary sinus: the bony window technique. Clin Oral Implants Res 2014;25:1344–1351.

48 Yamashita Y, Iwai T, Hirota M, Omura S, Aoki N, Tohnai I. Removal of migrated dental implants from maxillary sinus 4 years 10 months after implant placement. Oral Maxillofac Surg 2015;19:315–319.

49 Hong YH, Mun SK. A case of massive maxillary sinus bleeding after dental implant. Int J Oral Maxillofac Surg 2011;40:758–760.

50 Basma HS, Abou-Arraj RV, Misch C. Management of a Large Artery During Maxillary Sinus Bone Grafting: A Case Report. Clin Adv Periodontics 2020 Feb 28. [Epub ahead of print]

51 Yamamoto S, Maeda K, Kouchi I, Hirai Y, Taniike N, Imai Y, Takenobu T. Surgical Ciliated Cyst Following Maxillary Sinus Floor Augmentation: A Case Report. J Oral Implantol 2017;43:360–364.

52 Han YS. Postoperative Maxillary Cyst Developing After Sinus Augmentation for Dental Implants: A Rare Case Report. Implant Dent 2018 Mar 19. [Epub ahead of print]

53 Zitzmann NU, Fried R, Elsasser S, Marinello CP. Aspiration und Verschlucken von Fremdkörpern. Schweiz Monatsschr Zahnmed 2000;110:619–632.

54 Shavit I, Juodzbalys G. Inferior alveolar nerve injuries following implant placement - importance of early diagnosis and treatment: a systematic review. J Oral Maxillofac Res 2014;5:e2.

55 Renton T, Dawood A, Shah A, Searson L, Yilmaz Z. Post-implant neuropathy of the trigeminal nerve. A case series. Br Dent J 2012;212:E17.

56 Dessouky R, Xi Y, Zuniga J, Chhabra A. Role of MR Neurography for the Diagnosis of Peripheral Trigeminal Nerve Injuries in Patients with Prior Molar Tooth Extraction. AJNR Am J Neuroradiol 2018;39:162–169.

57 Zuniga JR. Sensory outcomes after reconstruction of lingual and inferior alveolar nerve discontinuities using processed nerve allograft-a case series.J Oral Maxillofac Surg 2015;73:734–744.

58 Lozeron P, Krarup C, Schmalbruch H. Regeneration of unmyelinated and myelinated sensory nerve fibres studied by a retrograde tracer method. J Neurosci Methods 2004;138: 225–232.